Das neue BLV Buch der Kräuter

Gesundheit, Ernährung, Schönheit

Herausgeber
Richard Mabey

unter Mitarbeit von
Michael McIntyre · Pamela Michael
Gail Duff · John Stevens

BLV

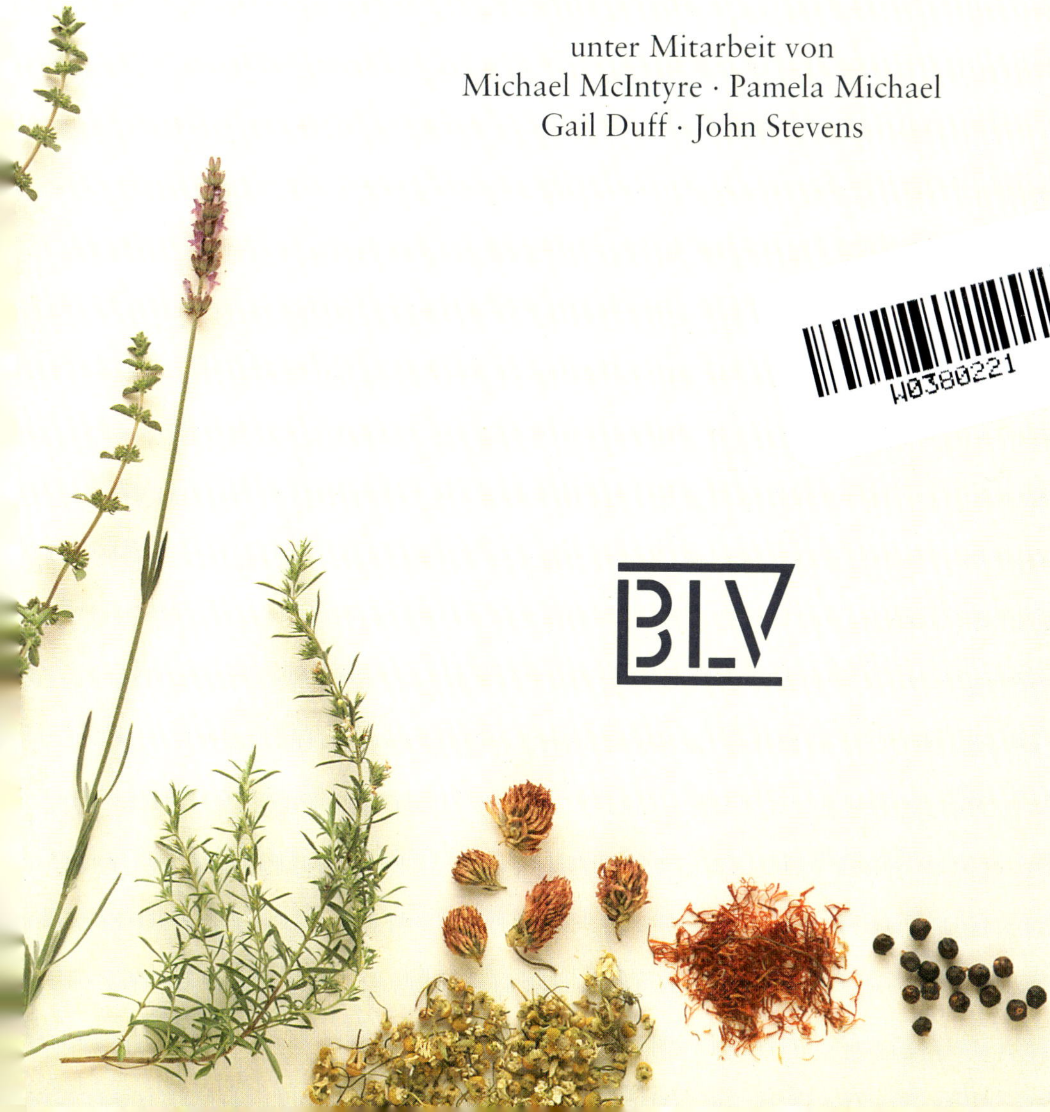

CIP-Titelaufnahme der Deutschen Bibliothek

Das neue BLV Buch der Kräuter: Gesundheit, Ernährung, Schönheit/
Hrsg. Richard Mabey. Unter Mitarb. von Michael McIntyre ...
[Übers. aus d. Engl.: Ingeborg Andreas-Hoole; Maria Zybak]. –
München: BLV Verlagsgesellschaft, 1989
Einheitssacht.: The complete new herbal ‹dt.›
ISBN 3-405-13676-8
NE: Mabey, Richard [Hrsg.]; McIntyre, Michael [Mitverf.]; EST

Ein GAIA Original

Richard Mabey und Michael McIntyre: Kapitel 1 und 5
Pamela Michael: Kapitel 3
Gail Duff: Kapitel 4
John Stevens: Kapitel 6

Lektoratsleitung	Phil Wilkinson
Lektorat und Recherchen	Anna Kruger
	Rosanne Hooper
Graphik, Leitung	Kate Poole
Graphik	Bridget Morley
Illustrationen	Jane Reynolds
	Nigel Hawtin (Kräuterglossar)
Fotos	Philip Dowell
Herstellung	Susan Walby
Projektleitung	Joss Pearson, Patrick Nugent
	Lucy Lidell

Pflanzen für die Fotos stellte bereit: Suffolk Herbs, Sawyers Farm, Little Cornard, Sudbury, Suffolk.
Getrocknete Kräuter für die Fotos stellte bereit: G. Baldwin & Co., 171-3 Walworth Road, London SE17 1RW.

Titel der englischen Originalausgabe:
The Complete New Herbal. A Practical Guide to Herbal Living.

Übersetzung aus dem Englischen: Ingeborg Andreas-Hoole, Maria Zybak

Satz: Typodata GmbH, München
Druck und Bindung: Mandarin Offset, Hong Kong
Printed in Hong Kong · ISBN 3-405-13676-8

Weder Verlag noch Autoren übernehmen die Verantwortung für Kräuterbestimmungen, die Leser dieses Buches vornehmen. Darüber hinaus übernehmen sie keine Verantwortung für Wirkungen, die durch den Genuß von Wildkräutern hervorgerufen werden können. Obwohl zahlreiche Arten für viele Menschen genießbar sind, ist es nicht möglich, die Reaktionen einer Einzelperson auf bestimmte Arten vorherzusagen. Daher können weder Verlag noch Autoren die Verantwortung für persönliche Experimente mit Kräutern übernehmen.

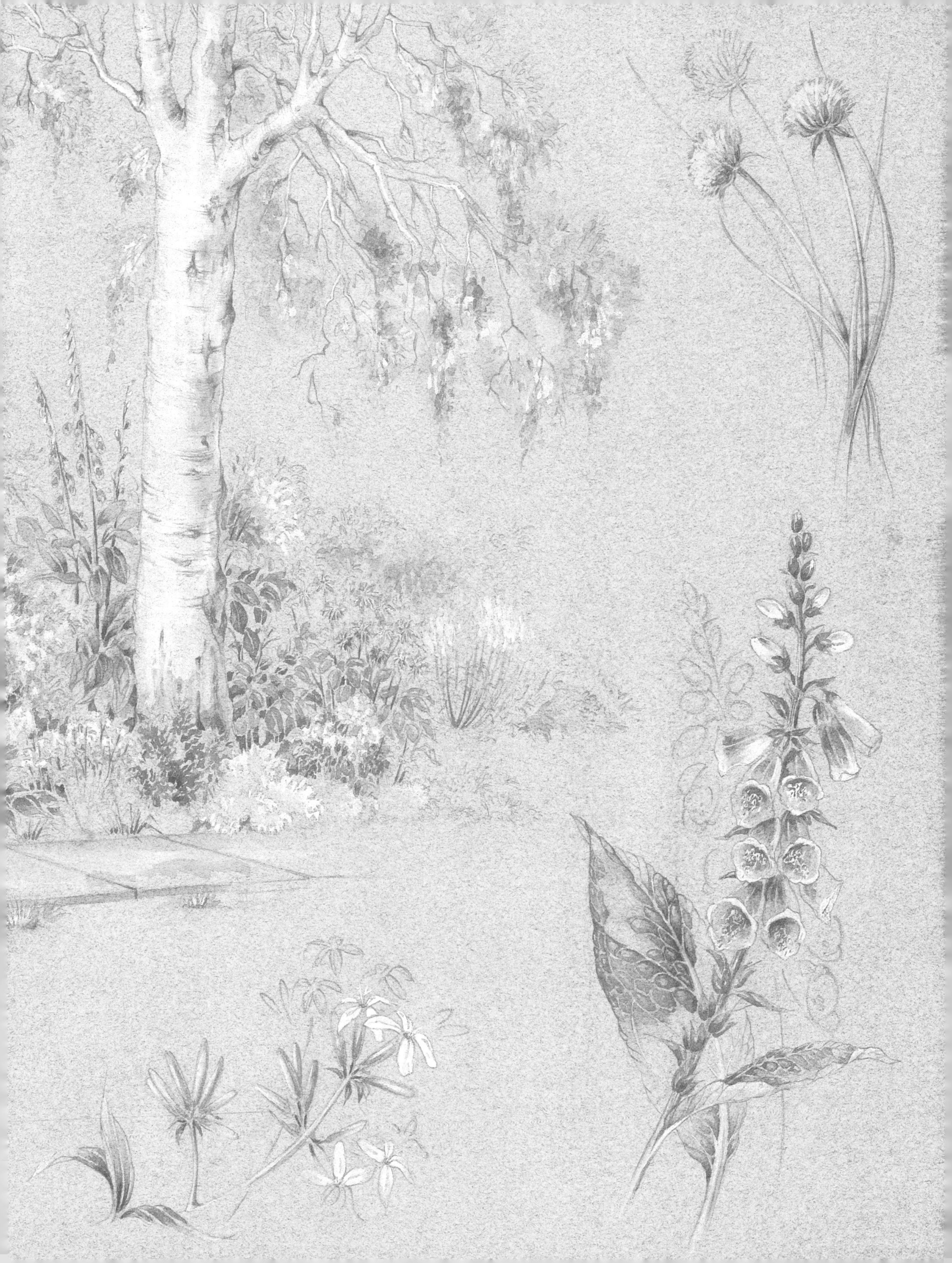

Das neue BLV Buch der

Kräuter

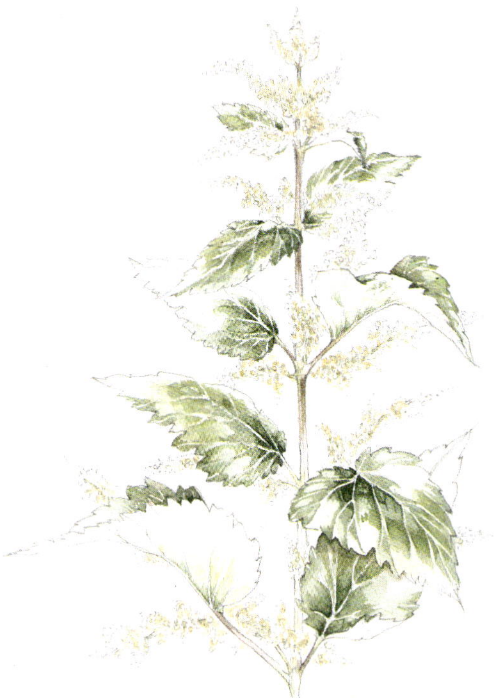

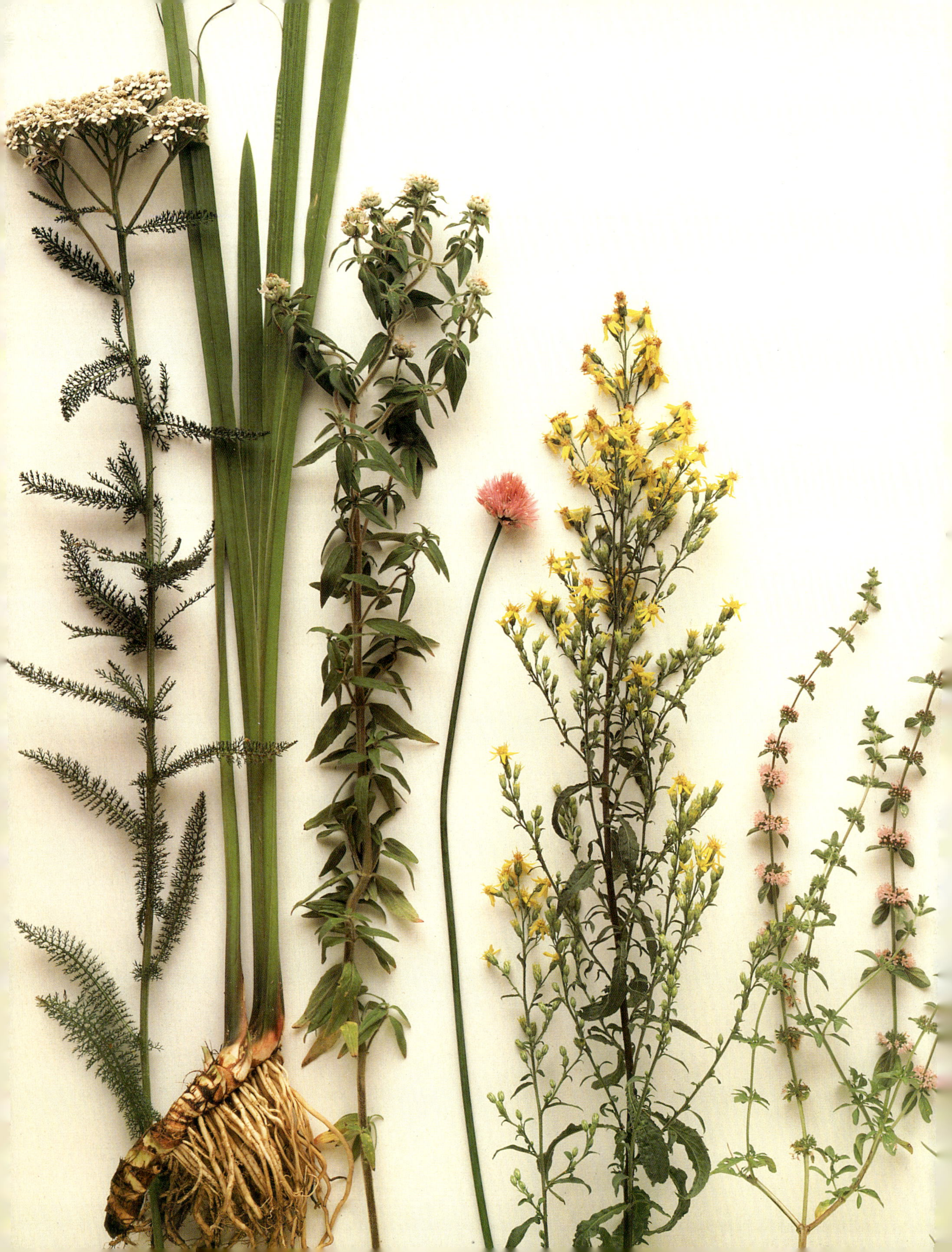

Wie Sie dieses Buch benutzen

Dieses neue Kräuterbuch trifft den Nerv unserer Zeit. Es läßt sich auf zweierlei Weise benutzen: als allgemeines Nachschlagewerk und als praktischer Ratgeber für die Anwendung von Kräutern im täglichen Leben. Der reine Informationsteil ist vom praktischen Anwendungsteil des Buches getrennt, und Sie werden immer wieder zwischen diesen Teilen hin- und herblättern.

Der Informationsteil

Hintergründe zur Geschichte der Kräuterkunde und zur Nutzung von Pflanzen durch den Menschen werden im Einführungskapitel, in den eingeschobenen Streiflichtern (mit farbigen Rändern) und in den einleitenden Texten zu den einzelnen Kapiteln beleuchtet. Kapitel 1, das Kräuterglossar, ist ein ausgedehnter Nachschlageteil, in dem die Kräuter, die an anderer Stelle im Buch vorkommen, aufgenommen und abgebildet sind; hier werden ihre Eigenschaften vom heutigen Stand der Kräuterkunde und von der neuesten wissenschaftlichen Forschung her erklärt. Diesen Abschnitt allein sollten Sie *nicht* für die Selbstbehandlung oder für andere praktische Anwendungen benutzen. Allerdings sollten Sie *immer* darin nachschlagen, bevor Sie eines der Kräuter aus den praktischen Kapiteln anwenden oder praktischen Anweisungen folgen. Denn im Glossar steht auch, ob für bestimmte Kräuter Gegenanzeigen zu beachten sind oder ob Vorsicht angeraten ist, so daß Sie den Gebrauch möglicherweise einschränken müssen. Kapitel 2, Kräuter in der Praxis, ist ein kurzer Einführungsteil, in dem auch die Grundzubereitungen der Kräuter angegeben werden, die in allen folgenden Abschnitten vorkommen. Wieder sollten Sie *nicht* allein nach diesem Kapitel vorgehen (oder nur zusammen mit dem Glossar), sondern bei Bedarf darauf zurückkommen, wenn Sie die praktischen Kapitel benutzen.

Die praktischen Teile

Kapitel 3, 4 und 5 sind voll von präzisen, praktischen Informationen, wie Sie Kräuter bei der Körperpflege, zur Entspannung, im Haushalt, in der Küche und zum Heilen verwenden können. Hier finden Sie Rezepte für Kräuterzubereitungen gegen Erkältungen, Shampoos, Haushaltsreiniger und Mittel für das Nervensystem. Benutzen Sie diese Kapitel, vor allem den medizinischen Teil, in Verbindung mit dem Glossar und Kapitel 2.

Der letzte Teil, Kapitel 6, gibt eine umfassende Anleitung zum biologischen Anbau von Kräutern, von der Bodenanalyse bis zur Ernte; hier finden Sie auch Informationen über gute Pflanzennachbarschaften und organische Dünger.

Kräuterkunde ist eine sanfte Kunst, deren Anwendung Spaß macht und die mit unserer Psyche und unserem Körper freundlicher umgeht als die modernen chemischen Keulen. Aber Kräuter können auch eine starke Wirkung haben und sollten mit ebensoviel Respekt und Vernunft gehandhabt werden wie sonstige Medikamente, Nahrungsmittel und alles andere, was wir zur Pflege unseres Daseins brauchen. Wenn Sie mit Kräutern klug umgehen, wird Ihnen dieses Buch hoffentlich viel Freude schenken.

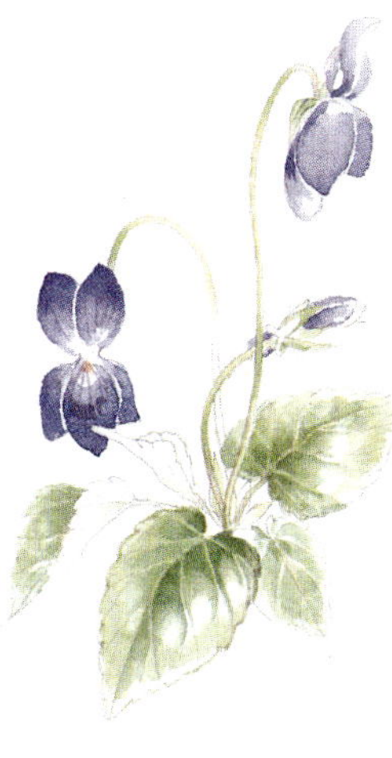

Der Herr hat Arznei geschaffen, die aus der Erde kommt;
und ein Weiser wird sie nicht verschmähen.

Apocryphe, Ecclesiasticus 34:4

Warum sollte ein Mensch, der Salbei in seinem Garten hat, sterben?

Anonymus, Regimen Sanitatis Salernitanum,
Mittelalterliches Kräuterbuch

Der Große Geist ist unser Vater, aber die Erde ist unsere Mutter.
Sie nährt uns; was wir der Erde geben, gibt sie uns zurück,
und sie schenkt uns auch Pflanzen, die uns heilen.

Big Thunder, Nordamerikanischer Indianer, 1900

Auf der Erde ist Leben – ein einziges Leben, das jedes animalische Wesen
und jede Pflanze auf unserem Planeten umfaßt. Die Zeit hat es in viele
Millionen Partikel geteilt, aber jedes ist unverzichtbarer Teil des Ganzen.
Eine Rose ist eine Rose, aber auch ein Rotkehlchen und ein Reh.
Wir sind alle vom selben Stoff, stammen aus demselben Schmelztiegel.

Lyall Watson, Supernature, 1973

Im letzten Jahrzehnt ist das Interesse an der traditionellen Medizin
neu erwacht, und heute wird auf der ganzen Welt viel getan,
um ihr wieder die Achtung zu verschaffen, die sie verdient –
die grüne Medizin ist wiedergeboren.

Anthony Huxley, Green Inheritance, 1984

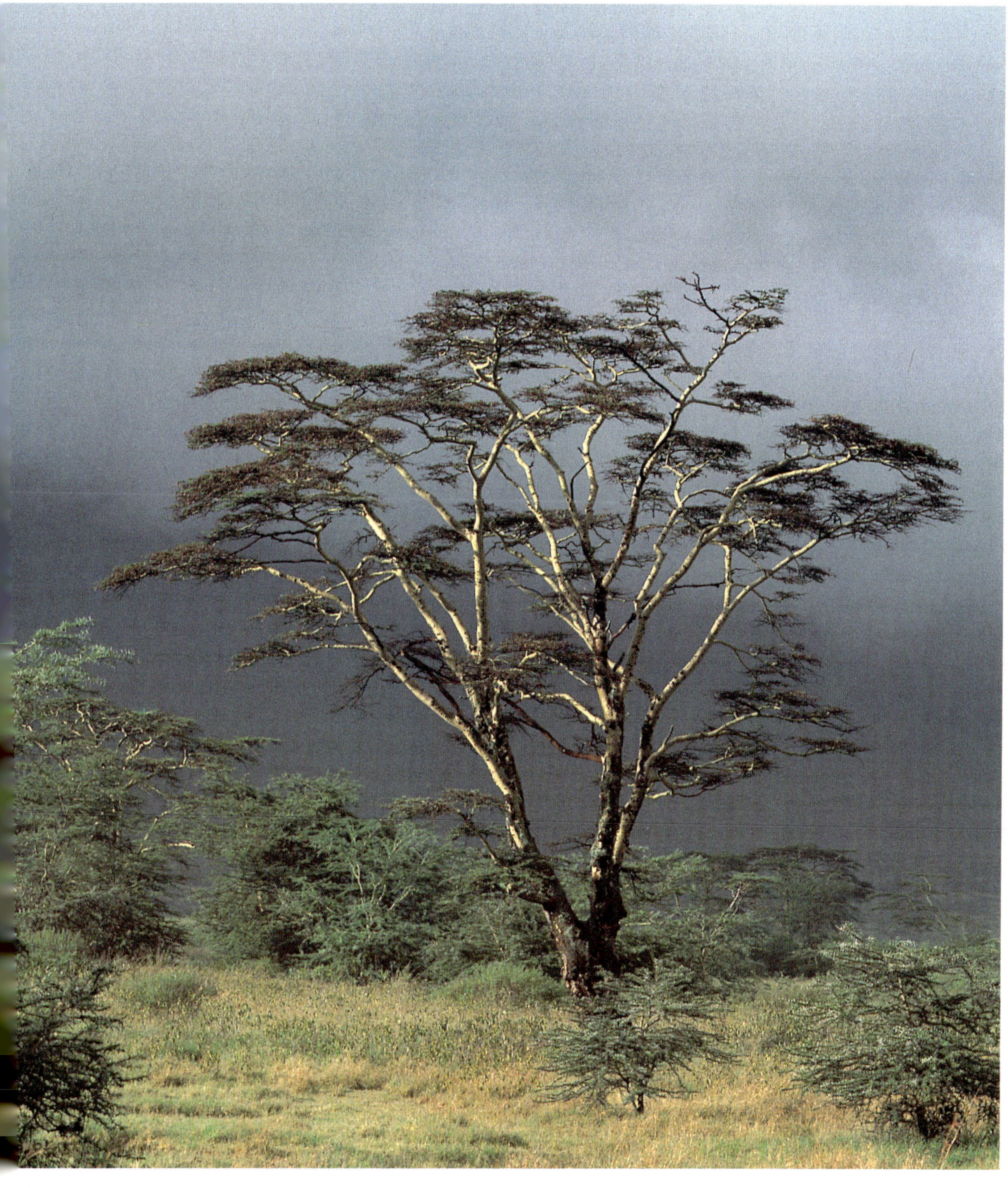

Inhalt

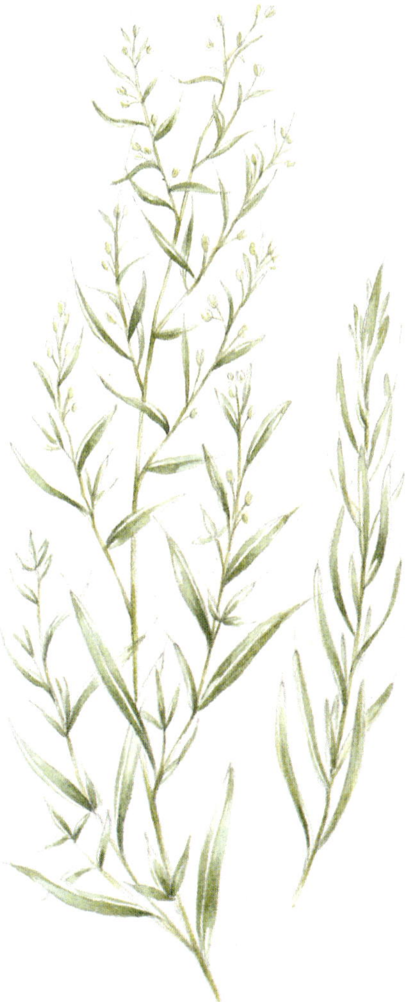

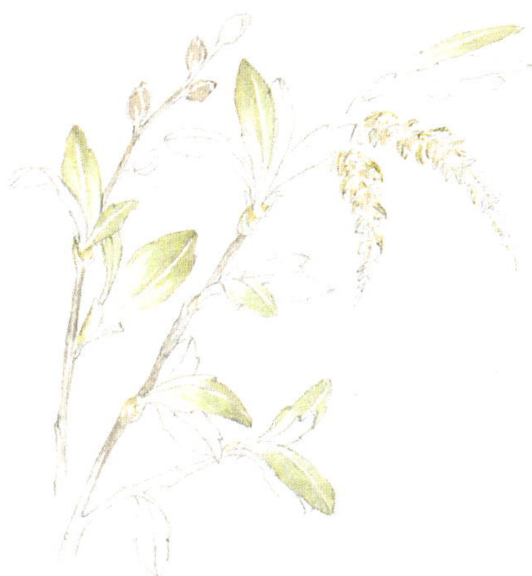

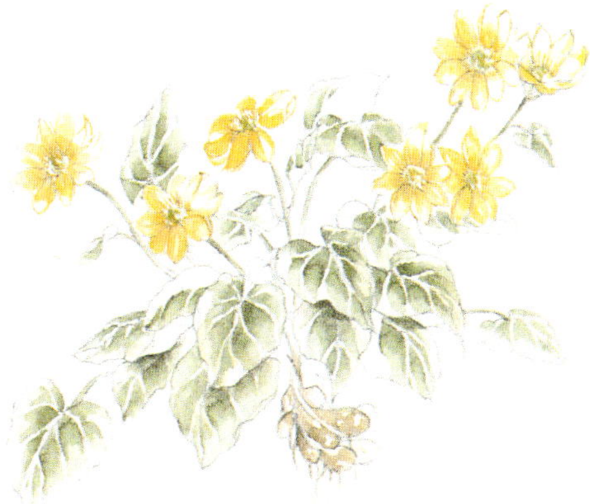

Einführung

Pflanzen sind uns zu einem Zeitzeichen geworden. In einer Welt, in der die schädlichen Auswirkungen der Lebensmittelverfälschung, der Medikamentenflut und der industrialisierten Landwirtschaft täglich verstärkt spürbar werden, stehen Pflanzen als Symbole für eine natürlichere und gesündere Lebensweise. Nutzpflanzen sind nicht mehr nur kleinen Minderheiten ein Begriff, sondern werden in Europa und Amerika erfolgreich vermarktet. Es gibt neue Fleisch-Ersatzprodukte, organische Dünger, Insektizide und Brennstoffe auf Pflanzenbasis. Kräuter sind begehrt wie seit zweihundert Jahren nicht mehr – in der Kosmetik, für die feine Küche und als Tees, aber auch in der alternativen Medizin und sogar in der Tierheilkunde. Es ist allerdings fraglich, wieviel von den ursprünglichen pflanzlichen Zutaten in manchen dieser Produkte tatsächlich noch enthalten ist. Vor allem die Werbung reagierte schnell auf unsere Ängste angesichts der zunehmenden Mengen synthetischer Stoffe, die in die natürliche Umwelt eingebracht werden. Die mit Kräutern verbundenen Bilder und Vorstellungen verschwimmen oft zu einer vagen, grünen Gesundheitsidee, die mit konkreten Pflanzen oder Produkten nur noch wenig zu tun haben mag. Aber insgesamt ist die Botschaft klar, und in der westlichen Welt ist in den letzten zwei Jahrzehnten ein Interesse an Kräuterheilkunde und Nutzpflanzen aufgeflammt wie nie zuvor. Überall sind Pflanzen oder ihre Abbildungen gegenwärtig. Und da fossile Brennstoffe und die davon abhängigen Chemikalien zur Neige gehen, ist die Idee nicht ganz abwegig, daß nach der Ära der Chemie eine Ära der Pflanzen anbrechen wird.

Ein globaler Balanceakt

Das wachsende Interesse an Kräutern und ökonomisch verwertbaren Pflanzen ist Teil einer Zeitströmung, die eine »grüne« Wirtschafts- und Lebensform anstrebt. Zum Beispiel bestehen klare Verbindungen zu folgenden großen Themen: erneuerbare Energie, Bewahren der natürlichen Ressourcen, ganzheitliche Medizin und biologischer Landbau. Allen diesen Bewegungen gemeinsam ist der Glaube an das vielfältige Potential der Pflanzen und eine neue Ehrfurcht vor ihrer Rolle auf der Erde.

Pflanzen fangen die Energie der Sonne ein und machen sie den restlichen Bewohnern unseres Planeten zugänglich. In ihrer Gesamtmasse produzieren sie nicht nur den Löwenanteil des Sauerstoffs auf der Erde, sondern regulieren auch aktiv den Gehalt an Kohlenstoff, Wasser und Wasserstoff in der Atmosphäre und scheinen sogar die Temperaturskala auf der Erde zu kontrollieren. (Für mehr Informationen siehe Jim E. Lovelock, »Unsere Erde wird überleben«, 1979). Auch als »Chemiefabrik« sind Pflanzen unentbehrlich. Aus nichts weiter als Kohlendioxid und Wasser, Mineralstoffen und der Energie des Sonnenlichts produzieren sie Zucker und Proteine, Enzyme und Hormone für ihr Wachstum, verschiedene Inhaltsstoffe (z.B. Öle) und sogar Abwehrstoffe zum Schutz gegen Freßfeinde.

Amerikanische Alraune
Diese Pflanze, die nicht mit der europäischen Alraunwurzel aus Mythen und Legenden verwechselt werden darf (siehe Seite 19), ist im Osten der USA und in Kanada häufig an feuchten Stellen zu finden. Sie hat eine lange Geschichte in der Medizin. Wie viele andere Kräuter wurde sie von den nordamerikanischen Indianern hochgeschätzt, bevor sie von Kräuterkundigen in den USA und in Europa übernommen wurde. Sie ist eine hochwirksame Pflanze, die Leber und Darm anregt, in hohen Dosen jedoch giftig ist. Wie eine Anzahl anderer hochwirksamer Heilmittel sollte die Amerikanische Alraune nur laut Anweisung eines geschulten Pflanzenheilkundigen verwendet werden.

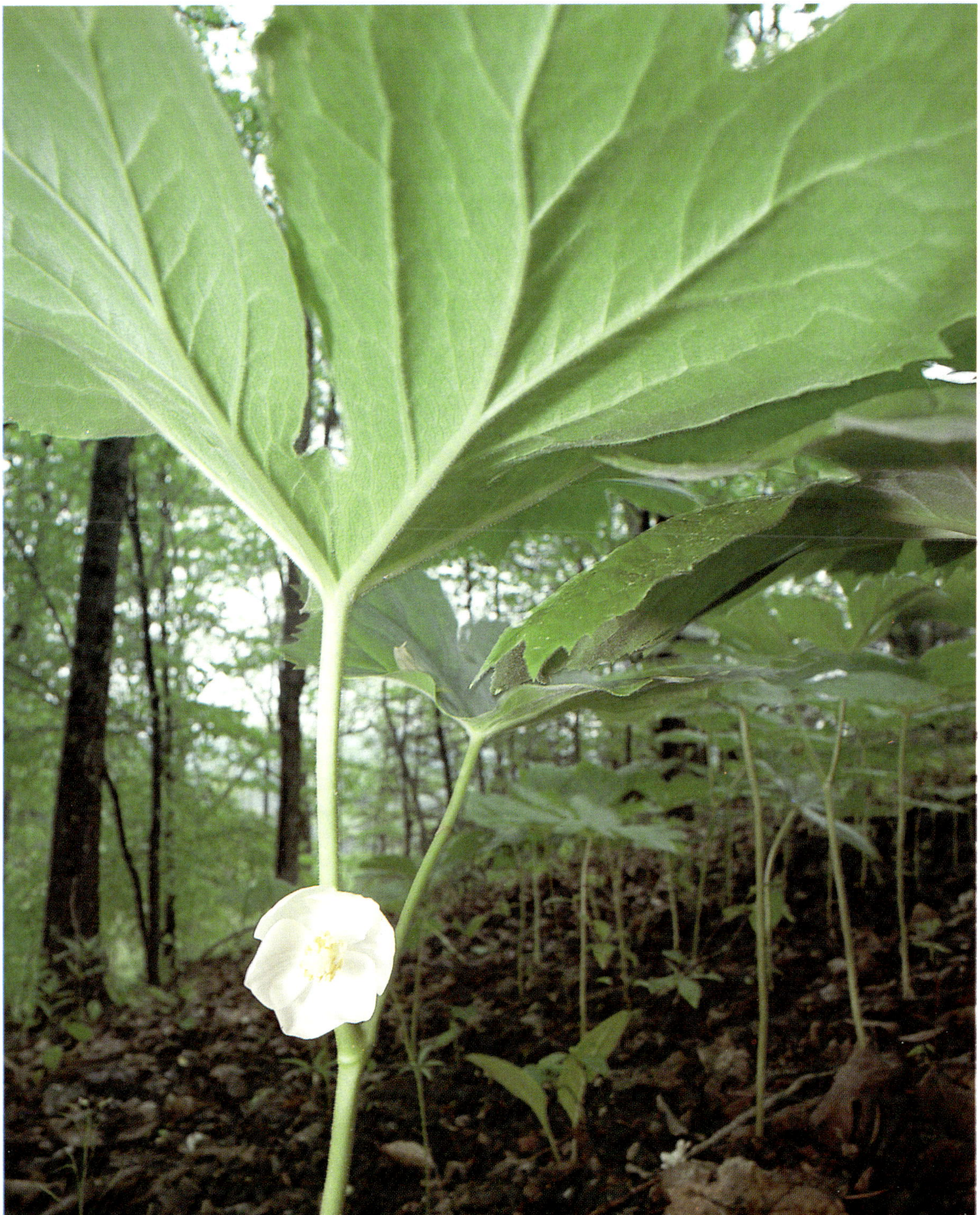

Aber auch auf einer weniger umfassenden Ebene sind Pflanzen mit allem anderen Leben in symbiotischen Beziehungen untrennbar verbunden. Sie sind die einzige Nahrungsquelle für höhere Organismen und bieten ihnen Schutz und Obdach. Bis in die jüngste Zeit haben Pflanzen dem Menschen fast alle grundlegenden Rohstoffe bereitgestellt, wie Bauholz, Textilien, Papier, Farbstoffe und Öle. Die Pflanzen wiederum sind auf Tiere zur Bestäubung angewiesen, außerdem auf Bodenorganismen, die ihre abgestorbenen Reste abbauen und dem Nährstoffkreislauf der Luft und des Bodens wieder zuführen. Kurzum, unsere Pflanzen liefern uns nicht nur Energie und chemische Substanzen, sondern führen uns auch ein geniales Modell vor, wie sich mit Ressourcen sparsam umgehen und Energie erhalten läßt.

Bestäubung
Der Vorgang der Bestäubung ist für das Überleben einer Pflanze entscheidend. Pflanzen haben viele verschiedene Mechanismen, ihren Pollen von Blüte zu Blüte zu befördern. Meist sind dabei Insekten, zum Beispiel Bienen, beteiligt, die auf der Suche nach Nektar von einer Blüte zur anderen fliegen und dabei den Pollen transportieren.

Was sind Kräuter?

Man könnte sagen, alle nützlichen Pflanzen, also »Pflanzen..., deren Blätter, oder Stiele und Blätter, als Nahrungsmittel oder für medizinische Zwecke verwendet werden, oder aufgrund ihres Dufts oder Geschmacks« (»Oxford English Dictionary«) sind Kräuter. Betrachtet man die ungeheure Vielzahl von Kräutern, die heute auf alle möglichen Arten verwendet werden, so ist man versucht, diese Definition nicht etwa einzuengen, sondern noch zu erweitern. Sie würde dann neben den Stielen und Blättern auch die Blüten und Wurzeln umfassen, neben den als Nahrung und in der Medizin verwendeten Pflanzen auch solche einschließen, die zur Reinigung und zum Färben eingesetzt werden sowie als Rohstoffe so verschiedenen Leuten wie Cocktailtrinkern, historischen Gärtnern und ganzheitlich arbeitenden Therapeuten dienen. Die Definition des Oxford-Wörterbuchs läßt sich also wie folgt ergänzen: Zu den Kräutern zählt jede Pflanze, die wegen ihrer Heilkräfte in der Medizin, wegen ihres Geschmacks und ihrer konservierenden oder gesundheitsfördernden Eigenschaften in Speisen und Getränken, oder wegen ihres Dufts, ihrer kosmetischen oder reinigenden Wirkung in irgendeinem anderen Produkt verwendbar ist. Zahlreiche Pflanzen bieten mehrere Verwendungsmöglichkeiten – hinter der Kräuter-Renaissance steht glücklicherweise nicht ein einzelnes Credo oder alleinseligmachendes Ziel. Eine ihrer Stärken ist ihre Vielfalt und ihr Reichtum an Ideen, die so leicht oder so ernst genommen werden können, wie es jedem beliebt.

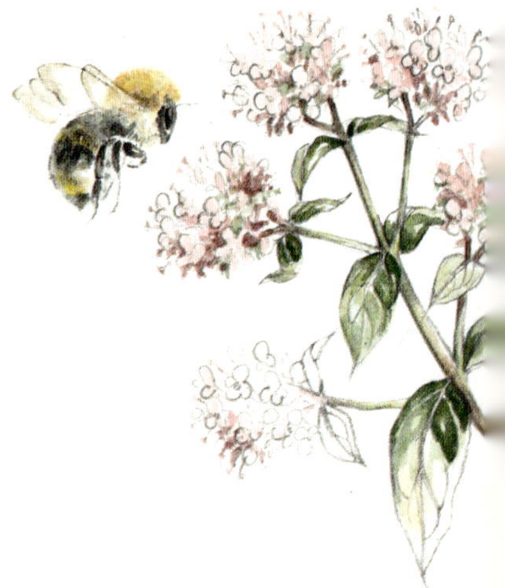

Majoran
Kräuter haben nur einen relativ kleinen Anteil an der gesamten Pflanzendecke; aber auch sie spielen ihre Rolle bei der Regulation des Energie-, Wasser- und Temperaturhaushalts der Erde. Für den Menschen sind sie noch auf andere Weise hilfreich. Bemerkenswert an vielen Kräutern, wie zum Beispiel am Majoran (rechts), ist der mehrfache Nutzen, den sie bieten: z. B. beim Kochen, in der Medizin und zum Färben.

Merkwürdigerweise ist der Begriff »Kräuter« im Alltagsgebrauch viel stärker eingegrenzt. Wir neigen zum Beispiel dazu, Pflanzen auszuschließen, die wir nur als Nahrungsmittel verwenden. Wasserkresse ist ein Salat, schlicht und einfach. Aber in einem Rezept aus dem 18. Jahrhundert für einen Frühjahrs-Entschlackungstrunk aus Wasserkresse, Löffelkraut und Orangen gehörte sie zweifellos zu den Kräutern. Wir schließen auch Pflanzen aus, die rein dekorativ sind oder handfesten Gebrauchszwecken dienen: Niemand würde ernsthaft daran denken, Weidenruten, die zu einem Korb geflochten sind, als Kräuter zu bezeichnen; doch ursprünglich kochte man daraus einen Tee gegen Erkältung und Kopfschmerzen, und aus ihren Wirkstoffen wurde das Aspirin entwickelt. Zwei landläufige Vorstellungen verbinden sich jedoch mit Kräutern: zum einen

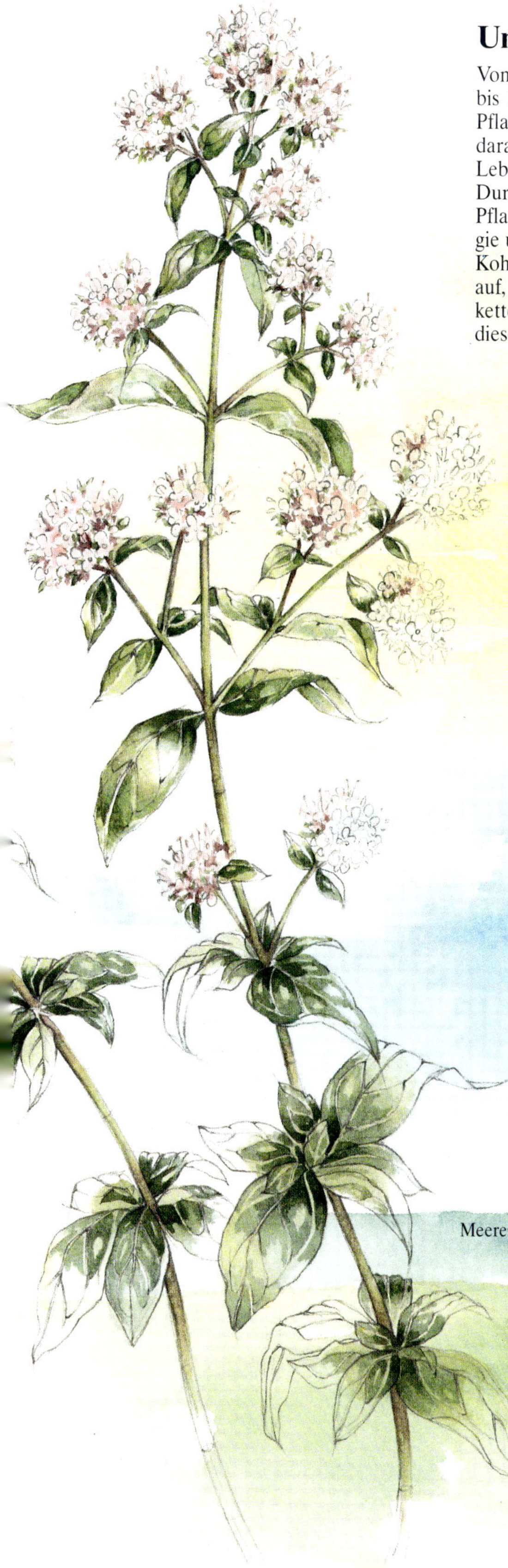

Unser Planet und die Pflanzen

Von hohen Bäumen über krautige Arten bis hin zur winzigen Meeresalge haben Pflanzen einen entscheidenden Anteil daran, daß menschliches und tierisches Leben auf der Erde bestehen kann. Durch Photosynthese verwandeln die Pflanzen Sonnenlicht in chemische Energie und geben Sauerstoff ab. Sie nehmen Kohlenstoff in Form von Kohlendioxid auf, wovon ein Großteil in die Nahrungskette oder in den Boden gelangt. Bei diesem Prozeß beeinflussen sie die Lufttemperatur, denn in der Atmosphäre wirkt Kohlendioxid isolierend und verhindert, daß Wärme in den Weltraum entweicht. Eine weitere wichtige Rolle spielen die Pflanzen im Wasserhaushalt, dem Kreislauf des Wassers zwischen den Meeren, der Atmosphäre, den Pflanzen und Tieren. Und sie verändern den Boden, entnehmen Elemente wie Stickstoff, Phosphor und Kalium und schleusen sie in die Nahrungskette ein. Als Tierdung werden sie dem Boden zurückgeführt.

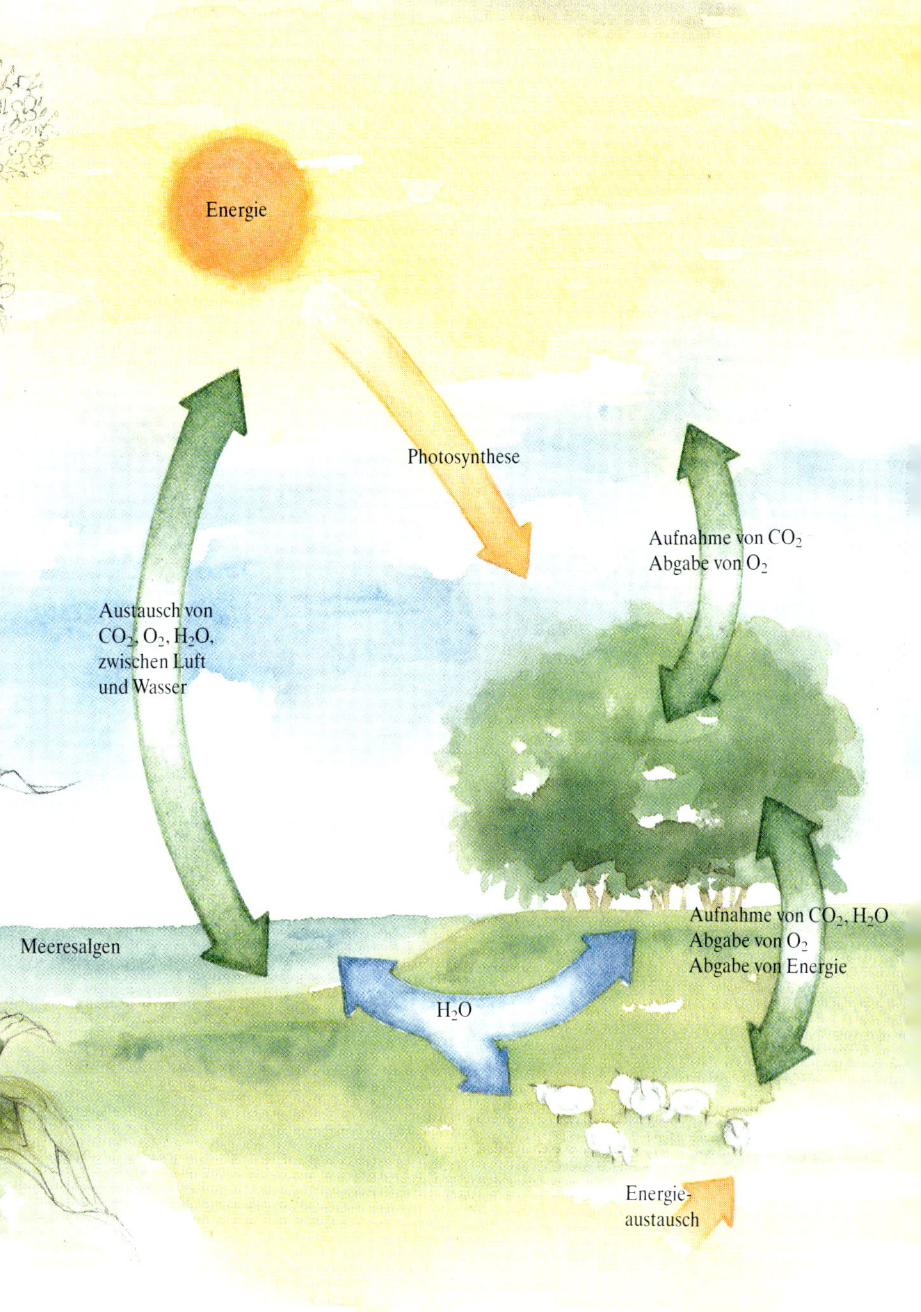

der Gedanke des Kleinformatigen, Häuslichen, »Traditionellen«, zum anderen die Forderung, daß sie einem irgend etwas Gutes tun müssen – die Gesundheit, das Aussehen oder das Wohlbefinden verbessern. Weniger sympathisch ist ein gewisser Beiklang von Verschrobenheit, Dilettantismus und Aberglaube. Die Geschichte der Kräuterkunde ist reich an Mythologie, und wenn sie von manchen immer noch nicht ernst genommen wird, so liegt das zum Teil daran, daß viele Bücher bei der Auswertung historischer Überlieferung nicht zwischen wertvollen Erkenntnissen und Scharlatanerie unterscheiden konnten.

Kräuter machen Karriere

In letzter Zeit hat man die Wirkungsmechanismen der Pflanzen mit größerem Respekt und wissenschaftlicher Neugier untersucht und dabei in steigender Zahl nützliche neue Substanzen und Materialien entdeckt. Das Samenöl der Nachtkerze kann nachweislich eine ganze Reihe kleinerer Stoffwechselstörungen günstig beeinflussen, und die Nachfrage ist jetzt so groß, daß die Nachtkerze an geeignetem Ort sogar angebaut wird. Ein anderes Öl namens Jojoba, das aus einem kleinen Wüstenstrauch Mittelamerikas gewonnen wird, hat in der Lederindustrie das Pottwalöl so gut wie ganz verdrängt und erobert sich gerade eine neue Laufbahn: als Feuchtigkeitsspender in der Kosmetik. Möglicherweise noch bedeutsamer sind ein Erdöl-Substitut aus einer kaktusähnlichen Pflanze namens *Euphorbia* sowie Insektizide, die aus den Wurzeln bestimmter Gänseblümchenarten gewonnen werden.

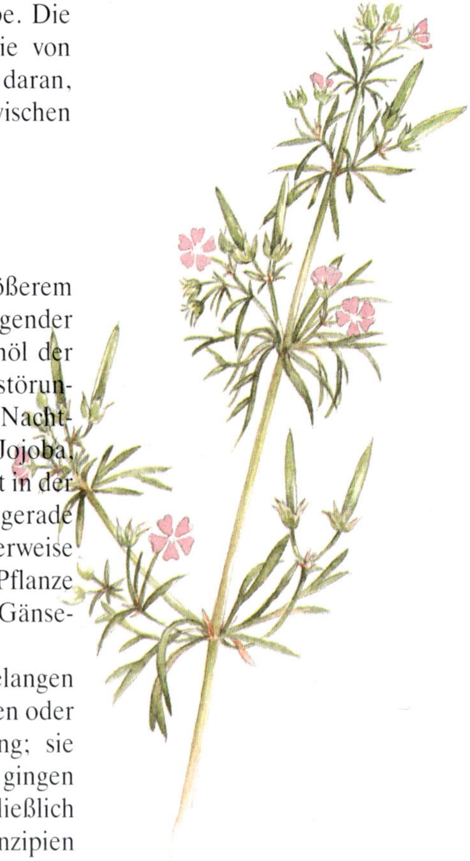

Diese Neulinge unter den Nutzpflanzen haben eines gemeinsam: Sie gelangen oft auf ganz ähnlichem Weg zu kommerziellem Erfolg. Lokale Traditionen oder irgendwelche bäuerlichen Praktiken kannten ihre besondere Wirkung; sie wurden »entdeckt«, getestet und dann in großem Stil vermarktet; oft gingen dem auch biologischer Anbau und regionaler Vertrieb voraus. Die schließlich entstandenen Großunternehmen haben gezeigt, daß ökologische Prinzipien und wirtschaftliche Verwertbarkeit sich durchaus vertragen.

An der Sonnenblume läßt sich dieser Prozeß sehr klar verfolgen. Als im 16. Jahrhundert die ersten Sonnenblumen aus Mittelamerika nach Europa gebracht wurden, war fast noch nichts über ihre Eigenschaften bekannt. Sowohl süd- als auch mittelamerikanische Indianer gewannen aus den Kernen Öl und benutzten die Blätter als Viehfutter, schienen aber für die Pflanze keine medizinische Anwendung zu kennen, was recht ungewöhnlich war. Nicht einmal John Gerard, der 1597 den ersten »Kräuter-Bestseller« Englands veröffentlichte, konnte über therapeutische Eigenschaften berichten. Als aber die Sonnenblume als Feldfrucht weltweit verbreitet wurde, erwarb sie sich den volkstümlichen Ruf, ein gutes Mittel gegen Bronchialbeschwerden zu sein. In Rußland, wo heute große Mengen angebaut werden, behandelte man mit den Blüten und Blättern Husten, Bronchitis und sogar Malaria. Eine neue wissenschaftliche Untersuchung erwies, daß Inulin, ein Bestandteil von Sonnenblumenöl, ein sehr effektiver Wirkstoff gegen Asthma ist. Ein zusätzliches, gesundes wie verkaufsförderndes Plus: Das Öl hat einen sehr geringen Anteil gesättigter Fettsäuren und ist deshalb arterienfreundlicher als tierische Fette.

Doppelter Nutzen
Unsere Vorstellung von Kräutern schließt selten auch vertraute, dekorative Gartenblumen ein. Aber Pflanzen wie der Storchschnabel (oben), die Ringelblume und die Pfingstrose enthalten bedeutende Heilsubstanzen.

Sonnenblume
Sie ist sowohl wegen der Kerne als auch wegen des Öls eine der nützlichsten Pflanzen und wird heute in großen Mengen angebaut.

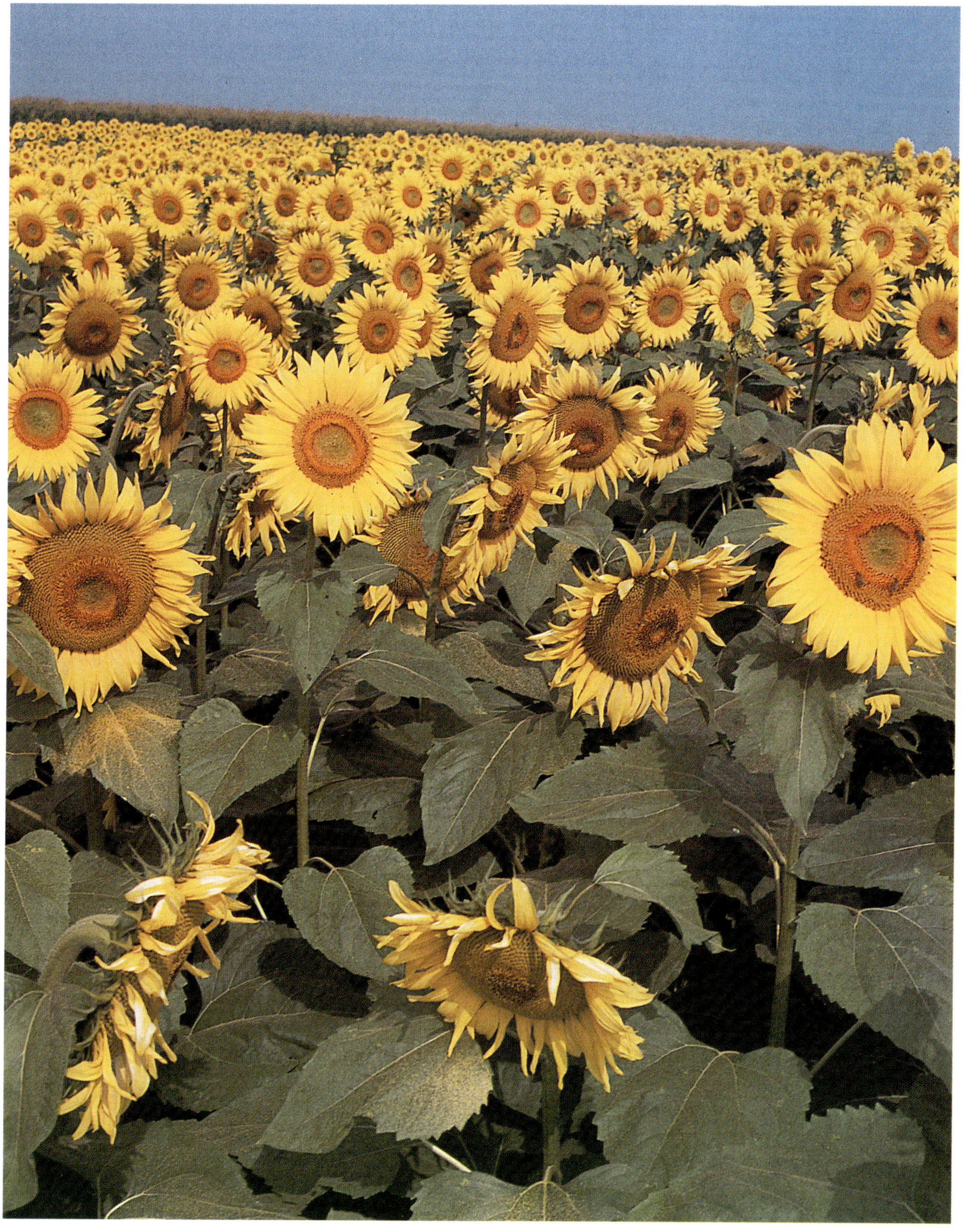

Heilkräuter instinktiv erkennen

Während des größten Teils der Menschheitsgeschichte gab es keine klare Trennung zwischen Nahrungs- und Heilpflanzen. Wildgemüse, notwendiger Teil jeder Ernährung, haben immer wichtige Vitamine und Spurenelemente beigesteuert. Die frühesten Zeugnisse der Ernährung unserer vorgeschichtlichen Vorfahren stammen aus Ausgrabungen jungsteinzeitlicher Seeuferdörfer in Westengland und der Schweiz; sie zeigen, daß unsere Ahnen eine bemerkenswert abwechslungsreiche Kost hatten. In den Töpfen und Abfallgruben fanden sich Reste von Senf, Brombeeren, Hagebutten, Erdbeeren, Holzäpfeln, Elsbeeren und Melde (ein spinatartiges Kraut) nebst anderem – alles ebenso hochwertige Nahrungsmittel wie Heilmittel, die seither von Kräuterheilkundigen empfohlen werden.
Eines der wichtigsten Ziele der Kräuterheilkunde war es stets, die Patienten langfristig auf die richtige Ernährung umzustellen und dadurch einen Mangel an Mineralstoffen und Spurenelementen auszugleichen. Kräuterheilkundige ziehen Wildpflanzen vor, da sie meist nährstoffreicher sind als die Kultursorten, die oft auf gutes Aussehen und Größe hin gezüchtet werden. Kräuter sind aber auch seit jeher wie konventionelle Medikamente zur Behandlung von Krankheiten eingesetzt worden. In manchen Fällen geschah das eher zufällig. Streng schmeckende Kräuter wie Ysop und Rosmarin wurden ursprünglich dazu benutzt, nicht allzu frische tierische Produkte genießbar zu machen; gleichzeitig verringerten sie die Gefahr bakterieller Lebensmittelvergiftung, da sie kleine Mengen antiseptischer Stoffe enthalten.
Sogar Tiere »behandeln« sich mit Kräutern. Zoologen haben bei afrikanischen Schimpansen den regelmäßigen Verzehr einer Chrysanthemenart beobachtet, die ein starkes Antibiotikum enthält. Ob dies eine vorbeugende oder therapeutische Maßnahme ist, läßt sich nicht herausfinden. Auch Haustiere machen sich bei »Unpäßlichkeiten« auf die gezielte Suche nach bestimmten Pflanzen – jeder weiß, daß Hunde und Katzen gelegentlich Gras fressen.
Alle alten Kulturen besaßen Kenntnisse in der »grünen Medizin« als Teil eines Lebens, das in großer Nähe zur Natur gelebt wird und das es auch heute noch gibt, sogar mancherorts in der industrialisierten Welt. In Nordamerika haben Forscher die Heilkräuter der Indianer aufgezeichnet (allein die Ojibwa verwendeten über 150 verschiedene Heilkräuter); einige davon fanden Aufnahme in das moderne amerikanische Kräuterverzeichnis »Materia medica«.

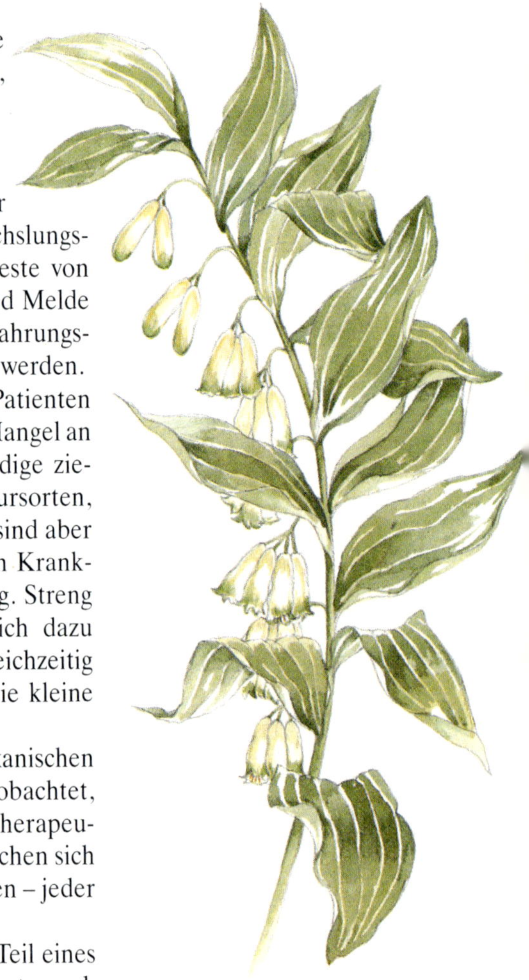

Wildkräuter
Die nordamerikanischen Ojibwa-Indianer, auch unter dem Namen Chippewa bekannt, behandeln viele Krankheiten erfolgreich mit Wildkräutern. Die Anwendungen reichen von einer Wurzelabkochung des Salomonssiegels (Polygonatum-Arten) *gegen Husten und einem Augenbad aus der Rinde des Roten Ahornbaums* (Acer rubrum) *bis hin zum Tee aus einem Farn* (Comptonia peregrina) *gegen Durchfall und Schachtelhalmtee gegen Nierenbeschwerden.*

Magie der kongenialen Kräfte

Heilkräuter mit sehr eindeutiger Wirkung sind sicher einfach durch Ausprobieren entdeckt worden. Rasch und drastisch wirkende Arten – beispielsweise Abführmittel wie Kreuzdorn oder narkotische Schmerzmittel wie Bilsenkraut – müssen schon früh Bedeutung erlangt haben. Doch auch von den vielen anderen Kräutern, deren Wirkung auf den menschlichen Körper subtiler war (oder die überhaupt keine Wirkung hatten), glaubte man bereits in frühester Zeit, daß sie mit heilenden Kräften ausgestattet waren. Es fällt uns schwer, uns heute vorzustellen, mit welcher Ehrfurcht den Pflanzen in vorwissenschaftlicher

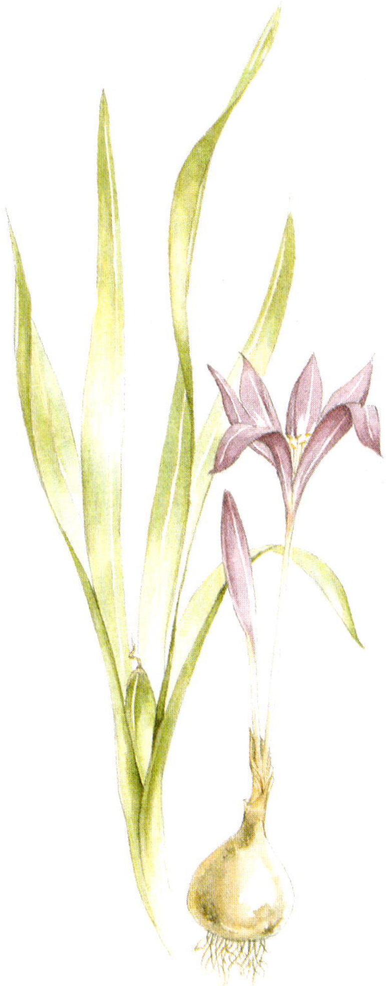

Herbstzeitlose
Die Signaturenlehre wurde manchmal recht fantasievoll angewandt. So sollte die Wurzel der Herbstzeitlose an einen von der Gicht deformierten Fuß erinnern und demnach Gicht wirksam bekämpfen. Dies war eine von mehreren abergläubischen Vorstellungen, die auf einem Körnchen Wahrheit beruhten. Die Wurzel ist tatsächlich reich an Colchicin, einem Alkaloid-Schmerzmittel, das in kleiner Dosis Gicht-, Arthritis- und Rheumaschmerzen lindert.

Zeit begegnet wurde. Sie konnten aus der Erde hervorbrechen, scheinbar spontan aus dem Nichts geschaffen. Kaum unterscheidbare Arten konnten töten, nähren oder Wahnsinn auslösen. Die Geheimnisse ihres Wachstums und ihrer Eigenschaften ließen sich mit dem gesunden Menschenverstand nicht erfassen. Es braucht uns nicht zu wundern, daß man Pflanzen mit auffallenden Formen besondere Kräfte zuschrieb und daß Theorien entstanden, die ihre Wirkung auf den Menschen zu erklären und vorauszusagen versuchten.

Die meisten Theorien waren Variationen über das Prinzip kongenialer magischer Kräfte. Es gründete auf der Suche nach Ähnlichkeiten, Kontrasten und bestimmten Mustern. Vermutungen über die medizinischen Eigenschaften einer Pflanze gingen davon aus, wie sich diese Pflanze in anderen Situationen verhielt. Bestimmte Pilze, die man von abgestorbenen Bäumen sammelte, sollten beispielsweise einem Toten das Leben zurückgeben; Efeubeeren sollten Trunkenheit beseitigen, da Efeu Weinreben erstickt; parasitäre Pflanzen sollten ihrerseits auf dem Menschen angesiedelte »Parasiten«, zum Beispiel Warzen, vertreiben. Manche Theorien entbehrten nicht des Humors. Viele klassische Autoren glaubten, daß die bekanntermaßen »Wind« erzeugenden Linsen einen Garten vor Sturmschäden schützen könnten, wenn man sie rundherum pflanzte. Das war die Wissenschaft unserer Vorfahren. Wir verspotten sie als Magie und einfältigen Aberglauben, aber in einer Zeit, in der sich die Menschen als Teil der Natur fühlten, nicht als ihr Herrscher, war es sicher nicht unvernünftig anzunehmen, daß die Art und Weise, wie Pflanzen wuchsen, irgendwie auch ihre Wirkungsweise auf den Körper spiegelte.

Vom Aberglauben zur Wissenschaft

Im Westen verlor die Kräuterheilkunde leider den ökologischen Instinkt und die Beobachtungsbasis, die das Zeitalter kongenialer Magie auszeichneten. Fast im gesamten Mittelalter taten die europäischen Gelehrten wenig mehr, als die klassischen Kräuterbücher abzuschreiben oder zu entschlüsseln; dabei gaben sie ein Wirrwarr von Irrtümern, Fehlinterpretationen und abergläubischen Auslegungen weiter. Im 17. und 18. Jahrhundert dann, im unternehmerischen Geist der Nach-Renaissance, vereinfachte ein neuer Schlag kommerzieller Kräuterverkäufer die Idee magischer Kongenialität zur primitiven Signaturenlehre. Diese besagte, daß allen Pflanzen irgendein äußeres Zeichen ihrer medizinischen Wirkung anhaftete. So wäre der Augentrost, dessen Blüten fleckig und wie blutunterlaufen aussehen, für entzündete Augen bestimmt; Ackersinau, der in Steinmauern Wurzeln schlug, könnte genauso wirksam Nierensteine zerkleinern.

Oft steckte dahinter nicht viel mehr als verschleierte Verkaufswerbung, die es auf die Einfältigen abgesehen hatte – ähnlich wie es heute zum Werberitual gehört, mit dem »Wirkstoff XY« zu beeindrucken. Manchmal schien es aber auch eine Erklärungsmöglichkeit für die Eigenschaften von Pflanzen zu sein, deren Wirksamkeit bereits durch Versuch und Irrtum erprobt war. Isländisch Moos zum Beispiel wurde aufgrund dieser Theorie wegen seiner bauschigen, lungenähnlichen Blätter bei Lungenerkrankungen empfohlen. Doch hat es in

Pflanzenmythen

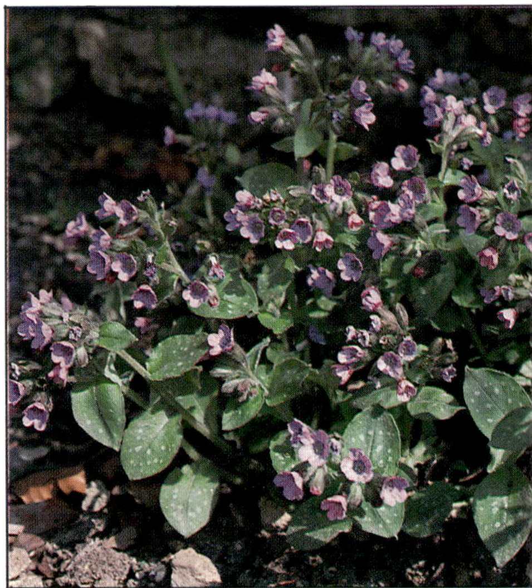

Mythen und Überlieferungen entstehen aus verschiedensten Gründen: Arabische Kaufleute spannen exotische Fabeln um die Herkunft ihrer Gewürze, um Konkurrenten abzuschrecken. Zeugnisse »wandelnder Bäume« mochten zur Erklärung herangezogen worden sein, warum der fruchtbarste Olivenbaum plötzlich auf dem Grundstück des Nachbarn stand... Und seit Menschengedenken sind Pflanzen auf der ganzen Welt als Gottheiten angebetet oder als Fruchtbarkeitssymbole verehrt worden.

Ist aber die Kräuterfolklore, abgesehen davon, daß sie uns mit farbenfrohen Geschichten unterhält, auch sonst noch von Bedeutung? Mit Sicherheit liefert sie uns wertvolle Fingerzeige auf die Heilwirkung der Pflanzen sowie auf die Beziehung, die die verschiedenen Völker zu ihnen hatten. Volkstümliche Namen weisen zum Beispiel auf den einstigen Gebrauch von Pflanzen hin, auch wenn sie inzwischen für diesen Zweck nicht mehr als optimal geeignet erscheinen. Seifenkraut und Zinnkraut (Schachtelhalm) waren einst vorwiegend Reinigungsmittel. Warzenkraut (Schöllkraut), Wundkraut (Johanniskraut) und Fieberklee wurden nach den Erkrankungen benannt, gegen die sie eingesetzt wurden. Und daß der Fieberklee im Moselgebiet auch Freschekohl hieß, läßt auf seine dortige Verwendung als Wildgemüse schließen.

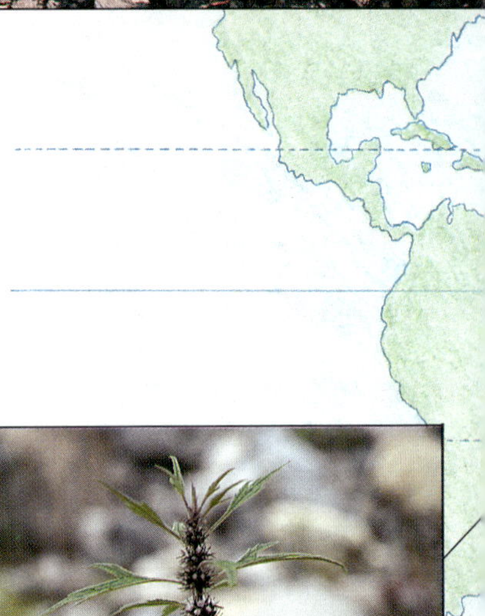

Die sonderbar anmutenden Rituale, unter denen Kräuter gesammelt und zubereitet wurden, haben oft durchaus ihren Sinn, wenn man sie unvoreingenommen betrachtet. Pflückt man beispielsweise im Morgengrauen, dann werden die Kräuter geerntet, bevor ihre ätherischen Öle in der Sonne verdunsten (siehe Seite 270).

Lohnende Hinweise verbergen sich auch in den abenteuerlicheren Randzonen der Kräutermythologie. Was ist an der Hauswurz dran, daß man glaubte, sie sei ein wirksamer Blitzableiter? Oder am Alpenveilchen, das den Ruf eines so machtvollen Abtreibungsmittels erwarb, daß Schwangere es nicht einmal berühren oder darübersteigen durften? Beides scheint offenkundig absurd, aber der Glaube daran hielt sich lange. Handelte es sich nur um undurchsichtige Fälle kongenialer Magie (siehe Seite 16) oder um die entstellte Überlieferung von einstigen Beobachtungen oder Erfahrungen, die Hand und Fuß hatten?

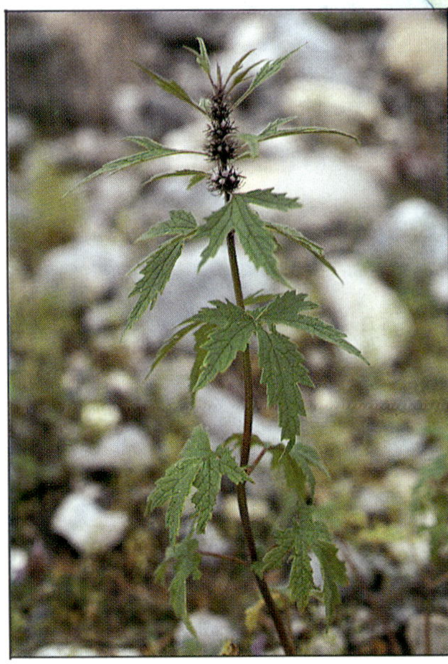

Einer der außergewöhnlichsten botanischen Mythen ist der vom »Pflanzenlamm«, der in England bis weit ins 17. Jahrhundert hinein lebendig war. Dieses Pflanzenlamm ist auf dem Titelbild des berühmten Garten- und Kräuterhandbuchs »Paradisi in sole« von John Parkinson abgebildet. Es wuchs angeblich in der Tatarei und entwickelte sich aus Samen zu großen, melonenartigen Früchten, die auf einem Stengel etwa einen halben Meter über dem Boden wuchsen. Die reife Frucht platzte auf, und zum Vorschein kam ein lammähnliches Wesen mit wolligem Fell, das dann langsam um den Stengel herumwanderte und das innerhalb seiner Reichweite wachsende Gras abweidete. War alles Gras gefressen, starb das Wesen.

Man kann sich auch bei größter Fantasie schwer eine Pflanze vorstellen, die Anlaß zur Entstehung dieses Mythos gegeben haben könnte. Doch bleibt das Pflanzenlamm ein mächtiges, ergreifendes Bild, und was die frühen Kräuterbücher darüber berichteten, war vielleicht mehr als Gleichnis gemeint denn als sachgetreue Beschreibung.

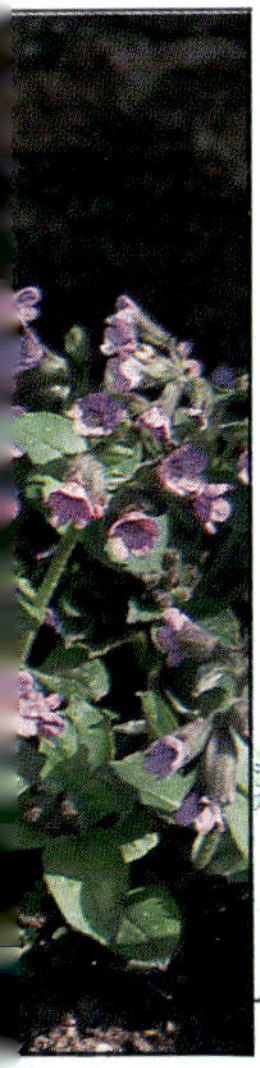

Lungenkraut

Die Signaturenlehre *beruhte auf dem im Mittelalter herrschenden Aberglauben, eine Pflanze habe Ähnlichkeit mit der Krankheit, die sie heilen kann. So sollte das Lungenkraut* (Pulmonaria officinalis) *aufgrund der kleinen weißen Flecken auf seinen Blättern bei Lungenerkrankungen helfen. Es ist tatsächlich ein mildes Hustenmittel, aber seine Heilkräfte wurden überschätzt.*

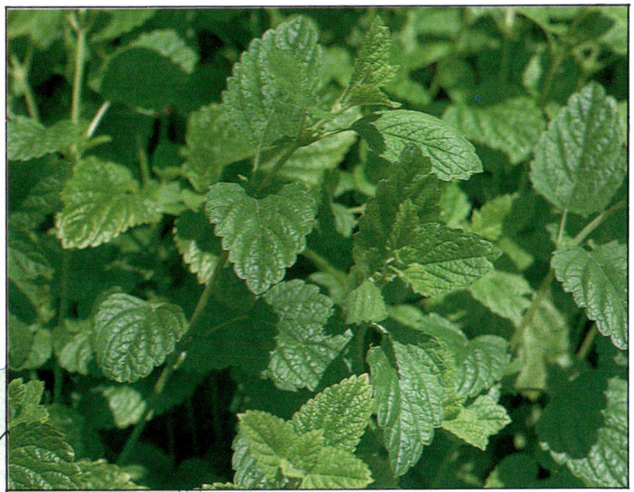

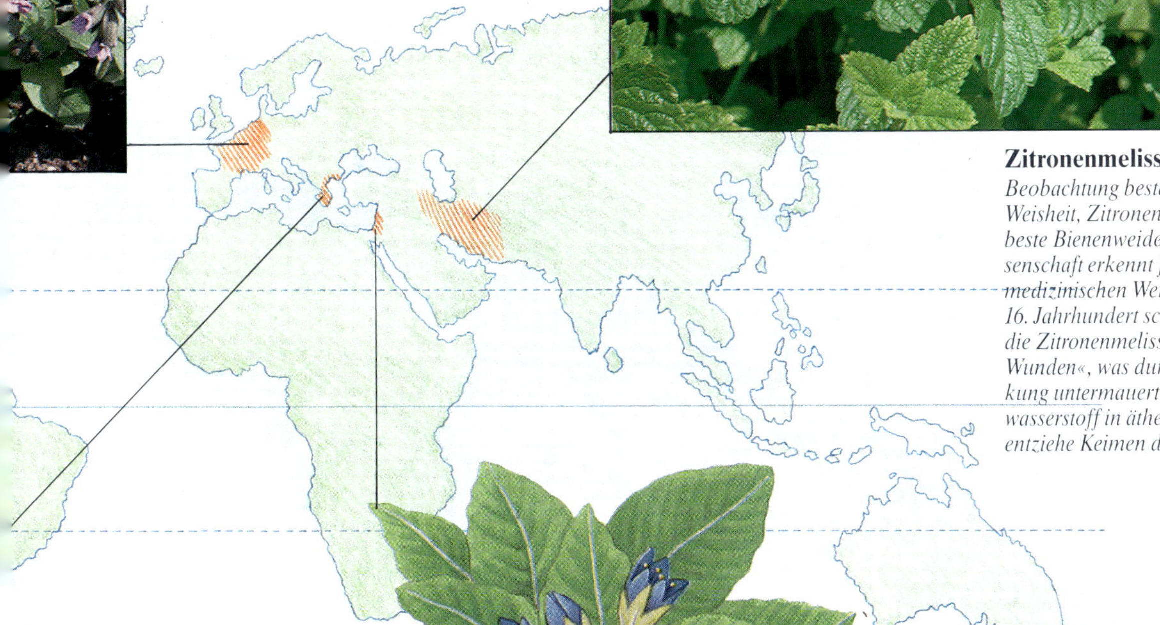

Zitronenmelisse

Beobachtung bestätigt die alte Weisheit, Zitronenmelisse sei die beste Bienenweide, und die Wissenschaft erkennt jetzt auch ihren medizinischen Wert an. Im 16. Jahrhundert schrieb Gerard, die Zitronenmelisse »heile frische Wunden«, was durch die Entdeckung untermauert wird, Kohlenwasserstoff in ätherischem Öl entziehe Keimen den Sauerstoff.

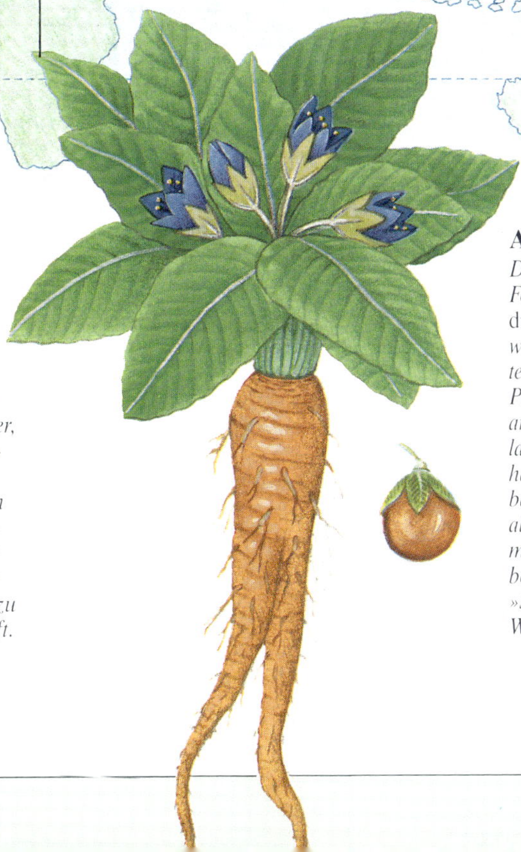

Alraune

Die bizarre, »menschliche« Form der Alraunwurzel (Mandragora officinarum) *hat ihr weltweit den Ruf magischer Kräfte eingebracht. In ihrer Heimat Palästina und den angrenzenden arabischen Ländern wurde sie lange für ein Aphrodisiakum gehalten und sollte auch die Fruchtbarkeit fördern. Später wurde sie als Narkotikum und Betäubungsmittel für gekreuzigte Verbrecher benutzt. Sie hieß damals auch »Satansapfel« und rief angeblich Wahnsinn hervor.*

Herzgespann

Von dieser Pflanze (Leonurus cardiaca) *glaubte man seit jeher, sie könne Ängste und Beklemmungen beseitigen. Wissenschaftliche Experimente haben ihre sedative Wirkung nachgewiesen. Herzgespann beruhigt das Nervensystem und scheint auch ein wirksames Tonikum zu sein, das kein Fieber hervorruft.*

der Volksmedizin (dort auch Blutlungenmoos genannt) eine lange Geschichte, und kürzlich entdeckte man darin Antibiotika, die gegen Bakterienarten wirksam sind, welche Tbc und viele andere Lungeninfektionen hervorrufen.

Die meisten Pflanzen der Hausapotheken errangen ihren Platz aufgrund dieser Mischung aus persönlicher Erfahrung, Lokaltradition und einer Prise guten Glaubens. Wo in Europa große Städte entstanden, begann sich dieses Wissen ab dem 17. Jahrhundert zu verlieren, und die konkurrierenden Kuren, mit denen die Stadtapotheker und Kräuterheiler hausierten, wurden immer gewissenloser und gefährlicher. In England führte das dazu, daß verantwortungsbewußte Ärzte dieser Praxis den Rücken kehrten. Und es kam dort zu einem Feldzug gegen den uneingeschränkten Gebrauch stark giftiger Pflanzen, wie der Tollkirsche, durch unqualifizierte Heiler, vor allem Apotheker, die ihre Rolle beim Diagnostizieren von Krankheiten und beim Verschreiben von Heilmitteln leicht mißbrauchten.

Ein tiefer Abgrund zwischen Kräuterheilkunde und Schulmedizin öffnete sich, als der englische Arzt William Withering 1785 die Wirkungsweise des Roten Fingerhuts entschlüsselte. Withering hatte von Kräuterkundigen erfahren, daß die Blätter des Fingerhuts bei Wassersucht geradezu dramatische Heilerfolge erzielen konnten. Aber die Wirkung war nicht vorhersagbar und die verabreichte Dosis oft tödlich. Er entdeckte, daß das Mittel in erster Linie auf das Herz einwirkte, das wiederum die Nieren dazu anregte, die Flüssigkeit, die die Wassersucht verursacht hatte, aus dem Körper auszuscheiden. Daraus schloß er, daß das Fingerhutblatt als Digitalis in kleiner und genau bemessener Dosis ein wertvolles Heilmittel gegen Herzversagen war. Dies führte schließlich zur Entdeckung und Isolierung der aktiven Wirkstoffe Digitoxin und Digoxin, die heute in der Schulmedizin als die gängigen Herzstimulanzien gelten.

In den folgenden Jahren vertrat die Schulmedizin, der Beispiele wie der Fingerhut eindringlich vor Augen standen, die Meinung, daß Pflanzen auch weiterhin eine der Hauptquellen für neue, wirksame Drogen bleiben würden, daß aber aus Sicherheitsgründen die aktiven Substanzen extrahiert, gereinigt und in genauer, kontrollierter Dosierung verabreicht werden müßten. Die meisten wichtigen Drogen der industrialisierten Welt haben eine Vorgeschichte volksmedizinischer oder ritueller Verwendung. Schlafmohn lieferte Betäubungsmittel wie Codein und Morphin; die Wurzel der *Rauwolfia*, eines indianischen Heilkrauts gegen Schlaflosigkeit und gewisse Formen der Geisteskrankheit, führte zur Entwicklung synthetischer Tranquilizer und blutdrucksenkender Mittel; das lähmende Pfeilgift aus Südamerika, Curare, ist in der Chirurgie ein wichtiges Muskelrelaxans; der peruanische »Fieberbaum« Cinchona liefert Chinin; und die meisten Antibiotika wurden ursprünglich aus Schimmelpilzen gewonnen – vielleicht erklärt sich daraus die Wirksamkeit einiger alter, auf Schimmel basierender Heilmittel wie schimmliger Ysop.

Immer noch werden Pflanzen auf mögliche Heilstoffe hin untersucht, obwohl die Forscher kaum mit der Geschwindigkeit schritthalten können, mit der Pflanzen aussterben, vor allem in den tropischen Regenwäldern. Ein typischer Regenwald kann über 1000 potentiell gegen Krebs wirksame Arten enthalten; bisher konnte nur ein Bruchteil davon wissenschaftlich durchgetestet werden.

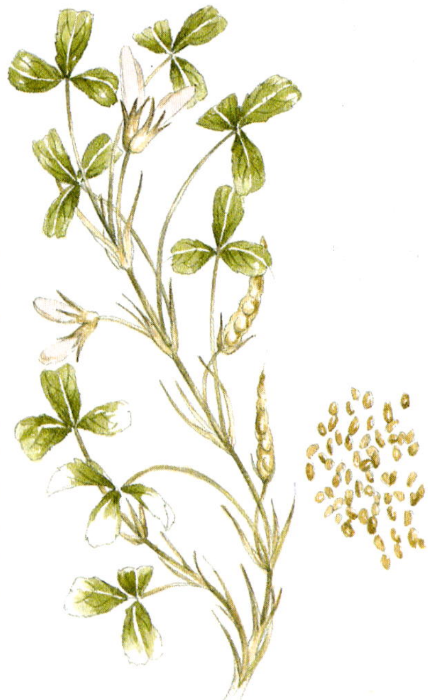

Geburtenkontrolle?

Die Samen des Bockshornklees – die den Milchfluß bei Kühen fördern sollen – sind möglicherweise ein guter Lieferant von Diosgenin, Hauptbestandteil der Anti-Baby-Pille und von anabolen Sterinen. Diosgenin wurde erstmals in der amerikanischen Yamswurzel entdeckt (Dioscorea-Arten). *Als die Preise dafür stiegen, suchte die Pharmaindustrie nach neuen Quellen. Wenn der Bockshornklee die klinischen Tests besteht, wird er gegenüber der Yamswurzel einige ökologische Vorteile haben. Vor allem sind seine Blätter und Stengel gutes Viehfutter, und die Pflanze reichert Stickstoff im Boden an.*

Was ist Pflanzenheilkunde?

Die Pflanzenheilkunde hat Berührungspunkte einerseits mit der Schulmedizin, andererseits mit der weniger »exakten« Anwendung von Kräuterhausmitteln wie zum Beispiel Löwenzahn zum Entwässern und Abführen, Fenchel und Dill gegen Blähungen und Hamamelis bei Prellungen. Sie unterscheidet sich jedoch von beiden Richtungen in wichtigen Punkten. Erstens werden die Kräuter als Ganzes, in nicht extrahierter Form verabreicht, in der Annahme, daß die aktiven Wirkstoffe sicherer sind, wenn sie nicht isoliert von den anderen, natürlich vorkommenden organischen Substanzen eingenommen werden. Zweitens werden viele Kräuter individuell, auf das Krankheitsbild des einzelnen Patienten hin verordnet, um tiefgreifende, ernährungsbedingte oder biochemische Mangelzustände zu beheben; das kann eine langwierige Therapie bedeuten, bis sich der Erfolg einstellt.

Kräuterhausmittel
Die Hausmittel unter den medizinischen Kräutern, wie zum Beispiel der Löwenzahn, wirken rasch genug, um von der offiziellen Medizin anerkannt zu werden, und sind für den Hausgebrauch auch sicher genug. Löwenzahn, im Volksmund auch »Pißblom, Bettpisser, Seichkraut« genannt, hat als wirksames Entwässerungs- und mildes Abführmittel eine lange Tradition. Seine Blätter werden als Salat und für Tee verwendet, die geröstete Wurzel ist ein guter Kaffee-Ersatz.

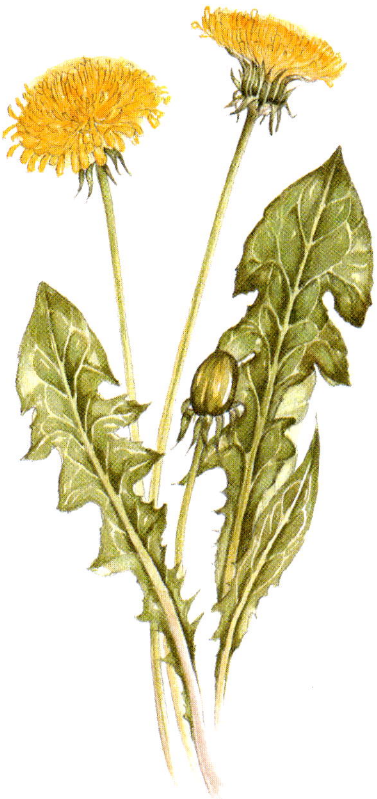

Aus diesen Gründen ist es schwierig, Heilkräuter genau wie herkömmliche Drogen zu testen und einzuordnen. Es wäre von großem Wert, wenn sich die empirischen Erfahrungen mit Heilkräutern durch objektive Belege untermauern ließen, so daß sich ihr Einsatz nicht nur auf Überlieferung und Anekdoten gründen müßte. Mehrere Regierungen sind auf die zunehmende Beliebtheit von Kräuterheilmitteln aufmerksam geworden und verschärfen die Bestimmungen, die für die Inhaltsstoffe kommerziell erhältlicher Heilmittel sowie für die Beschreibung und Begründung ihrer Wirksamkeit gelten. Ein umfassendes Testprogramm wäre für die meisten Kräutermittelhersteller schwierig und unbezahlbar. Aber die Ergebnisse wären womöglich überraschend und auch für die Pharmaindustrie interessant, wie das Beispiel Mutterkraut zeigt. Es wurde über einen ausreichenden Zeitraum wissenschaftlich ausgewertet, wobei sich herausstellte, daß es gegen Migräne wirkt, aber nach längerem Gebrauch Mundgeschwüre hervorrufen kann. Mutterkraut wirkt anscheinend als Spasmolytikum und verhindert Krämpfe in kleinen Blutgefäßen, bekanntermaßen die unmittelbare Ursache für Migräne. Die aktiven Hauptsubstanzen, sogenannte Sesquiterpen-Laktone, konnten isoliert werden, so daß die Chancen für die Herstellung gereinigter Extrakte steigen. Die Schulmedizin vertritt die Ansicht, daß solche Extrakte die Dosierung erleichtern und Nebenwirkungen ausschalten. Die Phytotherapie (Pflanzenheilkunde) hält dagegen, daß sich möglicherweise ganz neue Nebenwirkungen einstellen, wenn die chemischen Wirkstoffe konzentriert und isoliert verabreicht werden.

Pflanzen als Pharmazeuten

Warum Pflanzen so dramatisch auf den menschlichen Körper einwirken, liegt zum Teil daran, daß alles Leben aus Familien verwandter organischer Verbindungen besteht. Proteine, Enzyme, Kohlenhydrate, Vitamine und Gifte aus Pflanzen müssen einfach auf ähnliche Substanzen unseres Körpers irgendeinen wie auch immer gearteten Effekt haben. Es ist faszinierend, wie oft eine pflanzliche Substanz bei ihrer Anwendung am Menschen ihre normalerweise in der Mutterpflanze stattfindende Reaktion nachahmt. Antibiotika sind das klassische Beispiel. Pflanzen haben sie entwickelt, um Bakterien und Pilze

abzuwehren; ihre Wirkung bei Lebewesen ist genau dieselbe. Und es könnte sehr wohl noch weitere, ähnlich übertragbare Prozesse geben. Bei chemischen Substanzen, die Parasiten und Tumore in Pflanzen hemmen, konnte dieselbe Wirkung auch auf den Menschen nachgewiesen werden; außerdem wurden einige vielversprechende Verbindungen gegen Viren entdeckt.
Über diese direkte Verwandtschaft hinaus gibt es in der Chemie von Pflanzen und Menschen noch subtilere Ähnlichkeiten, die einige scheinbar willkürliche Reaktionen erklären könnten. Zum Beispiel sind in Hefe und bestimmten Pilzen menschliche Sexualhormone gefunden worden. Viele Pflanzen enthalten auch Verbindungen, die stark den Endorphinen ähneln, welche die Schmerzreaktion des Menschen steuern. Zweifellos haben sie in der Pflanze die Aufgabe, Informationen über Schäden übermitteln zu helfen und Reparaturmechanismen anzuregen.
Pflanzliche Substanzen haben vielleicht eine entsprechende Wirkung beim Menschen, weil wir uns aus gemeinsamen biologischen Vorfahren entwickelt haben und weil einige der Grundelemente in menschlichen Zellen viele Eigenschaften mit Elementen in Pflanzenzellen teilen. Die Forschung auf diesem Gebiet steckt immer noch in den Kinderschuhen, aber es besteht die aufregende Aussicht, daß sich die Wirkung einer pflanzlichen Substanz auf den Menschen voraussagen läßt, wenn erst ihre Rolle in der Pflanze selbst herausgearbeitet werden konnte. Die Einstellung gegenüber wissenschaftlicher Forschung ist allerdings nicht überall gleich. In China werden heute noch über 2000 traditionelle pflanzliche Heilmittel angewendet. Als das Gesundheitsministerium der USA 1974 eine Untersuchung über chinesische Kräuterheilkunde finanzierte, begegnete den Forschern eine weit größere Kooperationsbereitschaft der Mediziner, als in westlichen Ländern üblich. China ist bestrebt, seine medizinischen Praktiken zu verbessern und die westliche, wissenschaftliche Medizin zu integrieren; die Kräuterheilkunde soll dadurch aber nicht ersetzt, sondern auf den neuesten Stand gebracht und untermauert werden.
Die Weltgesundheitsorganisation (WHO) unternimmt anderswo ähnliche Bemühungen, um die Medizin zu erhalten, von der noch immer die Mehrheit der Menschen abhängt. Ihre Forschungen bei den Eingeborenenvölkern drängen, denn viel traditionelles Wissen geht mit dem Verschwinden der Wälder und ihrer Ureinwohner verloren.
Im Westen leiden die Hauptrichtungen der Wissenschaften ebenso wie die Kräuterheilkunde am Mangel an ganzheitlicher Betrachtung. Nicht nur werden viele möglicherweise wirksame Heilmittel links liegen gelassen – der Verlust geht tiefer. Ernster noch ist das allmähliche Schwinden der Achtung vor der Natur und der Vertrautheit mit ihr, die eine auf Pflanzen aufbauende Medizin auszeichnet.

Ganzheitliches Bemühen

Eines der Ziele dieses Buches ist es, eine Brücke zwischen der Schulmedizin und der Kräuterheilkunde zu schlagen und die vielen Prinzipien einander näherzubringen, in deren Namen Kräuter angewendet werden – von pragmatischen bis hin zu mystischen. Grundsätzlich glauben wir, daß kein Kräuterheilkundiger

Chemische Eigenschaften

Unter den vielen Inhaltsstoffen der Kräuter gibt es einige chemische Substanzen, die der Pflanze nützliche Dienste leisten und auch dem Menschen Segen bringen. So enthalten viele Blätter Tannine und andere Bitterstoffe. Sie halten Raubinsekten ab; in der Kräuterheilkunde fördern sie die Wundheilung. Mit der weiteren Erforschung der chemischen Prozesse in Pflanzen gewinnt womöglich eine der Grundannahmen magischer Kongenialität neue Glaubwürdigkeit: daß die Pflanzenphysiologie Hinweise auf ihre Wirkungen auf den menschlichen Körper gibt.

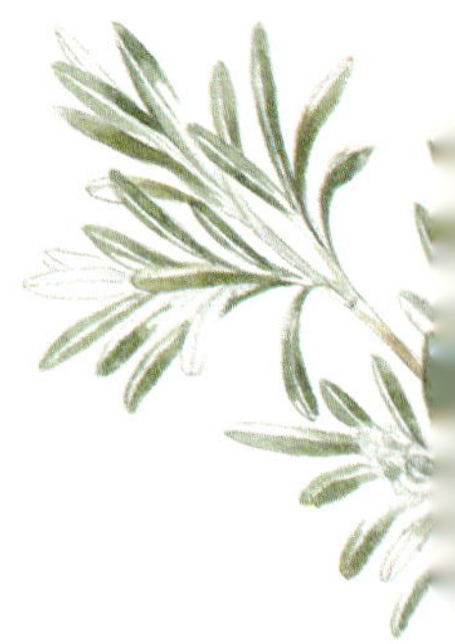

Preiselbeeren
Viele Früchte besitzen ihre eigenen, natürlichen Konservierungsstoffe. Preiselbeeren enthalten Benzoesäure und andere Bakterizide, die diese Aufgabe erfüllen.

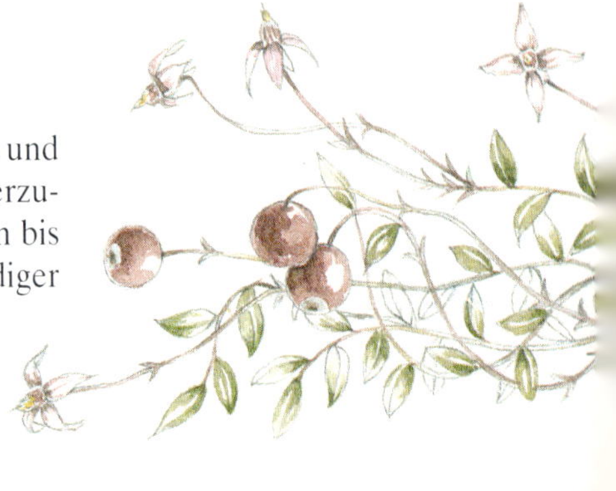

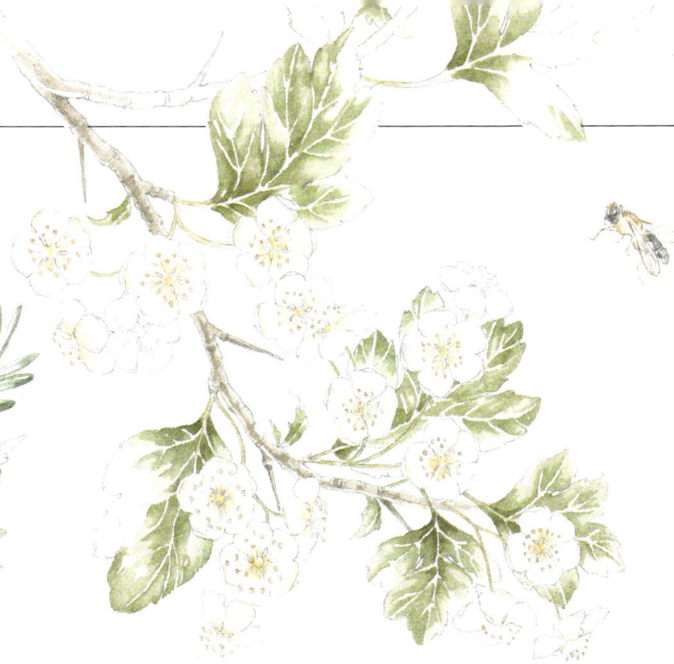

Weißdorn

Der bekannte Geruch von Weißdornblüten erinnert an verdorbenes Fleisch. Er wird von Triäthylaminen verursacht und zieht Fliegen an, die die Blüten bestäuben.

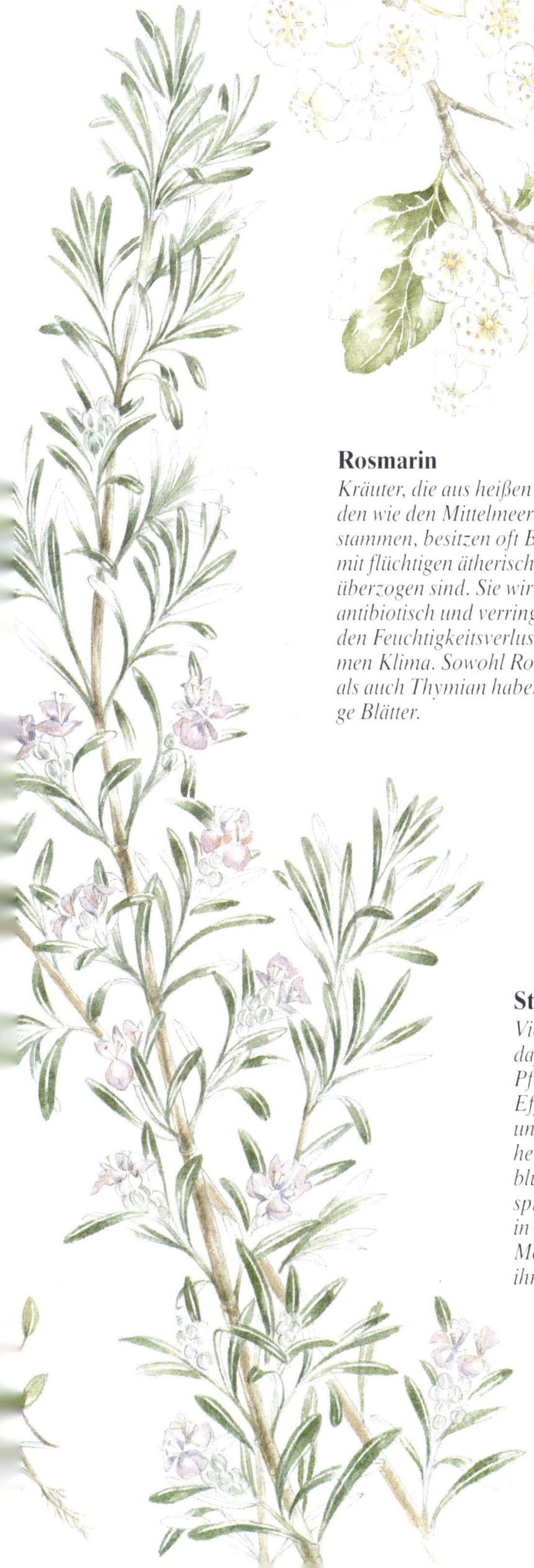

Rosmarin

Kräuter, die aus heißen Gegenden wie den Mittelmeerländern stammen, besitzen oft Blätter, die mit flüchtigen ätherischen Ölen überzogen sind. Sie wirken leicht antibiotisch und verringern auch den Feuchtigkeitsverlust im warmen Klima. Sowohl Rosmarin als auch Thymian haben derartige Blätter.

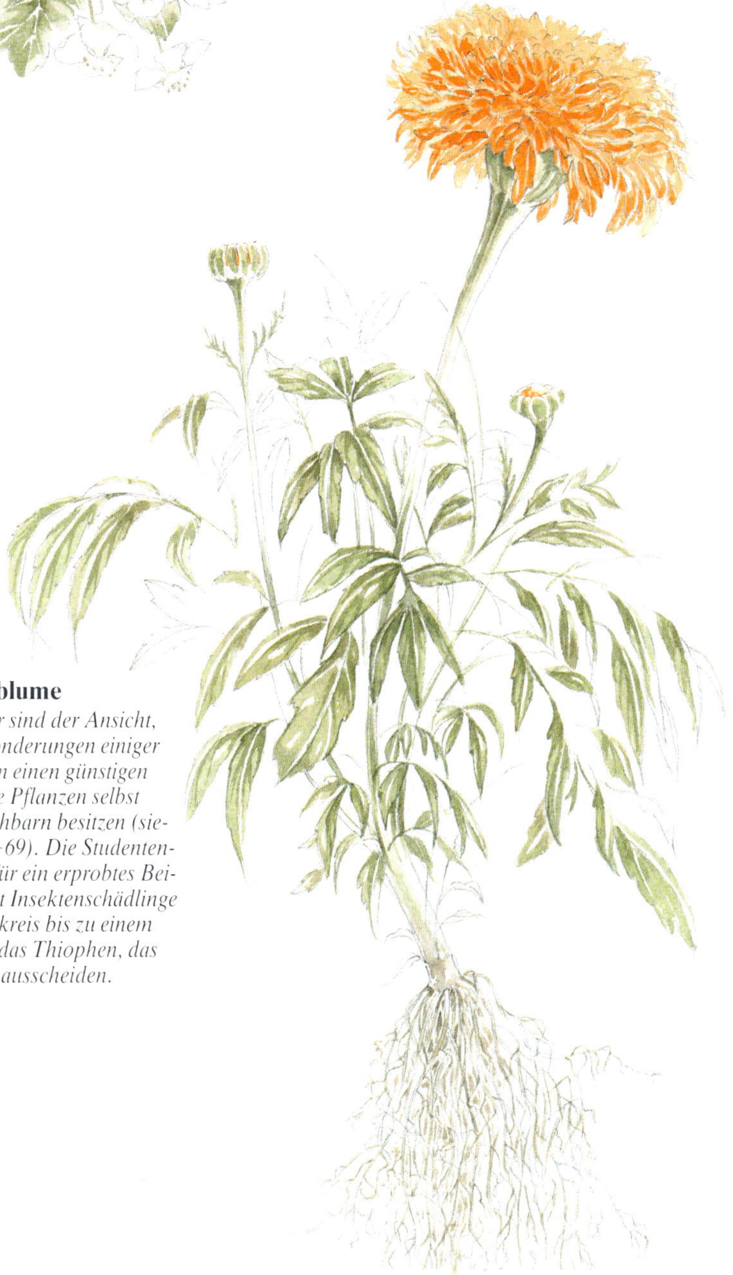

Studentenblume

Viele Gärtner sind der Ansicht, daß die Absonderungen einiger Pflanzenarten einen günstigen Effekt auf die Pflanzen selbst und ihre Nachbarn besitzen (siehe Seite 268–69). Die Studentenblume ist dafür ein erprobtes Beispiel. Sie tötet Insektenschädlinge in einem Umkreis bis zu einem Meter durch das Thiophen, das ihre Wurzeln ausscheiden.

meinen sollte, seine Behandlung sei über jede wissenschaftliche Erklärung und Analyse erhaben, sondern er sollte – wenn möglich – bereit sein, verläßliche, objektive Beweise für die Wirkungsweise seiner Kräuter zu liefern.

Gleichzeitig erkennen wir die Tatsache an, daß Kräuter in manchen Fällen anders als auf dem direkten biochemischen Weg wirken. Sie üben auch einen psychosomatischen Einfluß aus, der beispielsweise durch die Symbolik ihrer Erscheinung, durch die von ihnen wachgerufenen Assoziationen, durch ihre Geschichte und die Art ihres Anbaus unterstützt werden kann. Dies ist einer der mächtigsten und fesselndsten Wege zur Heilung, doch die Schulmedizin übergeht ihn als Teil des »Placebo-Effekts«, da er durch existierende Methoden nicht leicht getestet werden kann. In solchen Fällen haben wir zugunsten der »überlieferten Praxis« entschieden, und wir haben auch unkonventionelle Heilverfahren, wie die Kräuter der Bach-Blütentherapie, so unvoreingenommen wie möglich dargestellt, was nicht heißt, daß wir uns allem uneingeschränkt anschließen. Vor mehr als 400 Jahren war sich John Gerard auch der subtileren Heilwirkung von Kräutern bewußt, als er folgendes Loblied auf die Veilchen schrieb:

»Sie genießen Vorzug vor anderen, nicht nur, weil unser Gemüt gewiß Freude und Erholung empfindet, wenn wir diese wunderbar duftenden Blumen riechen und berühren, sondern auch, weil sehr viele Menschen von diesen Veilchen Schmuck und anmutige Schönheit empfangen: Denn man macht aus ihnen Kränze für den Kopf und Sträuße, die entzückend anzuschauen und angenehm zu riechen sind, ganz zu schweigen von ihren innewohnenden Tugenden; und die Gärten empfangen durch sie größten Schmuck, höchste Schönheit und prachtvollste Anmut; und die Erholung des Gemüts dadurch kann nur sehr gut und redlich sein: Denn sie ermahnen und bewegen den Menschen zum Schönen und Redlichen.«

Das schließt den Kreis und bringt uns zu unserem Ausgangsgedanken zurück, daß auf keiner Ebene – weder chemisch, ökologisch, noch psychologisch – Pflanzen isoliert betrachtet werden dürfen. Der ganze Kontext, in dem sie gedeihen, beeinflußt nicht nur ihre chemische Zusammensetzung, sondern auch ihre symbolische Kraft – was John Gerard ihre »Anmut« nannte. Eine neue Achtung vor der Bedeutung und dem Wert von Kräutern wird unvermeidlich die künftigen Anbaumethoden bestimmen. Dies wird wiederum unsere Einstellung gegenüber dem Boden, der Erhaltung der Arten und der Reinheit unserer Lebensquellen beeinflussen – ein Zyklus segensreicher Auswirkungen, der auf uns nur wieder positiv zurückwirken kann.

Ein solcher Wandel macht es vielfach möglich, zur alten Vorstellung von Kräutern als umfassendem Begriff für nützliche Pflanzen zurückzukehren. Vielleicht werden einmal alle Pflanzen, die so angebaut werden, daß ihr Nährstoffkreislauf und ihre komplexen chemischen und ökologischen Beziehungen intakt bleiben, in einem System, das der Harmonie und Ganzheit der natürlichen Welt die gebührende Achtung erweist, zu Kräutern.

Eine symbolische Pflanze
Die Eiche, die in Europa, Nord- und Südamerika und China einst häufig vorkam, ist zwar im Schwinden begriffen, besitzt aber immer noch etwas von ihrer symbolischen Macht. Den Griechen und Druiden war sie heilig, und noch heute ist sie ein Symbol der Kraft und Gesundheit. Das hängt vielleicht mit der Heilwirkung von Eichenrinde zusammen. Es ist sehr wohl möglich, daß unsere zukünftige körperliche und seelische Gesundheit davon abhängt, ob wir wieder Achtung vor dem Wert solcher Pflanzen entwikkeln.

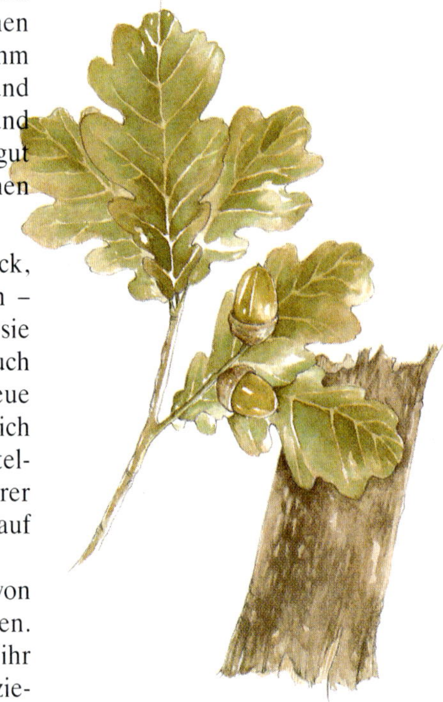

Erster Teil

Kräuter verstehen

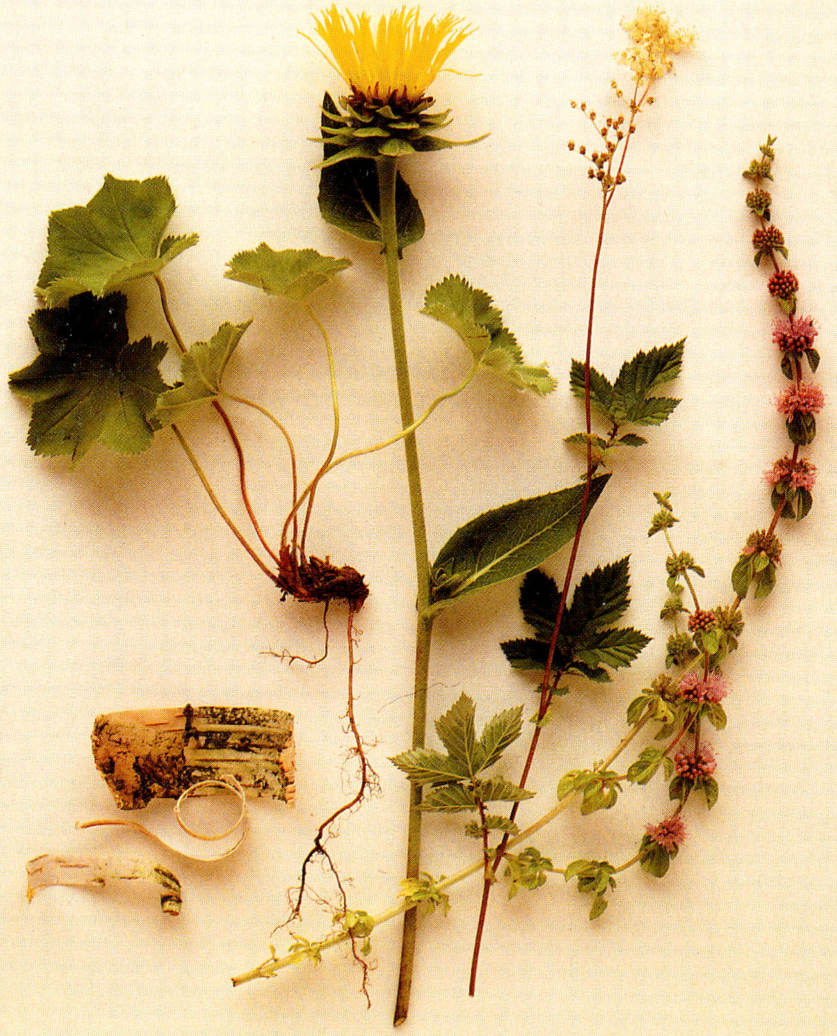

KAPITEL 1

Kräuterglossar

Für einen Neuling unter den Kräuterliebhabern ist die außergewöhnlichste Eigenschaft der Kräuter ihre unglaubliche Vielseitigkeit. Wer ein bestimmtes Kraut als Gewürz für die Küche oder als parfümierende Substanz kennt, entdeckt plötzlich, daß es noch weitere Anwendungsmöglichkeiten gibt. Ein Küchenkraut vertreibt vielleicht auch Gartenschädlinge, ein Kraut, das in der Kosmetik benutzt wird, hat vielleicht auch heilende Wirkungen. Eine Pflanze wie Holunder kann zu Wein, Marmelade, Medizin und Färbemitteln verarbeitet werden. Dieses Kapitel gibt einen Einblick in die wunderbare Biochemie der Kräuter, die Grundlage dieser Vielfalt an Eigenschaften ist.

Die Kräuter im Glossar sind nach ihren botanischen Familien geordnet, so daß die Ähnlichkeiten zwischen verwandten Pflanzen sichtbar werden. Zum Beispiel sind viele Arten der Lippenblütler *(Labiatae)* reich an ätherischen Ölen und daher wichtige Würzkräuter, während einige Köpfchenblütler *(Compositae)* wirksam Wunden heilen und Blutungen stillen. Innerhalb jeder Familie sind die Kräuter alphabetisch unter ihren lateinischen Namen aufgelistet; darunter stehen die deutschen Bezeichnungen. Das Glossar enthält Pflanzen, die in der Kräuterheilkunde überliefert sind, aber auch einige Pflanzen, die die Schulmedizin verbreitet einsetzt, z. B. den Fingerhut, sowie weitere, erst kürzlich erforschte Pflanzen, deren dramatische Heilwirkung in letzter Zeit Aufsehen erregte. *Hochgestellte Zahlen* verweisen auf Forschungsveröffentlichungen (bibliographische Angaben siehe Seite 281–82).

Jeder Pflanzenartikel beginnt mit der Angabe zur Größe der Pflanze (Höhe oder Höhe und ungefährer Wuchs in die Breite); eventuell folgt ein Seitenverweis auf ein Foto der Pflanze. Sie erfahren, welche Teile der Pflanze verwendet werden, und lernen ihre chemischen Wirkstoffe kennen (siehe auch »Verzeichnis chemischer Fachbegriffe« Seite 280). Dann folgen stichwortartig die wichtigsten Anwendungen, im Anschluß daran eine detaillierte Beschreibung der Geschichte der Pflanze, ihres spezifischen Gebrauchs, der Wirkung ihrer chemischen Substanzen auf den Körper und, wo möglich, Forschungsergebnisse dazu. Wir möchten an dieser Stelle ausdrücklich betonen, daß Sie *zur Selbstbehandlung* das Kapitel »Mit Kräutern heilen« (Seite 186–240) heranziehen sollten und *nicht das Glossar.* Falls es Umstände gibt, unter denen eine Pflanze nicht angewendet werden darf, oder wenn Teile der Pflanze giftig sind, wird zum Schluß ausdrücklich davor gewarnt. Der Hinweis »Mit Einschränkung« bedeutet, daß die betreffende Pflanze nur laut Anweisung eines geschulten Heilkundigen, Apothekers oder Arztes verabreicht werden darf.

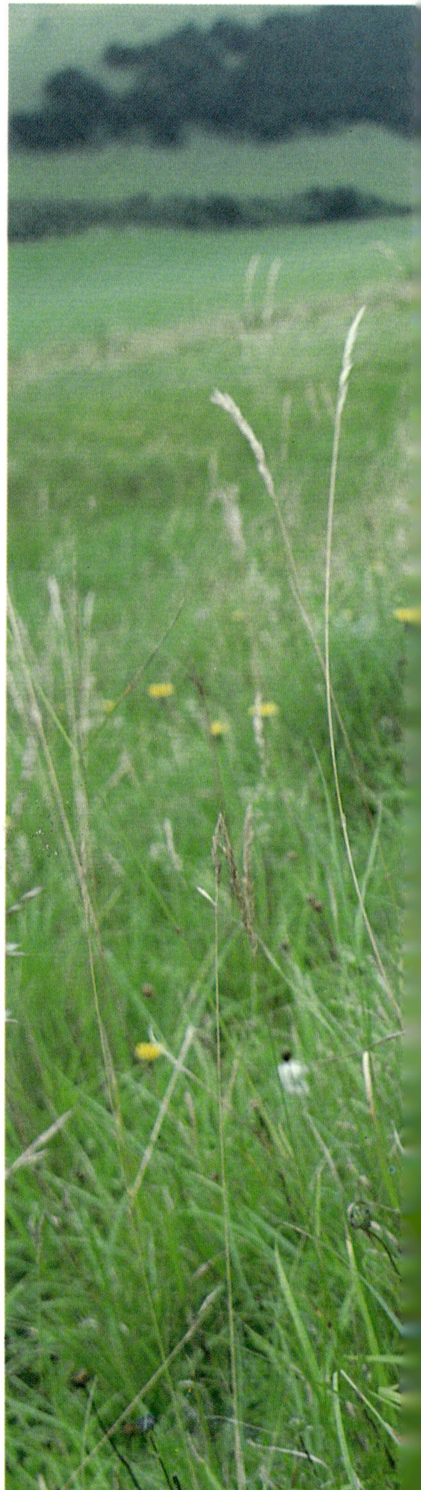

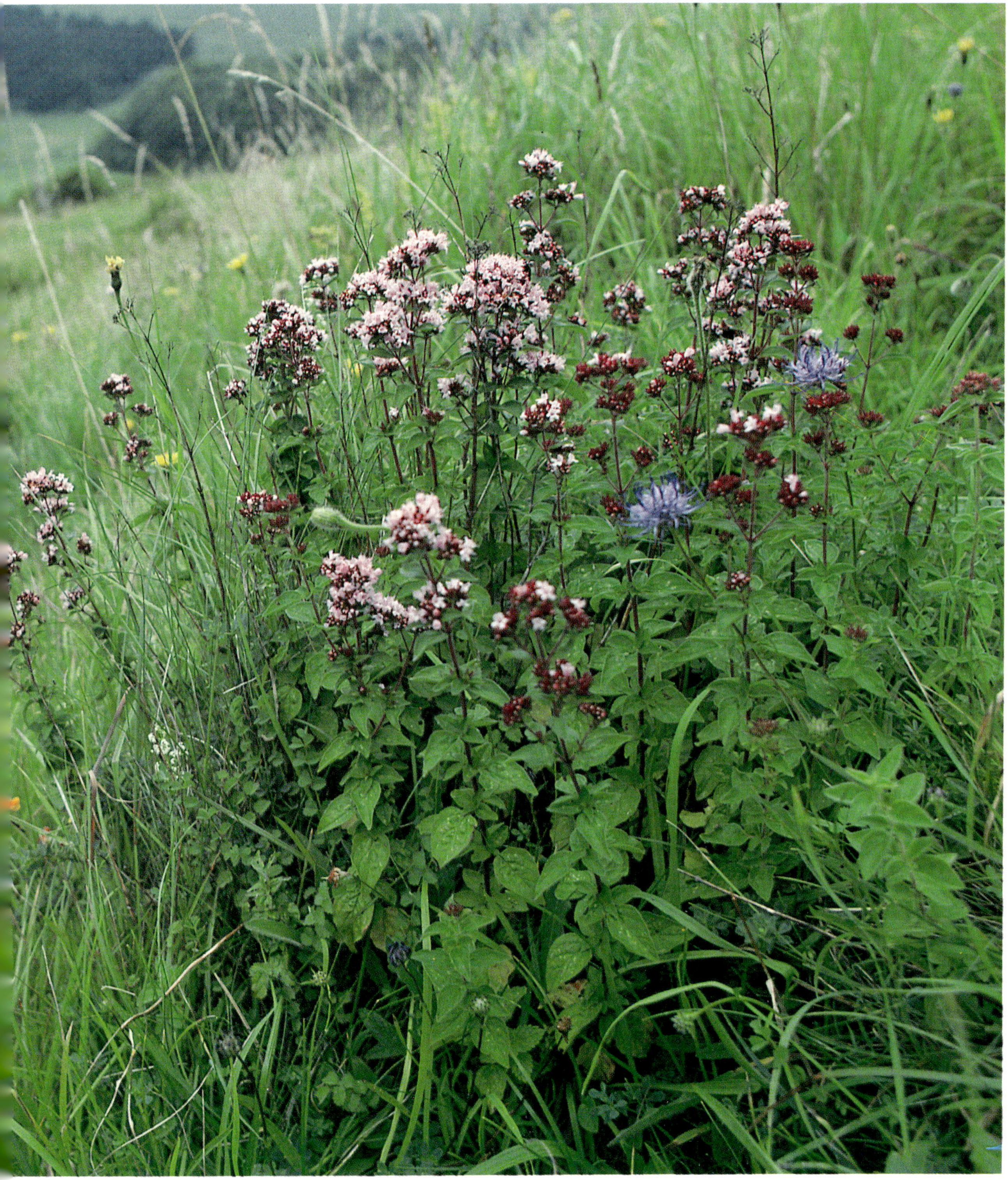

Wilder Majoran in einer Blumenwiese

ARACEAE

Acorus calamus
Kalmus
Deutscher Ingwer, Ackerwurz, Magenwurz

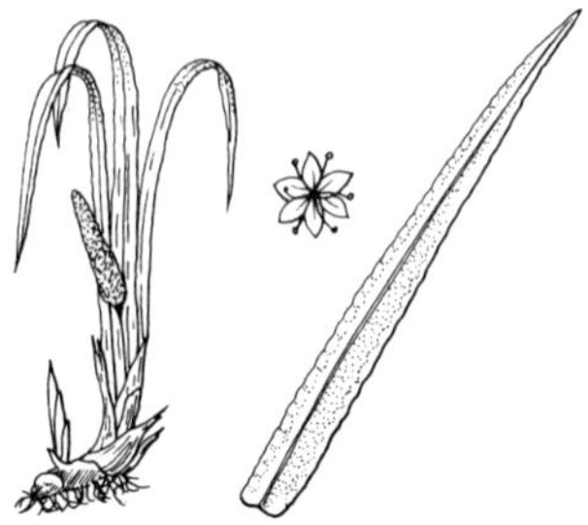

Höhe 1 m. Foto Seite 30.

Verwendete Teile Rhizom.
Wirkstoffe Bis zu 3,5 % ätherisches Öl (Asaron, Cis-Methyl-Isoeugenol, Calamen, Linalool, Eugenol, Azulen, Pinen, Cineol, Kampfer usw.), Sesquiterpen, Acorin, Tannin, Harz, Schleim.
Anwendung *Medizin:* Magen- und Darmbeschwerden.

Kalmus, im »Exodus« (2. Buch Mose) erwähnt und im 13. Jhdt. von den Tataren nach Europa gebracht, hat als Heilpflanze eine lange Geschichte. Er unterstützt Magen und Darm durch Anregung der Speichel- und Magensekretion, wirkt der Übersäuerung entgegen, lindert Sodbrennen und Dyspepsie. Er hilft auch bei Blähungen, entspannt den Darm und lindert katarrhalische Entzündungen der Schleimhäute. Die chinesische Medizin behandelt mit Kalmus Taubheit, Schwindel und Epilepsie. Kalmus wird auch gegen Kopfschmerzen und zur Nikotinentwöhnung gekaut, da er eine milde sedative Wirkung hat.
ACHTUNG Kalmus auf kleine Dosen beschränken – größere Mengen können den Verdauungstrakt reizen.

Symplocarpus foetidus
Drachenkraut
Kugelkolben

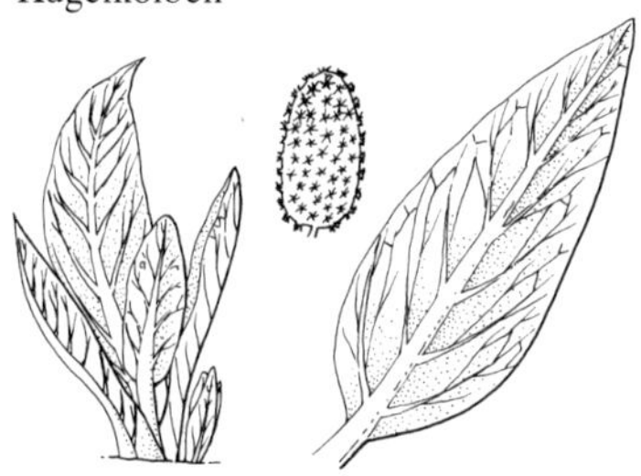

Größe 40 × 30 cm.

Verwendete Teile Wurzel.
Wirkstoffe Ätherisches Öl, Harz, Scharfstoffe, Kieselsäure, Eisen, Mangan.
Anwendung *Medizin:* Asthma, Keuchhusten, Bronchitis.

Zerquetschtes Drachenkraut verströmt unangenehmen Geruch; dennoch ist es eine sehr nützliche Heilpflanze. Es wirkt krampf- und auswurflösend bei leicht beruhigenden Eigenschaften und wird bei Engegefühl in der Brust, hartnäckigem Reizhusten und anderen krampfartigen Störungen der Atemwege verordnet. Außerdem dient es manchmal zur Beruhigung des Nervensystems. Drachenkraut kam im 19. Jhdt. nach Europa.
ACHTUNG Die frische Pflanze kann Blasen auf der Haut verursachen.

ARALIACEAE

Panax ginseng
Ginseng
Chinesischer Ginseng, Koreanischer Ginseng, Japanischer Ginseng

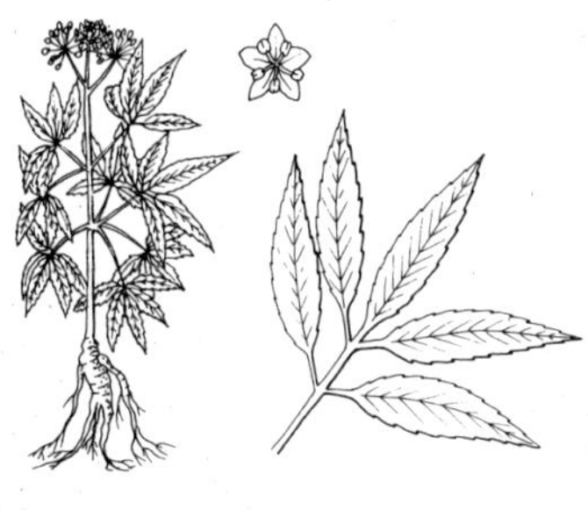

Höhe 60–80 cm. Foto Seite 82.

Verwendete Teile Getrocknete Wurzel.
Wirkstoffe Ca. elf hormonartige Saponine (von den Japanern als Ginsenoside und von den Russen als Panaxoside bezeichnet), ätherisches Öl, Sterine, Stärke, Zucker, Pektin, Vitamin B_1, B_2 und B_{12}, Cholin, Fette, Mineralstoffe (u. a. Zink, Kupfer, Magnesium, Calcium, Eisen, Mangan, Vanadium).
Anwendung *Medizin:* Als Tonikum, speziell für Personen, die durch Krankheit, Alter oder Streß geschwächt sind.

Die Ginsengwurzel (chinesisch Renshen, »Menschenwurzel«) ist die Königin unter den Stärkungsmitteln. Jahrhundertelang sind im Fernen Osten erstklassige Ginsengwurzeln höher als Gold gehandelt worden. Es gibt verschiedene Qualitäten; als beste gilt die wilde Ginsengwurzel, vor allem die aus der Mandschurei, die jedoch sehr teuer ist. Kultivierten Ginseng gibt es in zwei Sorten, weiß und rot. Der rote wird mit Dampf behandelt und dadurch gefärbt; er hat eine »wärmere Natur« als der weiße. Koreanischer Ginseng ist meist rot; er ist kräftiger oder stärker Yang-betont als chinesischer Ginseng.
Leider hat der Ruhm des Ginseng bei uns zu falschen Vorstellungen über seine Heilkräfte geführt; auch werden hier minderwertige oder verfälschte Produkte als Ginseng verkauft. Trotz des lateinischen Namens *Panax*, »Universalheilmittel«, hilft Ginseng nicht bei jeder Krankheit. Er sollte nicht bei akuten Entzündungen oder Bronchitis eingenommen werden, da er diese Krankheiten verschlimmern kann. In China wird Ginseng übrigens selten allein, sondern meist in Kombination mit anderen Pflanzen verabreicht, zum Beispiel mit Süßholz oder chinesischen Datteln, die seine starke Natur dämpfen. Ginseng schlägt am besten bei Menschen an, die durch Krankheit oder Alter geschwächt sind. Die heutige Forschung bestätigt das überlieferte Wissen über Ginseng[1]. Der gleichzeitig beruhigende und stimulierende (adaptogene) Effekt auf das Zentralnervensystem wird den verschiedenen hormonartigen Substanzen der Pflanze zugeschrieben[2]. Experimente, die seit 1948 in der Sowjetunion durchgeführt worden sind, haben ergeben, daß Ginseng die Konzentration und Ausdauer stärkt[3]. Ähnliche Wirkung zeigte Ginseng in einem anderen Experiment mit Krankenschwestern

an einer Londoner Klinik[4]. Eine oft zitierte Arbeit des amerikanischen Wissenschaftlers Siegal mit dem Titel »Ginseng Abuse Syndrom« (Ginseng-Mißbrauch-Syndrom), die Ginseng als gefährlich hinstellt, konnte kürzlich widerlegt werden[6]. Amerikanischer Ginseng *(P. quinquifolium)* gilt den Chinesen als weniger anregend und wärmend als ihre einheimische Art. Er enthält einige, aber nicht alle Ginsenoside. San Qi Ginseng *(P. pseudoginseng)* ist wahrscheinlich die wichtigste Pflanze zur Wundheilung im chinesischen Arzneibestand. Mit ihr wurde auch Angina pectoris erfolgreich behandelt[7]. Sibirischer Ginseng *(Eleutherococcus sentiocosus)* soll ähnliche Eigenschaften wie der asiatische Ginseng haben.

ASCLEPIADACAE

Asclepias tuberosa
Knollige Seidenpflanze

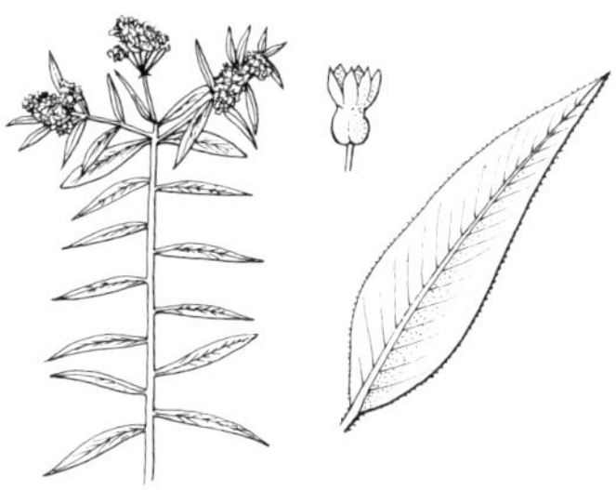

Höhe 60 cm. Foto Seite 83.

Verwendete Teile Wurzel.
Wirkstoffe Glykoside (u. a. Asclepiadin und möglicherweise herzwirksame Glykoside); ätherisches Öl, Harze.
Anwendung *Medizin:* Atemwegserkrankungen, besonders Brustfellentzündung. Früher im Arzneimittelbuch der USA enthalten.

Diese Pflanze wurde von den nordamerikanischen Indianern als Heilkraut verehrt und von amerikanischen Ärzten nach dem griechischen Gott der Medizin, Asclepias, benannt, weil sie viele Leben rettete. Aufgrund ihrer stark schweißtreibenden und auswurflösenden Wirkung wird sie immer noch bei Erkältungen, Grippe und Störungen der Atemwege eingesetzt.
ACHTUNG Die frische Wurzel kann Übelkeit und Erbrechen hervorrufen.

Piscidia erythrina
Piscidiabaum

Foto Seite 83.

Verwendete Teile Rinde.
Wirkstoffe Alkaloid, Glykoside (Piscidin, Jamaicin, Icthyon); Flavonoide; organische Säuren; ein Saponin; Tannin.
Anwendung *Medizin:* Schlaflosigkeit, Neuralgie, Zahnschmerzen, krampfartige Menstruationsbeschwerden.

In Südamerika werden mit den zerstampften Blättern und jungen Zweigen dieses Baums Fische betäubt, so daß sie leicht gefangen werden können. Aber die Substanzen in dieser Pflanze sind nur für Kaltblüter giftig. Für die meisten Tiere ist die Toxizität gering, ein Extrakt hatte bei Katzen sedative Wirkung. Die Pflanze wirkt auch krampflösend auf glatte Muskeln. Hauptsächlich wird sie als Beruhigungs- und Schmerzmittel verwendet. Sie hilft auch bei Schlaflosigkeit, Neuralgie und Menstruationskrämpfen. Wissenschaftlichen Berichten zufolge kann sie den Hustenreflex und Fieber dämpfen und bietet damit zwei weitere therapeutische Möglichkeiten.

BERBERIDACEAE

Berberis vulgaris
Berberitze

Sauerdorn

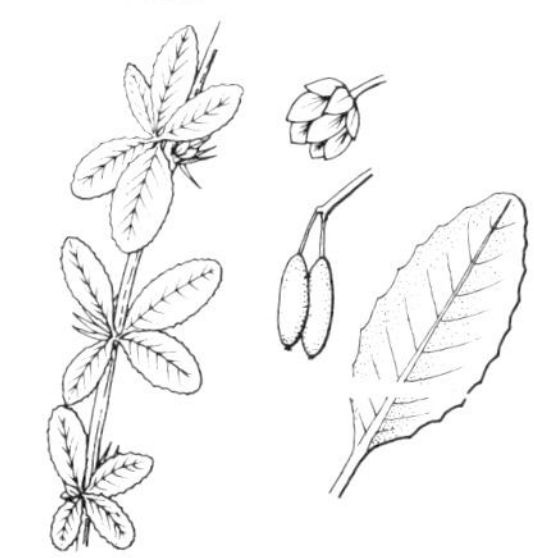

Höhe 2 m.

Verwendete Teile Rinde, Früchte.
Wirkstoffe Alkaloide (u. a. Berberin, Berbamin, Oxyacanthin, Jatrorrhizin, Columbamin, Palmatin, Isotetrandin, Bervulcin, Magnoflorin), Tannin, Harz, Fett, Stärke.
Anwendung *Medizin:* Menstruations- und Wehenschmerzen.

Berberitzenrinde enthält viele aktive Alkaloide, die dem Kräuterheilkundigen von Nutzen sind. Die Alkaloide Berberin, Oxyacanthin und Columbamin wirken alle stark antibakteriell.[1, 2, 3] Berberin wirkt vielleicht auch gegen Viren,[4] und Forschungen zufolge erweitert es die Arterien, so daß der Blutdruck gesenkt und Krämpfe gelöst werden.[5, 6] Mit Berberitze ließen sich Leishmaniose (durch Mückenarten übertragene Infektion) und auch Cholera erfolgreich behandeln.[7,8] Außerdem soll sie bei Milzvergrößerung hilfreich sein.
ACHTUNG Diese Pflanze sollte nicht in der Schwangerschaft eingenommen werden, da das Alkaloid Berberin den Uterus stimuliert.

Caulophyllum thalictroides
Frauenwurzel

Blauer Hahnenfuß, Löwenblatt

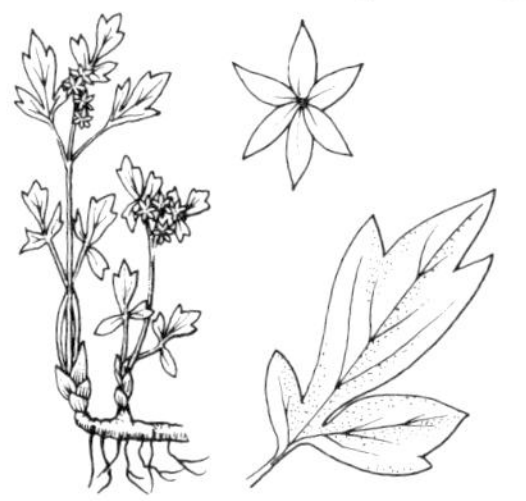

Höhe 1 m.

Verwendete Teile Wurzel und Rhizom.
Wirkstoffe Alkaloide, Cystin (Caullphyllin), Baptifolin, Anagyrin, Laburnin, Caulosaponin, Harze.
Anwendung *Medizin:* Verzögerte Menstruation mit krampfartigen Schmerzen, Wehenschmerzen, Arthritis, Magenkrämpfe.

Es heißt manchmal, Frauenwurzel solle nicht in der Schwangerschaft eingenommen werden. Das aber widerspricht der Erfahrung nordamerikanischer Indianerinnen, die einige Wochen vor der Geburt den Tee tranken, um den Geburtsvorgang zu beschleunigen und zu erleichtern. Auch verabreichten erfahrene nordamerikanische Ärzte Frauenwurzel, um Unruhe und Schmerzen in der

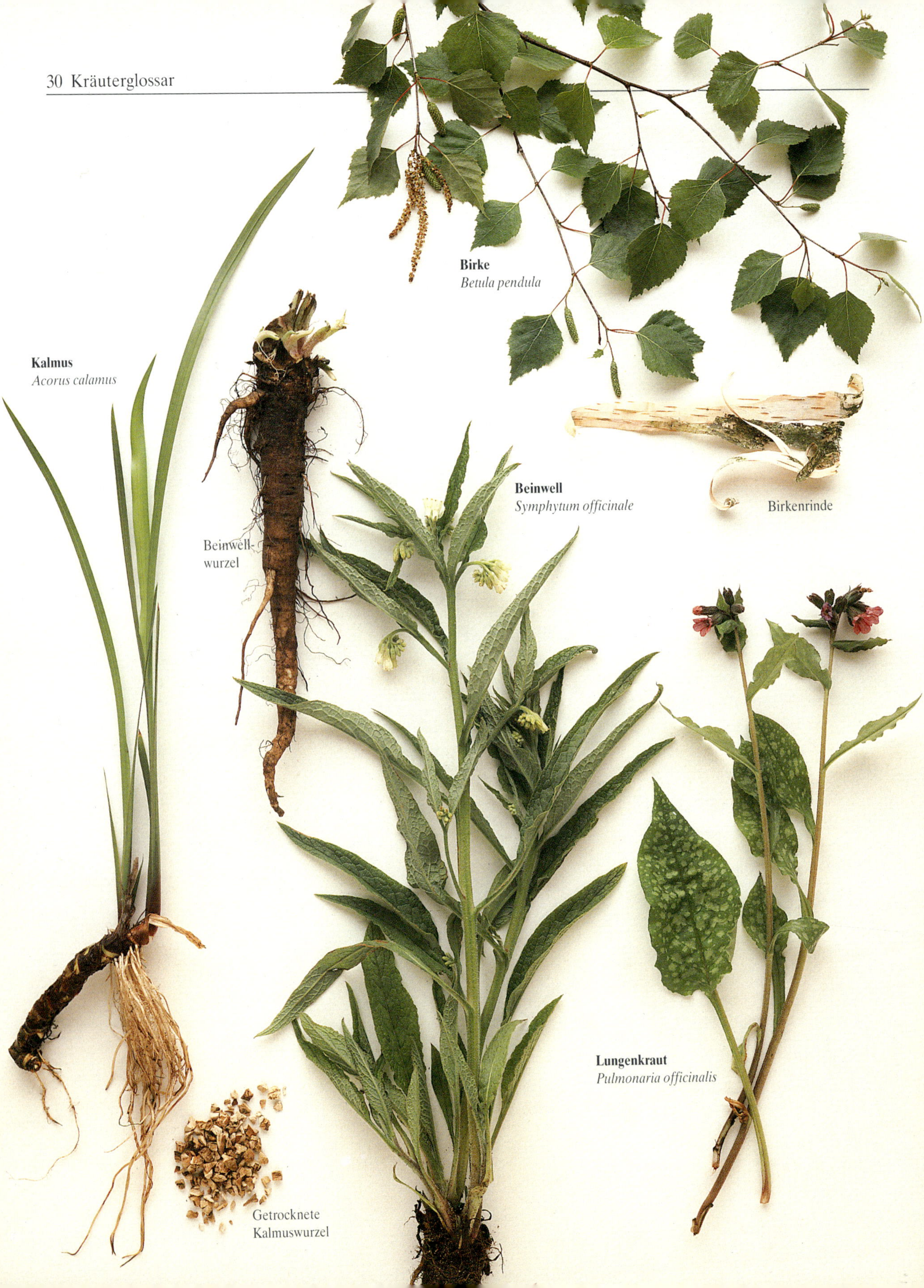
Birke
Betula pendula
Birkenrinde
Kalmus
Acorus calamus
Beinwell-
wurzel
Beinwell
Symphytum officinale
Lungenkraut
Pulmonaria officinalis
Getrocknete
Kalmuswurzel

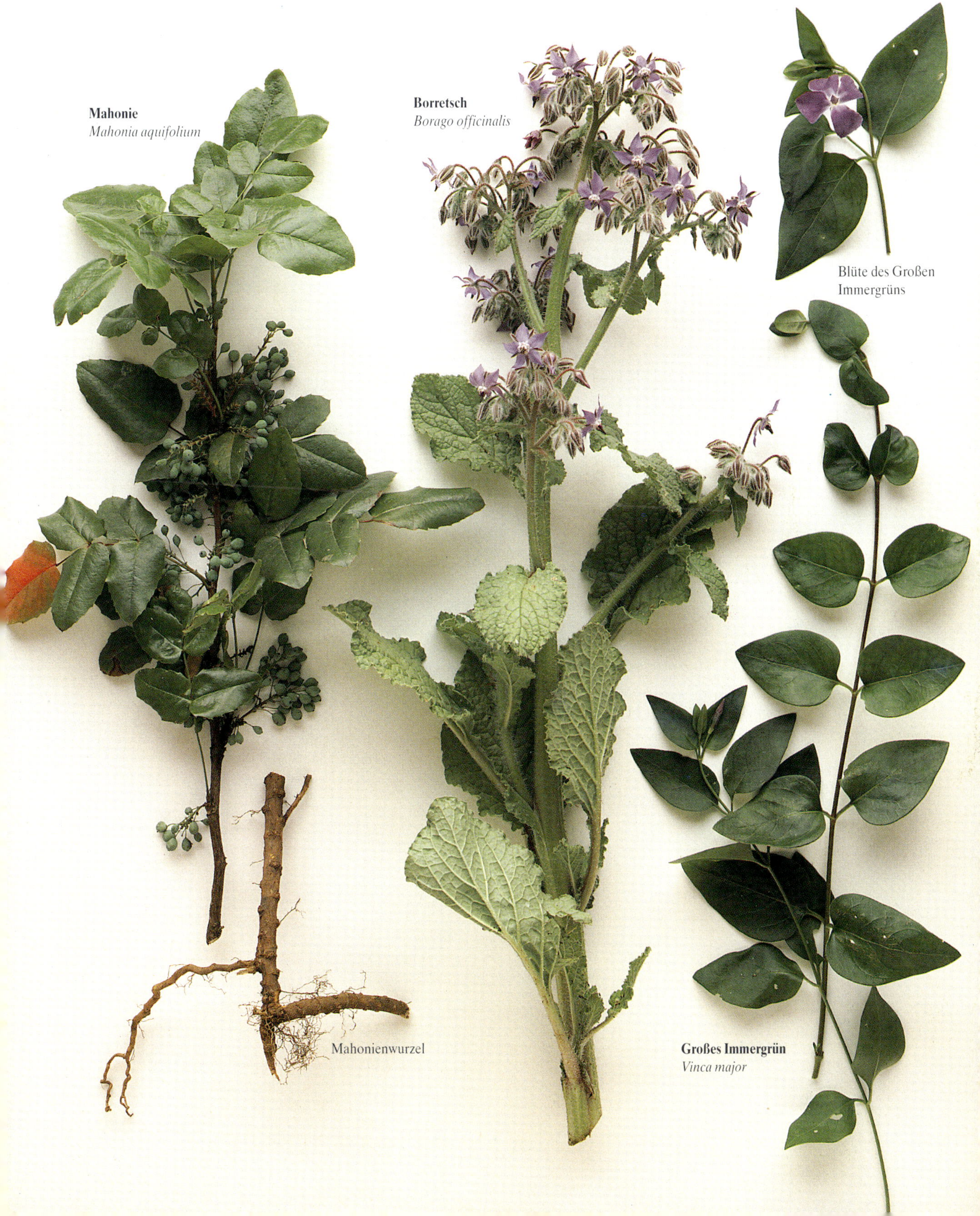
Mahonie
Mahonia aquifolium
Borretsch
Borago officinalis
Blüte des Großen Immergrüns
Mahonienwurzel
Großes Immergrün
Vinca major

Schwangerschaft zu dämpfen und Wehenschmerzen zu lindern. Die Pflanze hilft gegen Krämpfe bei verzögerter Regelblutung. Sie ist auch gegen Arthritis und Magenkrämpfe eingesetzt worden.
ACHTUNG In der Schwangerschaft, bei Bluthochdruck oder Herzerkrankungen nur unter ärztlicher Aufsicht anwenden! Die Samen sind giftig.

Mahonia aquifolium

(auch *Berberis aquifolium*)

Mahonie

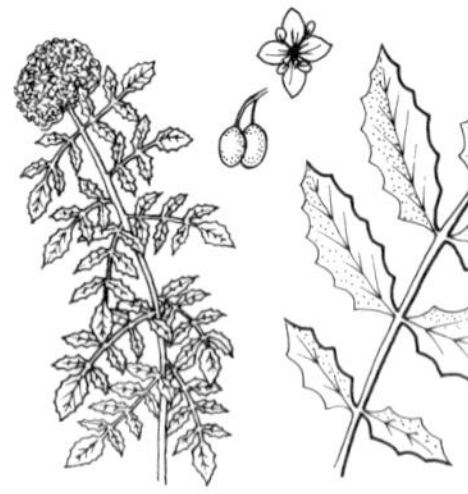

Höhe bis 2 m. Foto Seite 30.

Verwendete Teile Wurzel und Rhizom.
Wirkstoffe Alkaloide (Berberin, Berbamin, Oxyacanthin, Herbamin).
Anwendung *Medizin:* Leber- und Gallenerkrankungen, chronische Hautleiden.

Die Mahonie hat sich einen bemerkenswerten Ruf als Blutreinigungsmittel erworben, das Toxine und Abfallstoffe aus Gewebe und Blut entfernt. Ihre bitteren Komponenten regen Leber und Gallenblase an, beleben die Verdauung und wirken leicht abführend. Sie hilft auch bei Hautkrankheiten wie Psoriasis, Ekzemen, Akne, Gesichts- und Lippenherpes.
ACHTUNG Wie Berberitzenrinde und Kanadische Gelbwurzel, die ebenfalls das Alkaloid Berberin enthalten, sollte die Mahonie nicht in der Schwangerschaft gegeben werden.

BETULACEAE

Betula pendula

(und *B. alba, B. verrucosa*)

Birke

Weißbirke, Hängebirke

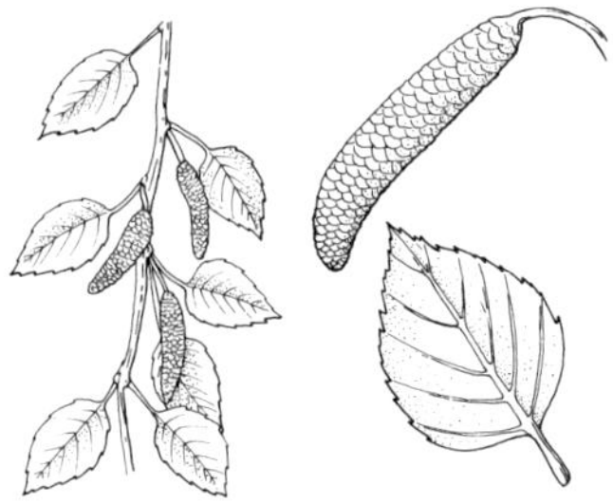

Höhe bis 20 m. Foto Seite 30.

Verwendete Teile Knospen, Blätter, Rinde, Saft.
Wirkstoffe Knospen: ätherisches Öl mit dem kampferähnlichen Betulin. Junge Blätter: reich an Saponinen; auch ein Flavonoid-Derivat, Hyperosid-Harz, Tannine, Sesquiterpen, Betuloventinsäure, Vitamin C. Rinde: Betulinol und ein Glykosid.
Anwendung *Küche:* Als Süßungsmittel; Saft in Wein oder Essig.
Medizin: Wasseransammlungen, Arthritis, Gicht, Blasensteine oder -infektionen.

Die anmutige Birke war den nördlichen Völkern von ungeheurem Nutzen. Sie machten aus dem Holz Räder, Faßreifen, Besen und Ruten. Der mit Zimt und Nelken konservierte Saft diente einst zur Behandlung von Hautkrankheiten wie Akne und auch von Rheuma und Gicht.
Birkenblättertee ist ein starkes Diuretikum, das Nieren- und Blasensteine auflösen kann.[1, 2, 3] Er tötet schädliche Bakterien in Nieren und Harnwegen ab. Um die entwässernde Wirkung voll zu entfalten, fügt man dem Tee eine Prise Natriumbicarbonat (Natron) zu, das den Auszug des entwässernden Hyperosids beschleunigt. Auch den Blättern wird gute Wirkung bei der Behandlung von Rheuma, Arthritis und Gicht nachgesagt.
Birkenblätter können herz- oder nierenbedingte Wasseransammlungen beseitigen. Dazu senkt der Tee den Cholesterinspiegel und regt den Gallenfluß an. Eine Rindenabkochung wurde zur Linderung von Wechselfieber eingesetzt. Mit dem Öl aus den Knospen oder der Rinde wurden Lotionen zur äußerlichen Behandlung von Psoriasis und Ekzemen hergestellt. Dieses Öl ist nicht zu verwechseln mit dem süßen Birkenöl, das aus der nordamerikanischen Zuckerbirke (*B. lenta*) gewonnen wird.

BORAGINACEAE

Borago officinalis

Borretsch

Blauhimmelstern, Gurkenkraut

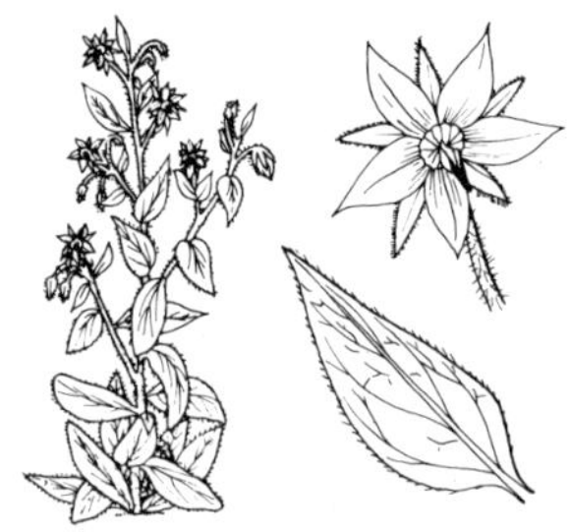

Größe 60 × 50 cm. Foto Seite 31.

Verwendete Teile Blätter, Blumen, Samen; Anbau Seite 274–75.
Wirkstoffe Schleim, Tannin, ätherisches Öl, Kalium, Calcium.
Anwendung *Küche:* Blüten für Sommerbowlen (Seite 183); junge Blätter sauer eingelegt. *Medizin:* Husten, Depressionen.

Borretsch ist eine Pflanze, die genauere Erforschung verdient. Die Volksmedizin schreibt ihr eine Reihe von Heilwirkungen zu, was durch die kürzliche Entdekkung hoher Konzentrationen an Gammalinolsäure in den Samen wissenschaftlich fundiert sein könnte. Diese Substanz wirkt bei vielen Beschwerden (siehe Nachtkerze, Seite 89).
In der Antike wurde die Heilkraft des Borretsch gerühmt, der melancholische Zustände bessern könne. Plinius zitiert einen alten Vers: »Ich, der Borretsch, bringe Mut und Zuversicht.« John Evelyn, ein Chronist aus dem 17. Jhdt., schrieb über den Borretsch, er könne »den Hypochonder beleben und den büffelnden Studenten aufheitern«. Das läßt vermuten, daß Borretsch die Nebennierendrüsen unterstützt, was sehr wohl der Fall sein kann, da Beinwell, ein naher Verwandter, nachweislich auf die Sexualhormone einwirkt, die die Eierstöcke

und Hoden stimulieren. Von einer solchen hormonellen Wirkung geht auch die Annahme der Volksmedizin aus, daß Borretschblätter und -samen die Muttermilchbildung anregen.
Als heißer Tee wirkt Borretsch auch schweißtreibend und ist ein gutes Mittel gegen Erkältung und Grippe. Das gilt vor allem, wenn die Lungen betroffen sind, da Borretsch auch ein gutes Hustenmittel ist.
Auch in der Küche wird Borretsch geschätzt. Die Blätter schmecken leicht nach Gurke.

Pulmonaria officinalis
Lungenkraut

Fleckenkraut, Königsstiefel, Pluderhose

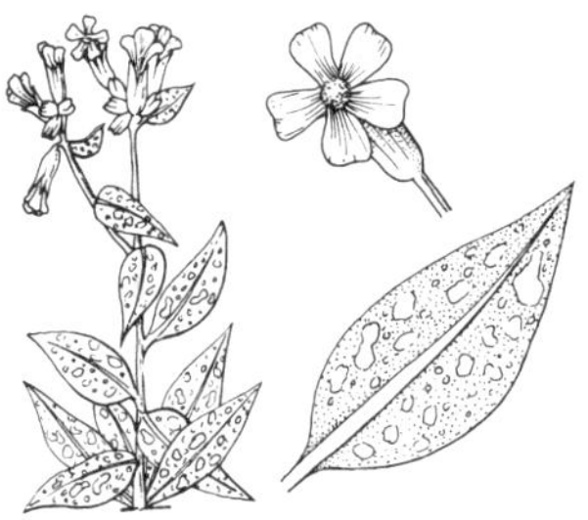

Größe 30 × 35 cm. Foto Seite 30.

Verwendete Teile Getrocknetes blühendes Kraut; Anbau Seite 278–79.
Wirkstoffe Schleim, Saponin, Allantoin, Tannin, Kieselsäure, Kalium, Eisen und andere Mineralstoffe.
Anwendung *Medizin:* Bronchitis und andere Lungenerkrankungen.

Der Pflanzenname spiegelt schon die Anwendung bei Erkrankungen der Atemwege wider. Anhänger der Signaturenlehre waren überzeugt, daß das gefleckte, einem Lungenflügel ähnelnde Blatt zur Behandlung der Lunge bestimmt war (Seite 19). Damit waren sie sogar auf der richtigen Spur, denn die Pflanze ist ein beruhigendes Expektorans. Die Kieselsäure gibt den Lungen ihre Elastizität wieder. Bronchialkatarrh wird gelindert. Das Tannin macht die Pflanze zur Behandlung von Hämorrhoiden geeignet, und der Tannin- und Allantoingehalt erklären den ausgiebigen Gebrauch in der Volksmedizin zur Wundbehandlung.

Symphytum officinale
Beinwell

Milchwurz, Wundschad, Bienenkraut

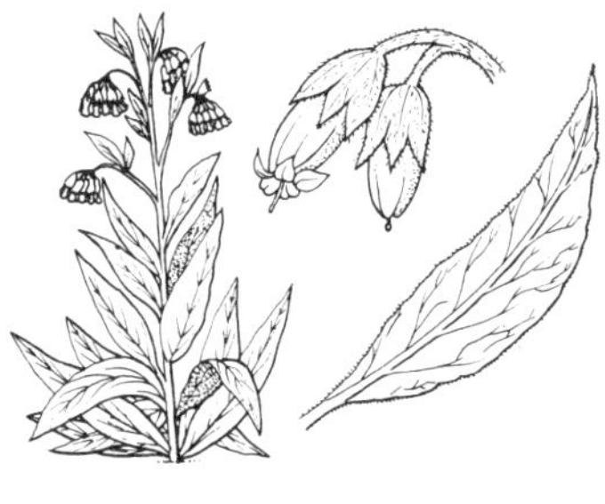

Größe 100 × 80 cm. Foto Seite 30.

Verwendete Teile Frische oder getrocknete Wurzeln oder Blätter; Anbau Seite 278–79.
Wirkstoffe Schleim, bis zu 0,8% Allantoin, Tannine, Harz, ätherisches Öl, Pyrrolizidin-Alkaloide, Gummi, Karotin, Glykoside, Zucker, Beta-Sitosterin, Sterin-Saponine, Triterpenoide, Vitamin B_{12}, bis zu 35% Protein, Zink.
Anwendung *Küche:* Frische Blätter und Triebe als Gemüse oder Salat (Seite 170). *Medizin:* Brüche, Quetschungen und Verbrennungen (äußerlich); Störungen der Atemwege und der Verdauung.

Beinwell ist eines der berühmtesten Heilkräuter. Seine bemerkenswerte Heilwirkung auf Gewebe und Knochen geht auf das Allantoin zurück, eine zellvermehrende Substanz, die die Neubildung von Gewebe, Knochen und Knorpel fördert; durch die Haut wird sie leicht absorbiert. Neue amerikanische Untersuchungen haben gezeigt, daß Beinwell rote Blutkörperchen abbaut, was die Verwendung bei Blutergüssen wissenschaftlich fundiert.[1] Beinwell ist auch äußerlich als Umschlag gegen Krampfadergeschwüre und als Kompresse gegen Krampfadern nützlich. Es lindert und heilt auch Verbrennungen niedrigeren Grades.
Beinwell galt in der Volksmedizin immer als Mittel gegen Magengeschwüre, und Untersuchungen haben gezeigt, daß er ein Prostaglandin hemmt, das Entzündungen der Magenschleimhaut hervorruft.[2] Auch als Mittel gegen Dickdarmentzündung hat Beinwell Tradition. Er wirkt außerdem gegen Bronchitis und andere Erkrankungen der Atemwege.
1968 wiesen japanische Forscher erstmals Pyrrolizidin-Alkaloide in Beinwell nach. Im Anschluß entdeckten australische Wissenschaftler diese Alkaloide in mehreren Mitgliedern der *Boraginaceae* und berichteten, daß Ratten, denen Beinwell unters Futter gemischt wurde, an Leberkrebs erkrankten.[4] Eine der wenigen Untersuchungen jedoch, die die gesamte Pflanze einbezogen, konnte zeigen, daß Beinwell nicht krebserregend ist, sondern genau das Gegenteil.[5] Japanische Ärzte empfehlen übrigens einen Essigauszug dieser Pflanze gegen Leberzirrhose. Mehrere Studien haben belegt, daß Beinwell auf die Sexualhormone einwirken kann (siehe Sterin-Saponine), was die Eierstöcke und Hoden stimuliert. Angesichts der medizinischen Kontroverse über die Pflanze erscheint es ratsam, Beinwell nicht in übermäßigen Mengen einzunehmen.

BURSERACEAE

Commiphora molmol
Myrrhe

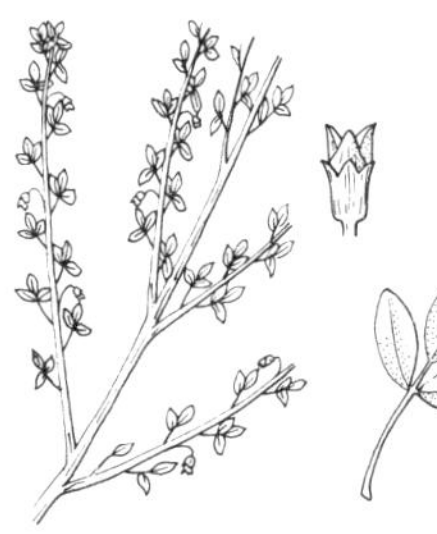

Foto Seite 83.

Verwendete Teile Gummiharz.
Wirkstoffe Ca. 8% ätherisches Öl (u. a. Heerabolen, Limonen, Dipenten, Pinen, Eugenol, Cinamaldehyd, Cuminaldehyd usw.), bis zu 40% Harze, ca. 50% Gummi.
Anwendung *Medizin:* Halsentzündung, Zahnfleischentzündung, Soor *(Candida albicans)*, Fußpilz.

Seit der Antike war Myrrhe das Reinigungsmittel des Kräuterkundigen, das Fäulnis und Gift im ganzen Körper bekämpfte.
Wegen ihrer fungiziden, antiseptischen und adstringierenden Wirkung ist Myrrhe wichtigster Bestandteil von Gurgel- und Mundwässern,[1, 2, 3] außerdem ein nützliches Mittel gegen Soor und Fußpilz. Sie regt auch den Kreislauf an und ist auswurflösend.

Gewürze

Unter Gewürzen versteht man gewöhnlich die getrockneten Samen bestimmter Pflanzen, die in der Küche einen wichtigen Platz einnehmen. Wir kennen die Gewürze hauptsächlich in ihrer getrockneten Form, denn die meisten stammen aus dem Fernen Osten oder den Tropen, obwohl auch einige in Europa und Nordamerika wachsen. Aber auch andere Teile einiger Pflanzen, wie zum Beispiel Ingwerwurzeln und Korianderblätter, wurden hier mit abgebildet, da ihre Geschmacksrichtung stark an Gewürze erinnert. Auch werden Sie weiterverarbeitete Gewürze, wie gemahlene Samen und Wurzeln oder Zimtstangen finden. Die meisten dieser Pflanzen werden nicht nur wegen ihres kulinarischen Werts, sondern auch wegen wichtiger Heilwirkungen geschätzt.

Schlüssel zum Foto

1 Schwarze Senfkörner **2** Weiße Senfkörner **3** Senfpulver **4** Safran **5** Grüner Pfeffer **6** Schwarzer Pfeffer **7** Szechuanpfeffer **8** Frischer Pfefferzweig **9** Anis **10** Sternanis **11** Frischer Chillizweig mit Zwergchillies **12** Verschiedene Chillisorten **13** Getrocknete grüne und rote Chillischoten **14** Fenchelblätter **15** Fenchelsamen **16** Liebstöckel-Samendolde **17** Kümmel **18** Dillsamen **19** Mutterkümmel **20** Schwarzer Mutterkümmel **21** Bockshornklee **22** Muskatnuß **23** Macisblüten **24** Kardamomblätter **25** Kardamomkapseln **26** Grüner Kardamom **27** Frischer Kardamomzweig **28** Kurkuma, gemahlen **29** Frische Ingwerwurzel **30** Getrocknete Ingwerwurzel **31** Frischer Ingwer **32** Ingwerpulver **33** Wacholderzweig **34** Wacholderbeeren **35** Getrocknete Mohnsamenkapseln **36** Weißer Mohn **37** Blaumohn **38** Zimtstangen **39** Zimtrinde **40** Korianderblätter **41** Korianderkörner **42** Nelken **43** Piment **44** Piment, gemahlen

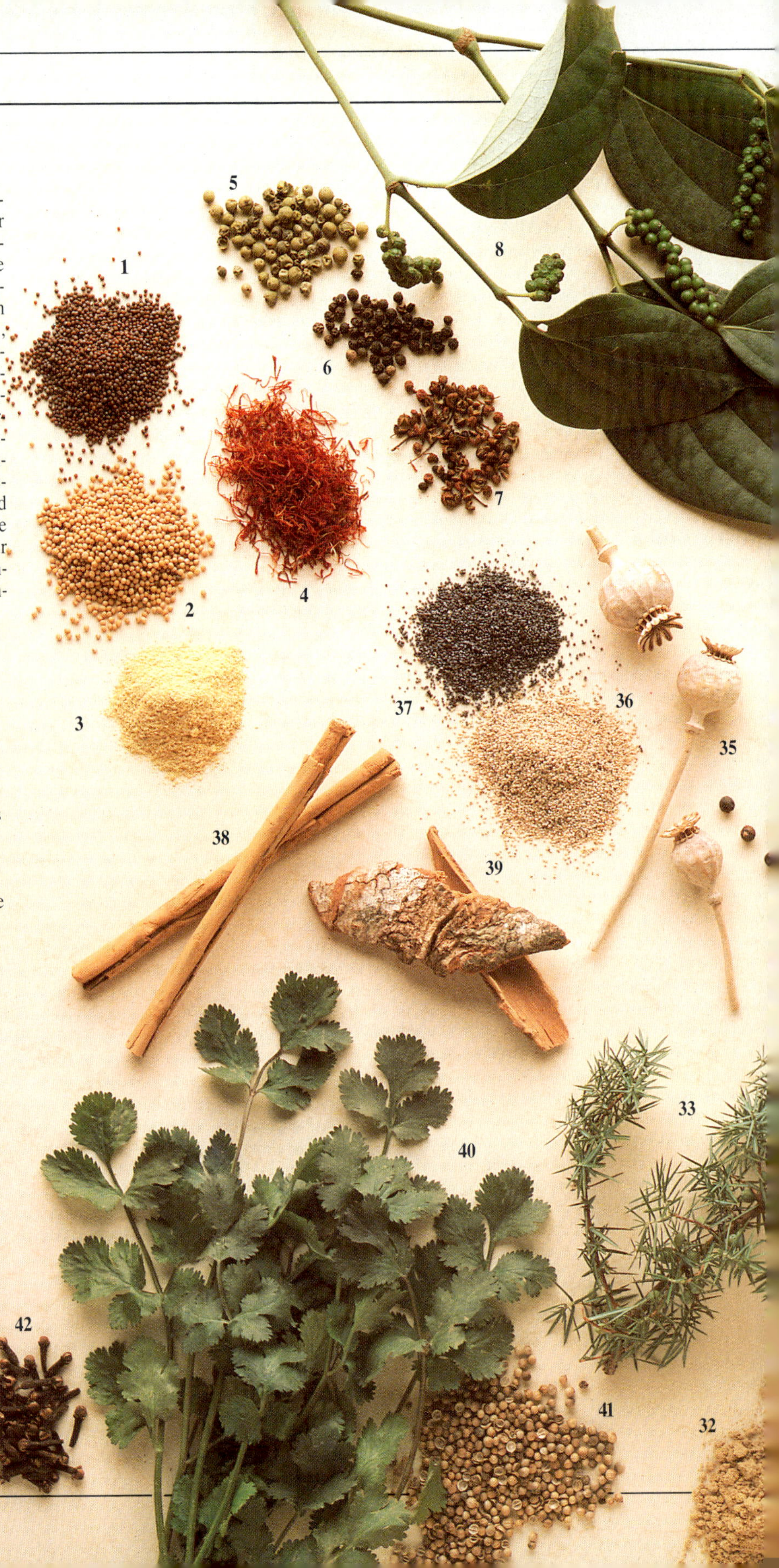

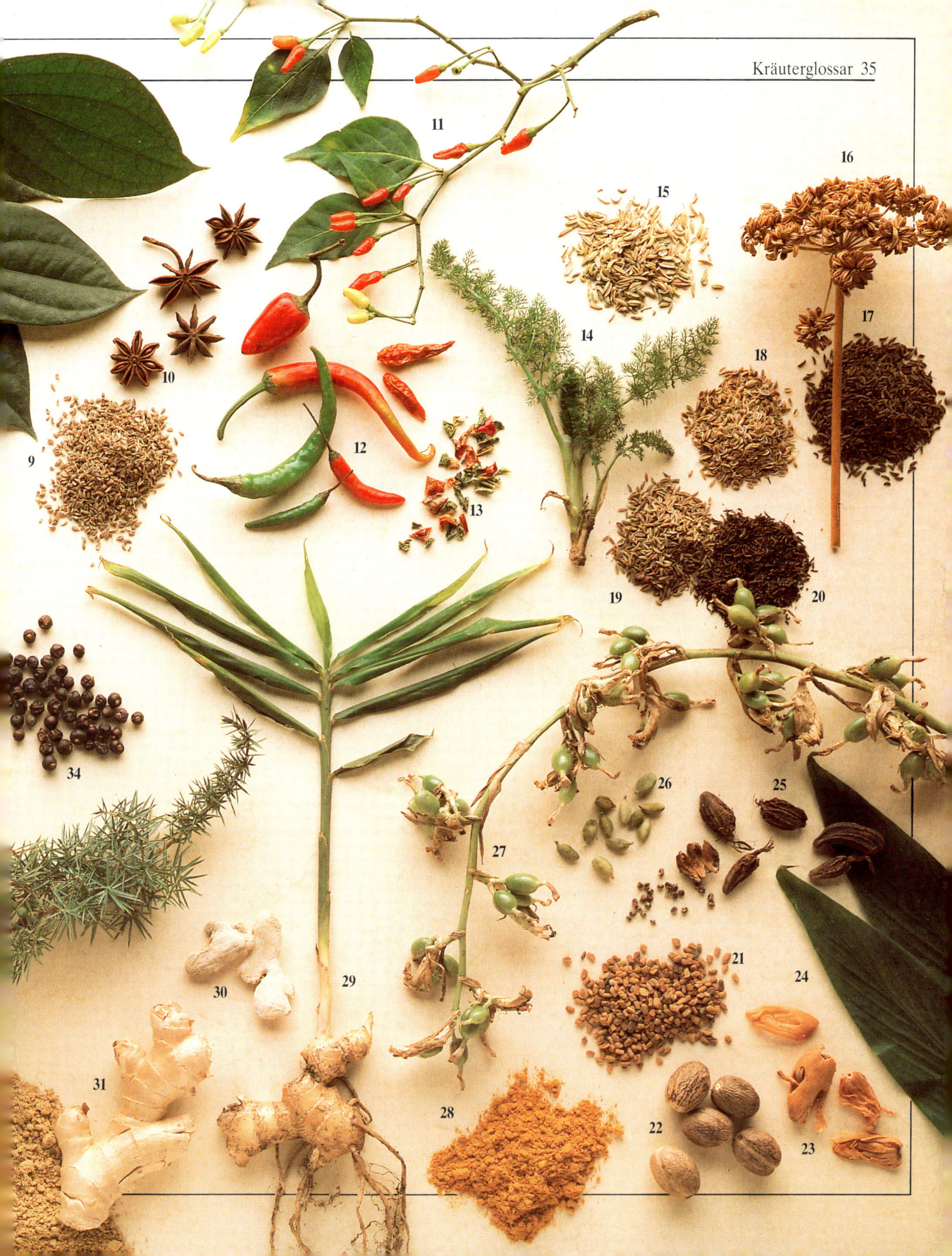

11
16
15
17
10
14
18
9
12
13
19
20
34
26
25
27
21
24
30
29
31
28
22
23

Populus candicans
Ontariopappel

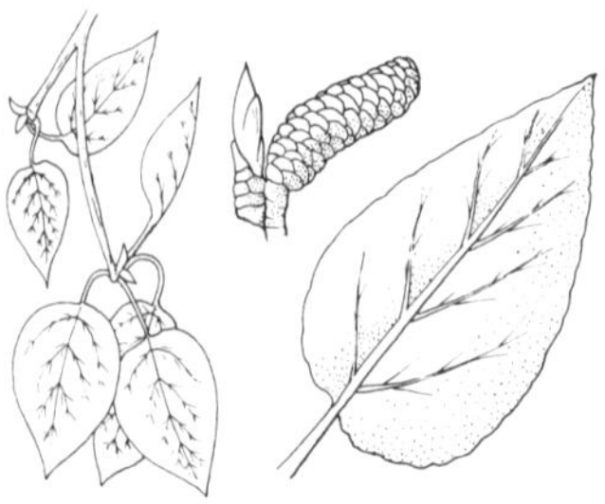

Foto Seite 83.

Verwendete Teile Blattknospen.
Wirkstoffe Bis zu 2% ätherisches Öl (u. a. Cineol, Bisabolen, Bisabolol, Harze, Salicin, Populin, Phenolsäuren.
Anwendung *Medizin:* Entzündungen im Hals- und Brustbereich.

Unter den Geschenken der Königin von Saba für Salomon befand sich auch der kostbare, aus dem Balsamstrauch (*Commiphora opobalsamum*) gewonnene Mekkabalsam. Heute ist an die Stelle des Balsamstrauchs die Ontariopappel (*Salicaceae*) getreten, die wegen ihrer antibakteriellen Wirkung und als Expektorans geschätzt wird. Salicin, eine wichtige Substanz dieser Pflanze, ist ein Schmerzmittel;[1, 2] das im Öl enthaltene Bisabolol hemmt Entzündungen und wirkt gegen Mikroben. Pappelsalben lindern auch Rheumaschmerzen. Nicht mit dem Falschen Balsamstrauch, einer Gartenpflanze (Foto Seite 39), verwechseln!

CAMPANULACEAE

Lobelia inflata
Aufgeblasene Lobelie
Lobelienkraut

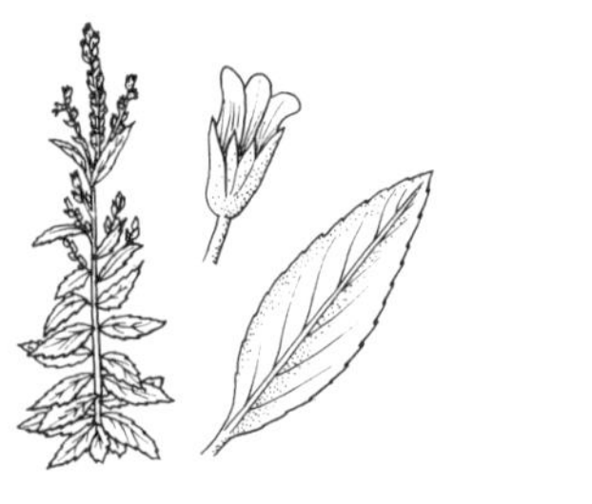

Größe 70 × 30 cm. Foto Seite 38.

Verwendete Teile Ganzes Kraut.
Wirkstoffe Alkaloide (Lobelin, Isolobinin, Lobelanidin, Lobinalin), ein bitteres Glykosid (Lobelacrin), ein stechendes ätherisches Öl (Labelianin), Harz, Gummi, Fette, Chelidonsäure.
Anwendung *Medizin:* Asthma, Keuchhusten, Muskelkrämpfe, Verstauchungen.

Die Lobelie, einst ein berühmtes Heilkraut der nordamerikanischen Indianer, wurde von nordamerikanischen Ärzten als wichtiges Relaxans eingesetzt. Man behandelte damit krampfbedingte Schmerzen; die Wirkung beruht eher auf Gewebsentspannung als auf narkotischem Effekt (wie bei Opium). Da das Kraut auch ein Expektorans ist, ist es bei Asthma und Bronchitis von hohem Nutzen.
Das Lobelin stimuliert den Atemtrakt, während Isolobinin entspannend auf die Atemwege wirkt. Lobelin besitzt viele der pharmakologischen Eigenschaften des Nikotins; erst stimuliert es das Zentralnervensystem, anschließend wirkt es stark dämpfend.[1] Es wird manchmal eingesetzt, um Entzugserscheinungen bei der Raucherentwöhnung zu mildern. Mit Lobelienpflaster und Einreibungen behandelt man Verstauchungen, Muskelkrämpfe und Prellungen aufgrund der entspannenden und stimulierenden Wirkung der Pflanze. Sie hilft bei Insektenstichen, Hautreizungen durch Giftsumach und bei Scherpilzflechte (Trichophytie). Die Blaue Lobelie (*L. siphilitica*) setzt die Homöopathie gegen Durchfall ein.
MIT EINSCHRÄNKUNG.

CANNABIDACEAE

Humulus lupulus
Hopfen

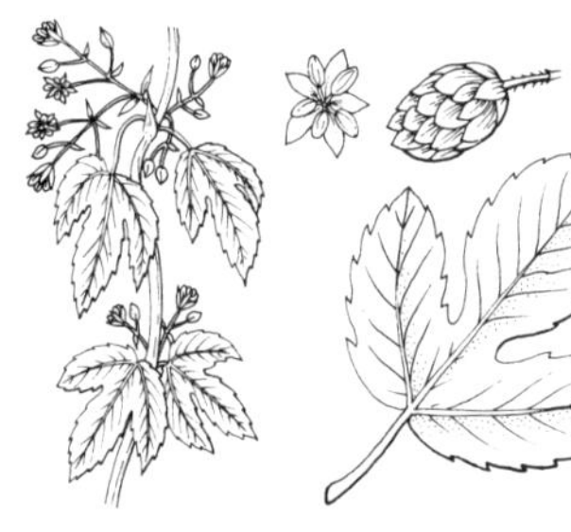

Höhe bis 6 m. Foto Seite 38.

Verwendete Teile Getrocknete Hopfenzapfen.
Wirkstoffe Bis zu 1% ätherisches Öl (vor allem Humulon, Myrcen, B-Caryophyllen, Farnesen); über 100 weitere Substanzen, u. a. Geraniol, Linalool, Citral, Limonen, Serolidol; ein Bitterharzkomplex (3–11%) mit Valeriansäure, Lumulon, Lupulon. Das Öl zusammen mit dem Harzgemenge ist als Lupulin bekannt. Im weiteren Tannine, Flavonglykoside (Astralagin, Quercitrin, Rutin), Fett, Aminosäuren, östrogene Substanzen, Asparagin.
Anwendung *Medizin:* Schlaflosigkeit, nervöse Spannungen, Magen- und Darmkrämpfe.

Plinius beobachtete, daß Hopfen gern um Weiden und andere Bäume rankt, und gab ihm den Namen »Weidenwolf«; daher der lateinische Name *lupulus*. Die Verwendung von Hopfen zum Brauen war zwar bekannt, verbreitete sich aber nur zögernd – in England erst im 17. Jhdt. In der Regierungszeit Heinrichs VIII. wurde an das Parlament eine Petition gerichtet gegen den Hopfen als ein »übles Kraut, das den Geschmack des Getränks verdirbt und die Menschen in Gefahr bringt«. Nachdem dann doch mit Hopfen gebraut wurde, hieß das traditionelle englische, mit Marienblatt und Efeupulver gewürzte Getränk »Ale«; das Hopfengebräu erhielt den deutschen Namen Bier.
Hopfen war in der Medizin mindestens ebenso lange bekannt wie zum Brauen. Die Blüten sind berühmt für ihren schlaffördernden, sedativen Effekt (der wohl auf Valeriansäure, Harz und Öl beruht):[1] man trank die Blüten als Tee oder schlief auf einem Hopfenkissen. Die dabei austretenden Öle wirken wahrscheinlich direkt über das Riechzentrum aufs Gehirn. Forschungen haben gezeigt, daß Hopfenextrakt glatte Muskeln entspannt, vor allem die des Verdauungstrakts.[2] Hopfen wird daher in Verbindung mit anderen Heilkräutern zur Behandlung von Darmreizungen, Morbus Crohn und nervösen Magenbeschwerden eingesetzt. Die entspannenden und beruhigenden Eigenschaften des Hopfens werden durch die antibakterielle Wirkung des Lupulons und Humulons ergänzt,[3] die Entzündungen hemmen, und durch den insgesamt bitter-belebenden Effekt.[4] So hemmt Hopfen Infektionen des oberen Verdauungstrakts, die möglicherweise eine

wichtige Rolle beim Entstehen von Magen- oder Zwölffingerdarmgeschwüren spielen.
Bei Hopfenpflückerinnen kann sich aufgrund des durch die Hände absorbierten Öls die Regel verzögern oder ganz ausbleiben; Grund dafür sind die östrogenen Substanzen des Hopfens. Bekannt ist auch die triebdämpfende Wirkung bei Männern. Die hormonellen Eigenschaften des Hopfens erklären wohl auch seine Verwendung in Hautcremes und Lotionen, die angeblich die Haut zart machen. Das in der Pflanze enthaltene Asparagin hat leicht entwässernde Wirkung.
ACHTUNG Der Blütenstaub der Zapfen kann Kontaktdermatitis hervorrufen. Wegen der sedativen Wirkung wird Hopfen nicht zur Behandlung depressiver Erkrankungen empfohlen.

CAPRIFOLIACEAE

Lonicera periclymenum
Waldheckenkirsche

Geißblatt

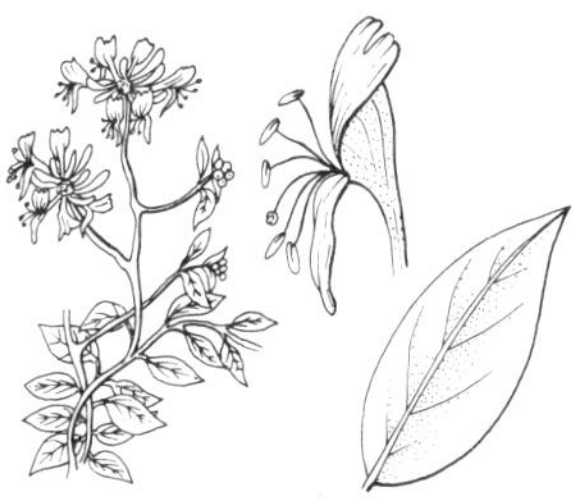

Höhe unterschiedlich. Foto Seite 39.

Verwendete Teile Ganzes Kraut.
Wirkstoffe Schleim, Glucosid, Salicylsäure, Invertin.
Anwendung *Allgemein:* Wegen des Dufts. *Medizin:* Hautinfektionen.

Dieser süß duftende Strauch wurde früher in der Medizin häufig verwendet, wird heute aber hauptsächlich wegen seines Wohlgeruchs geschätzt. Es gibt viele verschiedene Geißblattarten, die meisten davon sind bei den Gärtnern beliebt, darunter *L. caprifolium* aus Italien, *L. tartarica* aus Sibirien und *L. xylosteum* aus Asien und Osteuropa.

Sambucus nigra
Holunder

Holler, Elderbaum, Schwitztee

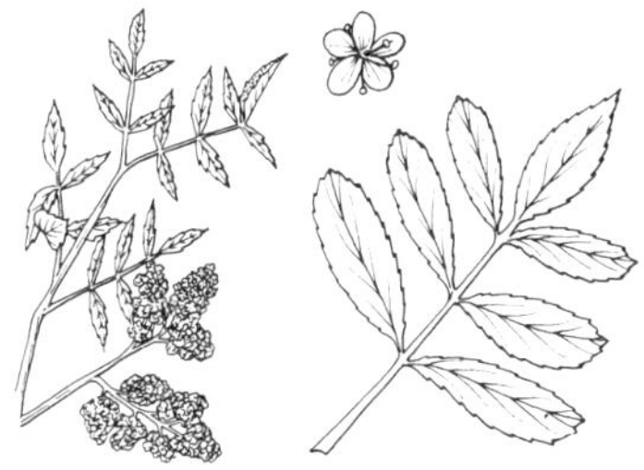

Höhe 3,5 m. Foto Seite 39.

Verwendete Teile Blüten, Beeren und Blätter.
Wirkstoffe Blüten: etwas ätherisches Öl (u. a. Palmitinsäure, Linolsäure, Linolensäure), Triterpene, Flavonoide (u. a. Rutin), Pektin, Schleim, Zucker. Beeren: Zucker, Fruchtsäuren, Vitamin C, Bioflavonoide. Blätter: Zyan-Glykoside, Vitamine, Tannine, Harze, Fett, Zucker, Fettsäuren.
Anwendung *Kosmetik:* In Augen- und Hautlotionen (Seite 144). *Küche:* Blüten und Beeren in Wein, Likören, Süßspeisen, Konfitüren und Chutneys. *Medizin:* Erkältung, Grippe, Katarrh.

Holunder ist eine unserer Pflanzen mit dem größten Spektrum an Anwendungsmöglichkeiten. Die Blüten wirken als heißer Tee schweißtreibend (die Flavonoide regen den Kreislauf an); in Kombination mit Schafgarbe und Minze sind sie ein gutes Mittel gegen Erkältungen und Grippe. Holunderblüten lindern auch Bronchialkatarrh und Katarrh der oberen Atemwege und werden bei Heuschnupfen verabreicht. Äußerlich kann ein kalter Blütenauszug als Augenbad bei Bindehautentzündung und als Kompresse für Frostbeulen von Nutzen sein. Holunderblütensalbe hilft bei Hautreizungen und Frostbeulen. Ein Gurgelwasser aus Holunderblütentee oder -essig lindert Mandel- und Halsentzündungen. Holunderblüten wirken leicht abführend und haben in Europa Tradition bei der Behandlung von Rheuma und Gicht. Die Beeren wirken leicht abführend und schweißtreibend; als Winterstärkungsmittel gegen Husten und Erkältungen köchelt man die Beeren und dickt sie mit Zucker zu Sirup ein.

Viburnum opulus
Gemeiner Schneeball

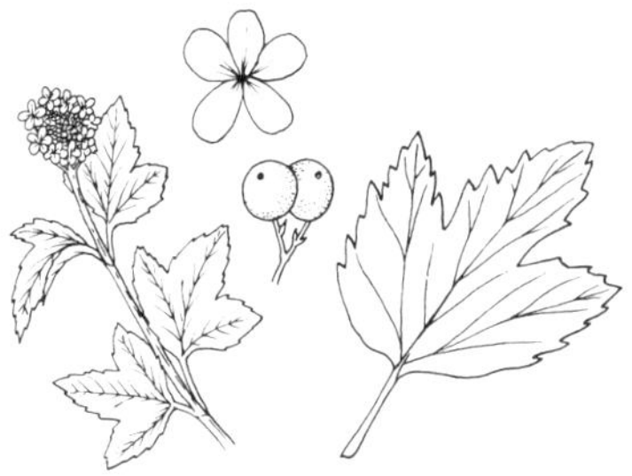

Höhe 4 m.

Verwendete Teile Rinde.
Wirkstoffe Bitterharz (Viburnin), Valeriansäure, Salicoside, Tannin.
Anwendung *Medizin:* Krämpfe.

Der Gemeine Schneeball ist ein ausgezeichnetes Relaxans, das auf Muskeln und Nerven wirkt und gut bei Krampfschmerzen hilft. Er ist besonders bei schmerzhafter Menstruation und Gebärmutterkrämpfen in der Schwangerschaft nützlich (er wird vorbeugend gegen Fehlgeburten verabreicht, oft zusammen mit dem Amerikanischen Schneeball). Wie dieser verhütet er auch übermäßigen Menstruationsfluß in der Menopause.
ACHTUNG Die frischen Beeren sind giftig.

Viburnum prunifolium
Amerikanischer Schneeball

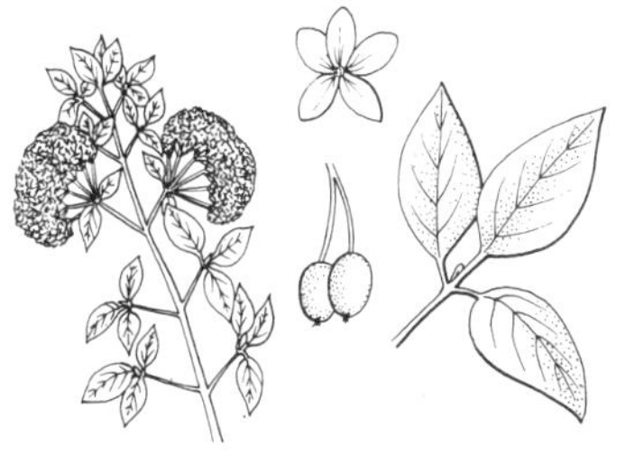

Höhe 5 m.

Verwendete Teile Wurzelrinde.
Wirkstoffe Scopoletin, Bitterharz (Viburnin), Triterpen-Saponine, Salicoside, Harz, organische Säuren (u. a. Valeriansäure), Tannin, Arbutin.

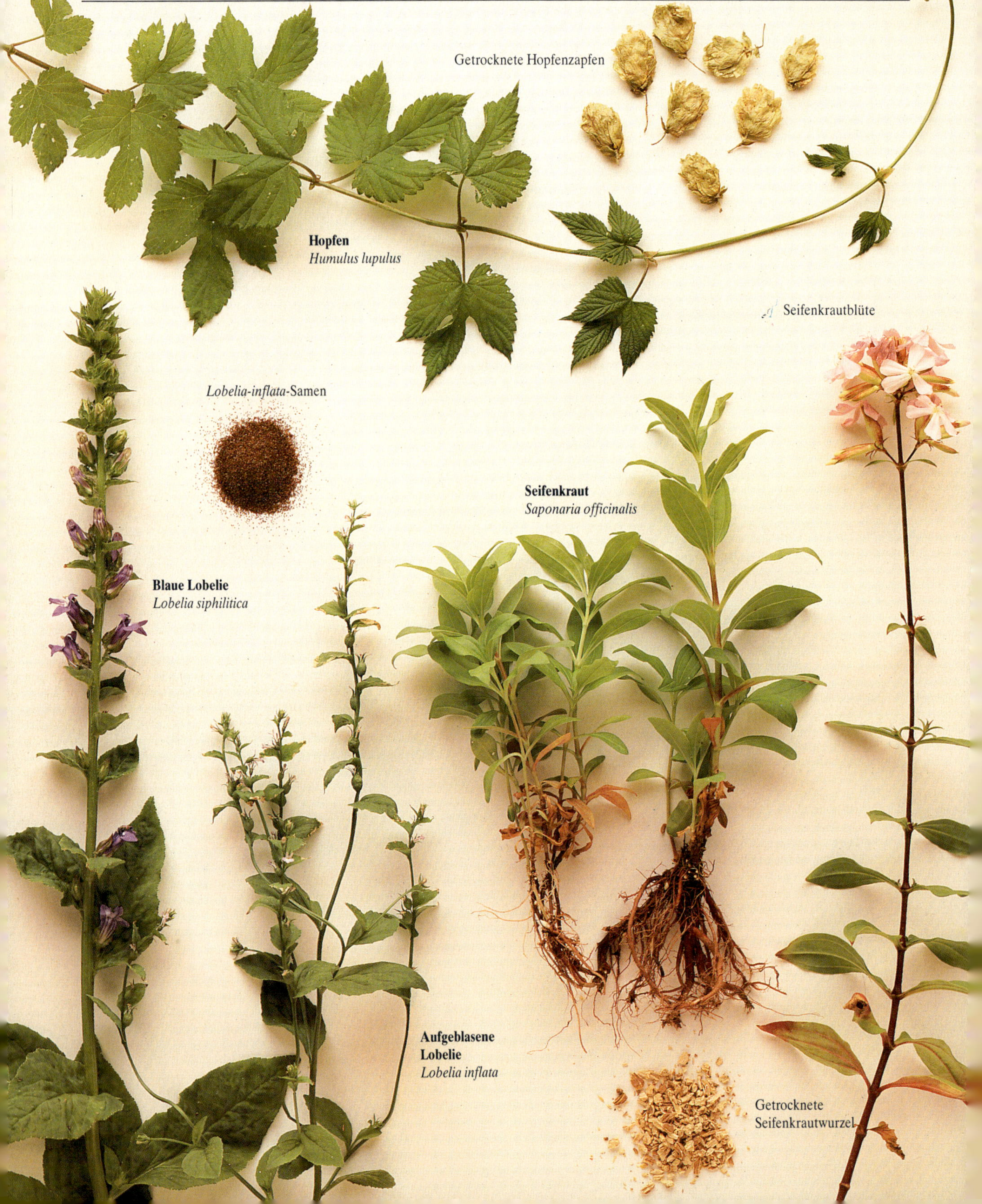
Getrocknete Hopfenzapfen
Hopfen
Humulus lupulus
Seifenkrautblüte
Lobelia-inflata-Samen
Seifenkraut
Saponaria officinalis
Blaue Lobelie
Lobelia siphilitica
Aufgeblasene Lobelie
Lobelia inflata
Getrocknete Seifenkrautwurzel

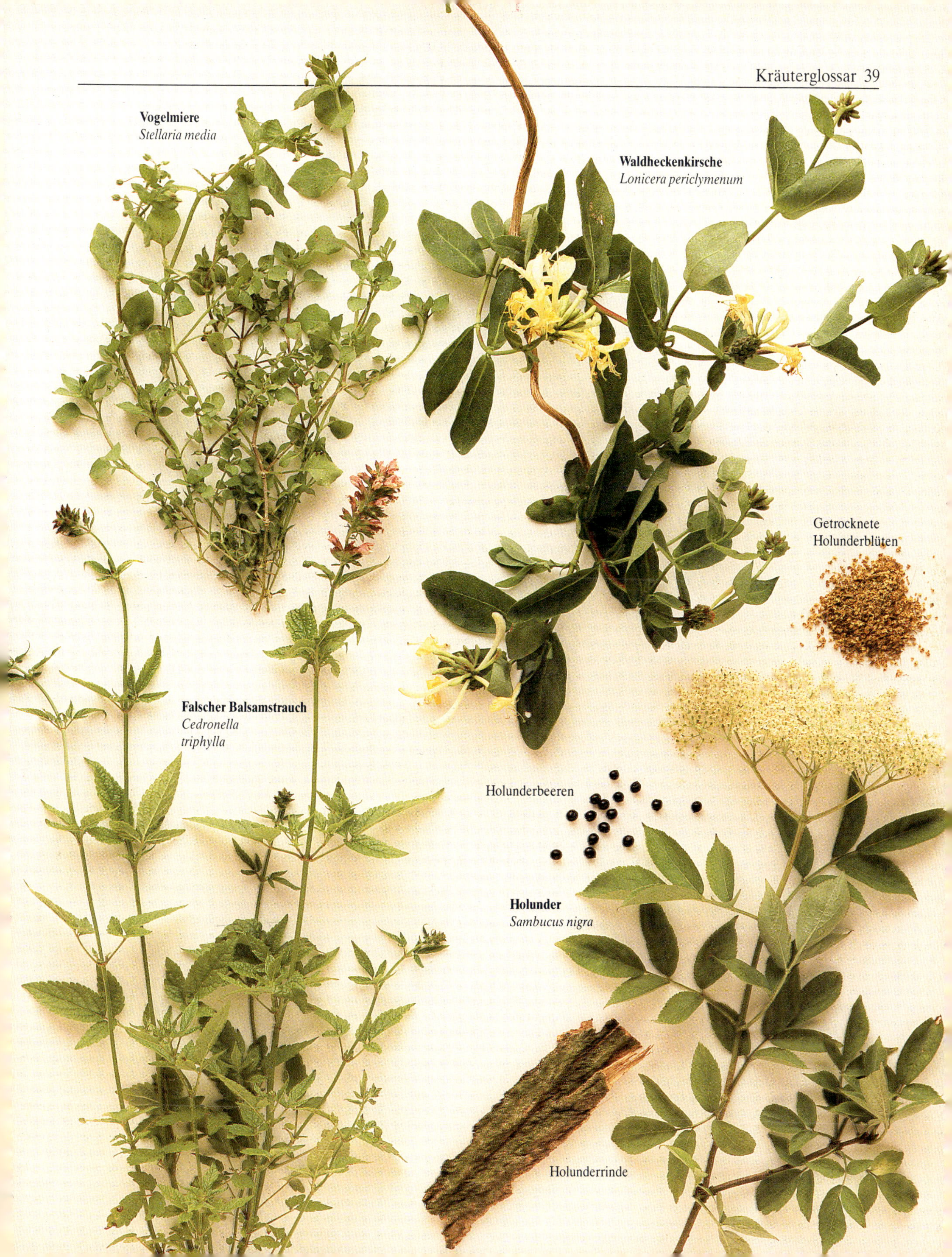
Vogelmiere
Stellaria media
Waldheckenkirsche
Lonicera periclymenum
Getrocknete
Holunderblüten
Falscher Balsamstrauch
Cedronella
triphylla
Holunderbeeren
Holunder
Sambucus nigra
Holunderrinde

Anwendung *Medizin:* Menstruationsschmerzen.

Dies ist vor allem eine Heilpflanze für Frauen, oft in Kombination mit dem Gemeinen Schneeball: Man hat entdeckt, daß Scopoletin entspannend auf den Uterus wirkt.[1] Die Pflanze ist ein ausgezeichnetes Mittel gegen Menstruationskrämpfe und wird verabreicht, um Fehlgeburten und übermäßigen Menstruationsfluß in der Menopause zu verhindern.

CARYOPHYLLACEAE

Saponaria officinalis
Seifenkraut

Hustenwurzel, Waschkraut

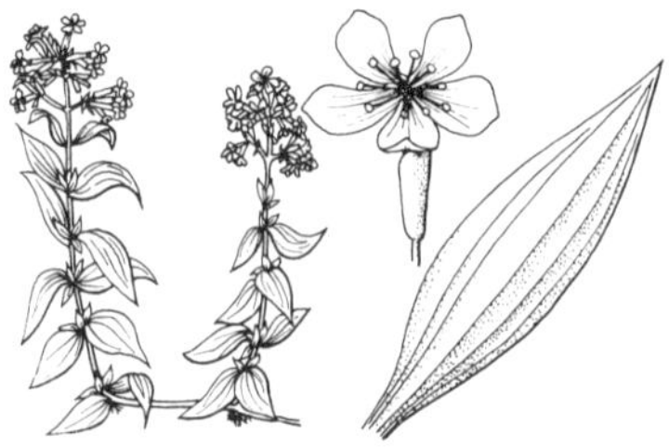

Größe 40 × 60 cm. Foto Seite 38.

Verwendete Teile Rhizom; Anbau Seite 278–79.
Wirkstoffe Saponine.
Anwendung *Kosmetik:* In Hautreinigungsmitteln. *Medizin:* Hautleiden.

Der lateinische wie der deutsche Name zeigen, daß diese Pflanze eine Tradition als Waschmittel hat. Sie war vor allem dem Textilgewerbe zur Reinigung von Stoffen unentbehrlich. Die reinigenden wie die medizinischen Eigenschaften des Seifenkrauts beruhen auf den hormonartigen Saponinen, die die Oberflächenspannung von Wasser verringern und Schaum bilden. Im Körper wirken diese Saponine als leichtes Reizmittel auf Atem- und Verdauungswege. Deshalb ist Seifenkraut in kleinen Dosen ein Expektorans und Abführmittel (siehe »Achtung«). Seit alters her hat es sich bei innerer wie äußerer Behandlung von Hautleiden bewährt, beispielsweise bei Psoriasis, Ekzemen, Furunkeln und Akne. Der Heileffekt bei Rheuma und Gicht geht wahrscheinlich auf die entzündungshemmende Eigenschaft der Saponine zurück. Seifenkraut soll auch den Gallenfluß anregen.

ACHTUNG In hoher Dosierung wirkt Seifenkraut stark abführend und sogar leicht giftig – deshalb nur nach Anweisung eines geschulten Heilkundigen anwenden!

Stellaria media
Vogelmiere

Hühnerbiß

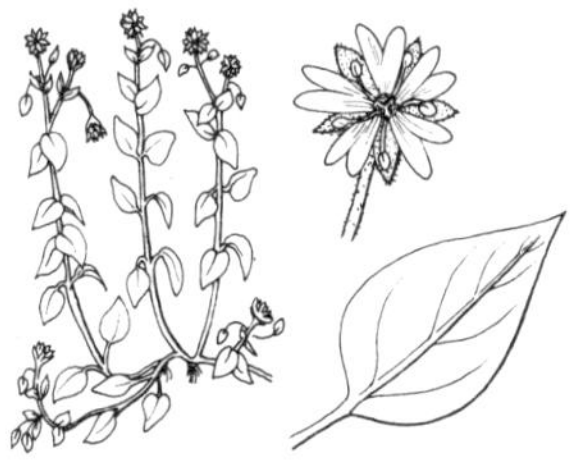

Höhe 10–40 cm. Foto Seite 39.

Verwendete Teile Ganzes Kraut.
Wirkstoffe Saponine, Schleim.
Anwendung *Küche:* In Salaten, kurz gedünstet als Gemüse. *Medizin:* Hautkrankheiten.

Die Vogelmiere hat ähnliche Anwendungsbereiche wie das Seifenkraut, ist aber bei innerer Anwendung viel unproblematischer. Hauptsächlich wird sie jedoch äußerlich für Umschläge oder Salben bei Hautreizungen, -entzündungen und -geschwüren angewendet. Furunkel, Karbunkel und Abszesse sprechen gut auf solche Umschläge an. Bei innerer Anwendung soll die Vogelmiere Rheuma und Bronchitis lindern.

COMPOSITAE

Achillea millefolium
Schafgarbe

Achilles, Tausendblatt

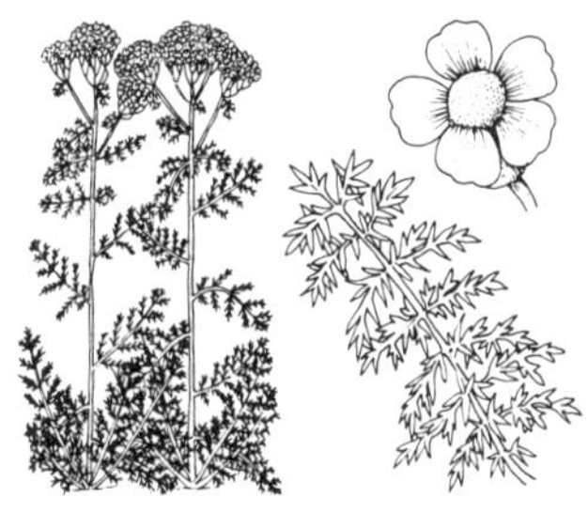

Höhe 8–60 cm. Foto Seite 42.

Verwendete Teile Ganzes Kraut, vor allem die Blüten.
Wirkstoffe Bis zu 1,4 % ätherisches Öl (bis zu 51 % Azulen; Borneol, Terpineol, Kampfer, Cineol, Isoartemesia-Keton, Spuren von Thujon), Laktone, Flavonoide, Tannine, Cumarine, Saponine, Sterine, ein bitteres Glyko-Alkaloid (Achillein), Cyanidin, Aminosäuren, Säuren (u. a. Salicylsäure), Zucker (u. a. Glucose, Sucrose, Mannitol).
Anwendung *Kosmetik:* In Hautreinigungsmitteln. *Medizin:* Erkältung, Grippe; zur Verdauungsförderung und Wundheilung.

Schafgarbe ist eines der bekanntesten Heilkräuter gegen Fieber.[1] Ein heißer Tee treibt Schweiß hervor, der den Körper abkühlt und Toxine ausschwemmt. Wie alle schweißtreibenden Mittel leitet Schafgarbe Blut in die Haut, was den Blutdruck senken hilft; dieselbe Wirkung haben auch die Flavonoide, die die Blutgefäße der Randzonen erweitern.[2] Die Flavonoide unterstützen auch die Auflösung von Blutklumpen. Das Alkaloid senkt nachweislich den Blutdruck; das Cyanidin beeinflußt den Vagusnerv und verlangsamt den Herzschlag.
Den Tanninen verdankt die Schafgarbe wahrscheinlich ihren Ruf als Wundheilmittel.[3] Der lateinische Name geht auf die Legende zurück, daß Achilles die Schafgarbe bei seinen Soldaten zur Wundheilung einsetzte. Schafgarbe hilft bei Blutungen aller Art, äußeren wie inneren. Innerlich lassen sich dabei Hämorrhoidalblutungen behandeln, aber auch ausbleibende Menstruation.
Schafgarbe besitzt entzündungshemmende Eigenschaften;[4, 5] medizinische Forschungen weisen darauf hin, daß dies auf verschiedenen Protein-Kohlenhydratkomplexen der Pflanze beruht. Wir wissen auch, daß Cyanidin, Azulen sowie auch Salicylsäure Entzündungen hemmen. Das erklärt wohl die Verwendung der Schafgarbe in der Volksmedizin gegen Rheuma.
In China wird Schafgarbe frisch in Umschlägen zur Wundheilung benutzt. Eine Abkochung der ganzen Pflanze wird gegen Magengeschwüre, Amenorrhöe und Abszesse verabreicht. Im chinesischen Altertum wurden Schafgarbenstengel auch zum Weissagen benutzt: Das »I Ching« oder »Buch der Wandlungen« ist auch bekannt als das Schafgarbenstengel-Orakel.

Arctium lappa
Klette

Bardane, Bolstern, Haarballe, Roßklettenwurz

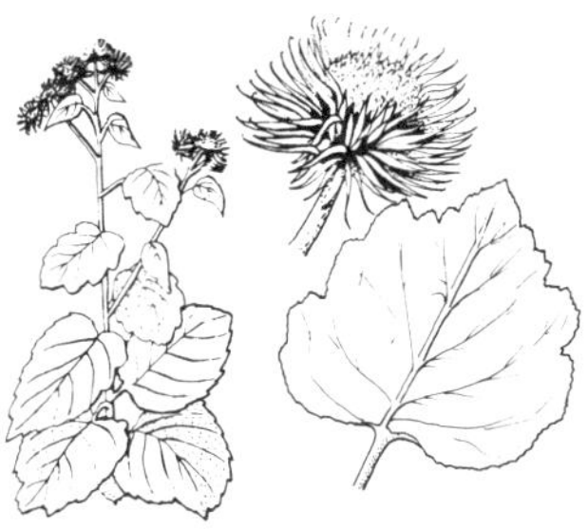

Höhe 2 m. Foto Seite 42.

Verwendete Teile Frische oder getrocknete Wurzeln, Blätter und Samen.
Wirkstoffe Wurzel: bis zu 50% Inulin, Polyacetylene, flüchtige Säuren (Essig-, Butter-, Propion-, Isovaleriansäure), Non-Hydroxylsäuren (Laurin-, Myristin-, Stearin-, Palmitinsäure), Tannine, Polyphenolsäuren. Samen: 15–30% fettes Öl, ein Bitterglykosid (Arctiin), Chlorogensäure. Blätter: Arctiol, Fukinon, Taraxasterol.
Anwendung *Küche:* Als Magenbitter aus Löwenzahn und Klette (Seite 183); kandierte Stengel; Wurzel als Gemüse. *Medizin:* Hautleiden (z. B. Furunkel und Akne), Arthritis.

Die Klette reinigt Gewebe und Blut und sollte zu diesem Zweck über längeren Zeitraum in milder Dosierung eingenommen werden. Die gesamte Pflanze hat eine leicht entwässernde, schweißtreibende und abführende Wirkung. Sie wird bei Hautleiden wie Ekzemen und Psoriasis verschrieben. Die antimikrobiellen Eigenschaften der Klette gehen auf die Polyacetylene zurück. Dies erklärt ihre gute Wirkung bei eruptiven Hauterscheinungen wie Akne und Eiterbeulen. Ihre antimikrobielle und gleichzeitig entwässernde Wirkung leistet auch bei Blasenentzündungen gute Dienste. Die nordamerikanischen Kräuterheiler der Pionierzeit schätzten vor allem die Samen zur Behandlung von Hautleiden, während in China mit den Samen Masern, Hals- und Mandelentzündung, Erkältungen und Grippe kuriert werden. Die Wurzeln und Blätter helfen bei Rheuma und Gicht, weil sie die Ausscheidung von Harnsäure über die Nieren fördern. Der bittere Geschmack der Klette belebt das Verdauungssystem; die Blätter sollen den Gallenfluß anregen. Die Samen können den Blutzuckerspiegel bei Ratten senken.[2] In Frankreich wird die frische Wurzel ebenfalls zur Senkung des Blutzuckers verwendet; ihr Inulingehalt macht sie für Diabetes besonders geeignet. Klettenblätter helfen äußerlich als Umschlag bei Prellungen und Hautleiden. Gegen Haarausfall wird eine Lotion aus Blättern oder der Wurzel in die Kopfhaut einmassiert. Alle Teile der Pflanze schließlich sollen bei der Heilung von Krebs Erfolge erzielen.[3]

Arnica montana
Arnika

Bergwohlverleih, Johannisblume, Tabakblume

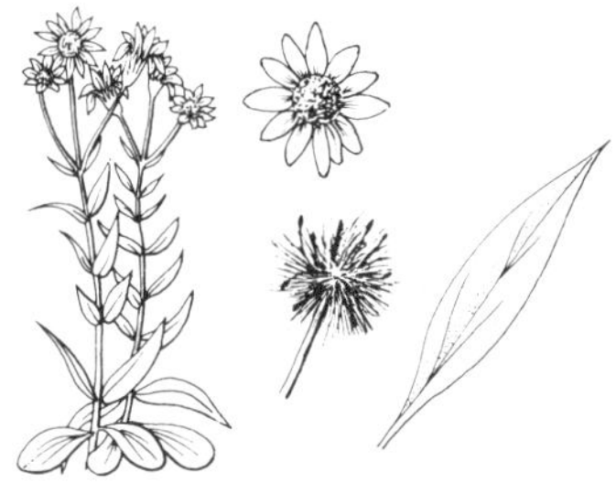

Höhe 30–60 cm. Foto Seite 42.

Verwendete Teile Getrocknete Blüten oder Extrakt. Als homöopathische Salbe oder in anderer Zubereitung erhältlich.
Wirkstoffe Ätherisches Öl (u. a. Thymol), Harze, ein Bitterstoff, Karotinoide, Flavonoide.
Anwendung *Medizin:* Prellungen und Verstauchungen.

Arnika ist sowohl als Heilkraut wie als homöopathische Zubereitung berühmt für ihre Heilkraft bei Wunden, Prellungen und Verletzungen aller Art. Es wurde nachgewiesen, daß Arnikaextrakt bei Tieren die Abwehrkräfte gegen Infektionen erhöht; er stimuliert nämlich die Tätigkeit der weißen Blutkörperchen, die schädliche Bakterien beseitigen. Gegen Salmonellen beispielsweise konnten gute Erfolge erzielt werden. Auch bei innerer Anwendung ist Arnika ein gutes Mittel zum Senken von Fieber. Goethe schrieb, daß dieses Heilmittel sein Leben rettete. Arnika scheint auch Herz und Kreislauf anzuregen und die Reabsorption innerer Blutungen zu unterstützen.

ACHTUNG Arnika sollte nur in Form kommerziell erhältlicher Medikamente eingenommen werden, in homöopathischen Dosen oder laut Anweisung eines geschulten Kräuterheilkundigen oder Homöopathen. Äußerliche Anwendung kann bei manchen Personen Hautausschlag oder -reizungen hervorrufen. Nicht auf rissige Haut auftragen.

Artemisia absinthium
Wermut

Wiegenkraut, Würmlekraut

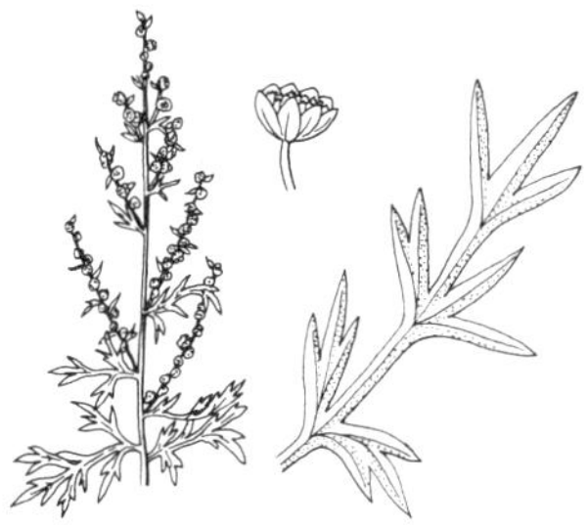

Höhe 60–90 cm. Foto Seite 42.

Verwendete Teile Ganzes Kraut.
Wirkstoffe Ätherisches Öl (vor allem Thujon; auch andere Verbindungen wie Chamazulen), Bitterstoff (Absinth), Karotin, Vitamin C, Tannine.
Anwendung *Medizin:* Als Bittertonikum und Wurmmittel.

Wermut ist eine der bittersten Pflanzen und diente einst zur Aromatisierung von Absinth, der in seiner französischen Heimat 1915 verboten wurde, da er bei übermäßigem Genuß das Nervensystem irreparabel schädigt. Heute wird Wermut vor allem als Bittertonikum verwendet, das den Appetit, die Magensäfte, die Darmtätigkeit, die Leber und die Galle anregt. Auch vertreibt er Würmer, vor allem Spul- und Fadenwürmer. Die Azulene hemmen Entzündungen und senken Fieber. Der lateinische Name leitet sich von der griechischen Göttin Artemis ab, die den Frauen bei der Geburt Beistand leistete. In der Antike war Wermut ein beliebtes Frauenheilmittel, das die Menstruation in Gang setzte, während der Wehen als Kompresse den Geburtsverlauf beschleunigte und anschließend das Ausstoßen der Plazenta unterstützte.

ACHTUNG Nicht in der Schwangerschaft verwenden. Nur über einen kurzen Zeitraum einnehmen.

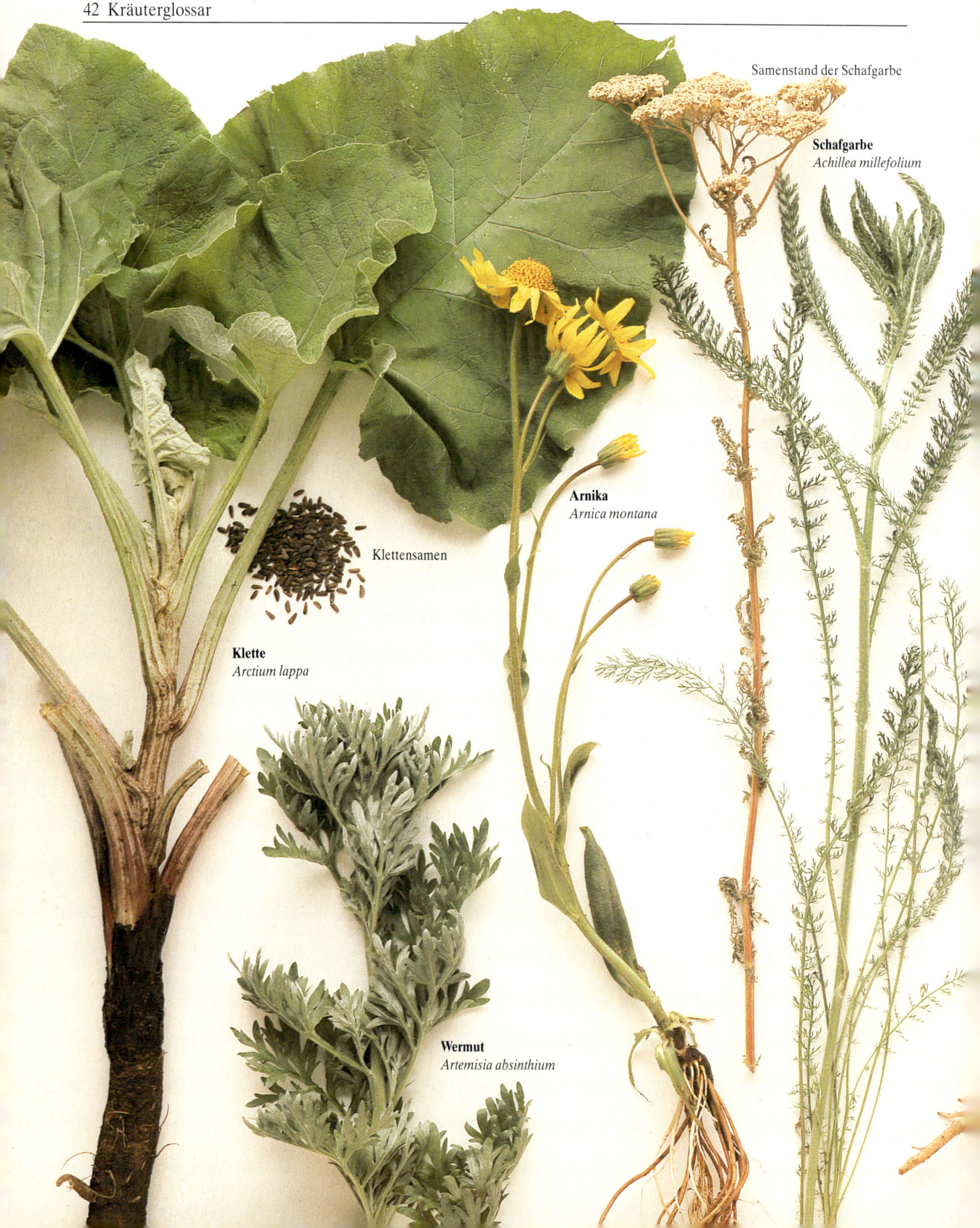
Samenstand der Schafgarbe
Schafgarbe
Achillea millefolium
Arnika
Arnica montana
Klettensamen
Klette
Arctium lappa
Wermut
Artemisia absinthium

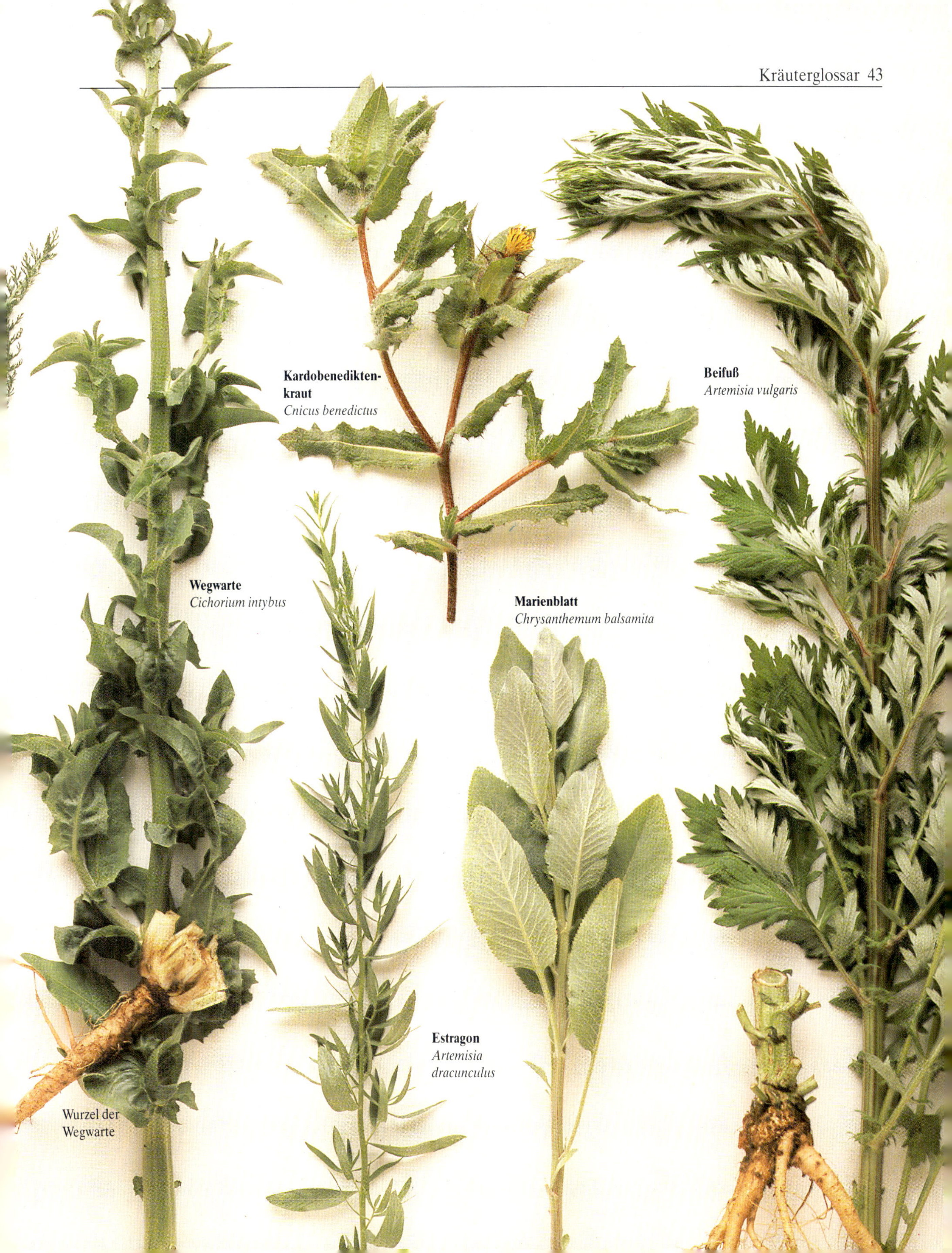
Kardobenedikten-kraut
Cnicus benedictus
Beifuß
Artemisia vulgaris
Wegwarte
Cichorium intybus
Marienblatt
Chrysanthemum balsamita
Estragon
Artemisia dracunculus
Wurzel der Wegwarte

Artemisia dracunculus
Estragon

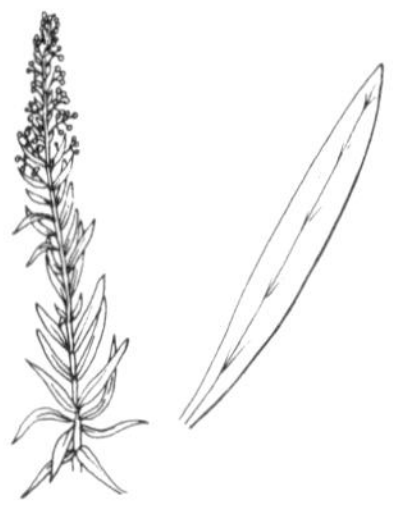

Höhe 60 cm. Foto Seite 43.

Verwendete Teile Frische oder getrocknete Blätter; Anbau S. 274–75.
Wirkstoffe Ätherisches Öl.
Anwendung *Küche:* Gehört zu den Fines herbes (Seite 168); für Saucen, Salatdressings, grüne Salate, gekochtes Huhn; in Essig (Seite 188).

Mit Estragon wurden früher Zahnschmerzen behandelt. Aber seine wichtigste Eigenschaft, sein spezifisches, appetitanregendes Aroma, sichert ihm einen Ehrenplatz unter den Küchenkräutern, vor allem in der französischen Küche.

Artemisia vulgaris
Beifuß

Jungfernkraut, Wilder Wermut

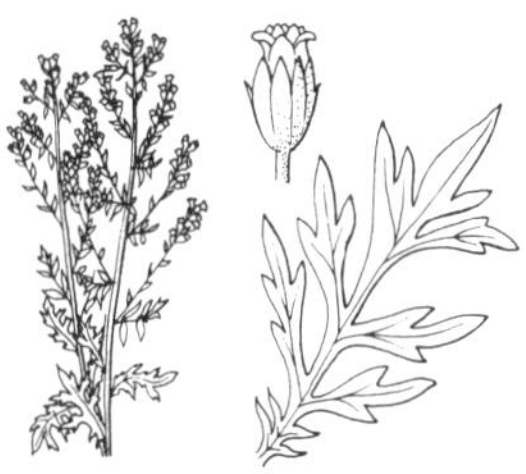

Höhe 2 m. Foto Seite 43.

Verwendete Teile Ganzes Kraut.
Wirkstoffe Ätherisches Öl, Bitterstoff (Absinthin), Flavonoide, Tannin.
Anwendung *Medizin:* Zur Regulierung des Zyklus.

Beifuß war seit der Antike ein Frauenheilmittel. Bei uns wird er benutzt, um eine verzögerte oder ausbleibende Menstruation in Gang zu bringen, und kann deshalb angeblich eine Schwangerschaft gefährden. In China jedoch wurde er verwendet, um Fehlgeburten zu verhindern. Beifuß hilft den Zyklus regulieren und Schmerzen beseitigen. Wie Wermut wurde er äußerlich als Kompresse aufgelegt, um den Geburtsverlauf zu beschleunigen und das Ausstoßen der Plazenta zu unterstützen. Wie Wermut bringt er die Verdauung in Schwung und regt die Leber an. In China wird Beifuß auf oder in der Nähe der Haut verbrannt, um kälte- und feuchtigkeitsbedingte Rheumaschmerzen zu lindern. Sowohl in China als auch in Europa behandelt man mit Beifuß äußerlich Rheuma und Gicht.
ACHTUNG Schwangere sollten Beifuß nur laut Anweisung eines geschulten Kräuterheilkundigen verwenden.

Chrysanthemum balsamita
Marienblatt

Balsamkraut

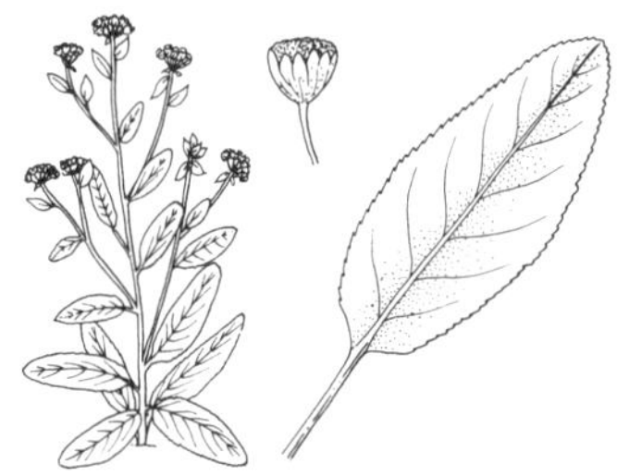

Höhe bis 1 m. Foto Seite 43.

Verwendete Teile Blüten.
Wirkstoffe Ätherisches Öl.
Anwendung *Küche:* Als Salat; für Kuchen, Geflügel, Bier.

Im Mittelalter wurde mit Marienblatt häufig Bier aromatisiert; heute ist es als Würze für Speisen und Getränke ein wenig in Vergessenheit geraten, obwohl es mit seinem Balsamduft und seiner verdauungsfördernden Wirkung ein nützliches Küchenkraut wäre. Beliebt war einst, Haarspülungen oder Badewasser mit den süß duftenden Blättern zu parfümieren.

Calendula officinalis
Ringelblume

Siehe Seite 46.

Cichorium intybus
Wegwarte

Zichorie, Faule Gretl, Sonnenwende

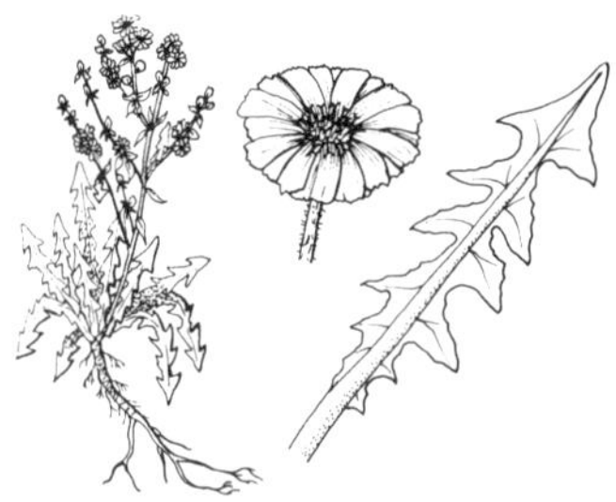

Größe 150 × 50 cm. Foto Seite 43.

Verwendete Teile Frische Wurzeln und Blätter.
Wirkstoffe Wurzeln und Kraut produzieren Milchsaft. Wurzel: ca. 8 % Inulin, ein Bitterkomplex (u. a. Lactucin, Lactucopictin, auch als Intybin bekannt), Cichoriin, Taraxasterol, Tannine, Zucker (Fruktose), Pektin, fettes Öl, kleine Mengen zweier Alkaloide. Kraut: Inulin, Fruktose, Harz, Cichoriin, Esculetin.
Anwendung *Küche:* Junge Blätter als Salat (Seite 170); geröstete Wurzel als Kaffee-Ersatz. *Medizin:* Anämie, Gallensteine, Rheuma, Gicht; zur Anregung der Verdauung.

In ihrer medizinischen Wirkung ähnelt die Wegwarte dem Löwenzahn. Sie ist ein mildes, aber effektvolles Bittertonikum, das den Gallenfluß anregt.[1] Außerdem wirkt sie spezifisch gegen Gallensteine und wurde daher von Galen »Leberfreund« genannt. Wie Löwenzahn wirkt die Wegwarte entwässernd und kann gegen Rheuma und Gicht eingesetzt werden, da sie Harnsäure aus dem Körper ausschwemmt. Forschungen haben nachgewiesen, daß ein Alkoholextrakt der ganzen Pflanze bei Ratten Entzündungen hemmt.[2] Möglicherweise ist sie auch nützlich bei der Behandlung von Herzjagen, Herzrhythmusstörungen und Herzflimmern, da sie ähnlich wie das Chinidin, ein Alkaloid des Chinarindenbaums, den Herzschlag verlangsamt.[3] Die Wegwarte kann den Blutzuckerspiegel deutlich senken, und ein aus der gerösteten Wurzel gewonnenes Sesquiterpen besitzt antibakterielle Eigenschaften.
Die gerösteten Wurzeln der Wegwarte dienen als Kaffee-Ersatz oder können mit Kaffee gemischt werden.

Cnicus benedictus
(auch *Carduus benedictus*)
Kardobenediktenkraut
Bitterdistel, Heildistel, Benediktenkraut

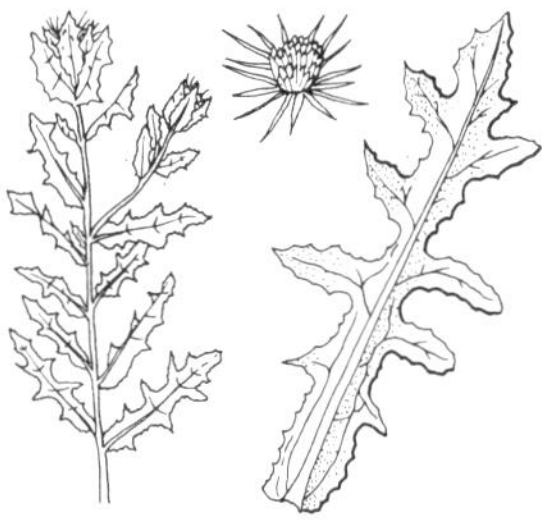

Höhe 70 cm. Foto Seite 43.

Verwendete Teile Wurzel, ganzes Kraut und Samen.
Wirkstoffe Bitterkomplex (Cnicin), Alkaloide, Schleim, Tannin, kleine Mengen ätherisches Öl.
Anwendung *Küche:* Gekochte Wurzeln als Gemüse. *Medizin:* Als Verdauungstonikum; zur Förderung der Muttermilchbildung.

Wegen seines bitteren Geschmacks wird das Kardobenediktenkraut als Verdauungstonikum eingesetzt, das die Leber stimuliert, die Magensekretion fördert und den Gallenfluß anregt. Auch regt es die Muttermilchbildung an, entwässert und wirkt schweißtreibend. Mit Umschlägen oder Kompressen sind gute Heilerfolge bei Frostbeulen zu erzielen.
ACHTUNG Starke Tees können Erbrechen und Durchfall hervorrufen.

Cynara scolymus
Artischocke

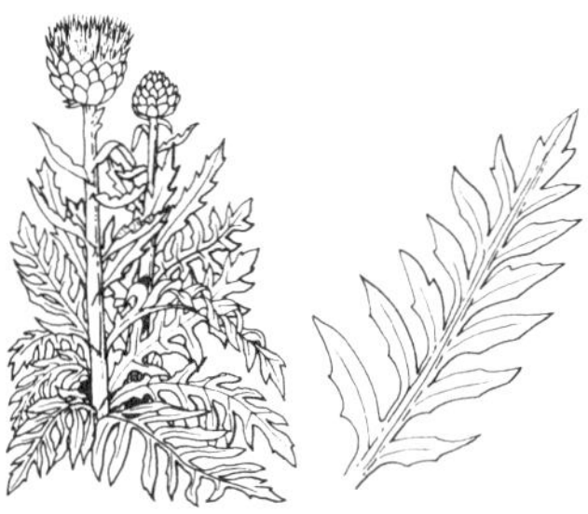

Höhe 1–2 m. Foto Seite 50.

Verwendete Teile Blütenköpfe, Blätter, Wurzel.
Wirkstoffe Bitterstoffe (Cynarin, Sesquiterpen-Laktone), Flavonoide (u. a. Scolymosid), Inulin, Cynaropictin, mehrere Enzyme, Taraxasterol, Zucker, ein ätherisches Öl.
Anwendung *Küche:* Blütenköpfe als Gemüse. *Medizin:* Leber- und Nierenleiden, Arteriosklerose.

Die Blütenköpfe der Artischocke sind ein beliebtes Gemüse, die restliche Pflanze aber ein hervorragendes Heilmittel. Zwei Substanzen, Cynarin und Scolymosid, regen nachweislich die Gallenproduktion an, was den volksmedizinischen Gebrauch der Artischocke für eine träge Leber und geschwächte Verdauung bestätigt.[1] Es konnte auch gezeigt werden, daß Cynarin sowohl den Cholesterin- wie auch den Triglyceridspiegel senkt, was erklärt, warum in Europa häufig Arteriosklerose mit dieser Pflanze behandelt wird.[2] Aufgrund der entwässernden Wirkung wird sie auch bei Nierenerkrankungen und Eiweiß im Urin eingesetzt.

Echinacea angustifolia
(und *E. purpurea, E. pallida*)
Sonnenhut
Kegelblume, Kleine Sonnenblume

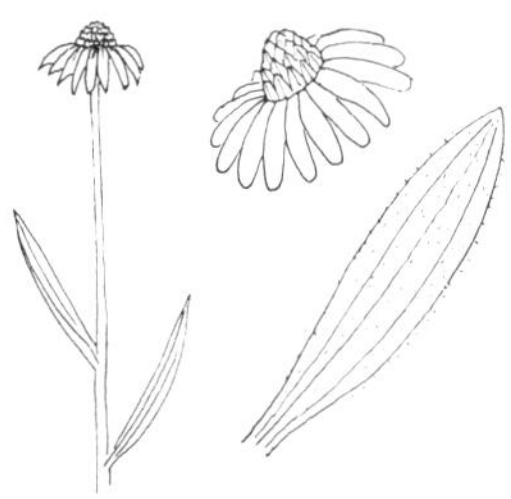

Größe 45 × 30 cm. Foto Seite 50.

Verwendete Teile Getrocknete Wurzel und Rhizom.
Wirkstoffe Ätherisches Öl (u. a. Humulen, Caryophyllen), Glykosid, Polysaccharid, Polyacetylene, Isobutylalklamine, Harz, Betain, Inulin, Sesquiterpen.
Anwendung *Medizin:* Hautleiden, allgemeine Infekte; zur Stärkung der Abwehrkräfte.

Sonnenhut wurde von den Indianern Nordamerikas und den Pionieren hoch geschätzt und erlangte Berühmtheit als Mittel gegen Schlangenbiß und zum Reinigen und Heilen eiternder Wunden. Heute wird er in der Kräuterheilkunde als eines der besten Blutreinigungsmittel angesehen. Der Sonnenhut ist auch ein ausgezeichnetes Mittel bei Hals- und Zahnfleischentzündungen sowie bei katarrhalischen Entzündungen in der Nase, den Nebenhöhlen, den Lungen und im Verdauungstrakt. Äußerlich werden Wunden oder Geschwüre damit behandelt, wobei der Sonnenhut Zersetzungsvorgänge und Schmerzen eindämmt.[1, 2, 3]
Eine Sonnenhutwaschung kann das unerträgliche Jucken bei Nesselsucht lindern und hilft auch bei Insektenstichen. Der antibiotische Effekt des Sonnenhuts ist wissenschaftlich erwiesen.[4]
Sonnenhut besitzt einen verdienten Ruf als Stärkungsmittel für das Immunsystem. Die Forschung konnte zeigen, daß er die Bildung weißer Blutkörperchen fördert, die Infektionen bekämpfen,[5] und daß das Polysaccharid gegen Viren wirkt.[6, 7, 8] Damit könnte die Pflanze nützlich bei der Behandlung von Viruserkrankungen sein, beispielsweise beim Pfeifferschen Drüsenfieber (Mononukleose) und myalgischer Enzephalomyelitits nach einer Virusinfektion. Es gibt auch Hinweise, daß Allergien darauf ansprechen.[9]

Eupatorium perfoliatum
Wasserhanf

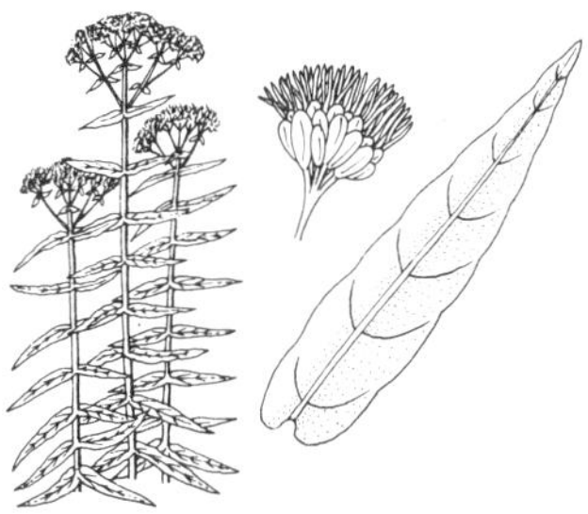

Höhe 60–150 cm. Foto Seite 50.

Verwendete Teile Ganzes Kraut.
Wirkstoffe Flavonoide (u. a. Quercetin, Kaempferol, Rutin, Eupatorin), Terpenoide (u. a. Sesquiterpen-Laktone), ätherisches Öl, Harz.
Anwendung *Medizin:* Erkältungen, Grippe; als Verdauungstonikum.

Wasserhanf war eines der gängigen Heilmittel nordamerikanischer Indianer, die von den weißen Siedlern rasch übernom-

Calendula officinalis
Ringelblume

Goldblume, Ringelrose

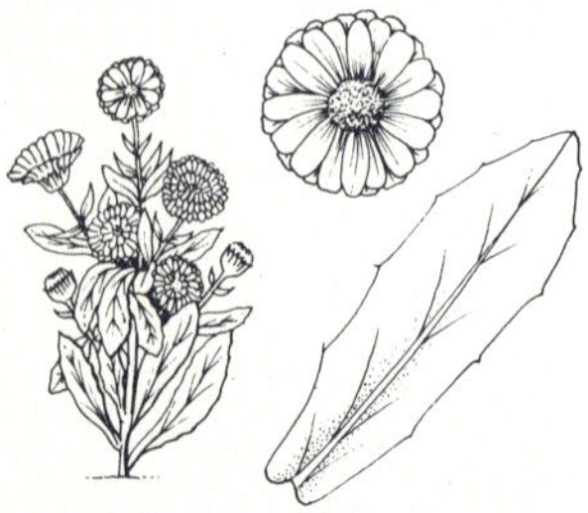

Höhe 50 cm.

Verwendete Teile Blüten; Anbau Seite 274–75.
Wirkstoffe Karotinoide, Harz, ätherisches Öl, Flavonoide, Sterin, Bitterstoff, Saponine, Schleim.
Anwendung *Kosmetik:* In Hautcremes (Seite 144). *Küche:* Zum Färben von Butter oder Käse; Blätter in Salaten (Seite 170); als Tee. *Medizin:* Geschwüre, Menstruationsschmerzen; für Erste Hilfe.

Die Ringelblume stammt aus derselben Familie wie die Arnika und besitzt auch viele ihrer wundheilenden Eigenschaften. Sie wirkt antiseptisch und antibakteriell und fördert damit die Wundheilung. Eine Kompresse oder ein Umschlag mit den Blüten helfen ausgezeichnet bei Verbrennungen, Verbrühungen, Stichen und Eiterflechten. Kompressen sind außerdem bei Krampfadern und Frostbeulen nützlich, ein kalter Tee als Augenbad bei Bindehautentzündung. Ringelblumen wirken auch gegen Pilzbefall und können damit zur Heilung von Soor *(Candida albicans)* beitragen. Der Stengelsaft hat den Ruf, Warzen, Hühneraugen und Schwielen zu beseitigen. Ringelblumenblüten sind auch ein hervorragendes Mittel gegen Entzündungen und Geschwüre, ob in äußerer Anwendung wie bei Krampfadern (als Kompresse) oder innerlich bei Gastritis, Magen- und Zwölffingerdarmgeschwüren. Auch auf die Verdauung wirken sie wohltuend, da sie den Gallenfluß anregen. Ringelblumentee kann schließlich Menstruationsschmerzen lindern und eine verzögerte Periode herbeiführen.

ACHTUNG Nicht in der Schwangerschaft anwenden.

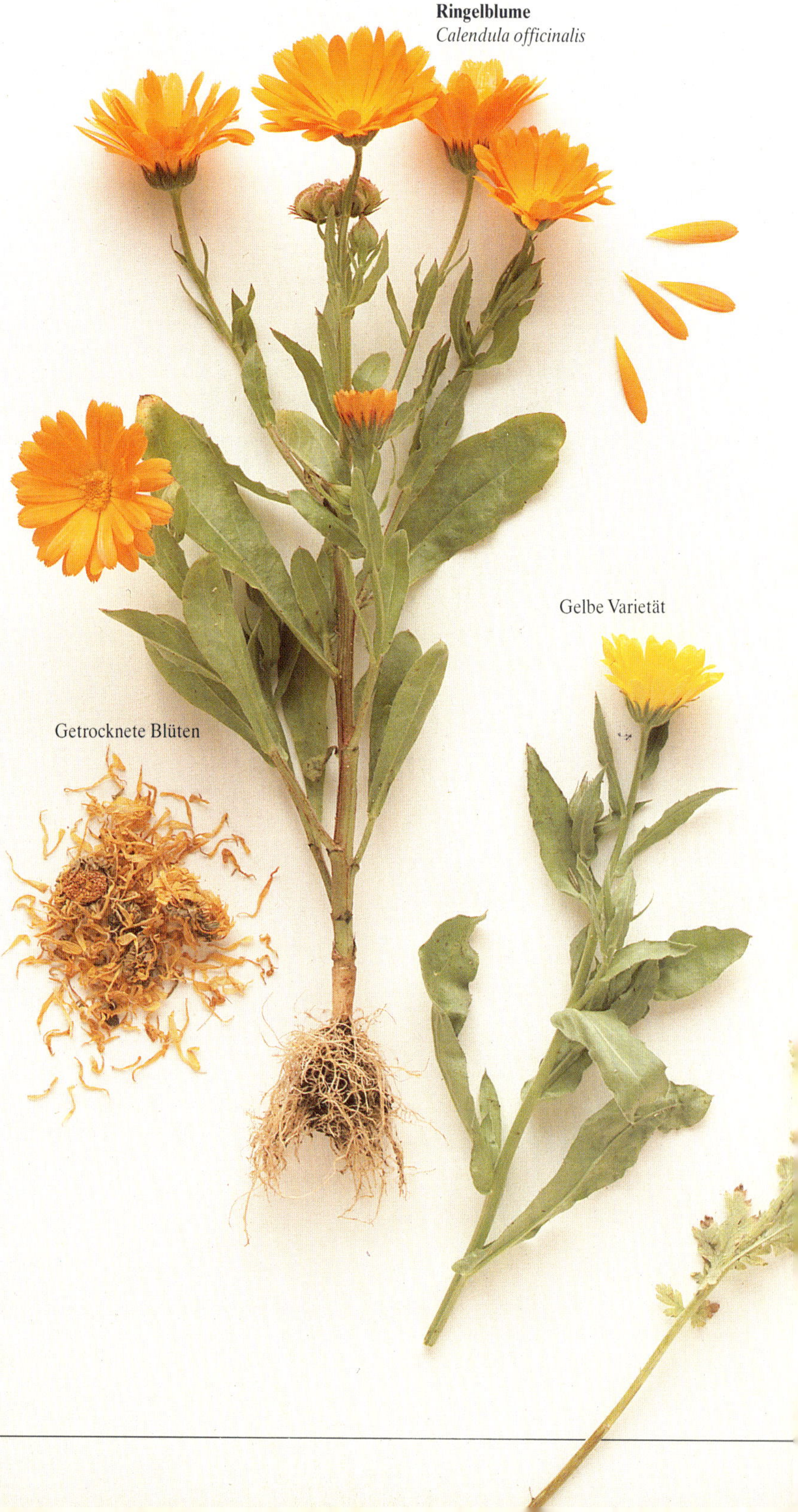

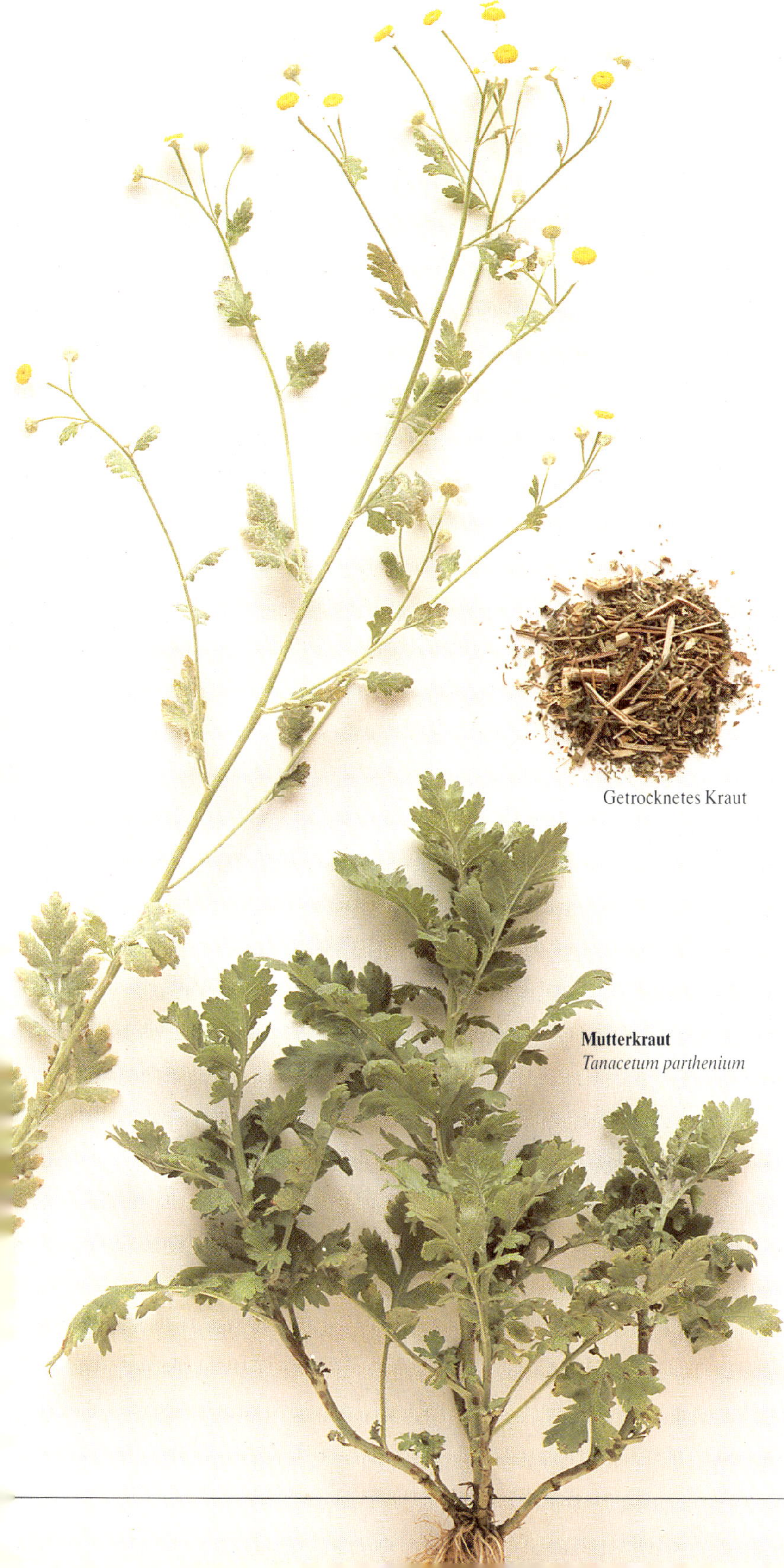

Getrocknetes Kraut

Mutterkraut
Tanacetum parthenium

Tanacetum parthenium

(auch *Chrysanthemum parthenium*)

Mutterkraut

Wucherblume

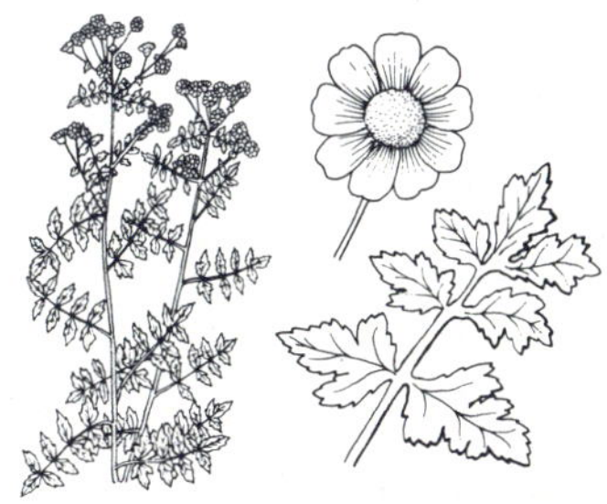

Höhe 60–90 cm.

Verwendete Teile Blätter.
Wirkstoffe Sesquiterpen-Laktone (u. a. Parthenolid, Santamarin), ätherisches Öl, Tannine.
Anwendung *Medizin:* Kopfschmerzen, Migräne, Arthritis.

Mutterkraut zählt zu der Handvoll Heilpflanzen, die wissenschaftlich durch und durch erforscht sind. 1978 machte in mehreren englischen Zeitungen eine Frau Schlagzeilen, die jeden Tag ein paar Blätter Mutterkraut aß und damit ihre schwere Migräne heilen konnte. Daraufhin wurde eine klinische Studie durchgeführt, in der sieben von zehn mit Mutterkraut behandelte Patienten angaben, ihre Migräneanfälle seien seltener oder weniger schmerzhaft geworden oder beides. Bei etwa einem Drittel der Patienten hörten die Anfälle ganz auf. Weitere klinische Studien enthüllten noch andere Heilwirkungen: Mutterkraut lindert Übelkeit und Erbrechen, hilft gegen Arthritisschmerzen und -entzündungen, fördert den Schlaf und die Verdauung und mildert Asthmaanfälle. Forscher vertreten die Ansicht, daß die Sesquiterpen-Laktone möglicherweise hemmend auf die Prostaglandine und das Histamin wirken, die bei Entzündungen freigesetzt werden, so daß die migräneauslösenden Blutgefäßkrämpfe im Gehirn verhindert werden. Eine Nebenwirkung bei der Einnahme von Mutterkraut sind Mundgeschwüre. Aber über die Hälfte der Patienten in klinischen Studien berichteten über *angenehme* Nebenwirkungen. Einige Personen sagten, das Mutterkraut helfe gegen ihre Depressionen. Das steht in Einklang mit der volksmedizinischen Überlieferung.

men wurden. Sie behandelten damit erfolgreich eine virulente, »Knochenbrecherfieber« genannte Form der Grippe. Als heißer Tee hilft Wasserhanf ausgezeichnet gegen Erkältungen und Katarrh. Auch wird er bei kälte- und feuchtigkeitsbedingtem Muskelrheumatismus angewendet. Als nützlich erwiesen hat er sich bei nervösen Magenbeschwerden. Der Pflanzentinktur konnte eine schwache entzündungshemmende Wirkung nachgewiesen werden.[1] Als heißer Tee wirkt Wasserhanf außerdem bei Fieber auf heilende Weise schweißtreibend, da er den peripheren Kreislauf anregt, wahrscheinlich aufgrund seiner Flavonoide und des ätherischen Öls.[2]
In kleinen Dosen als Tinktur oder Kaltauszug belebt Wasserhanf die Verdauung, zu hohe Dosen jedoch können starken Durchfall und Erbrechen verursachen.
Neueste Forschungen enthalten Hinweise, daß die verschiedenen Sesquiterpen-Laktone und die Flavone, vor allem das Eupatorin, womöglich gegen Krebs wirksam sind[3] – dies gilt sowohl für Wasserhanf wie für Wasserdost (siehe unten).

Eupatorium purpureum
Wasserdost

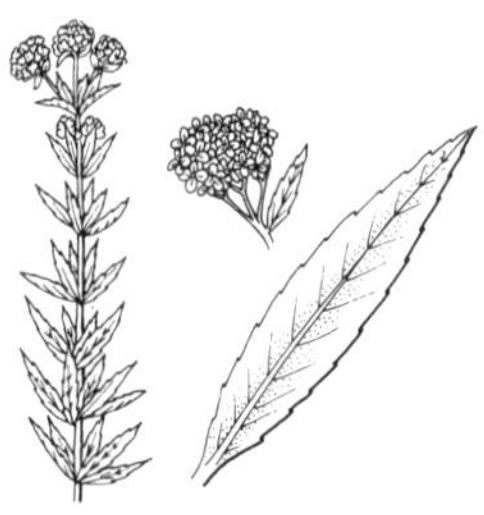

Größe 300 × 60 cm. Foto Seite 51.

Verwendete Teile Rhizom und Wurzeln.
Wirkstoffe Flavonoide (u. a. Eupatorin), ätherisches Öl, Harz.
Anwendung *Medizin:* Infektionen und Steine in Nieren und Harntrakt, Prostataentzündung, Beckenbauchfellentzündung, Menstruationsschmerzen, Rheuma, Gicht.

Mit diesem entwässernden Heilkraut werden Infektionen und Steine im Harntrakt behandelt (auch Harngrieß). Es wirkt wohltätig auf die Fortpflanzungsorgane und wird bei Entzündungen der Prostata, bei Beckenbauchfellentzündung und Menstruationskrämpfen eingesetzt. Es fördert die Ausscheidung überschüssiger Harnsäure und hilft dadurch bei Rheuma und Gicht. Was eine mögliche Anti-Krebs-Wirkung betrifft, siehe Wasserhanf (oben).

Grindelia camporum
Grindelia

Verwendete Teile Ganzes Kraut.
Wirkstoffe Ca. 20 % Harz, ätherisches Öl, Saponine (u. a. Grindelin), Alkaloid, Tannine, Selen.
Anwendung *Medizin:* Asthma, Bronchitis.

Die Grindelia wirkt als Spasmolytikum und Expektorans; besonders wertvoll ist sie bei der Behandlung von Asthma und Bronchitis, da sie die Bronchialäste entkrampft und Schleim aus den Luftwegen austreiben kann. Sie sollte regelmäßig in kleinen Dosen eingenommen werden. Die Grindelia verlangsamt einen überhöhten Puls, und ihre krampflösenden Eigenschaften wirken auch auf die Arterien, so daß eine blutdrucksenkende Tendenz besteht. Grindelia kann auch bei Herzasthma gegeben werden. Außerdem hilft sie bei Heuschnupfen. Bei äußerlicher Anwendung lindert sie Insektenstiche und durch Giftsumach hervorgerufene Ausschläge.
ACHTUNG In hohen Dosen giftig!

Inula helenium
Alant

Darmwurz, Edelwurz

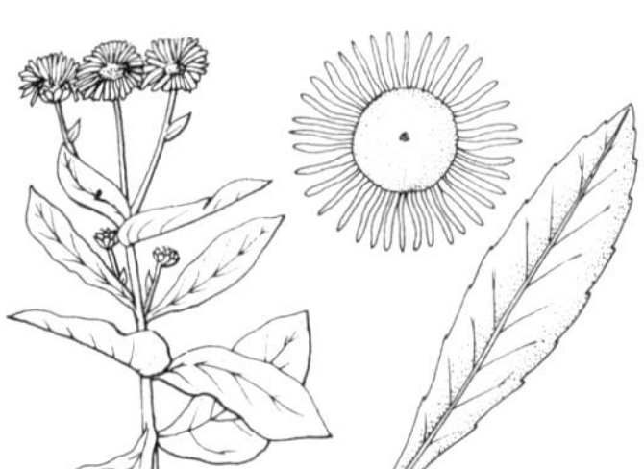

Größe 3 × 1 m. Foto Seite 51.

Verwendete Teile Wurzel und Rhizom; in der chinesischen Medizin die Blüten; Anbau Seite 276–77.
Wirkstoffe Bis zu 4 % ätherisches Öl (u. a. Alantolakton, Isoalantolakton, Azulen), bis zu 44 % Inulin, Sterine, Harz, Pektin, Schleim.
Anwendung *Küche:* Zum Würzen von Magenbitter und Wermut; kandiert in Süßigkeiten. *Medizin:* Atemwegserkrankungen; als Verdauungstonikum.

Der lateinische Name des Alants bezieht sich auf die trojanische Helena; der Sage nach ist er gewachsen, wo ihre Tränen zur Erde fielen. Dies gibt vielleicht einen Fingerzeig auf seine Verwendung in der Antike: Er fördert nämlich die Menstruation und hilft bei Anämie. Früher war er ein spezifisches Mittel gegen Tbc. Neuere Forschungen über 105 Pflanzenlaktone haben erwiesen, daß das im Alant enthaltene Alantolakton und Isoalantolakton starke Bakterizide und Fungizide sind.[1] Heute dient der erwärmende und auswurflösende Alant zur Behandlung von Asthma, Bronchitis und anderen Lungeninfekten. Als Bittertonikum stimuliert und regelt er eine gestörte oder schwache Verdauung, da er den Gallenfluß anregt. Das Alantolakton vertreibt Würmer,[2] und äußerlich wurde der Alant lange gegen Krätze, Herpes und andere Hautleiden eingesetzt. Weitere wissenschaftliche Untersuchungen haben ergeben, daß Alant eine sedative Wirkung auf Mäuse hat.[3]

Lactuca virosa
Giftlattich

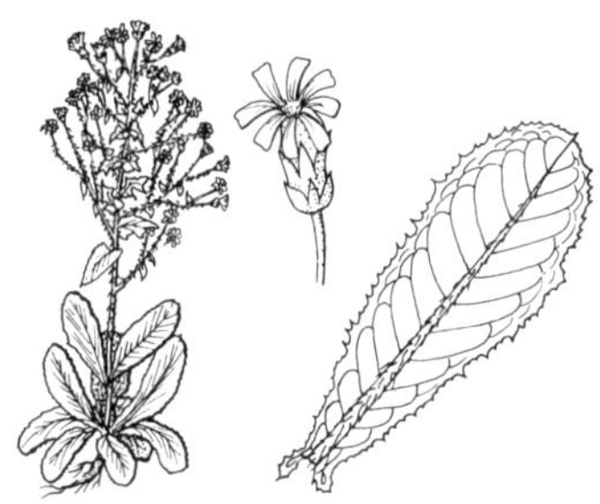

Höhe 1,5 m.

Verwendete Teile Getrocknete Blätter.

Wirkstoffe Bittermilchsaft (u. a. Lactucin, Lactucon, Lactupicrin), Spuren eines Alkaloids, Triterpene, Eisen, Vitamin A, B_1, B_2 und C.
Anwendung *Kosmetik:* In Seifen, Shampoos und Badezusätzen. *Medizin:* Schlaflosigkeit, Beklemmungen, Reizhusten; als Entspannungstee.

Der wilde Verwandte des Gartensalats enthält einen hochwirksamen Milchsaft, der manchmal als »Salatopium« bezeichnet wird, da er so aussieht und bis zu einem gewissen Grad auch so wirkt wie der aus Mohn gewonnene Milchsaft. Er wurde in Hustenmitteln als Ersatz für Opium verwendet. Die ganze Pflanze wirkt beruhigend, schlaffördernd und hilft gegen Rastlosigkeit und Beklemmungen. Sie beruhigt auch den Atemtrakt, so daß sie ein nützliches Mittel gegen Keuchhusten und nervösen, trokkenen Reizhusten ist. Sie kann auch zur Linderung von Muskel- und Gelenkschmerzen beitragen.
ACHTUNG Zu hohe Dosierung kann zu Vergiftungen führen.

Matricaria chamomilla
Kamille
Kummerblume

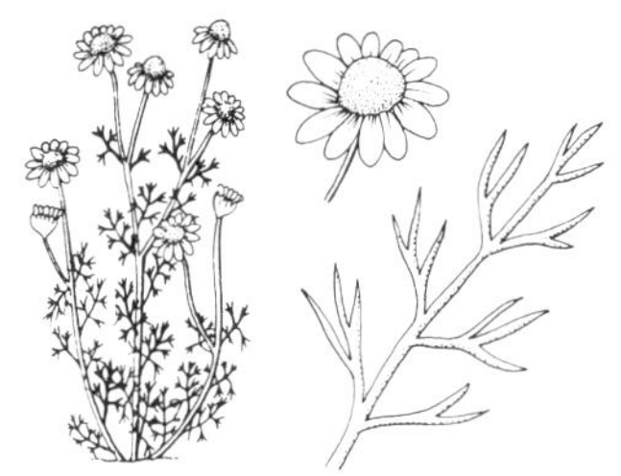

Größe 60 × 10 cm. Foto Seite 51.

Verwendete Teile Getrocknete Blüten; Anbau S. 276–77.
Wirkstoffe Ätherisches Öl (u. a. Chamazulen, Farnesen, Bisabolol), Flavonoide (u. a. Rutin und Quercimertrin), Cumarine (u. a. Umbelliferon), organische Säuren (u. a. Valeriansäure), Fettsäuren, Zyan-Glykoside, Salicylderivate, Polysaccharide, Choline, Aminosäuren, Tannin.
Anwendung *Medizin:* Schlaflosigkeit, Beklemmungen, Verdauungsstörungen nervösen Ursprungs.

Die heutige Forschung bestätigt die Heilwirkung der Kamille bei einem breiten Spektrum von Störungen. Kamillenblüten enthalten ein schönes, blaues ätherisches Öl (Azulen). Zwei ihrer Substanzen, Bisabolol und Chamazulen, wirken stark antiseptisch. Chamazulen lindert Schmerzen, unterstützt die Wundheilung, hemmt Entzündungen und löst Krämpfe. In äußerlicher Anwendung fördert es die Heilung bei Verbrennungen und lindert Ekzeme. Eine neuere Studie zeigt, daß Bisabolol die Heilung von Geschwüren beschleunigt und ihr Entstehen verhindert.[2] Außerdem konnte eine antimikrobielle Wirkung nachgewiesen werden.[3, 4] Ein weiterer Inhaltsstoff, das Umbelliferon, wirkt gegen Pilzbefall. Es konnte gezeigt werden, daß Umbelliferon und Chamazulen Soor *(Candida albicans)* wirksam bekämpfen,[5] und Tests mit Chamazulen ergaben, daß es *Staphylococcus-aureus*-Bakterien abtötet, die den Eiter gelb färben.[6]
Kamillentee wirkt beruhigend und schlaffördernd.[7] In einer amerikanischen Klinik erhielten zwölf Herzpatienten Kamillentee; zehn schliefen innerhalb von zehn Minuten ein.[8] Der Tee hilft unruhigen oder hyperaktiven Kindern, sich zu entspannen, und in kleinen Mengen ist er ein ausgezeichnetes Mittel für zahnende Babys. Die Wirkung kann ebenfalls eintreten, wenn man dem Badewasser starken Tee zusetzt.

Kamille ist berühmt für ihre Heilwirkung bei Verdauungsstörungen, Blähungen, Sodbrennen und Durchfall. Sie wirkt auf die glatte Muskulatur von Darm und Uterus krampflösend.[9] Kräuterheilkundige verschreiben Kamille deshalb manchmal auch gegen Menstruationsschmerzen und prämenstrueller Migräne.
Das mit Pflanzenöl verdünnte, extrahierte Öl lindert die Schmerzen bei Rheuma und Gicht, wenn die befallenen Körperteile damit eingerieben werden. Kompressen aus Kamillenblüten sind gegen Ischias angewendet worden, und Salben mit Kamillenöl wirken antiseptisch und beruhigen bei juckenden Hautleiden wie Ekzemen.[10] Dampfinhalationen können Asthma und Katarrh lindern und Aknehaut reinigen. Mit Kompressen lassen sich wunde, rissige Brustwarzen behandeln, und der Tee ist nützlich bei Zahnfleischentzündung und als Augenbad.
Römische Kamille (*Anthemis nobilis*) besitzt viele der Eigenschaften der Kamille. Ihre Blüten werden oft in Naturkosmetika für die Haare verwendet.

Solidago virgaurea
Goldrute
Wundkraut, Petrusstab

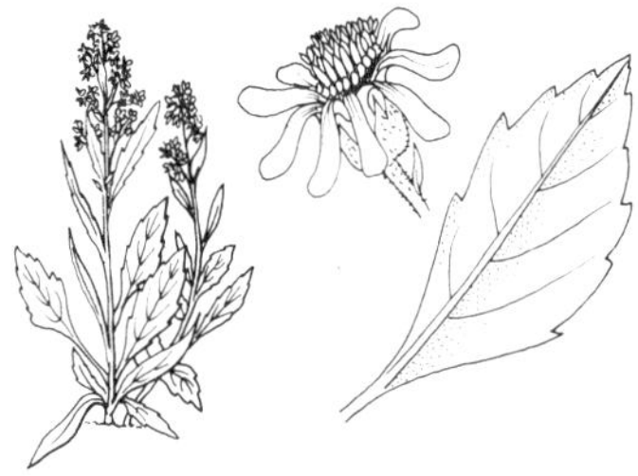

Höhe 1 m. Foto Seite 50.

Verwendete Teile Blütenstände, Blätter.
Wirkstoffe Saponine, Flavonoide, Tannine, ätherisches Öl.
Anwendung *Medizin:* Steine und Infektionen in Nieren und Harntrakt; Katarrh.

Die Goldrute hilft gut bei Infektionen der Nieren und des Harntrakts und lindert auch die dadurch bedingten Rückenschmerzen. Wegen ihrer ausschwemmenden Wirkung kann sie auch zur Behandlung von Arthritis eingesetzt werden. Ihre Tannine machen sie zu einem nützlichen Mittel gegen Durchfall. In Nordamerika ist sie bekannt für ihre Heilwirkung bei Katarrh der oberen Atemwege.

Tanacetum parthenium
Mutterkraut
Siehe Seite 47.

Tanacetum vulgare
(auch *Chrysanthemum vulgare*)
Rainfarn
Wurmkraut

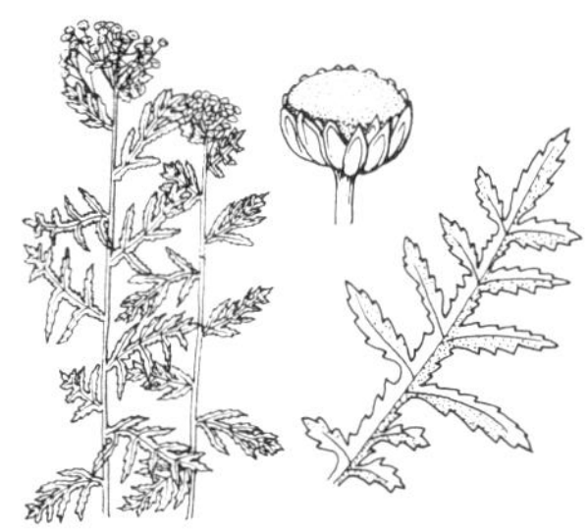

Höhe 60 cm. Foto Seite 50.

Verwendete Teile Getrocknetes Kraut; Anbau S. 278–79.

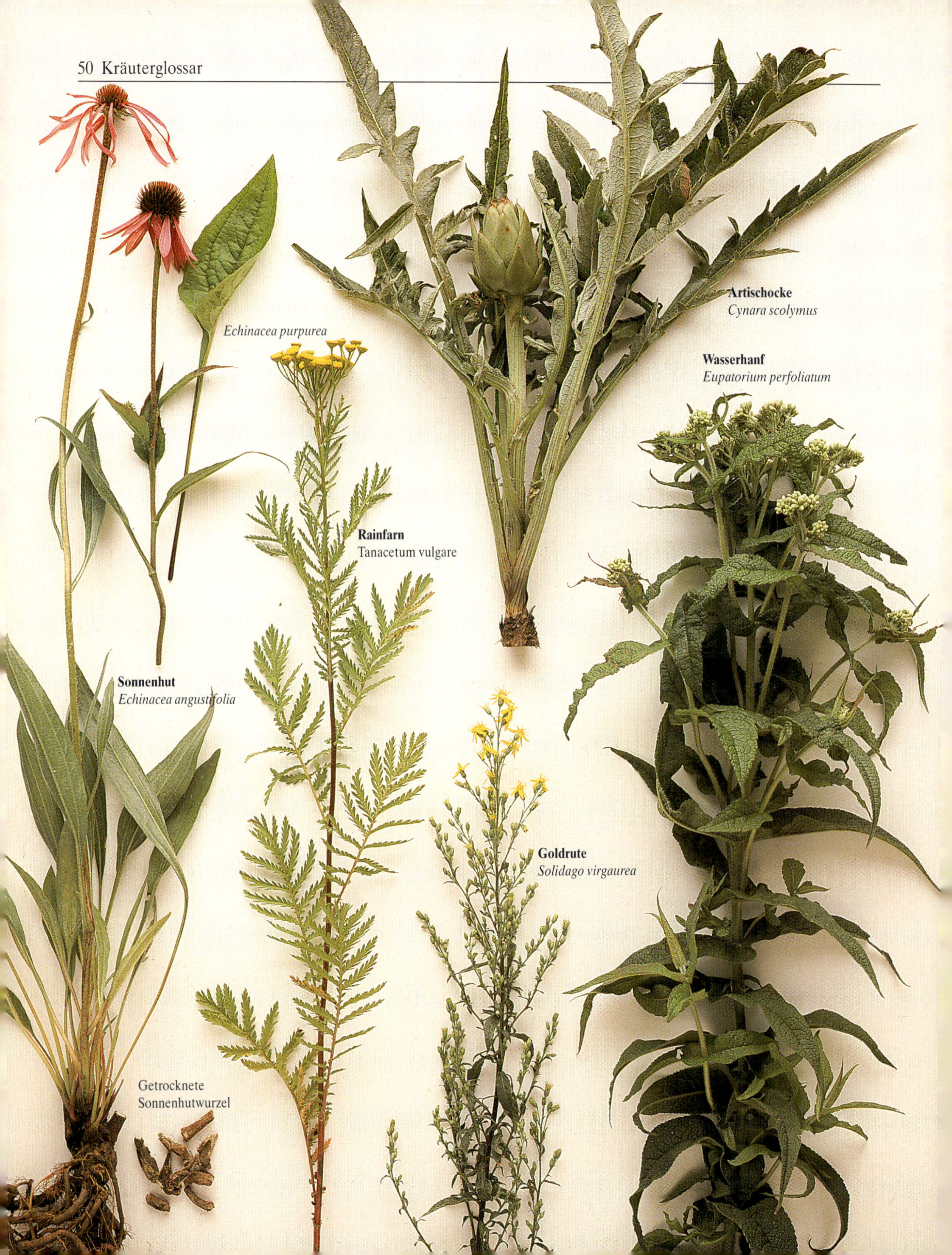
Echinacea purpurea
Artischocke
Cynara scolymus
Wasserhanf
Eupatorium perfoliatum
Rainfarn
Tanacetum vulgare
Sonnenhut
Echinacea angustifolia
Goldrute
Solidago virgaurea
Getrocknete
Sonnenhutwurzel

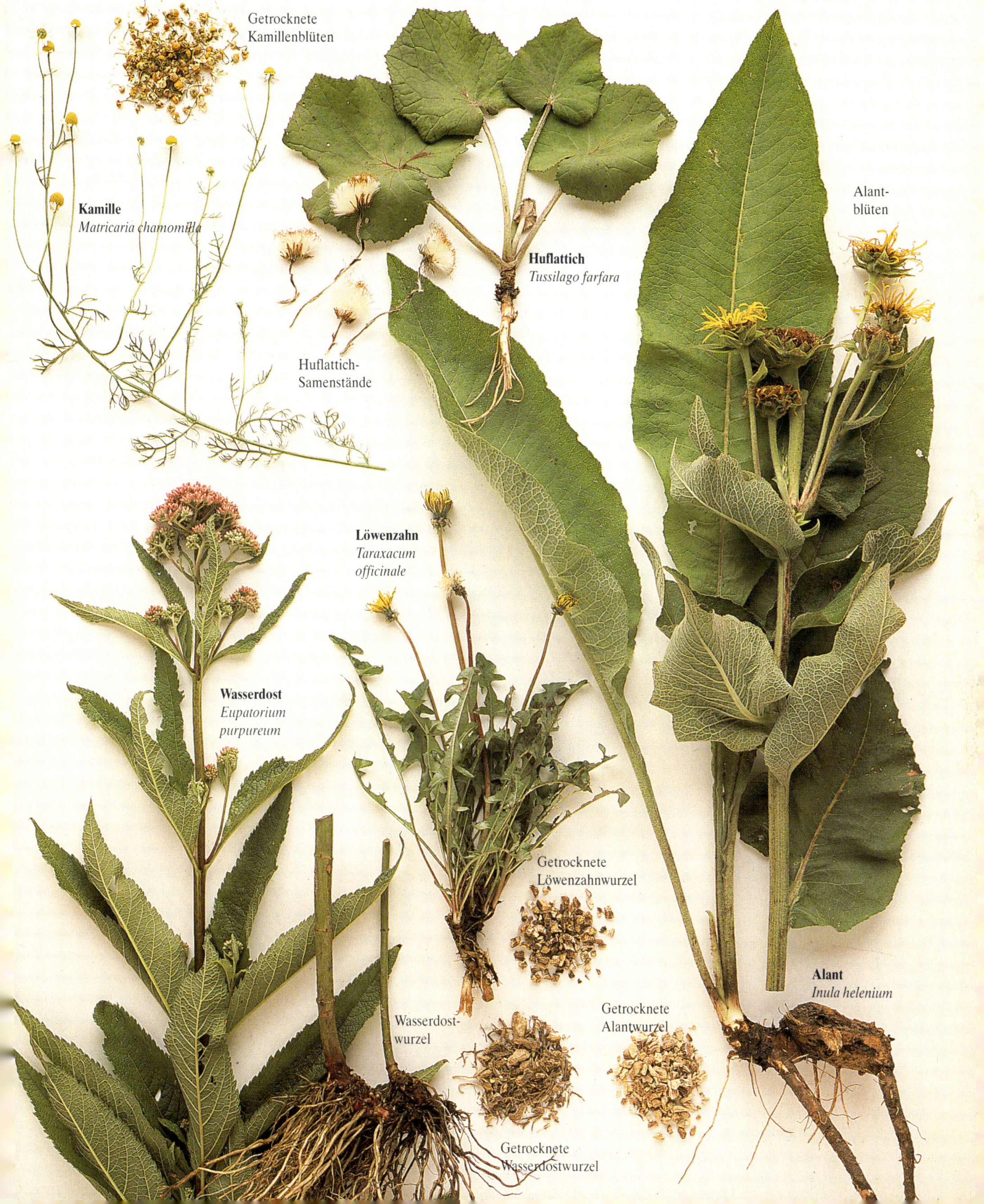
Getrocknete Kamillenblüten
Kamille
Matricaria chamomilla
Huflattich-Samenstände
Huflattich
Tussilago farfara
Alant-blüten
Löwenzahn
Taraxacum officinale
Wasserdost
Eupatorium purpureum
Getrocknete Löwenzahnwurzel
Wasserdost-wurzel
Getrocknete Wasserdostwurzel
Getrocknete Alantwurzel
Alant
Inula helenium

Wirkstoffe Ätherisches Öl (bis zu 70% Thujon), Bitterglykoside, Sesquiterpen-Laktone, Terpenoide (u. a. Pyrethrine), Tannin, Harz, Vitamin C, Zitronensäure, Oxalsäure.
Anwendung *Allgemein:* Zur Insektenabwehr (Seite 160). *Medizin:* Wurmbefall.

Wie Wermut enthält Rainfarn viel Thujon, das das Zentralnervensystem schädigen kann, wenn man es zu lange oder in zu hohen Dosen einnimmt. In den Händen eines ausgebildeten Kräuterheilkundigen ist es jedoch ein nützliches Mittel gegen Würmer (Spul- und Fadenwürmer). In einer Quelle heißt es, daß bei Kindern ein Rainfarnumschlag um den Bauch genausogut wirkt. Äußerlich kann Rainfarntee als Waschung gegen Krätze helfen und als Kompresse die Schmerzen rheumageplagter Gelenke lindern. Rainfarn war eines der Kräuter, die man im Mittelalter auf den Boden streute, um Ungeziefer abzuwehren.
ACHTUNG Rainfarn ist ein starkes menstruationsförderndes Mittel und sollte nicht in der Schwangerschaft eingenommen werden.

Taraxacum officinale
Löwenzahn
Butterblume, Bettpisser

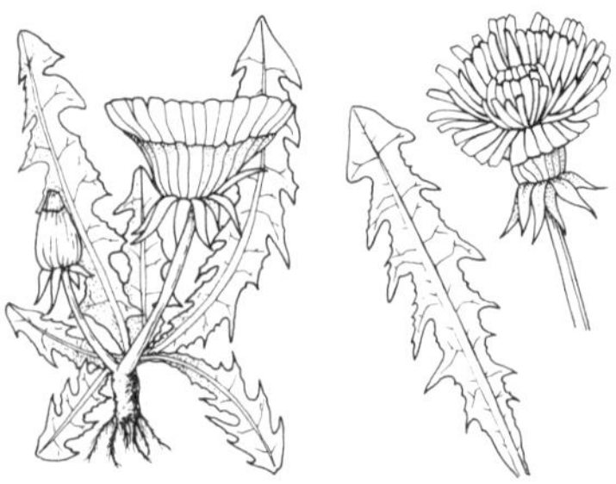

Höhe 30 cm. Foto Seite 51.

Verwendete Teile Ganze Pflanze.
Wirkstoffe Wurzel: Bitterstoff Taraxizin, Triterpene (u. a. Taraxol und Taraxasterol), Sterine, Inulin, Zucker, Pektin, Glykoside, Cholin, Phenolsäure, Asparagin, Vitamine, Kalium. Blätter: Lutein, Karotinoide (u. a. Violaxanthin); Bitterstoffe; Vitamin A, B, C und D (mehr Vitamin A als in Möhren); Kalium, Eisen.
Anwendung *Küche:* Blätter als Salat (Seite 170–71); Wurzel als Kaffee-Ersatz; Blüten für Wein. *Medizin:* Leber- und Gallenleiden, Rheuma, Hautleiden; als Verdauungstonikum bei Verstopfung.

Der bescheidene Löwenzahn ist eine der großartigen Heilpflanzen in der Natur. Die Wurzel ist ein leicht abführendes, bitteres Belebungsmittel, das bei Verdauungsstörungen und Verstopfung hilft.[1] Sie stimuliert Leber und Galle (vor allem aufgrund des Taraxizingehalts) und fördert erheblich den Gallenfluß.[2, 3, 4] Sie ist bei allen Leberleiden und bei Gelbsucht nützlich. Die Blätter, im Frühling ein ausgezeichneter Salat, wirken stark entwässernd, was Volksnamen wie »Bettpisser« bezeugen – übrigens auch im Französischen (»piss-en-lit«) und im Englischen (»pee in the bed«).[5] In einem wissenschaftlichen Vergleich mit einem gängigen Diuretikum, Furosemid, schnitt der Löwenzahn günstig ab.[6] Anders als bei konventionellen Diuretika verliert der Körper durch den Löwenzahn kein Kalium; was ausgeschwemmt wird, wird durch den hohen Kaliumgehalt des Löwenzahns ersetzt. Löwenzahn reinigt Blut und Gewebe und ist hilfreich bei der Behandlung von Hauterkrankungen und Rheuma. Sein Saft soll Warzen vertreiben, aus den Blüten läßt sich ein ausgezeichneter Wein herstellen.
In China wird eine verwandte Art, *T. mongolicum,* gegen Entzündungen eingesetzt, vor allem gegen Brustdrüsenentzündung.

Tussilago farfara
Huflattich
Brandlattich, Eselshuf, Pferdefuß, Männerblume

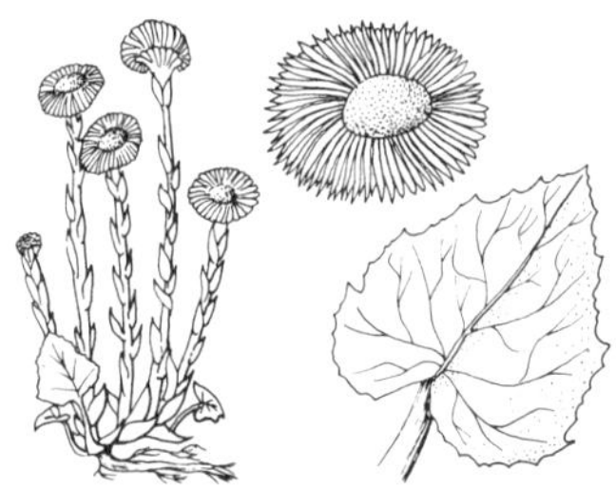

Höhe 8–30 cm. Foto Seite 51.

Verwendete Teile Blüten und Blätter.
Wirkstoffe Schleim, Alkaloid, Saponine, Tannin (vor allem in den Blättern), Zink, Kalium, Calcium.
Anwendung *Medizin:* Erkältungen, Husten, Geschwüre, Abszesse.

Der lateinische Name zeigt die Verwendung der Pflanze in der Antike gegen Husten an; dabei wurde Huflattich wie Tabak geraucht oder als Tee bzw. Sirup eingenommen.
Im Huflattich verbindet sich eine gute auswurflösende Wirkung mit den beruhigenden und heilenden Eigenschaften seines Schleims. Er hilft bei den meisten Atemwegserkrankungen, bei Erkältung und Katarrh. Die frischen Blätter, äußerlich als Breiumschlag angewendet, lindern und heilen Geschwüre und Abszesse, was teilweise auf dem Zinkgehalt beruht. Huflattich enthält eine geringe Menge des Pyrrolizidin-Alkaloids Senkirkin, das in isolierter Form die Leber schädigen kann.[1] Schwedische Untersuchungen stellten jedoch fest, daß in einem 30 Minuten lang gekochten Absud keine Pyrrolizidin-Alkaloide nachgewiesen werden konnten, und weitere Forschungen zeigten, daß der hohe Schleimgehalt des Huflattichs die winzigen Mengen an Alkaloiden ungefährlich macht.[2]
ACHTUNG Angesichts der medizinischen Kontroverse über die Pflanze ist es ratsam, Huflattich nicht in übermäßigen Mengen einzunehmen.

CRUCIFERAE

Brassica nigra
Schwarzer Senf
Gartensenf, Mostrich

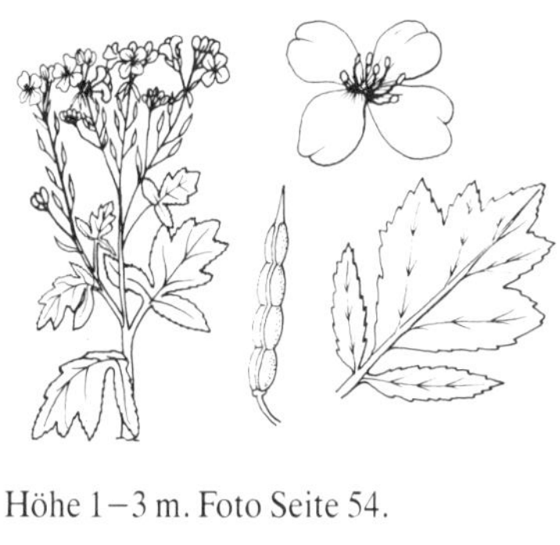

Höhe 1–3 m. Foto Seite 54.

Verwendete Teile Samen und Blätter.
Wirkstoffe Ein Glykosid (Sinigrin), ein Enzym (Myrosin). In Wasser reagiert das Myrosin mit dem Sinigrin, dabei wird ätherisches Senföl (Allyl-Isothiozyanat) freigesetzt, das den stechenden

Geruch des Senfs hervorruft. Außerdem: bis zu 37 % fettes Öl, Proteine, Schleim.
Anwendung *Küche:* Für Fleisch, Saucen, Suppen und Dressings. *Medizin:* Husten, Erkältungen, Verdauungsstörungen.

Senföl ist ein starkes Bakterizid und Fungizid, kann aber auf der Haut Blasen verursachen.[1, 2] Senf erwärmt und stimuliert das Verdauungssystem. Mit den Samen kann man stimulierende Umschläge bei Husten und arthritischen Gelenken machen; man mischt dazu die Samen mit mildernden Substanzen wie Ulmenpulver. Fußbäder mit Senf helfen bei Kreislaufschwäche, Frostbeulen und Katarrh der oberen Atemwege.
ACHTUNG Siehe Meerrettich, rechts.

Capsella bursa-pastoris
Hirtentäschelkraut
Bauernsenf, Herzkraut, Schinkenkraut

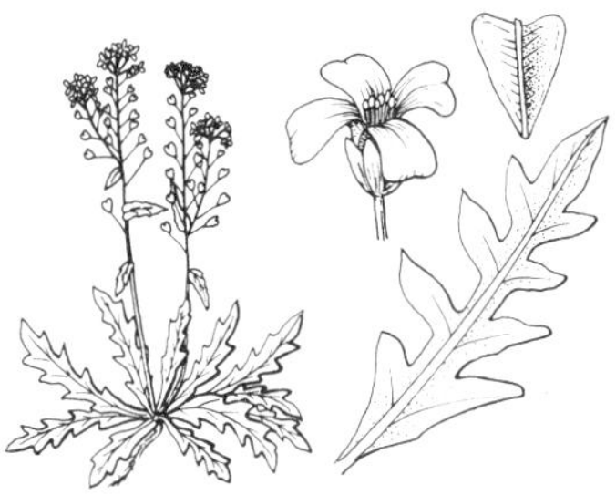

Höhe 30 cm. Foto Seite 55.

Verwendete Teile Ganzes Kraut, getrocknet oder frisch.
Wirkstoffe Cholin, Acetylcholin, Tyramin, Saponine, Senföl, Flavonoide.
Anwendung *Küche:* Blätter als Gemüse. *Medizin:* Krampfadern; zur Blutstillung.

Das Hirtentäschelkraut, so genannt nach seinen täschchenförmigen Kapselfrüchten, ist eine der wichtigsten blutstillenden Pflanzen, eine Wirkung, die auf dem Gehalt an Tyramin und anderen Aminen beruht. Die Pflanze wirkt entwässernd. Sie hilft bei Harnwegsinfektionen, Blut im Urin und starken Menstruationsblutungen. Solche Symptome müssen aber immer von einem Arzt untersucht werden. Hirtentäschel ist auch ein gutes Mittel gegen Hämorrhoiden, Krampfadern und bei Nasenbluten. Die Blätter werden vielerorts als Gemüse gegessen.

Cochlearia armoracia
(auch *Armoracia rusticana*)
Meerrettich
Kren

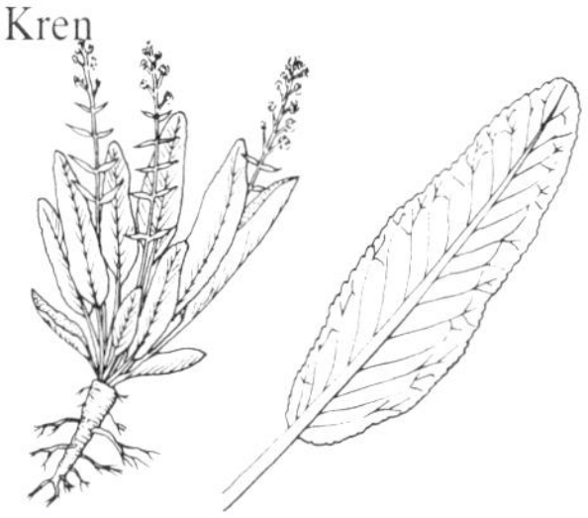

Höhe 1,5 m. Foto Seite 54.

Verwendete Teile Frische Wurzel.
Wirkstoffe Sinigrin (ein Glykosid, das in Verbindung mit Wasser Senföl bildet), Vitamin C, Asparagin, Harz.
Anwendung *Küche:* In Saucen und Essig. *Medizin:* Als Kreislauf- und Verdauungstonikum.

Meerrettich ist ein starkes Belebungsmittel für den Kreislauf; seine antibiotischen Eigenschaften verdankt er dem Senföl. Er hilft bei Lungen- und Harnwegsinfekten. Seine entwässernde Wirkung beruht auf dem Asparagin. Innerlich werden mit Meerrettichwurzel Gicht und Rheuma behandelt. Die frische Wurzel sollte an der frischen Luft gerieben werden, um Augenreizungen durch das ätherische Öl zu vermeiden. Den geriebenen Meerrettich mischt man mit Apfelessig und Honig. Äußerlich helfen Breiumschläge bei Rheuma oder zur Anregung der Durchblutung.
ACHTUNG Meerrettich kann auf der Haut Blasen verursachen. Nicht anwenden bei Schilddrüsenunterfunktion oder gleichzeitiger Einnahme von Thyroxin.

Nasturtium officinale
Brunnenkresse

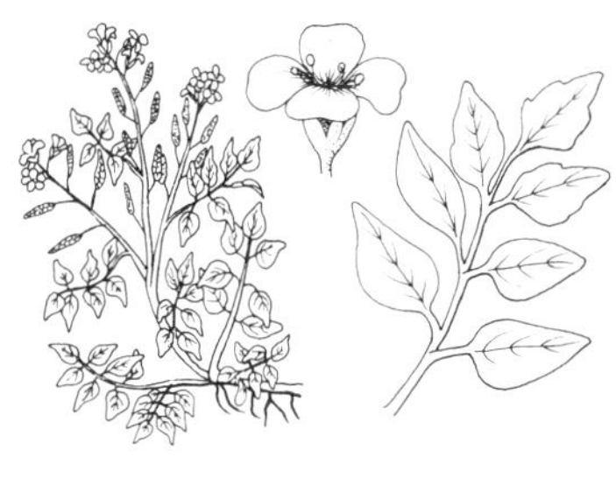

Höhe 30 cm. Foto Seite 54.

Verwendete Teile Stengel und Blätter.
Wirkstoffe Vitamin A, C und E, Nikotinamid, ein Glykosid, Glukonasturtin, ätherisches Öl, Mangan, Eisen, Phosphor, Jod, Kupfer, Calcium.
Anwendung *Küche:* In Suppen und Salaten (Seite 170). *Medizin:* Husten, Verdauungsstörungen, Gicht, Arthritis.

Hippokrates verschrieb Brunnenkresse als belebendes und auswurflösendes Mittel, und auch heute noch machen sich die Kräuterheilkundigen diese Eigenschaften bei der Behandlung von Husten und Bronchitis zunutze. Die anregende Wirkung und die Mineralstoffe machen die Brunnenkresse zu einem wertvollen Nahrungsmittel, das bei der Genesung und bei allgemeinen Schwächezuständen nützlich ist. Es stärkt die Verdauung und entwässert, hilft also dem Körper, giftige Abfallprodukte auszuscheiden. Roh gekaut, kräftigt Brunnenkresse das Zahnfleisch. Mit Meersalz zerrieben, wird daraus ein heilkräftiger Breiumschlag bei Gicht und Arthritis.
ACHTUNG Wilde Brunnenkresse kann den tödlichen Leberegel beherbergen. Nur kommerziell in Beeten kultivierte Pflanzen verwenden!

CUPRESSACEAE

Juniperus communis
Walcholder
Krammetstrauch, Machandel

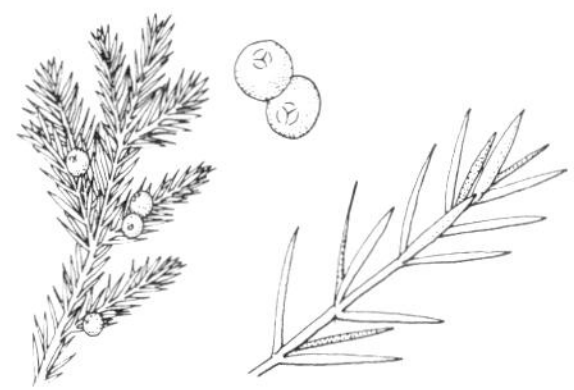

Höhe 6 m. Foto Seite 55.

Verwendete Teile Beeren (die weiblichen Zapfen).
Wirkstoffe Ätherisches Öl (vor allem Pinen, Myrcen, Sabinen; auch Limonen, Terpinen, Camphen, Thujon), Zucker, Vitamin C, Flavonoide, Harz, Gallotannine.
Anwendung *Küche:* Zur Aromatisierung von Gin und Likören. *Medizin:* Blasenentzündung, Rheuma, Gicht.

Das ätherische Öl macht Wacholder zu einem kräftigen Entwässerungsmittel,

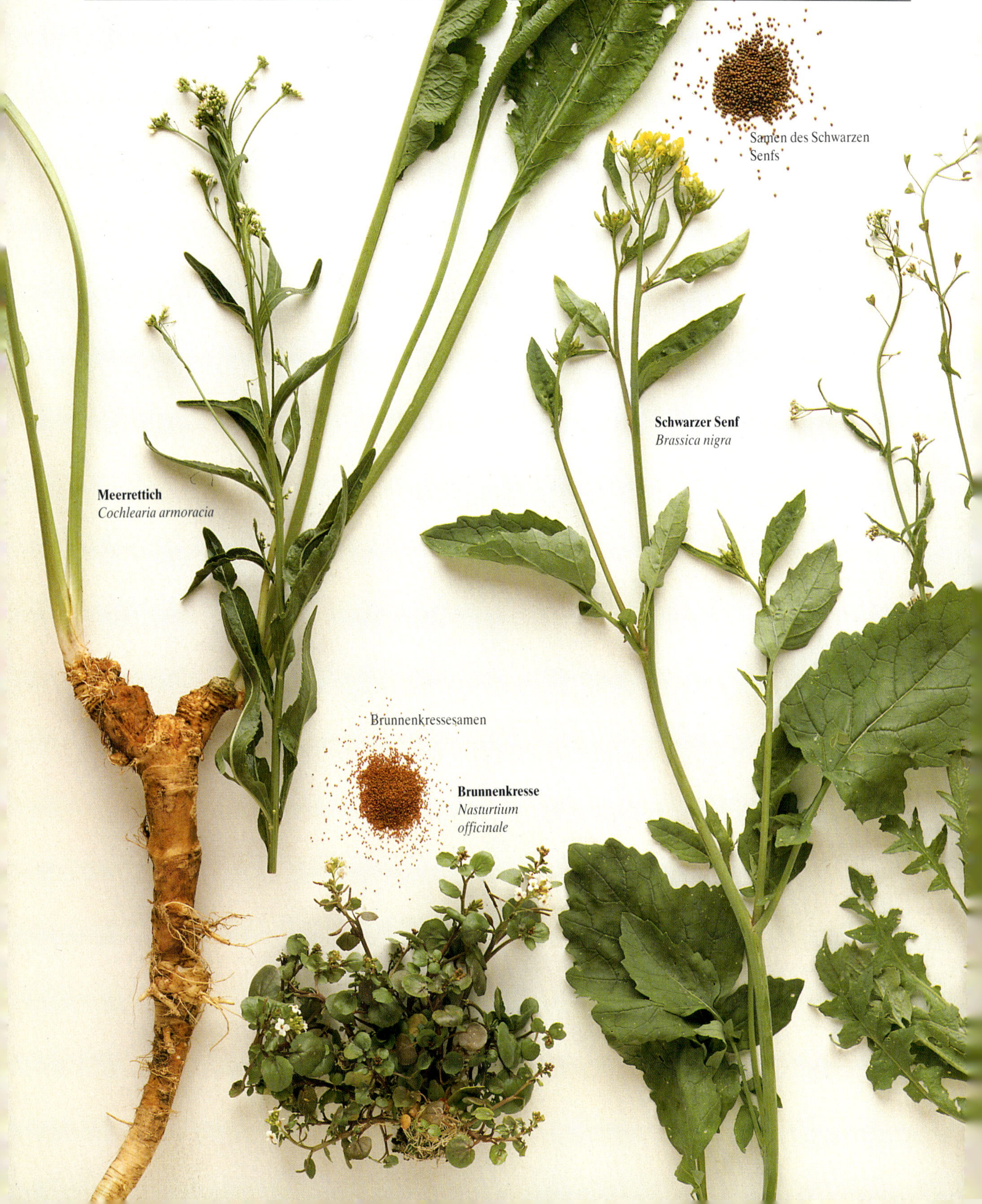
Samen des Schwarzen Senfs
Schwarzer Senf
Brassica nigra
Meerrettich
Cochlearia armoracia
Brunnenkressesamen
Brunnenkresse
Nasturtium officinale

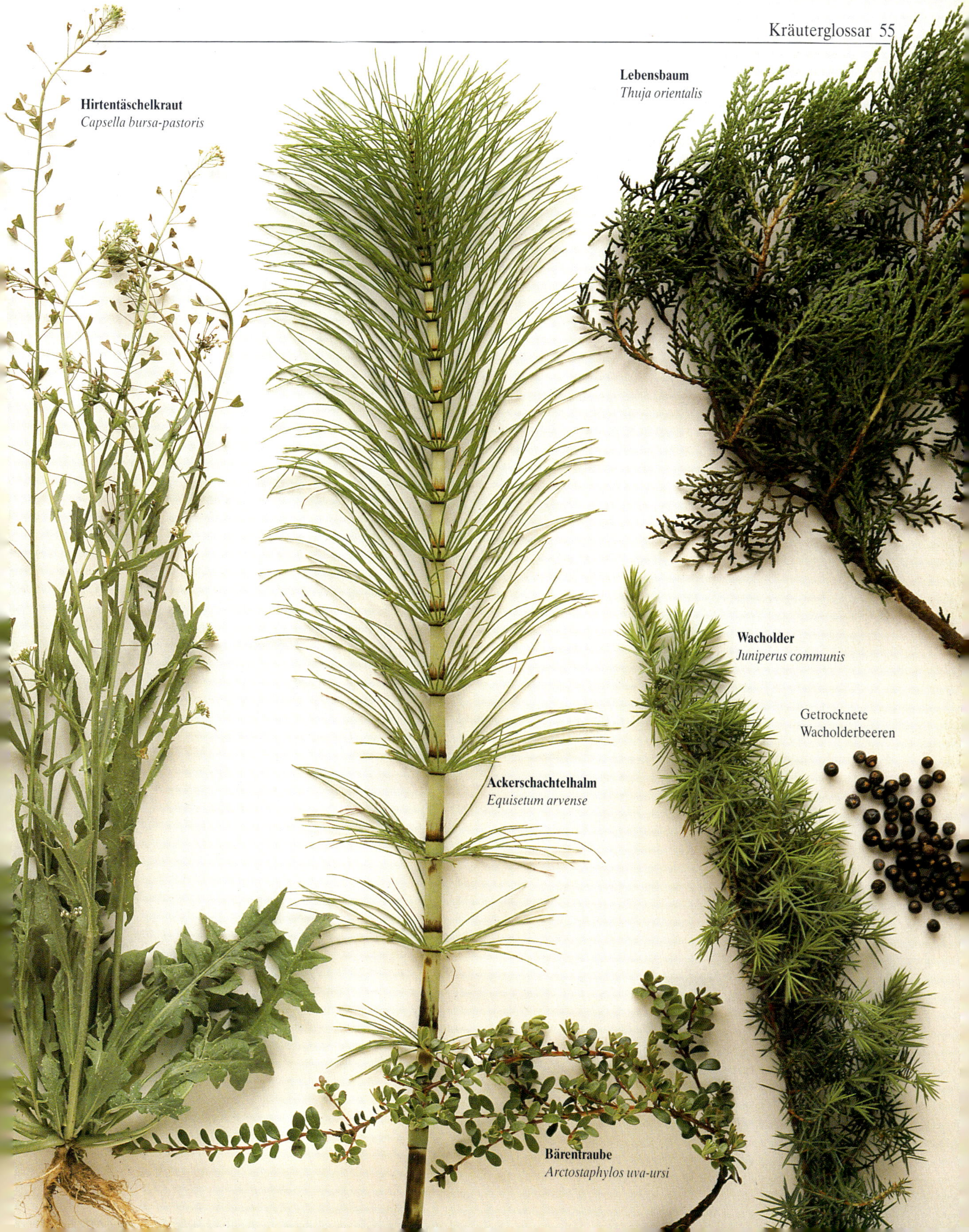
Hirtentäschelkraut
Capsella bursa-pastoris
Lebensbaum
Thuja orientalis
Wacholder
Juniperus communis
Getrocknete
Wacholderbeeren
Ackerschachtelhalm
Equisetum arvense
Bärentraube
Arctostaphylos uva-ursi

das dem Urin einen veilchenartigen Geruch gibt. Das Öl ist antiseptisch, deshalb hilft Wacholdertee bei Entzündungen der Blase und Harnröhre. Wacholderbeeren sind ein erwärmendes Stärkungsmittel bei schwacher Verdauung und mildern Blähungen. Die Beeren werden zur Reinigung des Atems und zur Heilung von Zahnfleischentzündungen gekaut. Äußerliche Einreibungen mit dem verdünnten ätherischen Öl lindern Neuralgien, Ischias- und Rheumaschmerzen. Dampfinhalationen der Beeren helfen ausgezeichnet gegen Erkältungen, Husten und Katarrh.
ACHTUNG Nicht in der Schwangerschaft oder bei Nierenerkrankungen verwenden. Das ätherische Öl nur nach Anweisung eines geschulten Kräuterheilkundigen innerlich anwenden.

Thuja occidentalis
Lebensbaum

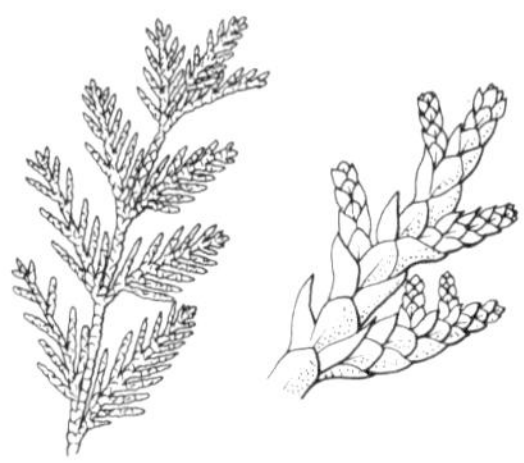

Höhe 15 m. Foto Seite 55.

Verwendete Teile Blätter und junge Zweige.
Wirkstoffe Ätherisches Öl (bis zu 65% Thujon, auch Fenchon, Borneol, Limonen, Pinen, Kampfer, Myrcen), Flavonglykoside, Schleim, Tannin.
Anwendung *Medizin:* Bronchitis und Katarrh.

Diese Heilpflanze benutzten die Indianer Nordamerikas seit altersher, um eine verspätete Menstruation in Gang zu bringen. Forschungen haben ergeben, daß der Lebensbaum glatte Muskeln stimuliert, wie sie im Uterus und in den Bronchien vorhanden sind.[1] Die auswurflösende Wirkung ist bei der Behandlung von Bronchitis nützlich. Äußerlich kann der Tee als Waschung bei infektiösen Hautleiden wie Eiterflechte und Krätze verwendet werden. Thujasalbe ist ein erfolgreiches Warzenmittel. Heiße Kompressen lindern Rheumaschmerzen.
ACHTUNG Nicht in der Schwangerschaft anwenden! Thujon, der Hauptbestandteil des ätherischen Öls, ist in größeren Mengen giftig, so daß die Pflanze nur in geringen Dosen und nicht länger als jeweils ein bis zwei Wochen eingenommen werden sollte.

DIOSCOREACEAE

Dioscorea villosa
Yamswurzel

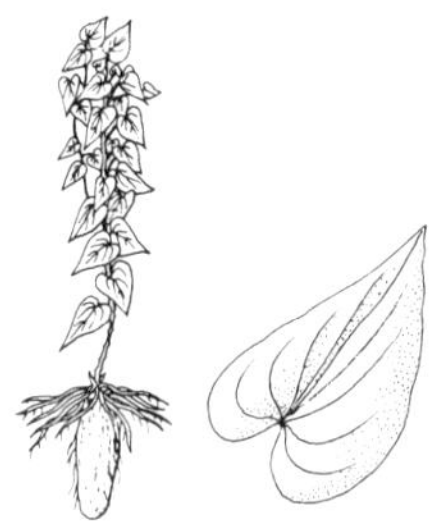

Verwendete Teile Wurzel und Rhizom.
Wirkstoffe Sterin-Saponine (u. a. Dioscin und Trillin, die Diosgenin ergeben), Phytosterine, Alkaloide (u. a. Dioscorin), Tannine, Stärke.
Anwendung *Medizin:* Rheumatische Arthritis, Koliken, drohende Fehlgeburt, Menstruationskrämpfe.

1943 setzte der Wissenschaftler Russell Marker die Welt in Erstaunen, als er mit einem dürftigen Budget zwei Kilo des weiblichen Hormons Progesteron aus der wilden mexikanischen Yamswurzel *(D. mexicana)* herstellte. Bis 1970 war das aus der wilden Yamswurzel gewonnene Diosgenin die einzige Quelle für die hormonellen Substanzen, die für die Anti-Baby-Pille benötigt werden.
Wilde Yamswurzel wurde seit altersher gegen Menstruationskrämpfe und zur Verhütung von Fehlgeburten eingesetzt. Ihre krampflösenden Eigenschaften helfen bei Blähungen oder Koliken, die durch Muskelkrämpfe bedingt sind. Die Pflanze fördert den Gallenfluß und wird deshalb manchmal bei Gallenkoliken gegeben. Kräuterheilkundige verschreiben sie bei entzündlichen Stadien rheumatischer Arthritis. Da sie nicht nur krampflösend, sondern auch noch entwässernd wirkt, hilft sie bei schmerzhaften Erkrankungen der Harnwege. Wegen ihrer krampflösenden Eigenschaften ist sie auch bei schlechter Durchblutung und Neuralgien nützlich.

EPHEDRACEAE

Ephedra sinica
Ephedra
Ma Huang

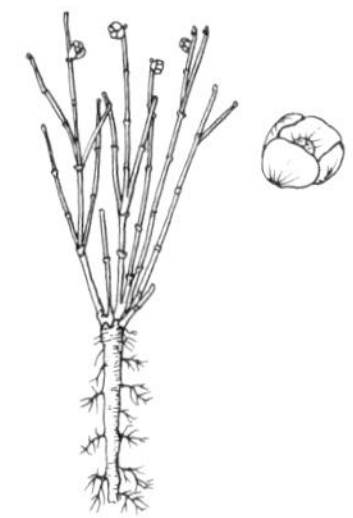

Höhe 15–120 cm.

Verwendete Teile Getrocknete junge Zweige.
Wirkstoffe Alkaloide (u. a. Ephedrin, Norephedrin, Methyl-Ephedrin, Pseudoephedrin), Tannine, Saponin, Flavon, ätherisches Öl.
Anwendung *Medizin:* Asthma, Heuschnupfen.

Diese in der chinesischen Medizin seit Jahrtausenden benutzte Pflanze ist die Quelle des Alkaloids Ephedrin, das 1885 erstmals isoliert wurde. Ephedrin wurde als Asthmaheilmittel begrüßt, da es die Luftwege entspannen kann. Als es jedoch verbreitet eingesetzt wurde, stellte man fest, daß die isolierte Droge den Blutdruck merklich in die Höhe treibt, und heute wird Asthma kaum noch damit behandelt. Von der Pflanze sind jedoch keine unerwünschten Nebenwirkungen bekannt, wenn sie als ganzes Kraut ordnungsgemäß verabreicht wird.
Ephedra wird gegen Asthma, Heuschnupfen und andere Allergien eingesetzt. In China gibt man sie auch bei den ersten Stadien einer Erkältung oder Grippe (ihre ätherischen Öle hemmen den Grippevirus), außerdem bei Arthritis und Wasseransammlungen im Gewebe. In den USA benutzte man eine verwandte, als Mormonentee oder Wüstentee bekannte Art bei Fieber, Nieren- und Blasenerkrankungen.
ACHTUNG Nicht verwenden bei starkem Bluthochdruck, grünem Star, Schilddrüsenüberfunktion und Herzinfarkt oder bei gleichzeitiger Einnahme von Monoamino-oxydase-Hemmern (MAOH, Antidepressivum).
MIT EINSCHRÄNKUNG.

EQUISETACEAE

Equisetum arvense
Ackerschachtelhalm

Zinnkraut, Fegekraut, Pferdeschwanz

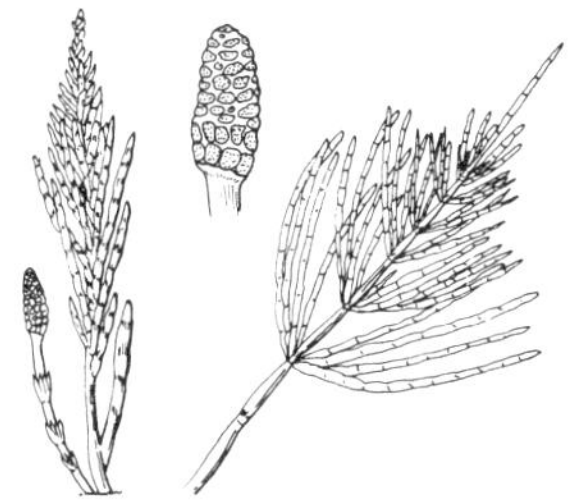

Höhe 20–80 cm. Foto Seite 55.

Verwendete Teile Ganzes Kraut.
Wirkstoffe Bis zu 70% Kieselsäure in löslicher Form, Saponine (u.a. Equisetonin), Alkaloid-Spuren (Nikotin, Palustrin, Palustrinin), Flavonoide, Mangan, Kalium, Schwefel, Magnesium, Tannin.
Anwendung *Kosmetik:* In Shampoos (Seite 146). *Haushalt:* Als Metallpolitur (Seite 152). *Medizin:* Infektionen und Steine im Harntrakt, Lungenleiden, Arteriosklerose.

Die hochwirksame Heilpflanze ist ein wichtiger Lieferant von Kieselsäure und wurde bei Tbc-geschädigten Lungen verabreicht.[1, 2] Auch beherbergt sie eine geballte Ladung an Mineralstoffen und wird bei Anämie und allgemeinen Schwächezuständen empfohlen. Schachtelhalmtee hilft bei splitternden Fingernägeln und stumpfem Haar. Er ist auch nützlich, wenn auf den Fingernägeln weiße Flecken erscheinen (angeblich Zeichen von Calciummangel). Die Kieselsäure fördert die Aufnahme und Verwertung von Calcium und schützt auch gegen Fettablagerungen in den Arterien.[3, 4] Schachtelhalm wirkt adstringierend und blutstillend und ist deshalb gut bei Magengeschwüren. Er entwässert leicht, ist aber wegen seiner Adstringenz hilfreich bei der Behandlung von bettnässenden Kindern.[5] Er wird auch bei entzündeter oder vergrößerter Prostata, Blasenentzündungen und -steinen verabreicht. Um in den vollen Genuß der Mineralstoffe zu kommen, nimmt man den Saft oder eine kolloidale Lösung der frischen Pflanze ein (dazu wird feinster Pflanzenbrei mit Tee oder Sirup vermischt).

ERICACEAE

Arctostaphylos uva-ursi
Bärentraube

Harnkraut, Sandbeere, Wilder Buchs, Wolfsbeere

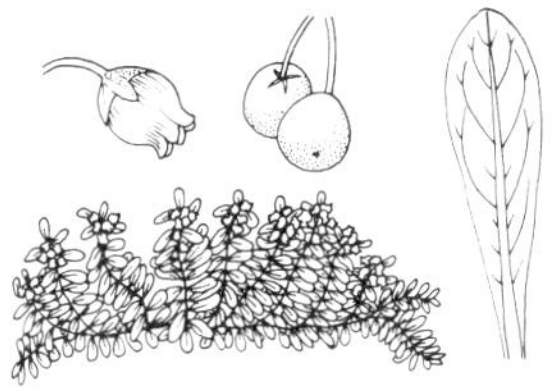

Höhe 15 cm. Foto Seite 55.

Verwendete Teile Blätter.
Wirkstoffe Ca. 8% Arbutin, Methyl-Arbutin, Flavonoide, Allantoin, Tannine, Phenolsäuren, ätherisches Öl, Harz.
Anwendung *Medizin:* Blasenentzündung.

Die Bärentraube, die in der mittelalterlichen Volksmedizin verwendet wurde, ist ein Diuretikum. Im Körper verwandelt sich das Arbutin in Hydrochinon, das die Harnwege desinfiziert.[1] Die Wirkung ist besonders gut bei alkalischem Urin, der bei vegetarischer Ernährung gebildet wird.[2]
ACHTUNG Bei Langzeitanwendung kann die Bärentraube Vergiftungserscheinungen hervorrufen, da Hydrochinon in großen Mengen giftig ist. Bei normalem medizinischen Gebrauch ist sie jedoch völlig ungefährlich.

Erica vulgaris
(auch *Calluna vulgaris*)
Heidekraut

Siehe Seite 58.

EUPHORBIACEAE

Euphorbia hirta
(und *E. pilulifera*)
Pillenwolfsmilchkraut

Verwendete Teile Ganzes Kraut.
Wirkstoffe Glykoside, Alkaloid, Triterpenoide, Sterine, Tannin.
Anwendung *Medizin:* Asthma.

Diese in den Tropen häufige Wolfsmilchart entspannt die Bronchialmuskulatur und erleichtert Asthmatikern das Atmen. Sie hilft auch bei Katarrh der oberen Atemwege und bei Heuschnupfen. In den Tropen wird Amöbenruhr damit behandelt.
ACHTUNG Obwohl dies eine der wenigen ungiftigen Arten unter den Wolfsmilchgewächsen ist, können sehr hohe Dosen Übelkeit und Erbrechen hervorrufen.

Stillingia sylvatica
Stillingie

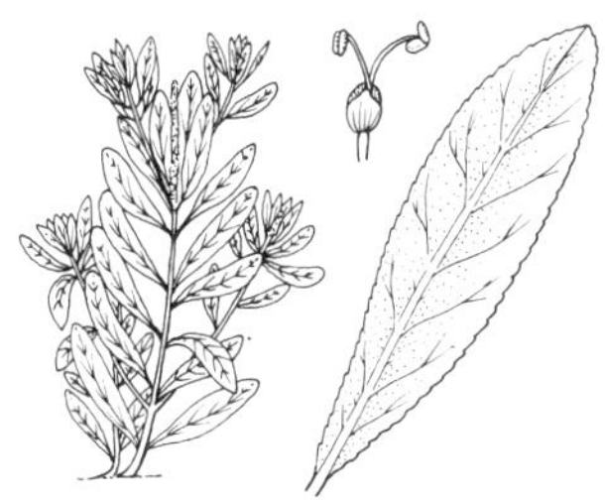

Höhe 1 m.

Verwendete Teile Wurzel (nicht älter als 2 Jahre).
Wirkstoffe Bis zu 4% ätherisches Öl, scharfes fettes Öl, scharfes Harz (Sylvacrol), Tannine, Calciumoxalat, Zyan-Glykoside, Stärke.
Anwendung *Medizin:* Atemwegserkrankungen, Hautleiden.

Man glaubte einst, die Pflanze könne Syphilis heilen (was nicht zutrifft); heute verwendet man sie als stimulierendes Expektorans bei Bronchitis, Laryngitis und Krupp mit hartem Husten (die Stillingie fördert den Speichelfluß). In kleinen Dosen wirkt die Pflanze abführend und entwässernd, in großen Dosen erzeugt sie Durchfall und Erbrechen. Sie ist auch bekannt als gutes Blutreinigungsmittel, das bei Hautleiden hilft.
ACHTUNG Hohe Dosen dieser Pflanze können die Schleimhäute reizen. Immer mit großer Sorgfalt verwenden!

Calluna vulgaris
(auch *Erica vulgaris*)
Heidekraut
Besenheide, Immerschön

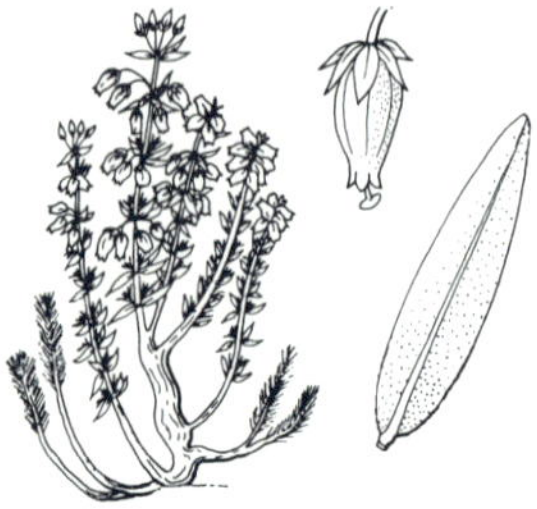

Höhe 15–100 cm.

Verwendete Teile Frische blühende Krautspitzen.
Wirkstoffe Alkaloid, Arbutin, Zitronen- und Fumarsäure, ätherisches Öl, Tannin, Flavonoide, Karotin.
Anwendung *Medizin:* Harnwegserkrankungen.

Heidekraut hat in der Volksmedizin eine lange Geschichte. Es ist bekannt als mildes Beruhigungsmittel, aber seine wichtigste Eigenschaft für die moderne Kräuterheilkunde ist seine Wirkung als Antiseptikum für den Harntrakt, die auf dem Arbutingehalt beruht (siehe Bärentraube, Seite 57). Heidekraut wird auch bei Gicht und Rheuma gegeben. Ein Heidekrautbad kann Rheumaschmerzen lindern. Zahlreiche weitere, dekorative Heidekrautarten sind für den Gärtner erhältlich.

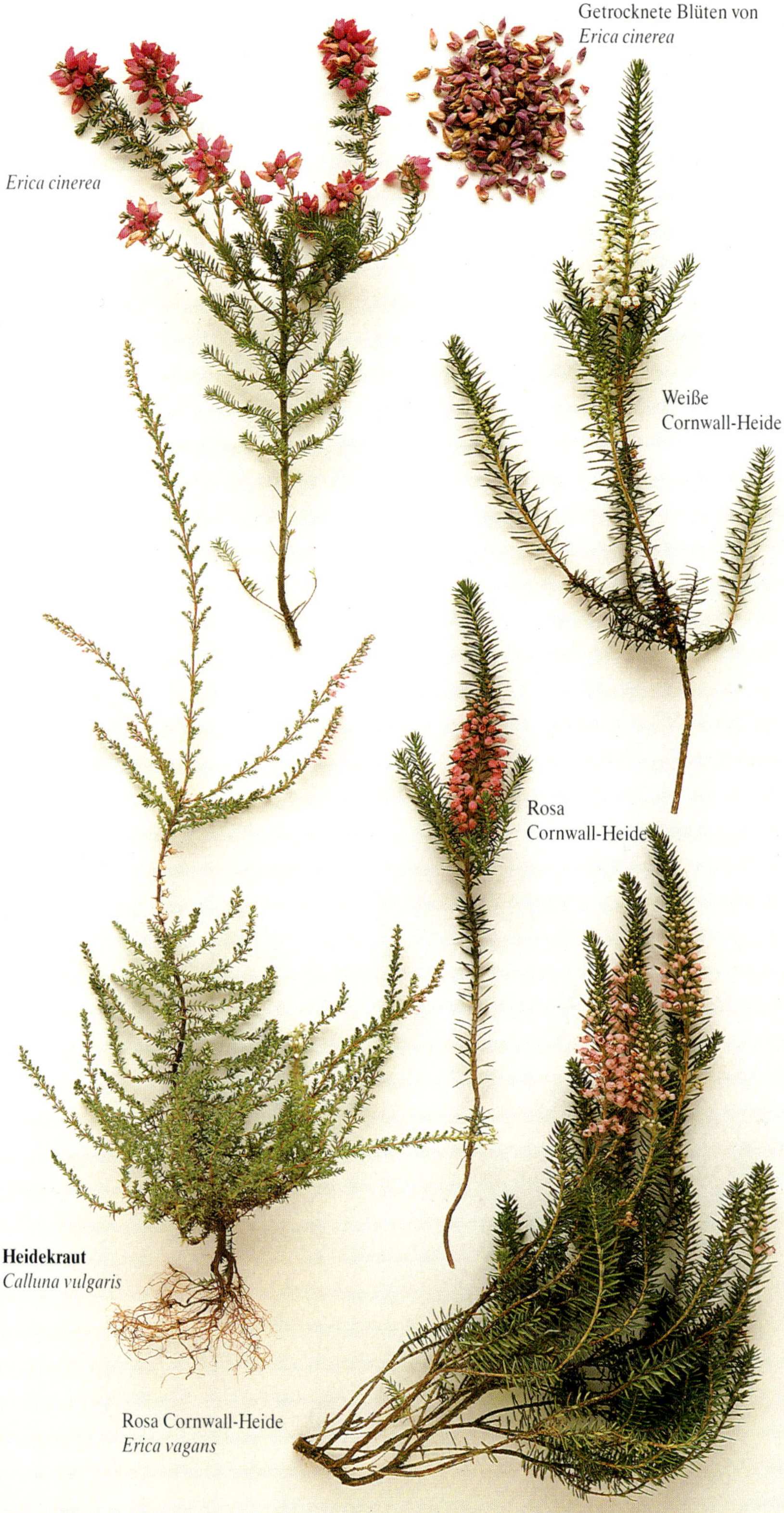

FAGACEAE

Quercus robur
Eiche

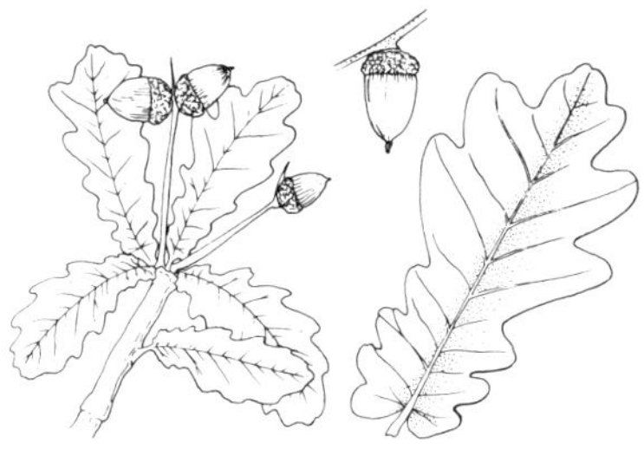

Höhe bis 40 m. Foto Seite 63.

Verwendete Teile Rinde.
Wirkstoffe Bis zu 20% Tannin, Gallensäure, Elligatannin.
Anwendung *Haushalt:* Zum Färben (Seite 158–59). *Medizin:* Halsentzündungen, Hämorrhoiden, Krampfadern, Blutungen.

Eichenrinde wirkt stark zusammenziehend und besitzt die therapeutischen Eigenschaften von Pflanzen mit hohem Gerbstoffgehalt. Rindenpulver schnupft man bei Nasenbluten. Eine Abkochung ergibt ein ausgezeichnetes Gurgelwasser gegen Halsentzündung. Bei innerlicher Anwendung stoppt Eichenrinde den akuten Durchfall bei Magen-Darm-Katarrh. Ausfluß läßt sich mit einer Eichenrinden-Scheidenspülung behandeln. Als Salbe hilft sie gegen Hämorrhoiden. Kalte Umschläge leisten bei Verbrennungen und Schnittwunden gute Dienste.

FUCACEAE

Fucus vesiculosus
Blasentang
Kelp

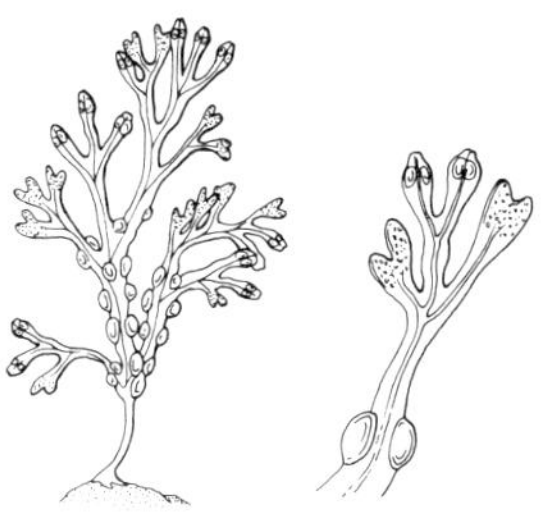

Größe unterschiedlich. Foto Seite 63.

Verwendete Teile Ganze Pflanze.
Wirkstoffe Schleim, Mannitol, ätherisches Öl, Kalium, Jod und viele andere Mineralstoffe.
Anwendung *Medizin:* Rheuma; zur Mineralstoffzufuhr.

Diese Tangart war die ursprüngliche Quelle des 1812 entdeckten Jods. Die Annahme, daß Blasentang beim Abnehmen hilft, beruht wahrscheinlich auf seiner Wirkung bei Schilddrüsenunterfunktion.[1] Seine wichtigste Eigenschaft heute ist die Mineralstoffversorgung des Körpers. Äußerlich werden Kompressen und Pflaster bei Entzündungen und zur Linderung von Rheumaschmerzen angewendet.

FUMARIACEAE

Corydalis bulbosa
Hohler Lerchensporn

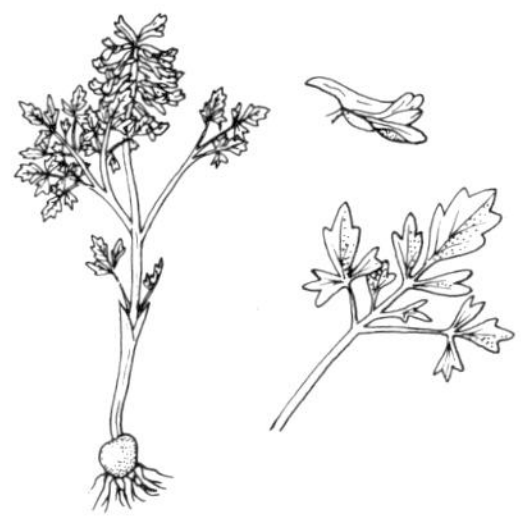

Höhe 15–25 m.

Verwendete Teile Knolle und Rhizom.
Wirkstoffe Alkaloide (Corydalin, Corybulbin, Isocorybulbin, Corycavidin, Corycavamin, Corydin, Bulbocapriin, Protopin, Tetrahydropalmatin und mindestens zehn weitere).
Anwendung *Medizin:* Als Schmerzmittel.

Aus dieser hochwirksamen Pflanze wird das Alkaloid Bulbocapriin gewonnen, mit dem die Schulmedizin Konvulsionen, die Parkinsonsche Krankheit und die Menieresche Krankheit behandelt. In der traditionellen chinesischen Medizin ist die Pflanze ein wichtiges Schmerzmittel, besonders bei Menstruationskrämpfen, Magen- und Bauchschmerzen sowie Kopfschmerzen. Chinesischen Forschungen zufolge beträgt die schmerzlindernde Wirkung etwa 1% des Opiums.
ACHTUNG Nur nach Anweisung eines Kräuterheilkundigen anwenden!
MIT EINSCHRÄNKUNG.

Fumaria officinalis
Erdrauch
Ackerrautenkraut, Blausporn

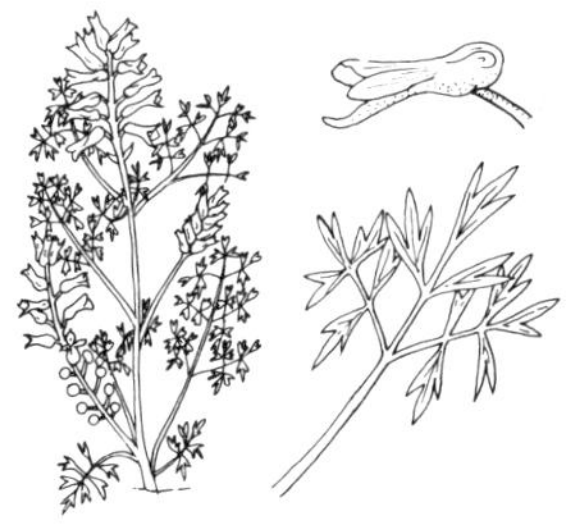

Höhe 15–70 cm. Foto Seite 62.

Verwendete Teile Ganzes Kraut.
Wirkstoffe Alkaloide (u.a. Fumarin, Protopin), Bitterstoffe, Gerbsäure, Fumarsäure, Schleim, Harz, Kalium.
Anwendung *Haushalt:* Blüten zum Gelbfärben. *Medizin:* Ekzeme.

Der Name Erdrauch beruht auf dem rauchähnlichen Aussehen der Pflanze aus der Ferne. Sie hat eine lange Geschichte als Mittel gegen Hautleiden. Wie die meisten zu diesem Zweck verwendeten Kräuter hat sie blutreinigende Eigenschaften: Sie ist leicht abführend, entwässert und regt den Gallenfluß an.[1]
ACHTUNG Hohe Dosen können Durchfall verursachen.

GENTIANACEAE

Erythraea centaurium
(auch *Centaurium erythraea*)
Echtes Tausendgüldenkraut
Fieberkraut, Magenkraut

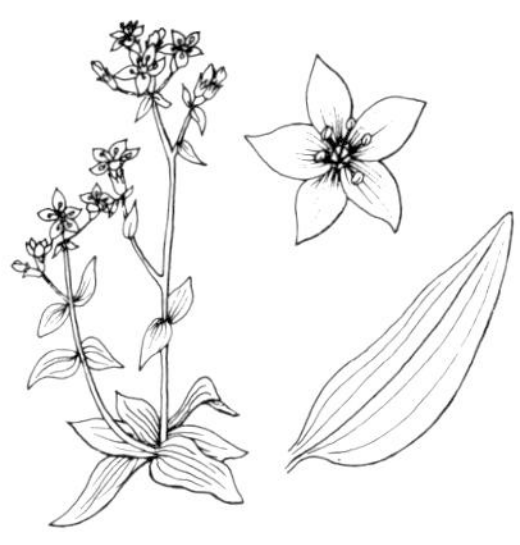

Höhe 10–30 cm. Foto Seite 63.

Verwendete Teile Blühendes ganzes Kraut, getrocknet.

Wirkstoffe Verschiedene Bitterstoffglykoside (Gentiopicrin, Centapicrin, Swertiamarin, Gentioflavosid), Alkaloide (Gentianin, Gentianidin, Gentioflavin), Phenolsäure, Triterpene, Wachs.
Anwendung *Medizin:* Rheuma, Gicht; als Verdauungstonikum.

Tausendgüldenkraut gehört zu den Enziangewächsen und hat zum Teil dieselben Wirkstoffe wie der Enzian, mit dem es auch den tonisierenden Effekt teilt. Vor den Mahlzeiten eingenommen, regt es die Magensäfte, Leber und Galle an und unterstützt so die Verdauung. Darum wird es auch in Wermut und verschiedenen Magenbittern verwendet. Es ist leicht abführend und hilft sehr gut bei Sodbrennen, wenn man es nach den Mahlzeiten einnimmt. Es kann auch die Wirkung anderer, gegen Würmer eingesetzter Heilkräuter unterstützen.
Wie viele bittere Belebungsmittel wirkt Tausendgüldenkraut auch fiebersenkend und wurde anstelle von Chinin eingesetzt. Die Forschung stellte fest, daß diese Wirkung teilweise auf der Phenolsäure beruht.[1] Ein weiterer Bestandteil, das Gentiopicrin, wirkt gegen Malaria.[2] Die Forschung bestätigt die Wirksamkeit der Pflanze bei Rheuma und Gicht, da stark entzündungshemmende Eigenschaften festgestellt werden konnten.[3]
Tausendgüldenkraut besitzt noch weitere Heilkräfte. Der berühmte Kräuterpfarrer Sebastian Kneipp empfahl Tausendgüldenkraut gegen Melancholie und zur Beruhigung der Nerven. In Ägypten wird die Pflanze bei hohem Blutdruck und Nierensteinen verabreicht.[4] In ganz Europa behandelt man damit Anämie, Leber- und Gallenleiden.

Gentiana lutea
Enzian
Gelber Enzian, Bitterwurz

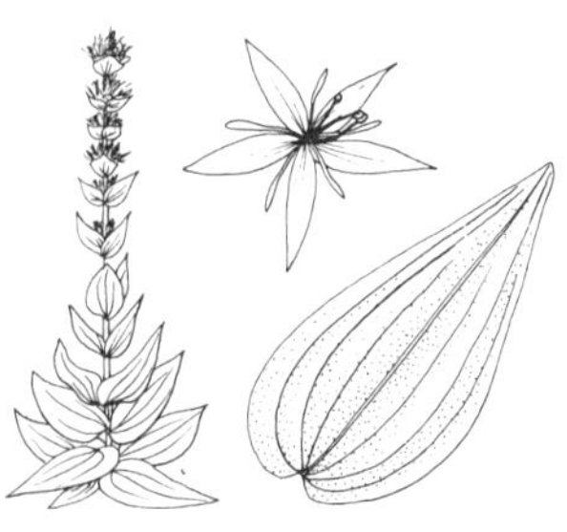

Höhe 110 cm.

Verwendete Teile Getrocknete Wurzel und Rhizom.
Wirkstoffe Bitterstoffglykoside (Amarogentin, Gentiopicrin, Swertiamarin), Alkaloide (u. a. Gentianin, Gentialutin), Xanthone (u. a. Gentisein, Gentisin), Triterpene, Zucker, ätherisches Öl.
Anwendung *Medizin:* Als Verdauungstonikum.

Der lateinische Name geht auf den Illyrerkönig Gentius (1. Jhdt. v. Chr.) zurück, der die Heilkräfte des Enzians entdeckt haben soll. Enzian enthält eine der bittersten Substanzen, die man kennt, das Glykosid Amarogentin. Seine Bitterstoffe fördern den Appetit und regen die Magensäfte, die Peristaltik und den Gallenfluß an. Enzian wird auch bei Magen-Darm-Entzündungen verabreicht (eines seiner Alkaloide, das Gentianin, wirkt nachweislich entzündungshemmend), sowie zur Fiebersenkung. Die Wurzel ist Bestandteil vieler Bitterliköre.
ACHTUNG Hohe Dosen können Erbrechen verursachen.

GERANIACEAE

Geranium maculatum
Gefleckter Storchenschnabel

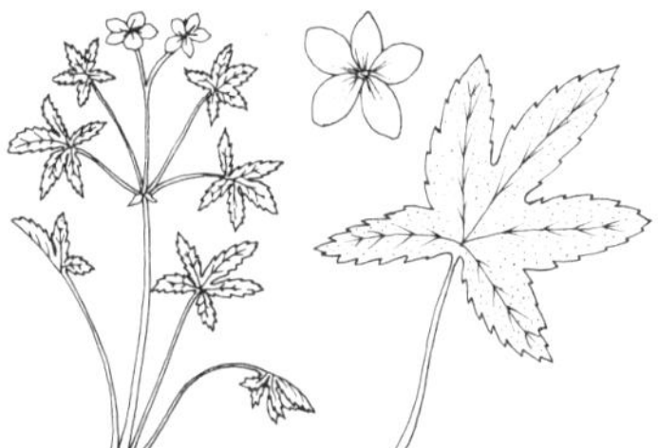

Größe 55 × 30 cm. Foto Seite 62.

Verwendete Teile Rhizom.
Wirkstoffe Bis zu 25 % Gerb- und Gallensäuren, Harz.
Anwendung *Medizin:* Durchfall, Halsentzündungen; zur Blutstillung.

Aufgrund ihrer Gerbstoffe eignet sich diese Pflanze zur Behandlung von Durchfall, von Blutungen im Verdauungstrakt und (bei lokaler Anwendung) von Hämorrhoiden. Ein Tee daraus ist eine gute Mundspülung bei Zahnfleischerkrankungen und hilft als Gurgelwasser bei Halsentzündung.

GRAMINEAE

Agropyron repens
Quecke
Flechtgras, Hundsgras

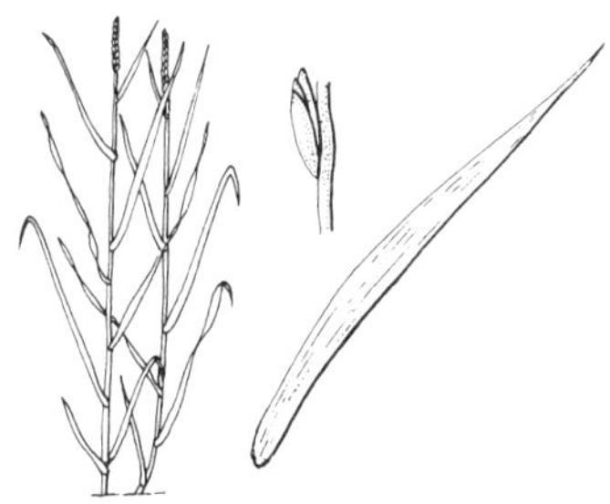

Höhe 30–120 cm. Foto Seite 62.

Verwendete Teile Rhizom.
Wirkstoffe Ca. 8 % Triticin, 3 % Inositol und Mannitol, fettes Öl, Vitamin A und B, Vanillinglykosid, Saponin, Schleim, Kalium, Kieselsäure, Eisen, etwas ätherisches Öl (großteils Agropyren).
Anwendung *Medizin:* Störungen der Harnwege, Nieren- und Blasensteine, Entzündung der Prostata.

Die Quecke ist ein beruhigendes Diuretikum mit antibiotischen Eigenschaften, was sie zur idealen Heilpflanze für den Harntrakt macht.[1] Dem Agropyren konnte eine breite antibiotische Wirkung nachgewiesen werden.[2] Eine Abkochung wird zur Behandlung von Harnwegsinfektionen, Nieren- und Blasensteinen und Prostatitis verwendet. Französische Kräuterheilkundige setzen die Quecke zur Anregung der Leber und Galle ein.

Avena sativa
Hafer

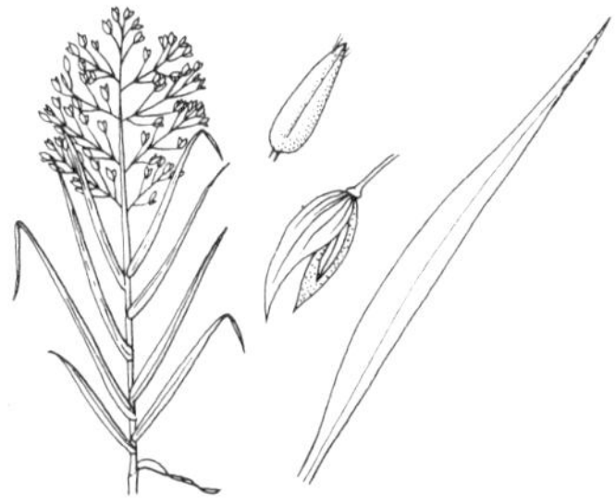

Höhe 60–120 cm.

Verwendete Teile Ganze Pflanze und Körner.
Wirkstoffe Saponine, Alkaloide (Trigonellin, Avenin), ein Sterin, Flavonoide, Stärke, Protein (Gluten), Fette, Mineralstoffe (u. a. Kieselsäure, Eisen, Calcium, Kupfer, Magnesium, Zink), Vitamin B.
Anwendung *Küche:* Für Haferbrei, Müsli, Kekse, Kuchen. *Medizin:* Depressionen, Schlaflosigkeit; als Nerventonikum.

Hafer ist mit seinen Vitaminen, Mineralstoffen und dem Eiweiß ein wertvolles Nahrungsmittel. Außerdem ist er ein ausgezeichnetes Stärkungsmittel für die Nerven. Das Alkaloid Avenin stimuliert das Zentralnervensystem – es ist dafür verantwortlich, wenn Pferde, die große Mengen Hafer fressen, sehr erregt und »vom Hafer gestochen« werden. Die ganze Pflanze enthält bei medizinischer Dosierung eine Reihe heilkräftiger und nährender Substanzen; so ist Hafer ein wertvolles Heilmittel bei Erschöpfungszuständen, während der Genesung und bei Depressionen.
ACHTUNG Bei zu hoher Dosierung können Schmerzen im Hinterkopf auftreten.

Zea mays
Mais
Kukuruz, Türkischer Weizen

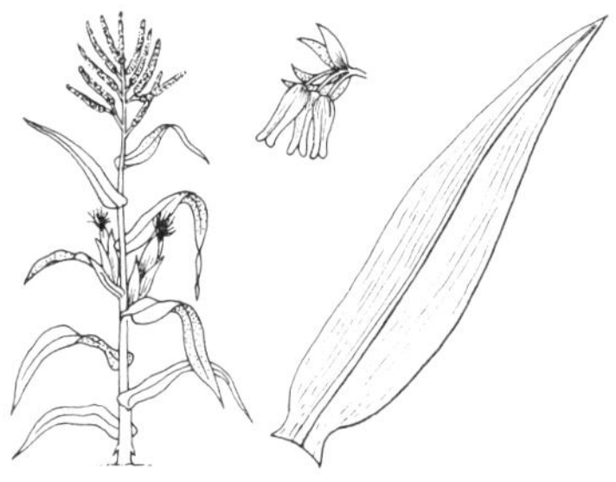

Höhe bis 4 m.

Verwendete Teile Blütennarben und -griffel.
Wirkstoffe Fettes und ätherisches Öl, Gummi, Harz, Glykoside, Saponine, Alkaloide, Vitamin C und K, Sterine, organische Säuren, Tannin, Allantoin, Kalium, Calcium.
Anwendung *Küche:* Gekochte oder gegrillte Maiskolben; Maismehl. *Medizin:* Harnwegsinfektionen.

Verwendet werden in der Medizin die seidigen Fäden (»Maisbart«), die die Maiskolben wie ein Schopf umgeben. Sie sind ein ausgezeichnetes, beruhigendes Diuretikum und daher ein wichtiges Heilmittel zur Behandlung von Infektionen des Harntrakts, das auch das Ausschwemmen von Nieren- und Blasensteinen unterstützt. Französische Kräuterheilkundige verwenden die Pflanze, um die Galle zu verdünnen und den Gallenfluß anzuregen. Schließlich wird die Pflanze auch zur Senkung des Blutdrucks eingesetzt.

HAMAMELIDACEAE

Hamamelis virginiana
Hamamelis
Virginische Zaubernuß

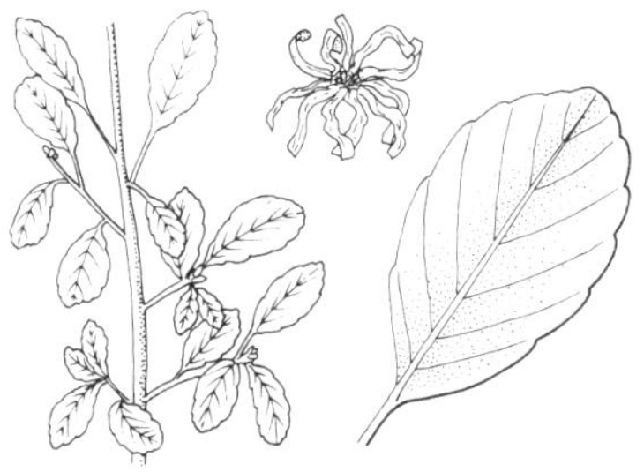

Höhe 1,5–2,5 m. Foto Seite 63.

Verwendete Teile Blätter und Rinde; Destillat (Hamameliswasser).
Wirkstoffe Blätter: bis zu 10 % Tannin (vor allem Gallotannine, auch Katechine, Proanthozyanidine), Saponine, Cholin, Harze, Flavonoide. Rinde: etwas ätherisches und fettes Öl, bis zu 6 % Tannin.
Anwendung *Medizin:* Prellungen, Blutungen, Hämorrhoiden, Krampfadern.

Hamamelis ist eine Heilpflanze der Indianer Nordamerikas. Als Salbe und Zäpfchen hilft sie bei Hämorrhoiden, als Kompresse bei Krampfadern. Eine schwache, kalte Abkochung wird als Augenbad bei Bindehautentzündung verwendet, und Hamamelis-Umschläge gehören zu den besten Mitteln bei Prellungen und zum Stillen von Blutungen. Das Destillat enthält keine Tannine mehr, scheint aber genauso wirksam zu sein.

HIPPOCASTANACEAE

Aesculus hippocastanum
Roßkastanie

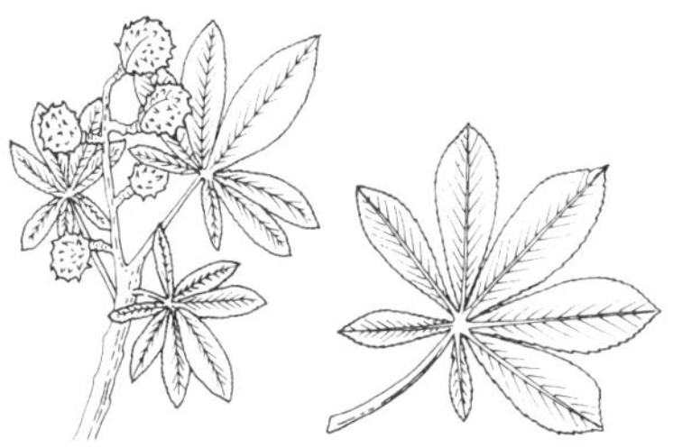

Höhe bis 35 m. Foto Seite 63.

Verwendete Teile Früchte, Rinde.
Wirkstoffe Saponine (u. a. Aescin), Flavonoide, Cumarine, Tannine (in der Rinde keine Saponine).
Anwendung *Medizin:* Hämorrhoiden; zur Stärkung der Blutgefäße.

Die adstringierenden Tannine, Flavonoide und Saponine stärken in ihrer spezifischen Zusammensetzung die Wände der Blutgefäße und vermindern ihre Durchlässigkeit. Möglich ist äußerliche wie innerliche Anwendung. Die Salbe ist ein erstklassiges Heilmittel gegen Hämorrhoiden. Auch Prostatavergrößerung wird damit behandelt.

HYPERICACEAE

Hypericum perforatum
Johanniskraut
Sonnwendkraut, Tüpfelhartheu

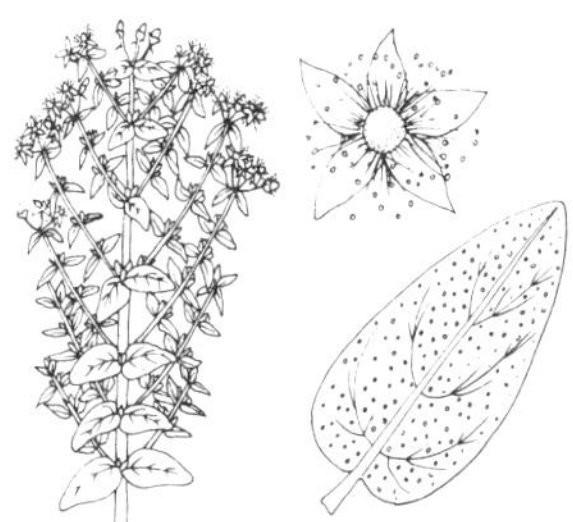

Höhe 30–60 cm. Foto Seite 63.

Verwendete Teile Ganzes Kraut.
Wirkstoffe Glykoside (u. a. ein roter Farbstoff, das Hypericin), Flavonoide, Tannine, Harz, ätherisches Öl.

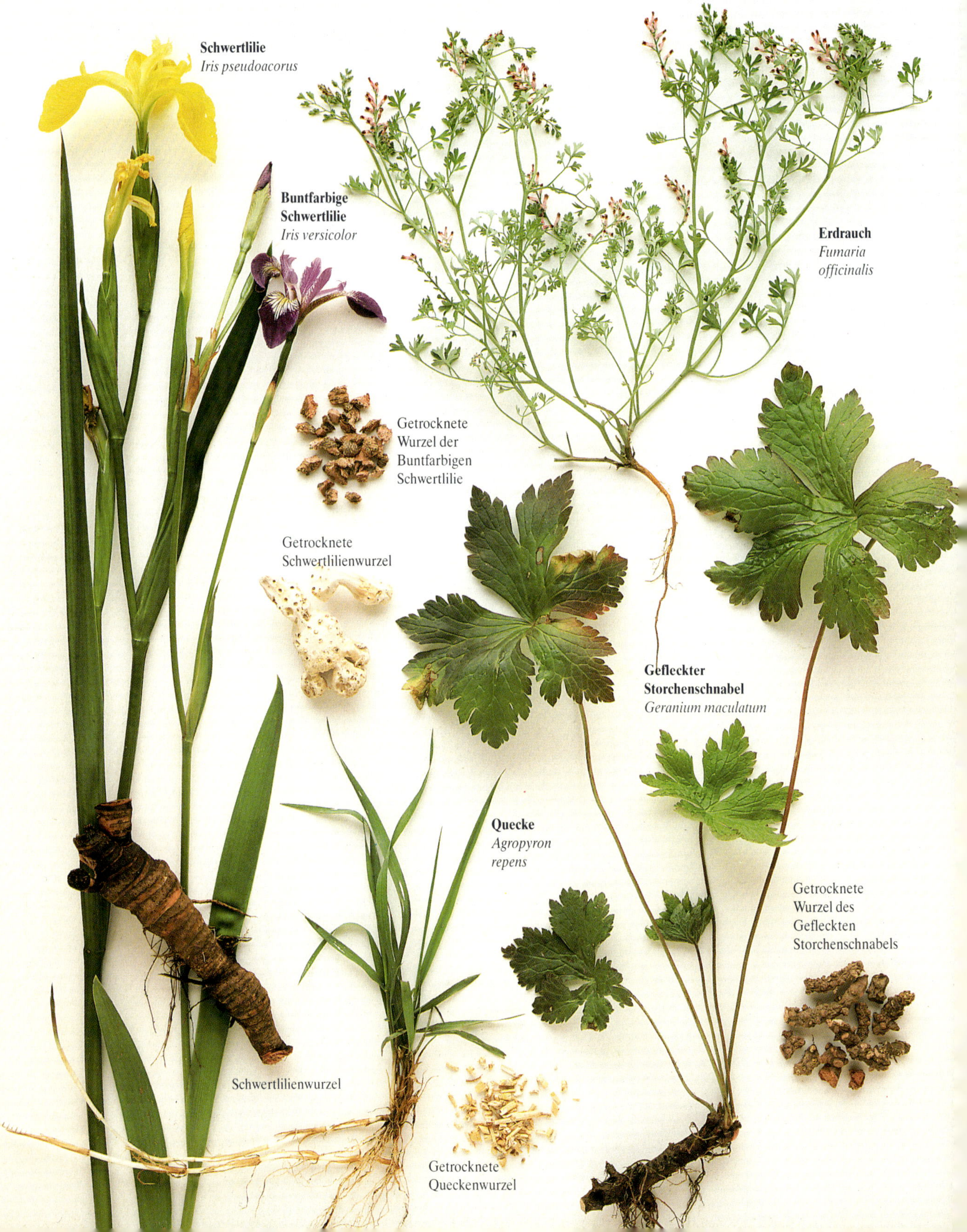
Schwertlilie
Iris pseudoacorus
Buntfarbige Schwertlilie
Iris versicolor
Erdrauch
Fumaria officinalis
Getrocknete Wurzel der Buntfarbigen Schwertlilie
Getrocknete Schwertlilienwurzel
Gefleckter Storchenschnabel
Geranium maculatum
Quecke
Agropyron repens
Getrocknete Wurzel des Gefleckten Storchenschnabels
Schwertlilienwurzel
Getrocknete Queckenwurzel

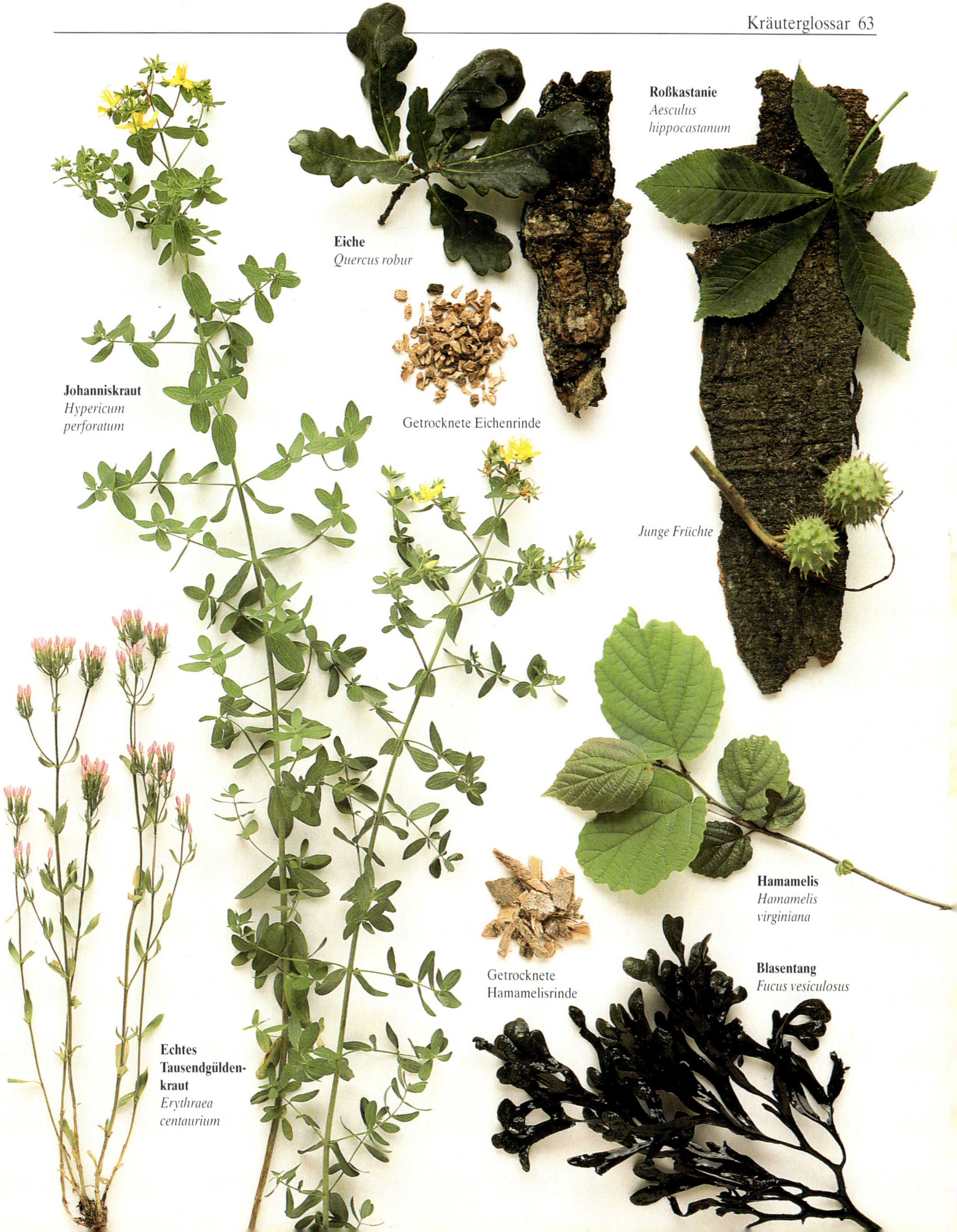
Eiche
Quercus robur
Getrocknete Eichenrinde
Roßkastanie
Aesculus
hippocastanum
Junge Früchte
Johanniskraut
Hypericum
perforatum
Hamamelis
Hamamelis
virginiana
Getrocknete
Hamamelisrinde
Blasentang
Fucus vesiculosus
Echtes
Tausendgülden-
kraut
Erythraea
centaurium

Anwendung *Medizin:* Schnittwunden, Verbrennungen, Neuralgien, Depressionen.

Johanniskraut hatte früher den Ruf, böse Zauberkräfte abzuwehren, was vielleicht aus dem breiten Spektrum seiner Heilwirkungen zu erklären ist. Als Kompresse ist es wirksam in Wundverbänden. Neuere deutsche Forschungen bestätigen die antibakterielle Wirkung der Pflanze.[1] Um Johanniskrautöl herzustellen, läßt man die Blüten in Pflanzenöl ziehen. Das Öl hilft bei äußerlicher Anwendung ausgezeichnet gegen Neuralgien und kann Ischiasschmerzen lindern. Auch ist es wohltuend bei Verbrennungen, da es die Hauttemperatur senkt. Ein wenig davon auf leeren Magen eingenommen, soll Gastritis und Magengeschwüre heilen. Johanniskraut wirkt auch entwässernd und unterstützt damit die Ausscheidung von Abfallstoffen aus dem Körper.[2] Als Tee wird es bei Gicht und Arthritis empfohlen. Auch gegen Bettnässen wird es verabreicht; hier kann man auch das Steißbein mit dem Öl einreiben. Das Kraut dient als auswurflösendes Mittel bei Bronchitis. Wichtig ist noch die Verwendung als Nervenberuhigungsmittel und zur Behandlung von Depressionen, vor allem in den Wechseljahren. Der Tee lindert auch Menstruationskrämpfe.

IRIDACEAE

Crocus sativus
Safran
Krokus

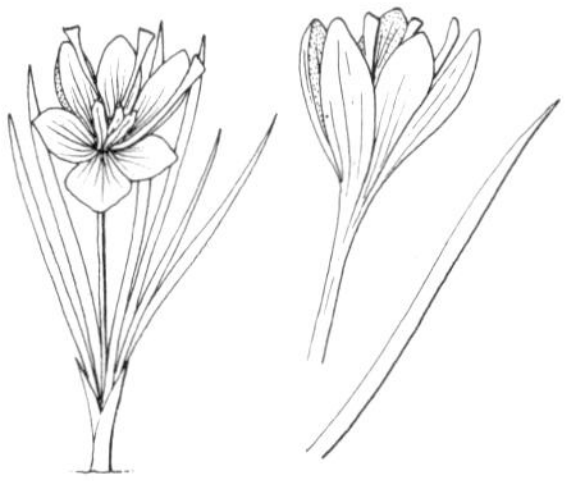

Höhe bis 45 cm. Foto Seite 34.

Verwendete Teile Getrocknete Griffel mit Narbenschenkeln.
Wirkstoffe 8–10% ätherisches Öl (u. a. Terpene, Terpen-Alkohole und -Ester), Crocin (ein Glykosid-Farbstoff), Picrocrocin.
Anwendung *Küche:* In der fernöstlichen und Mittelmeerküche zum Färben von Reisgerichten und Desserts; zu Lamm und Geflügel.

Safran, eines der teuersten Gewürze der Welt, wurde schon in der Antike gerühmt; es ist auf kretischen Wandfresken aus dem 17. Jhdt. v. Chr. abgebildet. Beträchtliche Mengen davon wurden aus Persien und Kleinasien nach China exportiert. In Cornwall ist Safran wegen seines süßlichen Aromas und der orangeroten Färbung ein beliebtes Gewürz für lokale Kuchenspezialitäten. Die französische Bouillabaisse, die spanische Paella und das Mailänder Risotto werden mit Safran gefärbt und aromatisiert. In der Küche Asiens wird Safran häufig verwendet, aber da seine Herstellung sehr aufwendig und der Preis entsprechend hoch ist, wird Safran heute oft durch Kurkuma ersetzt. Zum Färben von Textilien eignet sich Safran nicht, da er wasserlöslich ist.

Iris florentina
(auch *I. germanica*)
Schwertlilie

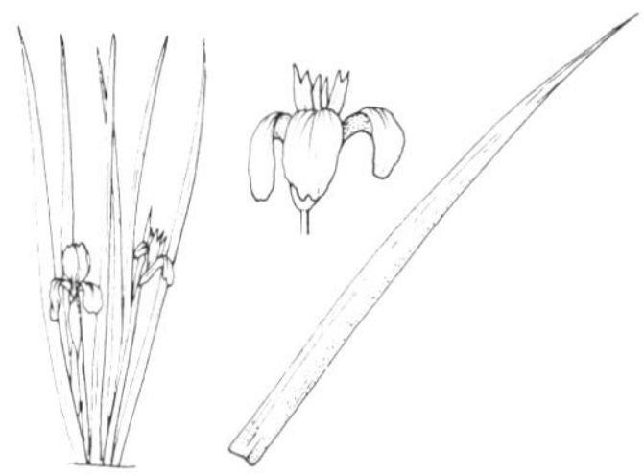

Verwendete Teile Wurzel.
Wirkstoffe 0,1–0,2% ätherisches Öl (mit dem nach Veilchen duftenden Iron), Stärke, Harz, Gerbsäure, Zucker.
Anwendung *Kosmetik:* Als Fixiermittel in Parfums und Duftspendern (Seite 154–55). *Allgemein:* Wegen des Dufts.

Die nach Veilchen duftende, pulverisierte Wurzel der Schwertlinie wurde schon von den alten Griechen und Römern bei der Parfumherstellung verwendet. Die weiße *I. florentina*, die im Mittelalter um Florenz großflächig kultiviert wurde, hat immer noch im Stadtwappen ihren Platz. Schwertwurzelpulver war im 18. Jhdt. als Haarpuder beliebt. Heute wird es manchmal als Trockenshampoo benutzt, wenn man wegen Krankheit oder aus Zeitmangel die Haare nicht waschen kann. Es entfettet die Haare und duftet angenehm. Früher wurde es als Heilmittel bei Bronchialbeschwerden und als Abführmittel verwendet; heute gebraucht es die Kräuterheilkunde nur noch wenig.
I. tuberosa wird in Europa noch angebaut, aber zu Heilzwecken immer weniger verwendet. Die prächtige gelbe *I. pseudacorus* war früher ebenfalls eine geschätzte Heilpflanze, ist heute aber vor allem eine dekorative Gartenblume. Die Blüten produzieren einen gelben Farbstoff, die Wurzel dient unter Zusatz einer Eisenbeize zum Grau- oder Schwarzfärben von Textilien.

Iris versicolor
Buntfarbige Schwertlilie

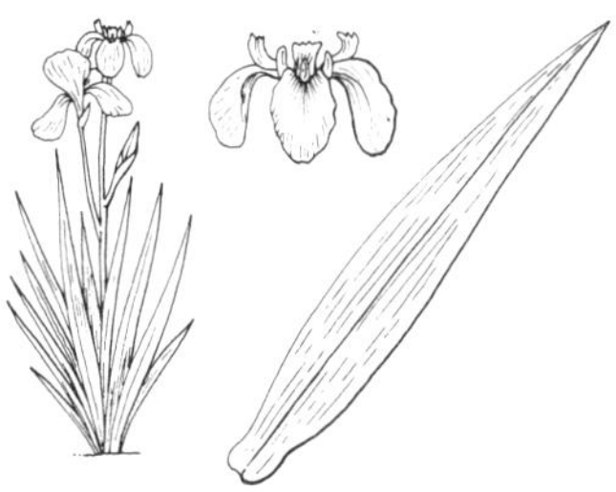

Höhe 1 m. Foto Seite 62.

Verwendete Teile Getrocknetes Rhizom.
Wirkstoffe Harz mit Scharfstoffen (Irisin), ätherisches Öl, Stärke, Salicylate, Alkaloide, Tannin.
Anwendung *Medizin:* Hautleiden; als Blutreinigungsmittel.

Diese Heilpflanze genießt den Ruf eines guten Blutreinigungsmittels, das Toxine wirksam beseitigt und empfehlenswert bei Hautleiden ist. Die Pflanze schafft Erleichterung bei Blähungen sowie bei Sodbrennen, Aufstoßen und Übelkeit. Sie hilft bei Kopfschmerzen, die auf Verdauungsprobleme zurückgehen. Auch wirkt sie auf Leber und Galle ein und fördert den Gallenfluß.
ACHTUNG Die frische Wurzel kann Übelkeit und Erbrechen verursachen. Anzuraten ist die getrocknete Wurzel in kleinen Dosen.

LABIATAE

Collinsonia canadensis
Kanadische Collinsonie

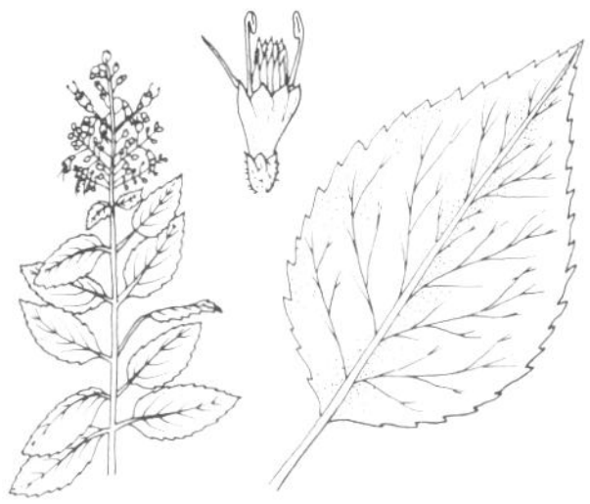

Höhe 30–120 cm. Foto Seite 67.

Verwendete Teile Wurzel und Rhizom.
Wirkstoffe Saponin, Alkaloide, Tannin, Harz.
Anwendung *Medizin:* Krampfadern, Hämorrhoiden, Durchfall.

Diese unterschätzte Heilpflanze wird oft nur für ein Entwässerungsmittel gehalten; ihr großer Wert liegt jedoch darin, daß sie Struktur und Funktion der Blutgefäße stärkt. Besonders gut lassen sich Hämorrhoiden damit behandeln. Ebenso krampfartige Schmerzen im Mastdarm und Analfissuren. Bei innerlicher Anwendung ist sie ein ausgezeichnetes Mittel gegen Krampfadern. Wegen ihrer leicht adstringierenden Wirkung hilft sie auch bei Durchfall.

Hyssopus officinalis
Ysop
Bienenkraut

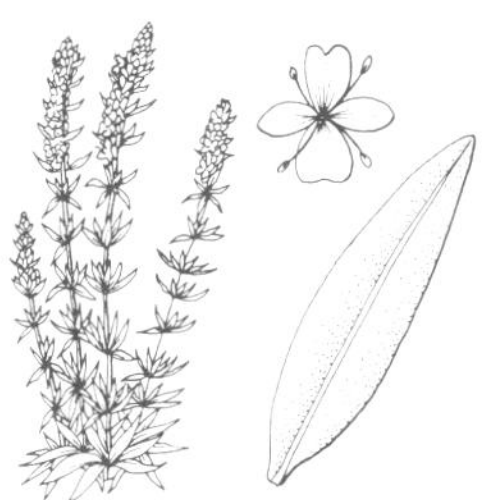

Größe 50 × 40 cm. Foto Seite 67.

Verwendete Teile Blühendes Kraut; Anbau Seite 276–77.
Wirkstoffe Bis zu 2 % ätherisches Öl (vor allem Pinocamphen, Isopinocamphen, Pinene, Camphen, Terpinen sowie über 50 andere Verbindungen), ein Glykosid (Hyssopin), bis zu 8 % Tannin, Flavonoide, Insolsäure, Oleonolsäure, ein Bitterstoff (Marrubiin), Harz, Gummi.
Anwendung *Medizin:* Erkältung, Grippe, Bronchitis, Katarrh der oberen Atemwege, Prellungen, Verbrennungen.

Ysop leitet sich vom hebräischen Namen Esob ab, und die Pflanze wird in der Bibel oft erwähnt. Hippokrates empfahl Ysop bei Beschwerden im Brustbereich, und heute verwendet die Kräuterheilkunde diese Pflanze immer noch bei einer Reihe von Erkrankungen der Atemwege, wie Grippe, Erkältungen, Katarrh und Bronchitis. Der Bitterstoff Marrubiin (auch im Andorn enthalten) hat auswurflösende Eigenschaften.[1] Ysopextrakte bekämpfen auch Viren, wie gezeigt werden konnte (insbesondere den *Herpes-simplex*-Virus, der Lippenherpes erzeugt).[2] In äußerlicher Anwendung ist Ysop auch hilfreich bei Verbrennungen und Prellungen.
ACHTUNG Nur in kleinen Dosen verwenden (1–2 g des Krauts zweimal täglich).

Lavandula officinalis
Lavendel

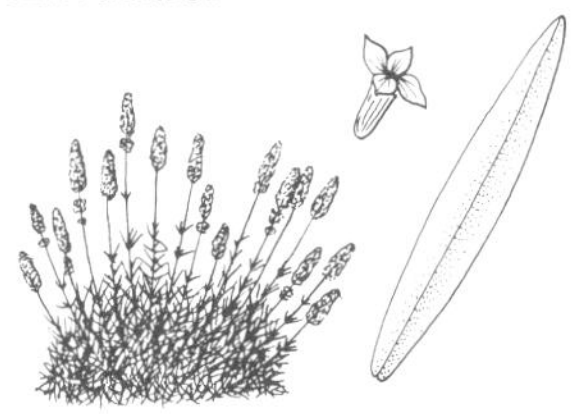

Größe 80 × 60 cm. Foto Seite 67.

Verwendete Teile Getrocknete Blüten; Anbau Seite 276–77.
Wirkstoffe Bis zu 1,5 % ätherisches Öl (u. a. Linabol, Linalylazetat, Lavendulylazetat, Terpineol, Cineol, Kampfer, Borneol, Pinen, Limonen), Tannine, Cumarine (Cumarin, Umbelliferon, Hemiarin), Flavonoide, Triterpenoide. *L. latifolia* enthält ein cineol- und kampferreiches Öl.
Anwendung *Allgemein:* In Duftkissen (Seite 152). *Medizin:* Verbrennungen, Insektenstiche, Kopfschmerzen, Husten, Erkältung.

Lavendel ist eines unserer beliebtesten Duftkräuter; die Pflanze oder ihr Öl ist aber auch eines der besten Heilmittel bei Verbrennungen und Insektenstichen. Sie fördert ausgezeichnet die Heilung von Schnittwunden und besitzt eine starke antibakterielle Wirkung.[1] Die Anwendungsmöglichkeiten sind vielfältig. Das Öl tötet Diphtherie- und Typhusbakterien ebenso wie Streptokokken und Pneumokokken. Lavendel wurde in der Volksmedizin bei Infektionen der Luftwege, Husten und Erkältung verwendet, als Tee oder Inhalationsdämpfe. Er wirkt sedativ[2] und beruhigt bei Ängsten und Spannungen, löst aber auch Krämpfe des Verdauungstrakts. Ein Tee hilft bei nervösen Kopfschmerzen, und ein paar Tropfen Lavendelöl als Zusatz zum Massageöl erleichtern die Muskelentspannung und lindern neuralgische und rheumatische Schmerzen. Starker Tee hilft als Scheidenspülung bei Ausfluß.

Leonurus cardiaca
Herzgespann
Herzgold, Löwenschwanz

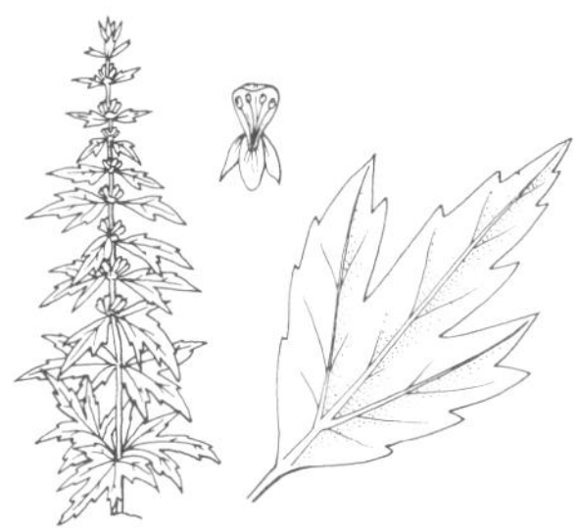

Größe 120 × 60 cm. Foto Seite 66.

Verwendete Teile Ganzes Kraut.
Wirkstoffe Alkaloide (u. a. Leonurinin, Stachydrin), Bitterglykoside (Leonurin, Leonuridin), Tannine, ein ätherisches Öl, Vitamin A.
Anwendung *Medizin:* Zur Regulierung des Zyklus.

Der lateinische Name *cardiaca* leitet sich von dem griechischen Wort für Herz ab. Seit der Antike wurden starkes Herzklopfen und Herzunruhe, vor allem angstbedingte Zustände, mit Herzgespann behandelt. Chinesische Kräuterheilkundige schätzen auch die harntreibende Wirkung von Herzgespann. In England war die Pflanze ein wichtiges Sedativum, vor allem bei Wochenbettdepressionen oder in den Wechseljahren.

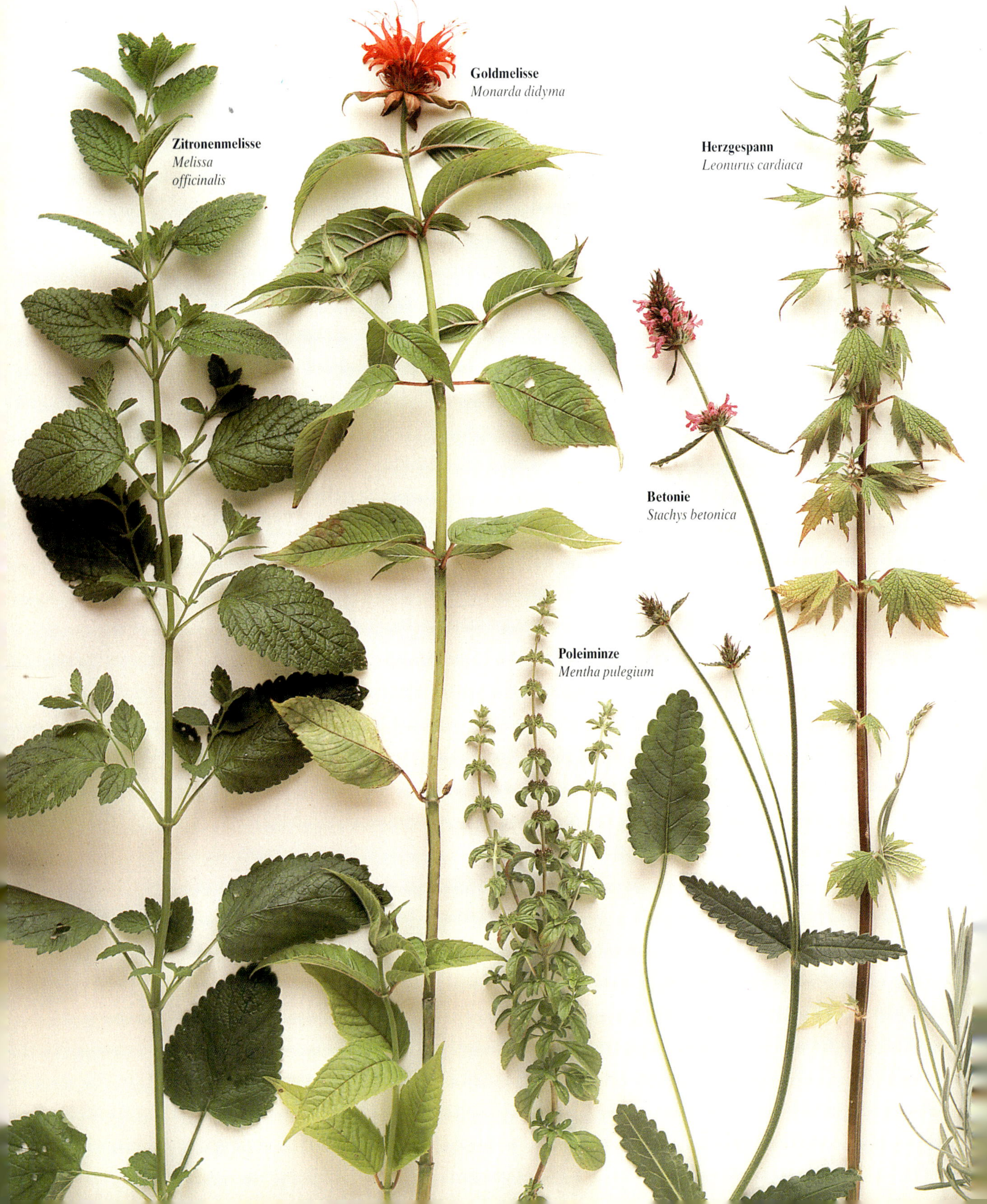
Goldmelisse
Monarda didyma
Zitronenmelisse
Melissa officinalis
Herzgespann
Leonurus cardiaca
Betonie
Stachys betonica
Poleiminze
Mentha pulegium

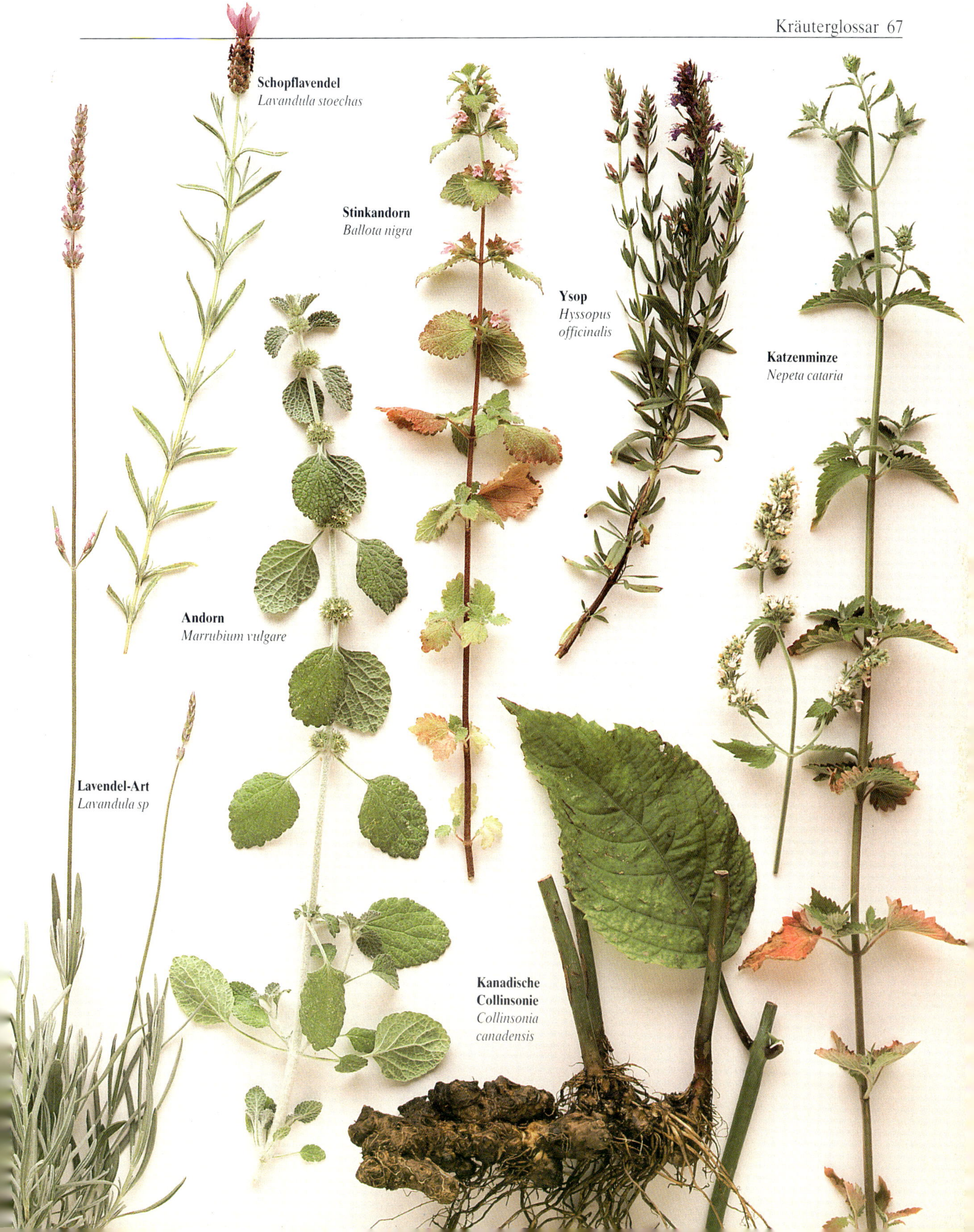
Schopflavendel
Lavandula stoechas
Stinkandorn
Ballota nigra
Ysop
Hyssopus officinalis
Katzenminze
Nepeta cataria
Andorn
Marrubium vulgare
Lavendel-Art
Lavandula sp
Kanadische Collinsonie
Collinsonia canadensis

Diese Wirkung beruht wohl auf den Glykosiden, die auch kurzfristig den Blutdruck senken können.[1]
Von unschätzbarem Wert ist Herzgespann bei ausbleibender oder schmerzhafter Menstruation, vor allem bei spärlichem Blutfluß. Es kann die Menstruation regulieren und dient zur Behandlung funktioneller Unfruchtbarkeit.
ACHTUNG Das Alkaloid Stachydrin kann die Geburt vorantreiben, daher sollte Herzgespann nicht in der Schwangerschaft verwendet werden. Chinesische Forschungen über *L. heterophyllus*, einem Verwandten des europäischen Herzgespanns, haben ergeben, daß Abkochungen der Pflanze Uteruskontraktionen nach der Geburt genauso gut wie die Droge Ergotamin bewirken können.

Marrubium vulgare
Andorn
Weißer Dorant

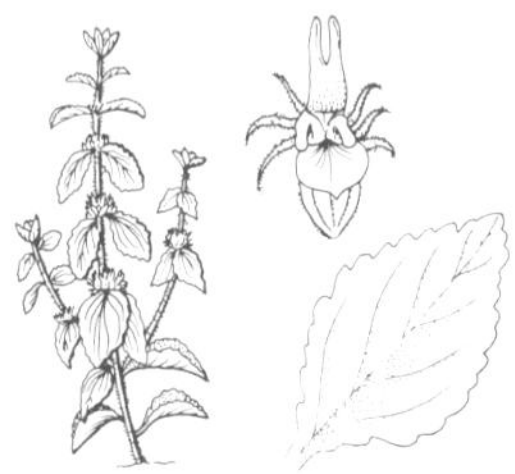

Größe 60 × 50 cm. Foto Seite 67.

Verwendete Teile Ganzes Kraut.
Wirkstoffe Bis zu 1 % Marrubiin (ein Bitterstoff), Diterpen-Alkohole (u. a. Marribiol, Marrubenol), kleine Mengen Alkaloide, Spuren ätherischen Öls, ein Sesquiterpen, Tannin, Saponin, Harz.
Anwendung *Medizin:* Erkrankungen der Atemwege; als bitteres Verdauungstonikum.

Andorn ist eines der bitteren Kräuter, die beim jüdischen Passah-Fest verzehrt werden müssen. Der Bitterstoff mit seinen auswurflösenden Eigenschaften ist teilweise für die Verwendung von Andorn bei Atemwegserkrankungen verantwortlich.[1] Das ätherische Öl in der Pflanze hat dieselbe auswurflösende Wirkung und erweitert auch die Arterien.[2] Aber Andorn wirkt auf den gesamten Körper. In der Volksmedizin ist seine beruhigende Wirkung auf ein nervöses Herz bekannt. Auch dies ist wissenschaftlich belegt, denn in kleinen Dosen kann Marrubiin Herzrhythmusstörungen beseitigen.[3] Als heißer Tee wirkt Andorn schweißtreibend. Als kalter Tee ist er ein belebender Magenbitter. Untersuchungen haben auch gezeigt, daß das Marrubiin bei seinem Abbau im Körper die Gallenproduktion anregt.[4] Auch diese Eigenschaft scheint schon seit Jahrhunderten bekannt zu sein, da Andorn in der Volksmedizin als zuverlässiges Leber- und Verdauungsmittel geschätzt wurde. Andorn wurde auch zur Fiebersenkung und zur Behandlung von Malaria eingesetzt.

Melissa officinalis
Zitronenmelisse
Frauenkraut, Herzkraut

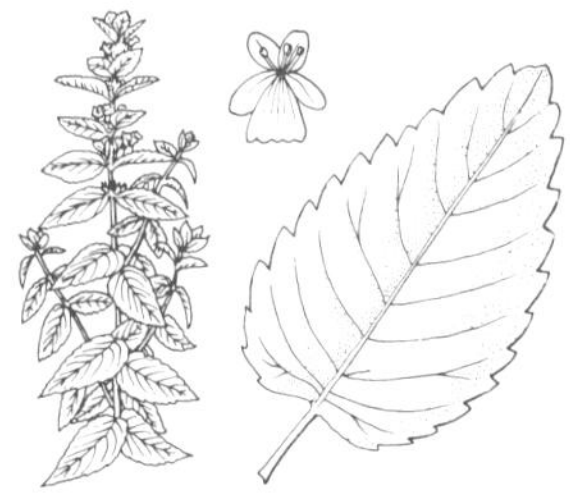

Größe 80 × 60 cm. Foto Seite 66.

Verwendete Teile Frische Blätter, kurz vor der Blüte gepflückt; Anbau Seite 276–77.
Wirkstoffe Bis zu 0,2 % ätherisches Öl (u. a. Citral, Citronellal, Eugenolazetat, Geraniol), Polyphenole, Tannin, Flavonoide, Rosmarinsäure, Triterpenoide.
Anwendung *Küche:* In Bowlen, Tee, Bier; für Fisch, Pilze, Weichkäse.
Medizin: Erkältungen, Grippe, Depressionen, Kopfschmerzen, Verdauungsstörungen.

Der berühmte persische Arzt Avicenna empfahl diese Pflanze, weil sie das »Herz fröhlich macht«, und bis heute wird das Kraut wie auch das in der Aromatherapie verwendete isolierte Öl bei Nervosität, Depressionen, Schlaflosigkeit und nervösen Kopfschmerzen empfohlen. Die ätherischen Öle (vor allem das Citronellal) wirken sogar in geringster Konzentration sedativ.[1, 2, 3] Kein Wunder, daß die Zitronenmelisse ein wichtiger Bestandteil manch eines mittelalterlichen Herztrunks war, der zur Stärkung des Herzens und zur Anregung der Lebensgeister destilliert wurde.
Zitronenmelisse ist auch ausgezeichnet als Tee nach den Mahlzeiten, da sie die Verdauung fördert und gegen Blähungen und Koliken wirkt. Wissenschaftliche Untersuchungen bestätigen das, da die Öle, vor allem das Eugenol, krampflösende Eigenschaften besitzen.[4] Melissenöl wirkt auch als Antihistaminikum; die Pflanze kann also bei Allergien wie Ekzemen Erleichterung verschaffen.[5] Bei der Aromatherapie und in der Kräuterheilkunde wird das verdünnte Öl zu diesem Zweck einmassiert. Medizinisch bedeutsam ist auch die Verwendung der Melisse zur Menstruationsförderung und zur Linderung von Menstruationsschmerzen.
Heißer Melissentee ist schweißtreibend und hilft bei Erkältung und Grippe. Melisse wirkt auch gegen Viren und ist bei Mumps, Lippenherpes *(Herpes simplex)* und anderen Virenerkrankungen angezeigt.[6] Man schreibt diese Wirkung der Kombination von Polyphenolen und Tannin zu.[7] Für Tees sollte man Melisse am besten frisch oder tiefgefroren verwenden, da sich die ätherischen Öle in den Blättern beim Trocknen gern verflüchtigen. Melissenöl wirkt auch antibakteriell, wie festgestellt wurde.

Mentha piperita
Pfefferminze
Siehe Seite 70.

Mentha pulegium
Poleiminze

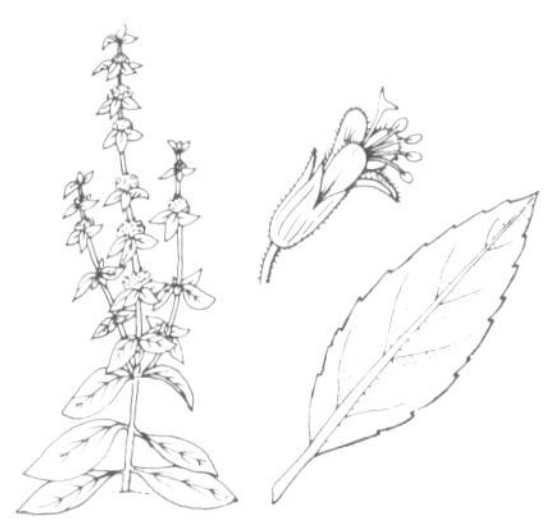

Höhe bis 30 cm. Foto Seite 66.

Verwendete Teile Blühendes Kraut.

Wirkstoffe Bis zu 1% ätherisches Öl (vor allem Pulegon, auch Menthon usw.), Tannine.
Anwendung *Allgemein:* Zur Abwehr von Insekten (Seite 160). *Medizin:* Erkältungen, Grippe.

Der lateinische Name leitet sich von *pulex* (Floh) ab, da Poleiminze ein kräftiges Mittel zur Abwehr von Flöhen und anderen Insekten ist. Als heißer Tee war sie immer ein beliebtes Mittel gegen Erkältungen, da sie schweißtreibend wirkt. Die amerikanische Verwandte *Hederoma pulegoides* besitzt dieselben Kräfte.
ACHTUNG Die Poleiminze setzt die Menstruation in Gang und sollte nie in der Schwangerschaft verwendet werden oder wenn der Verdacht auf Schwangerschaft besteht. Innerlich kann das Öl stark toxisch wirken, und es gab eine Anzahl von Todesfällen unter Frauen, die mit dem Öl eine Abtreibung versuchen wollten.

Monarda didyma
Goldmelisse

Monarde, Pferdminze

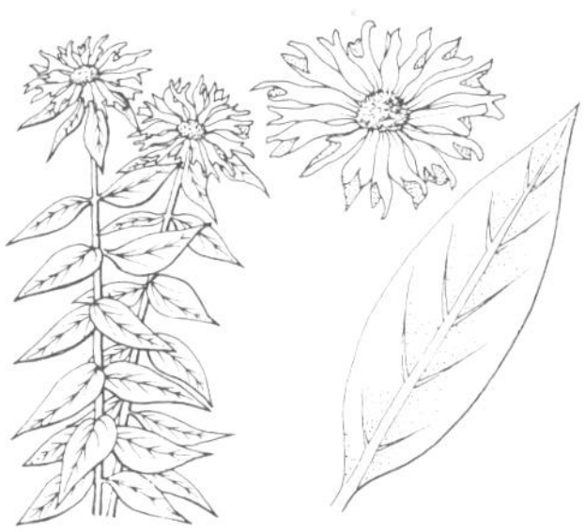

Höhe 30 – 100 cm. Foto Seite 66.

Verwendete Teile Blätter, Blüten, Öl; Anbau Seite 276 – 77.
Wirkstoffe Ätherisches Öl mit thymolartigen Verbindungen, Gerbsäure.
Anwendung *Küche:* Als entspannender Tee (Seite 182).

Der Duft der Goldmelisse ähnelt dem der Bergamotte, einer Pomeranzen-Art. Goldmelisse wuchs verbreitet im Bereich des Oswego, einem Fluß in der Nähe des Ontariosees in Kanada, und wurde von den Oswego-Indianern verwendet. Sie heißt deshalb in den USA auch Oswego-Tee und ist vielerorts ein beliebtes Getränk. Das Öl wird manchmal in der Parfumherstellung verwendet, sollte aber nicht mit dem ähnlich duftenden Bergamottöl verwechselt werden, einem wichtigen Öl der Aromatherapie und Bestandteil des Earl-Grey-Tees. Wegen ihres spezifischen Dufts und wegen des Nektars, den die Blüten absondern, ist die Goldmelisse eine beliebte Bienenweide.

Nepeta cataria
Katzenminze

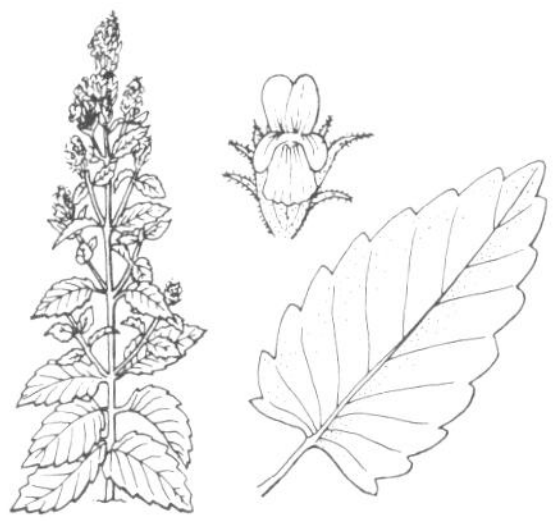

Höhe 30 – 100 cm. Foto Seite 67.

Verwendete Teile Getrocknetes ganzes Kraut.
Wirkstoffe Ätherisches Öl (u.a. Carvacrol, Nepetol, Thymol, Nepetalacton, Citronellol, Geraniol); Tannine.
Anwendung *Medizin:* Erkältungen, Grippe, Kinderkrankheiten.

Als heißer Tee wirkt diese Pflanze stark schweißtreibend und hilft ausgezeichnet bei Erkältungen, Grippe und den Infektionskrankheiten der Kindheit, z.B. Masern. Katzenminze beruhigt das Nervensystem und sorgt dafür, daß ein unruhiges Kind einschlafen kann. Sie hilft auch, einen verdorbenen Magen wieder zu beruhigen, und wirkt gegen Koliken, Blähungen und Durchfall. In den USA wurde sie als Klistier zur Reinigung und Heilung der unteren Darmabschnitte verwendet.

Ocimum basilicum
Basilikum

Siehe Seite 71.

Origanum majorana
Majoran

Bratenkräutel

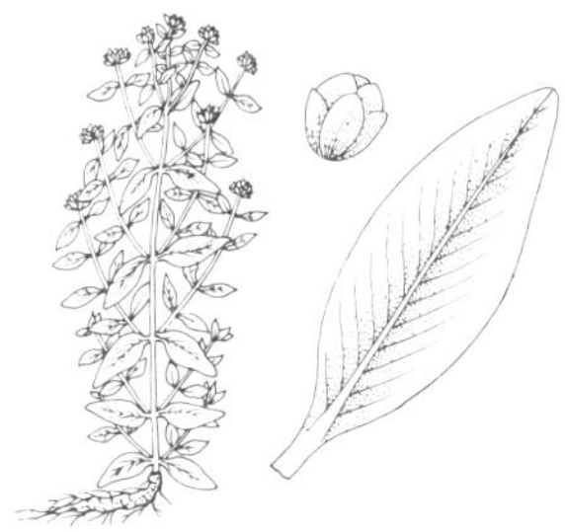

Höhe 30 – 60 cm.

Verwendete Teile Blätter; Anbau Seite 276 – 77.
Wirkstoffe Ätherisches Öl, Schleim, Bitterstoffe, Gerbsäure.
Anwendung *Küche:* Im Bouquet garni (Seite 168); häufig für Fleischgerichte, Gemüse und Süßspeisen auf Milchbasis.

Majoran, der zur selben Gattung gehört wie Origano, wird seit Jahrhunderten als Küchenkraut, in geringem Umfang auch als Heilkraut gebraucht. Er paßt gut zu Fleischgerichten, besonders zu Wurst. Sein großer Erfolg in der Küche beruht vielleicht zum Teil auf seiner verdauungsfördernden Wirkung.
O. onites wird bevorzugt in nördlicheren Breiten angebaut, da er weniger frostempfindlich ist. Weitere Arten, die kultiviert werden: *O. dictamnus* (aus Kreta), *O. pulchellum* und *O. sipyleum*.

Origanum vulgare
Origano

Dost, Dorant, Wilder Majoran

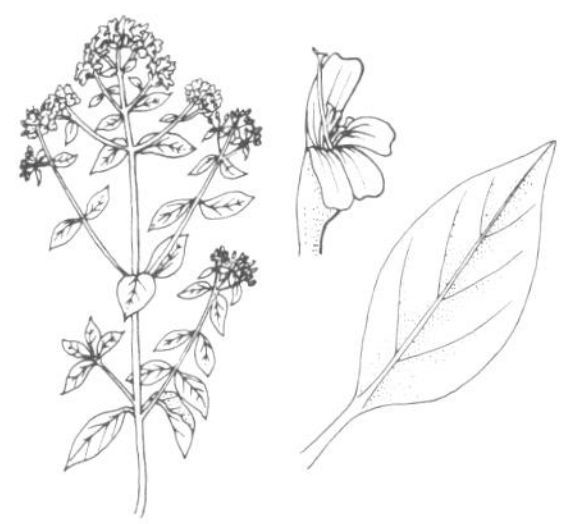

Höhe bis 75 cm. Foto Seite 74.

Mentha piperita
Pfefferminze

Höhe 30–100 cm.

Verwendete Teile Blühendes Kraut; Anbau Seite 276–77.
Wirkstoffe Ca. 4% ätherisches Öl (vor allem Menthol, Menthon, Methylazetat; kleinere Mengen an Menthofuran, Limonen, Pulegon, Cineol, Bisabolen, Isomenthol, Neomenthol), Flavonoide, Phytol, Tokopherole, Karotinoide, Betain, Cholin, Azulene, Rosmarinsäure, Tannin.
Anwendung *Küche:* Beliebtes Würzkraut. *Medizin:* Verdauungsstörungen, Erkältungen.

Menthol, der Hauptbestandteil des ätherischen Öls, wirkt gegen Bakterien und Parasiten.[1, 2] Gelöst in Alkohol, hat es sich als nützlich gegen Tinea (Fadenpilzerkrankungen) erwiesen. Daneben hat die Pfefferminze eine krampflösende Wirkung auf glatte Muskeln, z. B. die des Verdauungstrakts. Die Pflanze ist ein gutes Mittel gegen Koliken und Blähungen.[3] Dank ihrer Flavonoide regt Pfefferminze Leber und Galle an und fördert den Gallenfluß.[4] Das im Öl enthaltene Azulen heilt Entzündungen und Geschwüre.[5] Äußerlich wird Pfefferminzöl oder Menthol in schmerzlindernden Salben, Massageöl und Einreibemitteln verwendet. Menthol kühlt und betäubt, wenn es auf die Haut gebracht wird, und erhöht die Blutzufuhr an der damit behandelten Stelle.
Inhalationen von Pfefferminze oder dem Öl helfen bei Katarrh der oberen Atemwege oder der Bronchien. Pfefferminze fördert auch die Konzentrationsfähigkeit.
ACHTUNG Das Öl nicht über einen längeren Zeitraum inhalieren; nie bei Säuglingen anwenden.

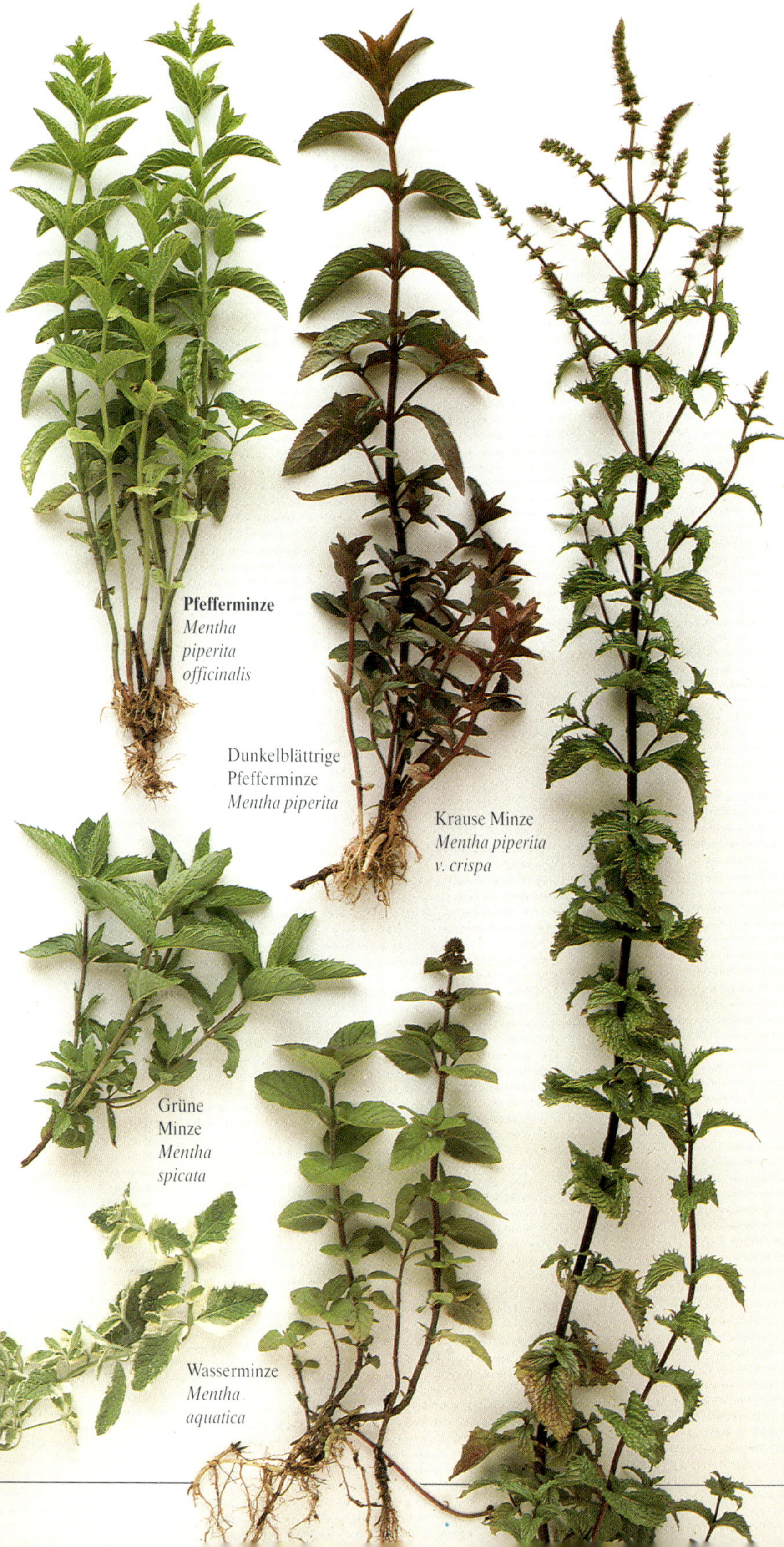

Apfelminze 'Variegata'
Mentha suaveolens variegata

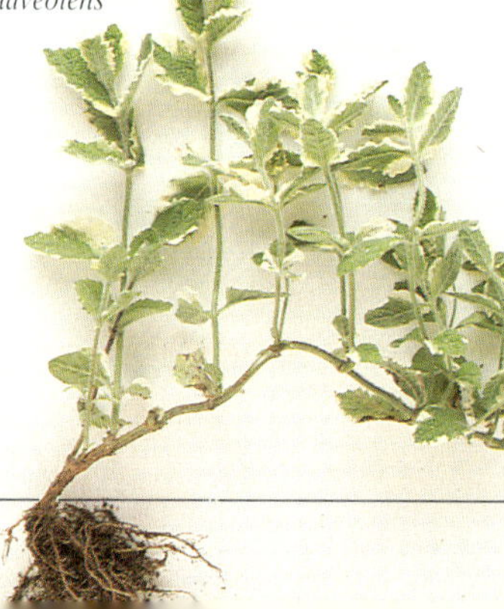

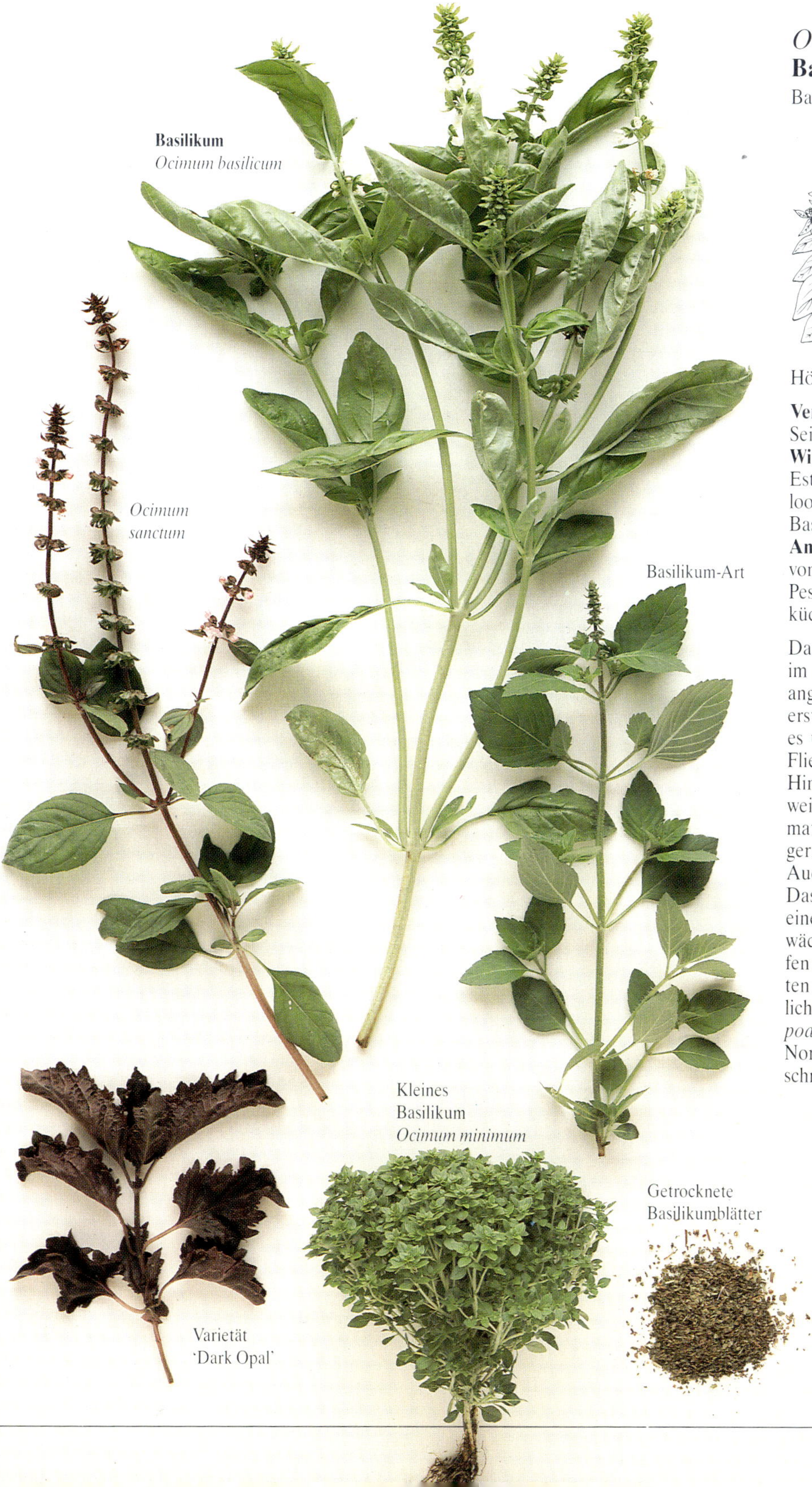

Ocimum basilicum
Basilikum

Basilienkraut, Deutscher Pfeffer

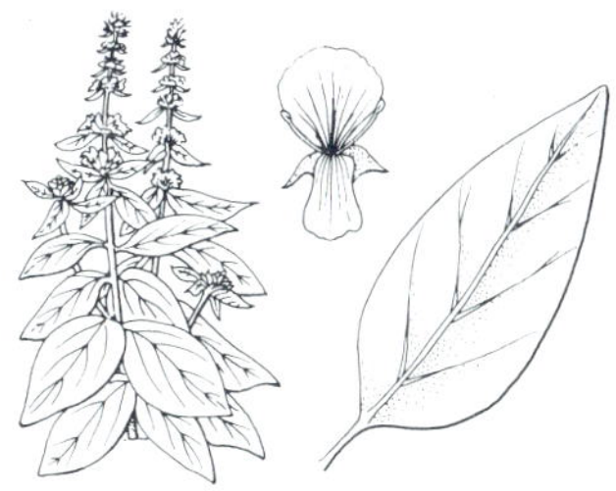

Höhe 30–60 cm.

Verwendete Teile Blätter; Anbau Seite 276–77.
Wirkstoffe Ätherisches Öl (vor allem Estragol; auch Eugenol, Lineol, Linalool und manchmal Thymol), Tannine, Basilienkampfer.
Anwendung *Allgemein:* Zur Abwehr von Insekten (Seite 160). *Küche:* Für Pesto, Tomaten; wird in der Mittelmeerküche oft verwendet.

Das in Indien heimische Basilikum wird im Mittelmeerraum seit Jahrtausenden angebaut, erreichte Westeuropa aber erst im 16. Jhdt. In Südeuropa zieht man es überall in Töpfen vor dem Haus, um Fliegen abzuwehren. In Indien ist es den Hindugöttern Krishna und Vishnu geweiht. Es schmeckt besonders gut zu Tomaten; die beiden Pflanzen stehen auch gern nebeneinander (Seite 268–69).
Auch weitere Arten werden angebaut. Das Kleine Basilikum *(O. minimum)* ist eine Zwergart, die nur 15 cm hoch wächst. Es ist ähnlich in seinen Wirkstoffen und im Aroma. Daneben sind Zierarten mit dekorativem Blattwerk erhältlich. Der Wirbeldost *(Calamintha clinopodium)* ist eine verwandte Art, die in Nordeuropa wächst. Duft und Geschmack erinnern an Thymian.

Verwendete Teile Blätter.
Wirkstoffe Ätherisches Öl (u. a. Thymol, Origanen, Carvacrol), Bitterstoffe, Gerbsäuren, Harze.
Anwendung *Küche:* Für viele Fleischgerichte, Füllungen und Gerichte aus der Mittelmeerküche, z. B. Pizza.

Wie sein naher Verwandter, der Majoran, ist Origano ein weitverbreitetes Küchenkraut. Früher wurde damit auch Bier aromatisiert. Wie Majoran fördert Origano die Verdauung.

Prunella vulgaris Gemeine Braunelle

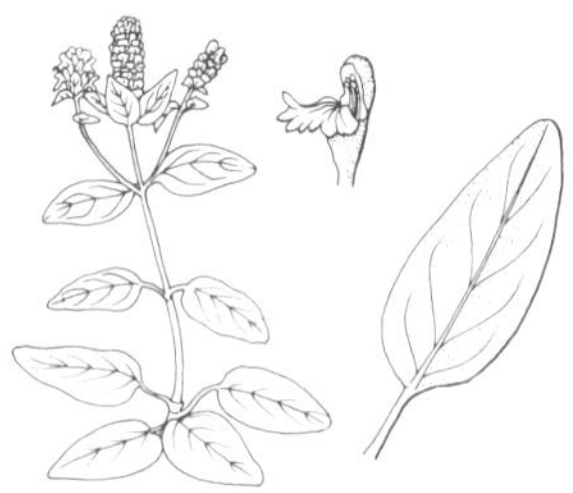

Höhe 10–25 cm. Foto Seite 75.

Verwendete Teile Getrocknetes ganzes Kraut.
Wirkstoffe Ätherisches Öl, Bitterstoffe, Alkaloid.
Anwendung *Medizin:* Als Mundspülung oder Gurgelwasser bei Halsentzündungen.

Rosmarinus officinalis Rosmarin

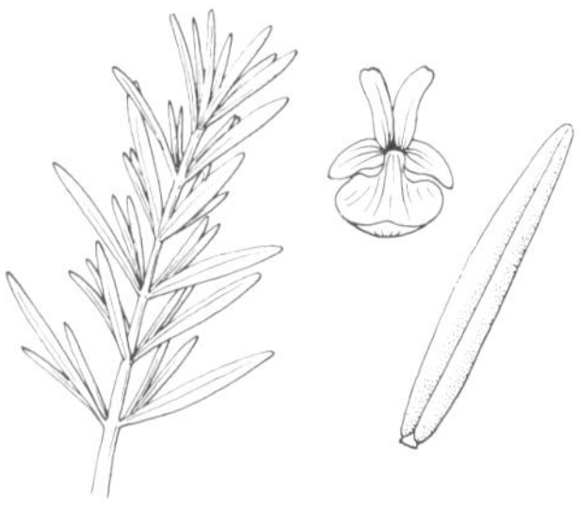

Höhe 1 m. Foto Seite 75.

Verwendete Teile Blätter; Anbau Seite 178–79.
Wirkstoffe Ätherisches Öl (vor allem Monoterpen-Kohlenwasserstoffe, Cineol, Borneol; auch die Kampferöle Linalool und Verbenol), Flavonoide (vor allem Diosmin), Phenolsäuren, Karnosinsäure (Rosmanicin), Triterpensäuren.
Anwendung *Kosmetik:* In Shampoos (Seite 146). *Küche:* Für Fleischgerichte, vor allem Lamm. *Medizin:* Kopfschmerzen, Kreislauf- und Verdauungsschwäche.

Rosmarin ist ein ausgezeichnetes Mittel gegen Kopfschmerzen, entweder innerlich als Tee oder äußerlich als Öl, mit dem der Kopf direkt eingerieben wird.[1] Wie viele andere ätherische Öle wirkt Rosmarinöl gegen Bakterien und Pilze.[2] Es lindert Blähungen, regt die Verdauung, die Leber und die Galle an und verstärkt den Gallenfluß (Rosmanicin stimuliert beim Abbau im Körper die glatte Muskulatur des Verdauungstrakts und der Gallenblase).[3] Auch bei Menstruationsschmerzen ist Rosmarin hilfreich. Es stärkt den Kreislauf und schwache Blutgefäße (eine Wirkung, die auf dem Flavonoid Diosmin beruht).[4] Rosmarinöl ist Bestandteil von Einreibemitteln gegen Rheuma.
Ein Aufguß von Rosmarin und Borax dient als Spülung gegen Kopfschuppen. Rosmarin wird auch in vielen Kräutershampoos verwendet; die Pflanze wird schon lange als Haartonikum gerühmt. Wegen ihres angenehmen, erfrischenden Dufts wird sie auch in kommerziell erhältlichen Kosmetika und Parfums verarbeitet.
ACHTUNG Rosmarin sollte nicht länger als jeweils ein paar Tage eingenommen werden. Nicht in der Schwangerschaft anwenden!

Salvia officinalis Salbei

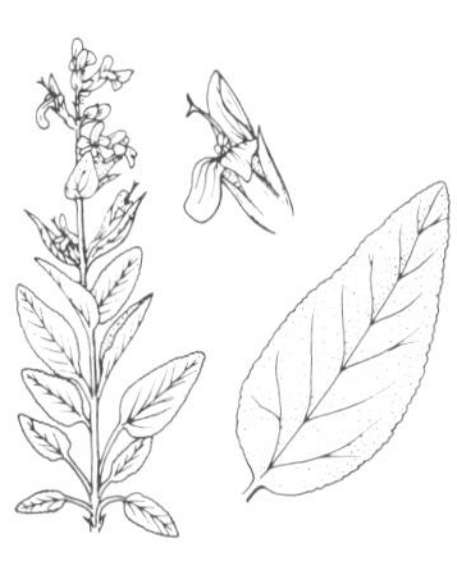

Höhe 30–60 cm. Foto Seite 74.

Verwendete Teile Blätter; Anbau Seite 278–79.
Wirkstoffe Bis zu 2,8 % ätherisches Öl (u. a. Thujon, Cineol, Borneol, Linalool, Kampferöle, Salven, Pinen), östrogene Substanzen, Salvin, Karnosinsäure, Flavonoide, Phenolsäuren, Tannine.
Anwendung *Küche:* Für Schweinefleisch und Geflügel. *Medizin:* Halsentzündungen, Erkältungen, Verdauungsstörungen, Hitzewallungen, Menstruationsschmerzen.

Die Chinesen tauschten bei den Holländern freudig die dreifache Menge ihres besten Tees gegen europäischen Salbei ein. Der botanische Name *Salvia* deutet schon die Wichtigkeit dieser Pflanze an: er leitet sich ab vom lateinischen *salvare*, retten. Seit Jahrhunderten werden die Heilkräfte des Salbeis hochgeschätzt. Als heißer Tee ist er ausgezeichnet bei Erkältungen. Die Phenolsäuren wirken antibakteriell, besonders gegen *Staphylococcus aureus*,[1, 2] das Thujon ist ein starkes Antiseptikum. Salbeitee mit etwas Apfelessig ist ein hervorragendes Gurgelwasser bei Hals-, Kehlkopf- und Mandelentzündungen. Die ätherischen Öle des Salbeis lösen Blähungen und regen die Verdauung an. Salbei stärkt auch ein geschwächtes Nervensystem. Eine weitere bemerkenswerte Eigenschaft dieser Pflanze ist ihre schweißhemmende Wirkung.[3] Ihre östrogene Komponente macht sie zu einem nützlichen Mittel bei Hitzewallungen in den Wechseljahren.[4] Bei stillenden Müttern läßt Salbei die Milchproduktion zurückgehen. Er hilft auch bei ausbleibender oder schmerzhafter Menstruation.
Eine Anzahl weiterer Salbeiarten wird wegen ihrer medizinischen und kulinarischen Besonderheiten angebaut. Das Öl des dekorativen Muskatellersalbeis (*S. sclarea*) findet Verwendung in der Aromatherapie. (*S. lyrala* und *S. urticifolia* sind bekannte nordamerikanische Arten.)
ACHTUNG Salbei enthält zwar mehr Thujon als Wermut, scheint aber weit verträglicher zu sein. Wegen der möglichen toxischen Wirkung des Thujons sollte Salbeitee dennoch nicht länger als jeweils ein bis zwei Wochen lang getrunken werden.

Satureia hortensis
(auch *S. montana*)
Bohnenkraut

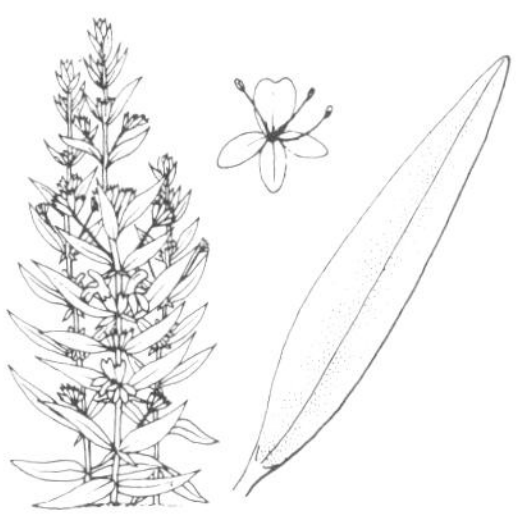

Höhe bis 40 cm. Foto Seite 74.

Verwendete Teile Blätter.
Wirkstoffe Ätherisches Öl (vor allem Carvacrol, Cymen), Phenolstoffe, Harze, Tannine, Schleim.
Anwendung *Küche:* Für Gemüse, Hülsenfrüchte und fettes Fleisch.

Die beiden Pflanzen sind nahe verwandt. Bohnenkraut ist einjährig und blüht rosa, lila oder weiß. Winterbohnenkraut ist eine robustere, ausdauernde Staude. Beide Arten regen den Appetit an und sind beliebte Küchenkräuter. Das scharfe, pfefferartige Aroma paßt gut zu Bohnen. Auch Salate lassen sich - sparsam - damit würzen. Die Italiener waren mit die ersten, die dieses Kraut verwendeten; die alten Römer machten daraus eine Essigsauce. Heute hat es in der Salamiherstellung seinen Platz. Winterbohnenkraut hat ein stärkeres und derberes Aroma als die einjährige Sorte.

Stachys palustris
Sumpfziest

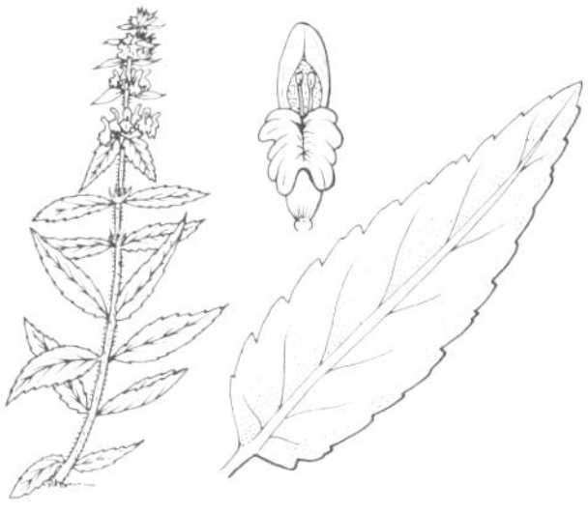

Höhe 1 m. Foto Seite 75.

Verwendete Teile Ganzes Kraut.
Wirkstoffe Nicht erforscht.
Anwendung *Medizin:* Gicht und andere Gelenkschmerzen, Krämpfe.

Der Sumpfziest wurde im 16. Jhdt. als Heilpflanze hochgeschätzt, und Anhänger der Volksmedizin verwenden immer noch ein zerquetschtes Ziestblatt zum Stillen von Blutungen. In der modernen Pflanzenheilkunde benutzt man ihn jedoch wegen seiner krampflösenden Eigenschaften, vor allem bei krampfartigen Schmerzen. Der eng verwandte Waldziest *(S. sylvatica)* hat ebenfalls den Ruf einer Heilpflanze.

Scutellaria laterifolia
Helmkraut

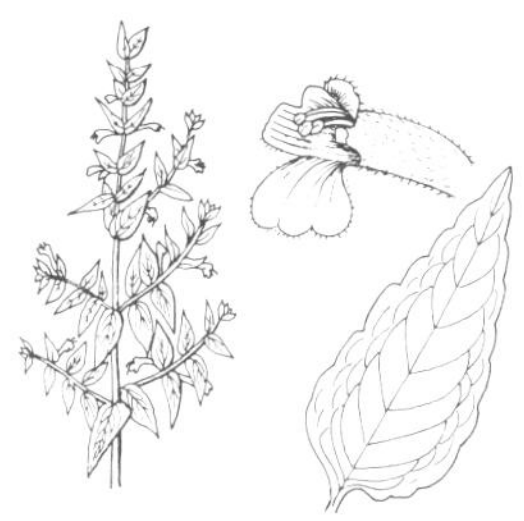

Höhe 15–45 cm. Foto Seite 74.

Verwendete Teile Ganzes Kraut.
Wirkstoffe Flavonglykoside (u. a. Scutellarin, Scutellarein), ätherisches Öl, Bitterstoffe, Tannin.
Anwendung *Medizin:* Nervosität, Depressionen, Schlaflosigkeit, Kopfschmerzen.

Helmkraut ist ein ausgezeichnetes Nerventonikum. Es hilft bei Beklemmungen, Depressionen, Schlafstörungen und nervösen Kopfschmerzen. Die Bitterstoffe stärken und stimulieren die Verdauung. Früher wurden auch Epilepsie und Tollwut damit behandelt.
Mit Helmkraut gibt es nur ein Problem: Es ist heute schwer erhältlich; bei den meisten kommerziellen Produkten handelt es sich nicht um Helmkraut, sondern um Salbei-Gamander *(Teucrium scorodonia)*. In alten Kräuterbüchern sind noch weitere Arten beschrieben, aber ihre medizinischen Eigenschaften wurden noch nicht vollständig erforscht.

Stachys betonica
Betonie
Ziest, Pfaffenblume, Zahnkraut

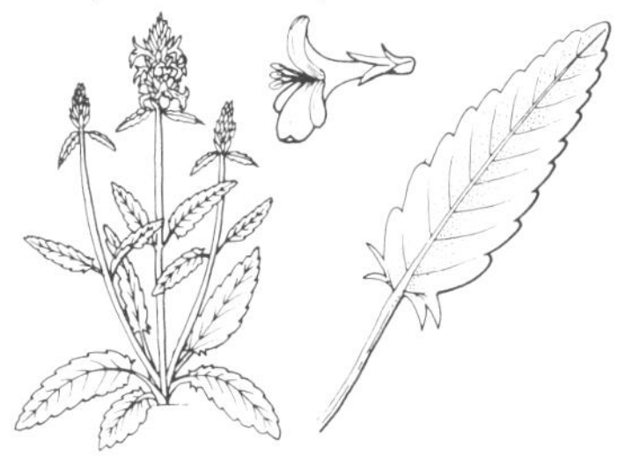

Höhe 30–60 cm. Foto Seite 66.

Verwendete Teile Blühendes Kraut.
Wirkstoffe Bis zu 15 % Tannine, Saponine, Alkaloide (Betonicin, Stachydrin, Trigonellin).
Anwendung *Medizin:* Kopfschmerzen, Neuralgien, Leberleiden, Schnittwunden, Prellungen.

Aufgrund ihrer Tannine eignet sich die Betonie für Umschläge zur Behandlung von Schnittwunden und Prellungen (ihre Alkaloide finden sich auch in der Schafgarbe, die ebenfalls als Wundheilkraut bekannt ist). Bei innerlicher Anwendung regt sie den Kreislauf an und hilft bei Kopfschmerzen und Migräne. Die Pflanze entspannt das Nervensystem und lindert Neuralgien. In Frankreich wird sie bei Leber- und Gallenbeschwerden empfohlen. Die pulverisierten Blätter dienten einst als Schnupfpulver, und in der Volksmedizin wurde der Tee bei Schnupfen verabreicht. Es ist erwiesen, daß Trigonellin den Blutzuckerspiegel senkt.

Thymus vulgaris
(auch *T. serpyllum, T. pulegioides*)
Thymian
Gartenthymian, Hühnerkohl

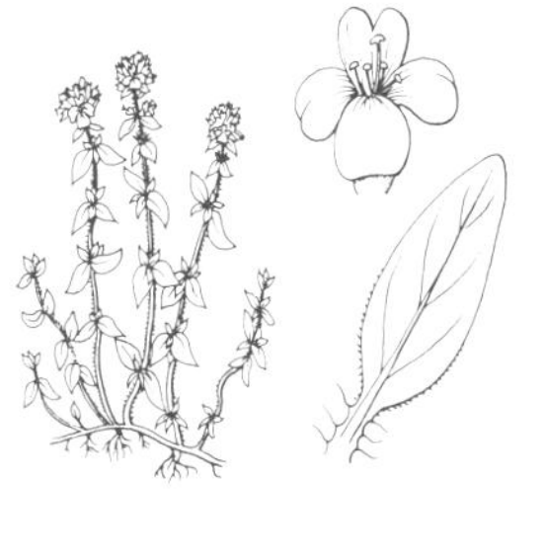

Höhe 10–30 cm. Foto Seite 75.

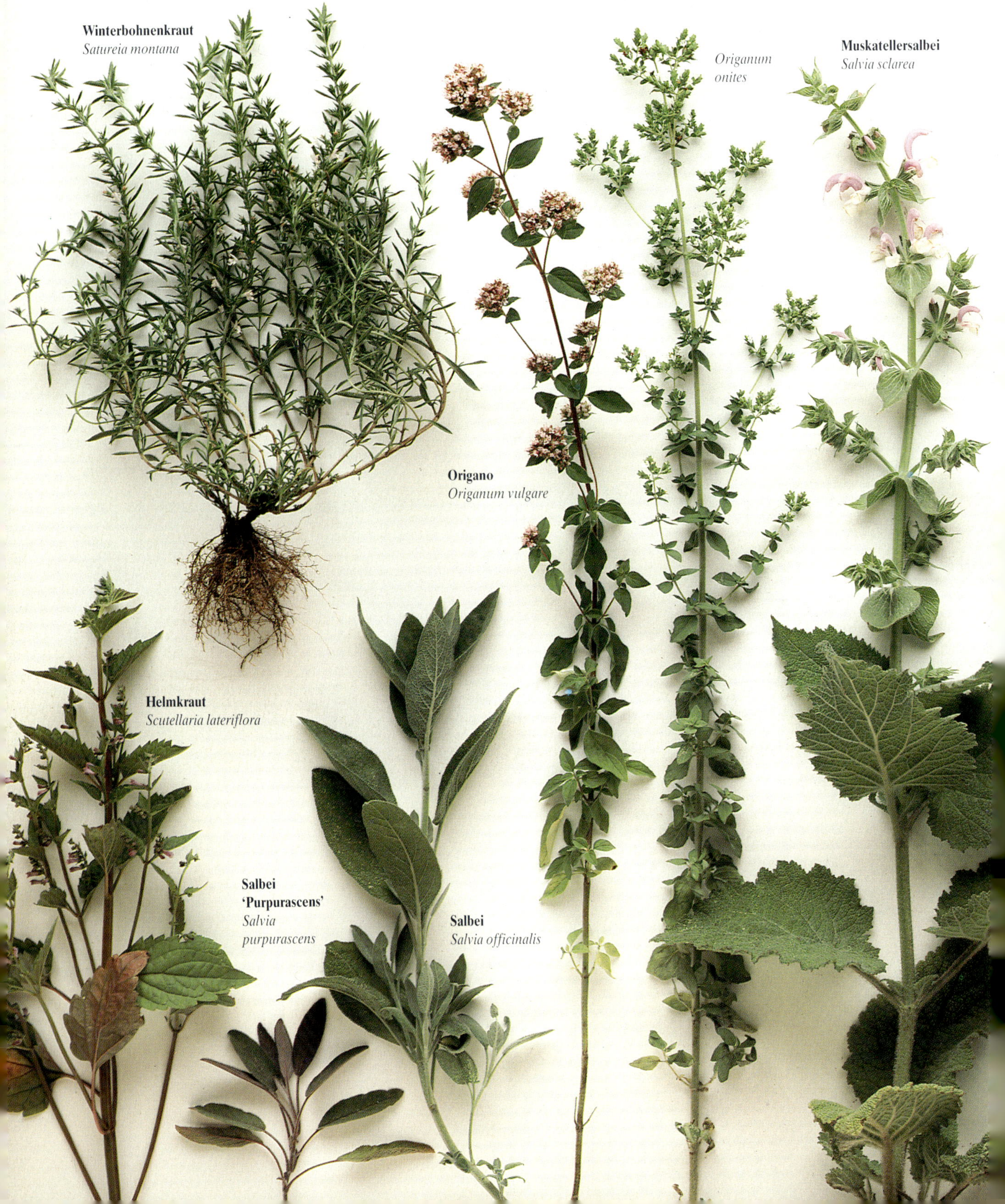
Winterbohnenkraut
Satureia montana
Origanum onites
Muskatellersalbei
Salvia sclarea
Origano
Origanum vulgare
Helmkraut
Scutellaria lateriflora
Salbei 'Purpurascens'
Salvia purpurascens
Salbei
Salvia officinalis

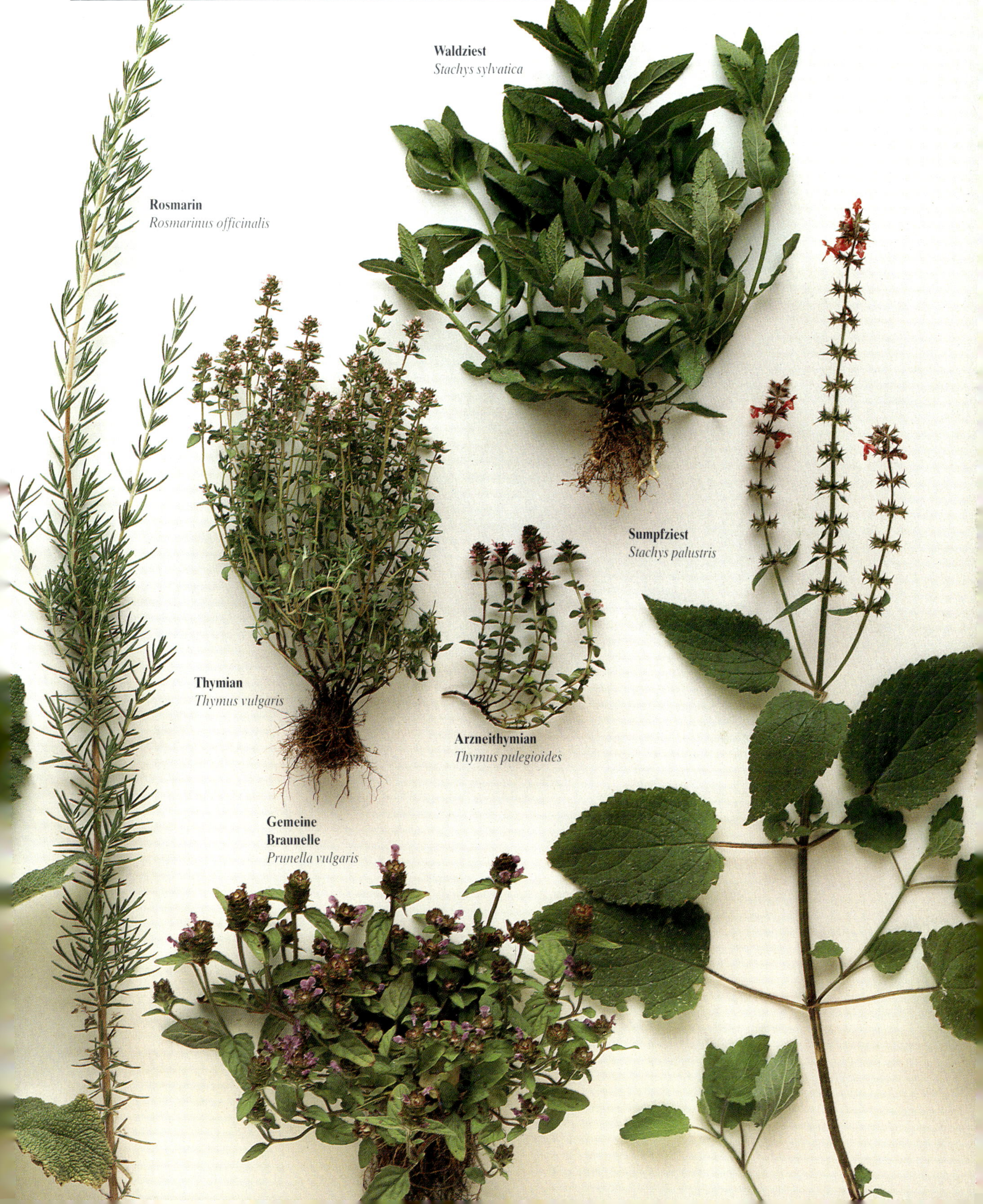
Waldziest
Stachys sylvatica
Rosmarin
Rosmarinus officinalis
Sumpfziest
Stachys palustris
Thymian
Thymus vulgaris
Arzneithymian
Thymus pulegioides
Gemeine Braunelle
Prunella vulgaris

Verwendete Teile Blühendes ganzes Kraut.
Wirkstoffe Ca. 1% ätherisches Öl (u. a. Phenol, Thymol, Carvacrol), Monoterpen-Kohlenwasserstoffe (u. a. Terpinen), Alkohole (u. a. Linalool), Tannin, Flavonoide, Saponine.
Anwendung *Küche:* Beliebtes Würzkraut, vor allem für Fleisch, Geflügel und Füllungen. *Medizin:* Halsentzündungen, Erkältungen, Husten.

Beide Hauptbestandteile des ätherischen Öls, das Carvacrol und vor allem das Thymol, wirken bakterizid und fungizid.[1] Thymol treibt auch Würmer aus, vor allem Haken- und Spulwürmer. (Es tötet auch Mückenlarven ab).[2] Als Gurgelwasser oder Mundspülung ist Thymian ein ausgezeichnetes Mittel bei Hals- und Zahnfleischentzündung. Als heißer Tee wirkt Thymian schweißtreibend und hilft dadurch bei Erkältung. Da das ätherische Öl zum Teil durch die Lungen ausgeschieden wird, ist Thymian auch bei Bronchitis angezeigt. Oft wird Keuchhusten damit behandelt. Thymian hat bemerkenswerte auswurflösende Eigenschaften, so daß zäher Schleim abgehustet werden kann.
Thymiantee lindert Blähungen und beruhigt den Verdauungstrakt. Dies beruht auf der krampflösenden Wirkung, die das ätherische Öl auf glatte Muskeln hat. Thymianbäder lindern Rheumaschmerzen, und das Öl wird oft für Einreibemittel und Massageöl verwendet. Mit einer Salbe aus Thymian läßt sich die Gürtelrose *(Herpes zoster)* behandeln.
Feldthymian *(T. serpyllum)* besitzt ähnliche Eigenschaften. Es gibt auch noch andere, dekorative Gartensorten.
ACHTUNG Zwar ist die ganze Pflanze in medizinischer Dosierung ungefährlich, das isolierte ätherische Öl jedoch wirkt schon in kleinen Dosen toxisch und darf innerlich nur laut Anweisung eines geschulten Kräuterheilkundigen angewendet werden. Nicht in der Schwangerschaft einnehmen!

LAURACEAE

Cinnamomum camphora
Kampfer

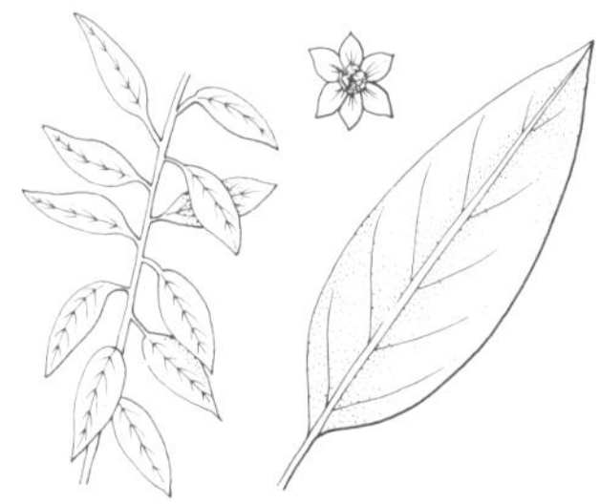

Höhe bis 12 m. Foto Seite 83.

Verwendete Teile Kampfer, Öl.
Wirkstoffe Safrol, Azetaldehyd, Terpineol, Eugenol, Phellandren, Pinen.
Anwendung *Medizin:* Rheumaschmerzen.

Kampfer wird seit Jahrhunderten aus dem Holz dieses Baumes destilliert; er ist seit dem 12. Jhdt. im Westen bekannt. Hauptsächlich wird er äußerlich als Hautreizmittel zur Besserung von Gelenkschmerzen verwendet.
ACHTUNG Kampferdämpfe nicht zu lange inhalieren.

Cinnamomum zeylanicum
Zimt

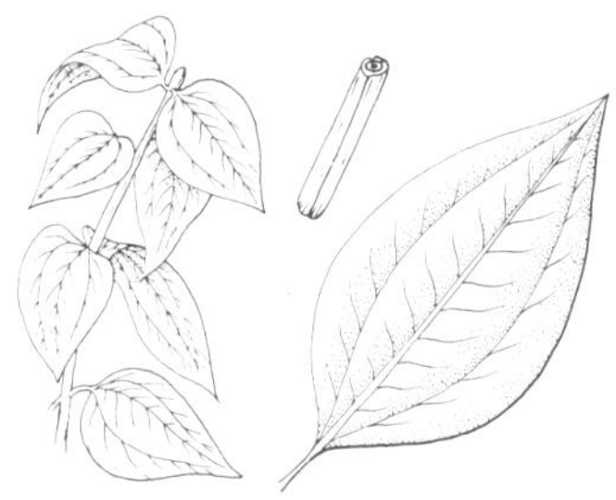

Höhe bis 10 m. Foto Seite 34.

Verwendete Teile Getrocknete Rinde.
Wirkstoffe Ätherisches Öl, Tannine, Schleim, Gummi, Zucker, Harz, Calciumoxalat, Cumarin.
Anwendung *Küche:* In der Küche Asiens für pikante Gerichte; für Obstkompott, Kuchen. *Medizin:* Erkältungen, Durchfall.

Die Rinde von *C. zeylanicum* wird als hochwertiger betrachtet als die Rinde von *C. cassia*, einem engen Verwandten. Zimt wurde schon in der Antike als aromatisches Gewürz und als Heilmittel geschätzt, mit dem man Erkältungen behandelte, die Verdauung erwärmte und Blähungen linderte. Auch bei Menstruationskrämpfen wurde es eingesetzt. Seine adstringierende Wirkung macht den Zimt zu einem wertvollen Mittel gegen Durchfall. Zimtöl wirkt antibakteriell und bekämpft Colibakterien, Staphylokokken und Soor *(Candida albicans)*.
Mit Zimt wird in der asiatischen Küche häufig gewürzt. Bei uns verwendet man ihn in Kuchen, für gedünstetes Obst und für winterliche Getränke wie Glühwein.

Laurus nobilis
Lorbeer

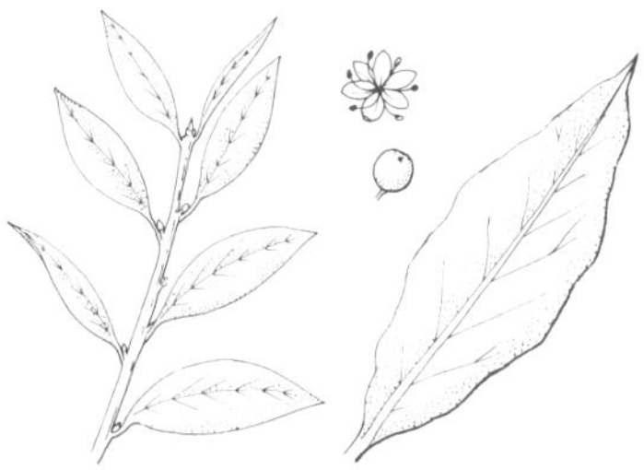

Höhe bis 2 m oder 30 m. Foto Seite 78.

Verwendete Teile Blätter, Öl; Anbau Seite 276–77.
Wirkstoffe 1–3% Ätherisches Öl (u. a. Geraniol, Cineol, Eugenolterpene), Gerbsäure, Bitterstoffe.
Anwendung *Küche:* Im Bouquet garni (Seite 168); für Brühe und Eintöpfe.

Aus dieser dem Apollo geweihten Pflanze wurden in der klassischen Antike die Siegeskränze gewunden. Heute wird Lorbeer vor allem als Würzkraut gebraucht. Frische Blätter sollten sparsam verwendet werden, da ihr Aroma viel stärker ist als bei getrockneten Blättern. Lorbeer fördert auch die Verdauung.
ACHTUNG *Prunus laurocerasus*, der Kirschlorbeer, ist eine hochgiftige Pflanze.

LEGUMINOSAE

Astragalus membranaceus
Tragant
Huang-Qi

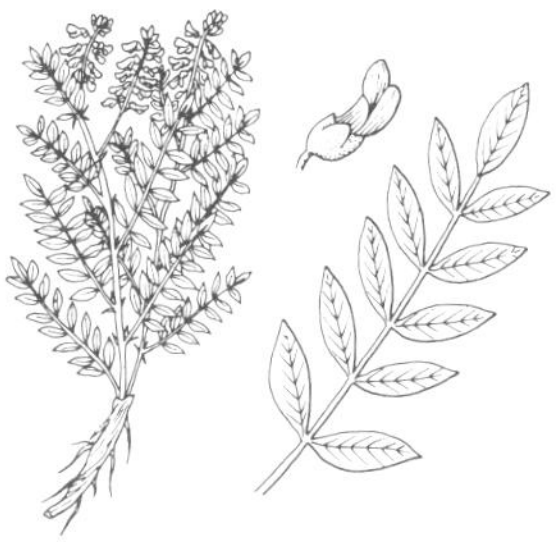

Höhe bis 3 m.

Verwendete Teile Wurzel (Droge: Tragacantha).
Wirkstoffe Glykoside, Cholin, Betain, Rumatakenin, Zucker, organische Säure, Beta-Sitosterin, Vitamin A.
Anwendung *Medizin:* Zur Stärkung des Immunsystems und Förderung der Verdauung.

Tragant ist eine der berühmtesten Heilpflanzen in der traditionellen chinesischen Medizin. Er wird erstmals im 1. Jhdt. n. Chr. im chinesischen Kräuterbuch »Shen Nong Ben Cao« erwähnt. Den Chinesen zufolge stärkt Tragant die Verdauung und die Lebensenergie des Körpers (in der chinesischen Medizin Qi genannt). Deshalb ist Tragant angezeigt bei Appetitmangel und Durchfall, die auf eine geschwächte Verdauungsfunktion zurückgehen. Tragant stärkt auch die Lungen und die Abwehrkräfte. Die Zeitschrift der Amerikanischen Krebsgesellschaft, »Cancer«, berichtete, daß Tragant bei einem großen Prozentsatz der damit behandelten Patienten das Immunsystem zu stärken schien.[1] Daher eignet sich Tragant auch für Personen, die oft an Erkältungen leiden.
Tragant besitzt sogenannte adaptogene Eigenschaften; einerseits hemmt er kräfteverzehrende Schweißbildung, andererseits regt er heilungsförderndes Schwitzen an, wo dies angebracht ist. Die Pflanze unterstützt die Eiterabsonderung und das Abheilen von Geschwüren. Nach Ansicht der Chinesen ist der Tragant für junge Menschen besser geeignet als Ginseng, da er die äußere Energie stärkt, während Ginseng die innere Energie tonisiert. Die beiden Pflanzen werden jedoch oft zusammen verwendet. In Fällen von Kreislaufschwäche und Erschöpfung wird Tragant auch oft mit dem berühmten chinesischen Blutstärkungsmittel Dang Gui (Chinesische Engelwurz) kombiniert. Tragant ist wichtiger Bestandteil des chinesischen Jade-Screen-Pulvers.

Baptisia tinctoria
Indigo

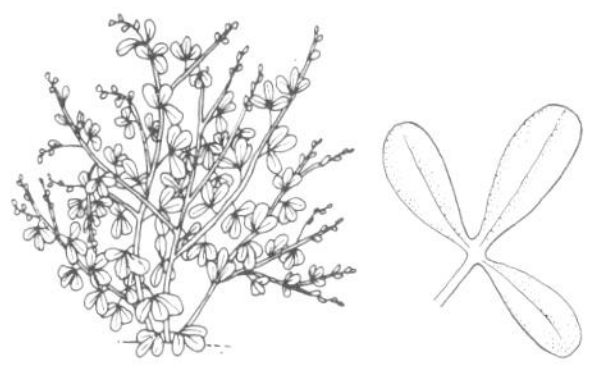

Höhe bis 1 m. Foto Seite 78.

Verwendete Teile Wurzel.
Wirkstoffe Alkaloide (u. a. Baptoxin), Glykoside, Harz.
Anwendung *Medizin:* Arthritis; allgemein bei Entzündungen.

Indigo ist ein nützliches Mittel gegen Sepsis und Entzündungen im gesamten Körper. Der amerikanische Kräuterheilkundige Ellingwood verwendete es zur »Behandlung von langwierigen, trägen Formen des Fiebers bei starker Dämpfung der Lebenskräfte«. In der Pflanzenheilkunde wird es auch bei Lymphdrüsenentzündung eingesetzt. Äußerlich als Salbe ist es ein gutes Mittel bei infizierten Geschwüren und wunden oder eitrigen Brustwarzen.
ACHTUNG In hohen Dosen führt Indigo zu starkem Durchfall und Erbrechen.

Cassia senna
Senna

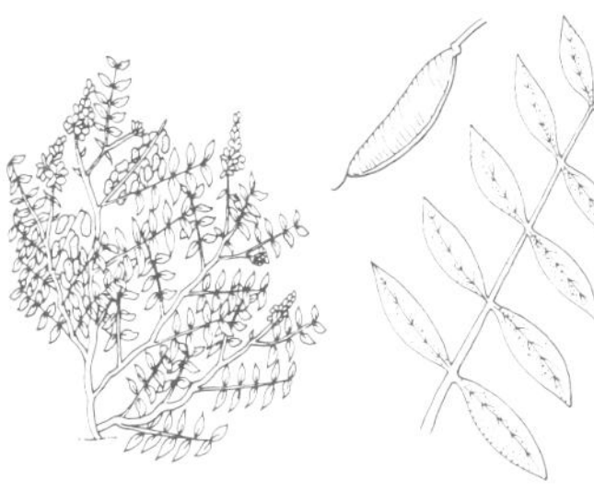

Höhe bis 75 cm. Foto Seite 83.

Verwendete Teile Blätter und Schoten.
Wirkstoffe Bis zu 3 % Antrachinon-Glykoside (hauptsächlich die Sennoside A und B), Flavonoide, Harz, Weinsteinsäure.
Anwendung *Medizin:* Verstopfung.

Die Sennoside der Pflanze wirken abführend. Wie alle Antrachinone reizen sie die Darmwand und regen damit die Entleerung an. Daher ist ständiger Gebrauch nicht ratsam; der Darm kann rasch von diesem Mittel abhängig werden. Auch ist es nicht angezeigt bei spastischer Obstipation. Bei chronischer Verstopfung muß immer ein Arzt die Ursachen untersuchen. Senna allein verursacht kolikartige Schmerzen, daher wird es meist mit aromatischen oder verdauungsfördernden Kräutern zusammen gegeben, z. B. mit Ingwer, Nelken, Dill, Fenchel, Koriander, Orangenschale oder Süßholz.

Glycyrrhiza glabra
Süßholzstrauch
Lakritze

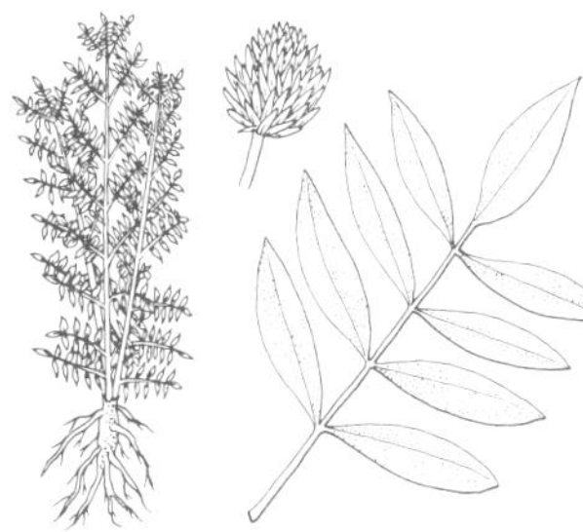

Höhe 50–150 cm. Foto Seite 78.

Verwendete Teile Wurzeln und unterirdische Ausläufer.
Wirkstoffe Glycyrrhizin, Flavonoide, Isoflavonoide, Triterpen-Saponoide, Sterine, Stärke, bis zu 14 % Zucker, Aminosäuren, Amine (Asparagin, Betain, Cholin), Gummi, Wachs, ein ätherisches Öl.
Anwendung *Küche:* Zum Aromatisieren von Süßigkeiten. *Medizin:* Halsentzündung, Husten, Sodbrennen, Geschwüre, Koliken.

Lakritze ist eines der gebräuchlichsten pflanzlichen Mittel, da sich mit ihrer Hilfe alle anderen Kräuter eines Rezepts harmonisieren und zusammenmischen lassen; sie übertönt auch den bitteren

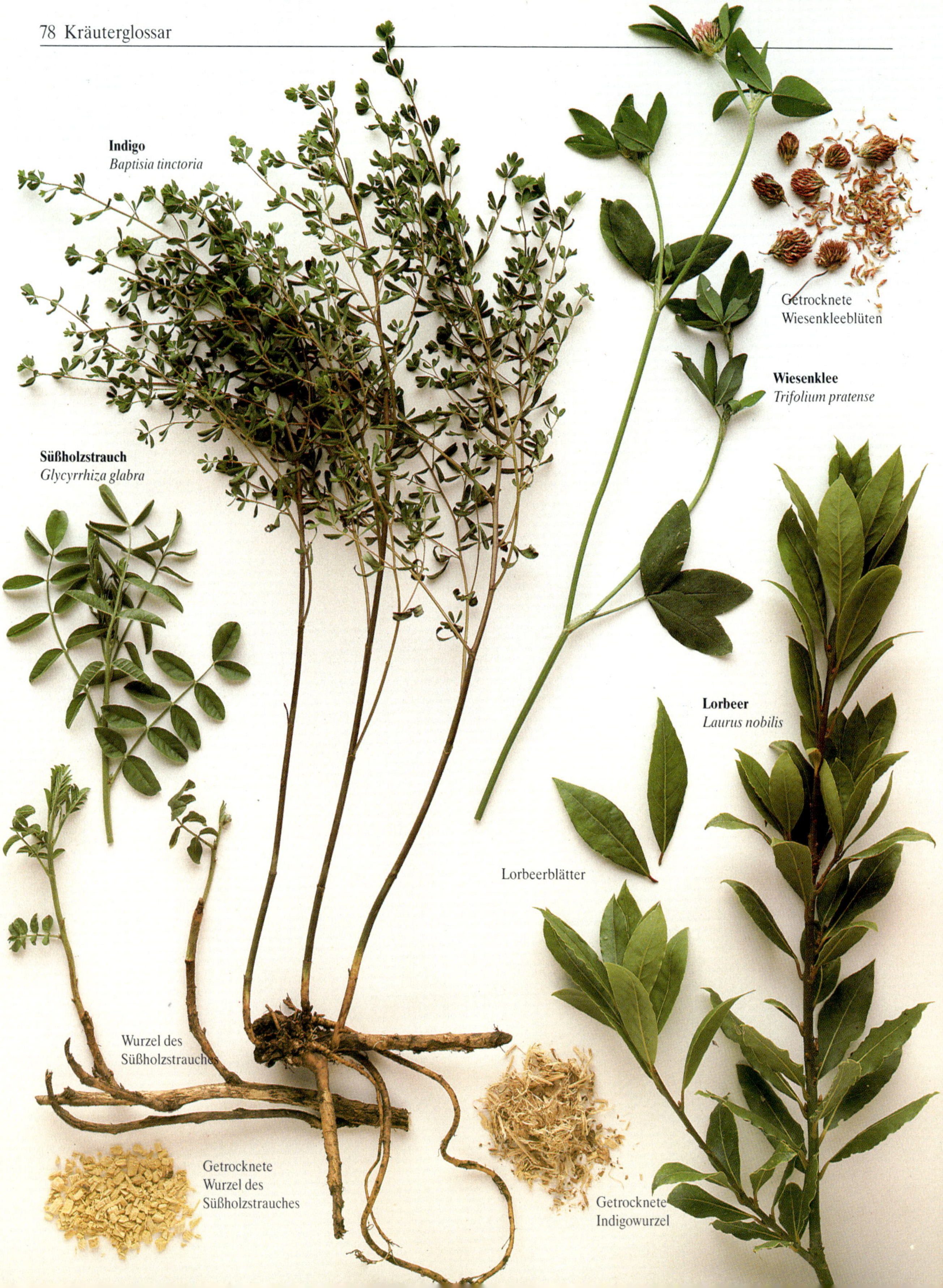
Indigo
Baptisia tinctoria
Süßholzstrauch
Glycyrrhiza glabra
Wurzel des Süßholzstrauches
Getrocknete Wurzel des Süßholzstrauches
Getrocknete Wiesenkleeblüten
Wiesenklee
Trifolium pratense
Lorbeer
Laurus nobilis
Lorbeerblätter
Getrocknete Indigowurzel

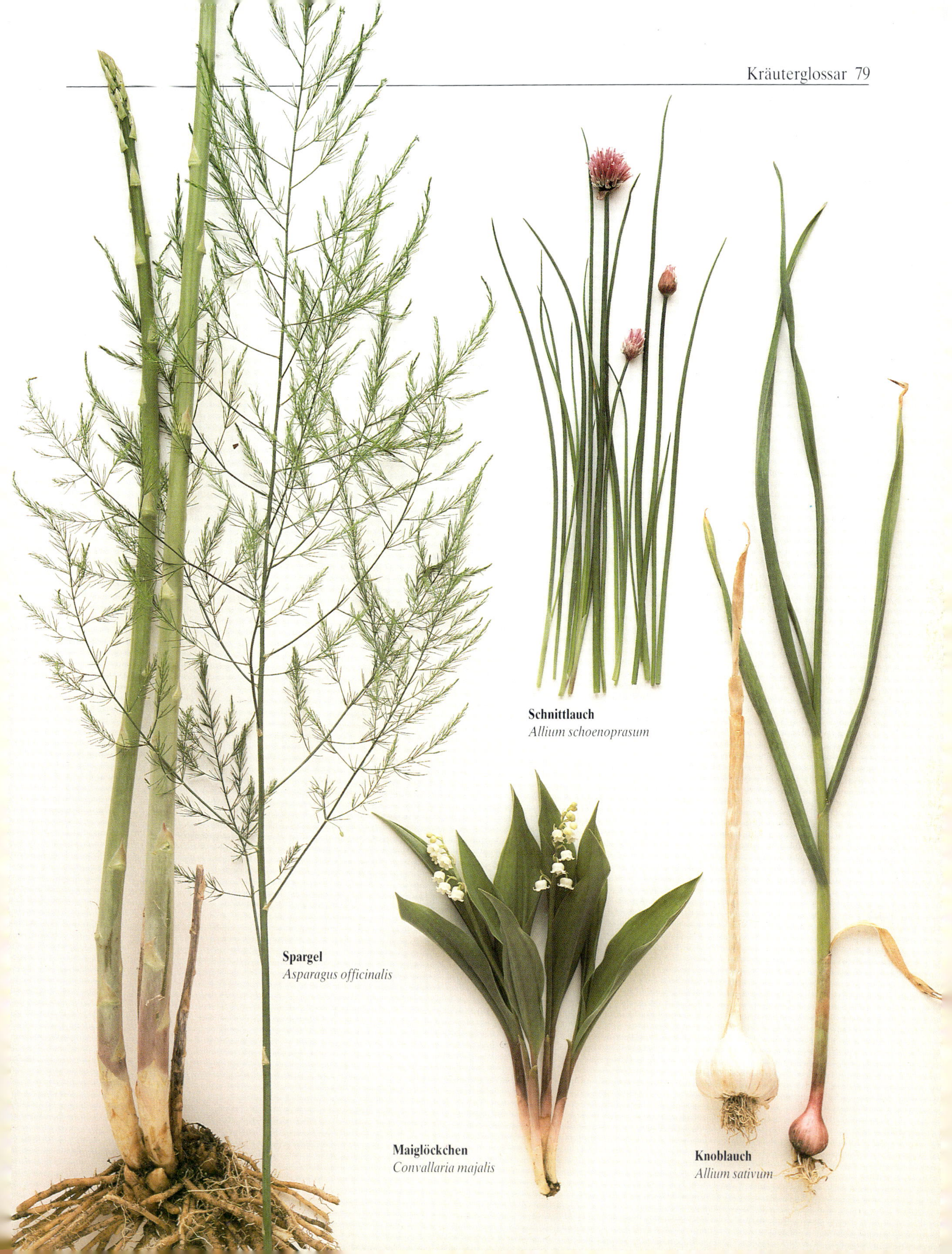

Schnittlauch
Allium schoenoprasum

Spargel
Asparagus officinalis

Maiglöckchen
Convallaria majalis

Knoblauch
Allium sativum

Geschmack vieler Heilkräuter (Glycyrrhizin ist 50mal süßer als Zucker). Aber sie ist auch selbst ein wertvolles Heilmittel. Im Körper wird Glycyrrhizin zu Glycyrrhetinsäure abgebaut, die eine ähnliche Struktur besitzt wie die von der Nebennierenrinde (NNR) erzeugten Hormone. Dies erklärt vielleicht, warum Lakritze ähnlich wie Cortison stark entzündungshemmend ist und gegen Arthritis wirkt.[1] Es wird vom Fall einer Frau mit NNR-Insuffizienz berichtet, deren einzige Therapie in der regelmäßigen Einnahme von Lakritze besteht.[2] Wegen ihrer adrenalinartigen Wirkung ist Lakritze auch ein Antiallergikum.

Lakritze ist ein wertvolles Mittel für die Verdauung. Sie wirkt leicht abführend und verringert den Magensäuregehalt, so daß sie bei Sodbrennen hilft. Auch bei Magengeschwüren erzielt sie bemerkenswerte Erfolge; sie überzieht die Magenwände mit einem schützenden Gel und löst Krämpfe im Dickdarm.[3] Lakritze kann viele Toxine neutralisieren, z.B. bei Diphtherie und Tetanus. Sie verstärkt auch den Gallenfluß und senkt den Cholesterinspiegel. Außerdem kann sie (ähnlich wie Codein) Halsreizungen erheblich bessern und besitzt dabei auch noch auswurflösende Eigenschaften. Sie wirkt fiebersenkend (Glycyrrhetinsäure hat dieselbe Wirkung wie Aspirin).[4] Darüber hinaus konnte jetzt eine antibakterielle Wirkung nachgewiesen werden.[5]

ACHTUNG Lakritze wirkt wie das Hormon Corticotropin (ACTH), das Natrium und Kalium im Körper zurückhält und den Blutdruck erhöht. Die Pflanze enthält zwar Asparagin, das dieser Tendenz entgegenwirkt, jedoch ist bei hohem Blutdruck von Lakritze abzuraten.

Trifolium pratense
Wiesenklee

Rotklee, Futterklee, Honigklee

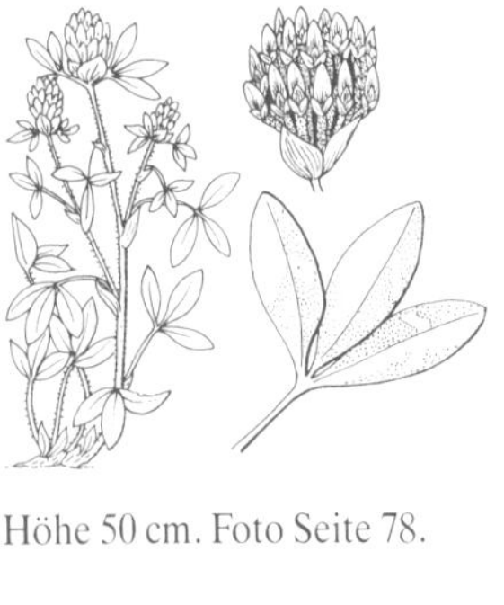

Höhe 50 cm. Foto Seite 78.

Verwendete Teile Getrocknete Blüten.
Wirkstoffe Phenolglykoside, Flavonoide, Salicylate, Zyan-Glykoside, Cumarine.
Anwendung *Medizin:* Störungen der Atemwege, Hautleiden.

Wiesenklee entspannt und wirkt auswurflösend und ist somit bei Husten, Bronchitis und Keuchhusten nützlich. Er wird auch bei Hautleiden wie Ekzemen und Psoriasis verwendet; besonders gut sprechen Kinder mit einem Ekzem-Asthma-Syndrom darauf an. Auch in der pflanzlichen Krebstherapie hat man Wiesenklee eingesetzt, was aber wissenschaftlich nicht abgesichert ist.

LILIACEAE

Allium sativum
Knoblauch

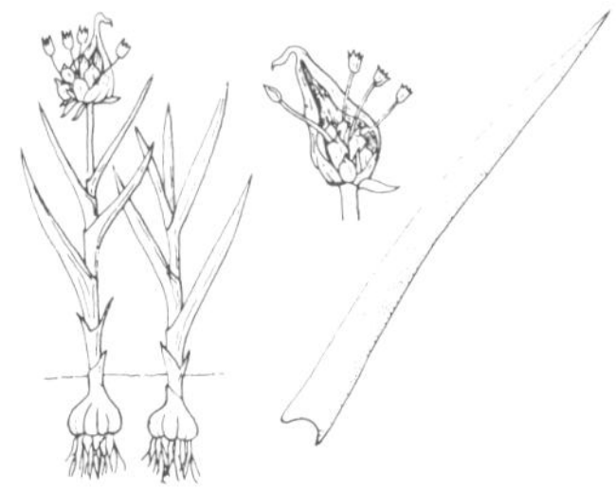

Höhe 30 cm. Foto Seite 79.

Verwendete Teile Frische Knolle; Anbau Seite 274–75.
Wirkstoffe Ätherisches Öl, Vitamin A, B und C, Fette, Aminosäuren. Das Öl enthält Alliin, das in Allicin verwandelt wird, sobald die Zehen zerschnitten oder zerdrückt werden. An der Luft wird Allicin zu Diallyldisulfid, das für die antibakterielle Wirkung (gramnegativ und -positiv) von Knoblauch verantwortlich ist.
Anwendung *Küche:* Vor allem im Mittelmeerraum und in der orientalischen Küche sehr beliebt; als Knoblauchbutter, -essig und -salz. *Medizin:* Erkältung, Husten, hoher Blutdruck, Arteriosklerose; zur Verdauungsförderung.

Knoblauch war spätestens seit den alten Ägyptern Nahrungs- und Heilmittel. Der griechische Historiker Herodot berichtet, daß die Sklaven, die die Große Pyramide bauten, beträchtliche Mengen davon aßen. Die moderne Wissenschaft hat viele der überlieferten Heileigenschaften des Knoblauchs bestätigt.[1] In Indien durchgeführte Experimente zeigen, daß Knoblauchverzehr den Cholesterinspiegel und andere Blutfettwerte deutlich senken kann.[2] Forschungen an der George-Washington-Universität in den USA haben erwiesen, daß Knoblauch die Blutgerinnung hemmt; daher ist er ein gutes Mittel bei Herzgefäßerkrankungen. Weil Knoblauch nachweislich auch den Blutdruck bei Tieren und Menschen senkt, ist er zweifellos von großem Nutzen als vorbeugendes Mittel gegen Infarkte, die bei hohem Blutdruck eintreten können oder wenn Blutgerinnsel in die Herzkranzgefäße gelangen.[3]

In den beiden Weltkriegen wurde Knoblauch auf Wunden gelegt, um Blutvergiftung und Wundbrand vorzubeugen. Mit Knoblauch wurden auch Durchfall, Ruhr, Lungentuberkulose, Diphtherie, Keuchhusten, Thyphus und Hepatitis erfolgreich behandelt. Er wirkt gegen viele Pilzinfektionen und Trichomonaden und ist auch ein effektives Wurmmittel. Es konnte bewiesen werden, daß Knoblauch den Blutzuckerspiegel senkt und sich daher zur Kontrolle von Diabetes empfiehlt.

Pflanzenheilkundige schätzen Knoblauch als erstklassiges Verdauungstonikum und setzen ihn auch bei Zahnschmerzen, Ohrenschmerzen, Husten und Erkältungen ein (regelmäßiger Verzehr von Knoblauch kann vor Erkältungen schützen und Katarrhe lindern). Knoblauch hat in der Volksmedizin den Ruf, Krebs zu heilen.

Allium schoenoprasum
Schnittlauch

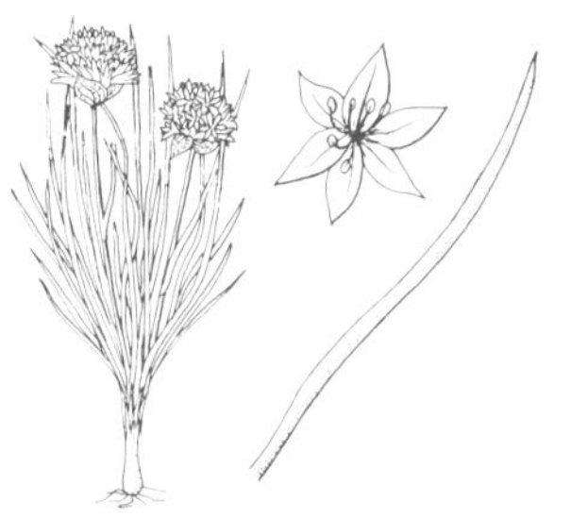

Höhe 20–30 cm. Foto Seite 79.

Verwendete Teile Röhrenblätter.

Wirkstoffe Ätherisches Öl (schwefelhaltig).
Anwendung *Küche:* In pikanten Gerichten, von Salaten über Suppen und Weichkäse bis zu gegrilltem Fleisch.

Schnittlauch ist ein äußerst beliebtes Küchenkraut. In Dänemark bestreut man Speckomeletts dick mit Schnittlauchröllchen. Schnittlauch hat keine medizinischen Wirkungen.

Aloe vera
(auch *A. barbadensis*)
Aloe
Barbados-Aloe

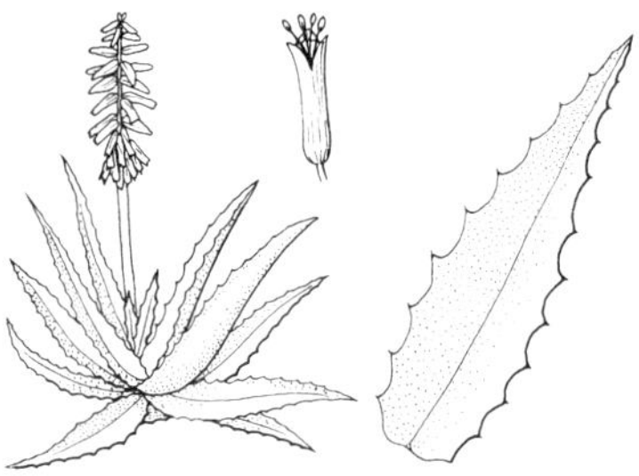

Höhe 30–150 cm. Foto Seite 82.

Verwendete Teile Bittersaft und Gel.
Wirkstoffe Bittersaft (Drogenbezeichnung Aloe): Anthrachinon-Glykoside und freie Anthrachinone, Harze. Gel: Glucomannan, ein dem Guarmehl und Johannisbrotmehl ähnelndes Polysaccharid; angeblich auch Sterine; organische Säuren, Enzyme, antibiotische Substanzen, Aminosäuren, Saponine, Mineralstoffe.
Anwendung *Medizin:* Verbrennungen, Schnittwunden, allgemeine Wunden.

Die Aloe liefert zwei verschiedene Heilmittel. Der Saft (Drogenbezeichnung Aloe) wird gewonnen, indem man die Blätter unten abschneidet und den herausfließenden Saft auffängt. Das Gel wird extrahiert, indem man die ganzen Blätter zerquetscht. Der Saft ist ein stark wirksames Abführmittel und eignet sich kaum für medizinische Zwecke.
Das Gel aber ist eine der bemerkenswertesten Heilsubstanzen, die man kennt. Lokal angewendet, fördert es die Regeneration der Haut und kann direkt auf Verbrennungen, auf Schnittverletzungen und Wunden gestrichen werden. Das käufliche Gel ist wegen der für die Extraktion benutzten scharfen Lösungsmittel oft unzuverlässig. Aloe läßt sich jedoch leicht als Zimmerpflanze halten.

Asparagus officinalis
Spargel
Aspars, Korallenkraut

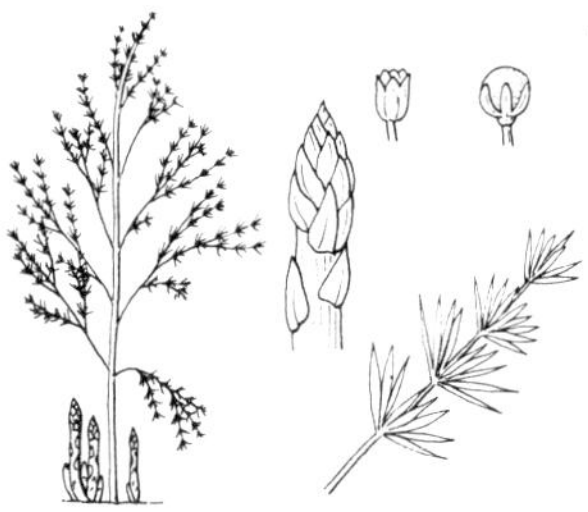

Höhe 1–3 m. Foto Seite 79.

Verwendete Teile Stengel, Spitzen, Wurzel.
Wirkstoffe Asparagin, Saponine, Flavonoide, ätherisches Öl, Glucosid, Gummi, Harz, Gerbsäure.
Anwendung *Küche:* Spargelspitzen als Gemüse. *Medizin:* Wurzel bei Störungen im Darm- und Harntrakt.

Wilder Spargel wurde schon von Griechen und Römern als Gemüse geschätzt. Heute essen wir eine Kultursorte. Diese Art wirkt entwässernd und abführend, vor allem der frische Saft. Auch die Wurzel wird wegen ihrer wassertreibenden Wirkung verwendet.

Chamaelirium luteum
(auch *Helonias dioica*)
Falsches Einkorn

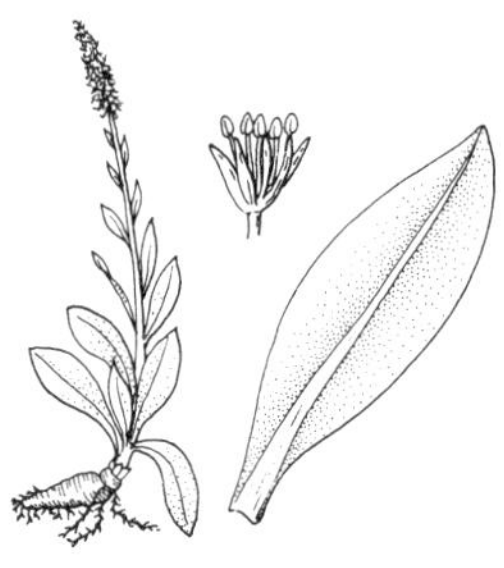

Höhe 30–90 cm.

Verwendete Teile Rhizom und Wurzel.
Wirkstoffe Sterin-Saponine (mit Chamaelirin).
Anwendung *Medizin:* Als Tonikum für die Fortpflanzungsorgane.

Die Wurzel dieser Pflanze enthält hormonartige Saponine, die an ihrem bemerkenswerten Ruf als Tonikum für Eierstöcke und Gebärmutter teilhaben. Kräuterheilkundige verwenden Falsches Einkorn zur Anregung der Fruchtbarkeit bei Frauen und zur Behandlung von Impotenz bei Männern. Auch bei Menstruationsbeschwerden mit Preßgefühl wird es eingesetzt. Es hat den Ruf, Fehlgeburten zu verhindern, und hilft manchmal gegen morgendliche Übelkeit. Diese Anwendungen sollten jedoch geschulten Fachleuten vorbehalten bleiben. Die tonisierenden Eigenschaften kommen auch dem Appetit und der Verdauung zugute. Die Pflanze wird manchmal mit der Sternwurzel, *Aletris farinosa*, verwechselt. Auch sie enthält Sterin-Saponine (Diosgenin) und besitzt Eigenschaften des Östrogens.[1]

Convallaria majalis
Maiglöckchen
Augenkraut, Schneetropfen

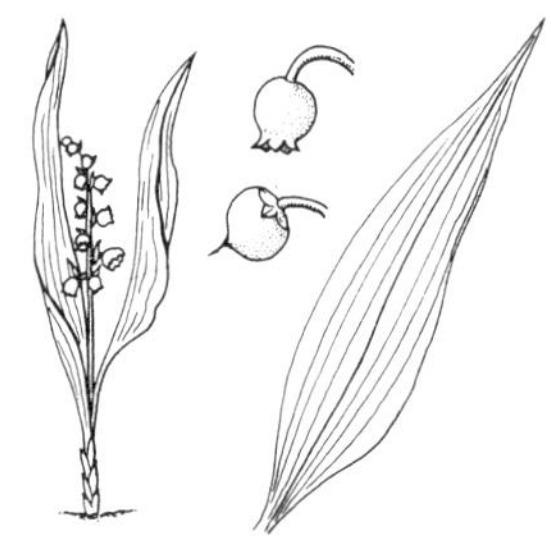

Höhe 10–20 cm. Foto Seite 79.

Verwendete Teile Blätter.
Wirkstoffe Herzglykoside (u.a. Convallatoxin, Convallosid und Glucon-vallosid), Saponine, Flavonoide, Asparagin.
Anwendung *Medizin:* Herzerkrankungen.

Diese Pflanze enthält wie der Fingerhut (Seite 112) Herzglykoside, die den Herzschlag kräftigen und gleichzeitig den Rhythmus verlangsamen und regelmäßig machen, ohne das Blutvolumen in den

Exotische Heilkräuter

Viele der medizinisch verwendeten Kräuter wachsen in entfernten Teilen der Welt oder gedeihen nur in heißen Klimazonen. Bei uns kennt man sie meist nur getrocknet oder in Zubereitungen, die im Heilkräuterhandel fast überall erhältlich sind. Die Auswahl ist reich, vom Ginseng aus Asien bis zum Piscidiabaum aus Jamaica, von der Kolanuß aus Afrika und Brasilien bis zu Senna aus dem Mittleren Osten und Indien. In dieser Vielfalt spiegelt sich die Kräuterheilkunde vieler verschiedener Länder.

Schlüssel zum Foto

1 Samenschoten der Kolanuß **2** Kolanußpulver **3** Aloe **4** Aloepulver und -gummi **5** Getrocknete rote Ginsengwurzel **6** Getrocknete weiße Ginsengwurzel **7** Frische weiße Ginsengwurzel **8** Getrocknete Drachenkrautwurzel **9** Getrocknete Sarsaparillenwurzel **10** Wurzel des Piscidiabaums aus Jamaika **11** Kampfer **12** Kampfergummi **13** Getrocknete Wurzel der Knolligen Seidenpflanze **14** Zweig des Falschen Balsamstrauchs **15** Knospen der Ontariopappel **16** Getrocknete Blätter des Bukkostrauchs **17** Gummiharz der Myrrhe **18** Sennablätter und -blüten **19** Getrocknete Sennablätter **20** Getrocknete Sennaschoten **21** Getrocknete Grindelia **22** Getrocknete Kava-Kava-Wurzel **23** Getrocknete Boldoblätter **24** Guajakrinde **25** Tragantrinde **26** Tragantgummi (Tragacantha) **27** Asiatischer Wassernabel **28** Getrocknete Blätter des Asiatischen Wassernabels

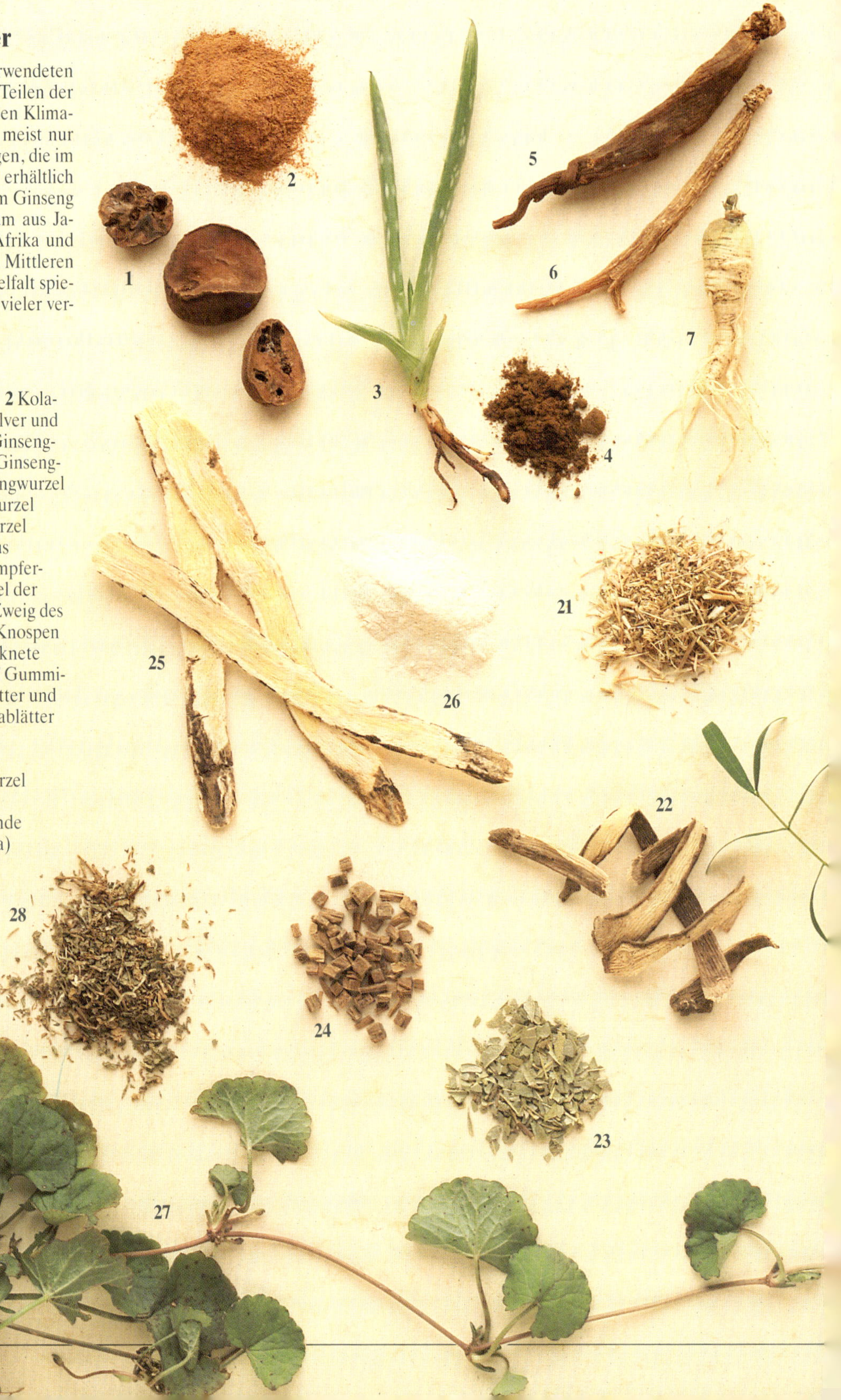

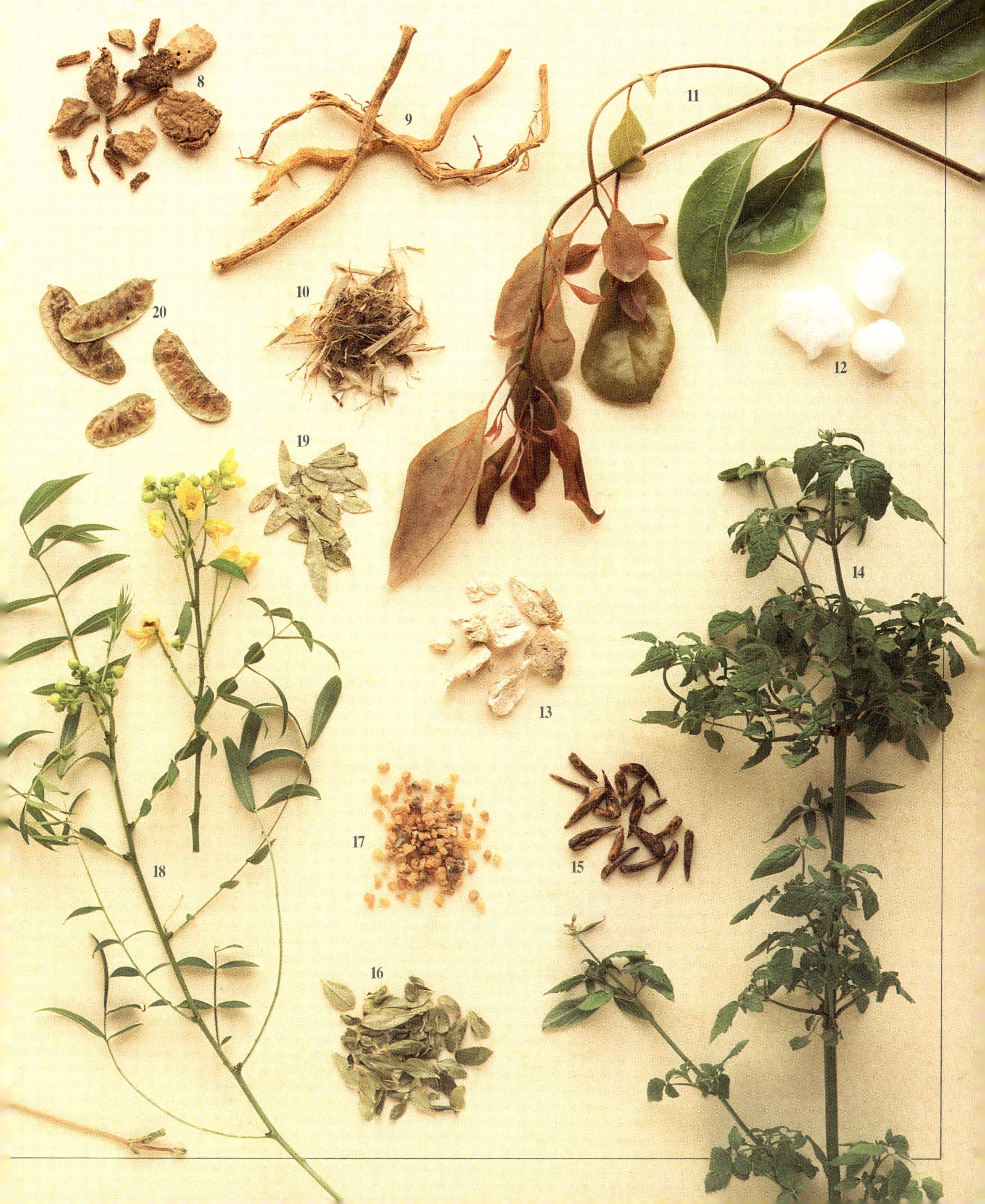
8
9
11
20
10
12
19
14
13
17
15
18
16

Herzkranzgefäßen zu erhöhen. Die aktiven Glykoside des Maiglöckchens werden jedoch nach und nach, nicht in einem Schub, freigesetzt und von den Nieren wieder gut ausgeschieden, so daß eine toxische Anreicherung vermieden wird.[1]
Die Flavonoide erweitern die Arterien, während des Asparagin wassertreibend wirkt und dem Körper hilft, überschüssige Flüssigkeit auszuscheiden. Daher ist Maiglöckchen auch bei hohem Blutdruck unbedenklich.
ACHTUNG Maiglöckchen nur laut Anweisung eines geschulten Kräuterheilkundigen anwenden.
MIT EINSCHRÄNKUNG.

Smilax officinalis
(und andere Arten)
Sarsaparille

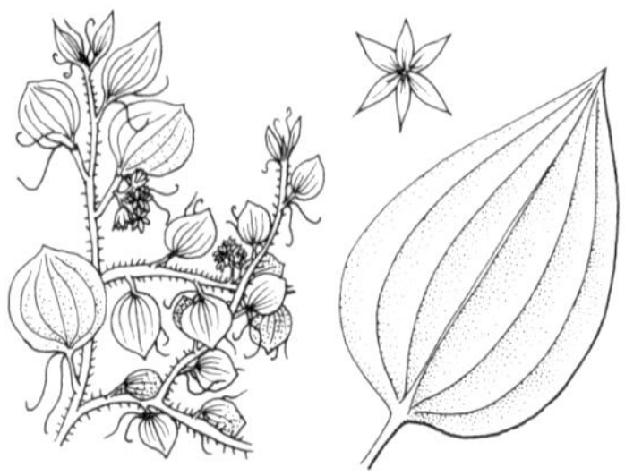

Größe unterschiedlich. Foto Seite 83.

Verwendete Teile Wurzel.
Wirkstoffe Sterine und Sterin-Saponine, Sarsapinsäure, Stärke, Harz, ätherisches Öl.
Anwendung *Medizin:* Rheuma und Hautleiden.

In Europa erlangte die Sarsaparille im 16. Jhdt. Berühmtheit als potentielles Heilmittel gegen Syphilis; sie blieb bis in unser Jahrhundert hinein das wichtigste Mittel gegen diese Krankheit, obwohl ihre Wirksamkeit nie nachgewiesen werden konnte. Es wurde jedoch entdeckt, daß eine chinesische Art, *S. glabra*, Syphilis sehr wirkungsvoll bekämpft; auch Quecksilbervergiftung wurde damit behandelt.[1] Heute gilt diese Pflanze in der Kräutermedizin als Blutreinigungsmittel, das nützlich bei Rheuma und Hautleiden wie Psoriasis ist.
Vor allem in der Karibik ist die Sarsaparille als Limonadenaroma beliebt.

Trillium erectum
(auch *T. pendulum*)
Waldlilie

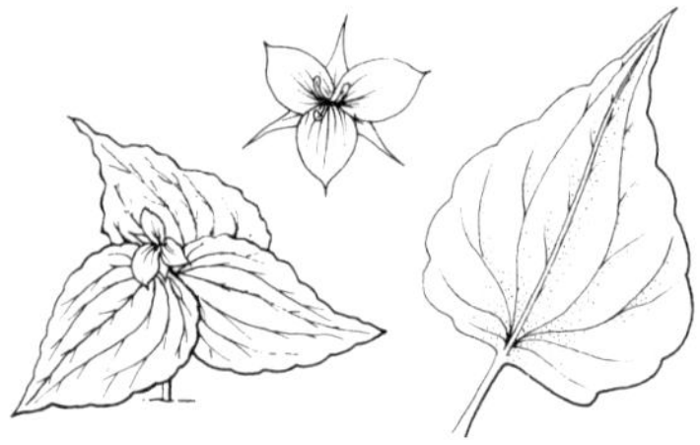

Höhe bis 50 cm.

Verwendete Teile Getrocknetes Rhizom und Wurzel.
Wirkstoffe Sterin-Saponine (u. a. Diosgenin), fettes Öl, Gummi, ätherisches Öl.
Anwendung *Medizin:* Menstruationsbeschwerden.

Viele Generationen lang benutzten Kräuterheilkundige dieses Heilkraut der nordamerikanischen Indianer, um die Blutungen nach der Geburt zu stillen. Es ist auch dafür bekannt, zu starke Menstruationsblutungen und Ausfluß zu verhüten – diese Anwendung sollte immer einem Fachmann überlassen bleiben. Die adstringierende Wirkung machte man sich für die Behandlung von Magen-Darm-Blutungen, Durchfall und Ruhr zunutze, und äußerlich wurde die Pflanze für antiseptische Umschläge verwendet. Das Diosgenin ist eng mit menschlichen Sexualhormonen, Cortison, Vitamin D und Herzglykosiden verwandt.

Urginea maritima
Meerzwiebel
Mäusezwiebel

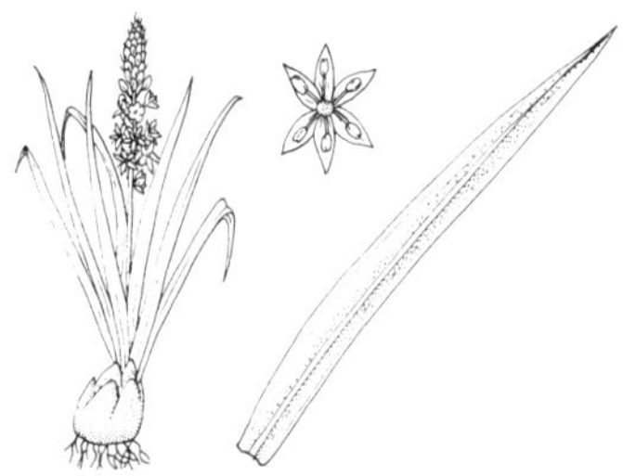

Höhe bis 150 cm.

Verwendete Teile Getrocknetes fleischiges Inneres der Zwiebel.
Wirkstoffe Herzglykoside, Flavonoide, Schleim, Tannin, ätherisches Öl, ein Kohlenhydrat.
Anwendung *Medizin:* Bronchialkatarrh.

Wie der Fingerhut und das Maiglöckchen enthält die Meerzwiebel herzwirksame Glykoside; aber bei der Meerzwiebel werden sie so schnell im Körper abgebaut, daß sie wenig oder keine Wirkung auf das Herz ausüben können. Hauptsächlich wird diese Pflanze als stimulierendes, auswurflösendes Mittel verwendet, das bei Bronchialkatarrh und anderen Lungenerkrankungen hilfreich ist. Vor allem ist sie angezeigt, falls die Lungenerkrankung durch eine Störung der rechten Herzhälfte bedingt ist. Die Meerzwiebel wirkt auch entwässernd.[1]
ACHTUNG Die Meerzwiebel kann bei hoher Dosierung Erbrechen verursachen. Die rote Meerzwiebel wird nicht medizinisch verwendet.

LINACEAE

Linum usitatissimum
Lein
Flachs, Haarlinse

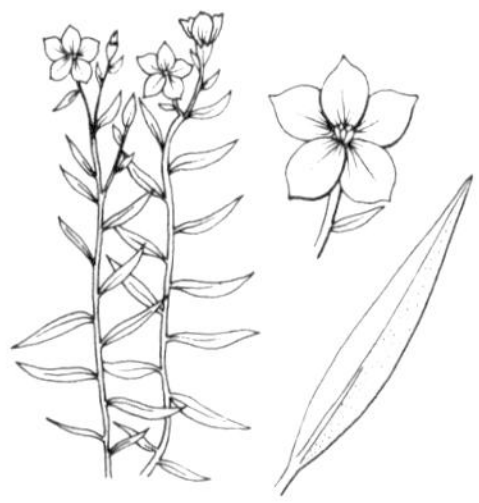

Höhe 30–130 cm. Foto Seite 87.

Verwendete Teile Öl und Samen.
Wirkstoffe Bis zu 40 % fettes Öl (u. a. Linol- und Linolensäure), 6 % Schleim, 25 % Protein, ein Zyanglykosid (Linamarin).
Anwendung *Medizin:* Verstopfung, Husten, Verbrennungen.

Lein ist eine der ältesten Kulturpflanzen. Am bekanntesten ist er wegen seiner aus den Stengeln gewonnenen Fasern. Schon die frühen Mesopotamier, Ägypter und Griechen machten Stoffe daraus.
Das Öl aus den Samen ist als Leinsamenöl bekannt. Es ist Bestandteil vieler Far-

ben und Lacke. Auch zum Kochen wird es genommen. Kürzlich wurde es empfohlen, um die Ausscheidung toxischer Schwermetalle aus dem Körper zu unterstützen. Das Öl wurde auch verabreicht, um das Austreiben von Gallensteinen zu erleichtern; mit Ulmenpulver vermischt, ergibt es gute Umschläge bei Verbrennungen.
Auch die gemahlenen Samen sind hervorragend geeignet für heilende Umschläge. Die Samen sind ein wirkungsvolles, ballaststoffreiches Abführmittel, eine Abkochung der Pflanze hilft bei Husten und Harnwegsinfektionen.
ACHTUNG Der Verzehr von 100 g Leinsamen führte in mehreren Fällen zu Vergiftungen. Jeweils nicht mehr als 60 g einnehmen!

LORANTHACEAE

Viscum album
Mistel

Hexennest, Wintergrün

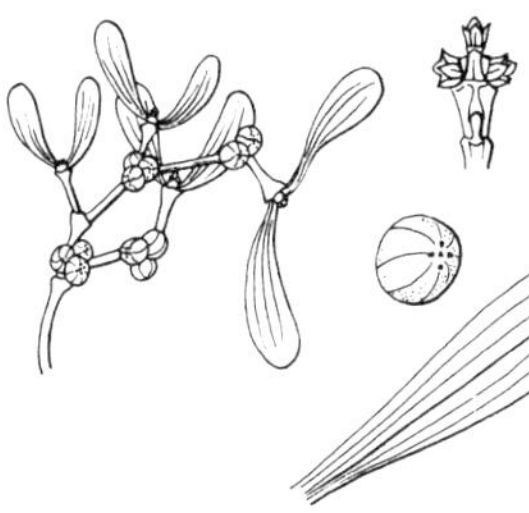

Höhe bis 1 m. Foto Seite 87.

Verwendete Teile Zweige und Blätter.
Wirkstoffe Variieren je nach Wirtspflanze. Elf Proteine, Viscotoxin (ein herzwirksames Polypeptid), Triterpen-Saponine, Harz, Schleim, Histamin, Spuren eines Alkaloids.
Anwendung *Medizin:* Zur Blutdrucksenkung und als Sedativum.

Die Mistel verlangsamt den Herzschlag und erweitert die Arterien, wodurch der Blutdruck gesenkt wird.[1,2] Sie wirkt auch beruhigend auf das Nervensystem. Die Forschung ist sich nicht ganz einig, ob möglicherweise toxische Effekte auf die Leber bestehen,[3] was bisher jedoch nicht erwiesen werden konnte.[4] Es gibt Hinweise darauf, daß die Mistel gegen Tumore wirksam sein könnte.[5]

ACHTUNG Die Beeren sind stark giftig; neuere Hypothesen über toxische Effekte der Mistel haben sich in klinischen Experimenten nicht bestätigt. Die Mistel sollte jedoch nur laut ärztlicher Anweisung eingenommen werden.
MIT EINSCHRÄNKUNG.

MALVACEAE

Althea officinalis
Echter Eibisch

Siehe Seite 86.

MENYANTHACEAE

Menyanthes trifoliata
Fieberklee

Bitterklee, Dreiblatt, Zottelblume

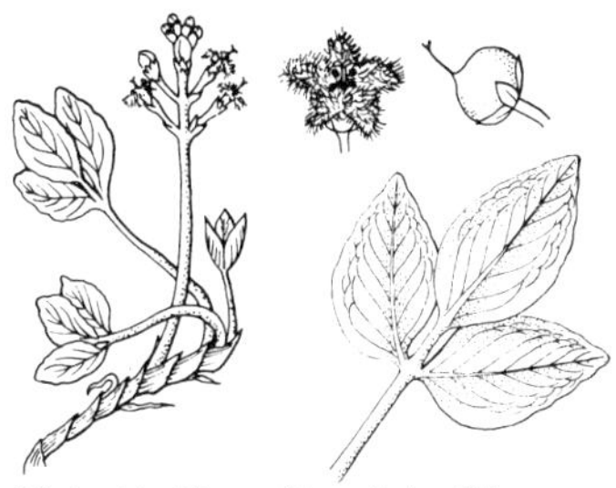

Höhe bis 25 cm. Foto Seite 87.

Verwendete Teile Blätter und Rhizom; Anbau Seite 248.
Wirkstoffe Bitterstoffglykoside, Alkaloide, Saponin, ätherisches Öl, Flavonoide; im Rhizom der Bitterstoff Swerosid, der auch im Tausendgüldenkraut vorkommt.
Anwendung *Medizin:* Verdauungsstörungen, Rheuma.

Aufgrund seiner Bitterstoffe wirkt Fieberklee ähnlich wie Tausendgüldenkraut und Enzian (Seite 59 und 60): Er ist hilfreich bei Verdauungsstörungen und Appetitmangel. Auch kennt man seine lindernde Wirkung bei Rheuma. Darüber hinaus ist Fieberklee ein mildes Sedativum.
ACHTUNG Hohe Dosen können Erbrechen verursachen. Nicht bei Entzündungen des Darmtrakts anwenden.

MONIMIACEAE

Peumus boldus
Boldo

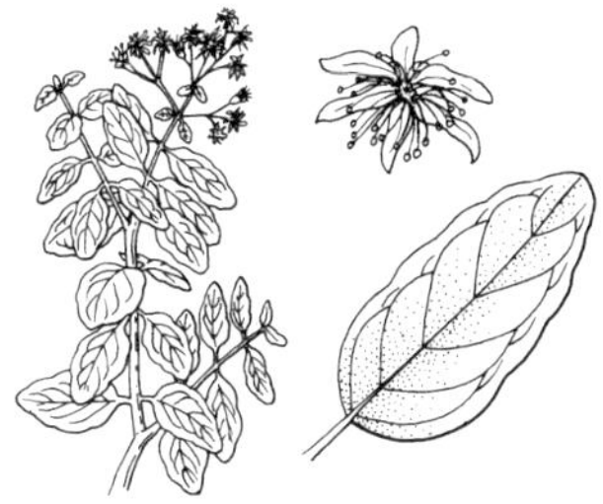

Höhe 5–6 m. Foto Seite 83.

Verwendete Teile Getrocknete Blätter.
Wirkstoffe Alkaloide (u. a. Lamotetanin, Boldin, Isoboldin), ätherisches Öl (u. a. Cymen, Asconiodol, Linalool), Flavonglykoside, Harz, Tannine.
Anwendung *Medizin:* Harnwegsinfektionen, Gallensteine.

Boldo entwässert und desinfiziert den Harntrakt, deshalb ist er ein gutes Mittel bei Blasenentzündung. Er regt Leber und Gallenblase an, vermehrt den Gallenfluß und wird von Kräuterheilkundigen oft zur Behandlung von Gallensteinen verabreicht.[1,2]

MYRICACEAE

Myrica cerifera
Gagelstrauch

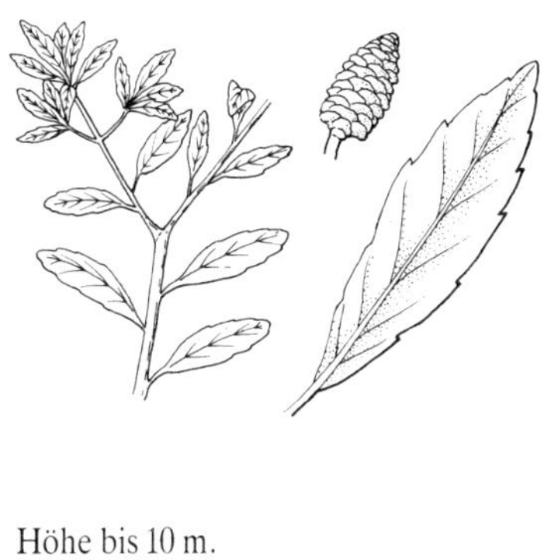

Höhe bis 10 m.

Verwendete Teile Getrocknete Wurzelrinde.

Althea officinalis
Echter Eibisch

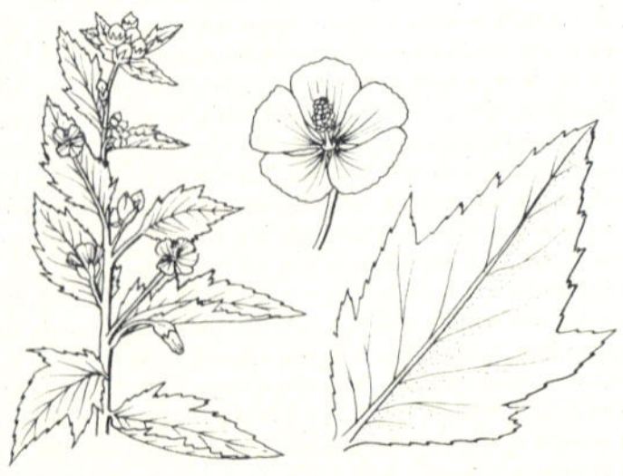

Größe 100–200 × 90 cm.

Verwendete Teile Wurzeln und Blätter; Anbau Seite 274–75.
Wirkstoffe Bis zu 10 % Schleim in den Blättern und bis zu 35 % in den Wurzeln (höchster Gehalt im Winter), Asparagin, Tannine.
Anwendung *Kosmetik:* Als Feuchtigkeitspender in Hautcremes. *Medizin:* Gastritis, Geschwüre, Husten, Blasenentzündung; auch als Umschlag.

Dank des hohen Schleimgehalts ist Eibisch eine reizlindernde, heilende Pflanze, die sehr gut bei Entzündungen und Geschwüren im Magen und Dünndarm hilft.[1] Die Wände des Verdauungstrakts sprechen reflexhaft auf Eibisch an, der auch reizlindernd auf die Harn- und Atemwege wirkt. Als mildes Expektorans ist er bei rauhem Reizhusten nützlich; auch lassen sich Entzündungen der Harnwege damit behandeln (das Asparagin sorgt für eine leicht entwässernde Wirkung). Die pulverisierte Wurzel dient als heilender Umschlag, der warm aufgelegt werden sollte.

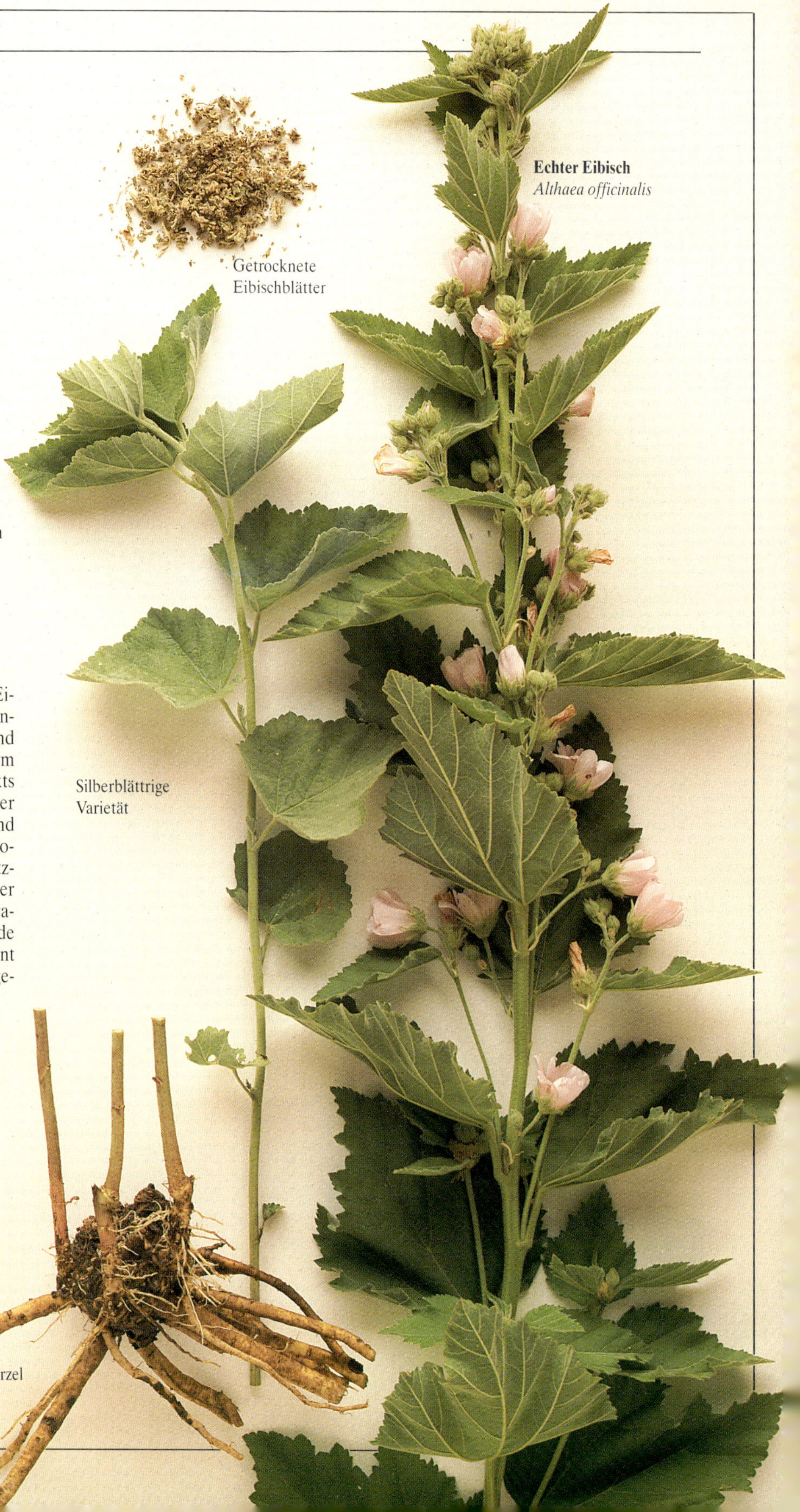

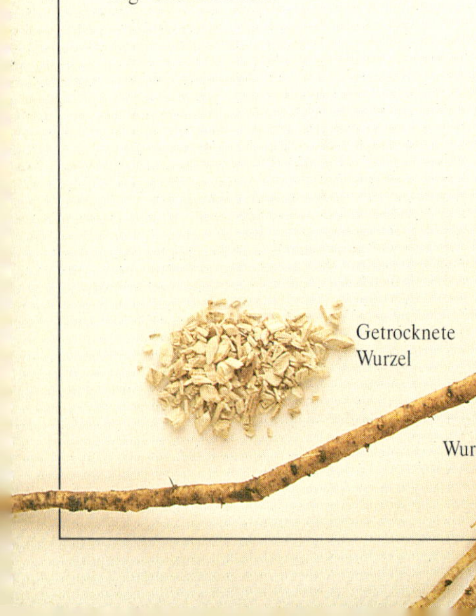

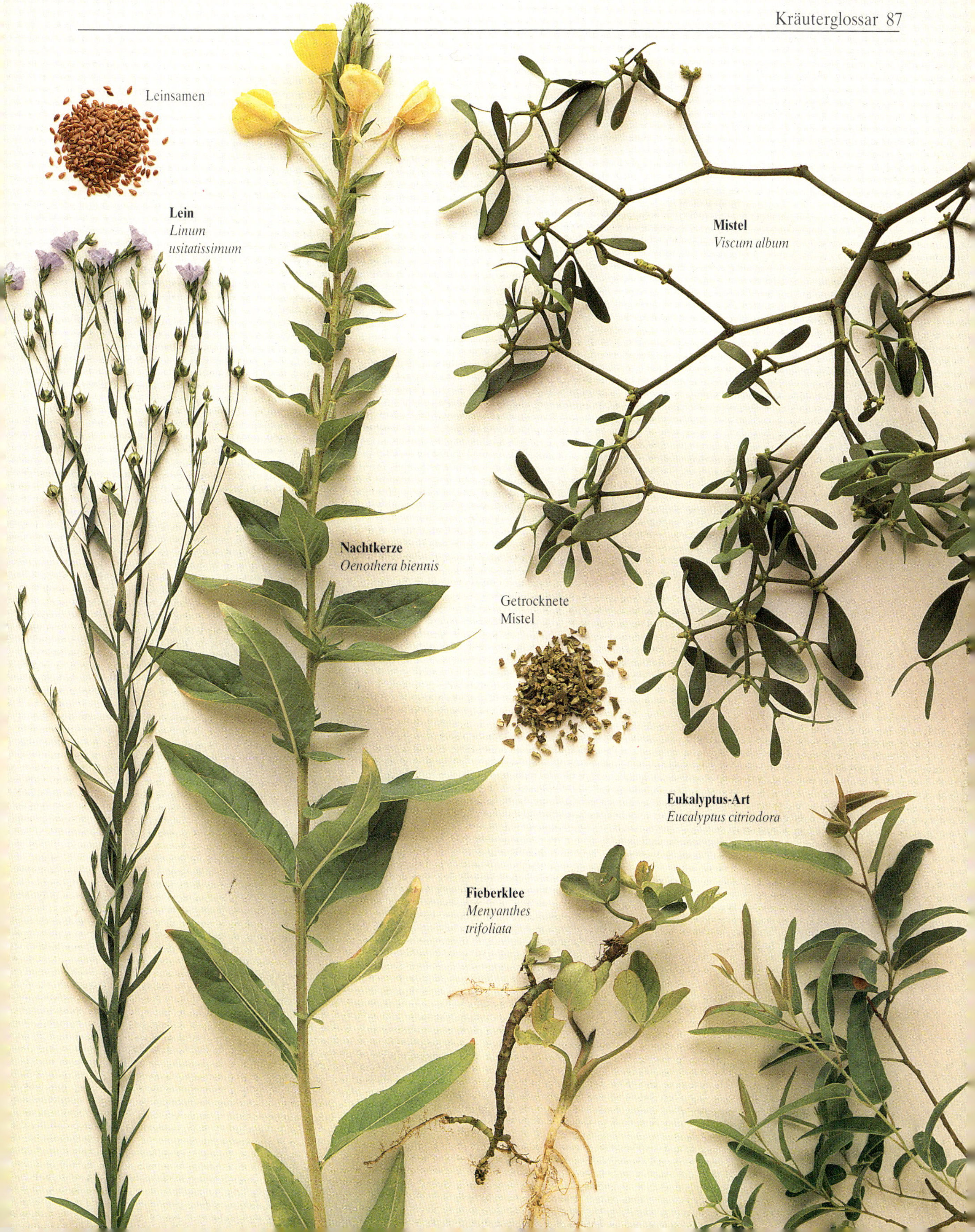
Leinsamen
Lein
Linum usitatissimum
Nachtkerze
Oenothera biennis
Mistel
Viscum album
Getrocknete Mistel
Eukalyptus-Art
Eucalyptus citriodora
Fieberklee
Menyanthes trifoliata

Wirkstoffe Tannine, Triterpene (u.a. Myricadiol), Flavonglykosid (Myricitrin), Harz, Gummi.
Anwendung *Medizin:* Anregendes und adstringierendes Mittel mit weitem Anwendungsbereich.

Der Gagelstrauch produziert ein eßbares Fett, aus dem Kerzen hergestellt werden. Die Pflanze war das wichtigste adstringierende Mittel in der nordamerikanischen Naturheilkunde. Damit werden Entzündungen und Infektionen des Magen-Darm-Trakts behandelt. Auch bei Nachgeburtsblutungen wird er verwendet. Innerlich und als Scheidenspülung wird er bei zu starker Menstruation und Ausfluß empfohlen. Als heiße Abkochung hilft er bei Erkältung und Fieber. Das Rindenpulver wurde bei verstopfter Nase als Schnupfpulver benutzt, und eine Abkochung ergibt ein gutes Gurgelwasser bei Halsentzündungen. Kompressen unterstützen die Heilung von Schnittwunden und Geschwüren. Das Myricitrin wirkt bakterizid und fördert den Gallenfluß.[1] Das Myricadiol soll Salzretention und Kaliumausscheidung bewirken.

MYRTACEAE

Eucalyptus globulus
Eukalyptus

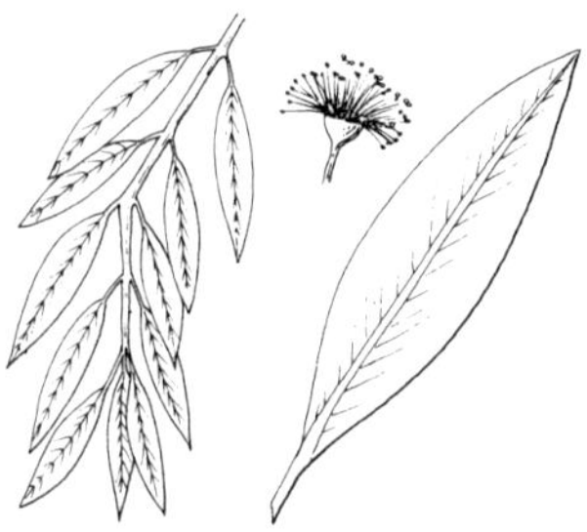

Höhe bis 65 m. Foto Seite 87.

Verwendete Teile Öl der Blätter.
Wirkstoffe Im Öl 70% Cineol, Pinene, Sesquiterpen-Alkohole, Aromadendren, Cuminaldehyd.
Anwendung *Medizin:* Erkältungen, Husten.

Eukalyptusöl ist ein starkes Antiseptikum und wird äußerlich in Dampfinhalationen bei Erkältungen und Katarrh angewendet; verdünnt ist es ein gutes Einreibemittel für die Brust bei Husten. Es vernichtet darüber hinaus Läuse und Flöhe. Eine nach Zitronen duftende Art, *E. citriodora,* ist in Duftkissen beliebt.
ACHTUNG Nicht innerlich anwenden!

Eugenia aromatica
(auch *Syzygium aromaticum*)
Gewürznelke

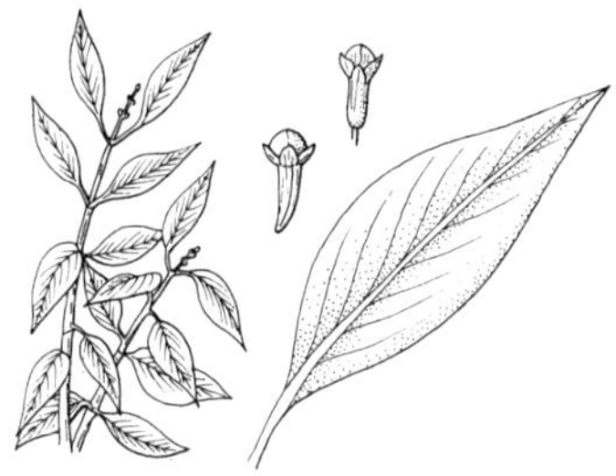

Höhe 10–15 m. Foto Seite 34.

Verwendete Teile Getrocknete Knospen.
Wirkstoffe Ca. 15% ätherisches Öl, 13% Gerbsäure, Caryophyllin.
Anwendung *Haushalt:* In Duftspendern und Parfumkugeln. *Küche:* Vor allem für Schinken, Obst, Glühwein und ähnliche Wintergetränke; in Garam masala und Fünf-Gewürz-Pulver (Seite 169).

Gewürznelken sind die getrockneten Blütenknospen des Nelkenbaums; man benutzte sie in China schon 266 v. Chr. Ihr starker, würziger Duft und ihr kräftiges Aroma sind ein prägender Zug der asiatischen Küche. Nelkenöl wirkt wegen des hohen Phenolgehalts (84–95%) stark antiseptisch. Lange wurden damit Zahnschmerzen erfolgreich behandelt.

Pimenta officinalis
Piment

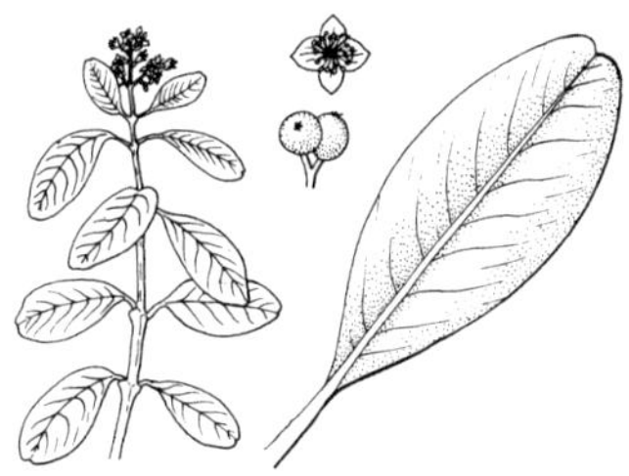

Höhe bis 12 m. Foto Seite 34.

Verwendete Teile Beeren.
Wirkstoffe Bis zu 4,5% ätherisches Öl (vor allem Eugenol, dazu Cineol, Phellandren, Caryophyllen).
Anwendung *Küche:* In eingelegtem Gemüse, Kuchen und Keksen.

Piment wird zum großen Teil aus Jamaika importiert. Er schmeckt wie eine Mischung aus Zimt, Muskat und Nelken. Wegen dieses Mischaromas läßt er sich gut mit anderen Gewürzen kombinieren und ist Bestandteil vieler Gewürzmischungen. Das stärkste Aroma liegt in der Schale der Beeren, man nimmt also am besten die ganzen Körner und zerstößt sie unmittelbar vor Gebrauch. Piment paßt zu vielen Speisen, süßen wie pikanten: z.B. zu Fleischpasteten, Currygerichten, Glühwein und Keksen. Wie viele Gewürze hat Piment den Ruf, Blähungen zu verhindern. Piment eignet sich auch für Duftspender.

MYRISTICACEAE

Myristica fragrans
Muskat

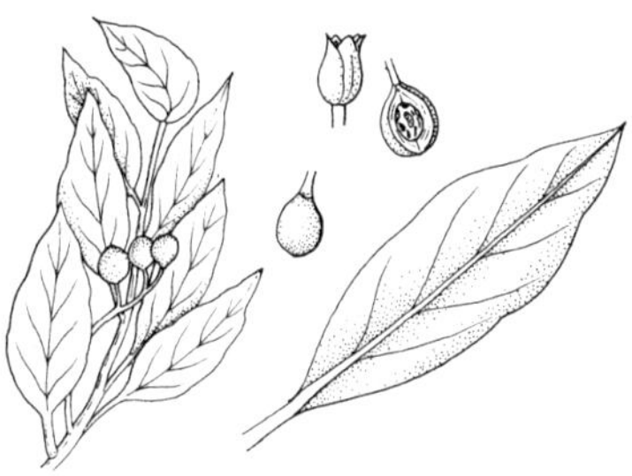

Höhe bis 12 m. Foto Seite 35.

Verwendete Teile Samen und Samenmantel.
Wirkstoffe 5–15% ätherisches Öl (u.a. Eugenol, Iso-Eugenol), 25–40% fettbildendes fettes Öl (60% davon Myristinsäure), Öl-, Palmitin-, Laurin- und Linolsäure, auch Terpineol, Borneol, Terpene.
Anwendung *Küche:* Für Milch- und Käsegerichte, süße Puddings, grünes Gemüse.

Muskatnüsse wurden Mitte des 12. Jhdt. von den Arabern in den östlichen Mittelmeerraum eingeführt. Die hängenden, kugeligen Früchte des Baums platzen auf und geben den Kern frei. Er ist von einer leuchtend roten Hülle umgeben, der Macisblüte, die auch als eigenes Gewürz erhältlich ist. Muskat und Macis haben ein ähnliches Aroma, Macis ist jedoch noch kräftiger. Abgesehen von seinen Würzqualitäten hilft Muskat bei Blähungen, Erbrechen und Übelkeit.
ACHTUNG Werden kleine Mengen überschritten, wirkt Muskat toxisch; er sollte nur sehr sparsam verwendet werden. Zu den Nebenwirkungen zählen Bewußtseinstrübung, Doppeltsehen, Halluzinationen und Zuckungen.

OLEACEAE

Chionanthus virginicus
Schneeflockenstrauch

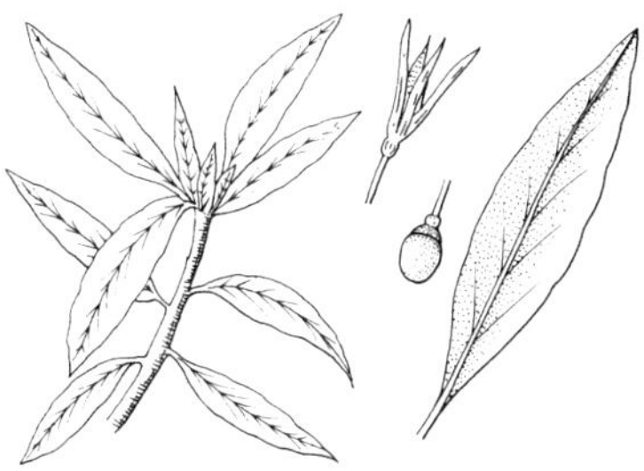

Höhe bis 8 m.

Verwendete Teile Getrocknete Wurzelrinde, Rinde.
Wirkstoffe Saponine, Phyllyrin (ein Lignanglykosid).
Anwendung *Medizin:* Leber- und Gallenleiden.

Dieses nordamerikanische Gehölz wird wegen seiner schneeähnlichen Blütenpracht angepflanzt und ist ein ausgezeichnetes Bittertonikum. Man verwendet es bei Leber- und Gallenleiden. Es fördert den Gallenabfluß von der Gallenblase, regt den Appetit und die Magensekretion an und wirkt abführend. Auch Wechselfieber wird damit behandelt; es stärkt die Kondition nach chronischen, schwächenden Krankheiten wie dem Pfeifferschen Drüsenfieber (Mononukleose). Die Rinde wird als Umschlag zur Wundheilung eingesetzt.

ONAGRACEAE

Oenothera lamarkiana
Nachtkerze

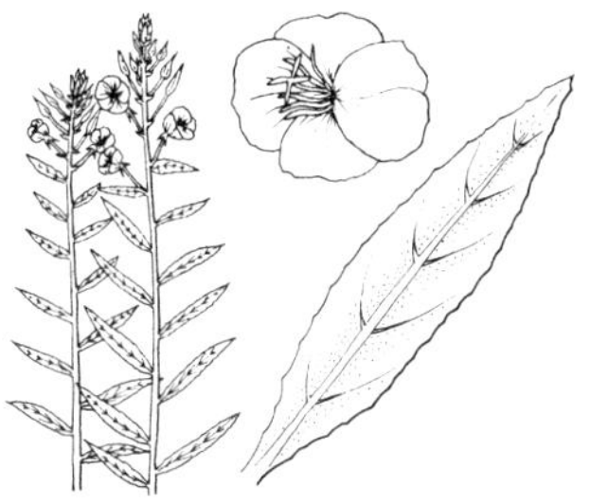

Größe 150 × 60 cm. Foto Seite 87.

Verwendete Teile Extrahiertes Öl.
Wirkstoffe Essentielle Fettsäuren, vor allem Gammalinolsäure (GLS).
Anwendung *Medizin:* Prämenstruelles Syndrom (PMS) und viele andere Erkrankungen.

Bei den außerordentlich vielfältigen Heilanzeigen von Nachtkerzenöl wäre man versucht, an Quacksalberei zu denken, gäbe es nicht immer mehr gewichtige Forschungsergebnisse, die die therapeutischen Möglichkeiten bestätigen. Nachtkerzenöl kann überraschende Erfolge bei der Behandlung des prämenstruellen Syndroms (PMS) erzielen.
1981 wurden im Londoner St. Thomas Hospital 65 Frauen, die an PMS litten, mit Nachtkerzenöl behandelt. Bei 61% verschwanden die Beschwerden vollständig, bei 23% teilweise. Eines der Symptome, das Anschwellen der Brüste, besserte sich bei 71% der Frauen.[1]
Im November 1982 veröffentlichte die renommierte medizinische Zeitschrift »Lancet« die Ergebnisse eines wissenschaftlichen Versuchs, durchgeführt an 99 Patienten mit endogenem Ekzem.[2] Bei Einnahme hoher Dosen Nachtkerzenöl besserte sich das Ekzem bei 43% der Versuchspersonen.
Studien über die Wirkung von Nachtkerzenöl auf hyperaktive Kinder haben ebenfalls Erfolge aufgezeigt. Etwa zwei Drittel der behandelten Kinder sprachen positiv darauf an.[3] Nachtkerzenöl scheint auch ein effektives Gegenmittel bei Alkoholvergiftung zu sein. Es kann »Katersymptomen« wirksam vorbeugen. Eine im schottischen Inverness durchgeführte Studie konnte zeigen, daß das Öl eine alkoholgeschädigte Leber zur Regeneration anregt.[4] Eine andere Arbeit weist nach, daß Nachtkerzenöl eine Alkohol-Entziehungskur unterstützen und Depressionen nach Alkoholgenuß lindern kann.[5]
Eine weitere schottische Studie hat ergeben, daß Nachtkerzenöl bei trockenen Augen und brüchigen Nägeln hilft.[6] In Verbindung mit Zink läßt sich mit dem Öl Akne behandeln. Umstrittener ist die These, daß Nachtkerzenöl auch bei Multipler Sklerose Hilfe bringen kann. Eine entsprechende Anwendung wurde von Professor Field empfohlen, dem Leiter der Multiple-Sklerose-Forschung des staatlichen Instituts für medizinische Forschung in Großbritannien.
Nachtkerzenöl schützt auch vor Herzkranzgefäßerkrankungen. Die aktive Substanz Gammalinolsäure (GLS) ist ein hochwirksames Mittel gegen Blutgerinnung.[7] Sie kann auch nachweislich überhöhten Blutdruck bei Tieren senken. In einem New Yorker Krankenhaus wurde entdeckt, daß Personen, deren Gewicht mehr als zehn Prozent über ihrem Idealgewicht lag, bei der Einnahme von Nachtkerzenöl abnahmen. Man nimmt an, daß die GLS des Nachtkerzenöls Fettgewebe mobilisiert.

Die vielleicht eindrucksvollste Studie wurde 1987 im Königlichen Krankenhaus in Glasgow abgeschlossen, wo Patienten mit Polyarthritis mit Nachtkerzenöl behandelt wurden, 60% von ihnen konnten die normalen Medikamente ganz absetzen, und bei Patienten, die zusätzlich Fischöl einnahmen, war das Ergebnis noch besser.
Für diese außerordentlichen Erfolge gibt es eine wissenschaftliche Erklärung. GLS ist die Vorstufe einer hormonartigen Substanz, einem bestimmten Prostaglandin, das im Körper vielfältige Aufgaben erfüllt. Die Produktion dieser Substanz ist möglicherweise bei einigen Personen blockiert. GLS findet sich auch im Samenöl von schwarzen Johannisbeeren und Borretsch; aus beiden Pflanzen wird heute GLS kommerziell extrahiert.

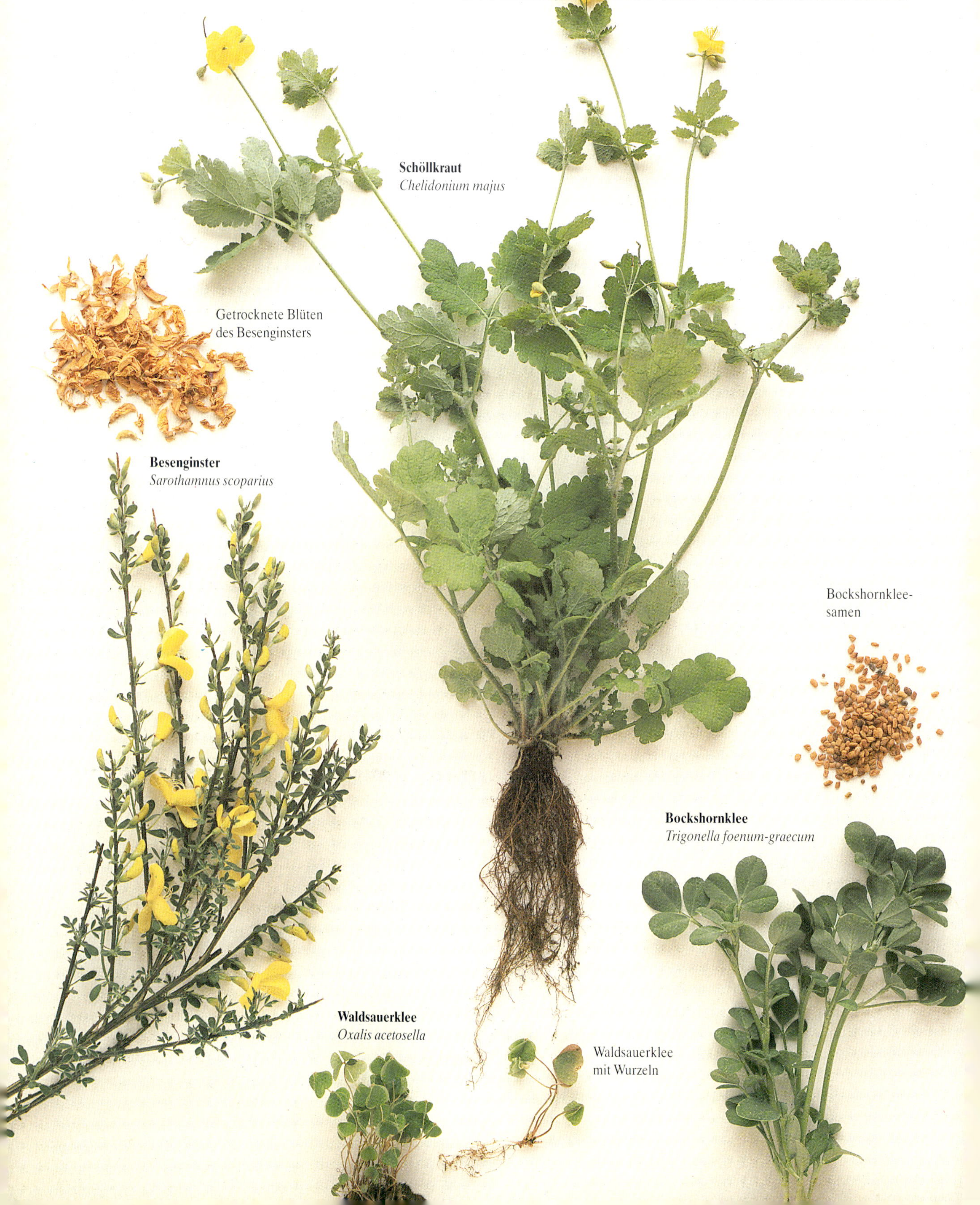
Schöllkraut
Chelidonium majus
Getrocknete Blüten des Besenginsters
Besenginster
Sarothamnus scoparius
Bockshornklee-samen
Bockshornklee
Trigonella foenum-graecum
Waldsauerklee
Oxalis acetosella
Waldsauerklee mit Wurzeln

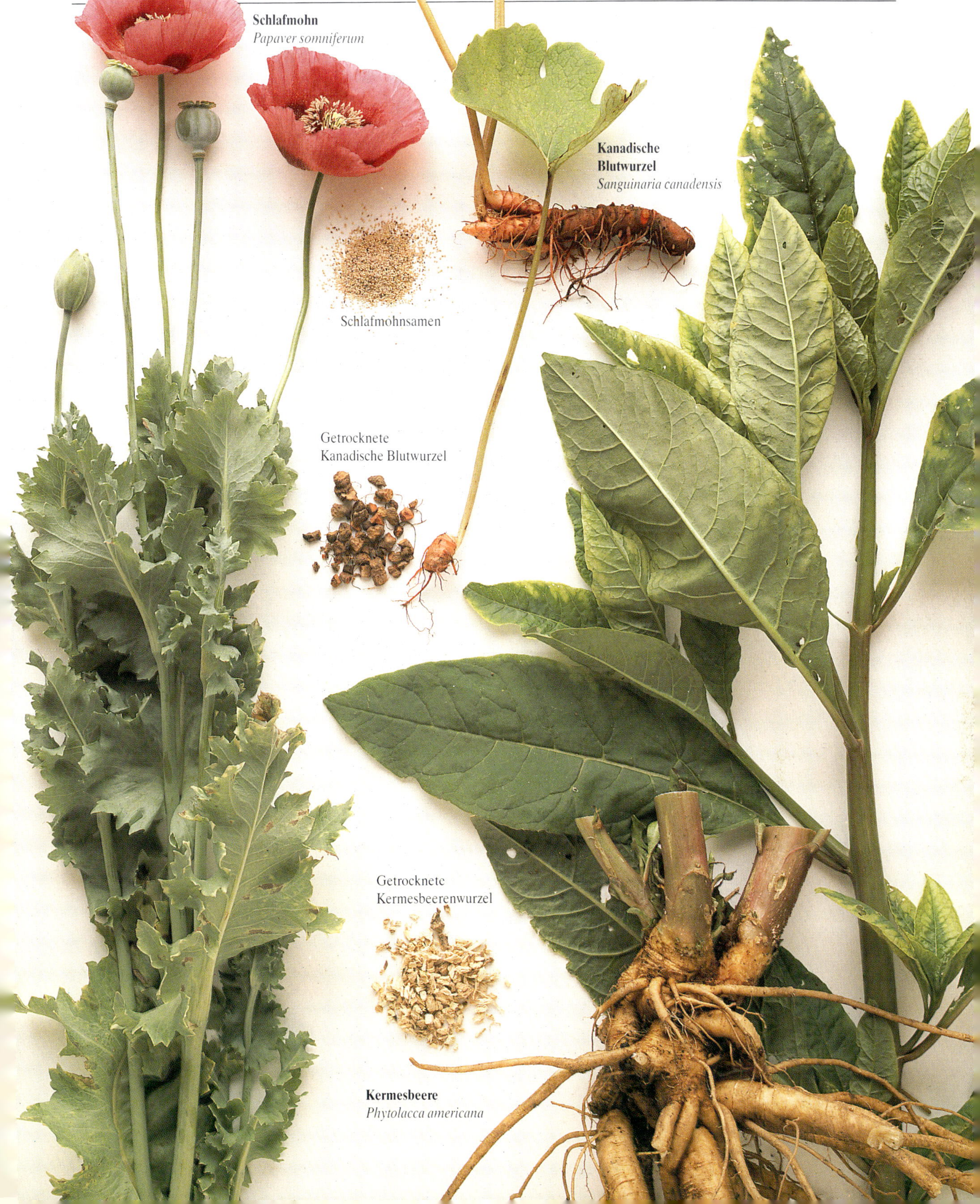
Schlafmohn
Papaver somniferum
Schlafmohnsamen
Kanadische Blutwurzel
Sanguinaria canadensis
Getrocknete Kanadische Blutwurzel
Getrocknete Kermesbeerenwurzel
Kermesbeere
Phytolacca americana

ORCHIDACEAE

Cypripedium pubescens
Amerikanischer Frauenschuh

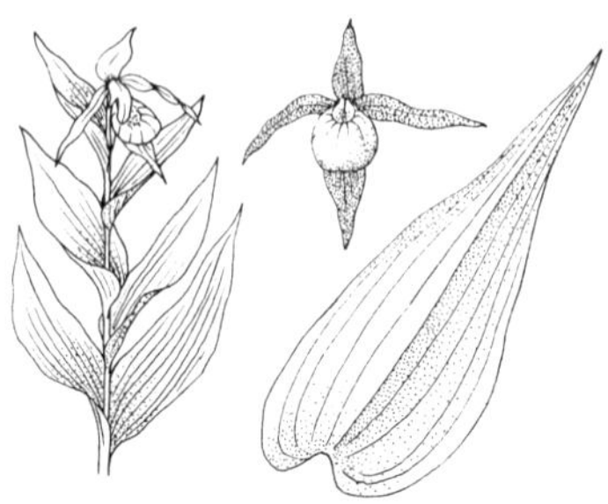

Höhe 10–100 cm.

Verwendete Teile Getrocknete Wurzel.
Wirkstoffe Ätherisches Öl, Glucoside, Harze, Tannine.
Anwendung *Medizin:* Nervöse Spannungen, Kopfschmerzen, Krämpfe.

Die Indianer Nordamerikas verwendeten die Wurzel bei Nervenerkrankungen und zur Schmerzlinderung. Das Mittel entspannt und beruhigt bei Nervosität und Anspannung. Nervöse Kopfschmerzen werden sanft und wirkungsvoll beseitigt, Beklemmungszustände gelöst, der Schlaf gefördert. Auch Muskel- und Menstruationskrämpfe werden gemildert. Amerikanischer Frauenschuh wird in Osteuropa für medizinische Zwecke kultiviert, ist aber seit kurzem schwer erhältlich. Die Art ist geschützt.
ACHTUNG Die frische Pflanze kann Kontaktdermatitis verursachen.

OXALIDACEAE

Oxalis acetosella
Waldsauerklee

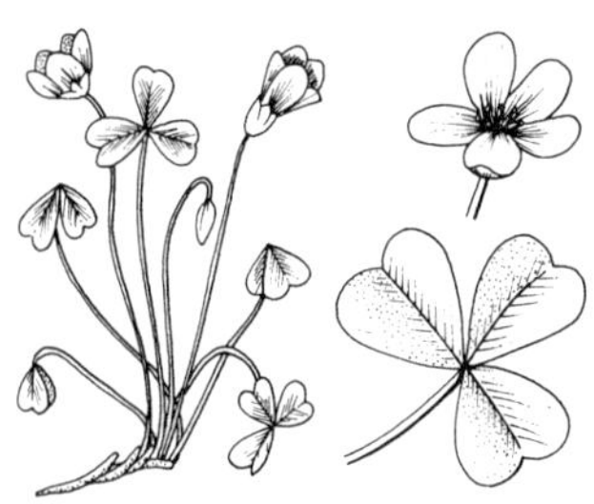

Höhe 5–8 cm. Foto Seite 90.

Verwendete Teile Blätter und Wurzel.
Wirkstoffe Oxalsäure, Kaliumoxalat, Schleim, Vitamin C.
Anwendung *Küche:* In Salaten und Saucen (nur in kleinen Mengen).

Diese Pflanze wurde im Mittelalter häufig in Saucen verwendet, wurde aber für kulinarische Zwecke vom Schildampfer *(Rumex scutatus)* weitgehend verdrängt. Der scharf säuerliche Geschmack der Blätter gab der Pflanze ihren lateinischen Namen, der sich vom griechischen Wort für sauer ableitet. Wegen ihrer Säure dienten die Blätter auch als Essigersatz.
ACHTUNG Diese Pflanze ist in großen Mengen giftig. Wer an Nierensteinen, Rheuma oder Gicht leidet, sollte sie nicht essen.

PALMAE

Serenoa serrulata
(auch *S. Repens sabal serrulata*)
Sabal
Sägepalme

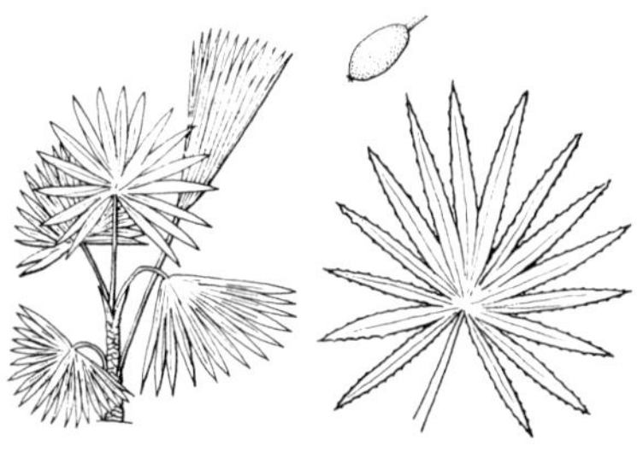

Höhe 1–2 m.

Verwendete Teile Früchte.
Wirkstoffe Ein grünes ätherisches Öl, fettes Öl, Sterin-Saponine, Harz, Tannine.
Anwendung *Medizin:* Störungen der Fortpflanzungsorgane, Erkältung, Katarrh, Harnwegserkrankungen.

Der amerikanische Arzt Hule beschrieb in seinem Buch über die Sägepalme den hohen Nährwert der Früchte für Tiere nach der Sommerdürre. Die Indianer Nordamerikas und die weißen Siedler erkannten, daß die Früchte auch für den Menschen hochwertige Nahrung sind, den Appetit und die Nahrungsverwertung fördern und dem Körper damit Fett, Muskeln und Kraft geben. Die kräftigenden Eigenschaften der Früchte sollen auch den Fortpflanzungsorganen zugute kommen (hier spielen wohl die Sterin-Saponine eine wichtige Rolle). Das Mittel wurde Männern bei Hodenatrophie, zur Libidosteigerung und bei Impotenz gegeben. Es wird auch bei Prostataentzündung und -vergrößerung empfohlen sowie bei Frauen bei funktionaler Unfruchtbarkeit und zur Anregung der Muttermilchbildung. Sabal kann auch bei schmerzhaften Menstruationen helfen, die durch Tonusschwäche der Fortpflanzungsorgane bedingt sind.
Die Früchte tonisieren und beruhigen die Schleimhäute im ganzen Körper und wirken auswurflösend, was sie zu einem guten Mittel gegen Erkältungen und Katarrh macht (das isolierte Öl ist ein wirkungsvolles Inhalat). In der Volksmedizin wird Sabal bei Asthma und Bronchitis eingesetzt. Auch behandelt man damit Harnwegserkrankungen und Blasenschwäche. Weiterhin hat Sabal den Ruf eines milden Sedativums für die Nerven.

PAPAVERACEAE

Chelidonium majus
Schöllkraut
Warzenkraut, Krätzenkraut

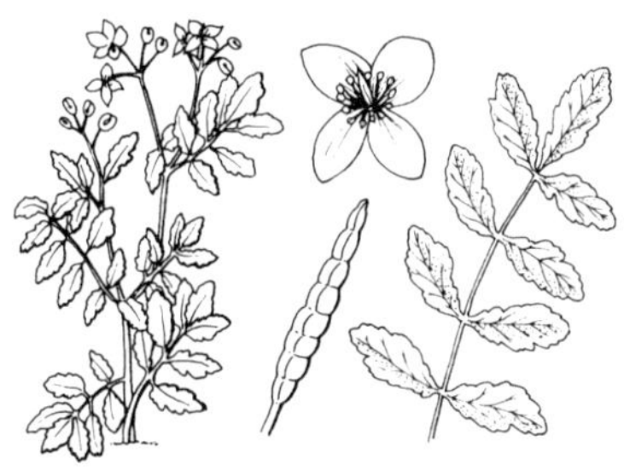

Höhe 30–90 cm. Foto Seite 90.

Verwendete Teile Ganzes Kraut; Anbau Seite 274–75.
Wirkstoffe Gelber Milchsaft mit ca. zehn Alkaloiden, u. a. Chelidonin, Chelerythrin, Protopin, Sanguinarin, Saponin.
Anwendung *Medizin:* Gallenblasenerkrankungen und Gallensteine.

Das Schöllkraut ist ein ausgezeichnetes Mittel zur Anregung von Leber und Gallenblase und wirkt spezifisch bei Infektio-

nen der Gallenblase und bei Galleinsteinen. Die Pflanze besitzt narkotisierende Eigenschaften und soll auch gegen Krebs wirken. Schöllkraut ist in der Volksmedizin ein altes und oft erfolgreiches Mittel gegen Warzen: sie werden mit dem Milchsaft bestrichen.
ACHTUNG In hohen Dosen giftig.
MIT EINSCHRÄNKUNG.

Papaver somniferum
Schlafmohn

Gartenmohn, Ölmohn

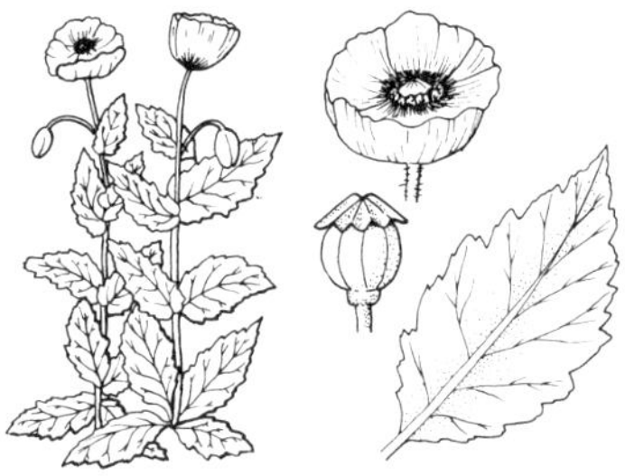

Höhe 60–125 cm. Foto Seite 91.

Verwendete Teile Samen.
Wirkstoffe Ca. 25 Alkaloide (u. a. Morphin, Codein, Papaverin, Thebain, Narcein), Mekonsäure.
Anwendung *Küche:* Für Gebäck.

Aus den unreifen Samenkapseln des Schlafmohns wird Morphin extrahiert und Codein gewonnen. Die reifen Mohnsamen werden beim Backen verwendet.

Sanguinaria canadensis
Kanadische Blutwurzel

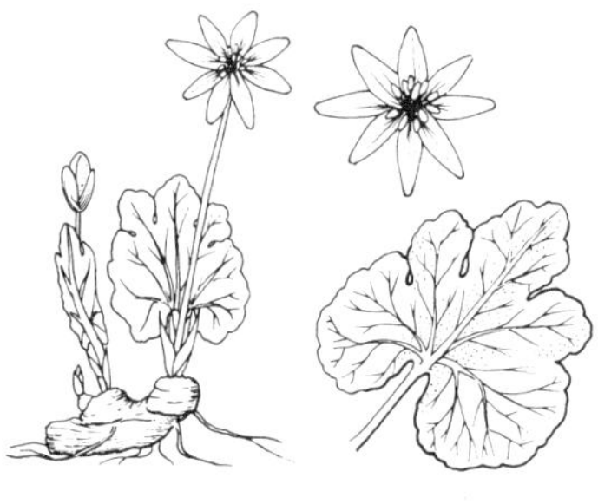

Höhe 30 cm. Foto Seite 91.

Verwendete Teile Getrocknetes Rhizom und Wurzel.
Wirkstoffe Viele Alkaloide (u. a. Sanguinarin, Sanguidimerin, Chelerythrin, Protopin, Berberin, Copticin), auch rotes Harz.
Anwendung *Medizin:* Bronchialkatarrh.

Die nordamerikanischen Indianer stellten aus dieser Pflanze eine Körperfarbe her. Sie ist ein anregendes Expektorans. Möglicherweise hat sie eine antibakterielle und krebshemmende Wirkung.[1]
ACHTUNG Nur laut Anweisung eines geschulten Kräuterheilkundigen verwenden. Die Pflanze kann in hohen Dosen giftig wirken.

PAPILIONACEAE

Sarothamnus scoparius
(auch *Cytisus scoparius*)
Besenginster

Gelbe Scharte, Mägdebusch.

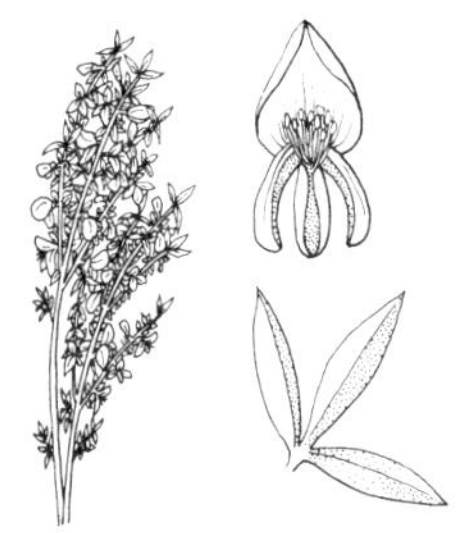

Größe 3 × 2 m. Foto Seite 90.

Verwendete Teile Blühendes Kraut.
Wirkstoffe Alkaloide (Spartein, Genistein, Sarothamnin), Amine, Aminosäuren, ätherisches Öl, Tannin.
Anwendung *Medizin:* Zur Herzregulierung und Entwässerung.

Der mittelalterliche Name dieses Strauchs, *planta genista,* wurde von Heinrich II. von England als Familienname Plantagenet übernommen. Wie der heutige Name anzeigt, können gute Besen daraus gemacht werden. Spartein hat eine dämpfende Wirkung auf das Herz; in der Kräuterheilkunde wird Ginster eingesetzt, um den Herzschlag zu regulieren und zu kräftigen.[1] Er bewirkt, daß sich die peripheren Blutgefäße zusammenziehen, wodurch der Blutdruck steigt. Bei hohem Blutdruck ist daher von Ginster abzuraten. Er ist ein wirksames Diuretikum und wird angewendet, wenn den Wasseransammlungen im Gewebe eine Herzschwäche zugrunde liegt.
ACHTUNG Nur laut Anweisung eines Kräuterheilkundigen verwenden. Da das Alkaloid Spartein den Uterus zu Kontraktionen anregt, Ginster nicht in der Schwangerschaft anwenden.
MIT EINSCHRÄNKUNG.

Trigonella foenum-graecum
Bockshornklee

Griechisch Heu, Kuhhornschelle

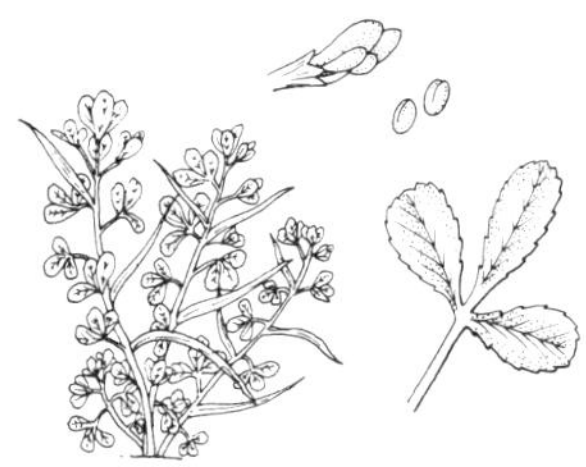

Größe 50 × 30 cm. Foto Seite 90.

Verwendete Teile Samen.
Wirkstoffe Alkaloide (Trigonellin, Cholin, Gentianin, Carpain), Sterin-Saponine (vor allem Diosgenin), Flavonoide, bis zu 8 % Öle, bis zu 30 % Schleim, bis zu 20 % Protein, Vitamin A, B und C, Kalium, Eisen, weitere Mineralstoffe.
Anwendung *Küche:* Als Gewürz für Süßigkeiten, Currygerichte und Chutneys. *Medizin:* Störungen der Fortpflanzungsorgane; als heilender Umschlag.

Bockshornklee wird seit der Antike als Gewürz und Heilmittel benutzt. Die Araber rösten die Samen und verwenden sie als eine Art Kaffee. Die Pflanze bietet durch die Sterin-Saponine, die den menschlichen Sexualhormonen stark ähneln, aufregende therapeutische Möglichkeiten. Dies erklärt vielleicht ihren traditionellen Ruhm als Aphrodisiakum und den begründeten Ruf, die Muttermilchbildung anzuregen. In China wird Bockshornklee impotenten Männern verabreicht und auch bei Hitzewallungen und Depressionen in den Wechseljahren empfohlen. Er ist eine nützliche Vitamin- und Mineralstoffquelle, vor allem für Calcium (das nach der Menopause besonders wichtig wird).

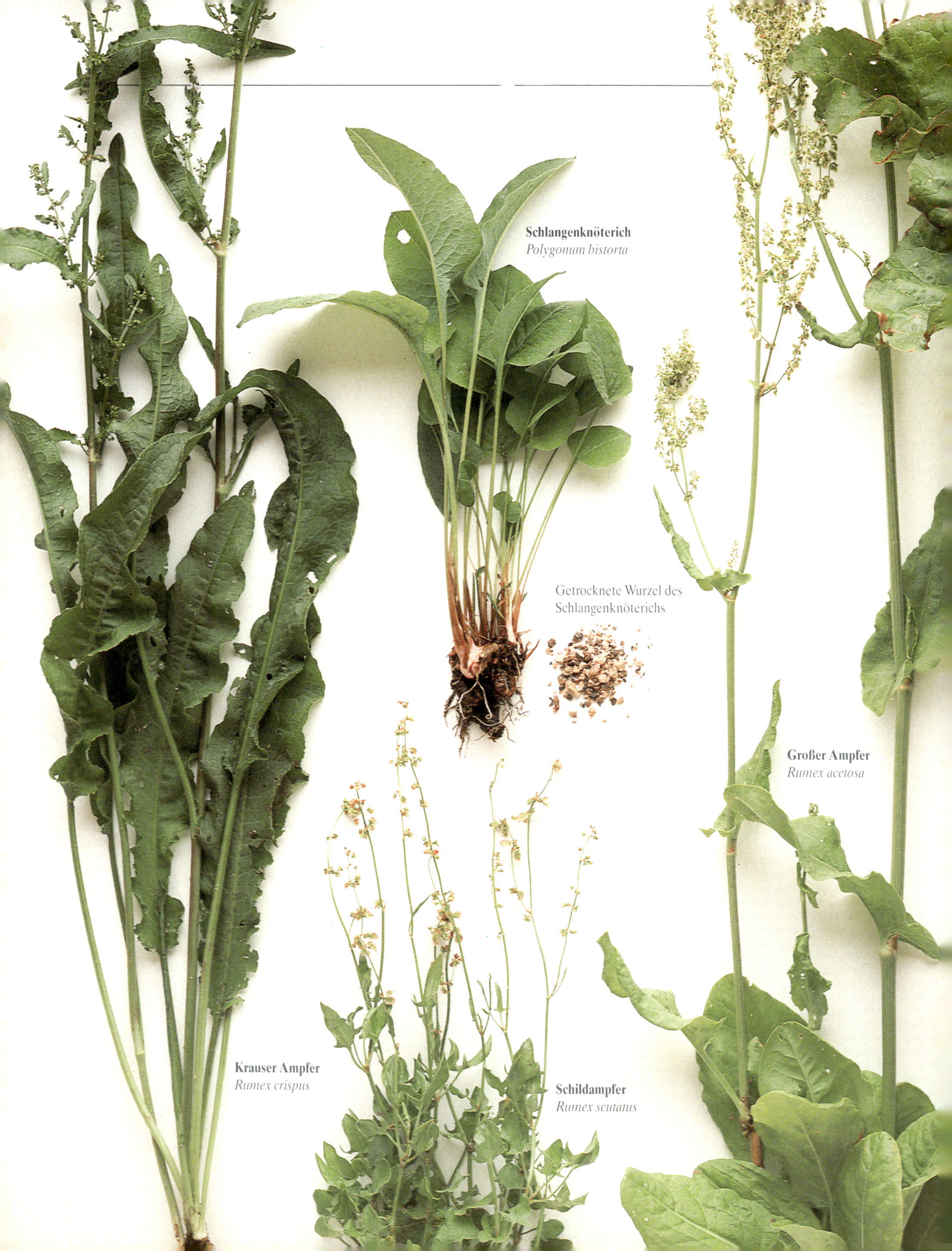
Schlangenknöterich
Polygonum bistorta
Getrocknete Wurzel des
Schlangenknöterichs
Großer Ampfer
Rumex acetosa
Krauser Ampfer
Rumex crispus
Schildampfer
Rumex scutatus

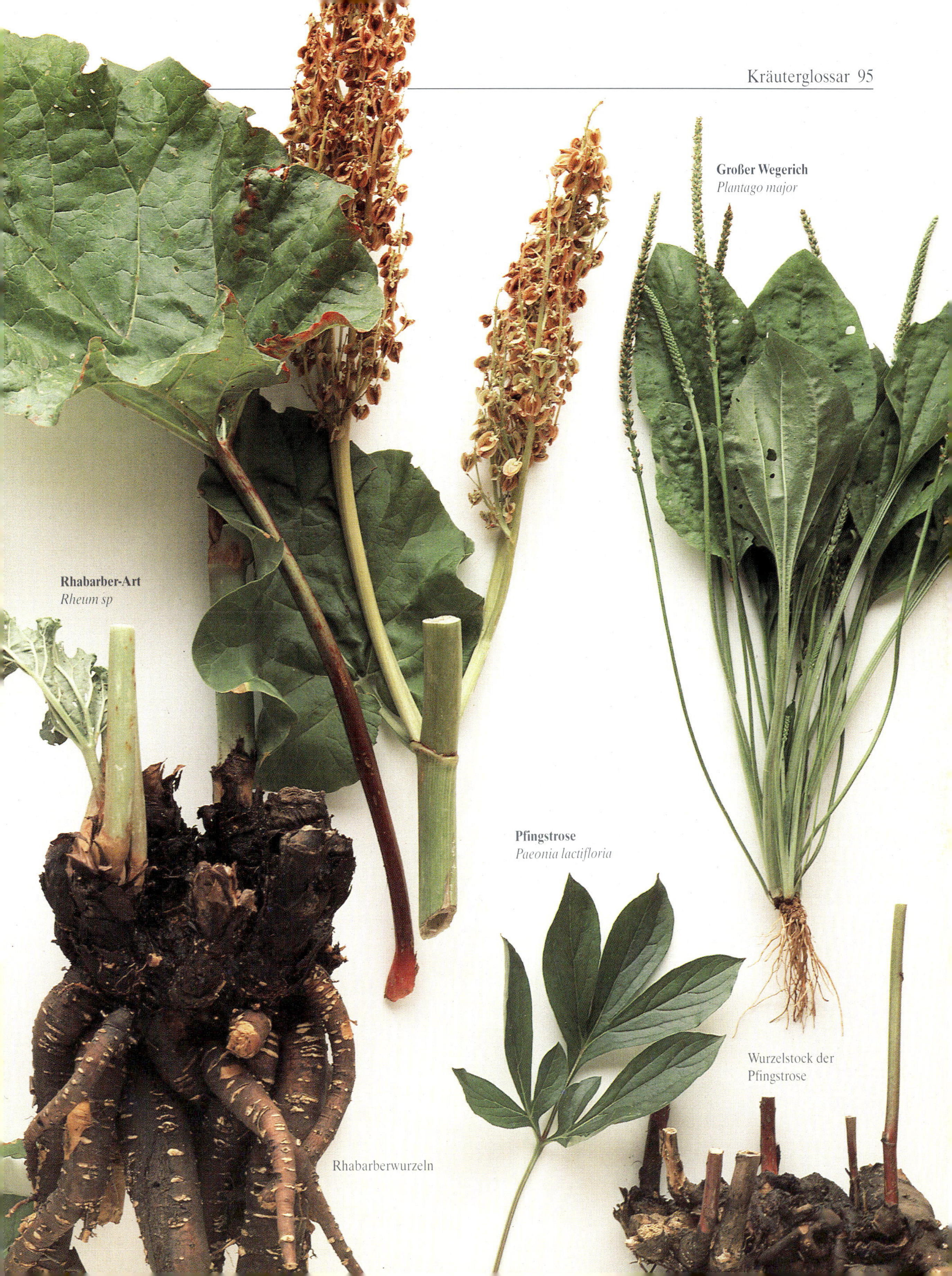
Großer Wegerich
Plantago major
Rhabarber-Art
Rheum sp
Pfingstrose
Paeonia lactifloria
Wurzelstock der Pfingstrose
Rhabarberwurzeln

Außerdem ist Bockshornklee ein beruhigendes Mittel bei Bronchitis. Die pulverisierten Samen eignen sich ausgezeichnet für Umschläge bei Rheumaschmerzen oder Frostbeulen.
In der Küche schätzt man Bockshornkleesamen wegen ihres sellerieartigen Geschmacks und des Vitamin- und Mineralstoffgehalts. Meist wird Bockshornklee für Currygewürzmischungen und beim Einmachen verwendet. Eine weitere Art, *T. purpurascens,* wird manchmal für kulinarische Zwecke angebaut.
ACHTUNG Bockshornklee stimuliert den Uterus und sollte nicht in der Schwangerschaft verabreicht werden.

PARMELIACEAE

Cetraria islandica
Isländisch Moos

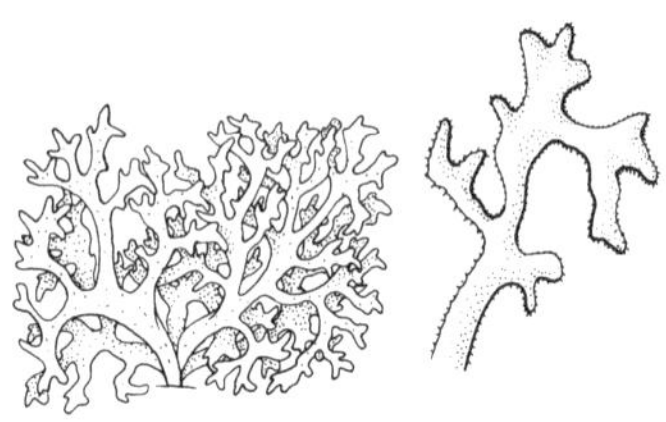

Höhe 3–12 cm.

Verwendete Teile Getrocknete ganze Flechte.
Wirkstoffe Bis zu 70% Schleim (u.a. Lichenin, Isolichenin), Bitter-Fumarsäuren, Usninsäure, Jod.
Anwendung *Medizin:* Erkrankungen der Atemwege.

Isländisch Moos ist eine Flechte mit antibiotischen Eigenschaften. Es wurde früher bei Tbc gegeben, weil es den Ruf hatte, Tuberkelbazillen abzutöten und Schleim aus den Lungen zu lösen. Kräuterheilkundige behandeln immer noch Asthma und andere Atemwegserkrankungen damit. Sein bitterer Geschmack und Schleimgehalt wirken zugleich anregend und beruhigend auf den Verdauungstrakt.[1] Es hilft auch bei Übelkeit und Erbrechen. Isländisch Moos ist eine gute Nährstoffquelle und diente auch als Nahrungsmittel; die Bitterstoffe verschwinden beim Kochen.

PASSIFLORACEAE

Passiflora incarnata
Passionsblume

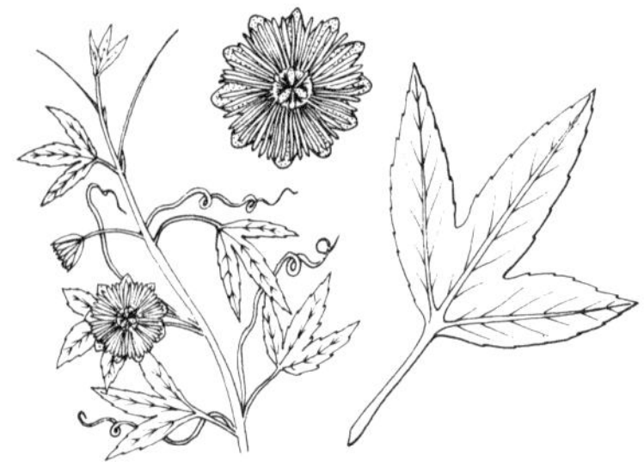

Höhe 6–10 m.

Verwendete Teile Kraut mit Blüten.
Wirkstoffe Alkaloide (Harman, Harmol, Harmalin, Harmin, Harmalol), Flavonoide, Zucker, Sterine, Gummi.
Anwendung *Medizin:* Als Beruhigungsmittel.

Die Passionsblume wirkt entspannend auf das Nervensystem und hat sedative Eigenschaften, die nicht zur Gewöhnung führen. Sie ist ein wichtiges Heilmittel gegen Beklemmungen, Spannungen und Schlaflosigkeit. Auch kann sie überhöhten Blutdruck senken. Untersuchungen zufolge rufen die Alkaloide und Flavonoide den Beruhigungseffekt hervor.

PEDALIACEAE

Harpogophytum procumbens
Teufelskralle

Verwendete Teile Wurzelknolle.
Wirkstoffe Iridoidglykoside (Harpogosid, Harpagid, Procumbin), Zucker, Gummiharz, Beta-Sitosterine.
Anwendung *Medizin:* Arthritis.

In der Kräuterheilkunde verwendet man die Wurzelknolle dieser afrikanischen Pflanze. Die ersten wissenschaftlichen Tests, die 1958 an der Universität Jena durchgeführt wurden, konnten im Vergleich mit Cortison und Phenylbutazon starke entzündungshemmende Eigenschaften der Teufelskralle nachweisen.[1, 2, 3, 4] Seitdem hat der Ruhm ihrer Heilerfolge bei Arthritis und Muskelrheumatismus weite Kreise gezogen. Neuere französische und deutsche Studien bestätigen, daß die entzündungshemmende und schmerzlindernde Wirkung der Teufelskralle mit der von Cortison und Phenylbutazon vergleichbar ist.[5, 6] Die Pflanze scheint auch zu entwässern, die Leber, die Gallenblase und das Lymphgefäßsystem zu stimulieren sowie den Blutzukkerspiegel zu senken. Harpagosid wie auch Beta-Sitosterin wirken entzündungshemmend; Experimente haben jedoch erwiesen, daß die besten Effekte mit der ganzen Pflanze, nicht mit isolierten Einzelsubstanzen erzielt werden. Teufelskralle ist bei äußerer Anwendung auch als Mittel für Hautleiden bekannt.
ACHTUNG Es wird vermutet, daß die Teufelskralle die Uterusmuskulatur stimuliert; deshalb sollten Schwangere sie meiden.

PHYTOLACCACEAE

Phytolacca americana
(auch *P. decandra*)
Kermesbeere

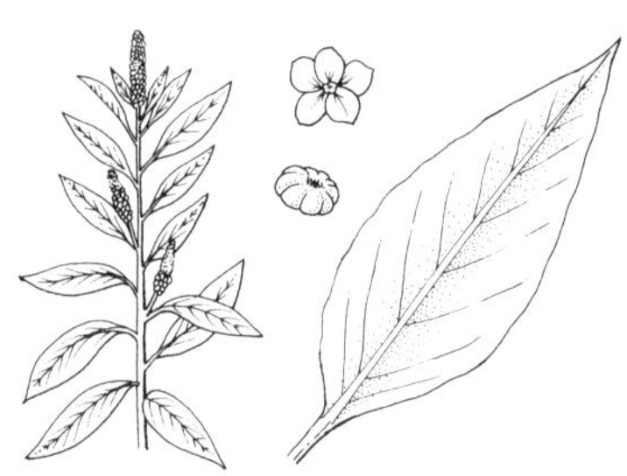

Größe 100 × 60 cm. Foto Seite 91.

Verwendete Teile Getrocknete Wurzel.
Wirkstoffe Triterpen-Saponine, Alkaloid (Phytolaccin), Harze, Phytolaccinsäure, Tannin.
Anwendung *Medizin:* Mandelentzündung, Drüsenknoten, Brustentzündung.

Die Kermesbeere ist ein bemerkenswertes Mittel zur Anregung des Lymphgefäßsystems. Sie wird bei Mandelentzündung, Drüsenknoten, Mumps, Rheuma und als Umschlag bei Brustentzündung eingesetzt.
ACHTUNG Die frische Pflanze ist giftig. In hohen Dosen verursacht die getrocknete Wurzel Erbrechen und starken Durchfall. Nur laut Anweisung eines Heilkundigen verwenden.
MIT EINSCHRÄNKUNG.

PIPERACEAE

Piper methysticum
Kava-Kava

Höhe 2 m. Foto Seite 82.

Verwendete Teile Getrocknetes Rhizom und Wurzeln.
Wirkstoffe Oleoresin mit Laktonen, Alkaloid, Stärke, Schleim.
Anwendung *Medizin:* Harnwegserkrankungen.

Auf den Südseeinseln wurde aus Kava-Kava ein alkoholisches Getränk für religiöse Zeremonien gebraut, das Halluzinationszustände hervorrief. Die Pflanze stimuliert erst das Nervensystem, dann übt sie eine dämpfende Wirkung darauf aus. Kava-Kava erlangte als mögliches Heilmittel für Gonorrhöe große Bekanntheit. Heute wird es als entwässerndes, antiseptisches und entzündungshemmendes Mittel für den Harntrakt gegeben, das bei Blasen- und Prostataentzündungen hilft. Auch Gicht und Rheuma werden damit behandelt. Für äußerliche Anwendungen wurde es als Analgetikum Einreibemitteln zugesetzt.

Piper nigrum
Schwarzer Pfeffer

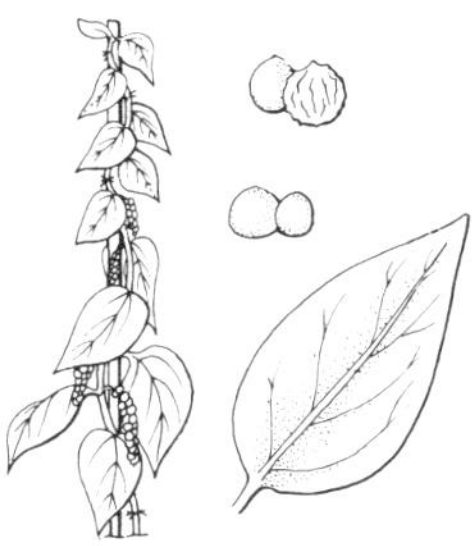

Größe unterschiedlich. Foto Seite 34.

Verwendete Teile Getrocknete Pfefferkörner.
Wirkstoffe Bis zu 2,5 % ätherisches Öl (u. a. die Alkaloide Piperin, Piperettin), Blausäure, Harze, Stärke.
Anwendung *Küche:* Als Gewürz.

Pfeffer ist seit den frühesten Handesbeziehungen mit dem Osten eines unserer meistgeschätzten Gewürze. Während der Belagerung Roms 408 n. Chr. wurde er als Zahlungsmittel benutzt, und es war üblich, seinem Vermieter »Pfeffermieten« zu bezahlen. Der hohe Preis des Pfeffers und anderer Gewürze veranlaßte die Portugiesen, einen Seeweg nach Indien zu suchen. Schwarzer und weißer Pfeffer stammen vom selben Strauch. Für schwarzen Pfeffer werden die unreifen Beeren gepflückt und getrocknet. Für den milderen weißen Pfeffer läßt man die Beeren reifen und weicht sie ein, damit sich die schwarze Schale ablöst. Mit ganzen Pfefferkörnern würzt man sauer Eingelegtes, Marinaden, Eintöpfe und Brühen; sonst nimmt man gemahlenen Pfeffer. Da Pfeffer nach dem Mahlen sein Aroma rasch verliert, sollte man die ganzen Körner in einer Mühle aufbewahren und erst bei Bedarf mahlen. Pfeffer regt die Geschmacksknospen und die Magensekretion an.

PLANTAGINACEAE

Plantago major
Großer Wegerich

(und Spitzwegerich, *P. lanceolata;* Flohsamenkraut, *P. psyllium*)

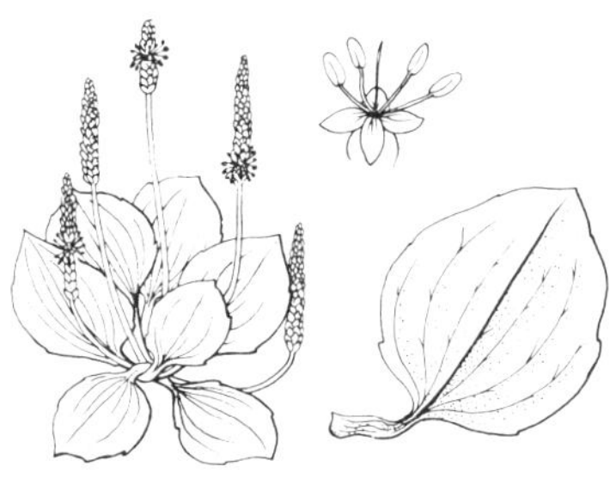

Höhe 5–40 cm. Foto Seite 95.

Verwendete Teile *P. major* und *P. lanceolata*: Blätter; *P. psyllium*: Samen.
Wirkstoffe *P. major* und *P. lanceolata*: Schleim, Glykoside, Tannine, Kieselsäure. *P. psyllium*: bis zu 30 % Schleim, Monoterpenalkaloide, Glykoside, Zukker, Triterpene, fettes Öl, Fettsäuren (u. a. Linolsäure), Tannine.
Anwendung *Medizin:* Bei Schnittwunden und Insektenstichen. Flohsamen als ballaststoffreiches Abführmittel.

Großer Wegerich und Spitzwegerich haben ähnliche Eigenschaften. Die zerdrückten Blätter können zur Blutstillung und Schmerzlinderung bei Bienen- und anderen Insektenstichen direkt auf die Haut aufgelegt werden. Der Tee aus den Blättern hat bei innerlicher Anwendung beruhigende und auswurflösende Wirkung, was ihn zu einem guten Mittel bei Bronchialkatarrh und anderen Lungenerkrankungen macht.[1] Die adstringierende Wirkung ist bei der Behandlung von Durchfall und Blasenentzündung nützlich. Der Große Wegerich soll auch entwässern. Die Kieselsäure und das Tannin machen den Wegerich zur Behandlung von Krampfadern und Hämorrhoiden geeignet. Kieselsäure ist auch gut für geschädigte Lungen.
Die Samen des Flohsamenkrauts stammen von zwei verschiedenen Arten. Helle Flohsamen sind minderwertiger als die schwarzen Samen, die ein sanft wirkendes, ballaststoffreiches Abführmittel sind: 2 Teelöffel ungemahlene Samen werden mit 1 Tasse warmem Wasser verrührt. Nach 5 Minuten wird das Ganze eingenommen; dies macht man 1–3mal täglich. Flohsamen können auch äußerlich wie Leinsamen angewendet werden.

POLYGONACEAE

Polygonum bistorta
Schlangenknöterich

Natterkraut, Wiesenfuchsschwanz

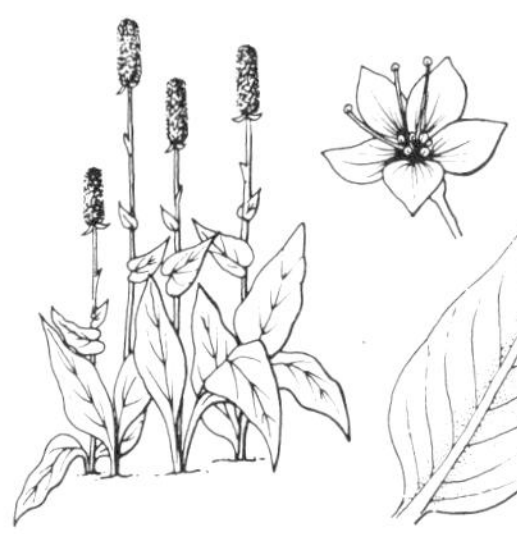

Höhe 25–50 cm. Foto Seite 94.

Verwendete Teile Frische Blätter, getrocknetes Rhizom.
Wirkstoffe Tannine, Vitamin C, Stärke, Oxalsäure.
Anwendung *Küche:* Gekochte Blätter als Frühlingsgemüse. *Medizin:* Durchfall, Hämorrhoiden, Schnittwunden, Geschwüre.

Die Pflanze hat einen hohen Tanningehalt und daher eine adstringierende Wirkung.

Rheum officinale
Rhabarber

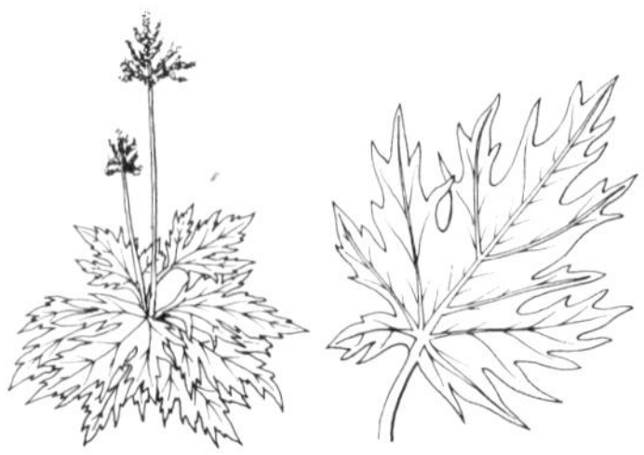

Höhe bis 2 m. Foto Seite 95.

Verwendete Teile Wurzel.
Wirkstoffe Bis zu 5 % Antrachinonglykoside (u. a. Sennosid A, B, C, D, E und F), freie Antrachinone (u. a. Emodin), Tannine.
Anwendung *Medizin:* Verstopfung.

Rhabarber vereint zwei einander entgegengesetzte Wirkungen in sich. In kleinen Dosen hilft er aufgrund der in der Wurzel enthaltenen Tannine bei Durchfall und regt auch das Verdauungssystem an. In größeren Mengen übt er durch die Antrachinone einen starken Reiz auf den Darm aus und wirkt ausgesprochen abführend. In China ist Rhabarberwurzel ein wichtiger Bestandteil vieler Mittel gegen hohes Fieber. Die Wurzel von *R. rhaponticum* hat ähnliche Eigenschaften. Die Blätter dieser Pflanze sind giftig.
ACHTUNG Nicht bei Arthritis, Nieren- oder Harnwegserkrankungen sowie in der Schwangerschaft anwenden.

Rumex crispus
Krauser Ampfer

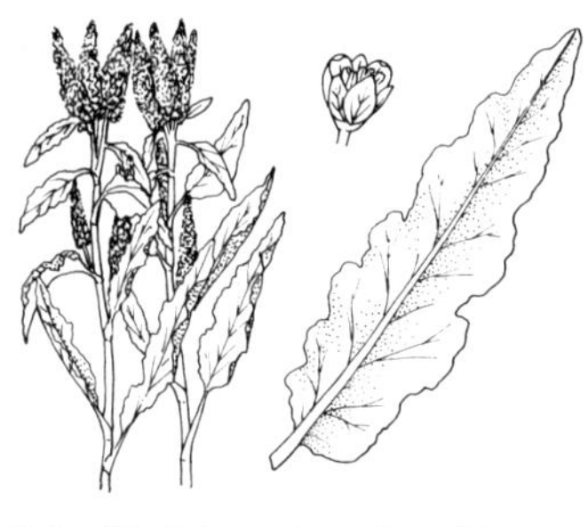

Höhe 50–100 cm. Foto Seite 94.

Verwendete Teile Wurzel.
Wirkstoffe Antrachinonglykoside, Tannine, Eisen.
Anwendung *Medizin:* Hautleiden.

Obwohl Krauser Ampfer wie Rhabarber Antrachinonglykoside enthält, ist seine abführende Wirkung nicht drastisch, sondern mild. Unterstützt wird diese Wirkung durch die Anregung der Gallenproduktion. Krauser Ampfer ist ein wertvolles reinigendes Mittel bei Hautausschlägen. Kompressen können dabei den Juckreiz der Haut lindern. Der hohe Eisengehalt macht den Ampfer hilfreich bei Anämie.
Stumpfblättriger Amper *(R. obtusifolius)* hat breitere, rauhere Blätter, die eßbar sind, aber etwas bitter schmecken.

Rumex scutatus
Schildampfer

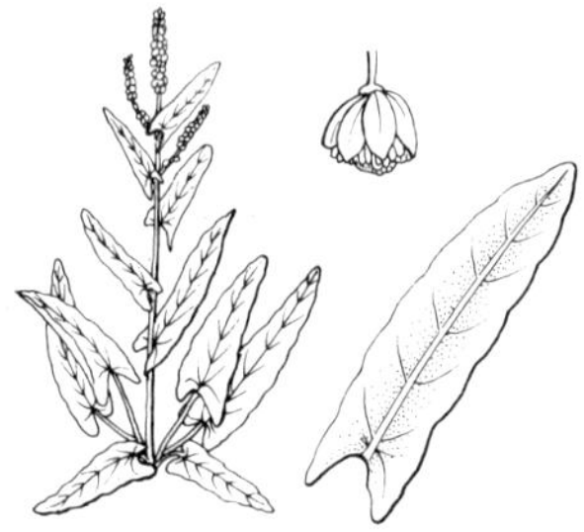

Größe 40 × 40 cm. Foto Seite 94.

Verwendete Teile Blätter.
Wirkstoffe Oxalate in kleinen Mengen, Vitamin C.
Anwendung *Küche:* Für Salate, Eierspeisen, Saucen, Suppen, Fisch.

Junge grüne Schildampferblätter haben einen leicht säuerlichen, zitronenartigen Geschmack. Sie enthalten Vitamin C und sind ein nahrhaftes, blutreinigendes Frühlingskraut. Man kann die Blätter roh in Salaten, gedünstet in Butter oder als Sauce oder Suppe essen.
Sauerampfer *(R. acetosa)* ist eine verwandte Art, deren Blätter roh, gekocht oder wie Spinat gedünstet gegessen werden; sie schmecken zu Rübchen oder leichten Fleischgerichten wie Lamm.
ACHTUNG Wegen des Oxalsäuregehalts sollte Ampfer bei Arthritis oder Nierenerkrankungen nicht verzehrt werden.

PRIMULACEAE

Primula veris
Schlüsselblume

Auritzel, Himmelsschlüssel, Primel

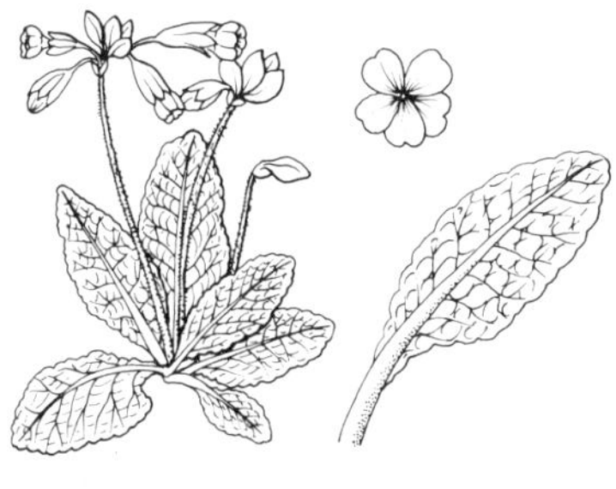

Größe 25 × 20 cm. Foto Seite 99.

Verwendete Teile Blüten und Wurzel; Anbau Seite 278–79.
Wirkstoffe Bis zu 10 % Saponine und Glykoside (Primulaverosid und Primverosid mit Salicylaten), ein ätherisches Öl, Flavonoide.
Anwendung *Küche:* Blüten in Schlüsselblumenwein. *Medizin:* Schlaflosigkeit, nervöse Spannungen, Arthritis (Wurzel).

Die Schlüsselblume hat ein breites Anwendungsspektrum. Die Blüten, die das meiste ätherische, als Primelkampfer bekannte Öl enthalten, sind ein einfaches Mittel gegen Schlaflosigkeit und nervöse Spannungen. Schlüsselblumensirup war in der Volksmedizin ein Heilmittel gegen Lähmungen. Der Tee aus den Blüten wird häufig bei Kopfschmerzen getrunken. Die Blüten dienen auch zur Behandlung von Masern, und eine Salbe daraus hilft bei Sonnenbrand. Medizinisch dosiert, stärkt Schlüsselblumenwein das Nervensystem.
Der hohe Saponingehalt der Wurzel liegt wahrscheinlich den guten Heilerfolgen bei Keuchhusten und Bronchitis zugrunde (Blüten wie Wurzeln haben eine auswurflösende Wirkung). Die Salicylate in den Wurzeln erklären ihren verbreiteten Gebrauch in Europa zur Behandlung von Arthritis. Deshalb heißen die Wurzeln in vielen alten Kräuterbüchern auch *radix arthritica*.
Diese früher weit verbreitete Wiesenblume ist heute selten geworden. Obwohl sie an Wegrändern, die von Pestiziden verschont werden, wieder Fuß zu fassen beginnt, sollte man sie nicht durch übermäßiges Sammeln dezimieren.

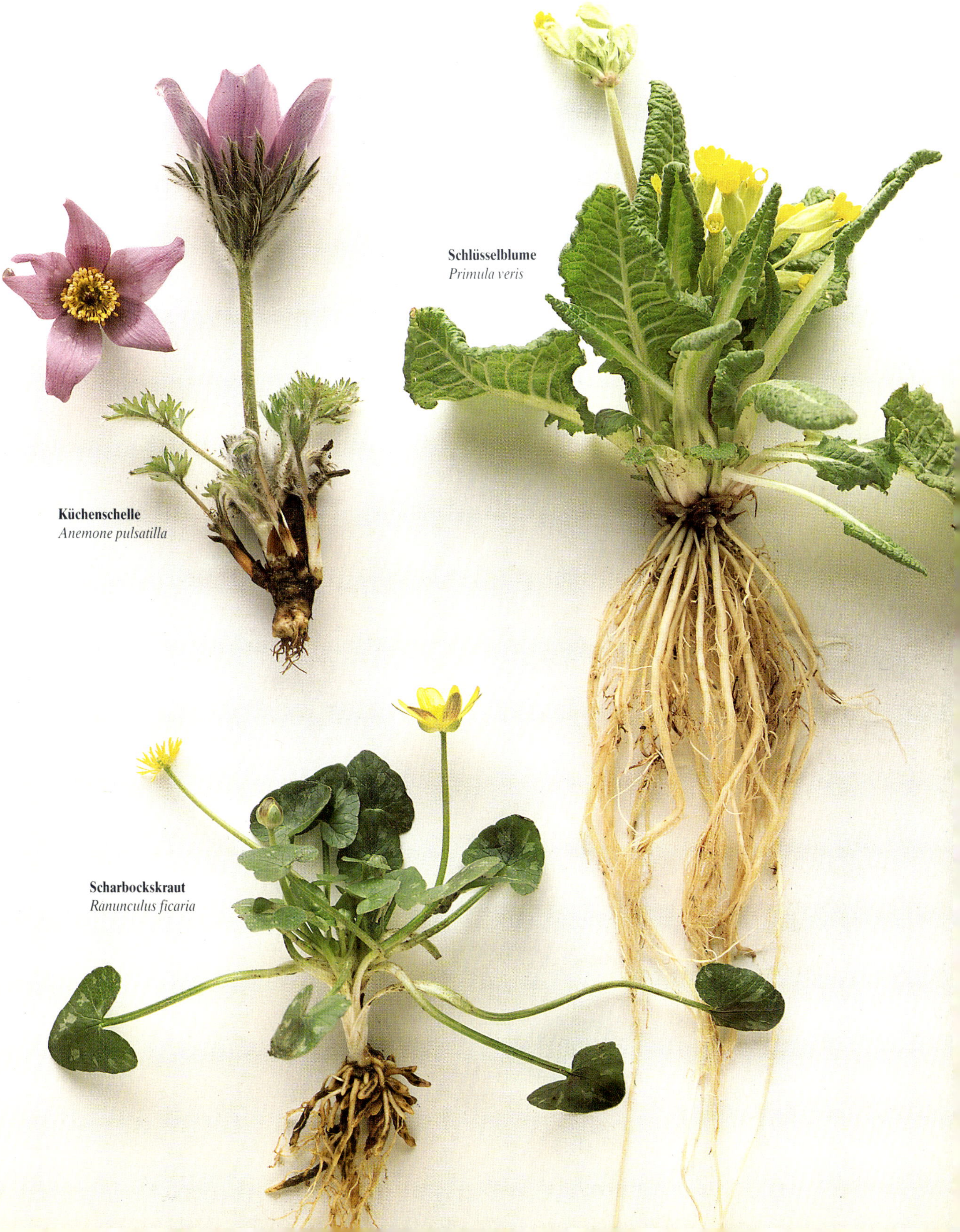

Schlüsselblume
Primula veris

Küchenschelle
Anemone pulsatilla

Scharbockskraut
Ranunculus ficaria

RANUNCULACEAE

Anemone pulsatilla
Küchenschelle

Kuhschellenkraut, Osterblume, Windblume

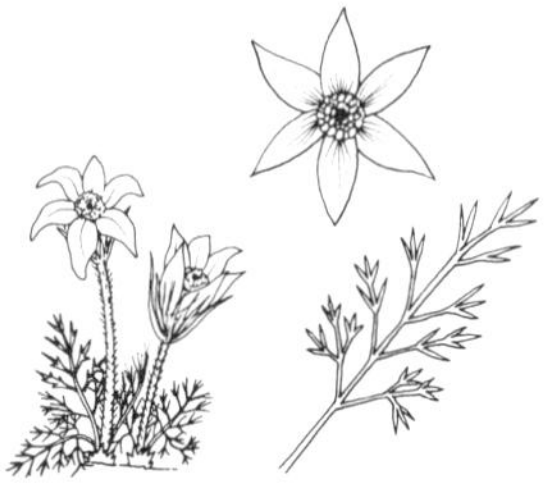

Größe 10–30 × 20 cm. Foto Seite 99.

Verwendete Teile Ganzes Kraut; Anbau Seite 274–75.
Wirkstoffe Die frische Pflanze enthält das Glykosid Ranunculin, das sich in der getrockneten Pflanze zu Anemonin verwandelt, daneben auch Saponine und Harz. Die getrocknete Pflanze sollte nicht länger als ein Jahr aufbewahrt werden.
Anwendung *Medizin:* Nervöse Spannungen, Neuralgien, Ohrenschmerzen, Entzündungen der Fortpflanzungsorgane.

Dioskurides erwähnt den Gebrauch der Küchenschelle bei Augenentzündung. In der Homöopathie ist eines der wichtigsten Symptome der *Pulsatilla*-Konstitution die Weinerlichkeit.
In der Kräuterheilkunde wird diese Pflanze mit Bedacht in kleinen Dosen eingesetzt. Wie beim homöopathischen Gebrauch sprechen besonders Frauen darauf an, denen die Küchenschelle bei Neuralgien, Kopfschmerzen und nervöser Erschöpfung Hilfe bringt. Sie ist auch nützlich bei Schmerzen und Entzündungen der Fortpflanzungsorgane; sie lindert Menstruationskrämpfe, vor allem, wenn die Patientin dabei an Beklemmungen und Reizbarkeit leidet. Auch bei Störungen im männlichen Genitalbereich wird sie eingesetzt; hier muß jedoch ein Arzt hinzugezogen werden. Die Tinktur dient zur Linderung von Ohrenschmerzen. Äußerlich wird die Küchenschelle wegen ihrer antibakteriellen Eigenschaften bei Hautinfektionen angewendet.
ACHTUNG Nur laut Anweisung eines geschulten Kräuterheilkundigen verwenden. Die frische Pflanze ist giftig.

Cimicifuga racemosa
Wanzenkraut

Schlangenkraut, Warzenkraut

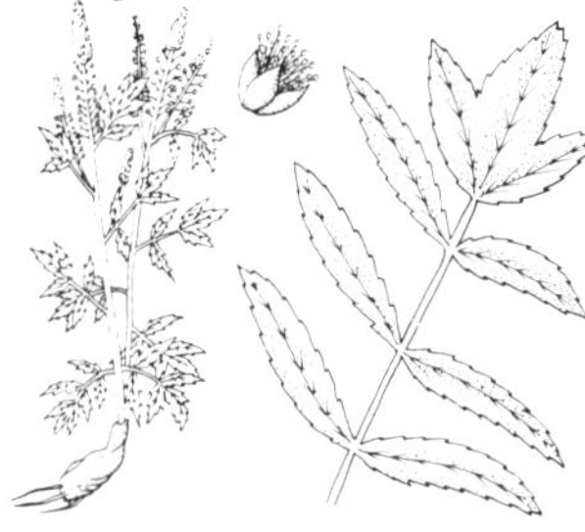

Höhe 1–2 m.

Verwendete Teile Getrocknete Wurzel und Rhizom.
Wirkstoffe Triterpenglykoside (Actaein, Cimifugosid), Harz (Cimifugin), Salicylate, Isoferulasäure, Tannin, Ranunculin (das in Anemonin verwandelt wird), ätherisches Öl.
Anwendung *Medizin:* Nerven- und Muskelschmerzen, Arthritis.

Dies ist ein weiteres wertvolles Heilmittel, das wir von den Indianern Nordamerikas übernommen haben. Es wird häufig bei Neuralgien gegeben. Seine sedative Wirkung beruht wohl teilweise auf dem Anemonin, das das Zentralnervensystem dämpft. Wanzenkraut hilft bei Kopfschmerzen und Ohrensausen. Eine wasserunlösliche Harzverbindung senkt den Blutdruck und erweitert die Blutgefäße.[1, 2] Letztere Eigenschaft unterstützt einen weiteren wichtigen Wirkungsmechanismus des Wanzenkrauts: Es ist ein Antispasmodikum, das Krämpfe und Muskelverspannungen löst. Auch eignet es sich zur Behandlung von Arthritis, wenn zu den Gelenkschmerzen noch Muskelschmerzen kommen. Die Salicylate sind entzündungshemmend und die Forschung bestätigt, daß die gesamte Pflanze diese Wirkung besitzt, was den Atemwegen zugute kommt.
Die krampflösenden Eigenschaften des Wanzenkrauts machen es zu einem guten Mittel gegen Asthma und Keuchhusten. Auch hilft es bei Menstruationskrämpfen und bei der Geburt.
ACHTUNG Diese hochwirksame Pflanze sollte nur von erfahrenen Kräuterheilkundigen verabreicht werden. Bei Überdosierung können starke Kopfschmerzen, Schwindelgefühl, Sehstörungen, Pulsverlangsamung, Übelkeit und Erbrechen auftreten.

Hydrastis canadensis
Kanadische Gelbwurzel

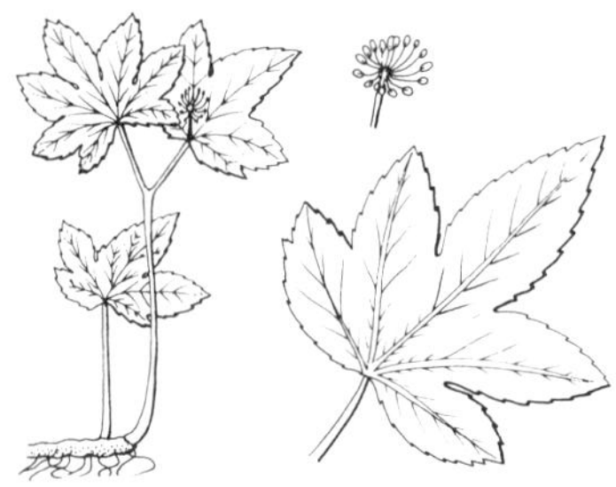

Größe 30 × 25 cm.

Verwendete Teile Rhizom und Wurzel.
Wirkstoffe Alkaloide (u. a. Hydrastin, Berberin, Canadin), Harz, ätherisches Öl.
Anwendung *Medizin:* Entzündungen des Verdauungsapparates.

Die Kanadische Gelbwurzel ist ein berühmtes Heilmittel der nordamerikanischen Indianermedizin. Sie ist eine der wirksamsten Heilkräuter bei Entzündungen und Katarrh der Schleimhäute. Sie hilft hervorragend bei Magengeschwüren und regt die Gallenproduktion stark an. Der Tee ist eine gute Spülung bei Trichomonaden und Soor (*Candida albicans*). Als Mundspülung oder Gurgelwasser hilft Kanadische Gelbwurzel bei Zahnfleisch- und Halsentzündungen. Sie ist Bestandteil vieler berruhigender und heilkräftiger Augenlotionen und Ohrentropfen. Als Waschung wirkt sie ausgezeichnet bei Hautinfektionen und -geschwüren, vor allem bei Eiterflechte und Tinea (Fadenpilzerkrankung). Neuere Forschungen bestätigen ihre Heilkraft. Die wichtigsten Alkaloide der Pflanze, Hydrastin und Berberin, beruhigen und senken den Blutdruck. Beide wirken stark antibakteriell und töten sogar Viren ab.
ACHTUNG Das Berberin stimuliert den Uterus; Kanadische Gelbwurzel daher nicht in der Schwangerschaft anwenden.

Paeonia lactifloria
Pfingstrose

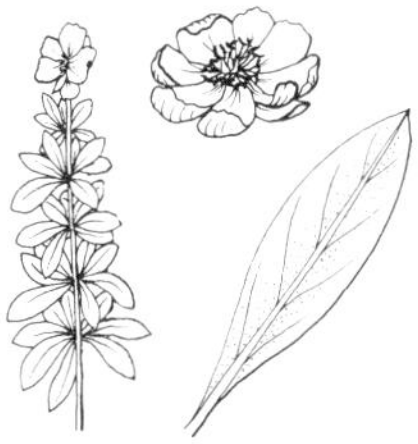

Höhe bis 1 m. Foto Seite 95.

Verwendete Teile Wurzel.
Wirkstoffe Benzoesäure, Asparagin, ätherisches Öl, Alkaloid.
Anwendung *Medizin:* Nieren- und Gallenleiden.

Die Pfingstrose hat von China bis Europa eine lange Geschichte in der Kräuterheilkunde; heute wird sie kaum noch verwendet.
ACHTUNG Diese Pflanze ist giftig.
MIT EINSCHRÄNKUNG.

Ranunculus ficaria
Scharbockskraut
Gichtblatt, Frühsalat

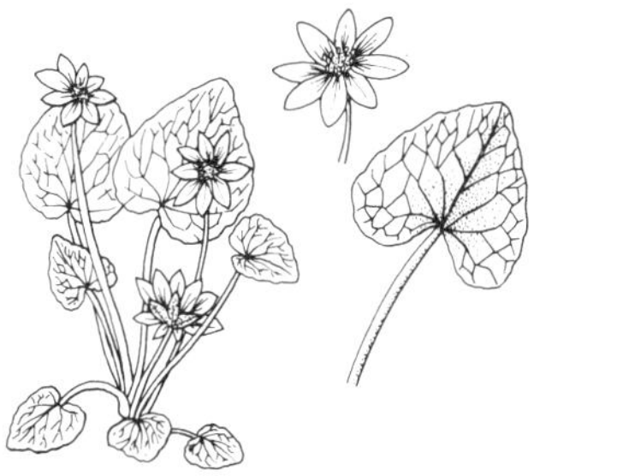

Höhe 5–25 cm. Foto Seite 99.

Verwendete Teile Ganze Pflanze.
Wirkstoffe Anemonin, Protoanemonin, Tannin.
Anwendung *Medizin:* Hämorrhoiden.

Das Scharbockskraut ist eine der ersten Frühlingsblumen, auf deren Wurzelknollen sich der lateinische Name *ficaria* (von *ficus*, Feige) bezieht. Die Anhänger der Signaturenlehre sahen Ähnlichkeiten zwischen den Wurzelknollen und Hämorrhoiden. Wegen seiner Scharfstoffe eignet sich das Scharbockskraut weniger für die innerliche Anwendung, sondern man stellt aus der frischen Pflanze eine Hämorrhoidensalbe her.

RHODOPHYTA

Chondrus crispus
Irländisches Moos
Felsenmoos, Knorpeltang

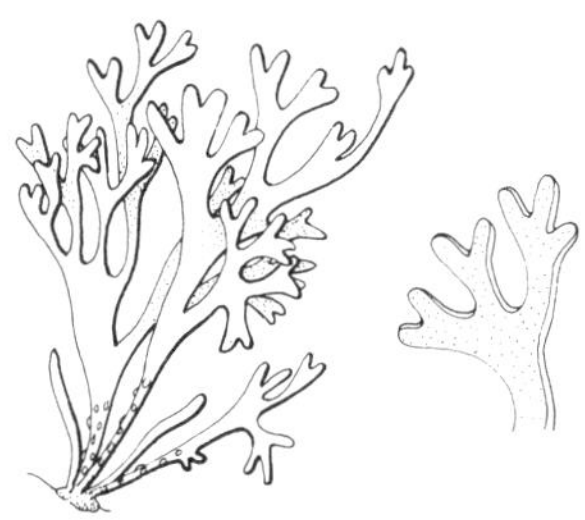

Größe 10–30 cm.

Verwendete Teile Getrocknete Rotalgen.
Wirkstoffe Bis zu 80 % Polysaccharidkomplexe (Carrageenane) mit Schwefel, Jod, Brom, Eisen.
Anwendung *Kosmetik:* Handgel (Seite 145). *Küche:* Zum Gelieren und Andicken. *Medizin:* Atemwegserkrankungen; als Heilnahrung für Invalide.

In Wasser quillt Irländisches Moos und löst sich teilweise auf, wobei ein zähflüssiges Gemisch entsteht. Wird es aufgekocht, bildet es beim Abkühlen ein Gel; es reagiert stark mit Milcheiweiß, mit dem zusammen es ein dickes Gel ergibt. Dank seiner schleimhautschützenden und erweichenden Eigenschaften hat es eine lange Tradition. Es wurde häufig zur Linderung von Tbc-Husten oder Bronchitis sowie zur Heilung und Schmerzlinderung bei gastrointestinalen und Zwölffingerdarmgeschwüren verschrieben. Berichten zufolge hemmen die Carrageenane die Magensekretion.
Irländisches Moos ist auch eine traditionelle Heilnahrung für Invalide. Mit Milch kocht man daraus Süßspeisen.

ROSACEAE

Agrimonia eupatoria
Odermennig

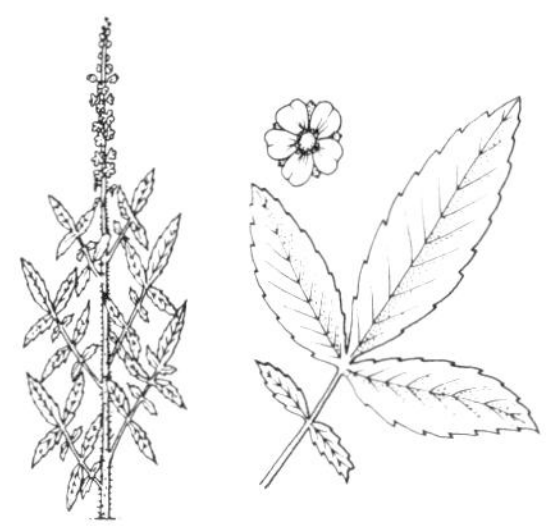

Höhe bis 1 m. Foto Seite 103.

Verwendete Teile Ganzes Kraut.
Wirkstoffe Tannine, Bitterstoffe, ätherisches Öl, Kieselsäure.
Anwendung *Medizin:* Zur Blutstillung.

Der lateinische Name leitet sich von dem Ponterkönig Mithridates Eupator ab, der ein berühmter Kräuterheilkundiger war. Als Heilpflanze mit einem weiten Anwendungsbereich hat der Odermennig bis heute seine Bedeutung beibehalten. Er regt das Verdauungssystem an; die sanft adstringierende Wirkung seiner Tannine tonisiert die Schleimhäute, verbessert ihre Sekretion und Absorptionsfähigkeit. Odermennig ist ein nützliches Mittel bei Magen-Darm-Geschwüren und Dickdarmentzündung. Die Bitterstoffe regeln die Leber- und Gallenfunktion. In Deutschland wurden mit Odermennig auch Gallensteine und Leberzirrhose behandelt. Er senkt einen hohen Harnsäurespiegel bei Rheuma und Gicht (und soll entwässernd wirken).
In der traditionellen chinesischen Medizin ist der Odermennig ein bedeutendes Heilmittel zur Blutstillung und wird bei zu starker Menstruationsblutung gegeben. Chinesische Forschungen haben gezeigt, daß Odermennig die Blutgerinnungsfähigkeit bis zu 50 % erhöht.[1] Auch in Europa wird er wegen dieser Eigenschaft geschätzt, innerlich bei Blut im Urin (ein Symptom, das immer ärztlich untersucht werden muß) und äußerlich bei Wunden und Schnittverletzungen. Odermennig leistet bei Zahnfleisch- und Halsentzündungen hervorragende Dienste als Mundspülung oder Gurgelwasser. Als Scheidenspülung hilft er bei Ausfluß, als Augenbad bei Bindehautentzündung.

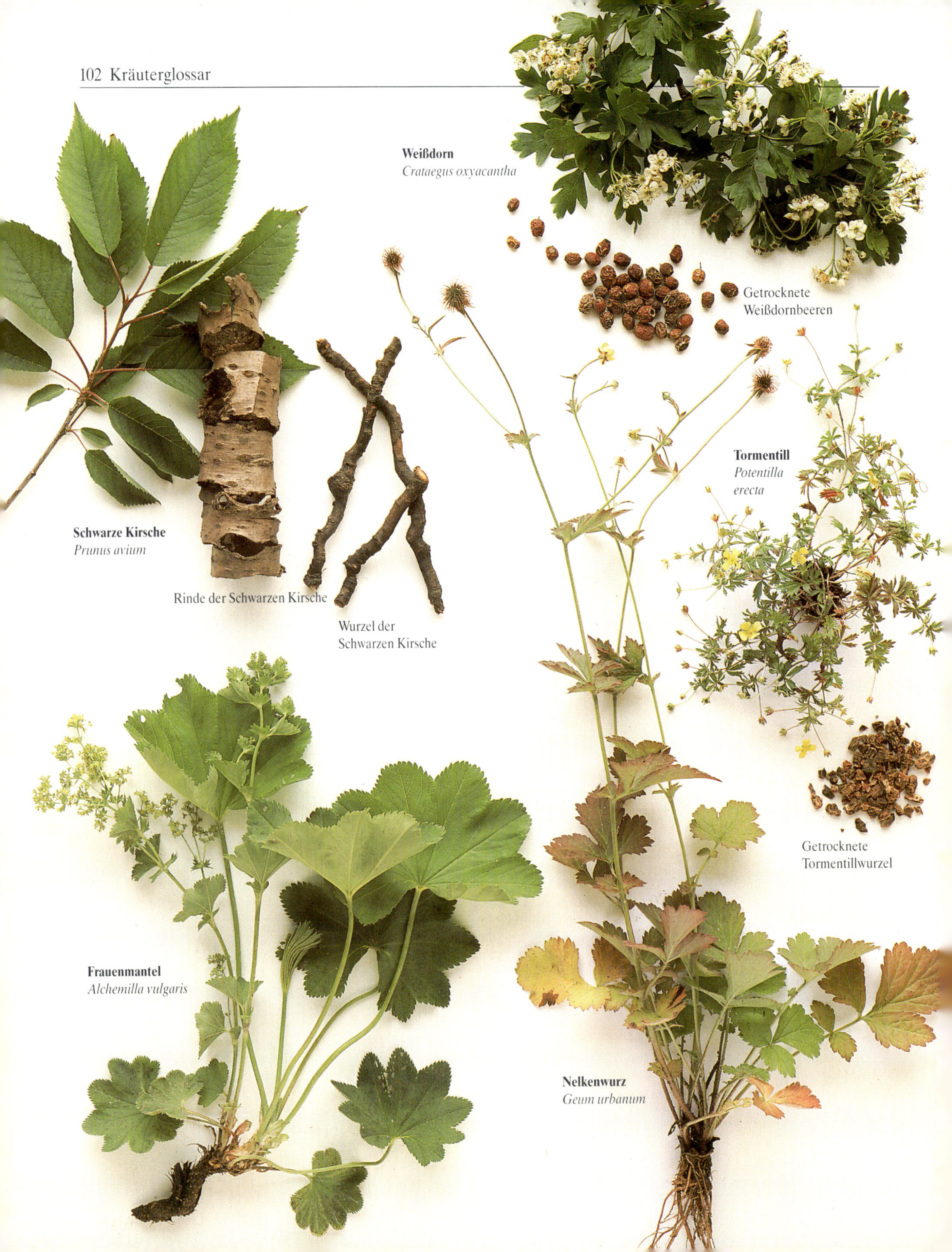
Weißdorn
Crataegus oxyacantha
Getrocknete Weißdornbeeren
Schwarze Kirsche
Prunus avium
Rinde der Schwarzen Kirsche
Wurzel der Schwarzen Kirsche
Tormentill
Potentilla erecta
Getrocknete Tormentillwurzel
Frauenmantel
Alchemilla vulgaris
Nelkenwurz
Geum urbanum

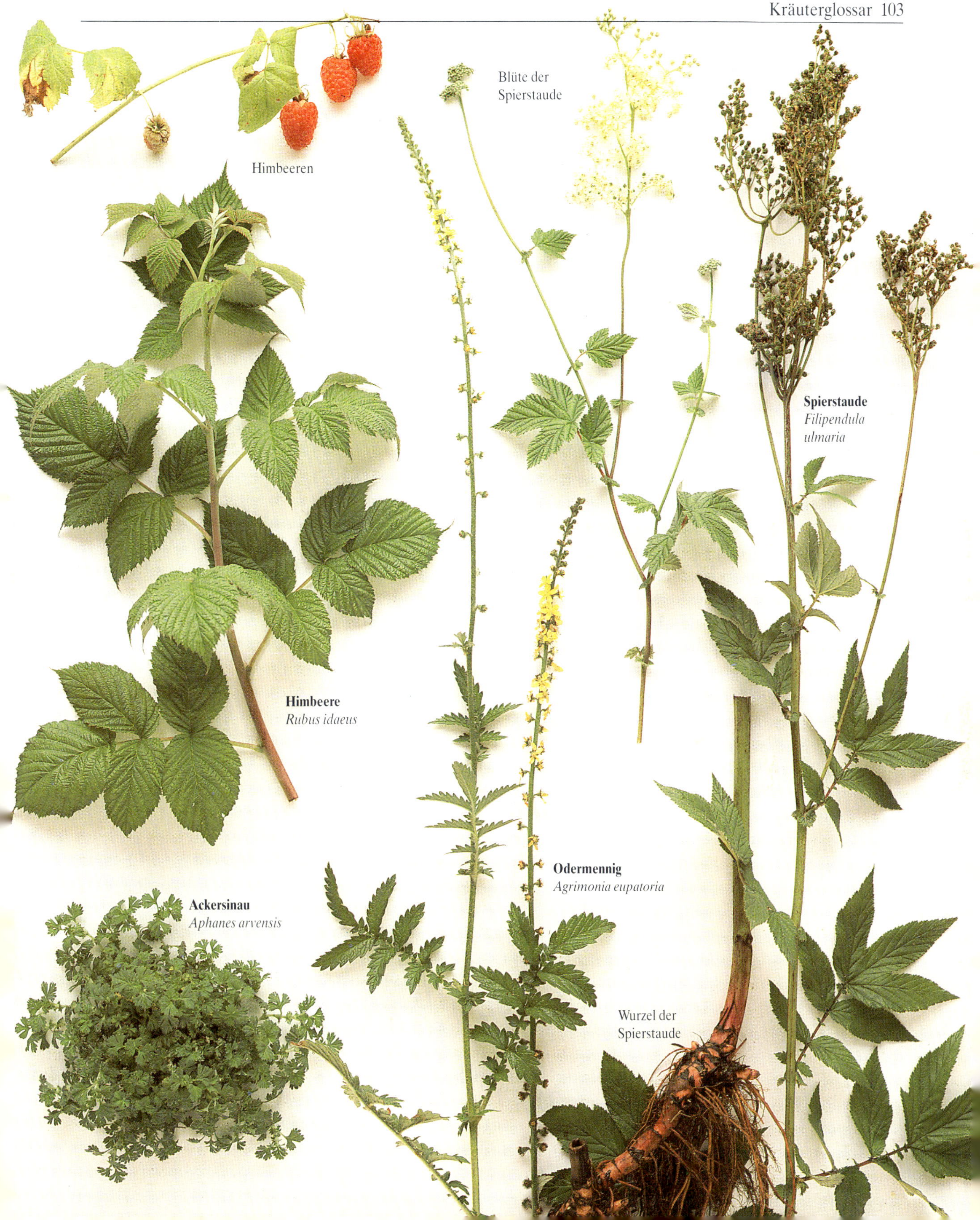
Himbeeren
Blüte der Spierstaude
Spierstaude
Filipendula ulmaria
Himbeere
Rubus idaeus
Odermennig
Agrimonia eupatoria
Ackersinau
Aphanes arvensis
Wurzel der Spierstaude

Alchemilla vulgaris
Frauenmantel

Taubechel, Sinau

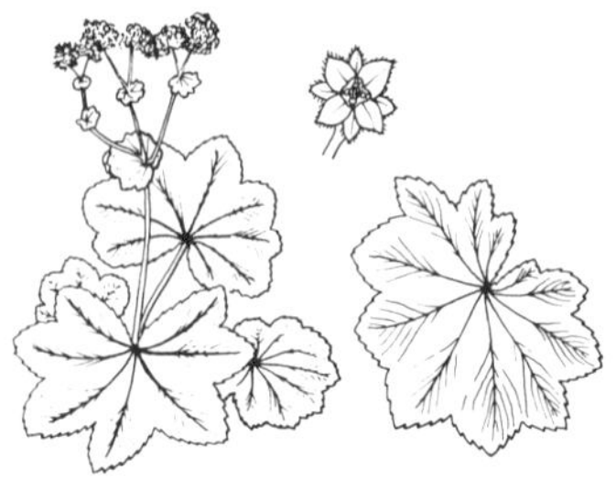

Höhe 10–50 cm. Foto Seite 102.

Verwendete Teile Kraut und Wurzel; Anbau Seite 274–75.
Wirkstoffe Tannine.
Anwendung *Medizin:* Menstruationsstörungen.

Der lateinische Name leitet sich vom Wort Alchemie ab, da man einst an magische Eigenschaften dieser Pflanze glaubte. Früher wurde sie äußerlich auf Wunden und Schnittverletzungen aufgelegt. Wie ihr Verwandter, der Odermennig, hilft Frauenmantel bei zu starken Monatsblutungen und als Scheidenspülung bei Ausfluß. Er wirkt auch als adstringierendes Belebungsmittel auf den Verdauungstrakt und ist ein nützliches Mittel gegen Durchfall, der durch Gastroenteritis bedingt ist.
Ackersinau, *A. arvensis* (oder *Aphanes arvensis*), ist ein bekanntes Mittel gegen Harngrieß, Nierensteine und Harnwegsinfektionen.

Crategus oxyacantha

(auch *C. monogyna*)

Weißdorn

Hagedorn, Mehlbeere

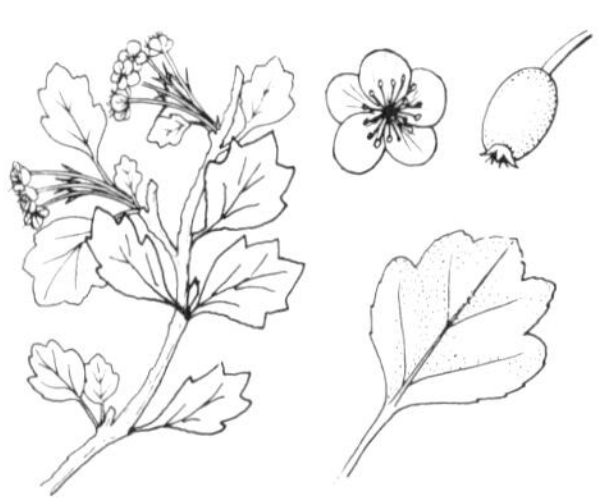

Höhe bis 9 m. Foto Seite 102.

Verwendete Teile Blüten, Blätter, Beeren.
Wirkstoffe Flavonglykoside, Saponine, Procyanidine, Trimethylamine, Tannine.
Anwendung *Medizin:* Herz- und Kreislauferkrankungen.

Weißdorn ist eines unserer wertvollsten Mittel für Herz und Kreislauf. Er enthält Flavonoide, die die Herzkranzgefäße erweitern,[1] und Procyanidine, die anscheinend den Herzschlag verlangsamen.[2] Einem Bericht im »British Medical Journal« zufolge senken die Beeren zu hohen Blutdruck, der durch sklerotische Ablagerungen in den Arterien oder Nierenerkrankungen bedingt ist; und Forschungen über die Wirkung der Blüten zeigten, daß sie den Zustand von Patienten mit »Altersherz« oder mit Herzklappenfehler merklich besserten. Das Erstaunliche am Weißdorn ist seine Fähigkeit, sowohl hohen Blutdruck zu senken als auch niedrigen Blutdruck zu normalisieren. Er hilft auch bei Angina, Herzrhythmusstörungen, Gefäßkrämpfen (z.B. bei der Raynaudschen Krankheit) und bei Schlafstörungen nervösen Ursprungs.[3] In China werden Weißdornbeeren zur Verdauungsförderung gegeben, ähnlich ist es in Frankreich, wo man Dyspepsie und Durchfall damit behandelt.

Filipendula ulmaria
Spierstaude

Wiesenkönigin, Sumpf-, Mädesüß.

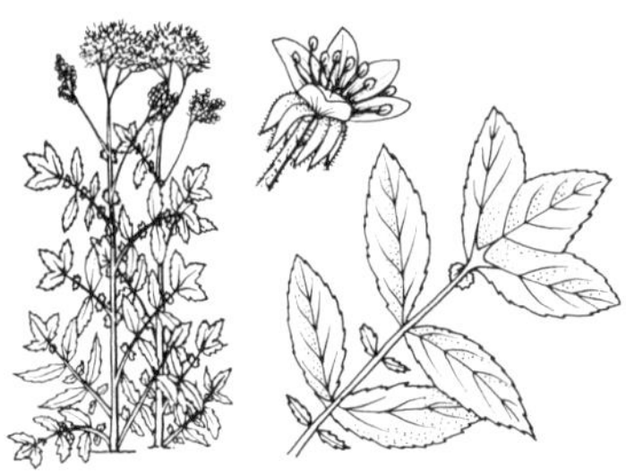

Größe 60–90 × 30 cm. Foto Seite 103.

Verwendete Teile Blüten und Blätter; Anbau Seite 274–75.
Wirkstoffe Salicylate (Opiraein, Salicin, Gaultherin), bis zu 10% Tannin, Schleim, Flavonoide, ätherisches Öl, Vitamin C, Zucker.
Anwendung *Medizin:* Rheuma, Fieber, Durchfall bei Kindern.

1838 stellte ein italienischer Professor zum ersten Mal Salicylsäure aus den Blütenknospen der anmutigen Spierstaude und aus Weidenrinde *(Salix alba)* her. 1899 entwickelte der Arzneimittelhersteller Bayer ein neues Medikament (Acetylsalicylsäure) und nannte es Aspirin, ein Name, der sich vom alten botanischen Namen für die Spierstaude ableitet *(Spirea ulmaria)*.
Die Spierstaude ist ein gutes Beispiel dafür, daß die ganze Pflanze mehr darstellt als die Summe ihrer Bestandteile. Wegen der entzündungshemmenden Wirkung der Salicylate ist sie ein nützliches Mittel gegen Rheuma. Aber Tannin- und Schleimgehalt scheinen die unangenehmen Nebenwirkungen isolierter Salicylate, die Magenblutungen verursachen können, aufzufangen. Die Pflanze ist sogar ein traditionelles Mittel gegen übersäuerten Magen. Aufgrund des Tanningehalts stoppt sie auch Durchfall bei Kindern. Außerdem wirkt sie antiseptisch und entwässernd (Salicylsäure ist ein Antiseptikum) und fördert die Ausscheidung von Harnsäure.[1] Als heißer Tee ist sie schweißtreibend, und der Salicylgehalt macht sie zu einem guten Fiebermittel – die Spierstaude ist tatsächlich eine Art pflanzliches Aspirin.

Geum urbanum
Nelkenwurz

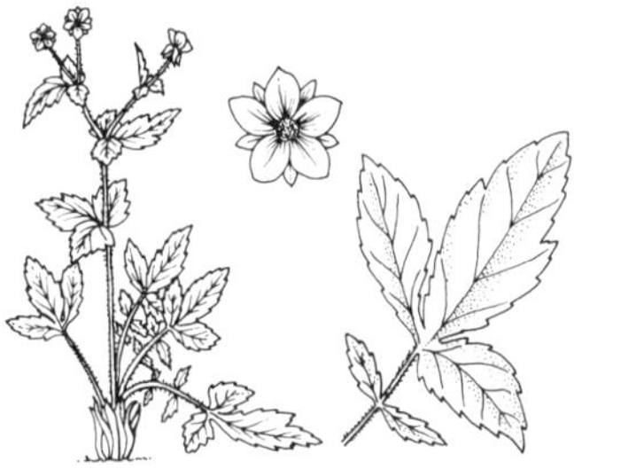

Höhe 3–7 cm. Foto Seite 102.

Verwendete Teile Kraut und Wurzel.
Wirkstoffe Tannine, ätherisches Öl (vor allem Eugenol), Bitterstoffe, Harz.
Anwendung *Medizin:* Verdauungsstörungen, Krampfadern, Blutungen.

Die Nelkenwurz ist zweifellos eine unterschätzte Heilpflanze. In ihr verbinden sich der belebende Effekt von Bitterstoffen, die adstringierende Heilwirkung von Tanninen und die antiseptische Eigenschaft des ätherischen Öls, das nach Nelken duftet (der Bestandteil Eugenol findet sich auch in Nelken und Piment). Paracelsus empfahl die Nelkenwurz bei Magen- und Darmkatarrh (Eugenol verstärkt die Funktion des Verdauungsenzyms Trypsin) sowie bei Durchfall. Ihre Bitterkomponente reguliert auch die Leber- und Gallenfunktion. Die Nelkenwurz wird als ausgezeichnetes Tonikum bei Fieber angesehen und kann Chinin ersetzen. Sie hilft auch bei Hämorrhoiden und Ausfluß und stillt sowohl innere wie äußere Blutungen.

Potentilla erecta
Tormentill

Blutwurz, Dilledapp

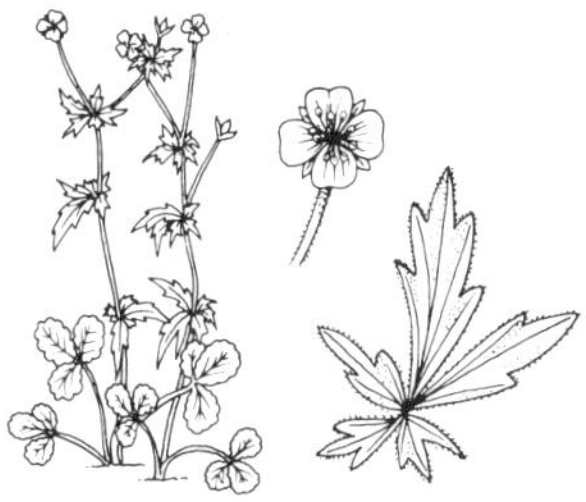

Höhe 10–40 cm. Foto Seite 102.

Verwendete Teile Wurzel.
Wirkstoffe Bis zu 20% Catechin-Tannine, Glykoside (Tormentillin), bittere Chinovasäure, roter Farbstoff, Harz, Gummi.
Anwendung *Allgemein:* Farbstoff aus der Wurzel zum Rotfärben. *Küche:* Wurzelextrakt in manchen Schnapssorten. *Medizin:* Durchfall, Hals- und Zahnfleischentzündung.

Tormentill ist ein hochwirksames adstringierendes Mittel, das früher zum Gerben benutzt wurde. Sie leistet ausgezeichnete Dienste bei der Behandlung von Gastroenteritis und dem mit einhergehenden Durchfall. Sie wirkt auch belebend auf den Dickdarm. Bei Hals- und Zahnfleischentzündungen hilft ein Gurgelwasser gut. Auch konnten Erfolge bei der Behandlung von Wechselfieber erzielt werden, was dem Wirkstoff Chinovasäure zuzuschreiben ist, der sich auch in der Chinarinde findet. Als Scheidenspülung hilft Tormentill bei Ausfluß. Äußerlich wirkt die Pflanze blutstillend und heilend bei Wunden. Bei Hämorrhoiden kann sie als Salbe oder Waschung eingesetzt werden. Bei Bindehautentzündung hilft eine schwache Abkochung.

Prunus serotina
Schwarze Kirsche

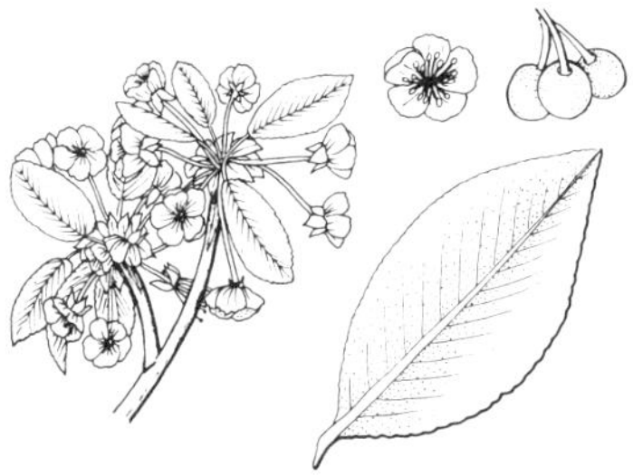

Höhe 10–20 m. Foto Seite 102.

Verwendete Teile Rinde (im Herbst geerntete Rinde hat den höchsten Blausäuregehalt; im Frühjahr ist er geringer).
Wirkstoffe Zyan-Glykoside (u. a. Prunasin), ein Enzym (Prunase), Cumarine, ätherisches Öl, Tannine, Harz.
Anwendung *Medizin:* Reizhusten, nervöser oder lang andauernder Husten.

Die Rinde der Schwarzen Kirsche ist ein bedeutendes Hustenmittel. Im Körper spalten sich die Zyan-Glykoside in Glucose, Benzaldehyd und Zyanwasserstoff, auch als Blausäure bekannt. Blausäure wird rasch ausgeschieden, und zwar größtenteils über die Lungen, wo sie erst die Atemtätigkeit beschleunigt und dann die den Hustenreflex auslösenden Nerven beruhigt. Obwohl Blausäure stark giftig ist, ist das Mittel in medizinischer Dosierung ungefährlich, da dann der Blausäuregehalt 0,07–0,16% nicht überschreitet. Sowohl die Zyan-Glykoside als auch das ätherische Öl fördern die Verdauung. ACHTUNG Die Blätter und Steine der Schwarzen Kirsche sind giftig.

Rosa-Arten
Rosen

Siehe Seite 106.

Rubus idaeus
Himbeere

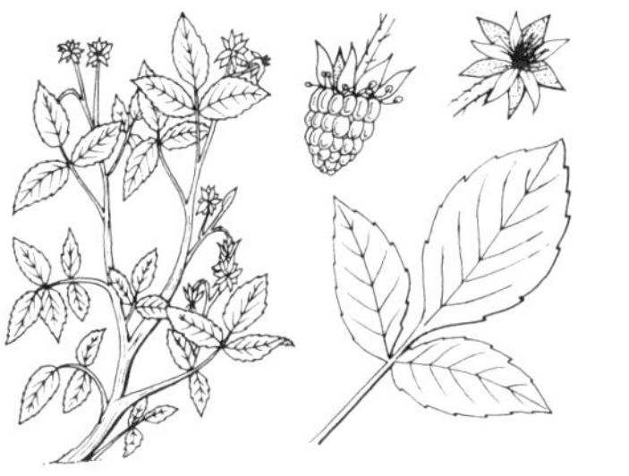

Höhe 90–150 cm. Foto Seite 103.

Verwendete Teile Blätter und Früchte.
Wirkstoffe Blätter: Fragarin, Tannin. Früchte: Zucker, Zitronen- und Apfelsäure, Vitamin A, B, C und E, Pektin, ätherisches Öl, Eisen, Calcium, Phosphor.
Anwendung *Küche:* Vielseitige Verwendung der Früchte. *Medizin:* Zur Erleichterung der Entbindung.

Himbeerblätter sind ein gutes adstringierendes Mittel, das gegen Durchfall bei Kindern hilft. Der kalte Tee eignet sich gut als Mundspülung oder Gurgelwasser. Am berühmtesten sind Himbeerblätter jedoch für ihre Wirkung bei der Geburtsvorbereitung. Dr. Violet Russel: »Etwas schamhaft habe ich zukünftigen Müttern empfohlen, Himbeerblättertee zu trinken. In sehr vielen Fällen verliefen die Wehen leicht und ohne Muskelkrämpfe.« Himbeerblättertee kann in den letzten drei Schwangerschaftsmonaten getrunken werden. Er fördert auch die Muttermilchbildung.
Die Früchte sind nährstoffreich und helfen bei Anämie. In der chinesischen Medizin werden chinesische Himbeeren zur Nierenstärkung und gegen Blasenschwäche gegeben.
Aus Himbeeren lassen sich zahllose köstliche Desserts zubereiten, und dem Körper kommt dabei der hohe Eisen- und Vitamin-C-Gehalt zugute. In Frankreich wird aus Himbeeren ein Likör hergestellt, der berühmte Framboise.
Die verwandte wilde Himbeere Nordamerikas, *R. strigosus*, besitzt dieselben medizinischen Eigenschaften. Viele andere Arten werden wegen ihrer Früchte angebaut.

Rosa-Arten
Rosen

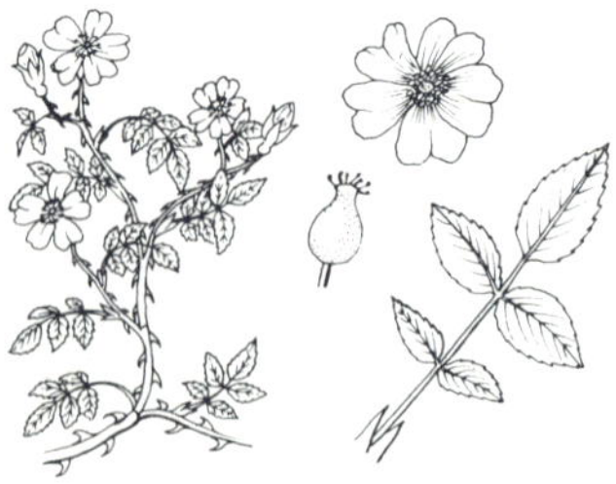

Höhe bis zu 3 m.

Verwendete Teile Hagebutten, Blüten und Blätter.
Wirkstoffe Bis zu 1,7 % Vitamin C, Vitamin B, E und K, Nicotinamid, organische Säuren, Tannin, Pektin.
Anwendung *Kosmetik:* Blüten in Duftspendern und bei der Parfumherstellung (Seite 154). *Küche:* Blüten und Hagebutten in Desserts und Sirup; Hagebuttentee.

Die Hundsrose *(R. canina)* heißt so, weil man im Mittelalter glaubte, die Pflanze helfe bei Tollwut oder den Bissen eines tollwütigen Hundes. Heute wird sie am meisten wegen ihres Nährstoffgehalts geschätzt. Hagebutten wurden schon lange als saure Früchte verwendet, aber erst im Zweiten Weltkrieg wurde erkannt, daß sie z.B. als Tee hervorragende Vitamin-C-Spender sind. Aus Hagebuttenmark lassen sich Süßspeisen herstellen, aus den Blättern ein Sirup.
Medizinisch wirken Rosenblätter leicht abführend; ihre adstringierenden Eigenschaften leisten bei der Wundheilung gute Dienste. Die Samen wurden früher als Entwässerungsmittel benutzt, die Hagebutten als Tonikum.
Die Essigrose, *R. gallica officinalis*, ist für die Aromatherapie wichtig (Seite 151); die Weinrose, *R. rubiginosa*, wird wegen ihres Dufts geschätzt, ebenso *R. damascena trigintipetala* und *R. Centifolia*. *R. rugosa rubra* ist eine gute Alternative zur Hundsrose als Vitamin-C-Quelle. *R. gallica versicolor* ist die bekannte Rosa Mundi.

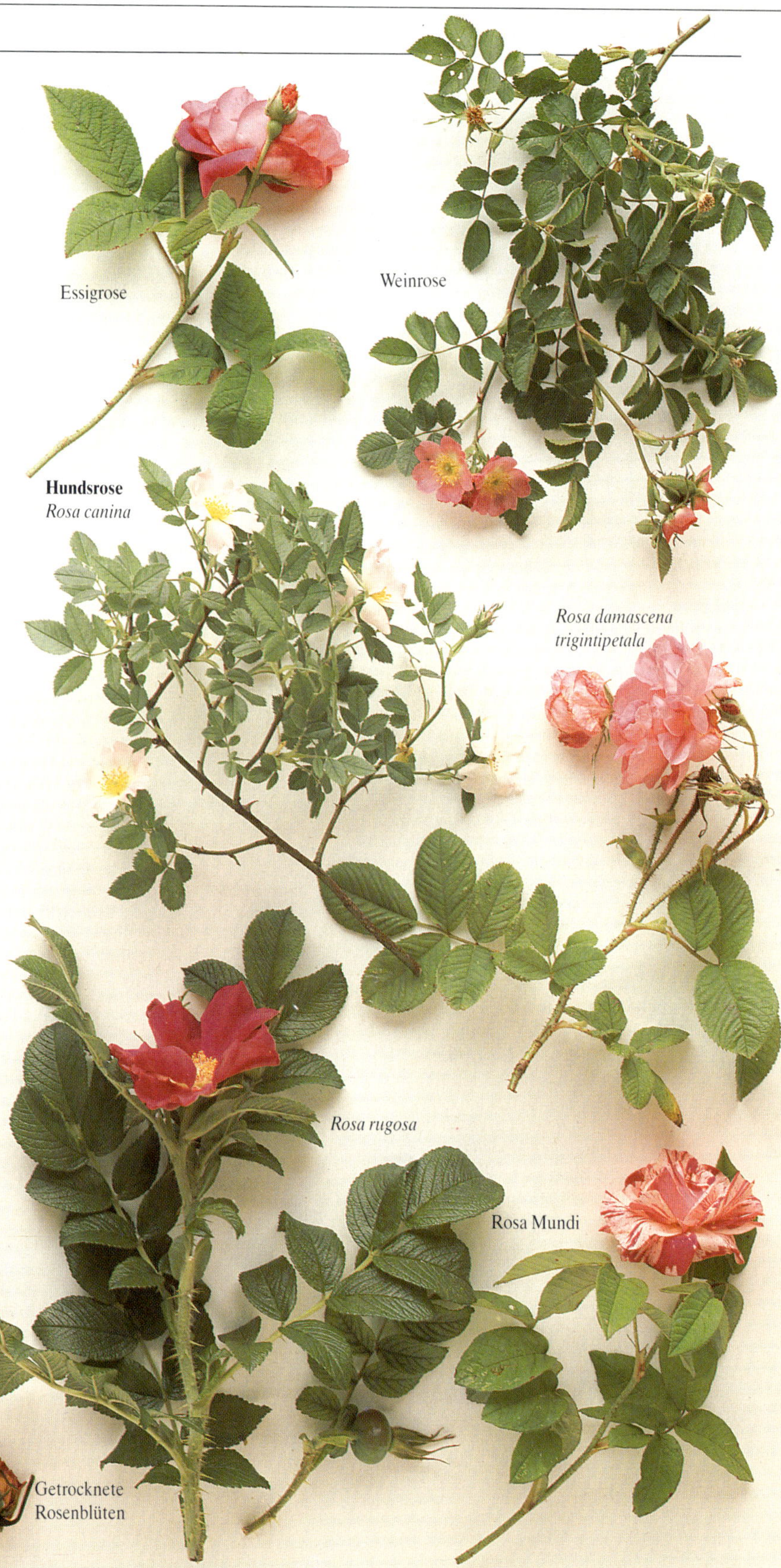

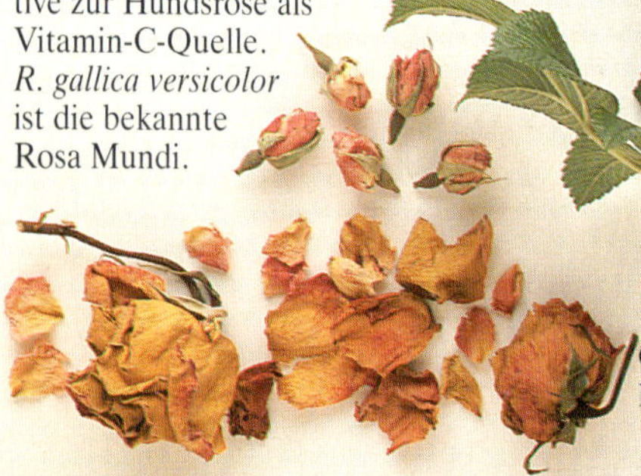

Getrocknete Rosenblüten

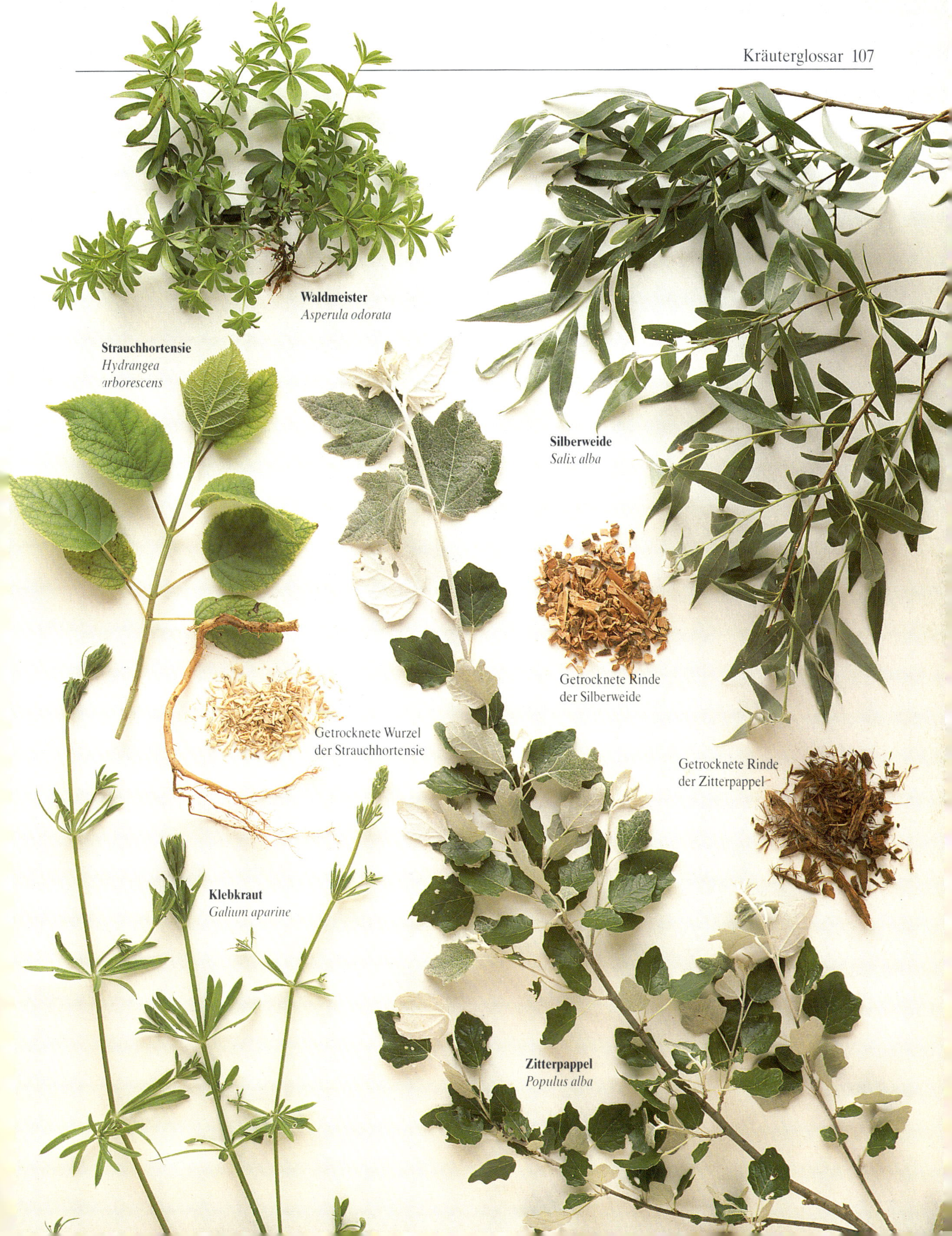
Waldmeister
Asperula odorata
Strauchhortensie
Hydrangea arborescens
Silberweide
Salix alba
Getrocknete Rinde der Silberweide
Getrocknete Wurzel der Strauchhortensie
Getrocknete Rinde der Zitterpappel
Klebkraut
Galium aparine
Zitterpappel
Populus alba

RUBIACEAE

Asperula odorata
Waldmeister

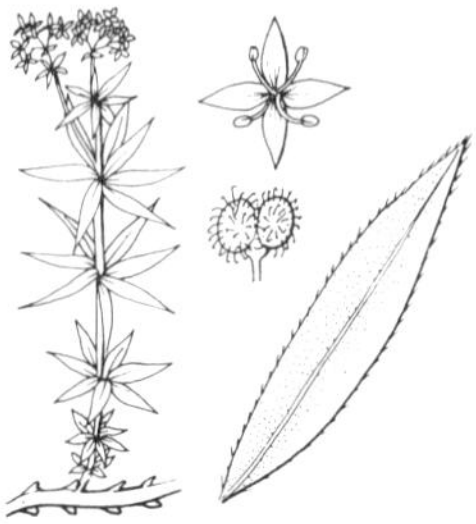

Höhe 25 cm. Foto Seite 107.

Verwendete Teile Blätter, Stengel, Blüten; Anbau Seite 274–75.
Wirkstoffe Cumarin, Tannin, Zitronensäure, Rubichlorsäure.
Anwendung *Küche:* Für Getränke.

Waldmeister wurde früher gern in Häusern und Kirchen verstreut, um den Boden zu bedecken und Duft zu spenden. Er wurde auch als Bettfüllung und zum Parfümieren von Bettzeug verwendet. Sein süßer Duft nach frischem Heu wird durch das Cumarin hervorgerufen. Die Blüten und Blätter schmecken köstlich als Tee. In Deutschland wird Waldmeister in Rheinwein gegeben und am 1. Mai getrunken. Gerard berichtete, daß Waldmeister im Wein »einen Mann fröhlich macht«.

Cinchona succiruba
(und *C. calisaya*)
Chinarindenbaum

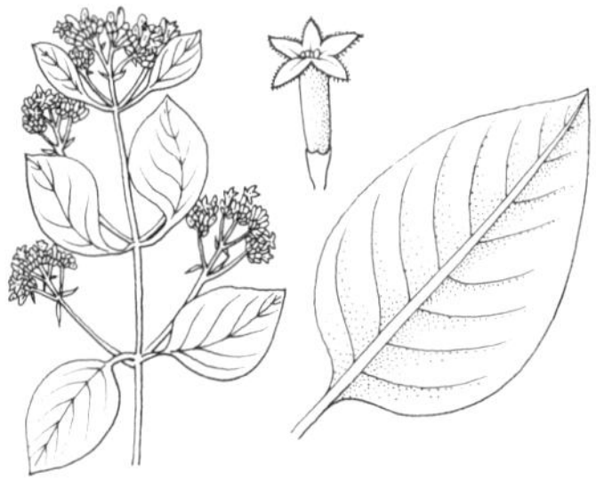

Höhe 6–25 m.

Verwendete Teile Rinde.
Wirkstoffe Über 36 Alkaloide (bis zu 16%), vor allem Chinin, Chinidin, Cinchonin, Cinchonidin; Tannine, Glykoside, Chinasäure, Stärke, Harz, Wachs.
Anwendung *Medizin:* Malaria.

Chinarinde und das aus ihr extrahierte Alkaloid Chinin sind vielleicht die berühmtesten Mittel gegen Malaria. Chinarinde wurde im 17. Jhdt. erstmals von den Jesuiten eingeführt. In den letzten Jahren haben Malariaerreger, die gegen synthetische Drogen resistent geworden sind, auf dieses bewährte Mittel wieder angesprochen. Mit Chinarinde wird allgemein Fieber behandelt; es ist auch ein verdauungsförderndes Bittertonikum. Sowohl Chinidin als auch Chinin setzen die Herzfunktion herab; Chinarinde wurde auch bei Herzrhythmusstörungen gegeben. Chininsulfat, eine Droge der Schulmedizin, hilft gegen Krämpfe.
ACHTUNG Die Alkaloide sind potentiell giftig und rufen Uteruskontraktionen hervor. Nicht in der Schwangerschaft anwenden.
MIT EINSCHRÄNKUNG.

Galium aparine
Klebkraut

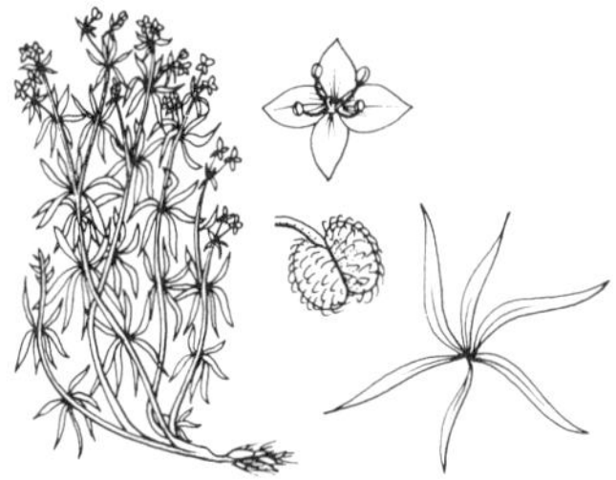

Höhe bis 120 cm. Foto Seite 107.

Verwendete Teile Ganzes Kraut.
Wirkstoffe Cumarine, ein Glykosid (Asperulosid), roter Farbstoff, Tannine, Zitronensäure.
Anwendung *Kosmetik:* In Deodorants (Seite 147). *Medizin:* Nieren- und Blasensteine, Hautleiden.

Klebkraut ist ein zuverlässiges Diuretikum, das bei der Ausscheidung von Harngrieß und Steinen aus dem Harntrakt hilft und bei Harnwegsinfektionen angezeigt ist. Es regt auch das Lymphgefäßsystem an und bringt Erleichterung bei geschwollenen Lymphdrüsen. Das System der Lymphgefäße hat im Körper die Aufgabe, Gifte und Abfallstoffe wegzuschwemmen; das Klebkraut unterstützt ihre Ausscheidung im Urin. Es diente seit jeher als umstimmendes und blutreinigendes Mittel und hilft auch bei Krankheiten wie Ekzemen, Psoriasis und Arthritis, bei denen eine innerliche Reinigung angebracht ist. Auch bei Krebs, vor allem, wenn das Lymphgefäßsystem befallen ist, hat das Klebkraut Tradition. Es hilft den Blutdruck senken und kühlt bei Fieber; äußerlich dient es als Waschung für Geschwüre und Wunden.
Klebkraut wird in der Kräuterkosmetik und Körperpflege vielfach verwendet. Der Tee soll die Haut reinigen und ist auch eine gute Spülung gegen Schuppen. Außerdem kann aus der Pflanze ein zuverlässiges Deo hergestellt werden.
Die frischen Blätter und Triebspitzen kann man kochen und wie Spinat essen.

Mitchella repens
Rebhuhnbeere

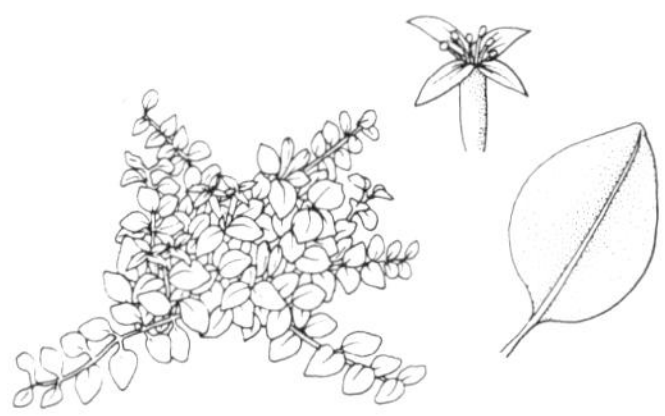

Größe unterschiedlich.

Verwendete Teile Blätter.
Wirkstoffe Saponine, Schleim, Tannine.
Anwendung *Medizin:* Menstruationsschmerzen; zur Geburtsvorbereitung.

Nordamerikanische Indianerinnen bereiteten sich mit dieser Pflanze auf die Geburt vor. Dazu wird sie auch heute noch verwendet, denn wie Himbeerblätter erleichtert sie die Wehen. Die Rebhuhnbeere ist nicht nur ein Uterustonikum, sondern beruhigt auch das Nervensystem und außerdem die Verdauung.

RUTACEAE

Agathosma betulina
(auch *Barosma betulina*) und
Agathosma cremulata
Bukkostrauch

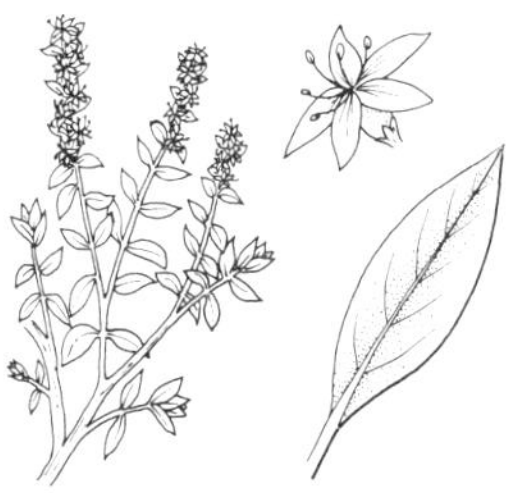

Höhe 1 – 1,5 m. Foto Seite 83.

Verwendete Teile Blätter.
Wirkstoffe Ca. 2 % ätherisches Öl (u. a. Pulegon, Isopulegon, Buccokampfer, Menthon, Limonen und über 100 weitere Verbindungen), Flavonoide, Harz, Schleim.
Anwendung *Medizin:* Blasenentzündung.

Diese beiden laubabwerfenden Sträucher wachsen in der Kapprovinz in Südafrika. Schwarze Südafrikaner benutzen die mit Öl vermengten Blätter als Körperparfum. Die beiden Arten unterscheiden sich durch ihre Blattform, haben aber ähnliche Wirkstoffe und medizinische Eigenschaften.
Das Öl ist verantwortlich für den Ruf des Bukkostrauchs als Entwässerungsmittel und Antiseptikum des Harntrakts, das bei Harnwegsinfektionen nützlich ist (siehe aber »Achtung). Die Pflanze dient in ihrer Heimat Südafrika auch als Mittel gegen Blähungen.
ACHTUNG Kann erkrankte Nieren reizen. Nicht bei Niereninfektionen anwenden.

Citrus-Arten
Orangen
Siehe Seite 110.

Ruta graveolens
Gartenraute
Siehe Seite 111.

Zanthoxylum americanum
(und *Z. clava-herculis*)
Gelbholz

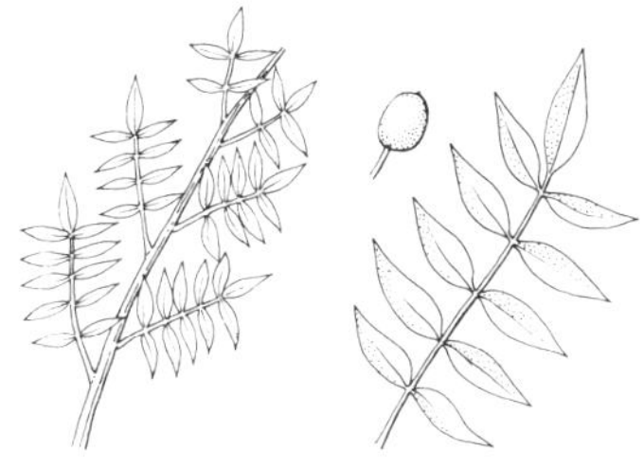

Höhe bis 3 m.

Verwendete Teile Rinde und Beeren.
Wirkstoffe *Z. americanum:* mehrere Cumarine (u. a. Zanthyletin), 6 Benzophenanthridin-Alkaloide (vor allem Lauritolin, Nitidin), Harze, Tannine, ein scharfes ätherisches Öl. *Z. clava-herculis*: keine Cumarine, zusätzlich Alkaloide (u. a. Chelerythrin, Magnoflorin), Asarinin (ein Lignan), Harze, Tannine, ätherisches Öl. Beeren: bekannt sind ein Harz und ätherisches Öl.
Anwendung *Medizin:* Arthritis, Kreislaufschwäche.

Die Kräuterheilkunde verwendet beide Arten in derselben Weise. Rinde wie Beeren regen den Kreislauf an, letztere mit stärkerer Wirkung. Das Blut fließt in die Randbereiche, gleichzeitig wird die Schweißbildung stimuliert, was bei Fieber die Körpertemperatur senken hilft. Als Zahnärzte noch rar waren, kaute man die Rinde wegen ihrer reizdämpfenden Eigenschaften zur Schmerzlinderung. Die Pflanze erwärmt den Magen und regt die Speicheldrüsen und Schleimhäute an. Sie lindert Koliken und Blähungen und stärkt eine geschwächte Verdauung, vor allem, wenn noch die Symptome schwacher Puls und bleiche, schlaffe Zunge dazukommen. Auch ist Gelbholz recht bekannt dafür, Rheumaschmerzen zu lindern,[1] und soll auch in gewissem Maße krebshemmend wirken.[2] Die isolierten Benzophenanthridin-Alkaloide sind Berichten zufolge zellzerstörend. Bei medizinischer Dosierung sind jedoch keine nachteiligen Nebenwirkungen bekannt.

SALICACEAE

Populus tremuloides
Zitterpappel

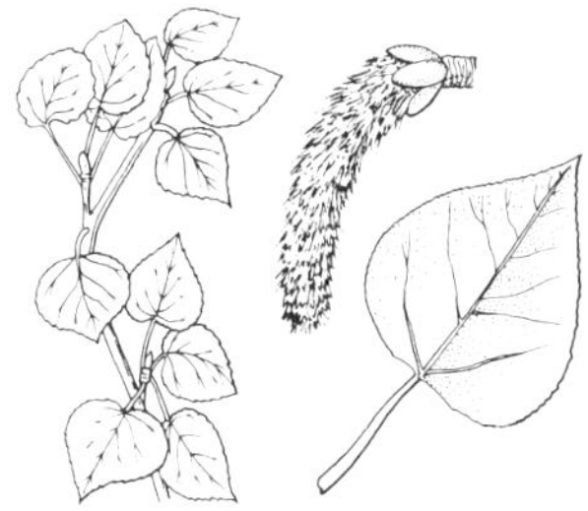

Höhe bis 30 m. Foto Seite 107.

Verwendete Teile Rinde.
Wirkstoffe Glykoside, Populin, ätherisches Öl, Tannin.
Anwendung *Medizin:* Rheuma.

Ihre entzündungshemmenden Eigenschaften machen die Zitterpappel zu einem guten Mittel gegen Arthritis und Rheuma. In der Kräuterheilkunde werden auch Fieber und Infektionen damit behandelt.

Salix alba
Silberweide

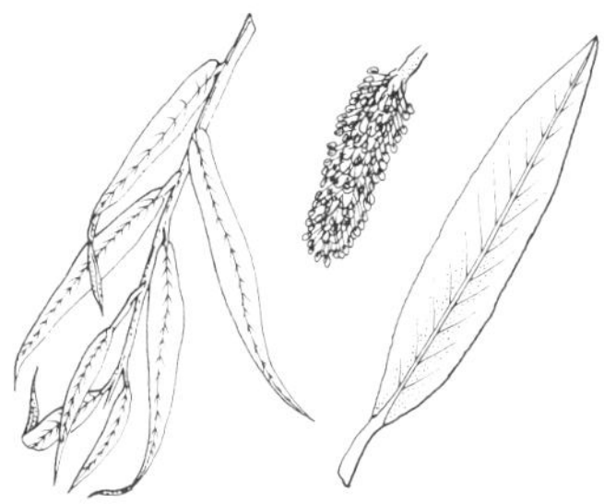

Höhe bis 25 m.

Verwendete Teile Rinde.
Wirkstoffe Salicylglykoside (u. a. Salicin), Tannine.
Anwendung *Medizin:* Fieber, Arthritis.

Aus diesem Baum und anderen Arten werden die Substanzen gewonnen, die die Grundlage für Aspirin sind. Was kaum überrascht, denn seit Jahrtausenden wird Weidenrinde gegen Fieber und Arthritis eingesetzt. Heute wissen wir, daß das in der Rinde enthaltene Salicin

Citrus-Arten
Orangen

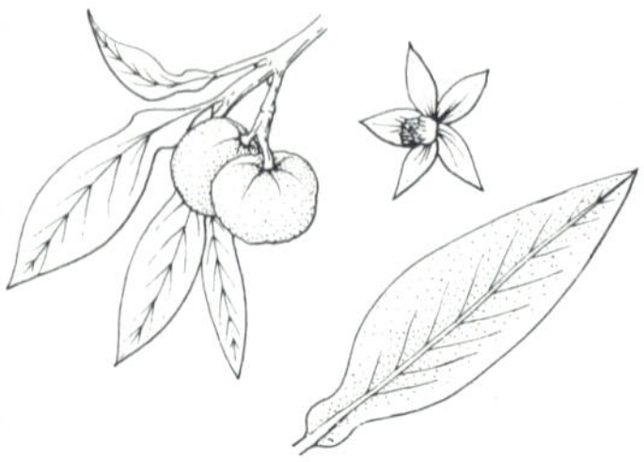

Verwendete Teile Frucht, Schale und Blüten.
Wirkstoffe Blüten: ätherisches Öl (Neroliöl). Frucht und Schale: ätherisches Öl (u. a. Limonen), Vitamin C, Flavonoide, Bitterstoffe.
Anwendung *Kosmetik:* In der Parfumherstellung. *Küche:* In Marmeladen, zur Aromatisierung vieler Gerichte.

Mehrere verschiedene Orangenarten werden in der Küche, der Parfumherstellung und der Medizin benutzt. Die Bitterorange oder Pomeranze *(C. aurantium,* auch *C. bigarardia)* ist Hauptzutat der berühmten englischen Orangenmarmelade. Aus ihren Blüten wird das Neroliöl gewonnen, das die Aromatherapie bei Beklemmungen und nervösen Depressionen einsetzt. Die süße Orange (*C. vulgaris*) und zahlreiche kommerziell angebaute Mandarinensorten sind ein wegen ihres Geschmacks und Vitamin-C-Gehalts allseits beliebtes Obst. In der chinesischen Medizin wird die getrocknete Schale als entwässerndes und verdauungsförderndes Mittel verwendet.
ACHTUNG Wer unter Migräne oder Arthritis leidet, sollte Orangen meiden.

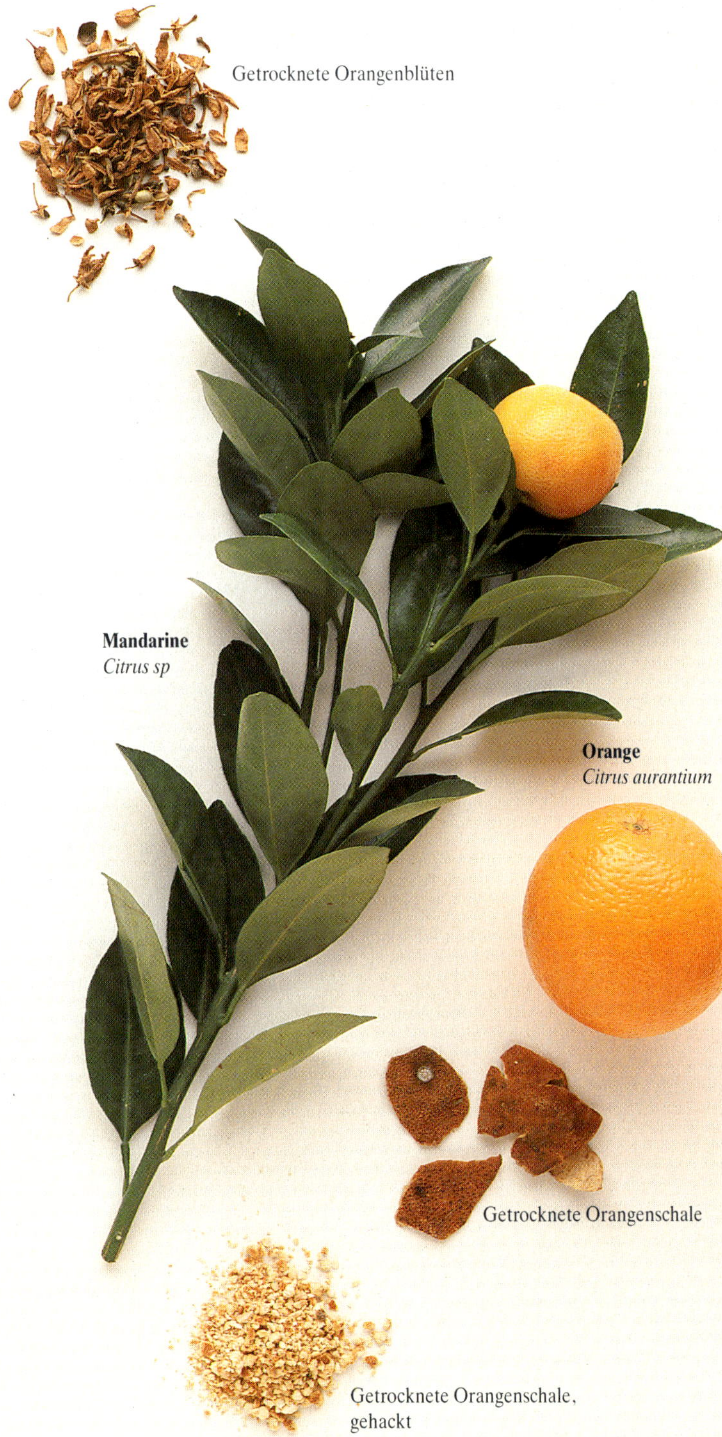

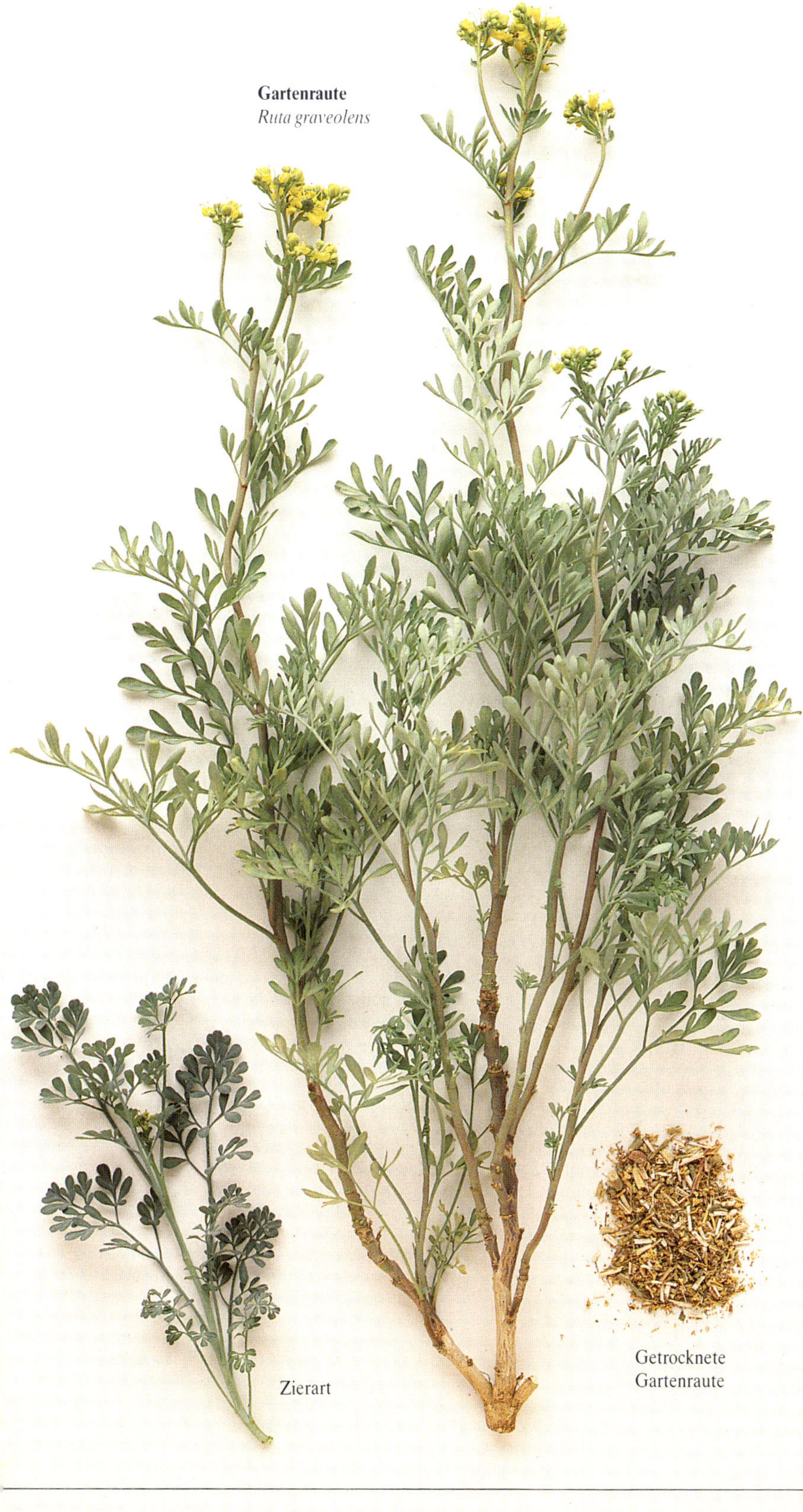

Gartenraute
Ruta graveolens

Zierart

Getrocknete Gartenraute

Ruta graveolens
Gartenraute

Weinraute, Kreuzraute

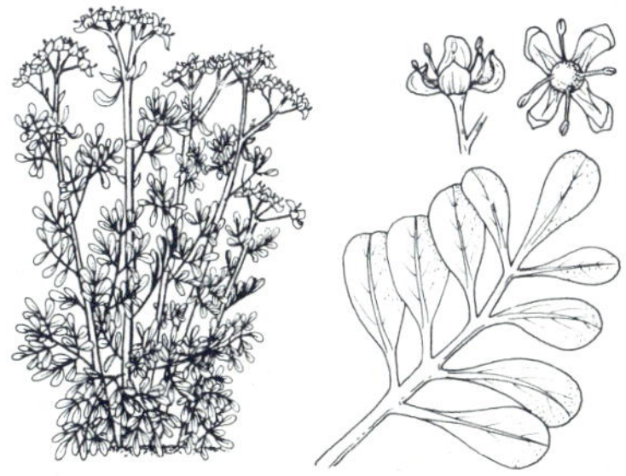

Größe 60 × 40 cm.

Verwendete Teile Ganzes Kraut; Anbau Seite 278–79.
Wirkstoffe Ätherisches Öl (bis zu 90 % Methylnonylketon; Limonen, Cineol usw.); mehrere Alkaloide (u. a. Fagarin, Arborinin), Rutin, Cumarine (Bergapten, Xanthotoxin, Psoralen).
Anwendung *Medizin:* Zerrungen und Verstauchungen; Ausbleiben der Menstruation (Arzt zuziehen!).

Die Gartenraute ist eine hochwirksame Pflanze, die niedrig dosiert werden muß. Ihren besonderen Platz hat sie bei der Behandlung überanstrengter Augen und dadurch bedingter Kopfschmerzen. Sie hilft auch bei nervösen Kopfschmerzen und Herzunruhe. Aufgrund der krampflösenden Wirkung ihres Öls und der Alkaloide lindert sie nervöse Verdauungsstörungen und Koliken. Der Tee vertreibt Würmer.[1] Die Alkaloide Fagarin und Arborinin, das Öl und die Cumarine stimulieren den Uterus; daher wirkt die Pflanze stark menstruationsfördernd. Das Rutin kräftigt schwache Blutgefäße und Krampfadern. Eine Salbe mit Gartenraute ist ein gutes Mittel bei Gicht- und Rheumaschmerzen, Verstauchungen, Sehnenzerrungen und bei Frostbeulen. In der chinesischen Medizin wird die Gartenraute bei Schlangenbissen und Insektenstichen gegeben.
ACHTUNG Nicht in der Schwangerschaft anwenden. Die Cumarine können Lichtempfindlichkeit verursachen, Hautkontakt kann zu Ausschlag führen.

fiebersenkend, antirheumatisch und schmerzstillend wirkt. Wie die Spierstaude hilft Weidenrinde aber auch bei Sodbrennen und Magenleiden, vielleicht aufgrund des Tanningehalts. Sie gibt auch ein gutes Gurgelwasser bei Halsentzündung ab. *S. nigra,* ein nordamerikanischer Baum, hat dieselben Eigenschaften. Er soll auch aphrodisisch wirken.

SAXIFRAGACEAE

Hydrangea arborescens
Strauchhortensie

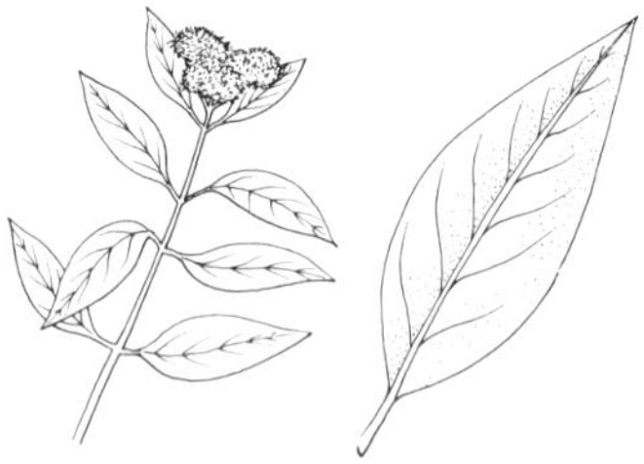

Foto Seite 107.

Verwendete Teile Wurzel.
Wirkstoffe Glykosid (Hydrangin), Saponin, Harz, Rutin, ätherisches und fettes Öl.
Anwendung *Medizin:* Nieren- und Blasensteine, Prostataentzündung.

Die Strauchhortensie ist als Diuretikum bekannt, das besonders wirksam als vorbeugendes und ausschwemmendes Mittel bei Nieren- und Blasensteinen sein soll.

SCROPHULARIACEAE

Chelone glabra
Glatte Chelone

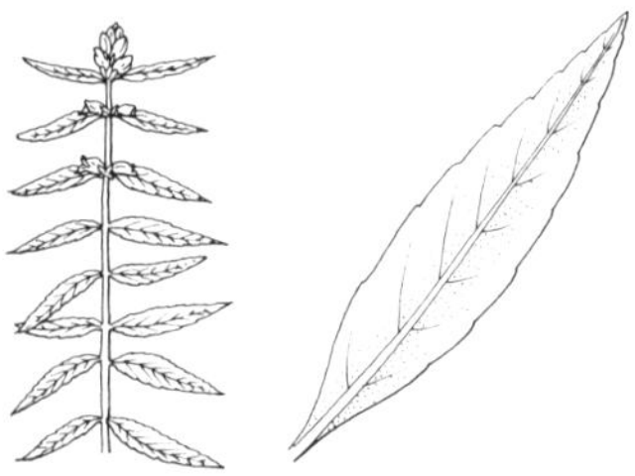

Höhe 60–120 cm.

Verwendete Teile Blätter.
Wirkstoffe Nicht erforscht.
Anwendung *Medizin:* Würmer, Leber- und Gallenleiden.
Die Pflanze ist allgemein ein Bittertonikum, das den Appetit anregt und bei Verdauungsschwäche hilft. Sie hat zwei spezifische Anwendungsbereiche: Erstens reguliert sie die Leber- und Gallenfunktion und wird bei Gallensteinen und Gallenblaseninfektionen gegeben. Zweitens vertreibt sie Spul- und Fadenwürmer und eignet sich wegen ihrer schonenden Wirkungsweise besonders für Kinder. Auch ist sie ein mildes Abführmittel. Äußerlich soll sie als Salbe gut für Brustentzündung, Geschwüre und Hämorrhoiden sein.

Euphrasia officinalis
Augentrost

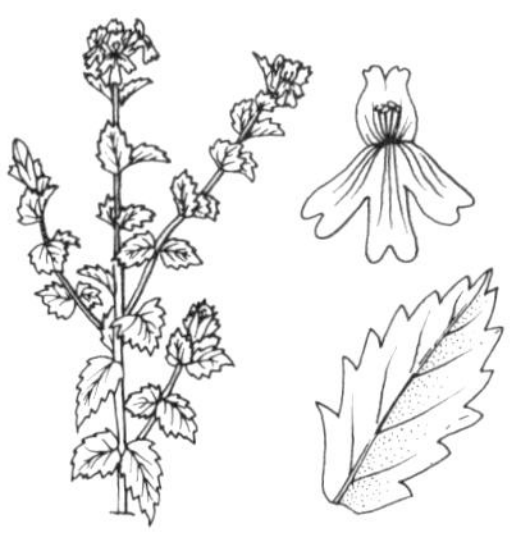

Höhe 5–30 cm.

Verwendete Teile Ganzes Kraut.
Wirkstoffe Glykoside (u. a. Aucubin), Saponine, Tannine, Harz, ätherisches Öl.
Anwendung *Medizin:* Augenleiden, Heuschnupfen, Katarrh.

Augentrost ist, wie schon der Name besagt, besonders wirksam bei Augenleiden. Er hilft vor allem bei entzündeten, juckenden Augen mit Eiterabsonderungen. Neben der Anwendung als Kompresse oder Augenbad kann er dabei auch als Tee getrunken werden. Er wirkt gegen Schnupfen und Katarrh, vor allem bei wäßrigem Schleim. Liegt dieses Begleitsymptom vor, ist er auch bei Heuschnupfen, Erkältungen und Masern angezeigt. Als Mundspülung oder Gurgelwasser kann Augentrost bei Entzündungen im Mund- und Halsbereich verwendet werden.

Digitalis purpurea
Fingerhut

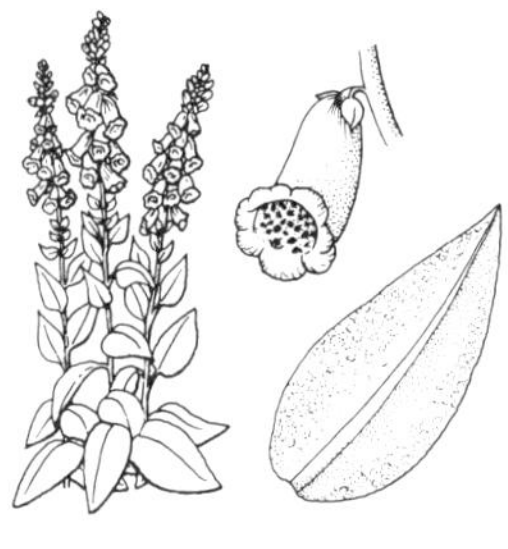

Höhe bis 2 m. Foto Seite 114.

Verwendete Teile Blätter.
Wirkstoffe Mehrere Glykoside (u. a. Digitoxin, Gitoxin, Gitaloxin), die direkt auf den Herzmuskel einwirken.
Anwendung *Schulmedizin:* Herzerkrankungen.

Seit dem 18. Jhdt. wird der Fingerhut in der Schulmedizin bei Herzerkrankungen eingesetzt. Heute verwendet man die verwandte Art *D. lanata.*
ACHTUNG Die Pflanze ist hochgiftig!
MIT EINSCHRÄNKUNG.

Leptandra virginica
(auch *Veronicastrum virginicum, Verona virginica*)
Virginianischer Ehrenpreis

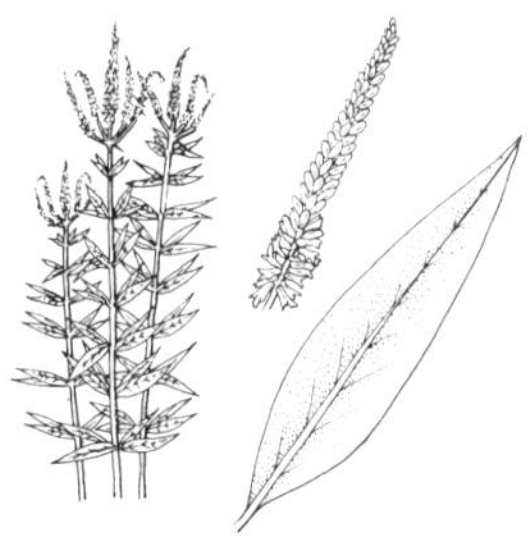

Höhe bis 2,25 m. Foto Seite 114.

Verwendete Teile Getrocknete Wurzel.
Wirkstoffe Bitterstoff (Leptandrin), Saponin, Glykosid, ätherisches Öl, Tannine, Harz.
Anwendung *Medizin:* Leberleiden.

Diese bittere Wurzel wirkt in getrocknetem Zustand leicht abführend, stärkt die Leber und regt den Gallenfluß an. Sie

wurde zur Linderung von Hepatitissymptomen eingesetzt: gegen Schmerzen im Leberbereich, Gelbsucht und begleitende Depressionen. Früher hat man auch Malaria damit behandelt.
ACHTUNG Nur die getrocknete Wurzel verwenden; die frische Wurzel kann Durchfall und Erbrechen verursachen.

Scrophularia nodosa
Braunwurz
Feigwurz, Hexenkraut

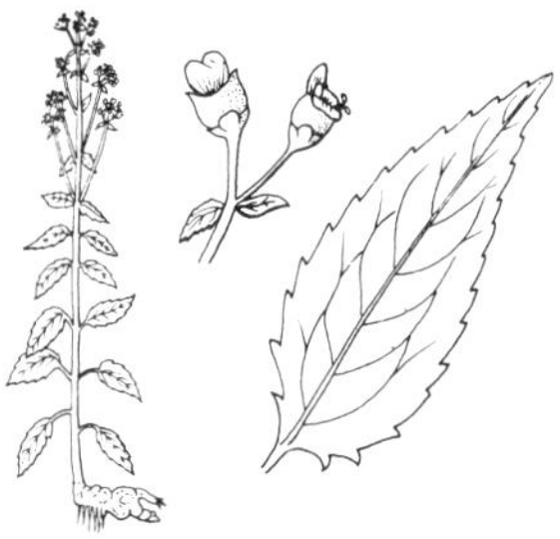

Höhe 40–120 cm.

Verwendete Teile Ganzes Kraut.
Wirkstoffe Saponine, Flavonoide, Harz.
Anwendung *Medizin:* Hautleiden.

In der Kräuterheilkunde gilt die Braunwurz wegen ihrer blutreinigenden Eigenschaften als umstimmendes Mittel. Man glaubt, daß sie das Lymphgefäßsystem anregt. Früher wurde Skrofulose (Schwellung der Lymphknoten am Hals) damit behandelt. Wegen ihrer reinigenden Wirkung ist die Braunwurz auch bei ekzemartigen Hautleiden nützlich.
MIT EINSCHRÄNKUNG.

Verbascum thapsus
Wollblume
Königskerze, Fackelkraut

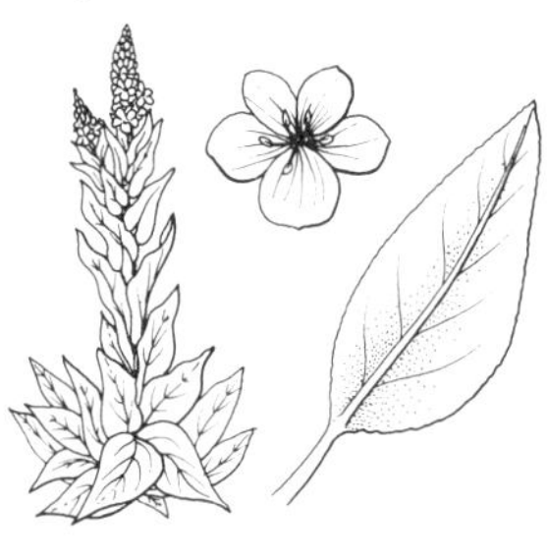

Höhe bis 2 m. Foto Seite 115.

Verwendete Teile Blätter und Blüten; Anbau Seite 278–79.
Wirkstoffe Saponine, Schleim, Gummi, ätherisches Öl, Flavonoide, Glykoside (u. a. Aucubin).
Anwendung *Medizin:* Erkrankungen der Atemwege.

In der Wollblume verbinden sich die auswurflösenden Eigenschaften der Saponine mit dem beruhigenden Effekt des Schleims, was sie zu einem wertvollen Mittel bei Heiserkeit, hartnäckigem Husten, Bronchitis, Asthma und Keuchhusten macht. Der Tee aus den Blüten ist bekannt für seine beruhigende Wirkung und kann auch bei Schlafstörungen helfen. Die Königsblume entwässert und lindert Entzündungen im Harntrakt sowie Reizungen durch sauren Harn. Olivenöl, in dem man Wollblumenblüten mehrere Tage ziehen läßt, wird bei Ohrenschmerzen in die Ohren geträufelt oder bei arthritischen Gelenken zur Schmerzlinderung eingerieben. Die Wollblume ergibt einen ausgezeichneten Umschlag bei Furunkeln und Geschwüren.
Der aus den Blättern bereitete Tee sollte durch ein Tuch geseiht werden, um die feinen Härchen herauszufiltern, die die Pflanze bedecken und die den Hals reizen können.

Veronica beccabunga
Bachbunge

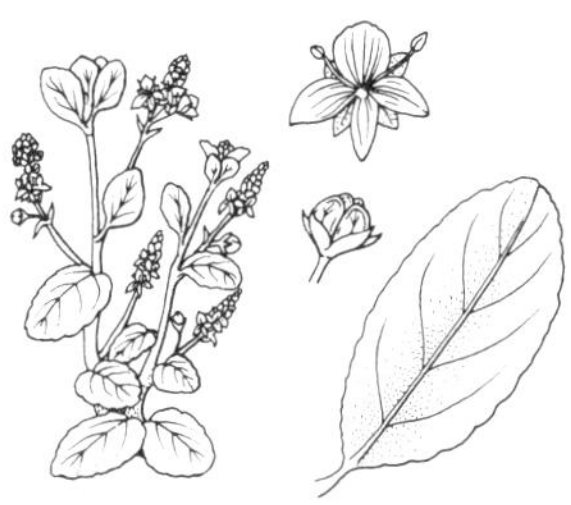

Höhe bis 60 cm. Foto Seite 114.

Verwendete Teile Ganzes Kraut.
Wirkstoffe Tannine, Glucoside; weitere noch nicht bekannt.
Anwendung *Küche:* Junge Triebe als Frühlingsgemüse.

Die Bachbunge wird in der Kräuterheilkunde nur noch selten verwendet; man kann sie allerdings wie die ähnlich schmeckende Brunnenkresse als Salat und Gemüse zubereiten.

SOLANACEAE

Capsicum frutescens
(auch *C. minimum*)
Chillies
Cayennepfeffer

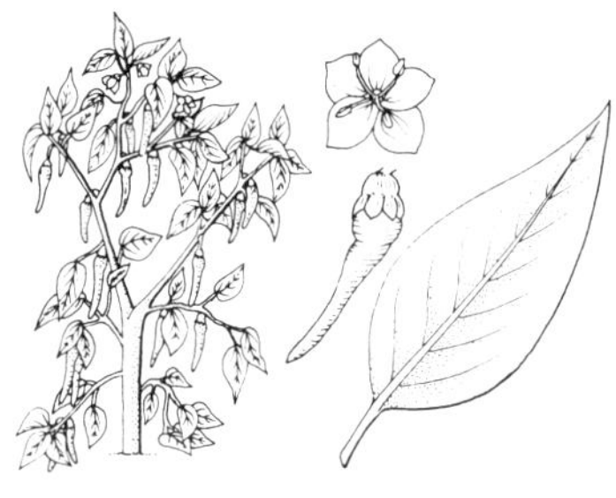

Höhe 30–90 cm. Foto Seite 35.

Verwendete Teile Schoten.
Wirkstoffe Ein Alkaloid (Capsaicin), bis zu 1,5 % Scharfstoffe, Karotinoide, Flavonoide, Vitamin A und C, ätherisches Öl.
Anwendung *Küche:* Als Gewürz in der asiatischen und mittelamerikanischen Küche. *Medizin:* Zur Herz- und Kreislaufstimulation.

Dieses bekannte Gewürz ist ein starkes lokales Reizmittel, das bei Hautkontakt ein Gefühl des Brennens hervorruft. Es wird äußerlich in Salben, Einreibemitteln und Pflastern als Gegenreiz bei Muskelschmerzen, Arthritis, Neuralgie, Hexenschuß und Frostbeulen (nicht offenen!) angewendet.
Bei innerlicher Anwendung sind Chillies ein wichtiges kreislaufanregendes Mittel. Der amerikanische Kräuterheilkundige Dr. T. J. Tyle schrieb, es »ist das kräftigste Herzstimulans mit der dauerhaftesten Wirkung, das man kennt … und es erreicht jedes Organ«. Chillies helfen ausgezeichnet bei Schüttelfrost und bei beginnender Erkältung. Sie wirken schweißtreibend und stärken die Abwehrkräfte (sie sind antibakteriell und haben einen hohen Gehalt an Vitamin C). In kleinen Mengen helfen sie auch bei Appetitlosigkeit. Sehr hoher Chilliverzehr jedoch kann Gastroenteritis, Leber- oder Nierenschäden zur Folge haben.
In der Küche werden Chillies für scharfe Gerichte gebraucht, vor allem in Süd- und Mittelamerika, der Heimat des berühmten Chilli con carne. Die getrockneten Schoten werden zu Cayennepfeffer vermahlen.

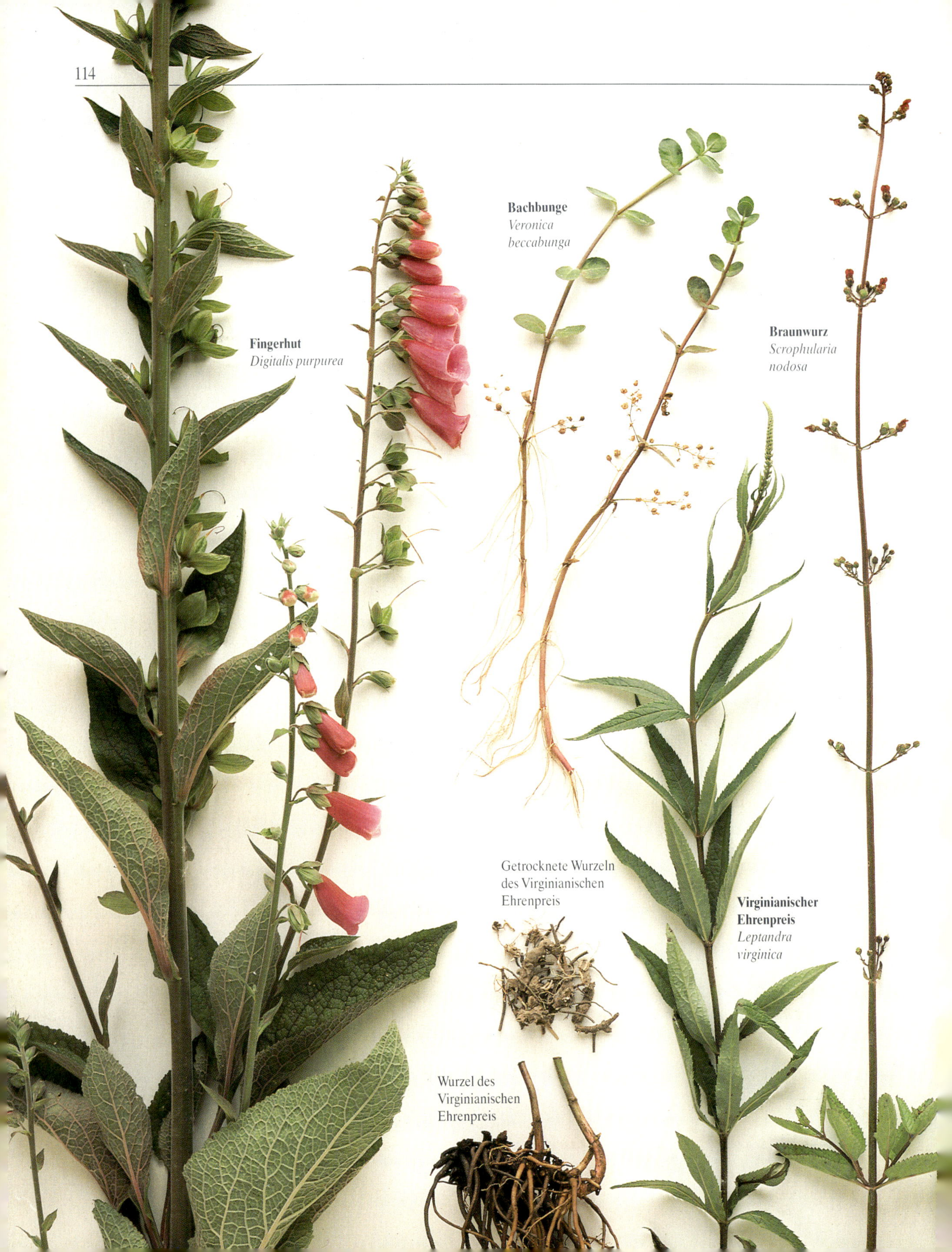
Fingerhut
Digitalis purpurea
Bachbunge
Veronica beccabunga
Braunwurz
Scrophularia nodosa
Getrocknete Wurzeln des Virginianischen Ehrenpreis
Virginianischer Ehrenpreis
Leptandra virginica
Wurzel des Virginianischen Ehrenpreis

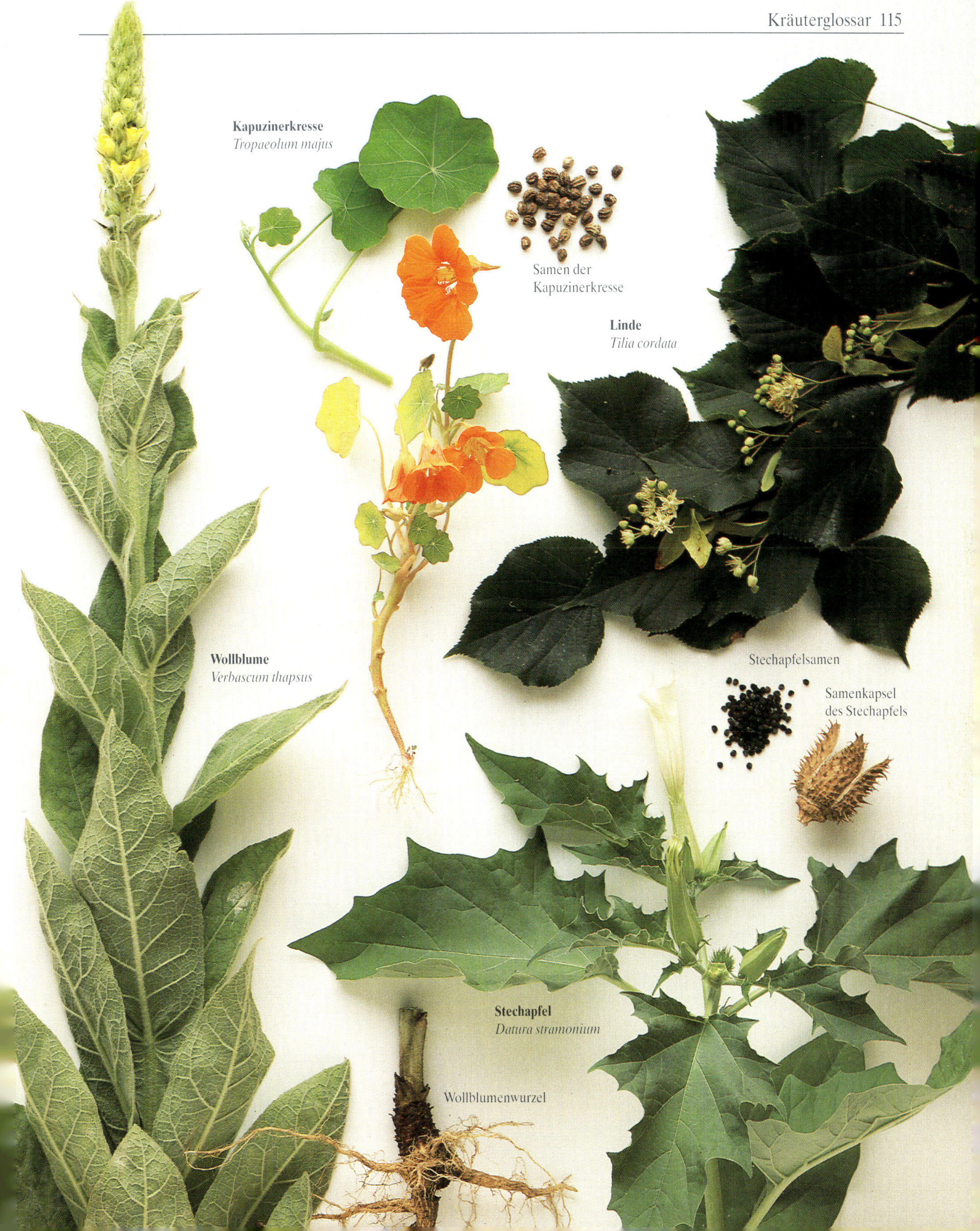
Kapuzinerkresse
Tropaeolum majus
Samen der Kapuzinerkresse
Linde
Tilia cordata
Wollblume
Verbascum thapsus
Stechapfelsamen
Samenkapsel des Stechapfels
Stechapfel
Datura stramonium
Wollblumenwurzel

Datura stramonium
Stechapfel
Asthmakraut, Donnerkugel, Hexenkraut, Teufelsapfel

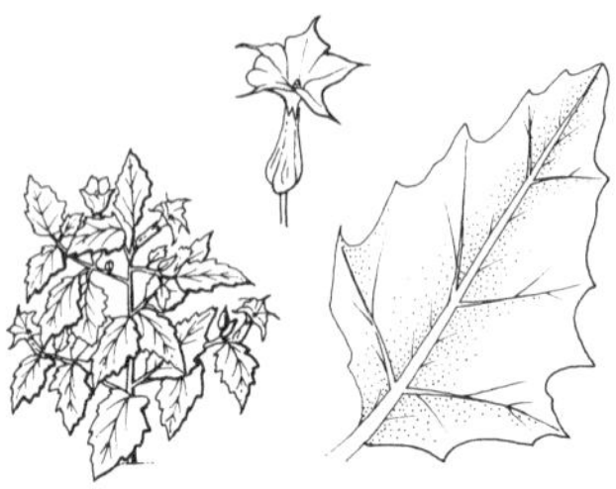

Höhe 30–150 cm. Foto Seite 115.

Verwendete Teile Getrocknete Blätter.
Wirkstoffe Tropan-Alkaloide (u. a. Hyoscin, Hyoscyamin, Spuren von Atropin).
Anwendung *Medizin:* Asthma.

Der Stechapfel ist eine hochgiftige Pflanze. Hauptsächlich wird er bei Asthma verwendet (auch in »Asthmazigaretten«). Die Alkaloide lösen die Krämpfe in den feineren Luftröhrenästen, die bei einem Asthmaanfall auftreten.[1] Der Stechapfel wurde auch zur Kontrolle der Krämpfe bei Schüttellähmung (Parkinsonsche Krankheit) eingesetzt. Als Salbe lindert er Rheuma- und Ischiasschmerzen. ACHTUNG Eine Überdosis verursacht Doppeltsehen, Durst, ergebnislosen Harndrang, Zuckungen, Unruhe, Verwirrung und Halluzinationen. Stechapfel darf nicht in der Schwangerschaft, bei Prostataerkrankungen, Herzjagen (Tachykardie), grünem Star oder bei gleichzeitiger Einnahme von Antidepressiva verwendet werden.
MIT EINSCHRÄNKUNG.

STERCULIACEAE

Cola vera
(auch *C. nitida;* und *C. acuminata*)
Kolanuß
Höhe bis 15 m. Foto Seite 82.

Verwendete Teile Getrocknete Samen (ohne Samenschalen).
Wirkstoffe Ca. 2% Koffein, kleine Mengen Theobromin, roter Farbstoff (Kolarot), Glykoside, Tannin, Protein, Stärke, Fette, Zucker.
Anwendung *Allgemein:* Zum Rotfärben. *Medizin:* Als Stimulans für das Zentralnervensystem.

Der Koffein- und Theobromingehalt der Kolanuß erklärt ihre Verwendung als Nervenstimulans. Sie wird in der Volksmedizin als Mittel gegen Kopfschmerzen empfohlen.

TILIACEAE

Tilia europaea
Linde

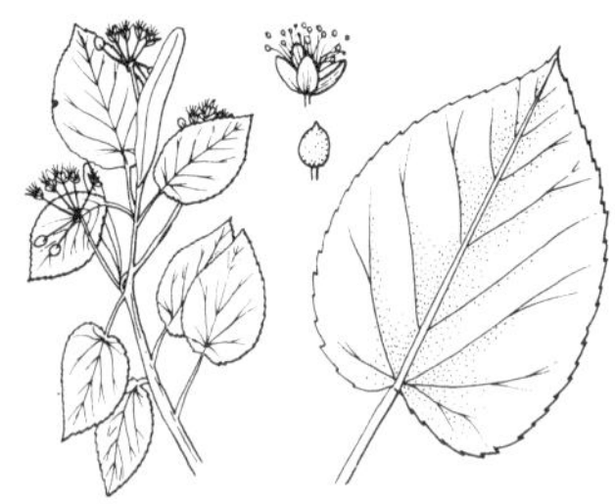

Höhe 15–40 cm.

Verwendete Teile Blüten, innere Rinde.
Wirkstoffe Ätherisches Öl (u. a. Farnesol, das den Blüten ihren typischen Duft verleiht), Flavonglykoside (u. a. Hesperidin, Quercitrin), Saponine, Tannine, Schleim, Mangansalze. Die Rinde enthält Cumarine.
Anwendung *Medizin:* Nervöse Spannungen, Schlaflosigkeit.

T. europaea ist eine Kreuzung zwischen *T. platyphillos* und *T. cordata*. Es werden die Blüten aller drei Arten verwendet.
Heißer Lindenblütentee ist ein ausgezeichnetes schweißtreibendes Mittel bei Erkältungen, Grippe und Katarrh. Er entspannt das Nervensystem und tut hyperaktiven Kindern gut. In Frankreich bekommen reizbare Kinder ihren Nachmittagstee im Schatten einer Linde. Lindenblütentee hilft auch gegen Kopfschmerzen und Schlaflosigkeit.
Vielleicht beruht der Ruf der Lindenblüten, den Blutdruck senken zu können, auf ihren Bioflavonoiden. Lindenblüten sind auch bei Arteriosklerose angezeigt. Die innere Rinde des Baums wirkt entwässernd und hilft bei Nierensteinen und Gicht. Das Mark der inneren Rinde ist krampflösend, erweitert die Herzkranzgefäße und ist ein gutes Mittel bei Herzkranzgefäßerkrankungen.

TROPAEOLACEAE

Tropaeolum majus
Kapuzinerkresse
Gelbes Vögerl, Salatblume

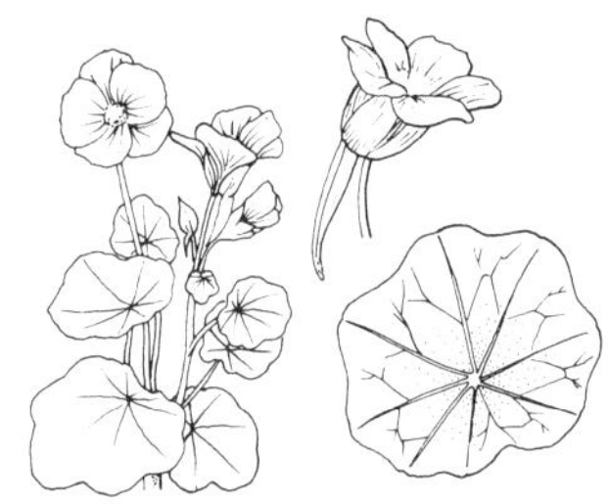

Höhe bis 3 m. Foto Seite 115.

Verwendete Teile Samen, Blüten, Blätter.
Wirkstoffe Glykosid (Glucotropäolin, das mit Wasser antibiotische Schwefelverbindungen abspaltet).
Anwendung *Kosmetik:* In Haarspülungen. *Küche:* In Salaten, als Ersatz für Kapern. *Medizin:* Bronchitis, Harnwegsinfektionen.

Man sagt, daß an heißen Sommertagen aus den Blüten wegen des hohen Gehalts an Phosphorsäure Funken sprühen. Die Kapuzinerkresse ist ein natürliches Antibiotikum, das im Gegensatz zu den in der Schulmedizin verwendeten Antibiotika die Darmflora nicht schädigt.[1] Der Tee aus den Blättern hilft bei Bronchitis oder Infektionen des Urogenitalbereichs. Außerdem soll Kapuzinerkresse die Bildung roter Blutkörperchen anregen. Die Samen wirken abführend.

TURNERACEAE

Turnera diffusa
(auch *aphrodisiaca*)
Damiana

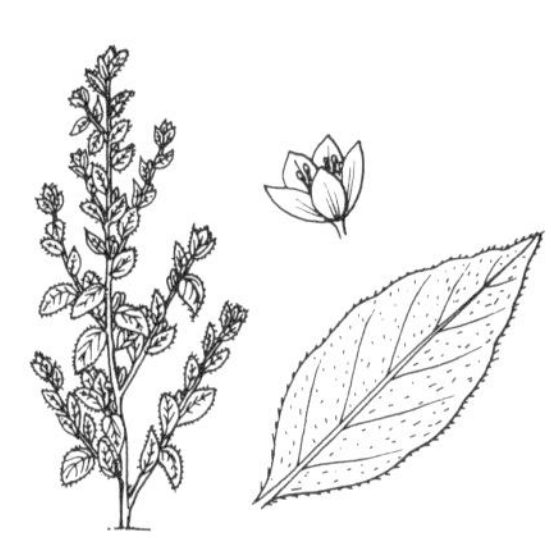

Höhe bis 60 cm.

Verwendete Teile Getrocknetes ganzes Kraut.
Wirkstoffe Bis zu 1 % ätherisches Öl (u. a. Alpha- und Beta-Pinen, Cineol, Thymol, Cymen, Alpha-Copaen, Beta-Cadinen, Calamenen, Beta-Sitosterin), ein Zyan-Glykosid, eine amorphe Bittersubstanz (Damianin), Harze, Gummi.
Anwendung *Medizin:* Schwäche, Depressionen, Lethargie.

Im lateinischen Zweitnamen der Pflanze, *aphrodisiaca,* lebt der alte Glaube fort, diese Pflanze sei ein Aphrodisiakum. Wahr ist, daß sie als stimulierendes Nerventonikum bei Schwächezuständen, Depressionen und Lethargie hilft.[1] Sie wirkt leicht abführend.
ACHTUNG Zu hohe Dosen können Schlaflosigkeit und Kopfschmerzen verursachen.

ULMACEAE

Ulmus fulva
Ulme

Verwendete Teile Getrocknete innere Rinde.
Wirkstoffe Schleim (eine Mischung von Polyuroniden), Stärke, Tannin.
Anwendung *Medizin:* Entzündungen; als Aufbaunahrung.

Ulmus fulva ist Nahrungs- und Heilmittel zugleich. Die innere Rinde gehört zu den besten Linderungsmitteln bei allen Arten von Entzündungen. Bei Magen-Darm-Reizungen wirkt diese Ulmenart als linderndes Gleitmittel. Wegen ihrer leicht adstringierenden Wirkung hilft sie bei Durchfall (auch als Klistier). Die feingepulverte Rinde ist eine leicht verdauliche Aufbaunahrung während der Genesung. Mit etwas Zimt oder Muskat als Würze läßt sich ein gesunder Brei für Kinder daraus kochen. Umschläge mit Ulmenrinde gehören zu den wirksamsten Heilmitteln bei Geschwüren, Wunden und Furunkeln. Das Ernten der inneren Rinde führt meist zur Zerstörung des Baums. Wegen der weltweiten Nachfrage ist die feine innere Rinde knapp und wird oft durch die gröbere Außenrinde ersetzt, die nicht dieselben Heilkräfte besitzt.

UMBELLIFERAE

Anethum graveolens
Dill

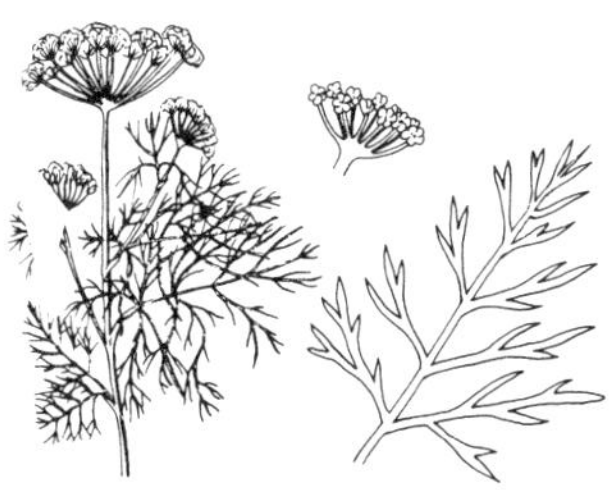

Höhe bis 1 m. Foto Seite 118.

Verwendete Teile Ganzes Kraut.
Wirkstoffe Dillöl (u. a. D-Carvon, D-Limonen, Phellandren).
Anwendung *Küche:* Für Fisch, Salate, Sahnesaucen; die Samen in sauer Eingelegtem und Essig.

Dill ist ein appetit- und verdauungsanregendes Küchenkraut. Man verwendet ihn auch in Kindertees und anderen Kinderheilmitteln, da er Blähungen und Koliken lindern kann.

Angelica archangelica
Engelwurz

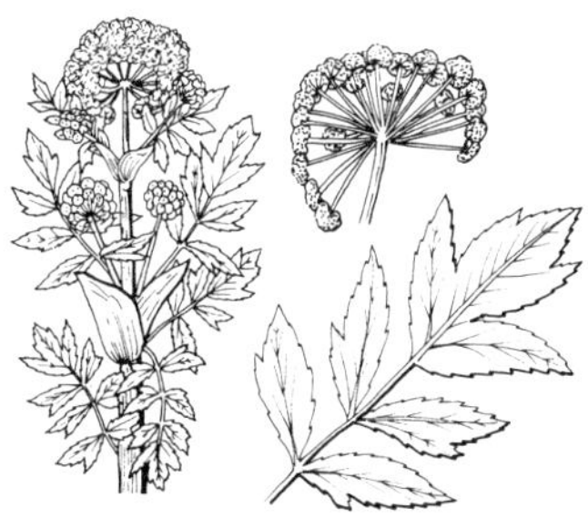

Größe 150–250 × 90 cm. Foto Seite 119.

Verwendete Teile Wurzeln, Stengel, Samen.
Wirkstoffe 1 % ätherisches Öl (u. a. Phellandren, Pinen, Limonen, Caryophyllen, Linalool), zahlreiche Cumarine (u. a. Umbelliferon, Bergapten, Xanthotoxol), organische Säuren, Harz, Stärke, Zucker.
Anwendung *Küche:* Kandierte Stengel, Blätter für Obst und Fisch. *Medizin:* Verdauungsstörungen, Anämie, Husten, Erkältungen.

Ein Engel soll einem Mönch diese Pflanze als Mittel gegen die Pest offenbart haben, daher der Name. Der aromatische, bittersüße Geschmack der Engelwurz deutet schon auf ihre Eignung als Magenmittel hin; sie lindert Verdauungsstörungen, Bauchschmerzen, Koliken und Blähungen.[1] Sie wirkt stimulierend auf die ganze Verdauung.
Die Engelwurz regt auch den Kreislauf an und wärmt kalte Hände und Füße. Sie wird bei Anämie empfohlen. Auch ist sie ein Bakterizid und Fungizid (die fungizide Wirkung des Cumarins Umbelliferon ist erwiesen). Pinen wirkt gegen Mikroben[2] und ist auswurflösend, so daß die ganze Pflanze ein nützliches, erwärmendes Expektorans bei Asthma und Bronchitis, die sich bei feuchter Kälte verschlimmern, darstellt. Als heißer Tee wirkt sie schweißtreibend und hilft bei Erkältungen. Auch hat sie antiseptische, entwässernde Eigenschaften und ist bei Harnwegsinfektionen angezeigt. Dank ihrer krampflösenden Wirkung[3] hilft sie bei Menstruationsschmerzen; auch ist sie ein mildes Mittel, das eine verspätete Periode in Gang bringt. Die Cumarine Bergapten und Xanthotoxol können Lichtempfindlichkeit hervorrufen.
Die chinesische Engelwurz *(A. sinensis),* Dang gui und manchmal auch »Frauenginseng« genannt, ist ein wichtiges Bluttonikum der chinesischen Heilkunde.

Anthriscus cerefolium
Echter Gartenkerbel

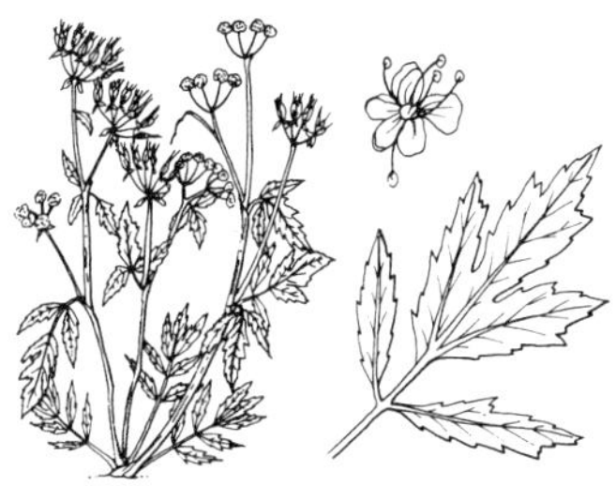

Größe 70 × 30 cm. Foto Seite 119.

Verwendete Teile Frische Blätter; Anbau Seite 274–75.
Wirkstoffe Ätherisches Öl.
Anwendung *Küche:* Gehört zu den Fines herbes (Seite 168); für Suppen, Salate, Omeletts, Dressings.

Kerbel ist ein vor allem in Frankreich beliebtes Küchenkraut.

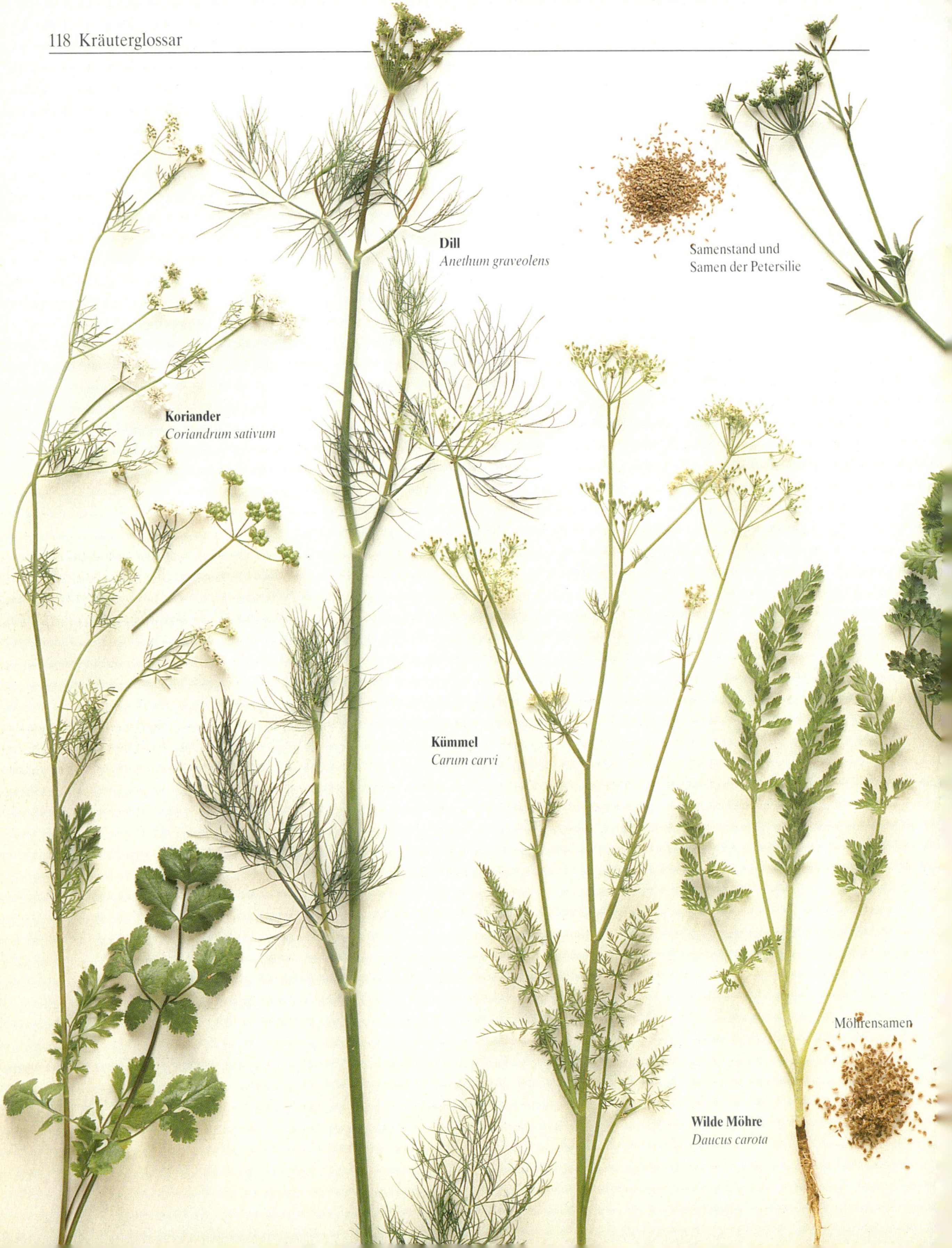
Dill
Anethum graveolens
Samenstand und
Samen der Petersilie
Koriander
Coriandrum sativum
Kümmel
Carum carvi
Möhrensamen
Wilde Möhre
Daucus carota

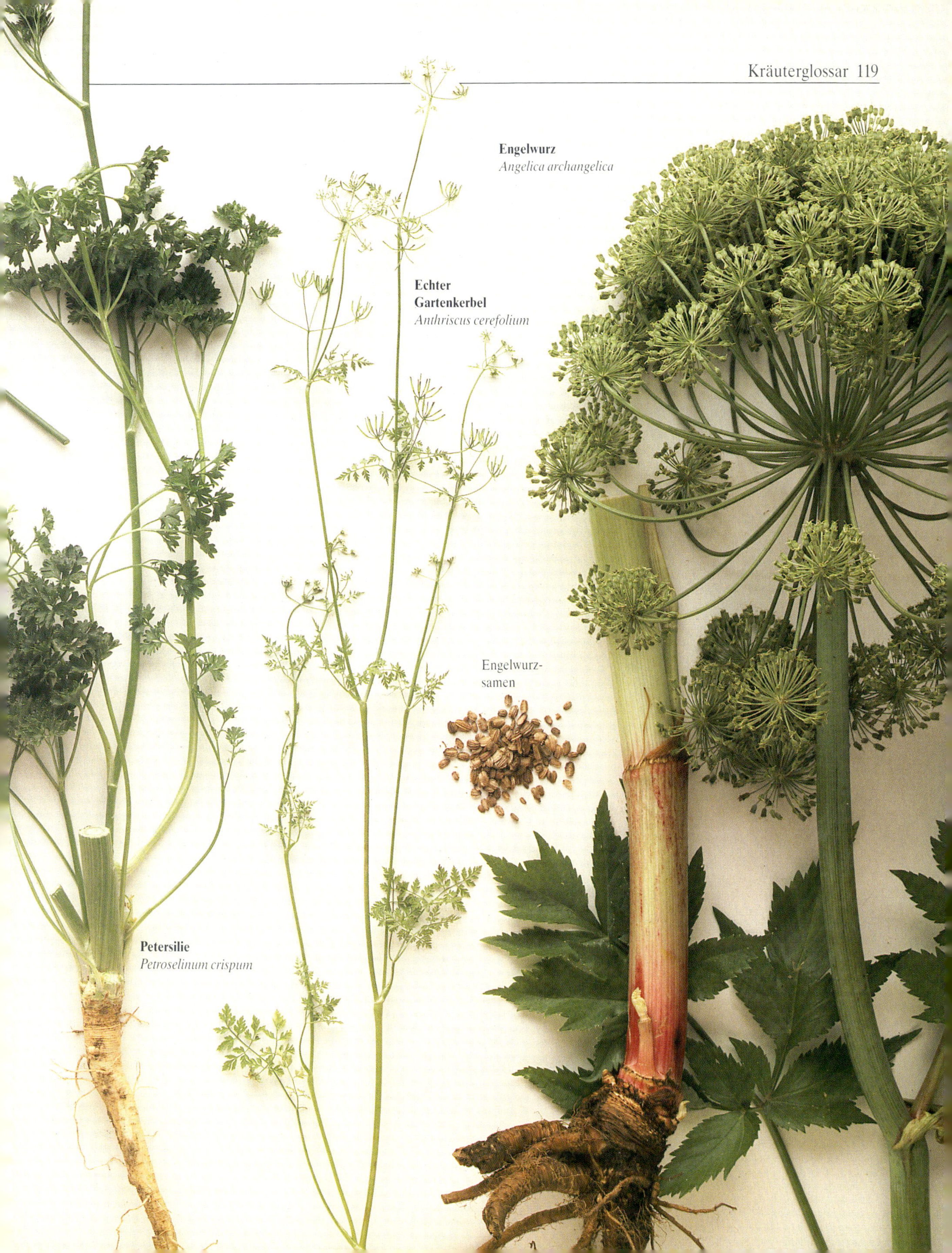
Engelwurz
Angelica archangelica
Echter Gartenkerbel
Anthriscus cerefolium
Engelwurz-samen
Petersilie
Petroselinum crispum

Carum carvi
Kümmel

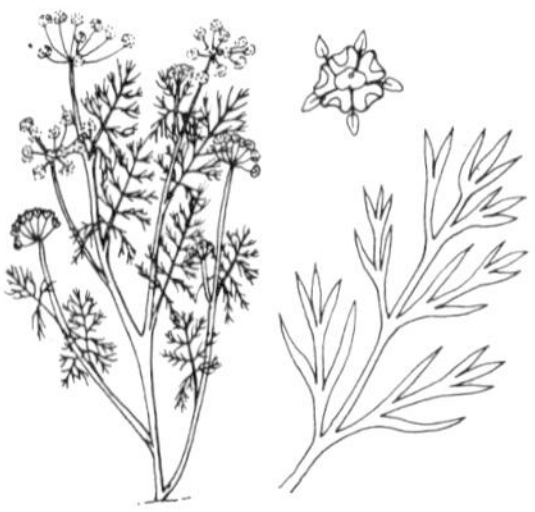

Größe 90 × 20 cm. Foto Seite 118.

Verwendete Teile Samen; Anbau Seite 274–75.
Wirkstoffe 3–7 % ätherisches Öl, 8–20 % fettes Öl, Proteine, Kaliumoxalat, Farbstoff, Harz.
Anwendung *Küche:* In Brot, Kuchen und Keksen; für Eintöpfe und Suppen.

Bei Ausgrabungen wurde versteinerter Kümmel aus dem Mesolithikum gefunden, das Gewürz wird also seit mindestens 5000 Jahren verwendet. Es war den arabischen Ärzten bekannt und kam wohl im 13. Jhdt. nach Europa. In Holland wird Kümmel großflächig angebaut. Seine Beliebtheit verdankt er auch seiner verdauungsfördernden Wirkung. Er regt den Appetit an und beugt Blähungen vor.

Coriandrum sativum
Koriander

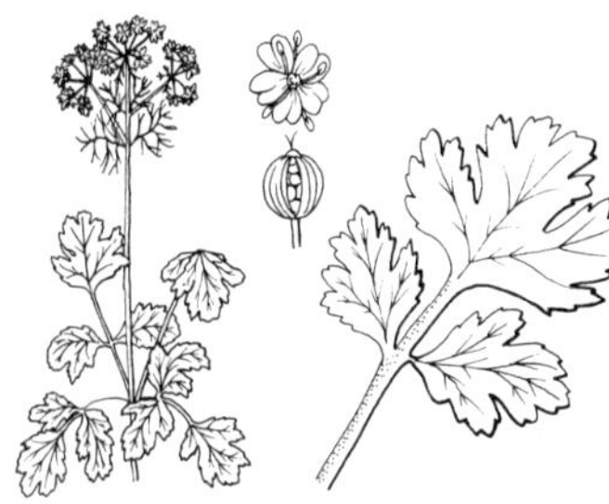

Höhe 30–60 cm. Foto Seite 118.

Verwendete Teile Blätter, getrocknete Samen.
Wirkstoffe Ätherisches Öl (u. a. Coriandrol, Pinen).
Anwendung *Küche:* In Salaten; Blätter als Garnitur; Samen in Brot, Garam masala (Seite 169) und Currygerichten.

Koriander, der aus dem Mittelmeerraum und Osteuropa stammt, wird schon im ägyptischen Ebers-Papyrustext aus dem 16. Jhdt. v. Chr. erwähnt. Die frischen, scharf schmeckenden Blätter werden in der chinesischen, indischen und indonesischen Küche verwendet. Koriander ist gut für die Verdauung, da er Blähungen lindert. Er regt den Appetit und die Magensekretion an.

Cuminum cynimum
Mutterkümmel

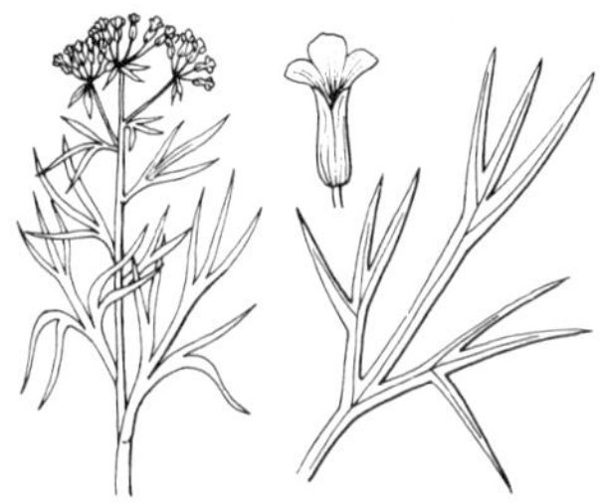

Höhe 15 cm. Foto Seite 35.

Verwendete Teile Samen.
Wirkstoffe 2,5–4 % ätherisches Öl (davon 25–35 % Aldehyde), Pinene, Terpene, Cumin-Alkohol.
Anwendung *Küche:* In der Küche Asiens, in Currygerichten und Gewürzmischungen.

Mutter- oder Kreuzkümmel stammt aus Ägypten, wurde von den Römern geschätzt und war im Mittelalter eines der meistverwendeten Gewürze.

Daucus carota
Wilde Möhre

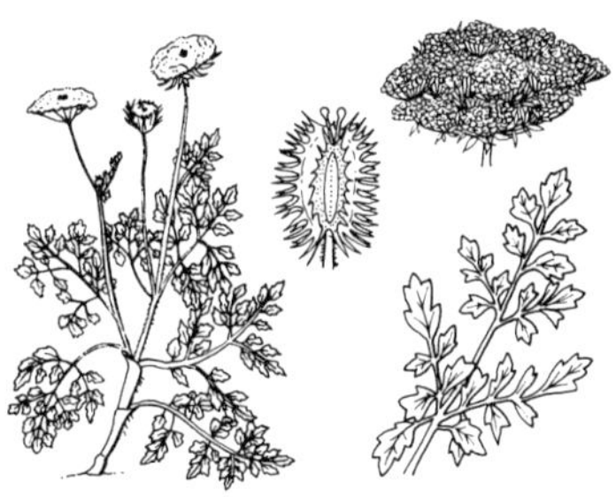

Höhe 30–90 cm. Foto Seite 118.

Verwendete Teile Kraut, Samen, Wurzel (auch der Gartenmöhre).
Wirkstoffe Kraut und Samen: ätherisches Öl (das Samenöl enthält Pinen, Carotol, Daucol, Limonen, Geraniol), Alkaloid (Daucin). Wurzel: Vitamin A, B, B_2 und C, Karotin (Provitamin A), Zucker, Pektin, Mineralstoffe.
Anwendung *Medizin:* Harnwegserkrankungen.

Die wilde Möhre ist die Vorfahrin unserer Gartenmöhre. Das Kraut ist ein nützliches antiseptisches Diuretikum, mit dem man Blasen- und Prostataentzündung behandelt. Die Pflanze hilft bei der Vorbeugung gegen Nieren- und Blasensteinen oder -grieß sowie bei deren Ausschwemmung. Da sie die Ausscheidung von Harnsäure unterstützt, ist sie ein gutes Gichtmittel. Die Samen mit ihrem hohen Gehalt an ätherischem Öl beruhigen die Verdauung. Tee aus den Samen hilft bei Koliken und Blähungen. Das Öl löst Krämpfe in der glatten Muskulatur. Die Samen setzen eine verspätete Menstruation in Gang.[1]
Die Wurzel ist eine ausgezeichnete Quelle für Vitamin A und viele Mineralstoffe. Möhren vertreiben Würmer, sind säurebindend und helfen bei Sodbrennen und Gastritis. Der Saft soll auch eine krebshemmende Wirkung haben. Zerstoßene Möhren sind ein ausgezeichneter Umschlag für Erste Hilfe, der besonders bei Hautjucken seine heilenden und beruhigenden Eigenschaften entfaltet.
ACHTUNG Die Samen nicht in der Schwangerschaft einnehmen.

Foeniculum vulgare
Fenchel

Siehe Seite 123.

Hydrocotyle asiatica
Asiatischer Wassernabel

Höhe bis 15 cm. Foto Seite 82.

Verwendete Teile Ganzes Kraut.
Wirkstoffe Heterosid, Asiaticosid, Triterpensäuren, Glykosid, Harz, Tannin, ätherisches Öl.
Anwendung *Medizin:* Als starkes Abführmittel.

Die hochwirksame Pflanze ist mit Vorsicht zu verwenden. In ihrer Heimat In-

dien behandelt man damit Tbc, Darmbeschwerden und Lepra.
ACHTUNG Giftige Pflanze!
Kann Schwindelgefühl und Koma auslösen.
MIT EINSCHRÄNKUNG.

Levisticum officinale
Liebstöckel

Siehe Seite 122.

Petroselinum crispum
Petersilie

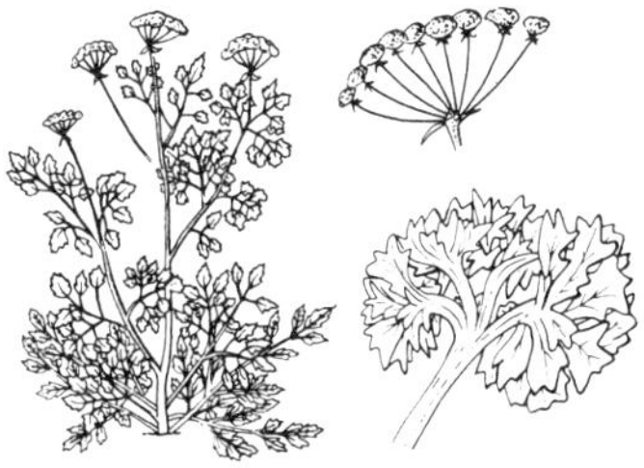

Höhe 30 cm. Foto Seite 119.

Verwendete Teile Blätter, Wurzel, Samen; Anbau Seite 276–77.
Wirkstoffe Ätherisches Öl (u. a. Apiol, Apiolin, Myristicin, Pinen), Flavonoide, ein Glykosid, Vitamin A und C, Eisen, Mangan, Calcium, Phosphor.
Anwendung *Küche:* Zum Würzen und Verzieren. *Medizin:* Harnwegsinfektionen, Gicht.

Petersilie wirkt stark entwässernd und hilft bei Harnwegsinfektionen, Blasen- und Nierensteinen sowie bei Wasseransammlungen im Gewebe. Da sie die Ausscheidung von Harnsäure unterstützt, ist sie ein gutes Gichtmittel. Sie steigert auch die Muttermilchbildung und stärkt die Uterusmuskeln. Sie liefert viel Vitamin C und Eisen und fördert die Verdauung.
Petersilienblätter sind dafür bekannt, den Atem zu reinigen, und werden seit altersher gekaut, um Knoblauchgeruch zu vertreiben. Eine Haarspülung erhält man, wenn man die Samen und Blätter in Wasser einweicht.
In der Küche ist Petersilie wegen ihres Geschmacks und Nährwerts sehr beliebt; sie ist Bestandteil des Bouquet garni.
ACHTUNG Als Heildroge nicht in der Schwangerschaft anwenden.

Pimpinella anisum
Anis

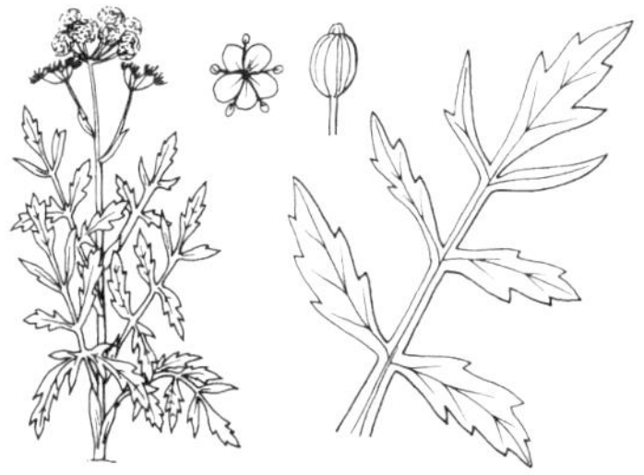

Höhe bis 75 cm. Foto Seite 35.

Verwendete Teile Samen.
Wirkstoffe Ätherisches Öl, Glykoside, fettes Öl.
Anwendung *Küche:* Für Gebäck; in der indischen, chinesischen und Mittelmeerküche.

Anistee hilft bei Verdauungsbeschwerden, Blähungen und Koliken. Aufgrund seiner entspannenden und auswurflösenden Wirkung ist Anis bei hartnäckigem Husten nützlich. Anethol und andere Bestandteile des ätherischen Öls wirken insektizid;[1] eine Kopfwäsche mit Anistee vertreibt Läuse.
Sternanis *(Illicium verum)* stammt von einem Baum Südostasiens und hat ähnliche Eigenschaften.
ACHTUNG Japanischer Sternanis *(I. lanceolatum)* ist giftig.

URTICACEAE

Parietaria diffusa
(auch *P. officinalis*)
Aufrechtes Glaskraut

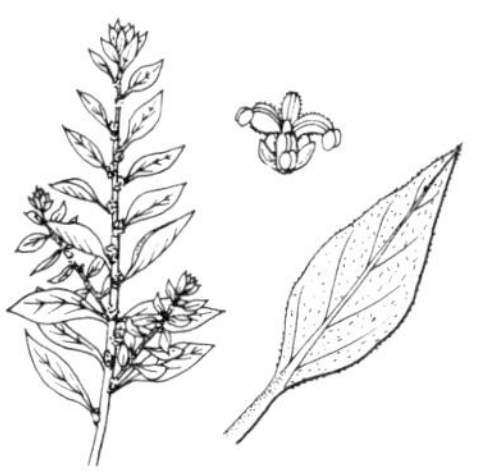

Höhe 20–75 cm. Foto Seite 126.

Verwendete Teile Ganzes Kraut.
Wirkstoffe Bitterstoffglykosid, Tannine, Schwefel, Flavone, Kalium, Calcium, Schleim.
Anwendung *Medizin:* Infektionen und Steine im Harntrakt.

Die Pflanze hat ihren lateinischen Namen erhalten, weil sie auf Ruinen und alten Mauern wächst. Die Kräuterheilkunde verwendet sie als beruhigendes Diuretikum bei Harnverhaltung, Blasen-, Nieren- und Prostataentzündung sowie bei Steinen im Harntrakt. Die frische Pflanze ist der getrockneten überlegen. In Frankreich legt man zur Behandlung von Harnverhaltung und Blasenentzündung einen Frischpflanzenumschlag auf die Nieren- oder Blasengegend.

Urtica dioica
(und *U. urens*)
Große (und kleine) Brennessel

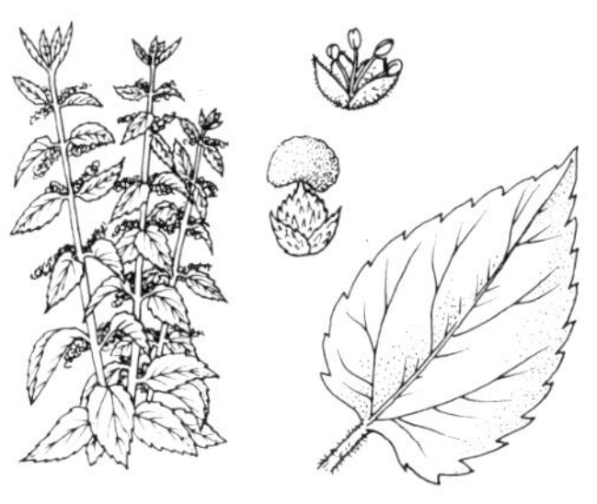

Höhe 90–180 cm. Foto Seite 127.

Verwendete Teile Ganzes Kraut von Jungpflanzen.
Wirkstoffe Ameisensäure, Histamin, Acetylcholin, Serotonin, Glucokinine, Chlorophyll, Mineralstoffe (u. a. Eisen, Kieselsäure, Kalium, Mangan, Schwefel), Vitamin A und C.
Anwendung *Kosmetik:* In Haarshampoos und -spülungen (Seite 146). *Küche:* Als Gemüse oder Suppe. *Medizin:* Arthritis, Ekzeme, Anämie.

Brennesseln wachsen überall dort, wo der Mensch in den Boden eingegriffen hat. Obwohl sie unangenehm »brennt«, ist die Brennessel unschätzbar wertvoll als vitamin- und mineralstoffreiches Nahrungsmittel und als Heilpflanze. Im Frühling kann man die frischen grünen Blätter wie Spinat kochen oder als köstliche Suppe oder Tee zubereiten. Brennesseln sind nach den langen Wintermonaten ein wertvolles Stärkungsmittel, denn sie stellen mit die beste Mineralstoffquelle dar. Sie sind ein ausgezeichnetes Mittel gegen Anämie – das Vitamin C garantiert, daß

Levisticum officinale

(auch *Ligisticum levisticum*)

Liebstöckel

Maggikraut, Gichtstock

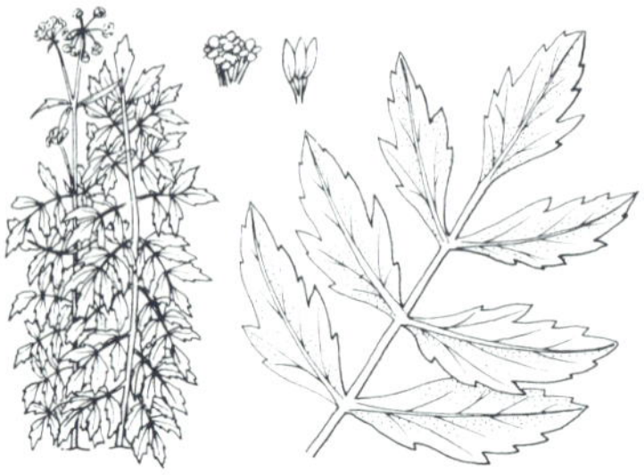

Größe 2 × 1 m.

Verwendete Teile Wurzeln und Samen: Anbau Seite 276–77.
Wirkstoffe Ca. 1 % ätherisches Öl (u. a. Phthalide, Pinen, Phellandren, Terpinen, Carvacrol, Terpineol), Isovaleriansäure, Angelicasäure, Cumarine (u. a. Cumarin, Umbelliferon, Bergapten), Gummi, Harz.
Anwendung *Küche:* Blätter für Eintöpfe und Suppen, Fisch und Marmelade; Samen in Brot und würzigen Knabbereien.

Liebstöckel ist ein aromatisches Anregungsmittel und ein erwärmendes Verdauungstonikum, das ähnlich wie Engelwurz wirkt (Seite 117). Liebstöckel-Herztrunk ist ein altes Bauernmittel zur Magenberuhigung und Verdauungsförderung. Als heißer Tee wirkt Liebstöckel schweißtreibend. Er entwässert auch, sollte aber wegen seiner Reizwirkung nicht bei Nierenleiden genommen werden. Er setzt eine verspätete Menstruation in Gang. In der traditionellen chinesischen Medizin wird eine verwandte Art, *Ligisticum chinensis*, bei Menstruationsschmerzen verabreicht.
Die Samen, Blätter und Stengel haben einen starken Selleriegeschmack, der gut zu vielen Speisen paßt, vor allem zu vegetarischen Gerichten auf Reis- oder Nußbasis.
ACHTUNG Nicht in der Schwangerschaft oder bei Nierenleiden verwenden.

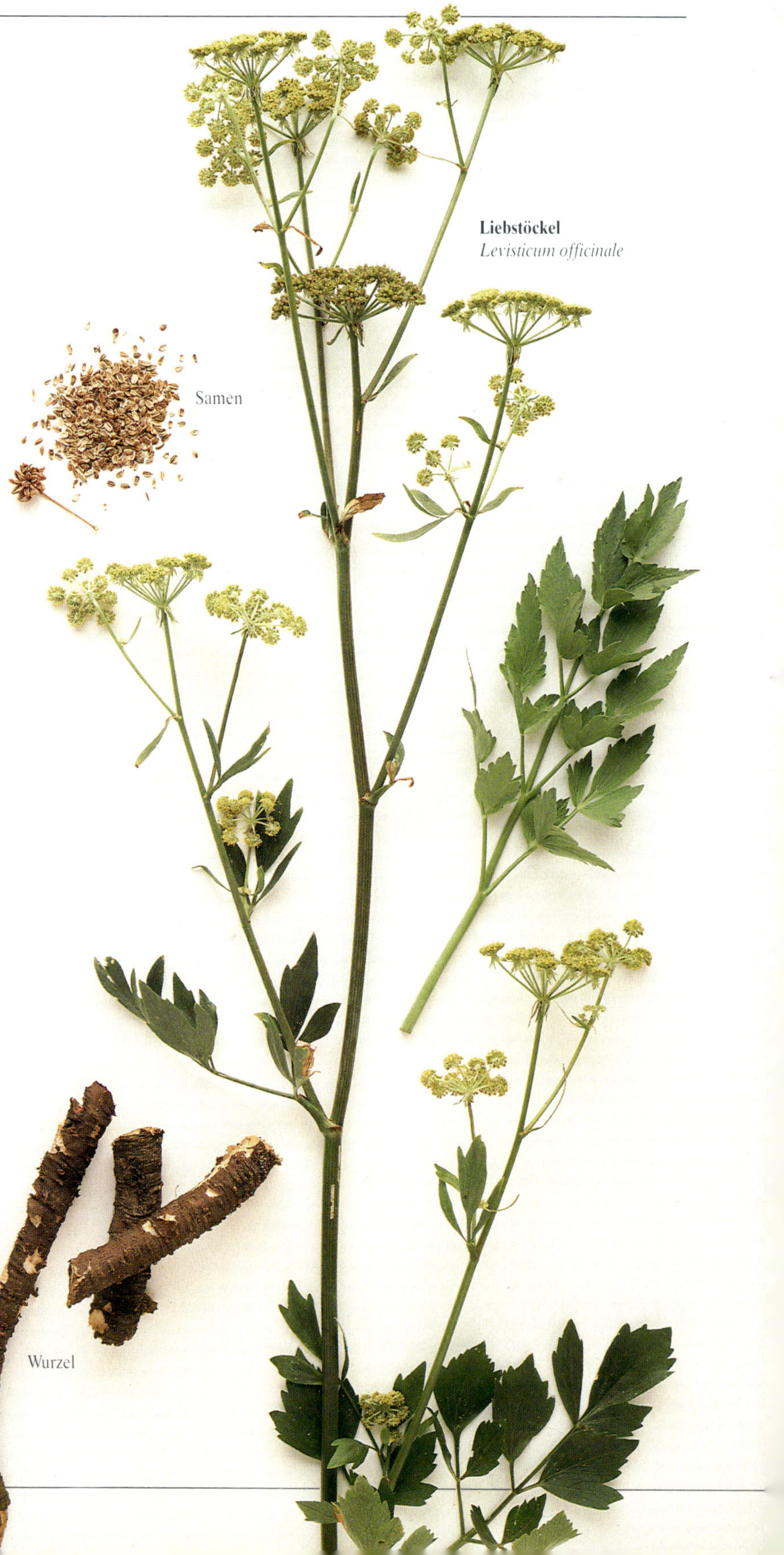

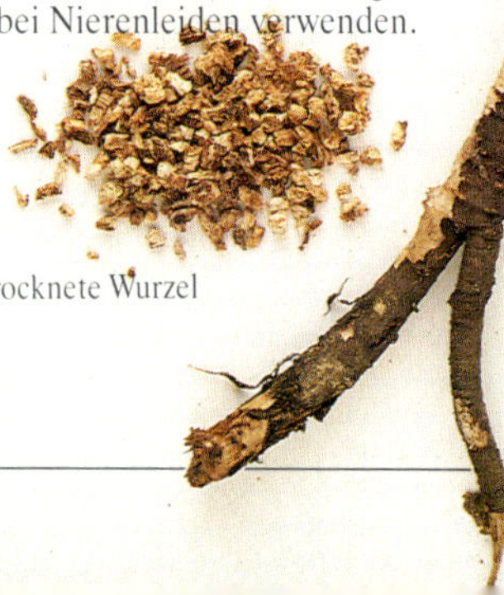

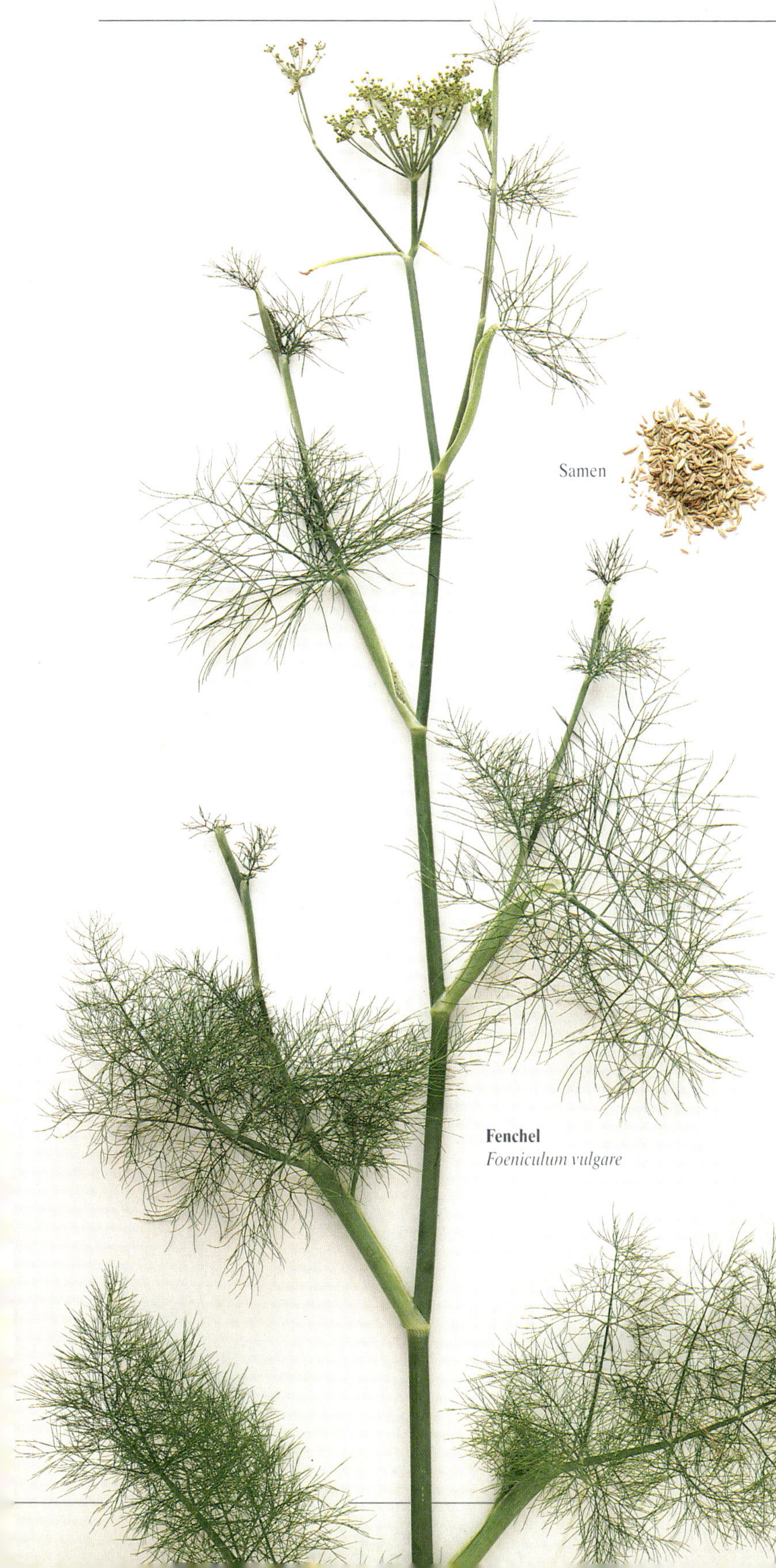

Foeniculum vulgare
Fenchel

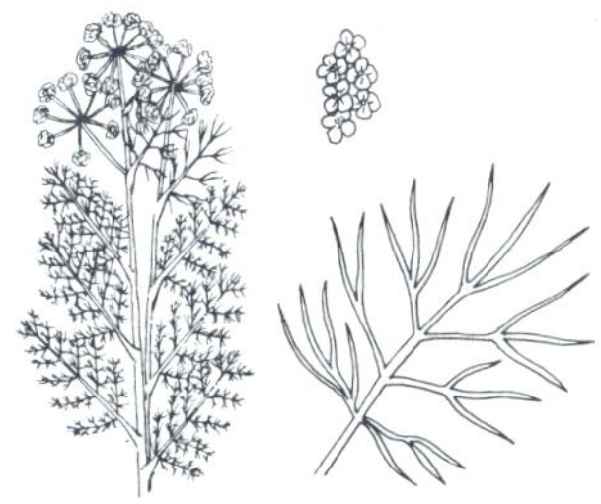

Größe 2 m × 90 cm.

Verwendete Teile Samen und Wurzel; Anbau Seite 276–77.
Wirkstoffe Samen: ca. 5 % ätherisches Öl (vor allem Anethol, auch Fenchon, Estragol, Limonen, Camphen, Pinen), fettes Öl (vor allem Petroselin-, Öl- und Linolsäure), Flavonoide (u. a. Rutin), Vitamine, Mineralstoffe (u. a. Calcium, Kalium).
Anwendung *Küche:* Blätter als Garnitur für Fleisch, in Saucen, Suppen und Eintöpfen; die fleischige Wurzel als Gemüse. *Medizin:* Verdauungsstörungen, Koliken.

Die Fenchelwurzel ist seit altersher Gemüse und Heilmittel. Die Griechen glaubten, die Pflanze mache schlank, und im Mittelalter wurden die Samen oft zur Förderung der Verdauung verzehrt. Sowohl die Samen wie auch die Wurzeln beruhigen den Verdauungstrakt. Fencheltee hilft Babys bei Blähungen, Erwachsenen bei Verdauungsstörungen und Sodbrennen. Er ist auch ein bekanntes Mittel zur Anregung der Muttermilchbildung;[1] für diesen Zweck wird er schon von Hippokrates und Dioskurides empfohlen. Fenchelöl ist sowohl krampflösend[2] als auch bakterizid.[3]
Als Augenbad ist Fenchel hilfreich bei müden, gereizten Augen. Fenchel wird auch als Diuretikum zur Behandlung von Harngrieß und Steinen im Harntrakt verwendet.

Samen

Fenchel
Foeniculum vulgare

Wurzel

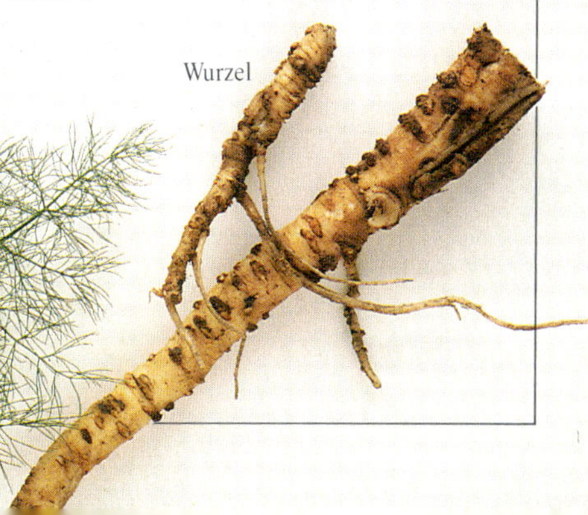

das Eisen auch gut aufgenommen wird. Brennesseltee fördert die Ausscheidung von Harnsäure und ist daher bei Arthritis und Gicht angezeigt.[1] Man kann auch die frischen Blätter als Gegenreiz direkt auf schmerzende arthritische Gelenke auflegen. Diese drastische Maßnahme ist oft erfolgreich. Brennesseln fördern die Muttermilchbildung und senken den Blutzuckerspiegel. Sie wirken auch kräftig adstringierend und stillen Blutungen. Innerlich nimmt man sie bei starker Menstruation, äußerlich als Schnupfpulver (aus den getrockneten Blättern) bei Nasenbluten. Als Waschung werden sie bei Hämorrhoiden empfohlen. Wegen ihrer blutreinigenden Eigenschaften eignen sie sich für Mädchen in der Pubertät und Frauen in den Wechseljahren. Auch Ekzeme lassen sich wirkungsvoll mit Brennnesseln behandeln. Eine Brennesselspülung kann Schuppen beseitigen.

VALERIANACEAE

Valeriana officinalis
Baldrian

Katzenkraut

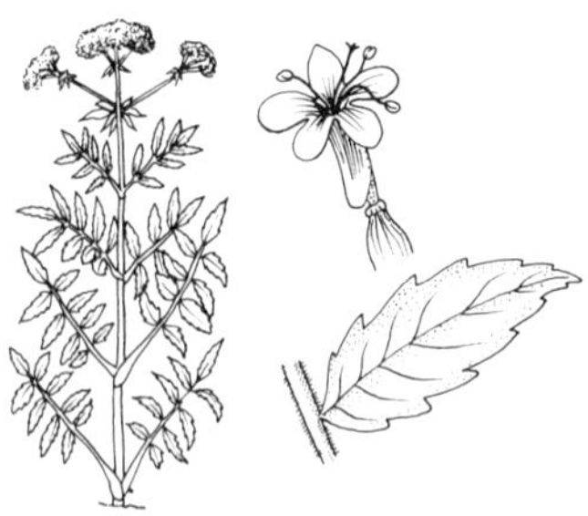

Höhe 20–150 cm. Foto Seite 126.

Verwendete Teile Wurzel.
Wirkstoffe Valepotriate (Valtrat, Didovaltrat), Glykosid (Valerosidatum), bis zu 2 % ätherisches Öl (mit Estern der Essig-, Butter- und Isovaleriansäure, die dem Baldrian seinen charakteristischen Geruch verleihen, sowie Limonen, Sesquiterpen, Baldriankampfer, Alkaloide, Chatinin, Valerianin, Actinidin, Valerin), Cholin, Tannine, Harze.
Anwendung *Medizin:* Nervöse Spannungen, Schlaflosigkeit, Kopfschmerzen.

Man ist der Ansicht, daß für den Beruhigungseffekt der Pflanze auf das Zentralnervensystem vor allem die Valepotriate verantwortlich sind.[1] Eine Studie hat gezeigt, daß Baldrian erregte Personen beruhigt, während er Personen anregt, die an Erschöpfung leiden.[2] Baldrian ist ein ausgezeichnetes Mittel gegen Beklemmungen, nervöse Spannungen und Schlafstörungen. Auch bei Kopfschmerzen leistet er gute Dienste. Er stärkt das Herz (was bei Herzjagen hilft) und senkt, wie Experimente ergeben haben, den Blutdruck.[3] Die Valepotriate sind krampflösend, und Baldrian ist ein hervorragendes Mittel bei nervöser Dyspepsie, Magenkrämpfen und einem verkrampften oder gereizten Darm. Auch Menstruationskrämpfe lassen sich damit wirkungsvoll behandeln. Baldriantinktur soll auch Schuppen beseitigen.
ACHTUNG Nicht zu lange in hohen Dosen einnehmen, da sonst Kopfschmerzen, Muskelkrämpfe und -zuckungen auftreten können.

VERBENACEAE

Lippia citriodora
Zitronenstrauch

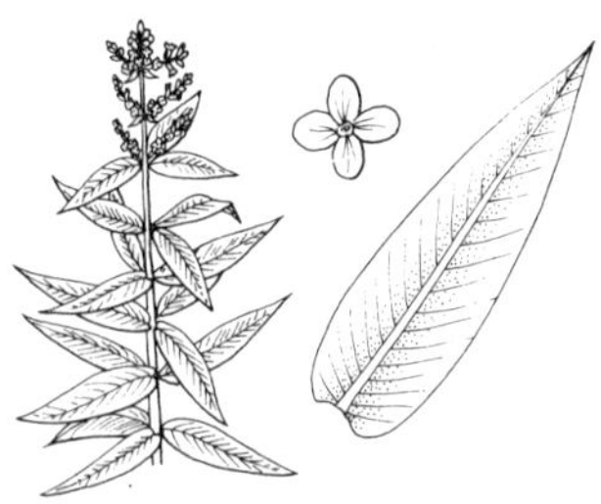

Höhe bis 1,5 m. Foto Seite 127.

Verwendete Teile Blätter, Spitzen mit Blüten; Anbau Seite 276–77.
Wirkstoffe Ätherisches Öl (vor allem Citral).
Anwendung *Küche:* Als Erfrischungstee, in Punsch, Füllungen, Eingemachtem, Süßspeisen.

Der Name dieser Pflanze verrät schon ihren starken Zitronenduft. In ihrer Heimat Südamerika wurde sie früher bei Festdiners in Fingerschälchen gelegt, und mit dem Öl wurden Seifen und Kosmetika parfümiert. Zitronenstrauchtee ist ein wohlschmeckendes Getränk und zugleich hilfreich bei Übelkeit, Blähungen und Dyspepsie.

Verbena officinalis
Eisenkraut

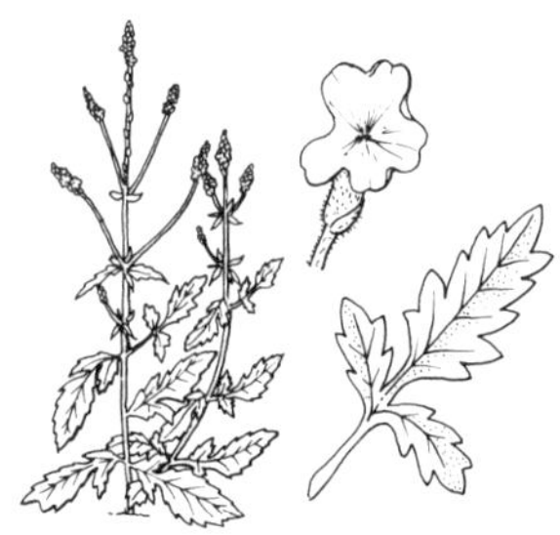

Höhe 30–90 cm. Foto Seite 126.

Verwendete Teile Ganzes Kraut.
Wirkstoffe Glykoside (Verbenalin, Verbenin), Alkaloid (nicht identifiziert), Bitterstoff, ätherisches Öl, Tannin.
Anwendung *Medizin:* Leber- und Gallenleiden, nervöse Erschöpfung.

Die Volksmedizin kennt für Eisenkraut zahlreiche Anwendungen. Es stärkt das Nervensystem, vertreibt Depressionen und hilft bei nervöser Erschöpfung. Migräne, nervöse und migräneartige Kopfschmerzen sprechen darauf an. Eisenkraut wird bei Leberleiden und Gallensteinen gegeben. Experimente haben gezeigt, daß der traditionelle Gebrauch von Eisenkraut zur Anregung der Muttermilchbildung sowie zur Menstruationsförderung eine wissenschaftliche Grundlage hat (beruhend auf den Glykosiden).[1] Eisenkraut ergibt auch eine gute Mundspülung bei Zahnfleischentzündung.
ACHTUNG Nicht in der Schwangerschaft verwenden.

Vitex agnus castus
Mönchspfeffer

Keuschlamm, Abrahamsstrauch

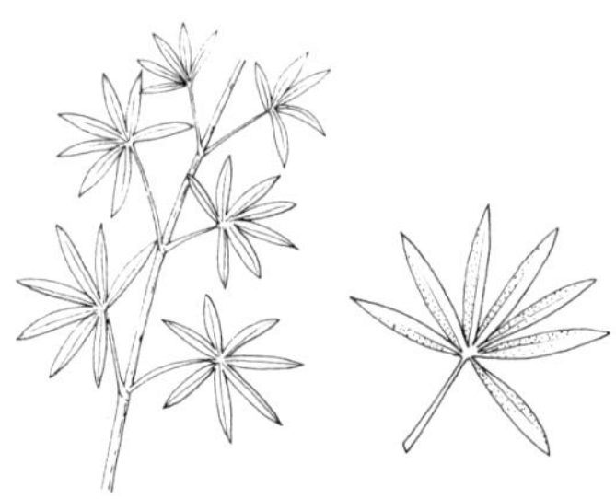

Höhe bis 6 m.

Verwendete Teile Früchte.

Wirkstoffe Ätherisches Öl, Glykoside, Flavonoide, Bitterstoff (Castin), möglicherweise Alkaloide.
Anwendung *Medizin:* Beschwerden bei der Menstruation und in den Wechseljahren.

Die Verwendung dieser Pflanze in der Volksmedizin läßt stark vermuten, daß sie hormonelle Wirkungen besitzt. Der lateinische Name (*agnus*, Lamm, und *castus*, keusch) sowie die Namen Mönchspfeffer und Keuschlamm legen nahe, daß sie ein Anaphrodisiakum ist. In Italien werden die Blüten vor den Novizen, die ins Kloster einziehen, auf den Boden gestreut. In der Antike benutzte man das Kraut bei Störungen der weiblichen Fortpflanzungsorgane. Forschungen in Deutschland haben nun ergeben, daß die Pflanze die Produktion von luteinisierendem Hormon (LH) und Prolaktin (LTH) steigert.[1, 2] Vergleichende Fallstudien scheinen zu bestätigen, daß sie tatsächlich die Muttermilchbildung anregt.[3] Auch reguliert sie bei starker oder zu häufiger Menstruation den Zyklus.[4] Die Pflanze fördert wohl die Bildung des Hormons Progesteron,[5] scheint aber auch einen regulierenden Effekt auf Östrogen auszuüben, da man in der Kräuterheilkunde ihren Nutzen sowohl beim prämenstruellen Syndrom (PMS) als auch in den Wechseljahren kennt. Man verwendete sie auch zur Behandlung von Fasergeschwülsten, Entzündungen der Uteruswand und zur Normalisierung des Eisprungs und der Menstruation nach dem Absetzen der Anti-Baby-Pille.

VIOLACEAE

Viola odorata
Veilchen

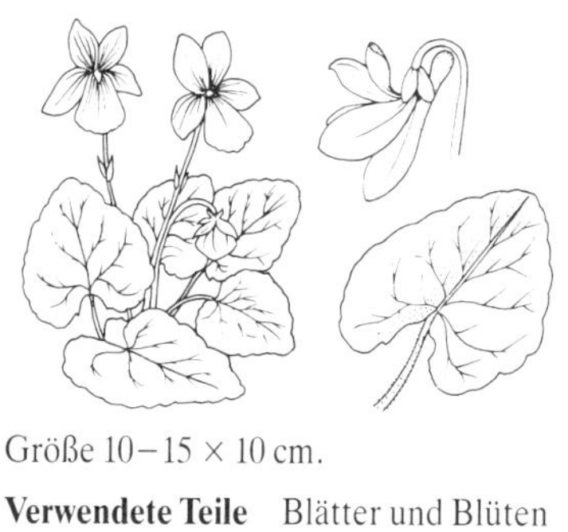

Größe 10–15 × 10 cm.

Verwendete Teile Blätter und Blüten (gelegentlich auch Wurzeln).

Wirkstoffe Saponine, Methylsalicylat, Alkaloid (Odoratin), ätherisches Öl, Flavonoide.
Anwendung *Küche:* Als Aromastoff für Süßwaren. *Medizin:* Erkrankungen der Atemwege, heiße Schwellungen.

Mit seinem Gehalt an Saponinen und Schleim ist das Veilchen ein ausgezeichnetes beruhigendes Expektorans, das bei einer Reihe von Bronchialbeschwerden angezeigt ist (Sirup aus den Blüten ist bei Kindern beliebt).
Veilchen wirken kühlend. In Frankreich gibt man sie bei Katersymptomen (Alkohol erwärmt) und bei Kopfschmerzen oder Migräne mit heißem Kopf (man kann Kompressen direkt auf den Kopf auflegen). Veilchen sind auch ein gutes Mittel bei fieberhaften Erkältungen. Als Mundspülung oder Gurgelwasser helfen sie bei Zahnfleisch- und Halsentzündung. Die frischen Blätter ergeben einen beruhigenden, heilenden Umschlag bei wunden Brustwarzen. Die Blätter stehen auch in dem Ruf, gegen Tumore zu wirken. In hohen Dosen ruft die Wurzel Brechreiz hervor und wurde anstelle von Ipecacuanha (»Brechwurzel«) gebraucht. Veilchenblüten sind als leichtes Sedativum bekannt, das bei Beklemmungen und Schlaflosigkeit hilft. In der chinesischen Medizin werden Kraut und Wurzel zur Behandlung heißer Schwellungen und von Mumps eingesetzt.

Viola tricolor
Stiefmütterchen

Ackerstiefmütterchen, Schwiegermutter

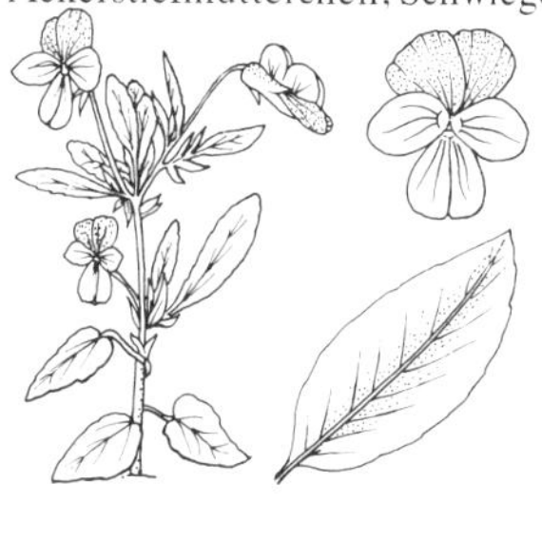

Höhe 10–15 cm. Foto Seite 127.

Verwendete Teile Ganzes Kraut; Anbau Seite 278–79.
Wirkstoffe Salicylsäure und Salicylate, Saponine, Alkaloid (nicht identifiziert), Flavonoide (bis zu 24 % Rutin), Tannin, Schleim.

Anwendung *Medizin:* Hautleiden, Arthritis und Erkrankungen der Atemwege.

Das Stiefmütterchen ist ein wertvolles Mittel gegen Hautleiden. Innerlich angewendet sowie als Kompresse oder Salbe, die auf die befallenen Stellen aufgebracht wird, hilft es bei Ekzemen, Schuppenflechte und Akne. Milchschorf bei Babys läßt sich ausgezeichnet damit abheilen. Die Pflanze wirkt entwässernd und wird bei häufigem, schmerzhaftem Harnlassen empfohlen. Sowohl die Salicylate wie das Rutin sind entzündungshemmend, daher setzt die Kräuterheilkunde das Stiefmütterchen bei Gicht und rheumatischer Arthritis ein. Die Saponine haben eine auswurflösende Wirkung, der Schleimgehalt beruhigt die Bronchien. Das Stiefmütterchen ist also bei einer Reihe von Atemwegserkrankungen angezeigt, z.B. bei Bronchialkatarrh und Keuchhusten. Aufgrund des hohen Rutingehalts in den Blüten[1] kann man die Pflanze vorbeugend gegen »blaue Flekken« und platzende Blutkapillaren geben, um Flüssigkeitsansammlungen im Gewebe einzudämmen, um Arterienverkalkungen abzubauen und damit den Blutdruck senken zu helfen. Das Stiefmütterchen ist auch ein mildes Abführmittel. Es hat den Ruf, gegen Bettnässen bei Kindern zu helfen. Stiefmütterchentee ist auch seit langem ein traditionelles Mittel gegen »gebrochene Herzen«.

Vitis vinifera
Weinrebe

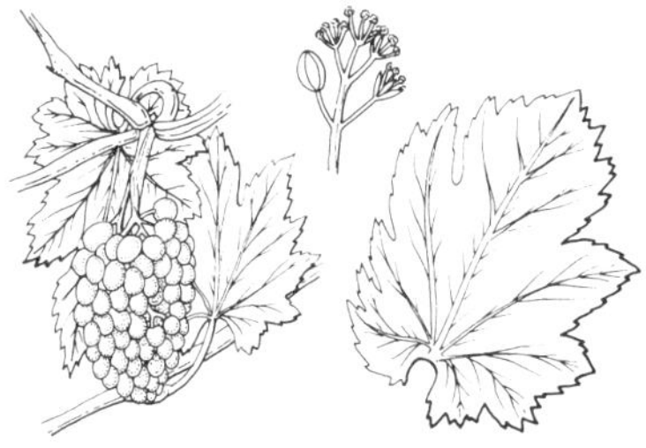

Verwendete Teile Früchte, Blätter.
Wirkstoffe Zucker, Weinsteinsäure, Quercetin, Quercitrin, Tannin, Apfelsäure, Gummi, Kaliumbitartrat.
Anwendung *Küche:* Früchte für Wein; Blätter in vielen Gerichten der arabischen und persischen Küche.

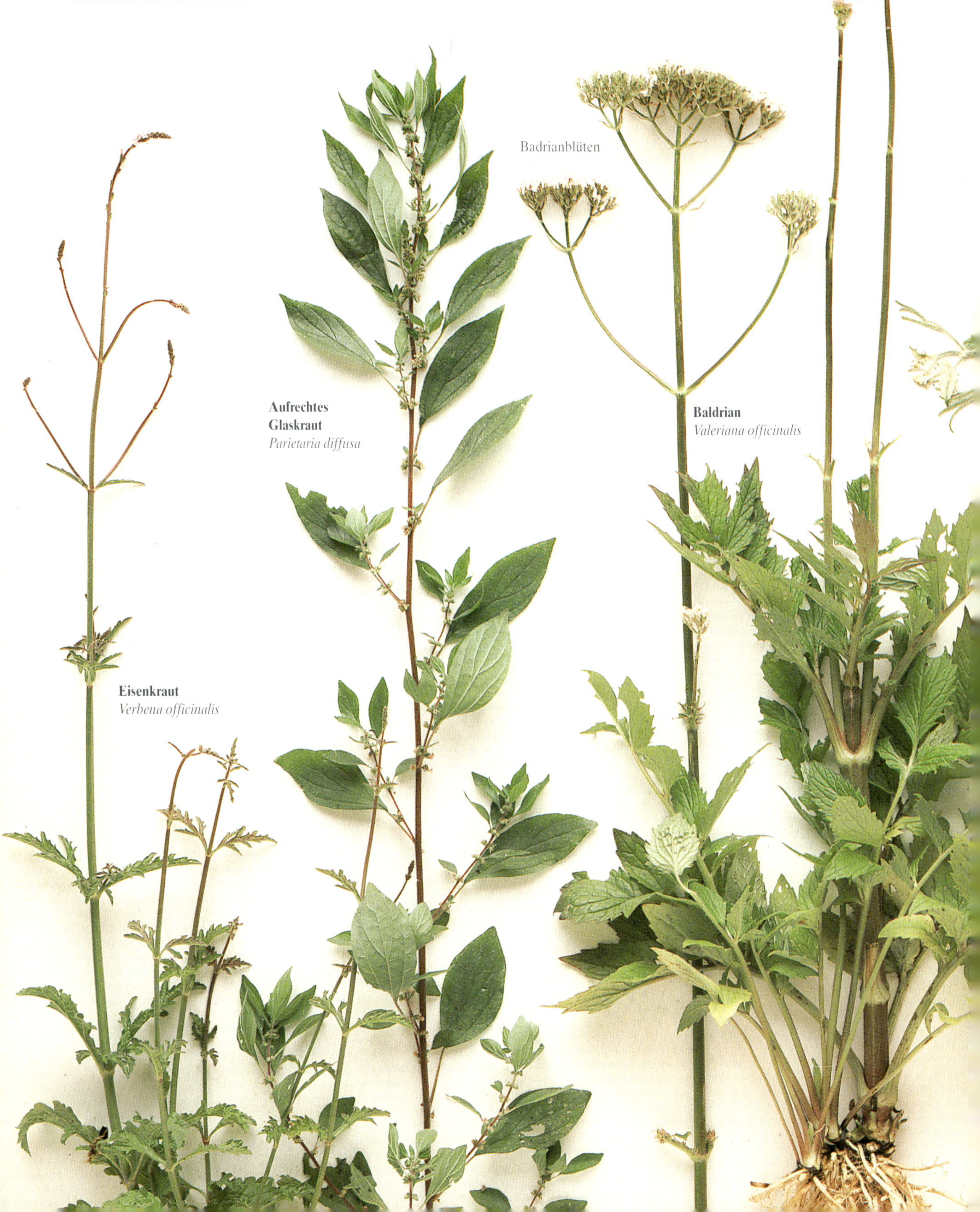
Badrianblüten
Aufrechtes Glaskraut
Parietaria diffusa
Baldrian
Valeriana officinalis
Eisenkraut
Verbena officinalis

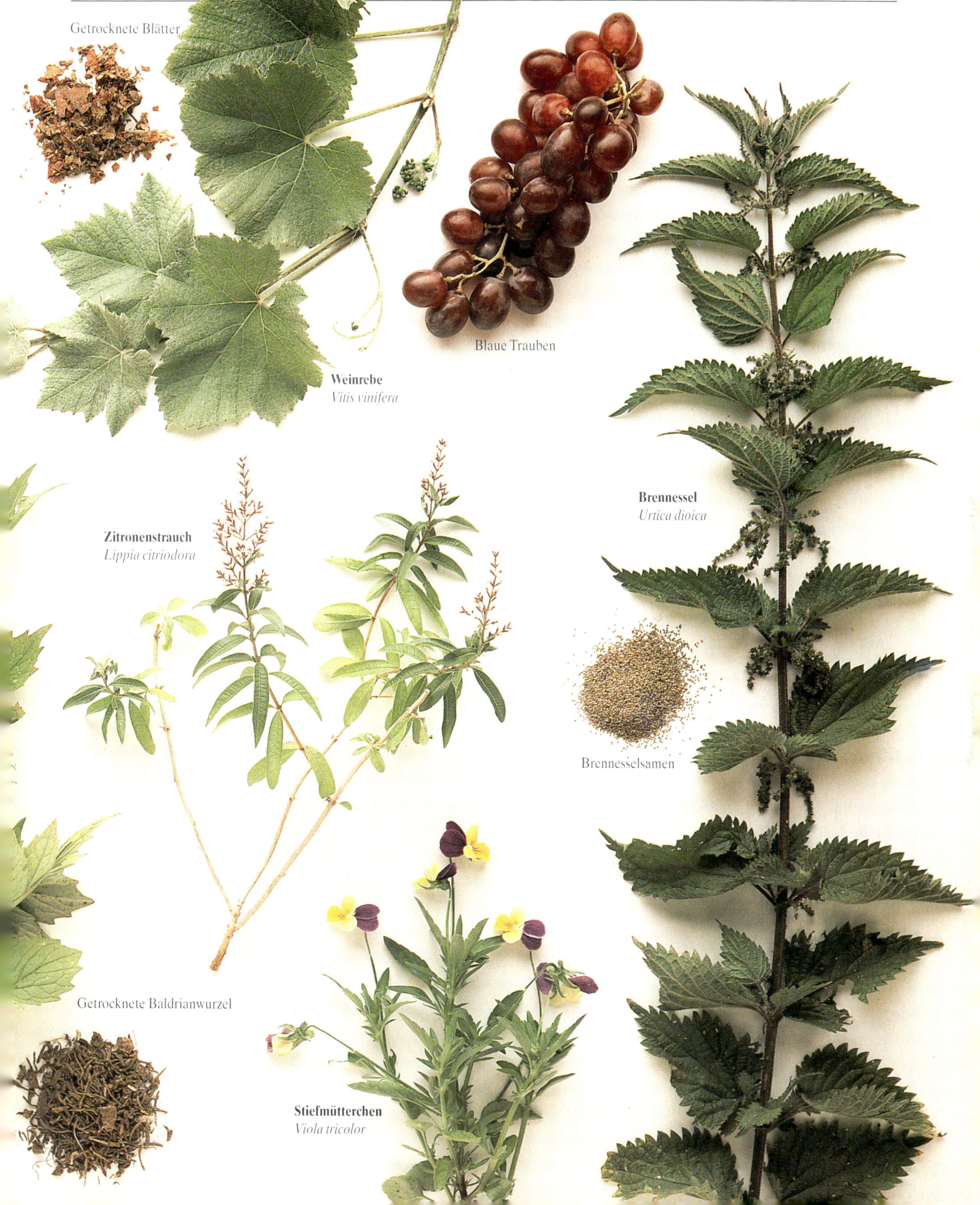

Getrocknete Blätter

Blaue Trauben

Weinrebe
Vitis vinifera

Brennessel
Urtica dioica

Zitronenstrauch
Lippia citriodora

Brennesselsamen

Getrocknete Baldrianwurzel

Stiefmütterchen
Viola tricolor

ZINGIBERACEAE

Elettaria cardamomum
Kardamom

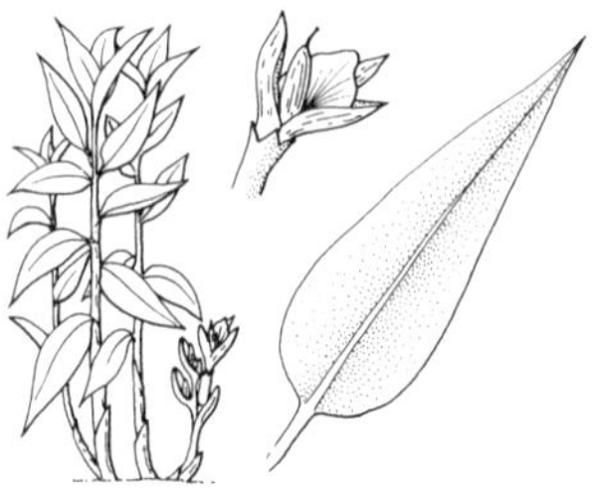

Höhe bis 3 m. Foto Seite 35.

Verwendete Teile Samen.
Wirkstoffe 3–6% ätherisches Öl (u. a. Terpen, Terpineol), Cineol, Stärke, Gummi, gelber Farbstoff.
Anwendung *Küche:* In Gewürzmischungen wie Garam masala (Seite 69); in Currygerichten; in Kuchen und asiatischem Konfekt. *Medizin:* Verdauungsstörungen mit Blähungen.

Kardamom ist in Asien, den arabischen Ländern und Südamerika ein viel verwendetes Gewürz für Kaffee, Kuchen, Currygerichte und Brot. Die aromatischen Körner regen die Verdauung an und lindern Darmkrämpfe und Blähungen. In der Kräuterheilkunde wird Kardamom oft zusammen mit Bittermitteln gegeben, um bei der Einnahme von Abführmitteln kolikartige Krämpfe zu verhindern.

Curcuma longa
Kurkuma

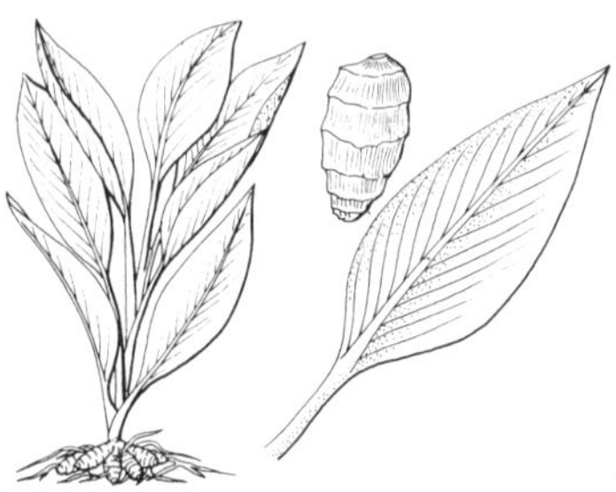

Höhe 1 m. Foto Seite 35.

Verwendete Teile Wurzel
Wirkstoffe 5–7% ätherisches Öl, Terpen, Curcumen, 24% Stärke, 30% Albumen, Curcumin (gelber Farbstoff), Kalium, Vitamin C.
Anwendung *Küche:* Zum Gelbfärben von Currygerichten, für Reis, Körner- und Linsengerichte, in Garam masala (Seite 69).

Kurkuma wird vor allem in Südostasien angebaut; in Thailand wurden damit die Gewänder buddhistischer Mönche eingefärbt. Als Farbstoff und Gewürz wird Kurkuma in einer Vielzahl von Speisen verwendet. In der chinesischen Medizin werden mit Kurkuma Schulterschmerzen, Menstruationskrämpfe und Koliken behandelt.

Zingiber officinale
Ingwer

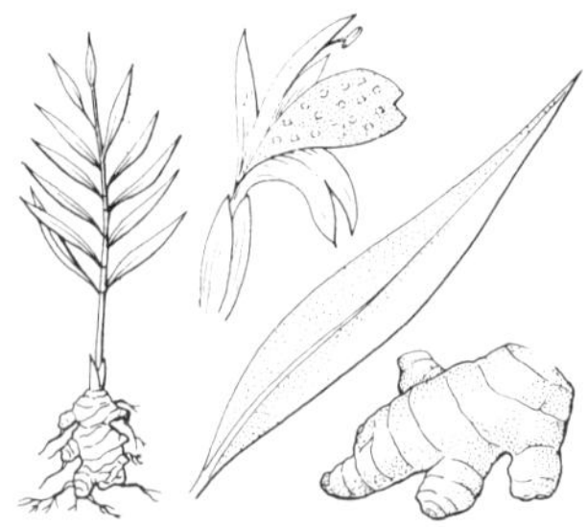

Höhe bis 2,7 m. Foto Seite 34–35.

Verwendete Teile Rhizom.
Wirkstoffe Bis zu 3% ätherisches Öl (vor allem Zingiberen und Bisabolen, auch Camphen, Geranial, Linalool, Borneol), Oleoresin (u. a. die Scharfstoffe Gingerol, Shogaol, Zingeron), Fette, Protein, Stärke, Vitamin A und B, Mineralstoffe, Aminosäuren.
Anwendung *Küche:* Wurzel als Gewürz weit verbreitet, vor allem in der Küche Asiens; Stengel kandiert als Konfekt. *Medizin:* Verdauungsstörungen, Blähungen, Übelkeit, Kreislaufschwäche.

Ingwer wärmt und stimuliert, fördert die Magensekretion und unterstützt die Nahrungsverwertung. Er ist ein ausgezeichnetes Mittel zur Linderung von Verdauungsbeschwerden, Koliken und Blähungen. Bei Reisekrankheit hilft ein Stück gekauter Ingwer (auch kandierter Ingwer ist geeignet) genauso gut wie jedes Medikament.[1] Etwas Ingwer kann auch morgendliche Übelkeit bessern. Ingwer regt Herz und Kreislauf an und ist daher ein gutes Mittel gegen kalte Hände und Füße. Auch Hand- und Fußbäder mit Ingwer können hier Abhilfe schaffen.
Ingwer ist ein erwärmendes Expektorans für die Lungen, das den Schleim gut löst. Ingwertee hilft bei Erkältungen und Grippe; er treibt Schweiß, bei dem Giftstoffe ausgeschieden werden. Es soll den Haarwuchs anregen, wenn man Ingwersaft oder -tee in die Kopfhaut einmassiert.
In der chinesischen Medizin unterscheidet man zwischen der frischen Ingwerwurzel, die bei Erkältungen und zum Schweißtreiben vorzuziehen ist, und der getrockneten Wurzel, die sich bei Störungen der Atemwege und der Verdauung besser eignen soll.

ZYGOPHYLLACEAE

Guaiacum officinale
Guajak

Franzosenholz

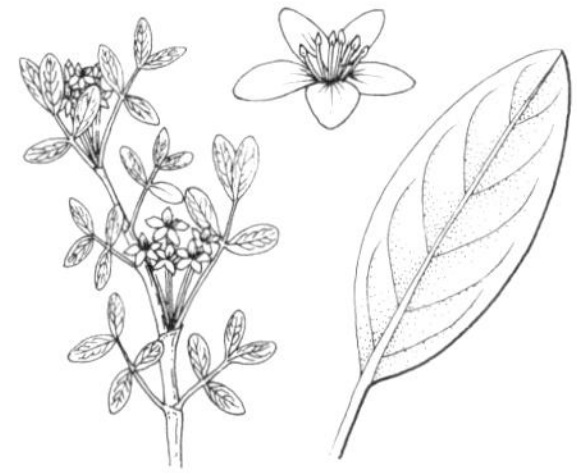

Höhe bis 18 cm. Foto Seite 82.

Verwendete Teile Gummi, Harz oder Kernholz.
Wirkstoffe Harzsäuren (Guajaconsäure), Saponine, Vanillin, Polyterpenoid.
Anwendung *Medizin:* Arthritis, Gicht.

Früher hatte Guajak den Ruf eines Syphilisheilmittels. Heute verwendet man es zur Kreislaufstimulierung und gegen Entzündungen. Es wird bei der Behandlung von Arthritis und Gicht eingesetzt.

Zweiter Teil

Kräuter anwenden

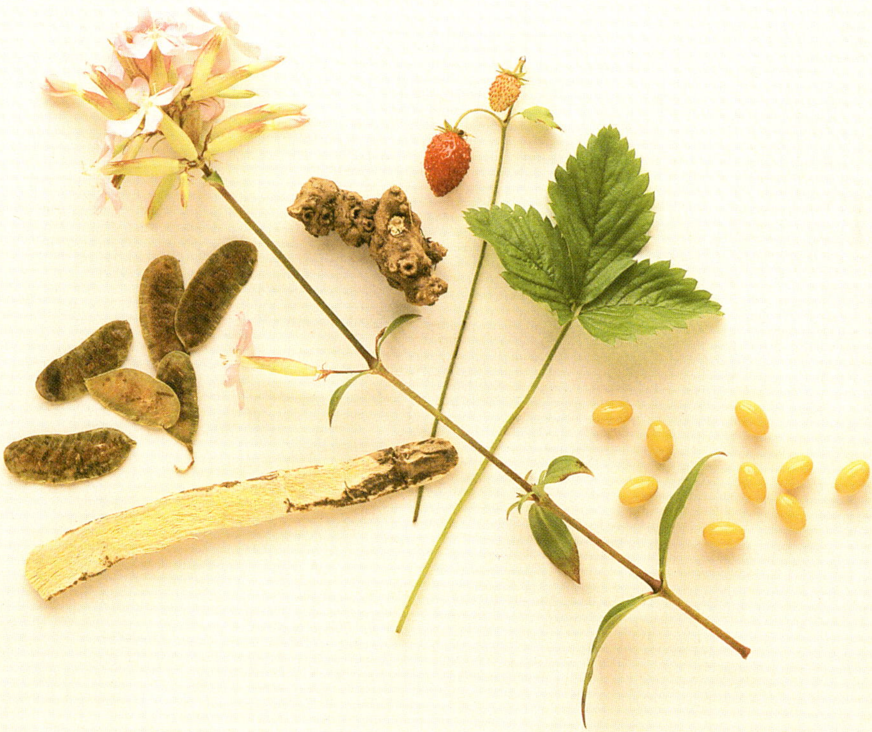

KAPITEL 2

Kräuter in der Praxis

Wir betrachten Pflanzen fast immer als selbstverständlichen Teil unseres Lebens. Wer das Glück hat, auf dem Land zu wohnen, erlebt den Wechsel der Jahreszeiten intensiv mit; in der Stadt können wir in den Park gehen. Aber wer denkt bei den Corn-flakes auf dem Frühstückstisch schon an Maispflanzen oder bei Toastbrot an wogende Weizenfelder? Noch weniger bringen wir Kleidung mit den Baumwollsträuchern der Tropen oder Möbel mit den riesigen Hartholzbäumen in Verbindung. Und am allerwenigsten denken wir daran, daß auch die Luft, die wir atmen, und der Regen, der fällt, von der grünen Welt der Pflanzen abhängen. Pflanzen sind ungeheuer wertvoll, werden auf Märkten in aller Welt ver- und gekauft. Feldfrüchte wie Weizen oder Sojabohnen stellen für den Händler einen enormen Geldwert dar und sichern vielen Menschen das Überleben. Wir verwenden pflanzliche Produkte aus aller Welt: Gummi, Flachs und Hanf; Kaffee und Tee; Wein und Olivenöl aus dem Mittelmeerraum; Morphin und Codein vom Schlafmohn aus Birma, Gewürze aus dem Fernen Osten; Farb- und Klebstoffe; Nutzholz, Brennstoffe und Nahrungsmittel; Ginseng aus Korea und in Kosmetika Jojobaöl, gewonnen aus einem Wüstenstrauch.

Wir kommen in der Tat selten mit den Pflanzen in Berührung, die uns das Leben angenehm machen, oder wissen, wieviel Mühe und Sachkenntnis nötig sind, bis wir von ihnen Gebrauch machen können. Meist sind sie eher Schmuck oder Luxusartikel – von den Zimmerpflanzen, die unsere Wohnung verschönern, bis zu exotischen Früchten, die wir uns manchmal gönnen. Uns fehlt der früher ganz natürliche enge Bezug zu Pflanzen, die oft den Unterschied zwischen ausreichender Ernährung und Hungern, Leben oder Sterben ausmachten. Wie sehr wir wirklich von der Pflanzenwelt abhängig sind, bleibt uns in der modernen Welt der Plastikverpackungen und Supermärkte verborgen.

Vielleicht müssen wir erst lernen, Pflanzen auf einfache und praktische Weise zu verwenden, bevor wir sie wirklich schätzen können – die Magie ihrer chemischen Wirkung, die zarten Öle, die für unseren Körper so heilsam sind, die unglaubliche Vielfalt der Verwendungsmöglichkeiten und Eigenschaften. Mit Kräutern zu arbeiten, ihre Heilkraft aus einfachen Tees oder Abkochungen zu entlocken macht auch deutlich, welch enge Beziehung sich in Tausenden von Jahren geduldigen Herumprobierens zwischen Menschen und Pflanzen entwikkelt hat. Die hier beschriebenen Methoden der Verarbeitung von Kräutern, um ihre Wirkstoffe freizusetzen, haben sich im Grunde seit der Zeit der Alten Ägypter nicht geändert; unser Wissen baut seit vielen Generationen darauf auf. Es sind dazu weder besondere Kenntnisse noch Geräte notwendig – man kann sie ganz leicht zu Hause ausprobieren. Der praktische Umgang mit Pflanzen ist eine sanfte, vergnügliche Kunst, tief in der menschlichen Erfahrung verwurzelt.

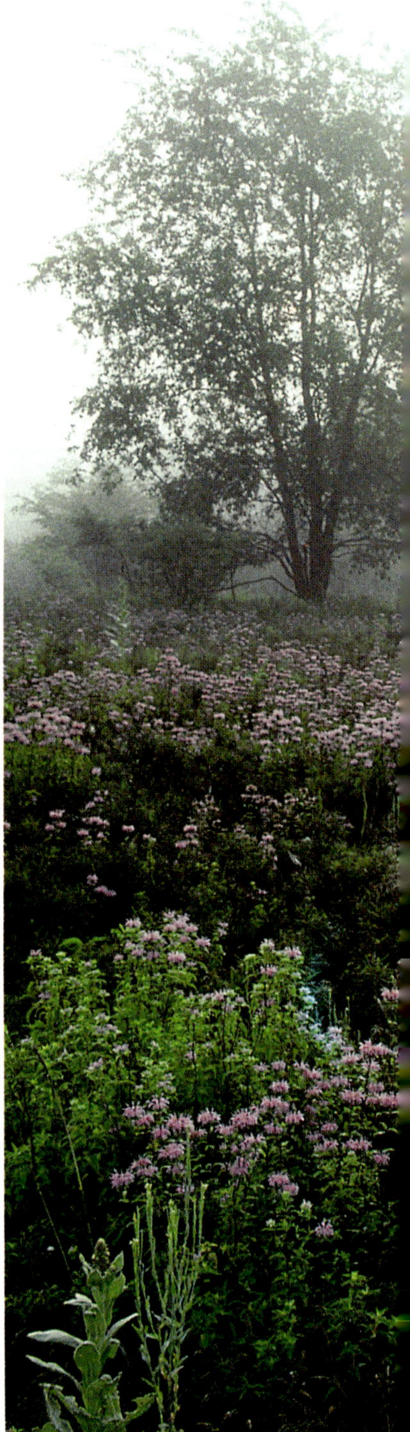

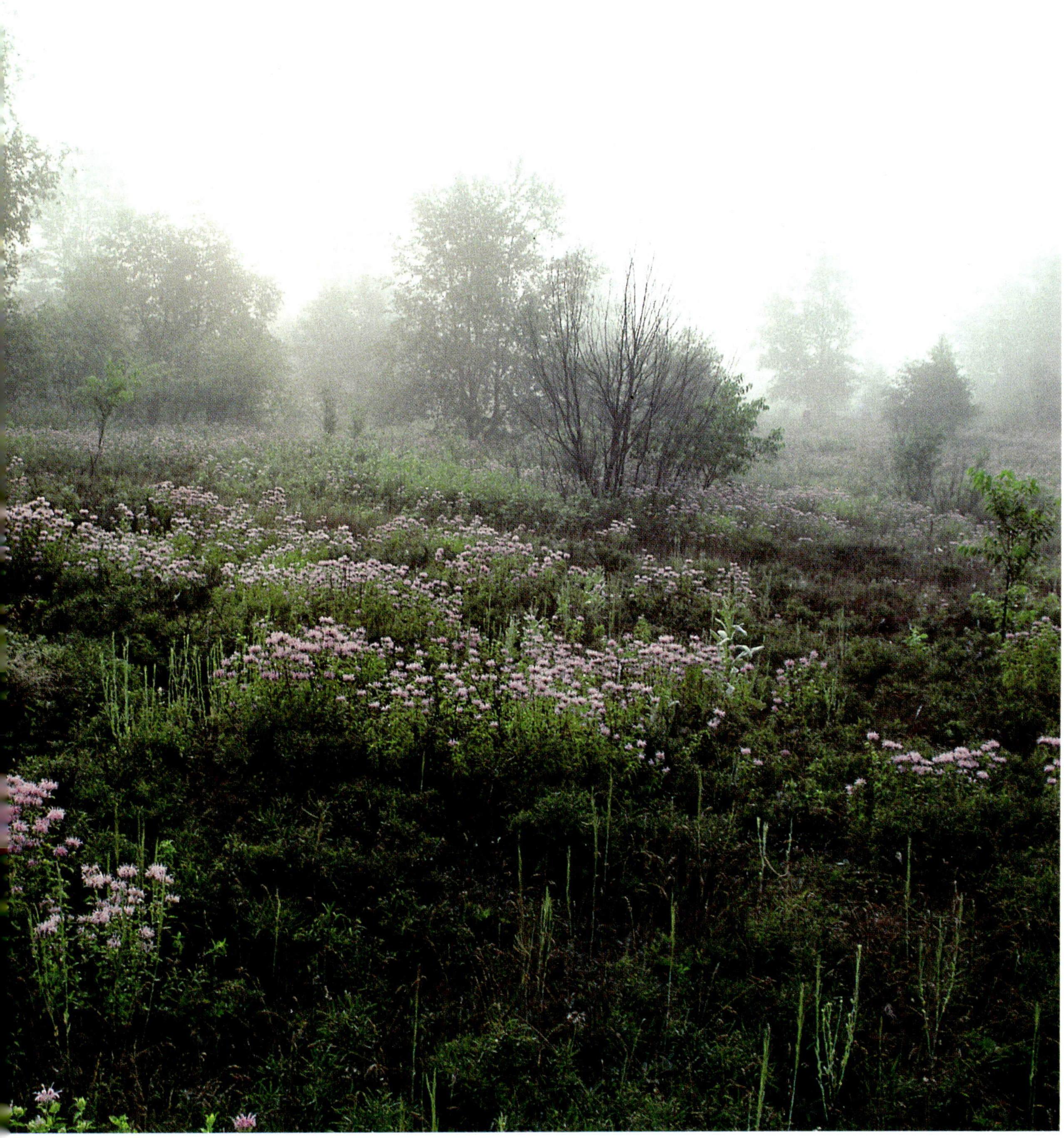

Goldmelisse, in Nordamerika heimisch, wildwachsend

Wie Kräuter wirken

Wir verwenden Kräuter auf vielerlei Art, aber letztendlich wirken sie alle auf die gleiche Weise – indem sie direkt auf die chemischen Abläufe in unserem Körper Einfluß nehmen. Ob sie nun als Nahrungsmittel, für medizinische oder kosmetische Zwecke oder wegen ihres entspannenden Duftes verwendet werden – sie müssen zuerst vom Körper aufgenommen werden, bevor sie wirken können. Sind die Wirkstoffe einmal in den Blutkreislauf gelangt, können sie den ganzen Körper beeinflussen. Das Wissen der Kräuterheilkunde besteht darin, mit dieser Wirkung die körpereigenen Reaktionen auszugleichen und zu stärken, sie nicht zu unterdrücken oder durcheinanderzubringen, wie es bei so vielen modernen Produkten der Fall ist.
Die Wirkstoffe der Kräuter können auf verschiedene Weise in den Körper gelangen. Nahrung und Arzneimittel kommen über den Mund in den Verdauungstrakt – das ist der direkte Weg. Die Kräuterheilkunde geht aber oft indirekte Wege. Die Haut ist für uns in erster Linie ein Schutz des Körpers gegen Nässe und andere Einflüsse von außen. Sie ist aber auch sehr aufnahmefähig und bietet durch das komplexe Netz feinster Blutgefäße (siehe Seite 140) einen direkten Zugang zum Blutkreislauf. Sowohl die Naturkosmetik wie auch medizinische Umschläge und Kompressen wirken so auf den Körper ein und beeinflussen unser Wohlbefinden deshalb oft schnell und nachhaltig. Gleiches gilt für die Augenregion. Jeder, der sich schon einmal Gurkenscheiben auf die Augen gelegt hat, weiß, wie gut das tut. Kräuterheilkundige verwenden jedoch meist komplexere Lotionen und Kompressen für die Augen. Über die Nase – sprich die Aromatherapie – eröffnet sich der pflanzlichen Heilkraft ein weiterer Zugang, da ätherische Öle auf diesem Weg besonders leicht in den Blutkreislauf gelangen (siehe Seite 150–51).

Die Heilkräfte der Pflanze freisetzen

Viele Pflanzen sind sehr schnell therapeutisch wirksam, wenn man sie ißt oder im ganzen anwendet. Der Großteil unseres Wissens um Pflanzen muß so begonnen haben, daß unsere Vorfahren frische Blätter gepflückt haben, um sie zu kauen oder damit Prellungen oder schmerzende Stellen einzureiben. Küchenkräuter verwenden wir immer noch meist frisch und im ganzen, und sogar in der Kräuterheilkunde gibt es einfache Heilmittel, wo die Pflanze nicht weiter zubereitet wird. Die meisten Kräuterheilkundigen empfehlen heute noch Schafgarbenblätter zum Stillen von Nasenbluten oder Mutterkraut als Mittel gegen Migräne. Ein ebenso altbewährtes Hausmittel ist, mit Brennesseln in Berührung gekommene Haut mit Ampferblättern einzureiben.
Die Menschen müssen aber früh gelernt haben, wie sie noch mehr Kraft oder Wirkung aus einer Pflanze ziehen können, indem sie sie irgendwie zubereiteten – sei es der leichteren Einnahme oder Anwendung wegen, um sie länger aufbewahren zu können oder um ihre Wirkstoffe freizusetzen. Tees kann man sehr leicht zu Hause herstellen. Andere Verfahren sind schwieriger – ätherische Öle etwa werden meist nur industriell extrahiert.

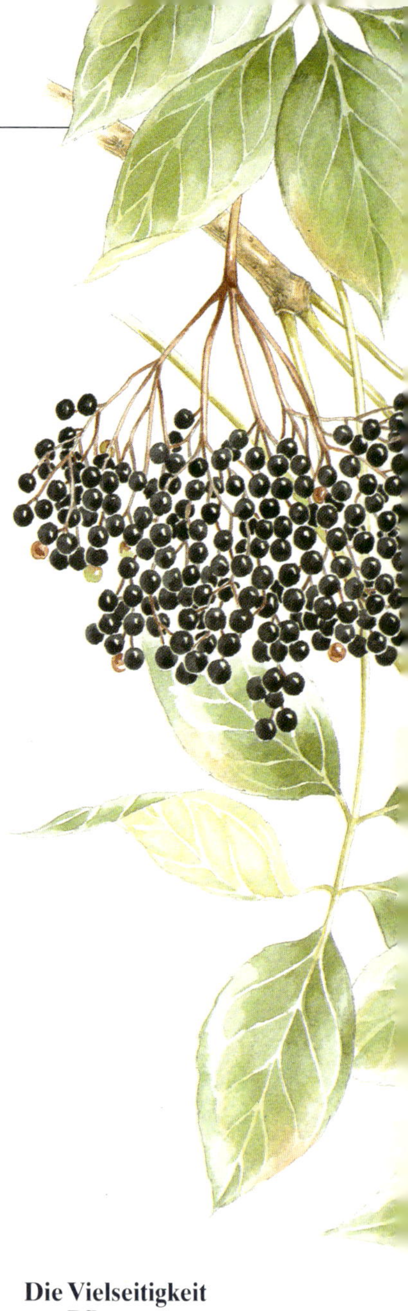

Die Vielseitigkeit von Pflanzen
Am Holunder zeigt sich die Vielseitigkeit von Pflanzen. Aus den Zweigen wurden früher Körbe gefertigt, und sie geben auch einen Farbstoff ab. Aus den Beeren kann man Marmelade und Wein machen, die Blüten kann man für ein Erfrischungsgetränk nehmen oder roh essen. In der Naturkosmetik werden sie ebenfalls verwendet. Medizinisch wird Holunder zur Behandlung von Erkältung und Halsentzündung eingesetzt.

Pflanzen und ihre Verwendung

Pflanzen dienen und helfen uns in vielerlei Hinsicht. Sie beeinflussen die natürliche Umgebung, Luft und Klima – das alles betrachten wir als selbstverständlich. Sie liefern Material für Kleider, Brennstoff, Möbel und viele andere Dinge. Wir sind praktisch immer von ihnen umgeben und durch sie geschützt. Den engsten Kontakt aber haben wir zu Nahrungspflanzen und Kräutern. Wir müssen sie anpflanzen oder sammeln, sie zubereiten – und nehmen sie direkt als Nahrung auf oder indirekt über Haut, Nase oder andere Sinnesorgane.

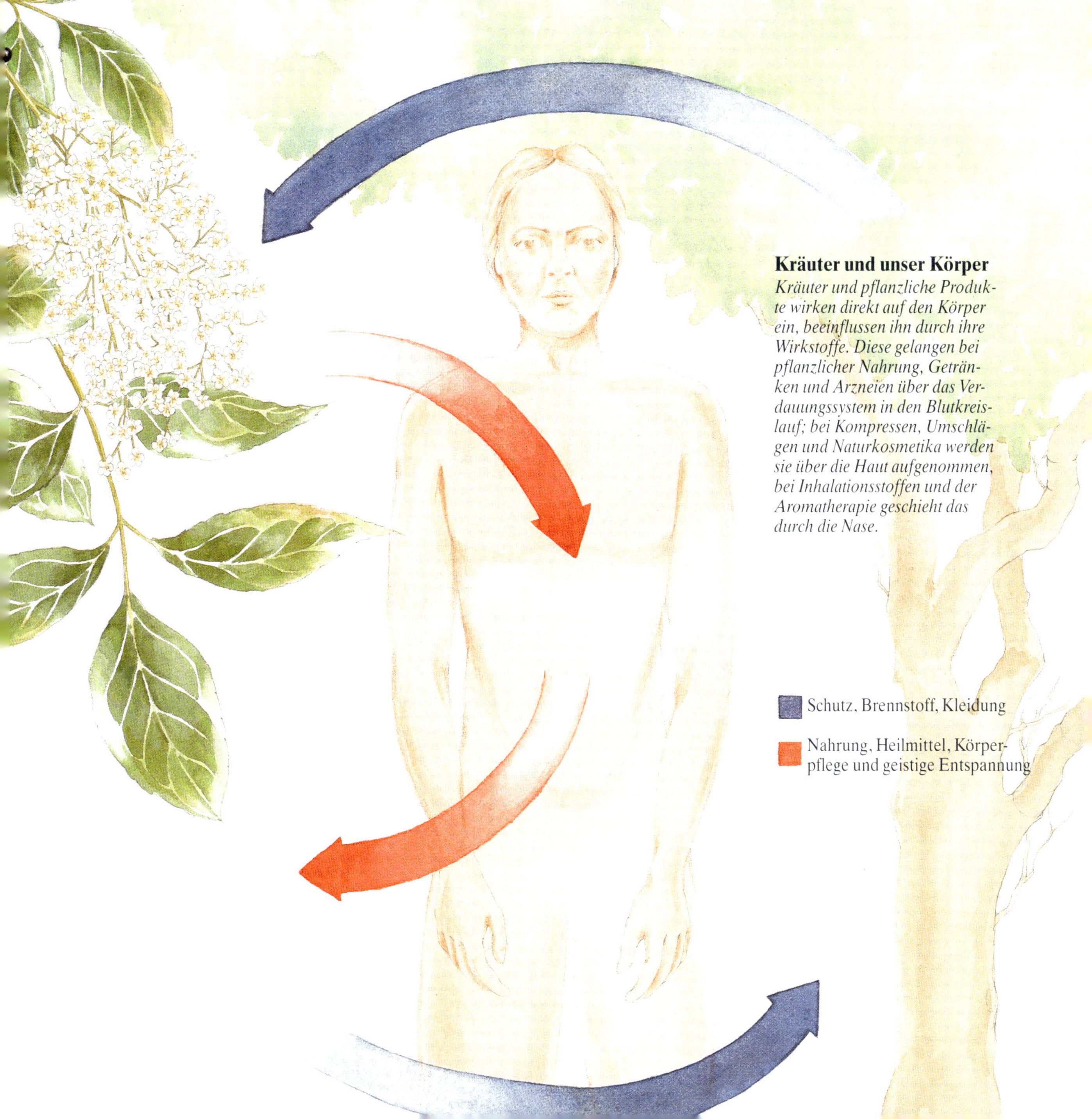

Kräuter und unser Körper

Kräuter und pflanzliche Produkte wirken direkt auf den Körper ein, beeinflussen ihn durch ihre Wirkstoffe. Diese gelangen bei pflanzlicher Nahrung, Getränken und Arzneien über das Verdauungssystem in den Blutkreislauf; bei Kompressen, Umschlägen und Naturkosmetika werden sie über die Haut aufgenommen, bei Inhalationsstoffen und der Aromatherapie geschieht das durch die Nase.

In vielen auf Kräuterbasis hergestellten Kosmetika, Reinigern und Arzneien werden konzentrierte Extrakte einer Pflanze verwendet, entweder ätherische Öle oder Tinkturen. Ätherische Öle werden durch Mazeration (das Ausziehen von Blättern oder Blüten in Öl oder Fett) oder durch Destillation (dabei wird die Pflanze in Wasser erhitzt und das Öl aus dem Dampf herausgefiltert) gewonnen. Für Tinkturen werden Kräuter in Alkohol gelegt. Sie können beides fertig kaufen, Tinkturen aber auch selbst herstellen (siehe Seite 135). Tinkturen und ätherische Öle sind für den Kräuterheilkundigen sehr nützlich, da man sie auf vielerlei Weise mit verschiedenen Grundstoffen kombinieren kann. Man kann die Öle zur Aromatherapie nehmen, gemischt mit Pflanzenöl zur Massage, oder zur Inhalation in Wasser erhitzen. Sie können aus Tinkturen und destilliertem Wasser duftende Hauttonics wie Rosen- oder Holunderblütenwasser herstellen oder auch Cremes und Salben, wenn Sie sie in Fett, Lanolin, Öl oder Bienenwachs einrühren. Verdünnte Tinkturen sind auch die Grundlage homöopathischer Arzneimittel.

Nützliche industriell hergestellte Kräuterpräparate (siehe rechts) sind unter anderem Pastillen, Kapseln (zum Beispiel Knoblauchkapseln), Einreibemittel und Sirups (wie der nahrhafte Hagebuttensirup). Man kann Sirup auch selbst machen, indem man Kräuter oder Früchte wie Marmelade mit Zucker kocht oder eine Tinktur zu einer Zuckerlösung gibt.

Oft sind die einfachsten Mittel auch die wirksamsten. In der Kräuterheilkunde gehören dazu besonders Aufguß, Abkochung, Kompresse und Umschlag. Ein Aufguß wird meist aus dem ganzen Kraut oder den Blüten gemacht und wie Tee zubereitet, das heißt, man läßt die Pflanzenteile in heißem Wasser ziehen. Da die Kräuter nur sehr kurz der Hitze ausgesetzt sind, geht sehr wenig von den ätherischen Ölen verloren. Für Abkochungen nimmt man vor allem die festeren Teile der Pflanzen und die Wurzeln und kocht sie etwa 15 Minuten in Wasser. Dadurch werden die Bitterstoffe und Mineralsalze herausgezogen, allerdings gehen durch die längere Hitzeeinwirkung auch mehr ätherische Öle verloren. Für Kompressen werden Tücher in einen Kräuteraufguß oder eine Abkochung getaucht und auf die Haut gelegt. Beim Umschlag werden die Kräuter selbst in ein Tuch eingewickelt, das dann aufgelegt wird, so daß der Körper die Wirkstoffe aufnehmen kann.

Öle Extrahierte ätherische Öle zur Inhalation und, verdünnt mit einem geeigneten Pflanzenöl, zur Massage.

Tinkturen Kräuteressenzen, für die man Kräuter in Alkohol ziehen läßt.

Sirup Tinktur, die in eine Zuckerlösung gegeben wird; für medizinische Zwecke.

Pastillen Pillen, die aus pulverisierten Kräutern oder Öl mit trockenem Zucker und Pflanzenschleim oder einer Art Gummi hergestellt werden.

Kapseln Hülsen aus Gelatine, gefüllt mit feingemahlenen Kräutern, extrahiertem Pflanzensaft oder Ölen.

Salben Kräuter oder Tinkturen, gemischt mit Grundstoffen wie Bienenwachs, gebleichtem Wachs, Öl, Fett oder Vaseline; direkt auf die Haut aufzutragen.

Einreibemittel Kräuterextrakte in Öl oder Alkohol, zur äußeren Anwendung gedacht.

Mit Kräutern arbeiten

Um die Heilwirkung der Kräuter möglichst gut zu nutzen, müssen sie richtig gesammelt und gelagert werden (siehe Seite 270–72). Das Endergebnis hängt auch sehr von der Zubereitung ab. Zum Würzen werden Kräuter und Gewürze (siehe Seite 169) fein gehackt und gemahlen, damit sich das Aroma entfalten kann; das erreicht man auch durch Zerdrücken. Diese Methoden eignen sich ebenfalls zur Vorbereitung von Kräutern für kosmetische Zwecke. Man kann die Kräuter auch in eine Butterschwitze geben, um das Aroma freizusetzen, in heißes Wasser oder in das warme Backrohr. Für medizinische Zwecke oder zur Körperpflege setzt man sie normalerweise einem Grundstoff wie Wasser oder Alkohol zu. Präparate auf Wasserbasis wie Aufgüsse und Abkochungen halten sich nicht lange und sollten sofort verbraucht werden. Aufgüsse für kosmetische Zwecke sollten mit natürlichem Mineralwasser gemacht werden, damit sie länger halten. Tinkturen auf Alkoholbasis kann man viel länger aufbewahren, außerdem lösen sich die heilsamen Wirkstoffe von Kräutern in Alkohol sehr gut. Viele pflanzlichen Arzneien basieren deshalb auf Tinkturen. Zum innerlichen Gebrauch nimmt man sie mit heißem Wasser oder in Sirup ein, für Salben werden sie mit Fett gemischt.

Aufgüsse/Kräutertees

Aufgüsse eignen sich gut zum Ausziehen der Wirkstoffe bei Pflanzen, die reich an ätherischen Ölen sind, besonders wenn die Blätter oder Blüten verwendet werden. Sie werden wie Tee zubereitet. Man nimmt dazu eine vorgewärmte Teekanne aus Porzellan oder Glas, gibt die benötigte Menge frischer oder getrockneter Kräuter hinein (1 Teil getrockneter entspricht 3 Teilen frischer Kräuter), gießt mit kochendem Wasser auf und deckt die Kanne zu. Nach 10 bis 15 Minuten Ziehen kann man den Aufguß abseihen. Wenn Sie zuviel zubereitet haben, können Sie den Rest in einem Krug oder einer Flasche im Kühlschrank aufbewahren.

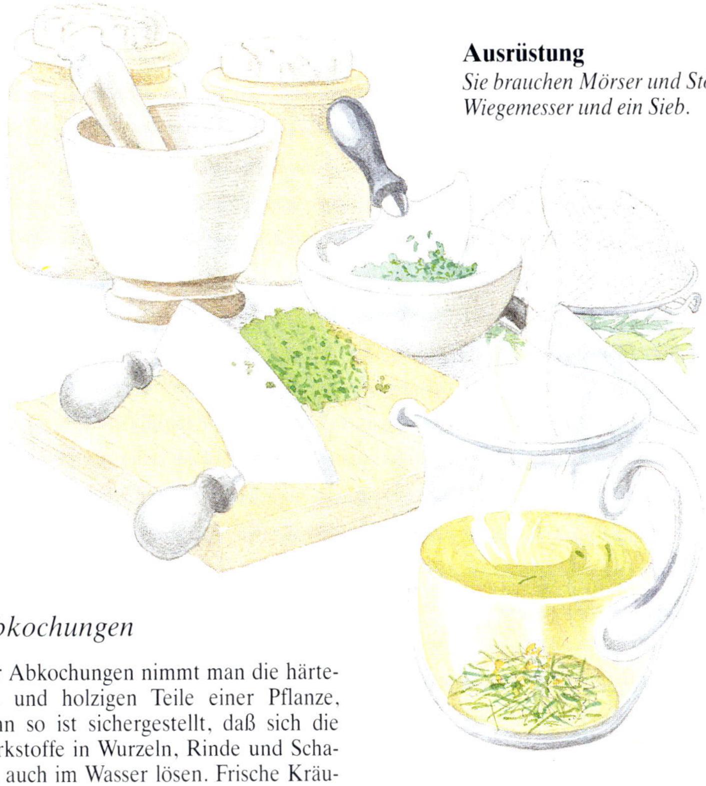

Ausrüstung
Sie brauchen Mörser und Stößel, Wiegemesser und ein Sieb.

Abkochungen

Für Abkochungen nimmt man die härteren und holzigen Teile einer Pflanze, denn so ist sichergestellt, daß sich die Wirkstoffe in Wurzeln, Rinde und Schalen auch im Wasser lösen. Frische Kräuter schneidet man in kleine Stücke, getrocknete werden gemahlen. Man gibt die benötigte Menge in eine beschichtete Pfanne, fügt Wasser hinzu und bringt es zum Kochen. Dann läßt man das Ganze zugedeckt 10 bis 15 Minuten köcheln und seiht es ab, solange es heiß ist.

Tinkturen

Diese haltbaren Gemische aus Alkohol, Wasser und Kräutern sind sehr konzentriert, so daß man davon viel weniger braucht als von einem Aufguß oder einer Abkochung. Das Verhältnis von Kräutern zu Flüssigkeit ist 1:5 (zum Beispiel 200 g Kräuter auf 1 l Flüssigkeit). Geben Sie die benötigte Menge eines Krauts in ein dunkles Glas mit Schraubverschluß, und gießen Sie mit Alkohol (zum Beispiel Wodka) auf. Die Tinktur ist gut verschlossen an einem warmen Ort aufzubewahren und zweimal täglich zu schütteln. Nach 14 Tagen seiht man das Ganze durch ein Baumwolltuch ab und drückt die Kräuter gut aus. In gut verschlossenen dunklen Gläsern aufbewahren! Statt Alkohol können Sie auch Apfelessig nehmen. Tinkturen kann man unverdünnt oder mit Wasser einnehmen, für Kompressen oder Tees verwenden oder ins Badewasser geben. Für Salben mischt man sie mit Bienenwachs oder Kakaobutter.

Kompressen und Umschläge

Hierbei werden die Wirkstoffe der Kräuter über die Haut aufgenommen. Für eine Kompresse tauchen Sie ein sauberes Leinen- oder Baumwolltuch in eine heiße Abkochung oder einen Aufguß. So heiß wie möglich auf die betroffene Stelle legen und die Kompresse wechseln, wenn sie abgekühlt ist. Für Umschläge werden die Kräuter selbst in dünnes Baumwolltuch gewickelt oder direkt auf die Haut gelegt. Um einen heißen Umschlag oder eine heiße Kompresse zu machen, werden die getrockneten Kräuter mit Wasser oder Apfelessig heiß aufgegossen oder abgekocht. Den Umschlag wechseln, sobald er abgekühlt ist. Die Wärme hält sich länger, wenn man auf den Umschlag eine Wärmflasche legt.

Pflanzen und Technologie

Viele scheinbar geniale menschliche Erfindungen sind an sich nur eine Nachahmung grundlegender Pflanzenstrukturen – Pflanzen haben schließlich in Millionen von Jahren Möglichkeiten entwickelt, in verschiedenen Umgebungen und Gemeinschaften zu leben. Der berühmte Kristallpalast, von Joseph Paxton 1850 für die Londoner Weltausstellung konstruiert, zeigt die gleichen Verstrebungen wie eine damals gerade erst entdeckte Riesenseerose, die *Victoria amazonica.* Die einzelnen Rippen waren wie bei Palmblättern aufgebaut. Mit der »Mikroverkapselung« – Duftstoffe werden in winzigen, leicht brechenden »Blasen« eingeschlossen – ahmt man nach, wie aromatische Pflanzen ätherische Öle in Drüsen speichern.

Die Menschen haben sich die kunstvolle Struktur von Pflanzen oft in einer Weise zunutze gemacht, die genau ihrer Funktion bei der Pflanze entspricht. Sumpfmoos zum Beispiel wurde wegen seiner großen Saugfähigkeit als Wundverband benützt. Das weiche Mark, die leichte »Schaumstoffüllung« schnell wachsender Pflanzen wie Holunder und Binsen, wurde für Lampendochte, als Korken und von Feinmechanikern und Uhrmachern zum Auffangen von Öltropfen verwendet. Ein in den Samen enthaltenes wasserlösliches Gummiharz ermöglicht es dem strauchartigen Hülsenfrüchtler Dhainca *(Sesbania aculeata),* sich auf sumpfigen, salzigen Böden zu halten. Aus diesem Gummiharz wird ein weicher, elastischer Film gemacht, mit dem morastiges Gelände um Ölbohrlöcher stabilisiert wird; auch appretiert man damit Papier und Textilien. Baumharze werden zum gleichen Zweck wie bei der Stammpflanze verwendet, nämlich um zwei Oberflächen zusammenzukleben und sie dazu noch mit einer antiseptischen Schicht zu überziehen. Pflanzen passen sich oft dadurch an Umweltbelastungen an – zum Beispiel an eine hohe Metallkonzentration im Boden –, daß sie ihren Stoffwechsel etwas verändern und damit auch die Farbe der Blätter. Bestimmte Pflanzenarten liefern uns also Hinweise auf Mineralien im Boden.

Manche Pflanzen sind durch ihre Fähigkeit, möglichst viel aus mageren Böden herauszuholen, zur Grundlage ganzer Wirtschaftssysteme geworden. Die wichtigste Pflanze für die Paiute-Indianer in Nevada war der Rohrkolben. Sie aßen die Schößlinge als Gemüse, stellten aus den Blättern Boote her, verbackten den Blütenstaub in Brot und nahmen die flaumigen Samenköpfchen als Füllung für Wiegen, Betten und Kleidung. Eine ähnliche Rolle spielte das Heidekraut auf den durch Abholzung ausgelaugten Böden im schottischen Hochland. Es lieferte Material zum Dachdecken und Heizen, für grobe Seile, Bier, Tee sowie zum Färben und war sogar Futter für die Schafe.

Viele Pflanzen macht man sich heute wieder zunutze. Die Wasserhyazinthe, *Eichhornia crassipes,* bietet sich zum Beispiel als Viehfutter an. Sie schwimmt frei auf der Wasserfläche und kann beliebig hin- und herbewegt werden, so daß sie sich auch eignet, um Wasserstraßen von Verunreinigungen und giftigen Substanzen zu befreien. Sie vermehrt sich sehr schnell (man bezeichnet sie auch als Kaninchen der Pflanzenwelt), und das einzige Problem ist, dafür zu sorgen, daß sie nicht überhandnimmt. Man erforscht heute bereits die Verwendbarkeit erneuerbarer Rohstoffquellen wie Jojobastrauch und Sonnenblume als Alternative zu Rohmaterial aus fossilen Brennstoffen.

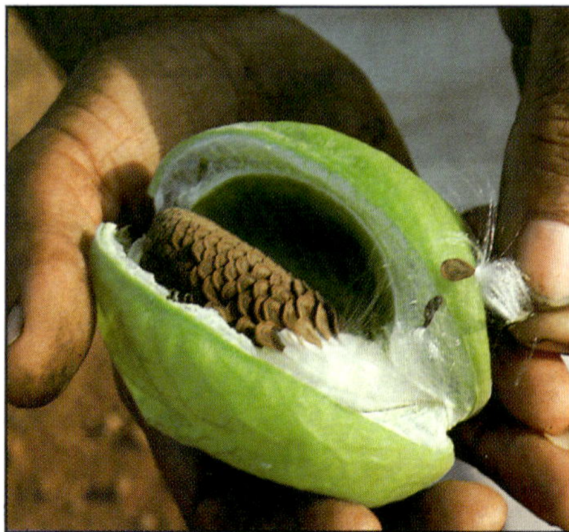

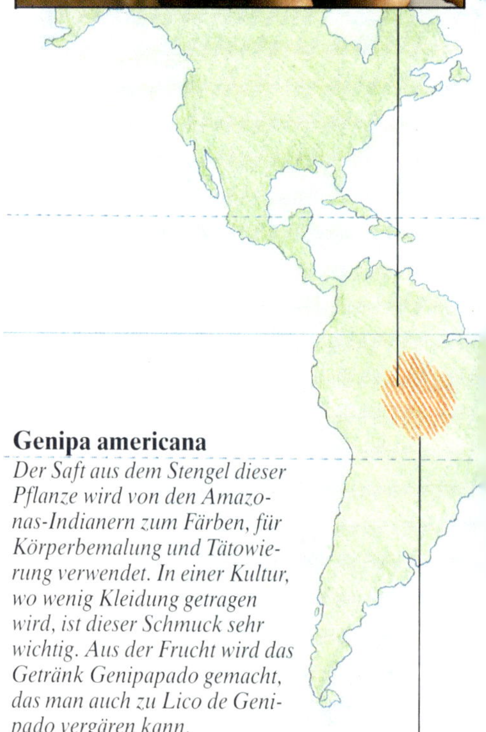

Genipa americana

Der Saft aus dem Stengel dieser Pflanze wird von den Amazonas-Indianern zum Färben, für Körperbemalung und Tätowierung verwendet. In einer Kultur, wo wenig Kleidung getragen wird, ist dieser Schmuck sehr wichtig. Aus der Frucht wird das Getränk Genipapado gemacht, das man auch zu Lico de Genipado vergären kann.

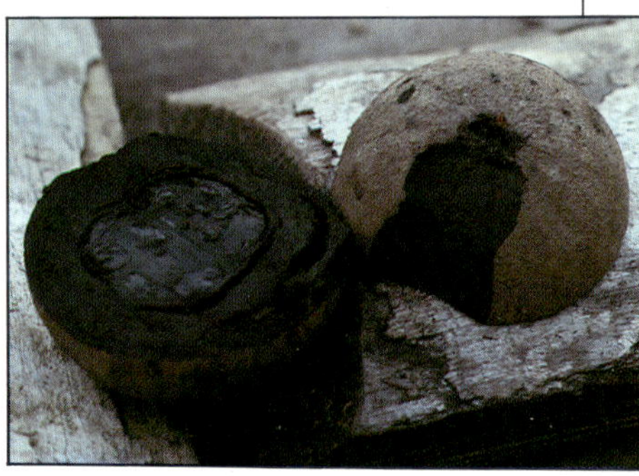

Pflanzendaunen

Der in Südamerika heimische Kapokbaum (Ceiba pentandra) *wurde auch in Afrika und Asien eingeführt. 90% der Welternte an Kapok kommen aus Indonesien. Die Fasern in den Kapseln sind nicht spinnbar, aber wasserabweisend (gut für Schwimmwesten) und werden als Kissenfüllung und Isoliermaterial verwendet.*

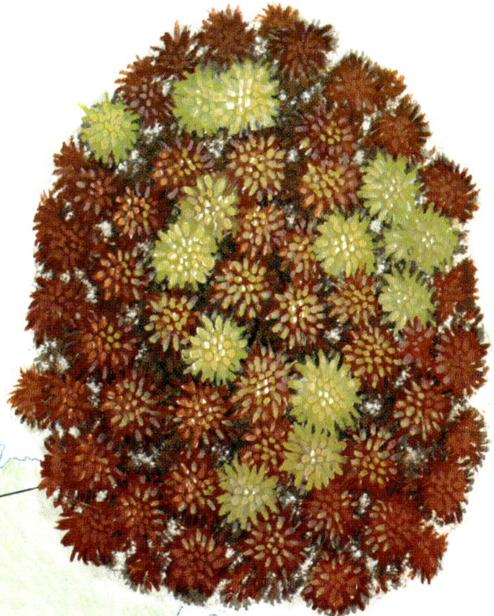

Sumpfmoos

Das Sumpfmoos (Sphagnum cymbilifolium) *kann sehr viel Feuchtigkeit aufnehmen. Es eignet sich daher zur Auflockerung der Erde in Hängekörbchen und zum Stillen von Blutungen. Für letzteres wird es seit dem Altertum verwendet. Die Heilwirkung soll auf dem antibiotischen Effekt der darin gebundenen Mikroorganismen beruhen.*

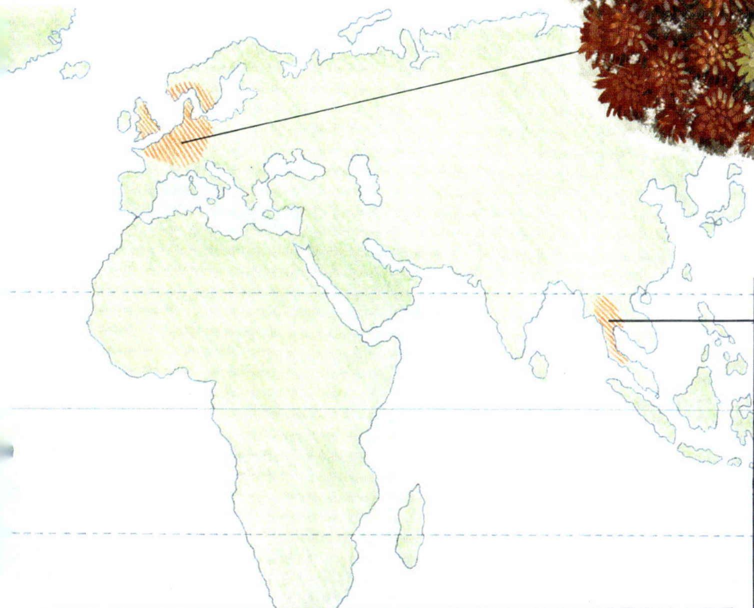

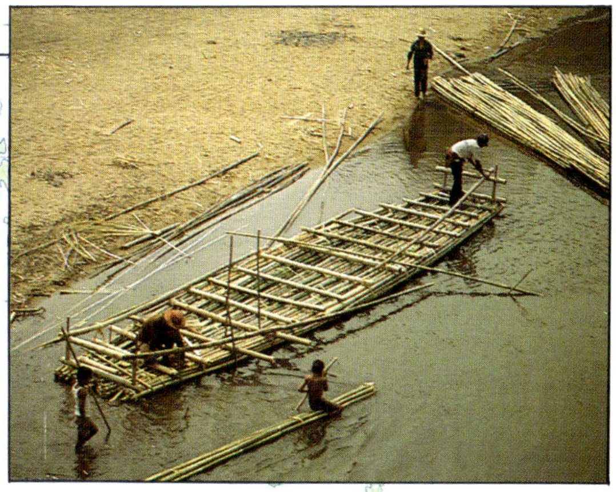

Bambus

Die verschiedenen Bambusarten sind für den Menschen von großem Nutzen. Aus der hier abgebildeten Art (Dendrocalamus giganteus) *werden in Asien Flöße hergestellt. Andere Sorten liefern Gemüse (Sprossen), Papier (Fasern im Holz), Nukleasen und Deaminase für Zellkulturen (Schößlinge), einen desodorierenden Stoff (Blätter) und Brennmaterial (Stengel).*

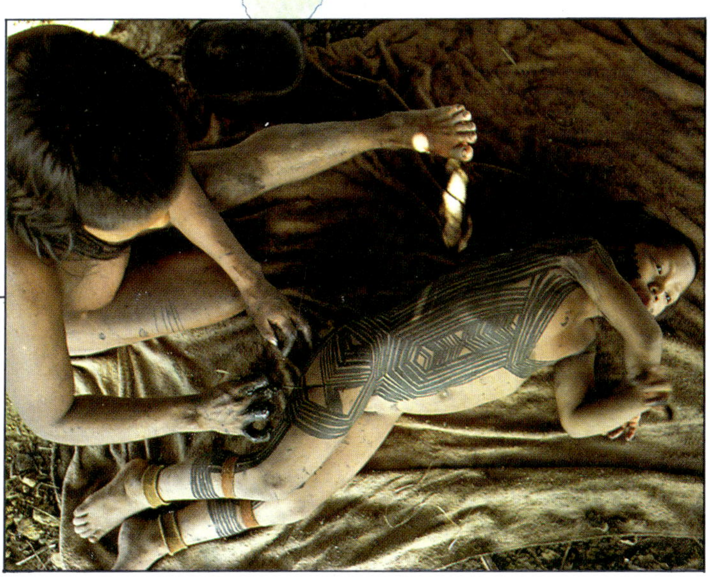

KAPITEL 3

Natürlich leben mit Kräutern

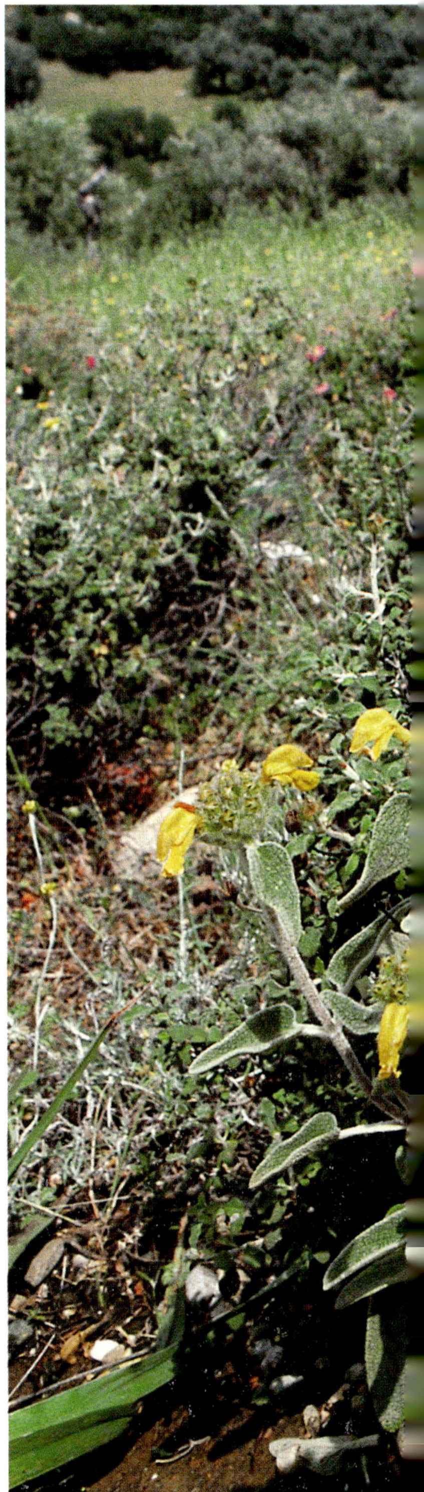

Es gehört zu den schönsten Dingen im Leben, von Pflanzen umgeben zu sein. Sie bereichern unsere Umwelt mit ihren schönen Farben und angenehmen Düften, ob wir sie nun im Garten pflegen oder als Zimmerpflanzen haben. Und sogar dann haben sie therapeutische Wirkungen, die uns kaum bewußt sind. Die meisten Menschen finden den Duft von Lavendel oder Rosen sicher angenehm, aber die wenigsten wissen, daß der innere Auftrieb, den sie uns geben, nicht nur von ihrem Duft oder ihrer Schönheit kommt. Die von den Pflanzen freigesetzten ätherischen Öle beeinflussen unser Nervensystem auf bestimmte Weise, und wir stehen hier mit unserem Wissen noch am Anfang. Eben dieses Potential wird bei der Aromatherapie genutzt, und auch wir können uns damit Entspannung verschaffen – mit Massageölen, Zerstäubern oder einfach den lebenden Pflanzen.

In unserer Wohnung und im Garten Pflanzen zu ziehen erinnert uns daran, wie eng und wie wichtig unsere Beziehung zu ihnen sein kann – und wie bedeutsam dies auch für unser Wohlbefinden ist. Seit Wissenschaftler immer öfter feststellen, wie sehr chemische Giftstoffe in so verschiedenen Produkten wie Luftverbesserern und Hautreinigungsmitteln unserer Gesundheit schaden können, ist es wirklich an der Zeit, wieder Naturprodukte zu verwenden. Die sanfte, ausgewogene Wirkung pflanzlicher Mittel ist nicht nur besser für unseren Körper, sondern auch für die Umwelt. Wir vermeiden damit Produkte, die schädliche Chemikalien enthalten, Produkte, die an Tieren getestet wurden, und solche, bei deren Herstellung oder Verpackung auf die begrenzten Rohstoffreserven wenig Rücksicht genommen wurde. Nicht zuletzt können wir jedes Rezept unseren eigenen Bedürfnissen anpassen, wenn wir pflanzliche Präparate selbst herstellen.

Am meisten Freude machen uns die Kräuter, die wir für Schönheits- und Hautpflege und für Haushaltsprodukte ziehen. Viele von ihnen sind wohlriechend, wie Zitronenmelisse, Rosmarin und die verschiedenen Rosenarten. Andere, wie das Seifenkraut, enthalten reinigende Saponine, die einen seifenähnlichen Schaum erzeugen. Wieder andere sind eine wahre Wohltat für die Haut, nähren, beruhigen und verschönern sie – wie die heilenden Öle im Lavendel und die lindernden Stoffe im Irländischen Moos.

Die Kräuter nicht innerlich anwenden und nicht in Reichweite von Kindern aufbewahren.
Manche Kräuter sind unter bestimmten Umständen gefährlich. Vor der Anwendung die Hinweise im Glossar lesen.

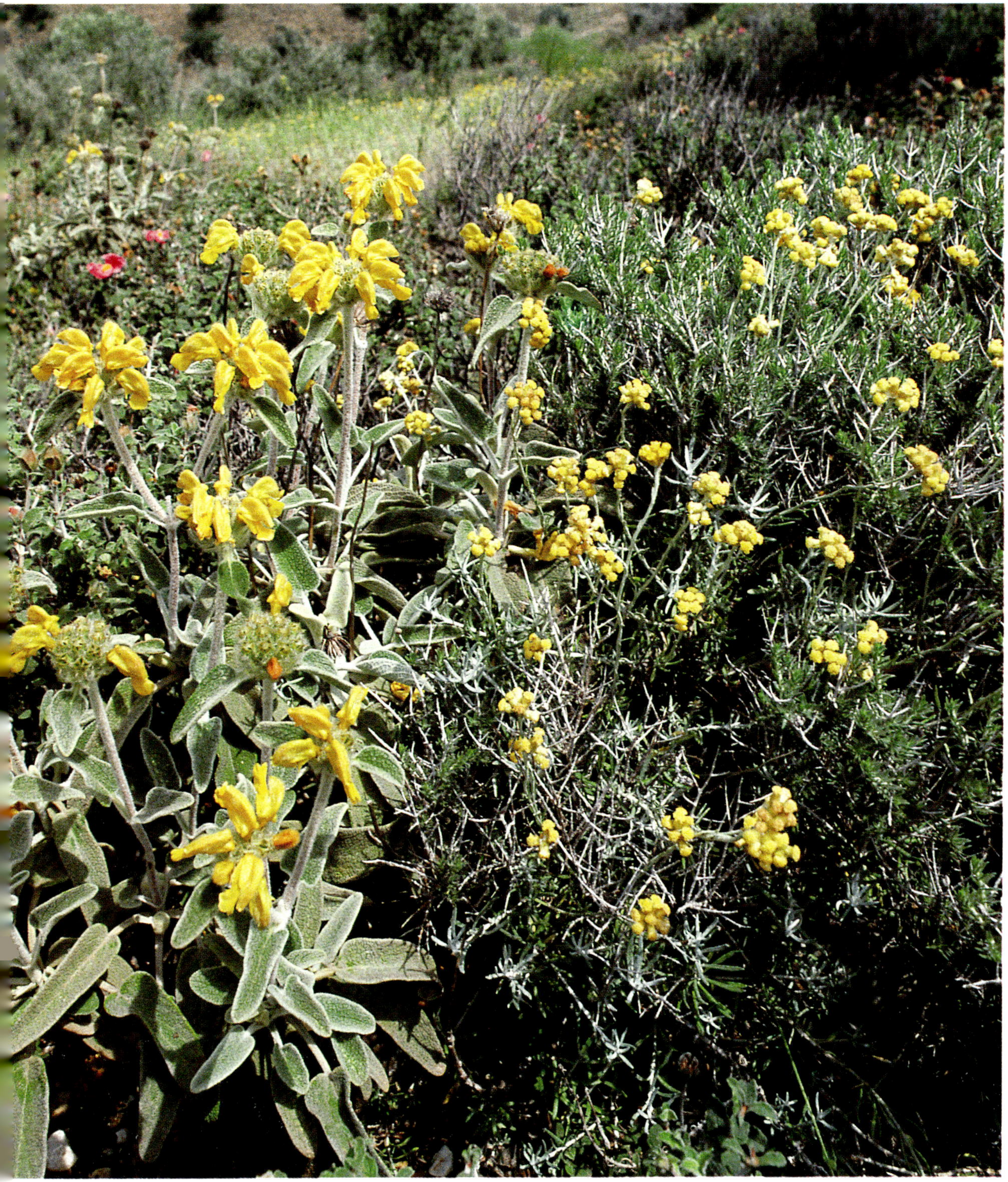

Klebriger Salbei, eine der vielen Arten des Krauts, wildwachsend auf Kreta

Körperpflege

Unser Körper ist uns das ganze Leben lang zu Diensten und verdient auch entsprechende Pflege. Vielen ist inzwischen klar, wie wichtig eine vernünftige Ernährung ist, und sie setzen Entspannungstechniken ein, um Streß abzubauen. Auf beiden Gebieten können Kräuter hilfreich sein (siehe Seite 148–51 und 220–23). Oft übersehen wir aber, daß wir unser Wohlbefinden mit Kräutern noch einfacher steigern können, nämlich mit der täglichen Körperpflege und den Mitteln, die wir für unser Haar, die Mundhygiene und besonders für die Haut verwenden.

Die Haut ist unsere Grenze zur Welt, ihre Anpassungsfähigkeit und die verschiedenen Schichten sind Schutz gegen schädliche Einflüsse, Infektionen und Schmutz. Sie ist ein lebenswichtiges Organ mit vielen Funktionen, von der Wärmeregulierung bis zur Ausscheidung schädlicher Stoffe. Und sie ist unser größtes Sinnesorgan, mit dem wir angenehme und schmerzliche Eindrücke der Umwelt aufnehmen.

Die Haut ist zwar ein Schutz, deshalb aber nicht etwa undurchlässig; im Gegenteil, sie kann sehr viel aufnehmen, heilsame wie schädliche Substanzen, die dann weiter in den Körper eindringen. Zum Beispiel sind schon chemische Stoffe aus Kosmetika im Blut nachgewiesen worden, auf der Haut verriebener Knoblauch ist später im Atem zu riechen, die bei der Aromatherapie in die Haut einmassierten Öle können das Nervensystem beeinflussen. Die Haut beeinflußt in hohem Maß unsere Gesundheit und unser Wohlbefinden. Trotzdem verwenden wir industriell hergestellte Hautpflegeprodukte, ohne an ihre Wirkung zu denken. Manche rufen allergische Reaktionen hervor, andere stören das natürliche Säuregleichgewicht (oft als pH-Wert bezeichnet), das ein Schutz gegen Krankheitskeime und chemische Giftstoffe ist. Auch die Haarpflege bringt Probleme mit sich: Shampoos, besonders solche gegen Schuppen, können das Haar schädigen; Färbemittel und Aufheller enthalten ebenfalls Chemikalien, die gesundheitsschädlich sind, wenn sie in den Körper gelangen. Ironischerweise sind oft gerade solche Produkte schädlich, die unser Wohlbefinden steigern sollen. In Amerika sind in den letzten zehn Jahren acht gängige Stoffe in Deodorants wegen des Gesundheitsrisikos verboten worden. Durch Deodorants verursachte Hautreizungen sind immer noch häufig.

Kräuter und Körperpflege

Mit Kräutern wird der Körper mild gepflegt, ohne Risiken durch Chemikalien. Klebkraut ist zum Beispiel ein sicheres alternatives Deodorant, Salbei ein gutes Mittel zur Zahnpflege. Sie sind angenehm und reinigen nicht nur, sondern haben auch eine Heilwirkung.

Die regelmäßige Hautpflege hat drei Stufen: Reinigen, Beleben und Nähren. Duftende Kräuterseifen und -kosmetika reinigen die Haut gründlich, beleben sie, stellen den natürlichen pH-Wert wieder her und nähren die Haut durch Pflanzenöle. Das Haar wird mit Seifenkraut mild gereinigt, Spülungen mit Henna festigen und nähren. Auf den folgenden Seiten finden Sie eine ganze Reihe von Kräuterpräparaten zur natürlichen und angenehmen Pflege von Haar, Haut und Zähnen.

Die Struktur der Haut

Unsere Haut ist ein komplexes Organ, das aus drei Schichten besteht: der Oberhaut (Epidermis), der Lederhaut in der Mitte und dem Unterhautgewebe. Die beiden unteren Schichten sind der lebende Teil der Haut. Sie sind von einem Netz aus Nerven und Blutgefäßen durchzogen.

Die Fett-/Wasserschicht
Diese unsichtbare Schicht besteht aus den Absonderungen der Schweiß- und Talgdrüsen. Sie ist ein Feuchtigkeitsspender und gleicht den pH-Wert aus.

Die Oberhaut
Diese äußere Schicht besteht aus toten Zellen, die ständig von unten neu ergänzt werden. Viele Hautcremes wirken nur auf diese Schicht ein.

Die Lederhaut
Diese Schicht besteht nur aus lebenden Zellen, die die Stärke und Form der Haut bestimmen. Hier sitzen die Talgdrüsen, die eine ölige Substanz absondern.

Das Unterhautgewebe
Diese Schicht aus Fettgewebe ist eine Art Schutzpolster. Hier sind die Schweißdrüsen zu finden.

Die Nervenenden
Sie übermitteln dem Gehirn Druckreize. In die Haut eindringende Substanzen können die Nerven beruhigen oder anregen und so unser Befinden beeinflussen.

Kapillar-Enden
Die Haut ist von vielen feinen Blutgefäßen durchzogen, über die chemische Stoffe – wohltuende wie schädliche – eindringen können. Von hier werden sie über das Blut im Körper weiterverteilt.

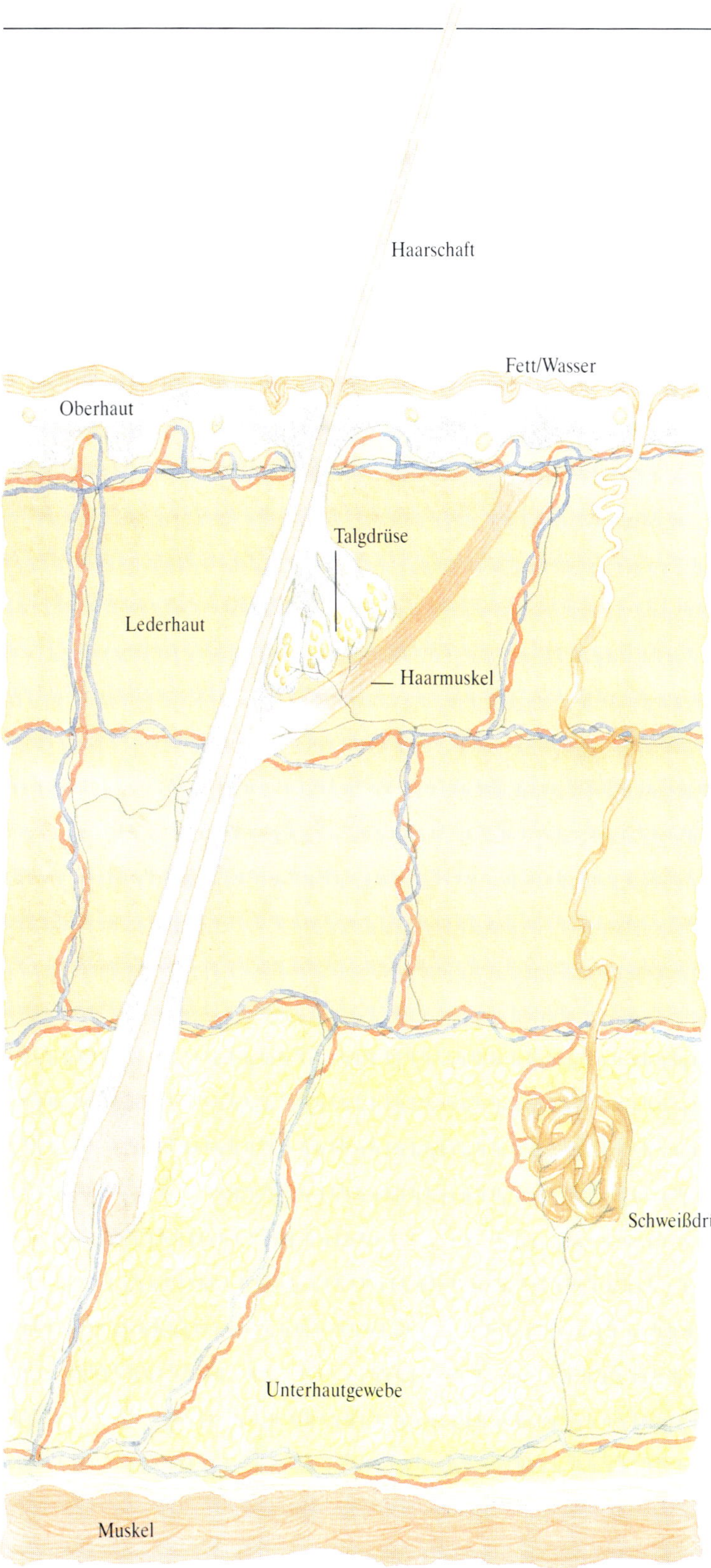

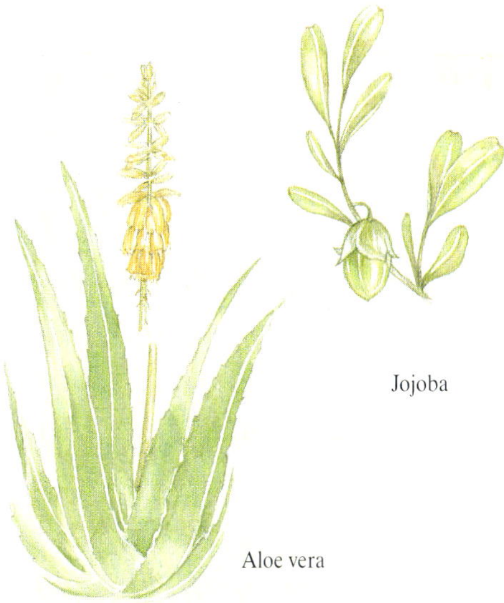

Pflanzen für die Schönheit
Einige der in der Naturkosmetik oft verwendeten »Wunderpflanzen« ahmen eigentlich die Funktionen der Haut nach. Jojobaöl ist von der Struktur her ähnlich wie unser Hauttalg, das fleischige Mark der Aloe vera läßt kleine Wunden schneller heilen.

Grundrezepte für Aufgüsse

Für die hier genannten Aufgüsse sollten auf ½ l natürliches Mineralwasser (kochend) folgende Mengen an Kräutern genommen werden:

Getrocknete Kräuter
14 g für einen schwachen Aufguß
28 g für normale Stärke
56 g für einen starken Aufguß

Frische Kräuter
1 ½ Handvoll für einen schwachen Aufguß
3 Handvoll für normale Stärke
6 Handvoll für einen starken Aufguß

Siehe auch Seite 134–35. Immer natürliches Mineralwasser verwenden; man kann die Aufgüsse dann auch länger aufbewahren.

Kräuter für die Haut

Sie sollten Naturkosmetika auf Ihren Hauttyp abstimmen, was Sie ja auch bei anderen Mitteln zur Hautpflege tun würden. Bei fetter Haut nehmen Sie Präparate mit adstringierenden Kräutern, die die Haut straffen, die Poren schließen und Unreinheiten abheilen. Für trockene Haut sind erweichende Kräuter zu empfehlen, die die Haut beruhigen, glätten und die hauteigene, schützende Fettschicht ergänzen. Verwenden Sie diese Präparate für ein Rundumprogramm zum Reinigen, Beleben und Nähren der Haut. In der Praxis werden Sie sehen, daß viele Kräuterpräparate mehrere Vorteile haben. So ist ein einfacher Aufguß zur Reinigung auch in anderer Hinsicht nützlich. Versuchen Sie es mit einem normal starken Aufguß aus Kamille, Holunderblüten, Ringelblume, Veilchen oder Schafgarbe. Wählen Sie das für Ihre Haut passende Kraut nach den besonderen Eigenschaften in der nachfolgenden Liste aus. Seihen Sie die Flüssigkeit durch einen Filter ab, und bewahren Sie sie im Kühlschrank auf. Waschen Sie das Gesicht nach der Reinigung mit lauwarmem Wasser.

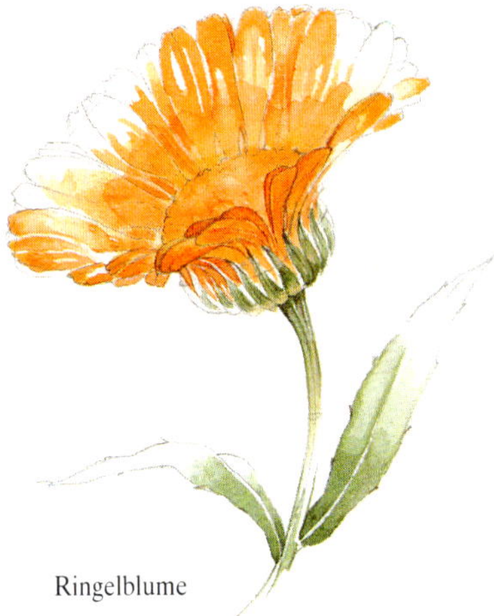
Ringelblume

Adstringierende Kräuter

Ringelblume und Hamamelis, von alters her als heilkräftig bekannt, wirken auch adstringierend. Diese Pflanzenfamilie enthält Tannine, die so auf Proteine reagieren, daß sich das Gewebe, auf das sie aufgebracht werden, zusammenzieht und strafft.

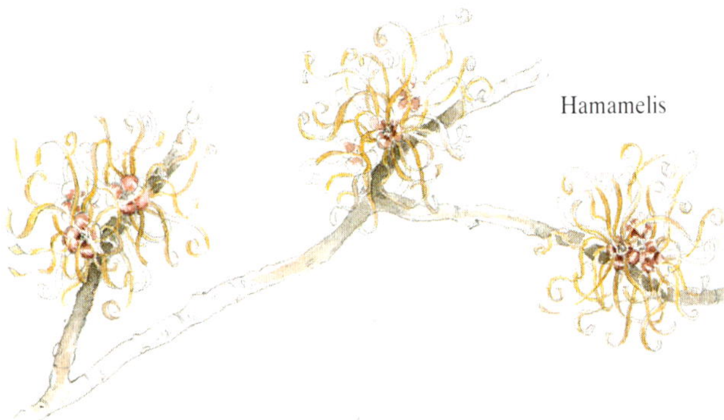
Hamamelis

Kräuter		Wirkung
Holunderblüten	X	reinigend, erweichend, aufhellend, schweißtreibend
Irländisches Moos	X	erweichend
Veilchen	X	reinigend, erweichend
Echter Eibisch	X	erweichend
Beinwell	X	erweichend
Ringelblume		reinigend, adstringierend, die Wundheilung fördernd, tonisierend
Hamamelis		adstringierend, die Wundheilung fördernd
Schachtelhalm		adstringierend
Frauenmantel		adstringierend
Thymian		tonisierend, erfrischend, desinfizierend
Schafgarbe		reinigend, tonisierend, schweißtreibend
Kamille		reinigend, kühlend, aufhellend, entzündungshemmend
Lavendel		antiseptisch, anregend

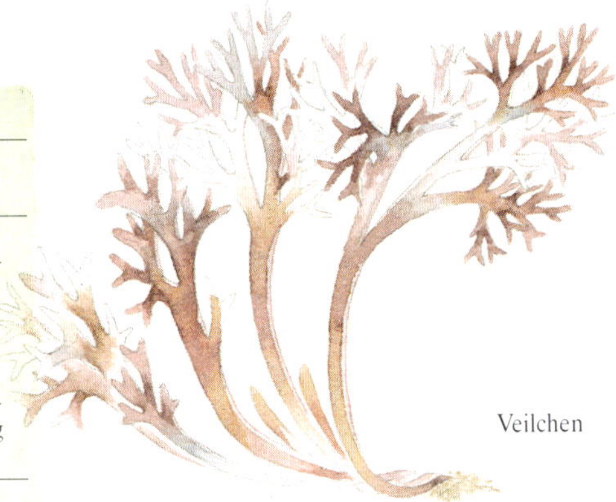
Irländisches Moos

Erweichende Kräuter

Sie beruhigen und »schmieren« die Haut. Die zwei wirksamsten sind Veilchen und Irländisches Moos. Beide enthalten Pflanzenschleim, der sich in Verbindung mit Wasser zu einem Gel vermischt, so daß sie leicht auf die Haut aufgetragen werden können.

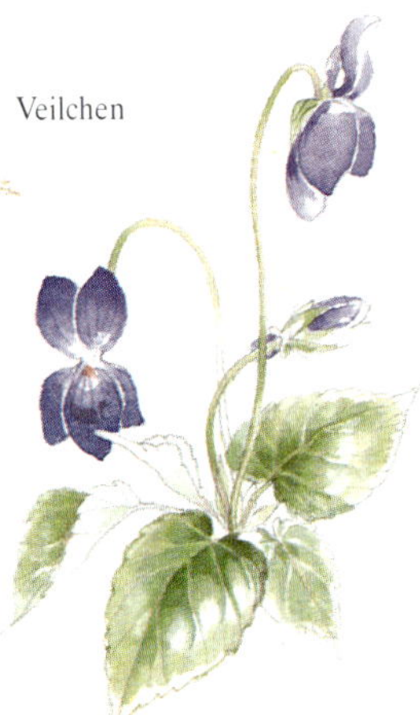
Veilchen

Kräuter für das Haar

Das Haar braucht außer der Wäsche auch Festigung, um verlorengegangenes Fett zu ersetzen und ihm Sprungkraft und Glanz zu verleihen. Viele Kräuter wie Holunderblüten und Kamille reinigen und festigen. Die in der Liste genannten Kräuter kann man übrigens gut mit dem reinigenden Seifenkraut zu Kräutershampoos kombinieren (siehe Seite 146). Bei der Auswahl der Kräuter sollten Sie darauf achten, daß verschiedene Haartypen unterschiedlich reagieren. Für trockenes Haar zum Beispiel eignet sich besonders der Echte Eibisch, während für stumpfes, lebloses Haar Kräuter wie die Stabwurz ideal sind, deren ätherische Öle bis zur Haarwurzel dringen und das Haar festigen. Andere Pflanzen wie Rosmarin und Thymian, die reich an ätherischen Ölen sind, eignen sich als Festiger für jeden Haartyp. Kamille und Salbei, beide leicht tönend, sind für helles bzw. dunkles Haar zu empfehlen.

Haartyp	Frische Kräuter	Getrocknete Kräuter
Hell	Kamille, Holunderblüten, Schafgarbe	Kamille, Lindenblüten, Schafgarbe
Dunkel	Rosmarin, Thymian, Salbei, Schwarzwurz	Rosmarin, Salbei, Schwarzwurz, Henna (Pulver)
Rot	Blüten der Ringelblume	Blüten der Ringelblume
Fettig	Lavendel, Pfefferminze, Weiße Taubnessel	Lavendel, Pfefferminze, Weiße Taubnessel
Trocken	Echter Eibisch, Schwarzwurz	Echter Eibisch, Schwarzwurz
Stumpf, leblos	Brennessel, Fenchelblätter, Stabwurz, Petersilie, Rosmarin	Stabwurz, Brennessel
Für jedes Haar	Rosmarin, Thymian, Brennessel, Majoran, Schachtelhalmstengel und -zweige	Holunderblüten, Thymian, Rosmarin
Gegen Schuppen	Klebkraut, Klettenwurzel, Stabwurz	
Für besseren Haarwuchs	Schachtelhalmzweige und -stengel, Katzenminze, Stabwurz	

Kräuter für die Mundhygiene

Viele Kräuter reinigen und wirken antiseptisch, so daß sie sich sehr gut zur Mundhygiene eignen. Zu den wichtigsten zählen Salbei (adstringierend), Nelken, Pfefferminze und Thymian (alle drei wirken antiseptisch), Petersilie, Majoran, Blätter von Brombeere und Schwarzer Johannisbeere sowie Wacholderbeeren. Durch Kauen von Walcholderbeeren, Pfefferminze oder Petersilie vertreibt man unangenehmen Zwiebel-, Knoblauch- oder Alkoholgeruch. Durch Einreiben mit Salbei werden die Zähne sauber, der Atem angenehm frisch. Erdbeeren reinigen die Zähne, machen sie weiß und entfernen Zahnbelag. Ein wirksames Mundwasser ist ein normal starker Aufguß (siehe Seite 141) aus Salbei, Minze, Thymian oder Majoran. Sehr gut sind auch die Zweige des »Zahnbürstenbaums«, *Salvadora persica*, mit denen man in Afrika, Indien und im Mittleren Osten von alters her Zähne und Zahnfleisch reinigt. Daraus hergestellte Zahnpasten gibt es in manchen Reformhäusern.

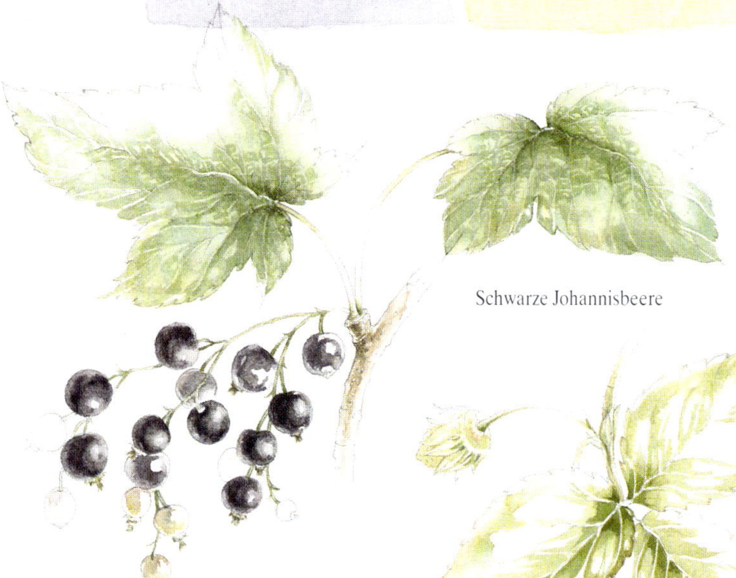

Schwarze Johannisbeere

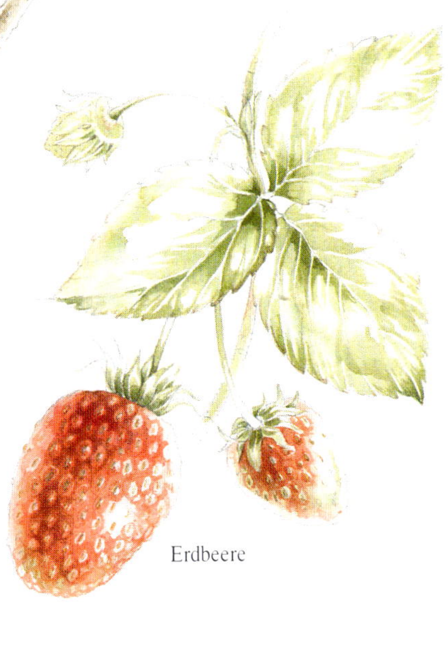

Erdbeere

Zur Mundreinigung
Diese beiden beliebten Pflanzen schenken uns nicht nur wohlschmeckende Früchte, sondern sind auch sehr wertvoll für die Mundhygiene. Besonders die Blätter der Schwarzen Johannisbeere werden schon immer wegen ihrer reinigenden Wirkung verwendet.

Hautpflege

Auf diesen beiden Seiten finden Sie Rezepte für reinigende, belebende und nährende Präparate. Entfernen Sie morgens und abends Schmutz und Make-up mit etwas Reiniger auf einem Wattebausch. Belebende Mittel nehmen Sie nach dem Bad oder einem Gesichtsdampfbad; wischen Sie dabei Gesicht und Hals sanft mit dem angefeuchteten Wattebausch ab. Die Nährcreme massieren Sie abends in die Haut ein.

Kräuterseife

Normale und fettige Haut wäscht man am besten mit einer einfachen Seife und Wasser, bei trockener Haut sollte man nur warmes Wasser nehmen. Die meist alkalischen Seifen können den natürlichen Säuremantel der Haut durcheinanderbringen, die dann spannt und gereizt ist. Nehmen Sie lieber diese milde Kräuterseife mit warmen oder kaltem Wasser – es sollte aber weder zu heiß noch zu kalt sein.

140 g einfache, ungefärbte,
unparfümierte Seife
85 g ganze frische Kräuter (Rosmarin,
Thymian oder Majoran)
300 ml Wasser
2 TL Rosmarin- oder Sandelholzöl

Die Seife in eine Schüssel raspeln, einen normal starken Aufguß aus dem gewünschten Kraut herstellen (siehe Seite 141) und 30 Minuten stehen lassen. Den Aufguß über die Seife abseihen und die Schüssel in einen Topf mit leicht kochendem Wasser stellen. Rühren, bis die Seife geschmolzen ist und eine glatte Masse entsteht. Die Schüssel aus dem Topf herausnehmen und das Öl unterrühren. Schnell in geeignete Förmchen gießen. Nach dem Abkühlen mit fettabstoßendem Papier zudecken und an einen warmen, trockenen Platz stellen. Nach etwa 8 Wochen ist die Seife hart.

Variation Für »Waschbälle«, die zur Zeit von Elizabeth I. sehr beliebt waren, nehmen Sie statt dem Kräuteraufguß 140 ml Rosenwasser, das leicht adstringierend wirkt. Aus der Seife kleine Bälle formen und sie an einem warmen Platz trocknen. Zum Schluß die Hände mit Rosenwasser anfeuchten und die Oberfläche glätten, damit sie glänzt.

Reinigungsmilch für den Teint

Um Fett und Schmutz gründlich zu entfernen, ist oft eine Tiefenreinigung nötig. Diese kühlende und reinigende Milch am besten morgens und abends verwenden, und zwar mit einem Wattebausch oder einem Kosmetiktuch. Alle Zutaten sind gut für die Haut: Zitronenöl ist sauer und erfrischend, Ringelblume wirkt adstringierend und ist besonders gut für unreine Haut (siehe Seite 142). Auch Mandel»milch« ist sehr gut für den Teint und hält sich viel länger als Kuhmilch.

56 g gemahlene Mandeln
150 ml Wasser
3 EL starker Ringelblumenaufguß
(siehe Seite 141)
1 TL Borax
2 EL Traubenkernöl
5 Tropfen Zitronenöl

Die Mandeln in ein Baumwollsäckchen geben und einige Stunden in einer Schüssel mit dem Wasser einweichen; gelegentlich mit einem Löffel auspressen. Das Säckchen herausnehmen und ganz ausdrücken (Sie können es später als Badezusatz verwenden, siehe Seite 149). Die Mandelmilch zur Seite stellen. Den Ringelblumenaufguß mit dem Borax in eine Tasse geben, in einen Topf mit heißem Wasser stellen und rühren, bis das Borax sich aufgelöst hat. Das Traubenkernöl erhitzen und die Boraxlösung kräftig unterrühren. 4 EL Mandelmilch und das Zitronenöl dazugeben. Nach dem Abkühlen in eine Flasche füllen und gut schütteln (auch jeweils vor Gebrauch).

Schnelle Reinigungsmilch

Diese Milch können Sie ganz leicht aus gängigen Küchenzutaten herstellen. Der Zitronensaft ist adstringierend und bringt den pH-Wert der Haut schnell wieder ins Lot.

½ kleiner Becher Naturjoghurt
1 EL Distelöl
½ EL Zitronensaft

Die Zutaten gut vermischen und innerhalb von 2 Tagen aufbrauchen.

Reinigendes Gesichtsdampfbad

Dieses Dampfbad ist besonders gut bei fettiger Haut und Mitessern, jedoch nicht zu empfehlen bei geplatzten Äderchen, oder wenn man leicht errötet. Die meisten Kräuter enthalten ätherische Öle, die auch in der Aromatherapie verwendet werden, um die Stimmung positiv zu beeinflussen (siehe Seite 150–51). Bei trockener Haut sollte man sich auf 5 Minuten beschränken und eine Massage anschließen.

2 Handvoll frische Kräuter oder
2 EL getrocknete Kräuter: Lavendel,
getrocknete Lindenblüten (beruhigend),
Pfefferminze (anregend),
Thymian,
Rosmarin,
Salbei (lindernd, erfrischend)

Das Haar abdecken und über eine Schüssel mit heißem Wasser und den ausgewählten Kräutern beugen. Ein dickes Badehandtuch über Kopf und Schultern decken und das belebende Aroma 5–10 Minuten einatmen. Dann die Mitesser mit einem sauberen Kosmetiktuch ausdrücken, nicht mit den Fingernägeln. Etwas Hamamelis auf diese Stellen geben.

Belebende Blütenlotion

Viele Seifen und Kosmetika irritieren den natürlichen Säuremantel der Haut. Ein gesunder Körper gleicht das schnell aus, besonders wenn man eine milde, natürliche Seife verwendet (siehe links). Die Blütenlotion begünstigt diesen Vorgang, schließt die Poren und strafft, kühlt und erfrischt die Haut. Der Zitronensaft bringt Säure dazu, Hamamelis wirkt adstringierend.

4 EL Hamamelis
4 EL Zitronensaft
4 EL Blütenwasser (Rose,
Holunderblüte, Orange oder Lavendel)
einige Tropfen Zitronen-, Lavendel- oder
Rosenpelargonienöl

Alle Zutaten in einem Krug mischen, in eine Flasche abfüllen und gut schütteln.

Belebende Gesichtspackungen

Sie können einmal pro Woche eine Packung machen, um die Haut zu beleben oder sie nach einem Gesichtsdampfbad zu kräftigen. Packungen eignen sich besonders für fettige Haut. Erst das Gesicht gründlich reinigen und das Haar zurückbinden. Die Packung ziemlich dick auftragen, Augen und Mund dabei aussparen, zehn Minuten hinlegen. Die Haut wird sich allmählich gespannt und steif anfühlen. Dann die Packung gründlich mit warmem Wasser abspülen. Dem Hauttyp entsprechende Kräuter nehmen (siehe Seite 142). Gut geeignet sind Holunderblüten, Fenchelblätter, die Blütenblätter der Ringelblume, Pimpinellenblätter, Thymian, Blätter und Spitzen der Schafgarbe.

2 EL feingehackte Kräuter oder Blüten oder 2 EL starker Aufguß aus getrockneten Kräutern (siehe Seite 141)
2 EL Naturjoghurt
feines Hafermehl oder Kaolinpulver

Kräuter und Joghurt in einer Schüssel mit ausreichend Hafermehl oder Kaolinpulver zu einer weichen Paste verrühren. Bei getrockneten Kräutern braucht man etwas mehr Hafermehl oder Kaolin, damit der Aufguß absorbiert wird.

Nährcreme für die Nacht

Diese duftende Creme wirkt beruhigend. Da Lanolin, Sonnenblumen- und Mandelöl Feuchtigkeitsspender sind, ist sie besonders gut für trockene, durch das Wetter rauh gewordene Haut und für rissige Hände. Das Lavendelöl besänftigt die Haut.

3 EL Lanolin
1 EL Sonnenblumenöl
1 EL Mandelöl
1 TL Lavendelöl

Das Lanolin in einer kleinen Schüssel in einem Topf mit heißem Wasser schmelzen. Die ersten beiden Öle unter ständigem Rühren zugeben. Vom Herd nehmen und abkühlen lassen, dabei weiter rühren, dann das Lavendelöl dazugeben. Die Creme in ein kleines Töpfchen geben und erst zuschrauben, wenn sie kalt ist.

Nährendes Handgel

Der Schleim von Irländisch Moos ist ein sehr gutes erweichendes Mittel. Man kann diese Meerespflanze getrocknet kaufen oder bei Ebbe selbst von den Felsen sammeln, trocknen und in der Sonne bleichen.

15 g getrocknetes Irländisches Moos
200 ml Wasser
2 TL abgeseihter Zitronensaft
2 EL Glyzerin
½ TL Borax
einige Tropfen Zitronen- oder Orangenöl

Das Moos 20 Minuten einweichen und dann in einen emaillierten Topf mit dem Wasser geben. Zum Kochen bringen, zudecken und 20–30 Minuten köcheln lassen. Vom Herd nehmen und abkühlen lassen. In eine Schüssel abseihen und dabei das Gel mit einem Holzlöffel durch das Sieb pressen. Den Zitronensaft unterrühren. Das Glyzerin erwärmen, Borax hinzugeben und umrühren, bis es sich aufgelöst hat. Das Ganze mit der Moosmischung verrühren. Das Öl dazugeben und das Gel in Gläser mit Schraubverschluß füllen.

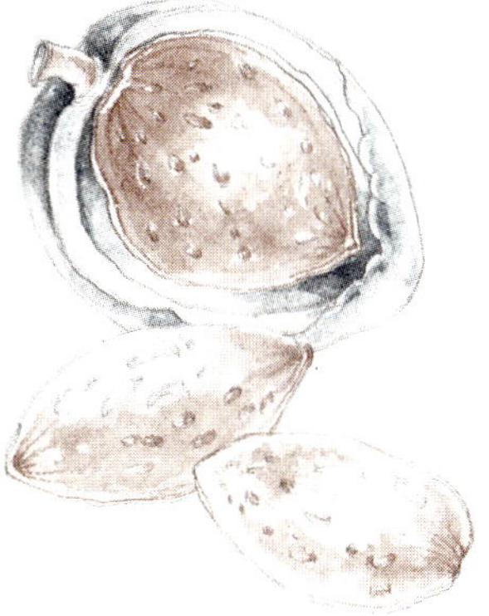

Feuchtigkeitsspender
Mandel- und Sonnenblumenöl machen die Haut weich und geben ihr Feuchtigkeit. Mandelöl wirkt auch reinigend.

Nährendes Hand- und Körperöl

Reiben Sie nach dem Baden den Körper mit diesem leichten, duftenden Körperöl ein. Durch das Rosenwasser wirkt es belebend und adstringierend.

85 ml Rosenwasser
1 TL Borax
2 EL Mandelöl
2 EL Traubenkernöl
1 TL Rosenholz- oder Rosenpelargonienöl

Das Rosenwasser in einer Schüssel in einem Topf mit leicht kochendem Wasser erwärmen, das Borax hinzugeben und rühren, bis es sich auflöst. Dann die Öle unter kräftigem Rühren untermischen. In eine Flasche füllen. Vor Gebrauch gut schütteln.

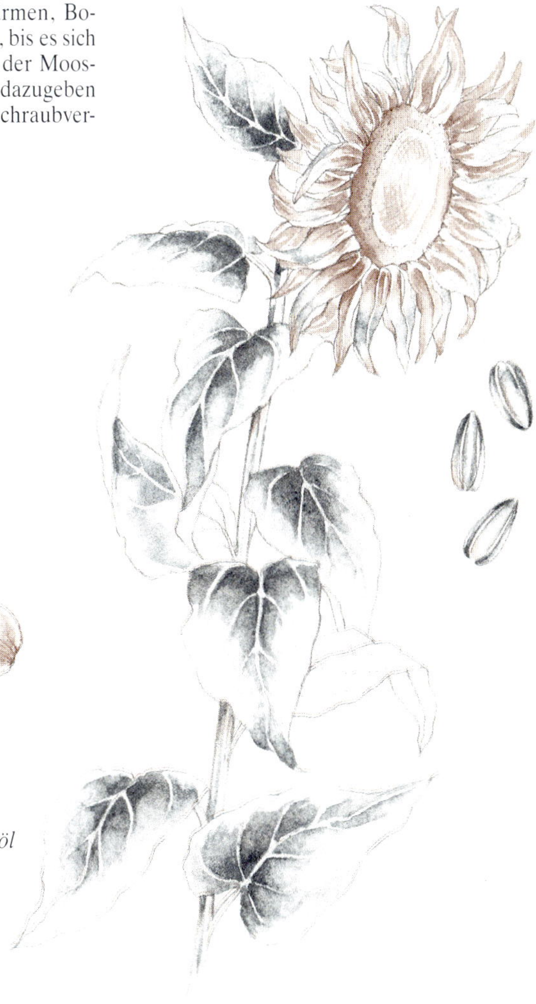

Haarpflege und Hygiene

Frisches Seifenkrautshampoo

Seifenkraut enthält Saponine, chemische Substanzen, die in Verbindung mit Wasser schäumen. Alle Teile der Pflanze liefern einen milden Schaum, der weder in den Augen brennt noch das Haar schädigt. Wählen Sie dazu Kräuter aus, die zu Ihrem Haartyp und Ihrer Haarfarbe passen.

Etwa 10 Seifenkrautstengel mit Blättern, 15–18 cm lang
½ l Wasser
Kräuter (siehe Seite 143)

Die Stengel klein schneiden, in einen emaillierten Topf geben und mit einem Holzlöffel leicht zerdrücken. Das Wasser dazugeben, zum Kochen bringen und etwa 15 Minuten köcheln lassen. Dabei 2- oder 3mal umrühren. Den Topf vom Herd nehmen, die Flüssigkeit nach dem Abkühlen abseihen und in eine Flasche füllen. Vor Verwendung des Shampoos 3 EL eines starken Kräuter- oder Blütenaufgusses (siehe Seite 141) dazugeben. Zur sofortigen Verwendung je ein paar Zweiglein verschiedener Kräuter oder 2 große Handvoll eines Krauts dazugeben, solange die Flüssigkeit heiß ist. Zudekken, abkühlen lassen und dann abseihen. Das Shampoo reicht für eine Haarwäsche.

Seifenkrautwurzel-Shampoo

30 g getrocknete Seifenkrautwurzel
gut ½ l kochendes Wasser
30 g getrocknete Kräuter und Blüten (siehe Seite 143)

Das kochende Wasser über die zerkleinerten Wurzeln geben, zudecken und 12 Stunden – oder über Nacht – ziehen lassen. Wurzeln und Flüssigkeit in einen emaillierten Topf geben, zum Kochen bringen, zudecken und 15 Minuten köcheln lassen. Vom Herd nehmen, die getrockneten Kräuter oder Blüten zugeben, umrühren, zudecken und abkühlen lassen. In einen Krug abseihen. Reicht für eine Haarwäsche.

Brennesselspülung und -festiger

Die Brennessel ist ein ausgezeichneter Haarfestiger. Sie enthält Säuren und gibt dem Haar einen gesunden Glanz. Auch gegen Haarausfall soll sie vorbeugen. Spülen Sie damit das Haar nach der Wäsche oder massieren Sie die Kopfhaut damit, und kämmen Sie Ihr Haar alle 2 Tage damit durch. In kleinen Flaschen im Kühlschrank aufbewahren.

1 großes Büschel Brennesseln (gut 1 Handvoll)
Wasser

Beim Schneiden der Brennesseln Gummihandschuhe tragen. Gut waschen und in einen emaillierten Topf mit genug kaltem Wasser geben, damit sie bedeckt sind. Zum Kochen bringen, zudecken und 15 Minuten köcheln lassen. Die Flüssigkeit in einen Krug abseihen und abkühlen lassen.

Lotion für geschmeidiges Haar

Etwas Lotion auf der Kopfhaut verreiben und das Haar durchkämmen. Jedes geeignete Kraut kann dazu verwendet werden (siehe Seite 143).

8 EL normal starker Kräuter- oder Blütenaufguß (siehe Seite 141)
1 EL Eau de Cologne
1 EL Glyzerin

Die ersten beiden Zutaten in eine Flasche schütten, das Glyzerin tropfenweise dazugeben und gut schütteln.

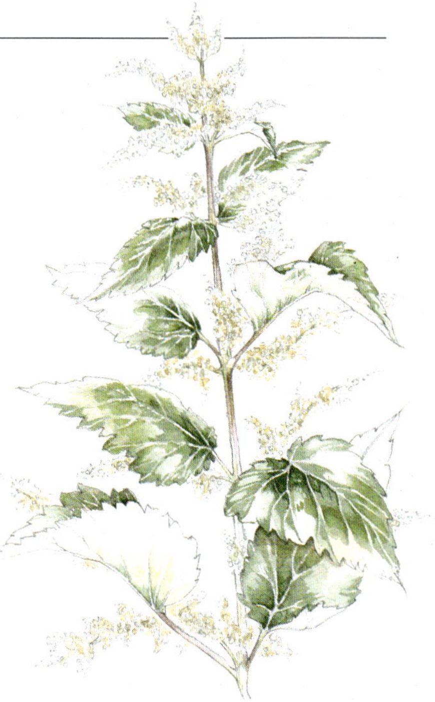

Brennessel
Brennesseln sind dafür bekannt, daß sie gegen Haarausfall vorbeugen und das Haar weich und glänzend machen.

Schachtelhalmspülung

Haarfestiger und -spülungen aus Kräutern stellen den natürlichen pH-Wert der Kopfhaut wieder her und fördern die Durchblutung, so daß das Haar einen gesunden Glanz bekommt. Schachtelhalm ist ein guter »Allround«-Festiger. Er enthält Saponine, die schäumen, Flavonglykoside, die die Durchblutung fördern, und Kieselsäure, die dem Haar Fülle gibt. Festigend wirken auch Rosmarin, Stabwurz und Brennessel.

Etwa 8 Schachtelhalmstengel, 15–18 cm lang (oder andere festigende Kräuter)
½ l kochendes Wasser

Die Stengel zerdrücken und in kochendes Wasser geben. Zudecken, abkühlen lassen und die Flüssigkeit lauwarm abseihen. Den Aufguß nach Haarwäsche und Spülung über das Haar gießen und in die Kopfhaut einmassieren. Herunterlaufende Flüssigkeit mit einem Handtuch auffangen, das Haar gut durchkämmen. Ein angewärmtes Handtuch um den Kopf wickeln und das Haar nach 10 Minuten wie gewohnt trocknen.

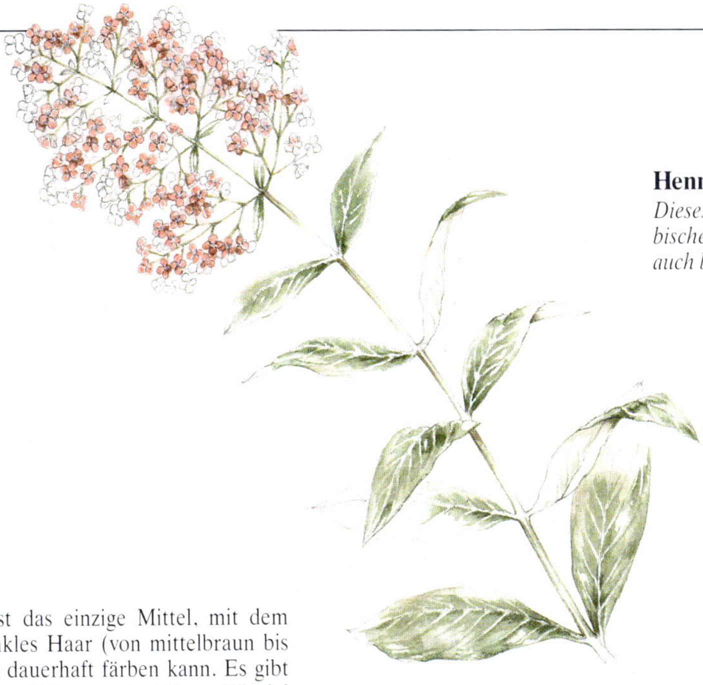

Henna
Dieses Haarfärbemittel aus arabischen Ländern ist inzwischen auch bei uns sehr beliebt.

Henna

Henna ist das einzige Mittel, mit dem man dunkles Haar (von mittelbraun bis schwarz) dauerhaft färben kann. Es gibt ihm einen schönen, roten Glanz. Wieviel Henna Sie brauchen, hängt von der Länge und Dicke Ihrer Haare ab. Die Farbe wird tiefer, wenn Sie das Pulver mit starkem Bohnenkaffee mischen statt mit Wasser. Der Farbton wird noch rötlicher, wenn Sie Rotwein ins Wasser geben. Zum Fixieren nehmen Sie 1 EL Zitronensaft oder Apfelessig. Bei der Anwendung von Henna sollten Sie Gummihandschuhe tragen, ein altes Handtuch nehmen und darauf achten, keine Flecken auf die Kleidung zu bekommen.

Hennapulver
heißes Wasser oder Kaffee (siehe Rezept)
1 verrührtes Eigelb

Etwa 1 Tasse Hennapulver in eine Schüssel geben, mit genug heißem Wasser und dem Eigelb zu einer dicken Paste verrühren. Damit die Paste gut streichfähig ist, geben Sie nach und nach mehr Flüssigkeit oder Pulver dazu. Wenn sie zu dick wird, krümelt sie; ist sie zu dünn, läuft sie über Gesicht und Hals. Das Haar 1mal waschen, spülen und mit dem Handtuch trockenreiben. Die Hennapaste gleichmäßig auf das Haar auftragen, bis zu den Haarspitzen. Eine Plastiktüte über das Haar geben und nach 30 Minuten eine Haarsträhne mit einem feuchten Tuch abreiben. Ist der gewünschte Farbton erreicht, sofort ausspülen. Anschließend noch einmal waschen und spülen. Soll der Farbton intensiver werden, läßt man das Henna entsprechend länger einwirken.

Mundwasser

Nehmen Sie dazu junge, frische Blätter und die Brombeerblätter von der Spitze der Stengel.

1 gute Handvoll Blätter der Schwarzen Johannisbeere oder Brombeere
½ l Wasser
2 TL Zitronensaft

Die Blätter in der offenen Pfanne aufkochen, bis die Hälfte der Flüssigkeit verdampft ist. Den Zitronensaft dazugeben, abseihen und sofort verwenden.

Zahnpasta mit Pfefferminze

Diese Zahnpasta reinigt die Zähne und erfrischt den Mund. Auf eine feuchte Zahnbürste geben.

1 EL Pfeilwurz
1 TL feines Meersalz
½ TL doppelkohlensaures Natrium
15–20 Tropfen Pfefferminzöl

Die Zutaten mit einem Löffel mischen und dann im Mörser zu einer trockenen Paste zerstoßen. In einem Glas mit Schraubverschluß aufbewahren.

Variation Statt der letzten beiden Zutaten 1 TL gemahlenen Zimt und 15 Tropfen Nelkenöl nehmen.

Zahnpulver mit Salbei

Nehmen Sie dazu frischen Salbei – er schmeckt gut, und die ätherischen Öle wirken antiseptisch. Den Mund anschließend gut ausspülen.

1 kleine Handvoll frische Salbeiblätter

Den Salbei waschen und die frischesten Blätter und Spitzen fein hacken. Auf 1 Löffel feingehackten Salbei kommt ½ Löffel feines Meersalz. In eine flache feuerfeste Form geben und im vorgeheizten Ofen (150°C, Gas Stufe 2) 20 Minuten lang backen, bis der Salbei trocken ist. Aus dem Ofen nehmen und im Mörser zu einem feinen Pulver zerstoßen. Weitere 15 Minuten in den Ofen geben, bis die Mischung pulvrig ist. Abkühlen lassen und in einem Glas mit Schraubverschluß aufbewahren.

Klebkrautdeodorant

Wenn man ein Deodorant verwendet hat und sich dann wäscht, kommt die Seife nicht so gut an die Haut. Klebkraut hat die gleiche, allerdings völlig unschädliche Wirkung. Wenn Sie lieber ein desodorierendes Pulver aus getrockneten Kräutern verwenden, nehmen Sie eine Mischung aus getrockneten, pulverisierten Orangenschalen, Zitronenschalen und Iriswurzel.

1 große Handvoll frische, grüne Klebkrautstengel und -blätter
1 l Wasser

Klebkraut und Wasser in einen Topf geben, zum Kochen bringen und 15 Minuten im offenen Topf köcheln lassen. Nach dem Abkühlen abseihen und in eine Flasche füllen. Das Deodorant hält sich im Kühlschrank 4–5 Tage. Legen Sie also im Frühjahr und Sommer immer einen ausreichenden Vorrat an.

Geistige und körperliche Entspannung

Wir leben heute hektischer als je zuvor; oft wird zuviel Druck auf uns ausgeübt. Die immer größer werdenden Anforderungen lassen uns wenig Zeit zur Entspannung. Eine gesunde Ernährung, Meditation und Körperübungen zum Abbau der Spannungen können da hilfreich sein. Jahrhundertelange Erfahrung von Pflanzenheilkundigen und Aromatherapeuten hat gezeigt, daß Kräuter in verschiedener Form das seelische Wohlbefinden stark beeinflussen können, entspannend oder anregend wirken. Auch bei Schlaflosigkeit können sie helfen.

Am einfachsten kann man sich entspannen, wenn man die Kräuter in das Badewasser gibt. Ein warmes Bad ist an sich schon sehr angenehm, mit Kräutern wird es noch entspannender – ihre ätherischen Öle werden durch die Wärme freigesetzt und gelangen über die Haut direkt in den Blutkreislauf. Man kann verschiedene Kräuter als Badezusätze verwenden; welche dafür geeignet sind, sehen Sie auf der gegenüberliegenden Seite.

Kräuter für das Nervensystem

Sie können die meisten der hier vorgestellten Anwendungen regelmäßig durchführen oder auch nur bei bestimmten Problemen wie zu großer Arbeitsbelastung oder Schlaflosigkeit. Bei länger anhaltendem Streß, Unruhe oder nervöser Erschöpfung sollten Sie regelmäßig Tees aus bestimmten Kräutern trinken, die für das Nervensystem empfohlen werden, insbesondere Hafer, Helmkraut und Eisenkraut. Ein regelmäßig genossener Tee aus 1 Teelöffel des getrockneten Krauts auf 1 Tasse heißes Wasser aktiviert den ganzen Körper und hilft Spannungen abbauen. Ein besonders für Kinder geeignetes, milderes Mittel zur Entspannung ist ein Tee aus Zitronenmelisse. Das darin enthaltene ätherische Öl beruhigt die Nerven und hilft bei den oft mit Unruhe und Streß verbundenen Magenproblemen.

Die meisten der entspannenden Kräuter wirken zweifach, das heißt, auch anregend und stärkend. Entspannung ist ja an sich ein Zustand der Erneuerung, in dem man die Probleme des Lebens viel besser angehen kann. Einige Mittel (siehe gegenüber) und bestimmte ätherische Öle wirken besonders anregend und erfrischend. Wie bei den beruhigenden Kräutern auch hängt die Wirkung teilweise vom einzelnen Menschen ab; ist sie nicht zufriedenstellend, sollte man es mit einem anderen Kraut oder Öl versuchen. Bei der Aromatherapie wird eine Vielzahl von Kräutern verwendet. Manche, wie Lavendel, Rose oder Kamille, sind uns aus der Kräuterheilkunde, als Duftstoff oder wegen anderer Eigenschaften bekannt. Aber auch exotische Stoffe wie das Öl des »Parfümbaums« und Weihrauch finden Anwendung (siehe Seite 151).

Kräuter zur Entspannung der Augen

Müde und entzündete Augen, verursacht durch Kunstlicht, Rauch oder Schlafmangel, kann man mit verschiedenen pflanzlichen Mitteln wirksam behandeln. Schnelle Linderung bringen Gurkenscheiben, die man auf die geschlossenen Lider legt und sich damit 10 Minuten entspannt. Die kühlende und beruhigende Wirkung der Gurke ist bekannt; man kann statt dessen auch geschälte, rohe Kartoffelscheiben verwenden.

Augenbäder und Kompressen

Eine ganze Reihe von Kräutern hat beruhigende und entzündungshemmende Wirkung. Müde oder entzündete Augen kann man mit einem Kräuteraufguß in Form eines Augenbades oder einer Kompresse behandeln. Für Kompressen taucht man einen Wattebausch oder ein sauberes Stück Baumwolle in den abgekühlten Aufguß und legt sie 10–15 Minuten auf die Lider.

1 TL getrocknete Kräuter (Borretsch, Kamille, Huflattich, Holunderblüten, Augentrost, Fenchelsamen, Frauenmantel oder Ringelblume)
1 Tasse natürliches Mineralwasser.

Die getrockneten Kräuter mit dem kochenden Wasser aufgießen, zudecken und 10 Minuten stehenlassen. Durch Filterpapier abseihen und abgekühlt verwenden.

Variation Für gesunde, strahlende Augen nehme man eine Lotion aus 4 Teilen Holunderblütenaufguß mit 1 Teil Hamamelis oder einen Aufguß aus Augentrost und Rosenwasser zu gleichen Teilen.

Entspannende Kräuterbäder

Sehr entspannend wirken Kräuter, wenn man sie ins Badewasser gibt und sich eine Weile darin ausruht. Kräuter in einem Stoffsäckchen, gemischt mit Kleie oder Hafermehl, sind ein hervorragender Badezusatz. Das Säckchen im Wasser einweichen und nach dem Einseifen damit sanft über Gesicht und Körper reiben, damit das Aroma freigesetzt wird.

1 Tasse feines Hafermehl oder Kleie
3 Tassen frische Linden- oder Kamillenblüten (oder 2 Tassen getrocknete Blüten)
1 quadratisches Stück dünner Stoff von etwa 40 cm Größe

Hafermehl und Kräuter in einer Schüssel mischen. Auch die Reste einer Mandelmilch (siehe Seite 144) kann man dazugeben. Das Ganze auf den doppelt gelegten Stoff geben und fest zubinden.

Variation Die gleiche Wirkung erzielt man mit einem sehr starken Aufguß aus getrockneten Kräutern (56 g auf 0,8 l Wasser). Den Aufguß abseihen und ins Badewasser geben.

Belebender Badeessig

Badeessig wirkt leicht desinfizierend und hat einen frischen Duft. Bei heißem Wetter 1 Tasse Kräuteressig in das lauwarme Badewasser geben. Das belebt, und die Haut fühlt sich nach dem Bad ganz frisch an.

280 ml Apfelessig
280 ml Wasser
2 Handvoll gehackte frische Kräuter oder 3 EL gemischte getrocknete Kräuter und Blüten

Essig und Wasser in einen emaillierten Topf geben, langsam zum Kochen bringen und vom Herd nehmen. Die Kräuter in eine Schüssel geben, mit der heißen Flüssigkeit übergießen, zudecken und einige Stunden ziehen lassen. Abseihen und in eine Flasche füllen.

Bade- und Duschgel

Dieses Gel mit Irländischem Moos ist sehr belebend und macht die Haut schön weich. Den Körper vor dem Duschen mit ein paar Handvoll davon einreiben.

1 1/4 l frisches Irländisches Moos
1 1/2 l Wasser
4 EL Orangenblüten- oder Holunderblütenwasser
einige Tropfen grüne Lebensmittelfarbe (nach Belieben)

Das Moos mit viel frischem Wasser waschen, um Sand und kleine Steine zu entfernen. Mit dem Wasser in einen großen Topf geben, zum Kochen bringen, zudecken und 30 Minuten köcheln lassen. Das Ganze durch ein Sieb pressen, das Blütenwasser unterrühren und den Farbstoff dazugeben. Nach dem Abkühlen in Krüge oder Flaschen mit breitem Hals füllen.

Variation Statt frischem Moos kann man 55 g getrocknetes nehmen. Vor dem Kochen in Wasser einweichen.

Entspannendes Fußbad

Bei müden Füßen und schmerzenden Beinmuskeln die Füße 10 Minuten in einem Kräuterbad entspannen und dann kalt waschen. Die wohltuende Wirkung wird durch Meersalz oder Bittersalz noch verstärkt.

280 ml starker Aufguß (siehe Seite 141) aus Lavendel, Lindenblüten, Rosmarin, Pfefferminze, Thymian, Schafgarbe oder Beifuß
2 EL Meersalz (oder 1 EL Bittersalz)

Den Kräuteraufguß und das Salz in eine große Schüssel mit sehr heißem Wasser geben. Die Füße nach dem Fußbad mit einer Lotion (siehe rechts oben) oder einem entspannenden Öl massieren (siehe Seite 150–51).

Massagelotion

Massieren Sie die Füße nach dem Fußbad mit dieser Lotion. Alaun kräftigt die Haut und beugt so Blasen vor; die Öle machen trockene, rissige Stellen geschmeidig, und der Lavendel lindert Muskelschmerzen. Einen Waschlappen in die Lotion tauchen und die Füße damit abreiben, besonders sorgfältig Rist und Knöchel.

3 EL Sonnenblumenöl
1/2 EL Apfelessig
1/2 TL Lavendelöl
1/2 TL Alaun

Alle Zutaten in ein Marmeladeglas geben und in einen Topf mit heißem Wasser stellen. Unter Rühren erwärmen. Abkühlen lassen, das Glas zuschrauben und gut schütteln. Das Glas wieder öffnen und den Inhalt abkühlen lassen. Vor Gebrauch aufschütteln.

Hopfenkissen

Die schlaffördernde Wirkung von Hopfen, die von der Substanz Lupulin kommt, ist allseits bekannt. Sehr hilfreich sind deshalb Hopfenkissen, in die man auch andere beruhigende Kräuter zusätzlich geben kann, z. B. getrocknete Linden- oder Resedablüten, zerkleinerten Majoran und Zitronenmelisse.

2 oder 3 Handvoll getrocknete Hopfenblüten
zusätzliche Kräuter (nach Belieben)
Baumwollstoff

Aus dem Stoff eine Hülle machen, die in einen kleinen Kissenüberzug paßt, und lose füllen. Das Hopfenkissen soll flach neben dem normalen Kopfkissen liegen.

Aromatherapie

Die Menschen machen sich seit Jahrtausenden die Aromatherapie für ihr körperliches und seelisches Wohlbefinden zunutze. Wir können sie zumindest bis zu den Alten Ägyptern zurückverfolgen, die den therapeutischen Wert der ätherischen Öle erkannten. Auch in Asien, besonders in China, hat sie eine lange Tradition. Diese Öle, die flüchtigen Bestandteile der Pflanzen, erfüllen eine wichtige Funktion, denn sie tragen zum charakeristischen Duft bei (und ziehen so Insekten zur Bestäubung an) und unterstützen die Wasserspeicherung (siehe Seite 23). Bei manchen Pflanzen werden die Öle aus Blüten extrahiert (entweder durch Destillation oder Mazeration), bei anderen aus den Blättern. Für die Aromatherapie sind sie in zweifacher Hinsicht wertvoll – wegen der darin enthaltenen Heilstoffe und der Empfänglichkeit der Haut und des Geruchssinns des Menschen.

Es gibt viele Berichte über die Heilkräfte ätherischer Öle; einer der bekanntesten stammt von Gattefossé, einem frühen französischen Aromatherapeuten. Er hatte sich die Hand verbrannt, steckte sie sofort in eine Schüssel mit Lavendelessenz und stellte dann fest, daß die Brandwunden sehr schnell heilten. Wie die Aromatherapie das seelische Wohlbefinden beeinflußt, ist bisher nur in Ansätzen wissenschaftlich untersucht worden. Forschungen der Mailänder Universität haben allerdings gezeigt, daß die Öle zur Behandlung von Angstzuständen und Depressionen wirksam eingesetzt werden können. Sie stimulieren die Geruchsnerven, die direkt mit den Teilen des Gehirns verbunden sind, die die Emotionen steuern. Sie stimulieren auch die Nervenenden an der Hautoberfläche, und Aromatherapeuten gehen davon aus, daß sich ihre Wirkung an den Nerven entlang bis zur Hypophyse fortsetzt, die alle anderen Drüsen im Körper steuert, auch die Nebennierendrüsen, die ihrerseits Streß und Entspannung regeln (siehe Seite 220–21).

Die Anwendung der Aromatherapie

Man kann ätherische Öle auch einnehmen, sollte es aber nur unter Aufsicht eines geschulten Aromatherapeuten tun. Wir können diese Öle aber in verschiedener Weise anwenden und die Aromatherapie zu einem Bestandteil unseres Lebens machen. Wir werden uns dadurch nicht nur leichter entspannen, sondern auch wieder einen Bezug zu unserem Geruchssinn bekommen, der ja durch viele im Haushalt verwendete Produkte stark beeinträchtigt ist (siehe Seite 152). Eine der wirksamsten Anwendungsformen ist die Massage mit den Ölen. Die Nervenenden werden dadurch aktiviert und der Blutkreislauf unter der Haut angeregt, wodurch die Öle leichter in den Körper gelangen (siehe Seite 140). Sehr gut ist auch, zwei Tropfen Öl in das heiße Badewasser zu geben und sich darin mindestens zehn Minuten zu entspannen. Dabei sollte man Türen und Fenster schließen, damit nichts von den heilsamen Dämpfen verlorengeht, die durch Haut und Nase aufgenommen werden. Man kann auch einige Tropfen Öl in eine Schüssel mit sehr heißem Wasser geben und den Dampf inhalieren. Ebenfalls geeignet sind Zerstäuber. Und schließlich kann man auch einige Tropfen Öl auf eine Glühbirne geben, wo es beim Erhitzen verdampft.

Die Auswahl ätherischer Öle

Unter den zahlreichen im Handel erhältlichen ätherischen Ölen gibt es viele, deren beruhigende und entspannende Wirkung man sich zunutze machen kann. Auf der gegenüberliegenden Seite finden Sie einige der wertvollsten. Man kann sie alle als Badeöle verwenden (sofern nicht anders angegeben, zwei Tropfen ins heiße Wasser geben) oder manche von ihnen auch mit einer Trägersubstanz wie Soja- oder Traubenkernöl zur Massage.

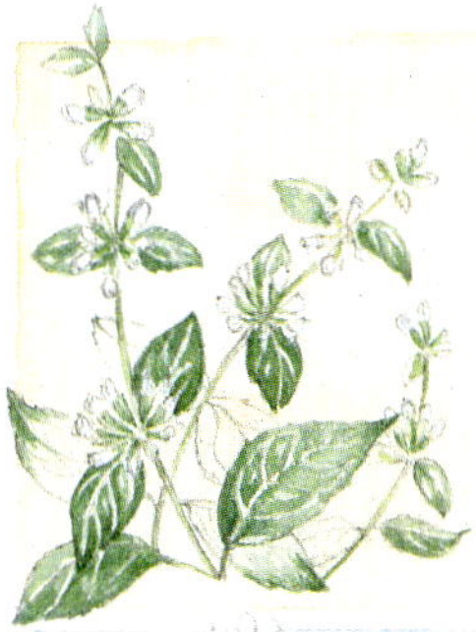

Melissenöl

Das ätherische Öl der Zitronenmelisse wird von Aromatherapeuten als »Melissa« bezeichnet. Sie nutzen seine beruhigende Wirkung zur Behandlung von Depressionen und negativen Gedanken. Fünf oder sechs Tropfen Melissa in das heiße Badewasser geben.

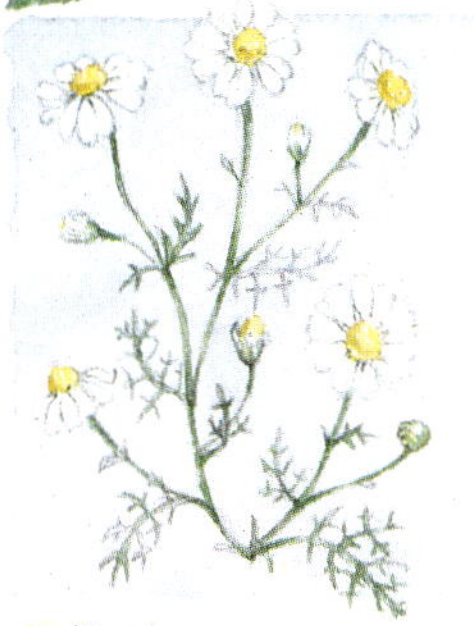

Kamillenöl

Dieses Öl wird in der Aromatherapie oft zur Beruhigung überreizter Nerven eingesetzt. Man kann es ins Badewasser geben (fünf oder sechs Tropfen) oder ein Massageöl herstellen. Dazu mischt man zwei Tropfen Kamillenöl mit fünf Teelöffeln Sojaöl.

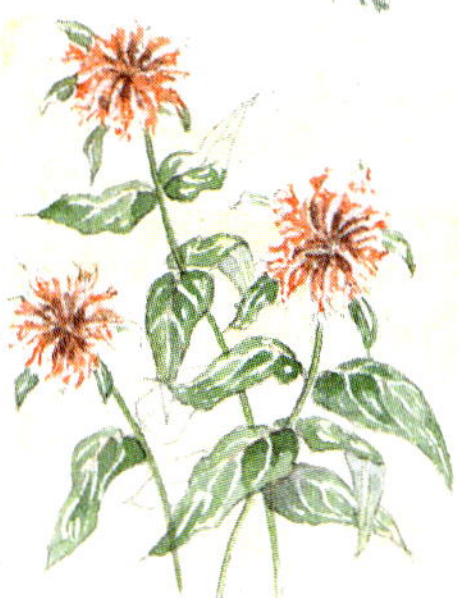

Bergamottöl

Aromatherapeuten empfehlen dieses Öl besonders bei Depressionen. Es unterstützt den Körper auch bei der Abwehr von Infektionen.

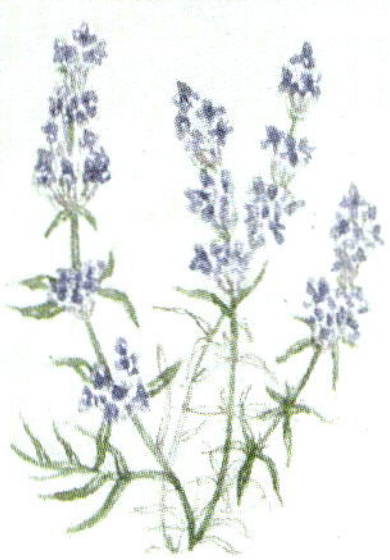

Lavendelöl

Lavendelöl fördert die Heilung von Wunden und Verbrennungen (siehe gegenüber) und wirkt auch sehr entspannend. Ein Tropfen im Badewasser des Babys verhilft ihm zu einem guten Schlaf.

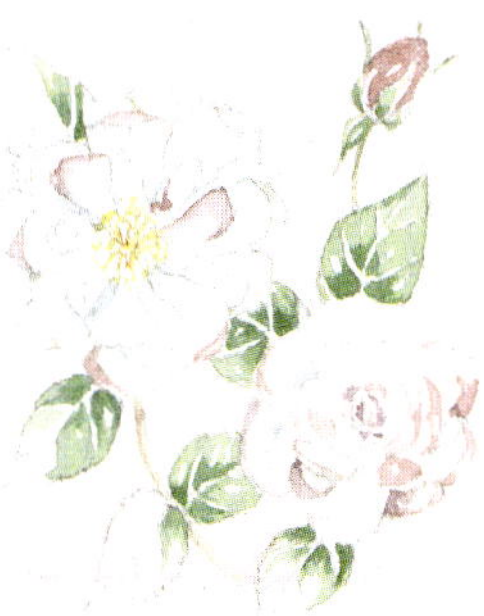

Rosenöl

Das Öl wird aus den Rosenarten *R. damascena*, *R. centifolia* und aus der Essigrose gewonnen. Aromatherapeuten empfehlen es besonders für Frauen bei Spannungen, Depressionen nach einer Geburt und der seelischen Belastung nach dem Abbruch einer Beziehung.

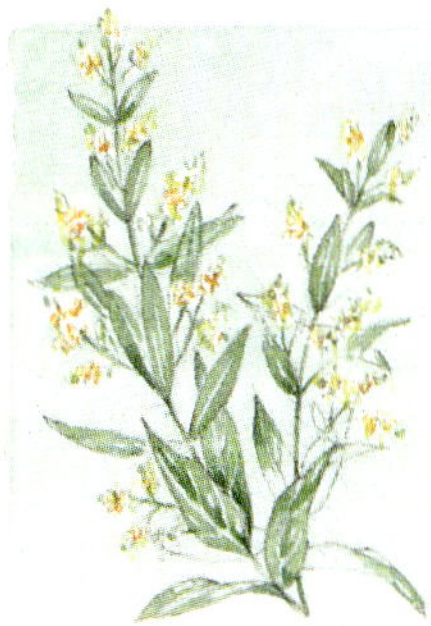

Sandelholzöl

Dieses schwere, üppige Öl ist bei Spannungen und Angstzuständen hilfreich. Dem Volksglauben nach soll es auch sexuell stimulierend sein.

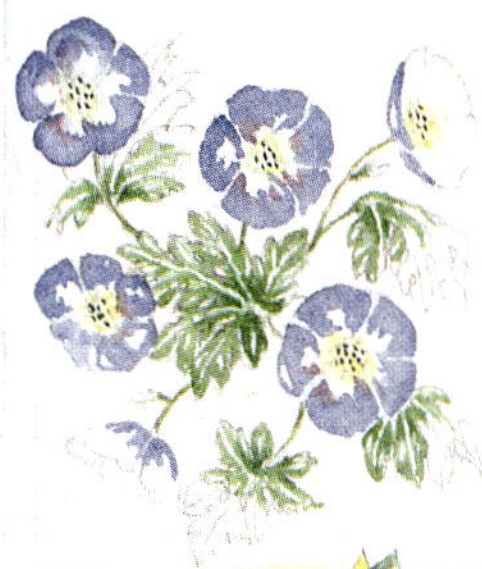

Geraniumöl

Dieses Öl wird manchmal nach der Insel, von der die Pflanze stammt, auch unter dem Namen »Bourbon-la-Réunion« verkauft. Es wirkt in kleiner Menge entspannend und ist ein gutes Massageöl. Zwei Tropfen mit zwei Teelöffeln Sojaöl mischen.

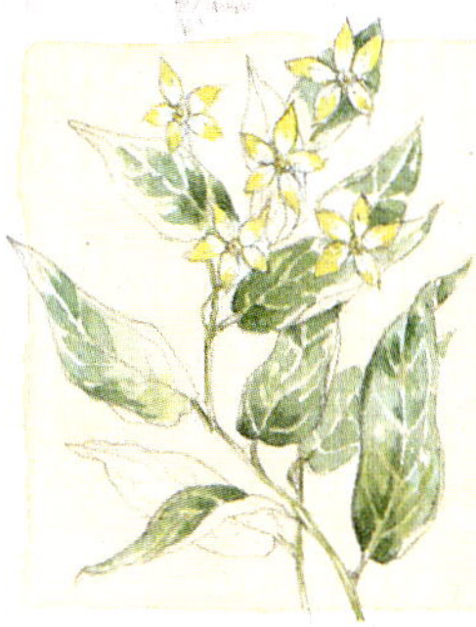

Ylang-Ylang-Öl

Asiatische »Parfümbäume« liefern dieses stark duftende Öl, das man gut ins Badewasser geben kann. Es wirkt beruhigend und stimmungsaufhellend, ist hilfreich bei Schocks und Schmerzen. Wegen des schweren Aromas sollte man es sparsam verwenden.

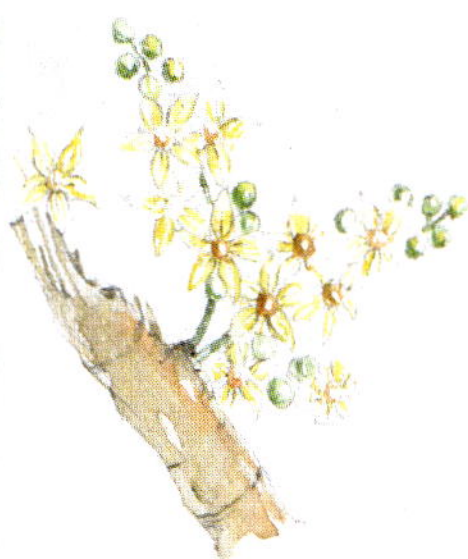

Weihrauchöl

Dieses beruhigende und die Atmung vertiefende Öl wird aus dem Harz des Baumes *Boswellia thurifera* gewonnen. Zur Unterstützung der Meditation mit einem Zerstäuber versprühen. In das Badewasser fünf Tropfen geben.

Neroli

Dieses Öl stammt vom Bitterorangenbaum. Es wirkt beruhigend bei nervöser Spannung und Angst sowie schlaffördernd. Zur Verwendung als Massageöl mischt man fünf Tropfen mit zwei Teelöffeln Sojaöl.

Das Heim

Pflanzen sind sehr vielseitig. Sie fördern nicht nur unser körperliches und seelisches Wohlbefinden, sondern bereichern auch unsere häusliche Umgebung. Das fängt schon damit an, daß wir Zimmerpflanzen ziehen und Schnittblumen in der Vase haben, an deren Schönheit und Duft wir uns erfreuen. Pflanzen sind nicht nur Schmuck, unsere Beziehung zur Natur wird durch sie auch enger, denn unsere häusliche Umgebung ist ebenso Teil des Lebens wie der Garten draußen. Außerdem kann man viele natürliche Produkte für den Haushalt daraus herstellen – von Duftspendern bis zu Reinigern und Polituren –, die sehr wirksam, angenehm zu verwenden und nicht schädlich sind. In mehreren Arbeiten amerikanischer Forschungszentren für Ökologie und eine gesunde Umwelt wurde nachgewiesen, daß Bedenken wegen der Giftigkeit vieler industriell hergestellter Produkte – zum Beispiel Luftverbesserer, Waschmittel und Insektensprays – berechtigt sind. Naturprodukte sind auf jeden Fall viel gesünder.
Auf den folgenden Seiten finden Sie eine ganze Reihe von Rezepten für Haushaltsprodukte wie Seifen, Polituren, Duftsäckchen, Naturfarben und Mittel gegen Insekten.

Seifenkraut
Die schaumproduzierenden Saponine machen es zu einem der wertvollsten Kräuter für Reinigungsmittel im Haushalt.

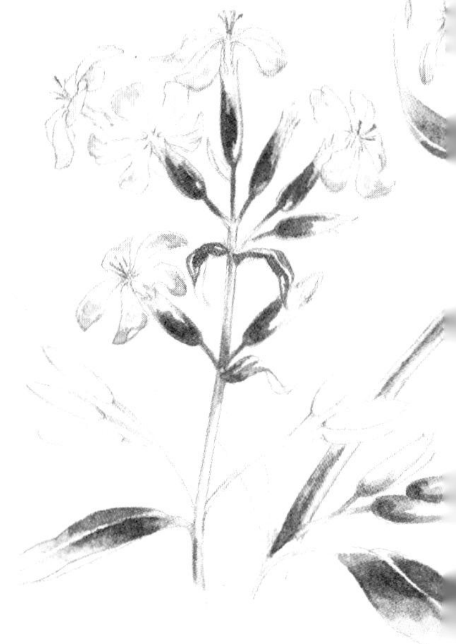

Der Haushalt

Pflanzen und Kräuter können im Haushalt auf vielerlei Weise praktisch eingesetzt werden. Manche bieten sich wegen ihres Wohlgeruchs für Duftsäckchen an, andere für Reiniger und Möbelpolituren. Sie sind alle unschädliche, »natürliche« Produkte, aus einfachen Zutaten ohne Chemikalien hergestellt. Ein zusätzlicher Vorteil ist noch ihr feines Aroma.
Es gibt auch noch viele andere Verwendungsmöglichkeiten für Kräuter und Pflanzen im Haushalt. Waldsauerklee zum Beispiel enthält viel Oxalsäure, und der Extrakt daraus ist ein natürliches Bleichmittel. Der Saft der Blätter beseitigt Rostflecken aus weißer Baumwolle oder Leinen und hellt Tintenflecken auf. Viele Pflanzen kann man ohne große Zubereitung verwenden. Paranuß-, Walnuß- und Haselnußkerne eignen sich sehr gut zum Polieren. Mit Paranüssen kann man ausgezeichnet weiße Flecken auf polierten Möbeln nachdunkeln. Man reibt das Holz mit der Schnittfläche zuerst kreisförmig und dann in Richtung der Maserung. Wenn das Öl etwas getrocknet ist, poliert man mit einem sauberen, trockenen Tuch nach. Eine sehr nützliche Frucht ist auch die Schlehe, die man als eine Art Markiertinte verwenden kann. Man bohrt einfach einen Federhalter in eine frische Schlehe und beschriftet mit dieser »Tinte« Handtücher oder Wäsche. Schachtelhalm eignet sich gut zum Polieren von Metall. Mit einem Büschel von Stengeln kann man Metallpfannen und Zinngegenstände reinigen und polieren, ohne den scharfen Geruch chemischer Polituren ertragen zu müssen.

Schränke und Kommoden

Mit Duftsäckchen kann man Kleider und Wäsche auf angenehme und gesunde Weise leicht parfümieren. Es eignen sich dafür alle aromatischen Blätter und Blüten, die zusammenpassen. Man kann auch eine der Duftmischungen (siehe Seite 155) nehmen oder verschiedene getrocknete, zerdrückte aromatische Kräuter mit etwas Rosmarin- oder Origanumöl. Den Duft getrockneter Lavendelblüten kann man mit ein paar Tropfen Lavendelöl intensivieren. Eine gute Mischung ergeben auch die Blüten wildwachsender Pflanzen wie Spierstaude, Waldmeister, Holunder und Efeublätter, alles getrocknet und zerkleinert. Den Duft kann man mit etwas Melissenöl verstärken. Für Schränke und Schubladen nimmt man kleine, viereckige, lose gefüllte Baumwollsäckchen, und an Kleiderbügel kann man ganz kleine Beutelchen hängen.

Alle in diesem Abschnitt genannten Kräutermittel von Kindern fernhalten!

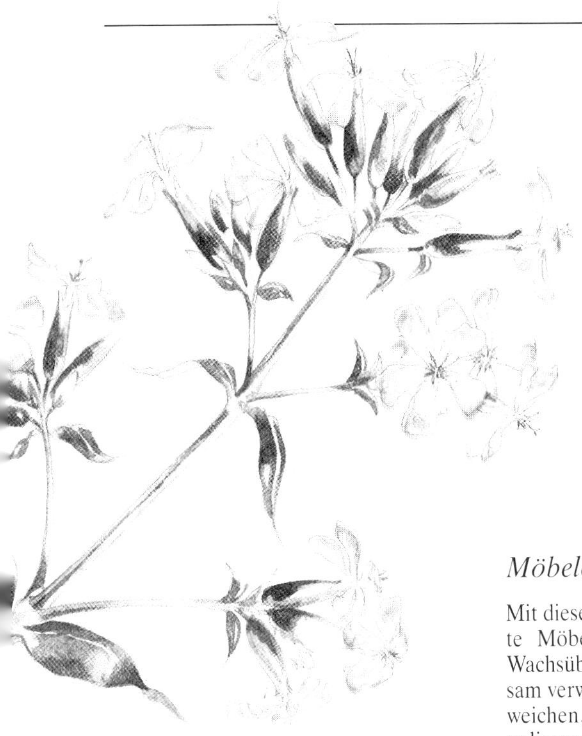

Haushaltsseife

Diese schön schäumende Seife eignet sich für jede Art von Reinigung. Durch das antiseptisch wirkende Nelkenöl und den weich machenden Honig ist sie sehr angenehm für die Haut.

225 g Seifenflocken
2 EL Maiskeimöl
55 g Honig
2 TL Nelkenöl

Die ersten 3 Zutaten in eine Schüssel geben und in einem Topf mit leicht kochendem Wasser etwa 15 Minuten erwärmen. Mit einem Holzlöffel gut durchrühren, in einen trockenen Topf geben und das Nelkenöl hinzufügen. Unter ständigem Rühren weiter erwärmen, bis die Masse wie Marzipan oder ein fester Teig aussieht. In kleine eingefettete Förmchen umfüllen. Wenn sie kalt genug ist, mit den Fingern festdrücken und die Oberfläche mit Öl glätten. Die Seifenstücke 1 oder 2 Wochen an einem trockenen, warmen Platz aufbewahren, bis sie ganz hart sind.

Möbelcreme

Mit dieser Creme bekommen alte, polierte Möbel einen schönen, dauerhaften Wachsüberzug. Sie sollten sie sehr sparsam verwenden und die Möbel mit einem weichen, sauberen Tuch auf Hochglanz polieren.

55 g Bienenwachs
300 ml echtes Terpentin
55 g Seifenflocken
200 ml normal starker Rosmarinaufguß
(siehe Seite 141)

Bienenwachs und Terpentin in eine Schüssel geben und in einem Topf mit leicht kochendem Wasser schmelzen. Die Seifenflocken im heißen Kräuteraufguß auflösen. Beides abkühlen lassen und zu einer dicken Creme verrühren. In Gläser mit Schraubverschluß gießen.

Fußbodenpolitur

Diese dauerhafte, schützende Wachspolitur gibt Parkett- und Eichenholzböden einen schönen Glanz. Mit einem weichen Tuch gut in den Boden einreiben und nach 1 bis 2 Stunden polieren.

55 g Bienenwachs
140 ml echtes Terpentin
2 EL Leinöl
2 TL Zedernöl

Die ersten 3 Zutaten in eine Schüssel geben und in einem Topf mit schwach kochendem Wasser erwärmen, bis das Wachs schmilzt. Vom Herd nehmen und zu einer weichen Creme rühren. Das Zedernöl dazugeben und wieder rühren. In ein Schraubglas füllen.

Flüssige Reinigungspolitur

Diese Politur ist leicht anzuwenden und reinigt verschmutztes, trockenes Holz gründlich. Als flüssiges Mittel ist sie ideal für geschnitzte Möbel, und die Öle geben Kiefern- und Buchenholz einen sanften Schimmer, ohne es dunkler zu machen. Mit einem weichen Lappen auftragen und einem sauberen Staubtuch polieren.

140 ml echtes Terpentin,
140 ml Leinöl,
70 ml vergällter Spiritus,
70 ml Apfelessig,
3 TL Zitronenöl

Alle Zutaten in eine Flasche geben und gut schütteln, auch vor Gebrauch.

Seifenkrautshampoo für Stoffe

Durch die im Seifenkraut enthaltenen, mild reinigenden Saponine ist dieses Shampoo ideal für Polstermöbel und empfindliche Stoffe. Im Mittleren Osten wird die Pflanze zum Waschen von Wolle verwendet, und neuerdings ist sie auch bei uns zum Reinigen alter Gobelins und Wandbehänge sehr beliebt. Für Polstermöbel einen Schwamm damit anfeuchten und überschüssige Flüssigkeit ausdrükken oder eine sehr weiche Bürste nehmen. Die Polster leicht abreiben und vor einer eventuellen zweiten Reinigung trocknen lassen. Empfindliche Stoffe in kaltem Wasser einweichen, vorsichtig mit kaltem Seifenkrautshampoo waschen und kalt spülen.

15 g getrocknete Seifenkrautwurzel oder
2 große Handvoll frische ganze Stengel
¾ l Wasser

Die Seifenkrautwurzel über Nacht einweichen und am nächsten Tag mit einem Nudelholz zerdrücken. Die frischen Stengel klein schneiden. Mit dem Wasser in einen emaillierten Topf geben, zum Kochen bringen, zudecken und unter gelegentlichem Umrühren 20 Minuten köcheln lassen. Nach dem Abkühlen durch ein feinmaschiges Sieb passieren.

Süße Düfte

Gerüche sprechen uns unmittelbar an, lösen Erinnerungen aus. Am meisten erfreut uns der Duft von Pflanzen. Der Geruchssinn hat etwas Geheimnisvolles an sich, denn wir können Gerüche nicht messen (wie zum Beispiel Klang- und Lichtstärke). Es ist aber ein ganz einfacher Vorgang, bei dem die hochsensiblen Nerven der Nasenschleimhäute die flüchtigen Bestandteile in der Luft aufnehmen. Die flüchtigen Bestandteile von Pflanzen können heilkräftig sein (siehe Aromatherapie, Seite 150–51) oder auch einfach nur ein Genuß. Verständlich, daß die Menschen aromatische Pflanzen schon immer gerne verwendet haben. Die ersten Berichte darüber stammen von den Alten Ägyptern, die in ihren Häusern und Gräbern aromatische Kräuter auslegten. Seither nutzt jede Zivilisation süß duftende Kräuter auf ihre eigene Weise. Eines der ältesten Bindeglieder zwischen Ost und West ist der Gewürzhandel, durch den exotische Gewürze aus Asien in den Mittleren Osten und schließlich nach Rom kamen. Die Römer verwendeten sie, zusammen mit den am Mittelmeer heimischen aromatischen Kräutern, für Parfüms und Kosmetika, in der Medizin und für Mittel gegen Insekten. Bis vor nicht allzu langer Zeit war es gang und gäbe, natürliche Duftstoffe zu konservieren und ausgiebig zu verwenden, sei es in Form von Perlen aus Ambra und aromatischen Harzen, Duftkugeln oder anderen Mitteln. Noch im 19. Jahrhundert parfümierte man Handschuhe, Bücher, Schreibpapier und sogar Tinte.

Viele aromatische Kräuter sind heute nicht mehr gefragt, weil wir statt dessen chemisch hergestellte Stoffe verwenden. Statt Kräuter und Binsen auszustreuen, nehmen wir Desinfektionsmittel und Luftverbesserer. Viele dieser Produkte enthalten Aerosol (das umweltschädigend ist), und ihr Geruch ist weniger angenehm und gesund als der natürliche Duft von Pflanzen. Am besten ist es, in Haus und Garten duftende Pflanzen zu ziehen wie Rosen, Lavendel, Goldlack, Nelken, Veilchen, Sonnenwende, Lilien und Reseda (siehe auch Seite 254–55). Als zusätzliche Duftquelle kann man Kräuterbüschel aufhängen. Der nach Heu riechende Waldmeister zum Beispiel verbreitet einen angenehmen, frischen Duft im Raum.

Am längsten hat man an aromatischen Kräutern Freude, wenn man Duftmischungen daraus macht – hierfür kann man sehr viele Pflanzen verwenden – oder Pomander, mit ganzen Nelken gespickte Zitrusfrüchte, die man in gemahlenen Gewürzen wie Zimt, Nelken oder Muskat rollt. Beide duften wunderbar, und man kann sie auch kombinieren. Da jeder andere Vorlieben hat, sollten Sie solche Duftmischungen nach Ihrem persönlichen Geschmack zusammenstellen und Ihre Nase entscheiden lassen. Die auf der Seite gegenüber genannten Zutaten sind als Starthilfe gedacht – Sie können sie natürlich beliebig abwandeln.

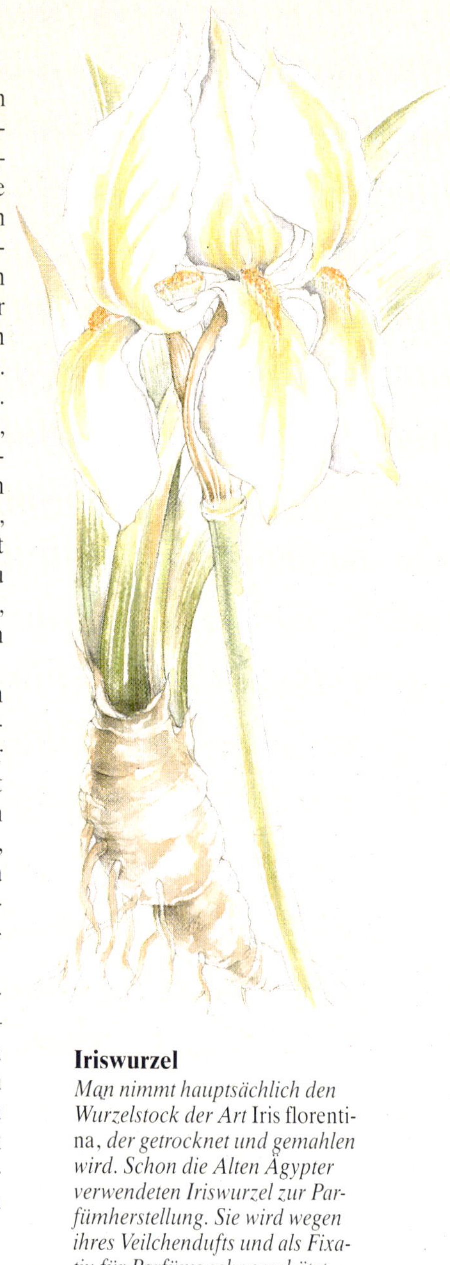

Iriswurzel
Man nimmt hauptsächlich den Wurzelstock der Art Iris florentina, *der getrocknet und gemahlen wird. Schon die Alten Ägypter verwendeten Iriswurzel zur Parfümherstellung. Sie wird wegen ihres Veilchendufts und als Fixativ für Parfüms sehr geschätzt.*

Die Kräuter vorbereiten

Wir stellen in diesem Buch trockene Mischungen vor, die einfacher zu machen sind als die traditionellen feuchten; das Ergebnis ist das gleiche. Es werden auch verschiedene Kombinationen vorgeschlagen. Sie können außerdem nehmen: Zitronenschale (im Ofen bei niedriger Temperatur 10 Minuten getrocknet), Gewürze (Zimt, Nelken, Muskatblüte, Wacholderbeeren, Fenchelsamen), kleine Holzspäne (Zedern- und Sandelholz), Weihrauch und Myrrhe. Zuerst werden die verschiedenen Blätter und Blüten separat auf dünnem Baumwollstoff getrocknet, der über einen Rahmen gespannt ist. Halten Sie die einzelnen Sorten auseinander, denn die Trockenzeit ist unterschiedlich. Die Rahmen an einem warmen, trockenen Platz ohne direkte Sonne auslegen. Sind die Blätter oder Blüten trocken und bröckelig, geben Sie sie in große, gut schließende Schraubgläser. Über jede Schicht (2,5 cm hoch) streuen Sie ½ Tl grobes Salz und ½ TL pulverisierte Iriswurzel. Die Gläser gut zuschrauben, beschriften und 3 Wochen an einem dunklen Platz aufbewahren.

Eine Duftmischung herstellen

Nehmen Sie eine Schale mit Deckel, wenn Sie den Duft in einem Raum nur ab und zu haben wollen, und eine offene, wenn Sie ihn ständig genießen wollen. Stellen Sie alle Gläser mit getrockneten Pflanzenteilen und alle Gewürze zusammen, die Sie verwenden wollen, und wählen Sie ein oder zwei ätherische Öle (nicht mehr) zur Abrundung. Den Inhalt der Gläser in die Schale geben, die Gewürze hinzufügen und alles verrühren. Ein paar Tropfen Parfümöl darübergeben und noch einmal umrühren.

Gartenblumenmischung

In den meisten Gärten gibt es einige duftende Blumen, die man gut kombinieren kann.

6 EL Lavendelblüten
4 EL Rosenblütenblätter
4 EL Nelkenblütenblätter
2 EL Kamillenblüten
2 EL Sonnenwendeblüten
2 EL Salz
2 EL pulverisierte Iriswurzel
etwa 1 TL Lavendelöl

Gartenkräutermischung

Für diese Mischung werden einige beliebte Küchenkräuter verwendet.

6 EL Blätter von Pfefferminze oder Grüner Minze
4 EL Rosmarinblätter
4 EL Blätter der Zitronenmelisse
2 EL Majoranblätter
1 EL Salbeiblätter
1 EL zerdrückte Lorbeerblätter
½ EL Thymianblätter und -zweige
2 EL Salz, 2 EL pulverisierte Iriswurzel
etwa 1 TL Rosmarinöl
etwa ½ TL Origanumöl

Waldmischung

Wer den Wald besonders liebt, sollte diese Mischung ausprobieren.

2 Handvoll Thujazweiglein und -raspeln
2 EL Sandelholzraspeln
4 EL Lärchen- oder Erlenzapfen
2 EL Immergrünblätter
2 Handvoll Kiefernnadeln
2 EL zerkleinerte Stabwurz
etwas trockene Flechte
2 EL Salz
2 EL pulverisierte Iriswurzel
etwa 1 TL Sandelholz- oder Zedernöl

Pflanzen für Duftmischungen
Wälder, der Blumengarten und das Gewürzregal liefern das Material für Duftmischungen.

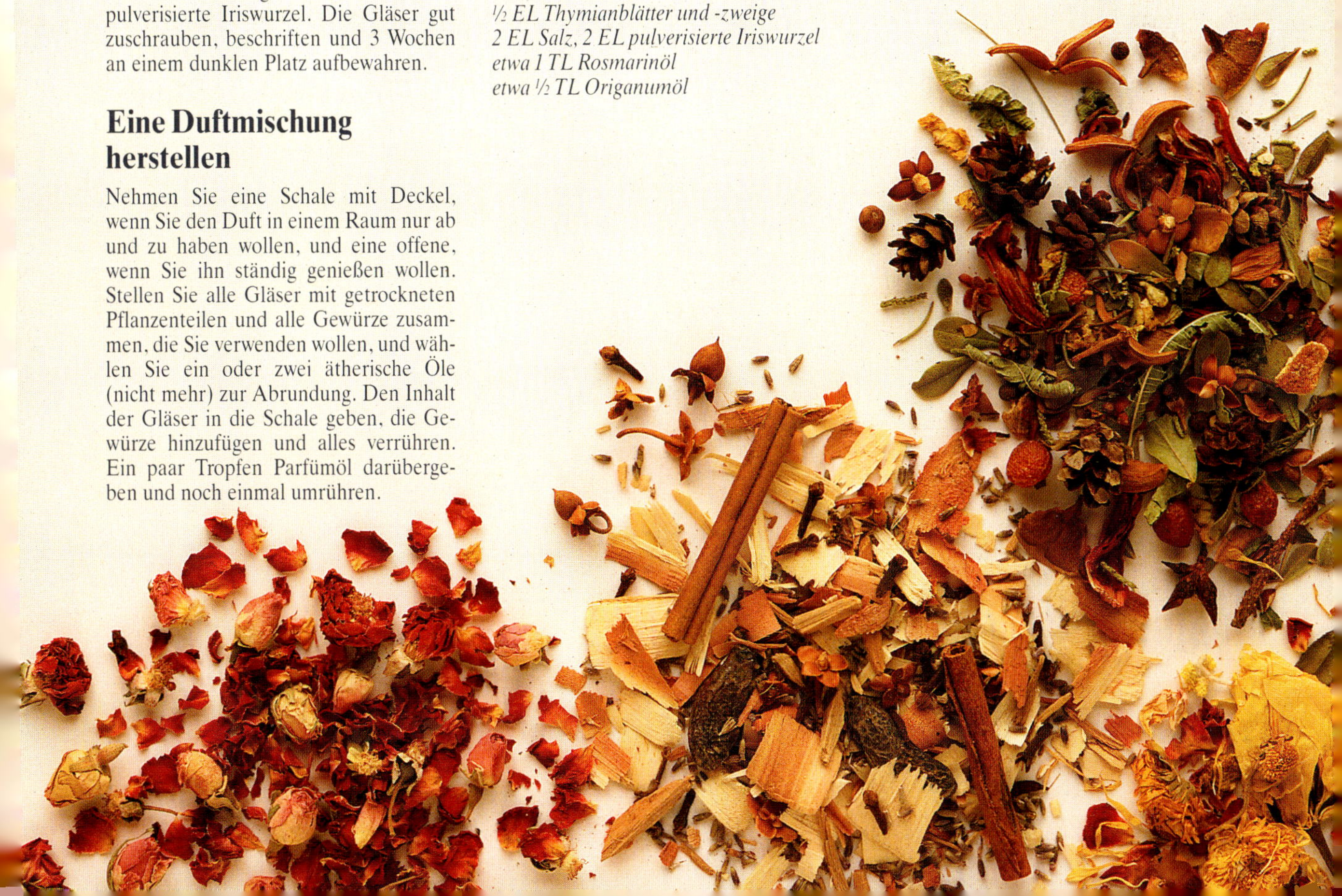

Färben mit Pflanzen

Schon seit uralter Zeit verschönern die Menschen Körper und Kleidung mit Farben. Zu Anfang waren es wahrscheinlich nur Flecken, die man mit dem Saft von Früchten und Blüten oder Abkochungen von Blättern und Wurzeln machte. Durch Experimente mit Erde, die Eisen oder andere Mineralien enthielt, lernte man, diese Flecken dauerhafter zu machen. Im Alten China, in Indien und dem Mittleren Osten entwickelte sich die Kunst des Färbens sehr früh. Ein Großteil dieses Wissens gelangte nach Ägypten, Griechenland und Rom, ging dann im »finsteren Mittelalter« verloren und wurde erst im 13. Jahrhundert in Italien wieder aufgegriffen. Bis zum 19. Jahrhundert wurden nur »Natur«-farben aus tierischen, pflanzlichen oder mineralischen Grundstoffen verwendet. Wir können heute mit Kräutern diese gedämpften Farben mit ihrem matten Glanz wieder herstellen. Die heute produzierten synthetischen Stoffe mit ihren harten Farben sind nicht mit ihnen zu vergleichen.
Am leichtesten läßt sich Wolle färben, schwieriger ist es mit Seide, Leinen und Baumwolle. Beginnen sollte man mit Wollsträngen in Weiß oder einer anderen ganz hellen Farbe. Zu blaß geratene Wollstränge kann man neu färben (oder »über-färben«), nicht aber gestrickte oder gewebte Kleidungsstücke, da sie im heißen Färbebad einlaufen würden.

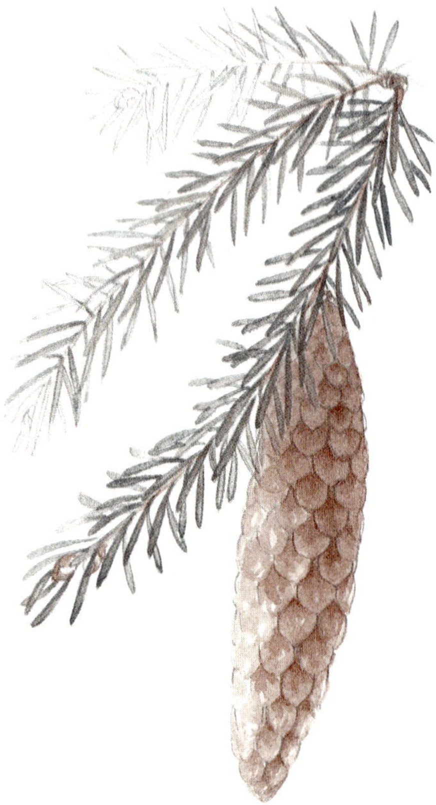

Kiefernzapfen
Die Zapfen von Kieferngewächsen wie der Rottanne liefern viele Farben – von orange-gelb mit Alaunbeize bis zu Brauntönen mit Eisenbeize.

Der Umgang mit Pflanzenfarben

Färben ist nicht schwierig, man braucht dazu aber ein paar besondere Geräte (siehe gegenüber). Am besten arbeitet man in einem Raum wie der Waschküche, wo ein Stromanschluß vorhanden ist. Wenn man aufpaßt und nichts verspritzt, kann man aber auch in der Küche färben. Manche Materialien (besonders Beizen) sind giftig und müssen deshalb außer Reichweite von Kindern und Haustieren aufbewahrt werden.
Zum Färben kann man viele Pflanzen nehmen, allerdings sind manche Farben leichter zu machen als andere. Am häufigsten sind Gelb-, Braun- und Grautöne, manche Pflanzen liefern aber auch Rot- und Blautöne (siehe Seite 158–59). Zum Färben braucht man ziemlich viel Pflanzenmaterial; man sollte aber nicht zu viel sammeln und sich auf häufig vorkommende Arten beschränken. Sofern Sie die Pflanzen nicht aus dem eigenen Garten, sondern von fremdem Grund holen, sollten Sie die Erlaubnis des Besitzers dazu haben und auch nur wenige Pflanzen nehmen. Im Zweifelsfall kaufen Sie sie lieber im Handel.
Vor dem Färben sollte man die Wolle an mehreren Stellen locker abbinden und dann in heißem Wasser, in dem man Seifenflocken gut aufgelöst hat, waschen, um das Fett zu entfernen. Mehrmals in Wasser der gleichen Temperatur spülen, bis es klar ist. Als nächstes wird die Wolle gebeizt, damit die Farbe besser angenommen und dauerhaft gemacht wird. Die meisten Beizen bestehen aus metallischen Grundstoffen, und man sollte deshalb vorsichtig mit ihnen umgehen. Manche Färber empfehlen, die Beize wegzulassen; leider laufen die Farben dann aus.

Alaunbeize

Am besten ist Kalium-Aluminiumsulfat, den Färbern als Alaun bekannt. Manchmal setzt man der Alaunbeize auch Kalium-Hydrogentartrat (meist »Weinsteinrahm« genannt; es ist nicht die gleiche wie zum Backen verwendete Substanz) zu, damit die Farbe gleichmäßiger und intensiver wird.

120 g Aluminiumsulfat
30 g Weinsteinrahm
450 g Wolle im Strang
Wasser

Aluminiumsulfat und Weinsteinrahm in ein Färbebad mit kaltem Wasser geben und gut umrühren. Wenn sie sich aufgelöst haben, die Wolle hineingeben. Das Wasser langsam zum Kochen bringen, dann zurückschalten und das Ganze 1 Stunde leicht köcheln lassen. Ist die Wolle sehr fein und weich, nur 90 g Alaun nehmen und 45 Minuten köcheln lassen. Die Wolle herausnehmen, abtropfen lassen und leicht ausdrücken. Jetzt kann sie gefärbt werden.

Zinnbeize

Zinn in Kristallform wird als Zinnchlorid verkauft. Es hellt Rot- und Gelbtöne auf und wird normalerweise gegen Ende des Färbevorgangs zugesetzt.

Materialien für die Alaunbeize (wie oben)
60 g Weinsteinrahm
15 g Zinnchlorid
450 g Wolle im Strang
Wasser

Die Wolle mit Alaun beizen (wie oben) und 45 Minuten im Färbebad leicht köcheln lassen. Die Wolle herausnehmen, den Weinsteinrahm ins Färbebad geben und rühren, bis er sich aufgelöst hat; dann das Zinnchlorid unterrühren. Wenn es sich aufgelöst hat, die Wolle wieder hineingeben und weitere 15 Minuten köcheln lassen. Die Wolle abtropfen lassen und ausdrücken.

Eisenbeize

Eisensalz wird in Verbindung mit Weinsteinrahm verwendet. Es dunkelt Farben nach und wird oft gegen Ende des Färbevorgangs zugesetzt.

15 g Eisensalz
30 g Weinsteinrahm
450 g Wolle im Strang
Wasser

Die Wolle 30 Minuten im Färbebad köcheln lassen und herausnehmen. Eisensalz und Weinsteinrahm ins Wasser geben und rühren, bis sich beides aufgelöst hat. Die Wolle wieder ins Färbebad geben und so lange köcheln lassen, bis die gewünschte Farbtiefe erreicht ist.

Chrombeize

Doppelchromsaures Kali (Chromkali) ist lichtempfindlich und sollte deshalb im Dunkeln aufbewahrt werden. Es zieht die Farben kräftig an und gibt Wolle einen weichen, seidigen Griff.
ACHTUNG Chrom ist giftig.

15 g Chromkali
450 g Wolle im Strang
Wasser

Das Chrom in ein kaltes Wasserbad geben, erhitzen und gut umrühren, bis es sich aufgelöst hat. Die Wolle hineingeben und das Wasser langsam zum Kochen bringen. Zurückschalten und 1 Stunde köcheln lassen. Die Wolle herausnehmen, abtropfen lassen und leicht ausdrücken.

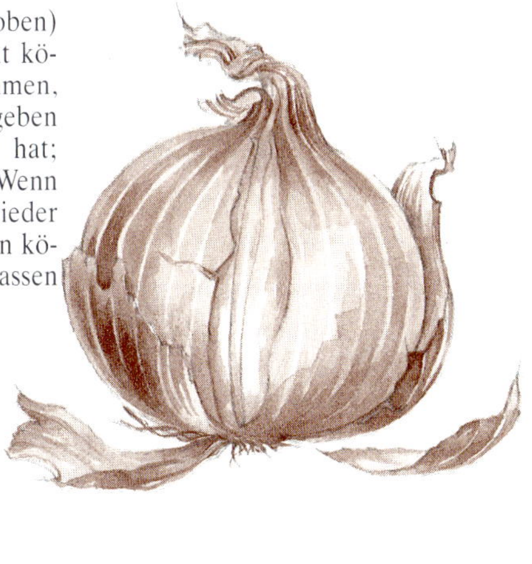

Zwiebel
Mit Zwiebelschalen und Alaunbeize erzielt man goldbraune Farbtöne.

Ausrüstung

Für das Färbebad braucht man einen großen Kessel aus rostfreiem Stahl; außerdem einen emaillierten oder Stahleimer und eine Schüssel, eine Zange (aus Stahl oder Holz) zum Herausnehmen, Stangen zum Umrühren (aus Holz oder Glas), einen 1-Liter-Meßbecher, eine Waage und Gummihandschuhe.

Der Färbevorgang

Man kann getrocknete Pflanzen verwenden – gekaufte oder selbst getrocknete – oder frische. Wenn man frische Pflanzen sammelt, nur junge und grüne Blätter und Schößlinge nehmen. Von den Blüten nur die nehmen, die sich gerade geöffnet haben. Wurzeln sollte man im Herbst ausgraben. Zweige, Wurzeln und Rinde gut zerkleinern und das ganze Material in einen Stoffsack oder eine Plastiktasche geben.

450 g gebeizte Wolle im Strang
450 g Pflanzenmaterial
Wasser

Das Färbebad auf den Ofen stellen und zu drei Vierteln mit kaltem Wasser füllen. Getrocknete, pulverisierte Pflanzen im Wasser auflösen. Frische Pflanzen in ein Netz geben, fest zubinden und ins Wasser hängen. Die Wollstränge hineingeben, das Wasser langsam zum Kochen bringen und gelegentlich umrühren. Dann zurückschalten und das Ganze 1 Stunde lang köcheln lassen. Vom Herd nehmen, Wolle und Pflanzen während des Abkühlens noch im Färbebad lassen. Wenn der Farbton stimmt, die Wolle mit der Zange herausnehmen, ausdrücken und in Wasser mit der gleichen Temperatur spülen, bis keine Farbe mehr ausläuft. Rot- und Gelbtöne werden schöner, wenn man die Wolle vor dem Spülen noch in heißem Seifenwasser wäscht. Die Stränge über Stöcke zum Trocknen aufhängen und mit kleinen Gewichten beschweren, damit sie sich nicht verheddern.

Die Färbepflanzen

Bestimmte Pflanzen werden von Färbern besonders geschätzt, weil sie seltene Farbtöne liefern. Das beste Beispiel dafür ist der Färberwaid *(Isatis tinctoria)*, eine alte Färbepflanze für Blautöne. Er verdeutlicht auch eine weitere Regel beim Färben, daß die Farben nämlich je nach Beize und Dauer des Färbe- und Beizvorganges stark variieren können. Die Blau- und Beigetöne auf dieser Seite wurden alle mit Färberwaid gemacht. Auch Krapp, für Rottöne berühmt, und Sauerampfer können verschiedene Farbschattierungen ergeben.

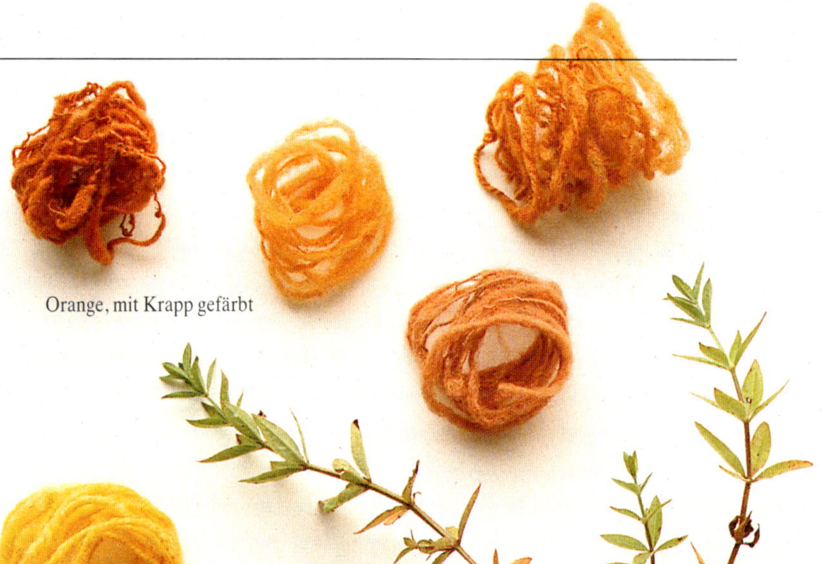
Orange, mit Krapp gefärbt

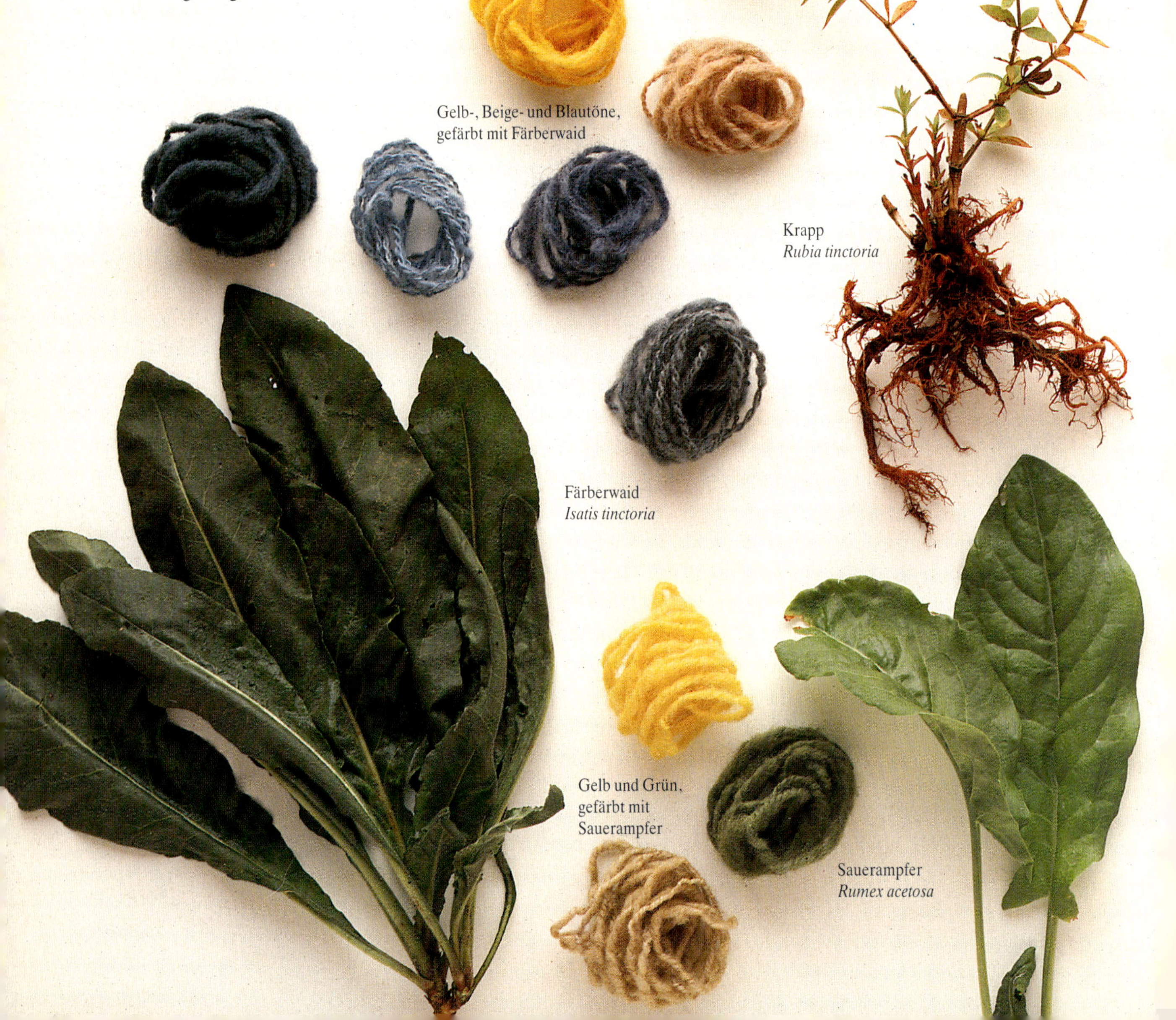
Gelb-, Beige- und Blautöne,
gefärbt mit Färberwaid
Krapp
Rubia tinctoria
Färberwaid
Isatis tinctoria
Gelb und Grün,
gefärbt mit
Sauerampfer
Sauerampfer
Rumex acetosa

Pflanzen sammeln

Mit dieser Auswahl an Pflanzen (rechts) und der jeweiligen Beize hat man eine schöne Farbpalette. Sie kommen wildwachsend so häufig vor, daß man sie ruhig sammeln kann, vorausgesetzt, man tut das verantwortungsbewußt. Man sollte nur an Stellen sammeln, wo viel davon wächst, und auch höchstens ein Drittel davon nehmen. Am besten färbt man mit frischen Pflanzen, besonders wenn man Blätter verwendet, obwohl man auch mit getrockneten Wurzeln und Zwiebelschalen gute Resultate erzielt. Früchte sollten frisch und reif, ja sogar überreif sein.

Pflanzen kaufen

Findet man die gewünschten Pflanzen nicht wild wachsend, muß man auf getrocknete zurückgreifen, die man in Fachgeschäften bekommt. Sie liefern ähnliche Farben wie die einheimischen wilden Pflanzen. Bestimmte Pflanzen bieten auch seltenere Farben. Mit Bärentraube und Färberwaid bekommt man Blautöne, Schachtelhalm ergibt Schattierungen von Rehbraun bis Rosa, Krapp liefert Rot- und Brauntöne und Blauholzspäne Abstufungen von Schiefergrau bis Schwarz.

Brombeere *Rubus fruticosus*
Triebe (Eisen) Schwarz/Grau

Brombeere *Rubus fruticosus*
Beeren (Alaun) Blau/Grau

Blaubeere *Vaccinium myrtillus*
Beeren (Alaun) Blau/Purpur

Holunder *Sambucus nigra*
Beeren (Alaun) Violett/Purpur

Liguster *Ligustrum ovalifolium*
Beeren (Alaun) Blau/Grün

Holunder *Sambucus nigra*
Blätter (Alaun) Grün

Adlerfarn *Pteridium aquilinum*
Junge Triebe (Alaun) Gelb/Grün

Heidekraut *Calluna vulgaris*
Triebe (Alaun) Olivgrün/Gelb

Feige *Ficus carica*
Blätter (Alaun) Zitronengelb

Birke *Betula pendula*
Blätter (Alaun) Gelb

Liguster *Ligustrum ovalifolium*
Blätter (Alaun) Gelb

Jakobskraut *Senecio jacobaea*
Ganze Pflanze (Alaun) Gelb

Rainfarn *Tanacetum vulgare*
Blüten (Alaun) Gelb

Goldrute *Solidago canadensis*
Ganze Pflanze (Chrom) Goldgelb

Kiefern-Arten *Pinus spp*
Zapfen (Alaun) Orangegelb

Adlerfarn *Pteridium aquilinum*
Wurzeln (Alaun) Orange/Gelb

Zwiebel *Allium cepa*
Schalen (Alaun) Goldbraun

Walnuß *Juglans regia*
Schalen (keine Beize) Rotbraun

Kiefern-Arten *Pinus spp*
Zapfen (Eisen) Braun

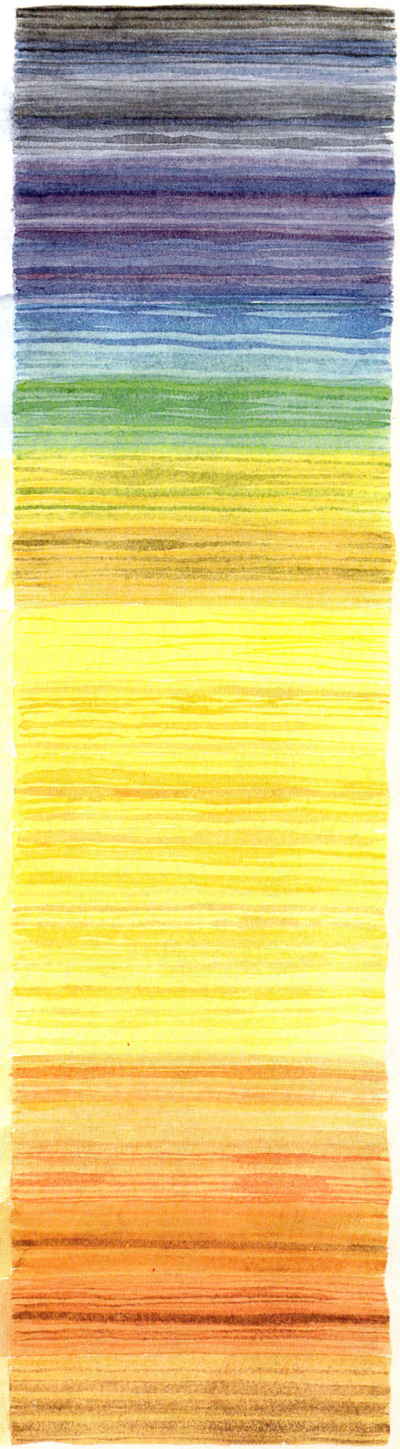

Insekten vertreiben

Wir haben uns derartig an Chemikalien und den Einsatz vernichtender Pestizide gewöhnt, daß wir oft übersehen, wie die Natur mit diesem Problem umgeht. Die Pflanzenwelt bietet eine ganze Reihe hochwirksamer natürlicher Mittel, um Insekten zu vertreiben; dennoch stellen die Chemiefirmen weiterhin Produkte her, die auch für Tiere und Vögel tödlich sind und deren Auswirkungen auf die menschliche Gesundheit unkalkulierbar sind. Der Handel bietet nach wie vor Produkte mit Hinweisen auf ihre Giftigkeit an, und sie werden immer noch gekauft. Oft richtet das Pestizid mehr Schaden an als der Schädling selbst. Wir sollten aber die Fähigkeiten von Pflanzen nicht unterschätzen. Es gibt Wildpflanzen, die einen Menschen töten können; man kann also davon ausgehen, daß sie auch Insekten töten oder vertreiben. Pyrethrum und Derris (siehe Seite 267) sind hochwirksame pflanzliche Pestizide, deren Handhabung Umsicht erfordert, die aber für Menschen und Haustiere mit Ausnahme von Reptilien und Fischen unschädlich sind. Ein anderes Beispiel ist der Alant. Die klebrigen Wurzeln dieses Krauts werden in Spanien auf dem Land als natürliche Fliegenfänger verwendet. Die Wurzeln werden ins Fenster gehängt, um fliegende Insekten anzuziehen. In diesem Abschnitt geht es um Mittel, mit denen man verschiedene Arten von Insekten fernhalten kann. Es lohnt sich auf jeden Fall, verschiedene Kräuter auszuprobieren, denn die Wirksamkeit ist von Art zu Art unterschiedlich.

Einige der hier genannten Kräutermittel sind giftig, wenn sie eingenommen werden. Von Kindern und Haustieren fernhalten!

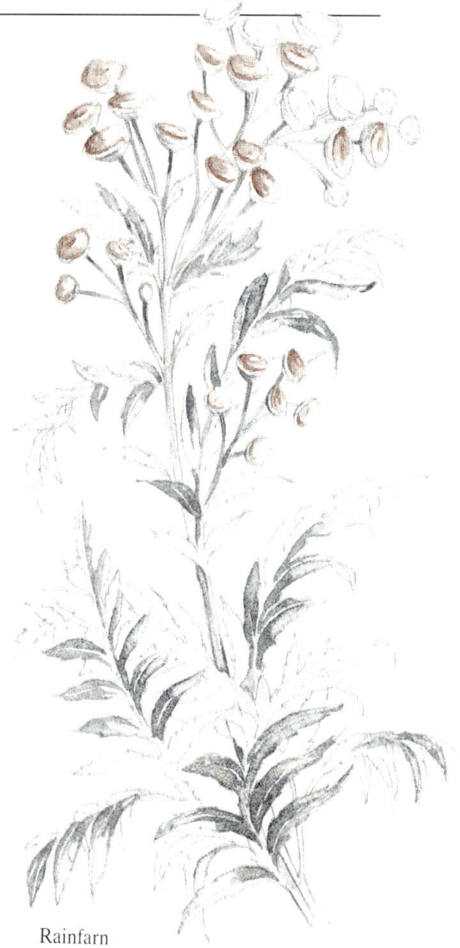

Rainfarn

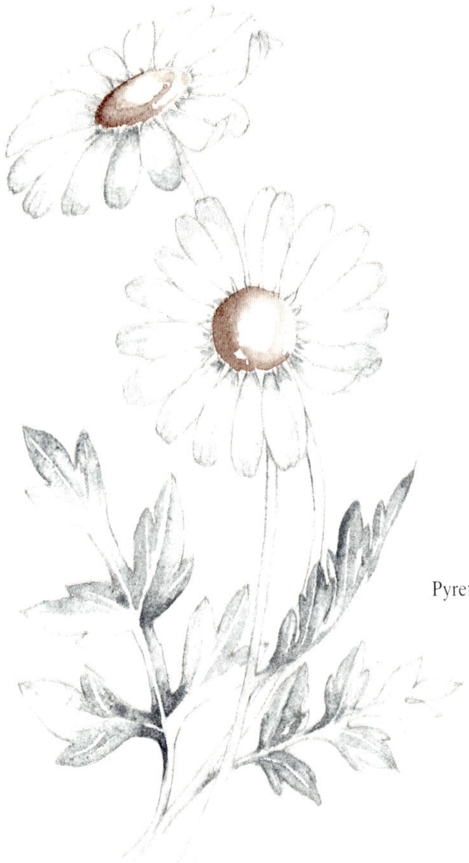

Pyrethrum

Natürliche Mittel oder Pestizide?
Die Wirksamkeit insektenvertreibender Mittel variiert sehr stark. Getrocknete, pulverisierte Pyrethrumblüten lähmen viele Insekten sehr schnell. Die Pflanze ist für Säugetiere zwar nicht giftig, kann aber beim Menschen nach längerem Kontakt zu Hautproblemen führen. Den Rainfarn hingegen kann man sogar als Küchenkraut verwenden.

Mittel gegen Fliegen

Zumindest manche Fliegen kann man abhalten, wenn man Büschel geeigneter Kräuter im Haus aufhängt oder Vasen mit aromatischen, scharf riechenden frischen Kräutern auf die Fensterbretter stellt. Im Sommer sammelt man Minze, Poleiminze, Rosmarin, Gartenraute, Stabwurz, Thymian oder Rainfarn. Viele dieser Pflanzen streute man im Mittelalter auf Fußböden aus, um Fliegen abzuhalten. Besonders der Rainfarn ist ein sehr wirksames Mittel, denn er verströmt einen frischen, scharfen Geruch, wenn man darauftritt. Es war eine alte Methode, Fleisch mit Rainfarnblättern einzureiben und noch ein paar frische Triebe daraufzulegen, um Fliegen davon fernzuhalten.

Mittel gegen Ameisen und Milben

Gegen Ameisen im Haus hilft eine starke Abkochung aus Walnußblättern (6 Handvoll Blätter 20–30 Minuten in 1/2 l Wasser kochen), mit der man Fußbodenleisten oder Arbeitsflächen bestreicht. Wenn man viel bäckt und deshalb große Mengen an Mehl aufbewahrt, kann man als Schutz vor Milben 2 oder 3 Muskatnüsse oder einige geschälte Holundertriebe in die Vorratsbehälter geben.

Walnuß
Walnußblätter haben ein ganz charakteristisches Aroma. Eine Abkochung daraus vertreibt Ameisen.

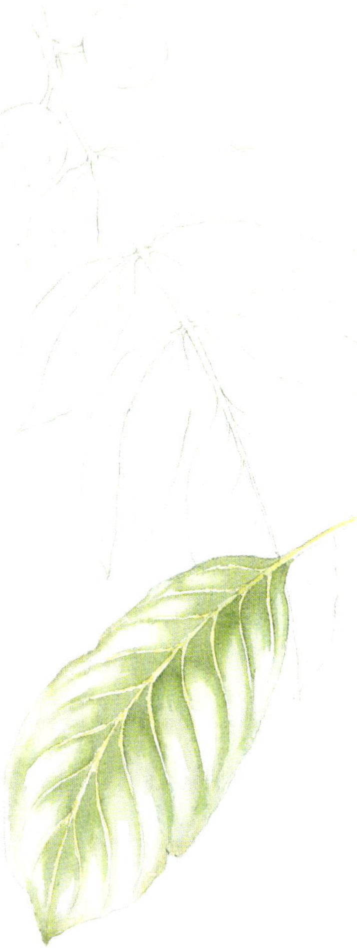

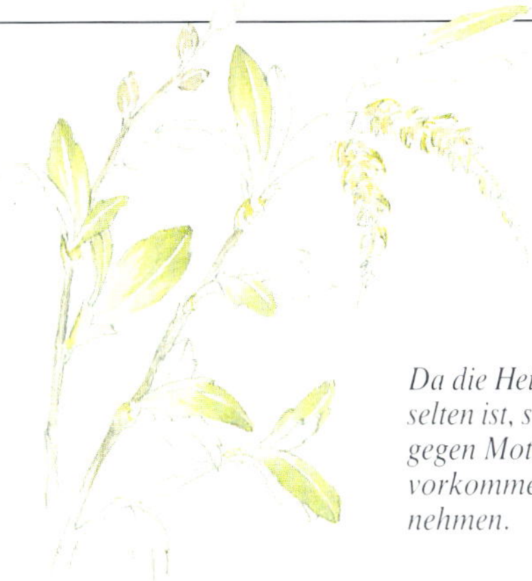

Da die Heidemyrte (links) sehr selten ist, sollte man als Mittel gegen Motten lieber den häufig vorkommenden Wermut (rechts) nehmen.

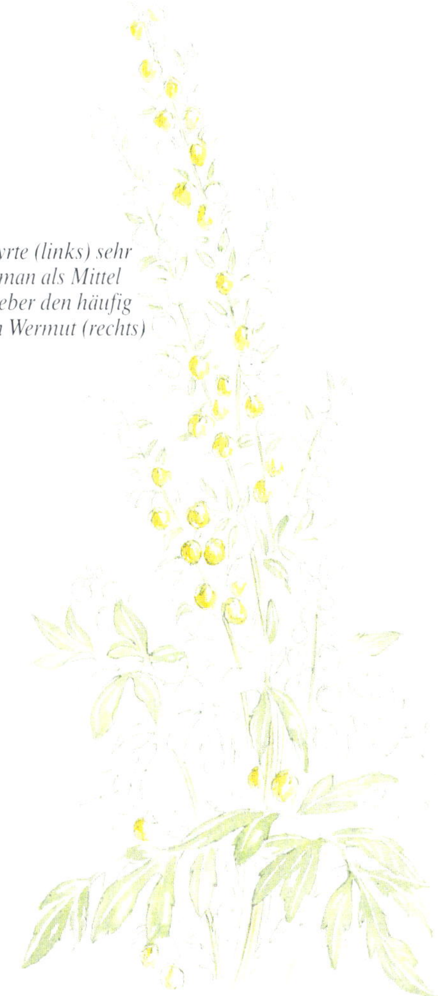

Mittel gegen Motten

Als Schutz vor Motten empfiehlt es sich, ganze Triebe getrockneter Kräuter zwischen Decken und Wollsachen zu legen. Man nimmt dazu Stabwurz (ihr französischer Name *garderobe* bestätigt die Wirksamkeit), Zypressenkraut, Rosmarin und Lavendel und legt sie zwischen Seidenpapier unter die Kleidung. Die seltene Heidemyrte *(Myrica gale)* wurde früher auch »Flohholz« genannt. Man legte sie zwischen die Bettwäsche, um Flöhe zu vertreiben.

Duftsäckchen gegen Motten

Ein guter Schutz vor Motten sind auch mit einer Mischung aus scharf riechenden Kräutern und Gewürzen gefüllte Duftsäckchen, die man in Schränke und Schubladen legt.

3 EL Stabwurz
2 EL Beifuß
1 EL Rosmarinblätter
1 EL Kamillenblätter
1 EL Thymian
1 TL Zimt
1 TL gemahlene Nelken
½ TL gemahlene Muskatnuß
1 TL Salz
1 TL pulverisierte Iriswurzel
Nelken-, Lavendel- oder Zitronenöl

Die gut zerkleinerten Kräuter in einer Schüssel mit den Gewürzen, dem Salz und der Iriswurzel vermischen. In ein Schraubglas füllen und 2 Wochen an einem dunklen Platz aufbewahren. So viel Öl über die Kräuter geben, daß sie stark riechen. In die Säckchen füllen und die Öffnung zunähen oder zubinden.

Mittel gegen Insekten im Freien

Mückenüberfälle an warmen Sommerabenden kann man abwehren, wenn man auf Armen, Beinen und Hals eine Handvoll frischer Holunderblätter verreibt. Dies wirkt etwa 20 Minuten und muß dann wiederholt werden. Vor Insektenstichen kann man sich auch mit einem starken Aufguß aus Kamille, Holunderblättern und Wermut schützen, den man auf die Haut aufträgt. Da man dies oft wiederholen muß, sollte man immer eine kleine Flasche mit dem Aufguß bei sich haben. Man kann sich auch Holunderblätter oder Lavendel ins Haar stecken, um Insekten fernzuhalten. Lavendel- und Zitronellöl (das Öl der Kanadischen Collinsonie) duften sehr angenehm und halten Mücken ab.

KAPITEL 4

Kräuter für eine gesunde Ernährung

Wir sind, was wir essen. Von Ost bis West sind sich sämtliche Richtungen der Medizin darüber einig, wie wichtig die Ernährung für unsere Gesundheit ist. Einige Vertreter alternativer Heilmethoden, vor allem Heilpraktiker und Kräuterheilkundige, machen die Ernährung selbst zur Therapie und ordnen bei bestimmten Krankheiten Spezialdiäten an; gleichzeitig empfehlen sie gewisse Ernährungsgrundregeln, die die Gesundheit und Vitalität erhalten. Und die Ernährungsprinzipien von Yoga und Makrobiotik zielen darauf ab, die Harmonie im Körper und den natürlichen Energiefluß zu fördern. Es genügt aber nicht immer, einfach nur das Richtige zu essen. Um rundherum gesund zu bleiben, müssen wir die Nahrung auch richtig verdauen und verwerten können.

Hier spielen Kräuter eine entscheidende Rolle, was in jeder traditionellen Küche seit jeher bekannt ist. Kräuter wurden beim Kochen ursprünglich weniger wegen ihres Aromas als zur Verdauungsförderung und zum Konservieren eingesetzt. Die für die Verdauung wichtigsten Inhaltsstoffe sind die ätherischen Öle, die vor allem bei den Lippenblütlern wie Majoran, Pfefferminze, Rosmarin und bei den Doldengewächsen wie Kümmel und Petersilie anzutreffen sind. Diese Kräuter besitzen karminative Eigenschaften: Sie beruhigen die Schleimhäute des Verdauungstrakts, regen die Darmtätigkeit an und verringern Blähungen. Aber Küchenkräuter enthalten auch Tannine, Bitterstoffe und andere pharmakologisch wirksame Substanzen. Viele wirken dazu noch antiseptisch – lebenswichtig in heißen Ländern, wo verdorbene Speisen die Gesundheit bedrohen.

Die Palette der Küchenkräuter ist reichhaltig, und wer mit Fantasie und Gespür davon Gebrauch macht, bringt nicht nur Würze und Abwechslung in den Speisezettel, sondern entdeckt vielleicht sogar Neuland im Reich kulinarischer Genüsse. »Tee« braucht sich nicht nur auf die Blätter einer einzigen Pflanze zu beschränken, sondern kann ein erfrischendes Getränk aus vielen Kräutern sein, von der Pfefferminze bis zum Zitronenstrauch. Als Alternative zu Zucker und Salz steht eine Fülle pflanzlicher Gewürze bereit, und aus den unwahrscheinlichsten Pflanzen – von der Brennessel bis zur Klette – lassen sich köstliche und zugleich hochwertige Gerichte zubereiten.

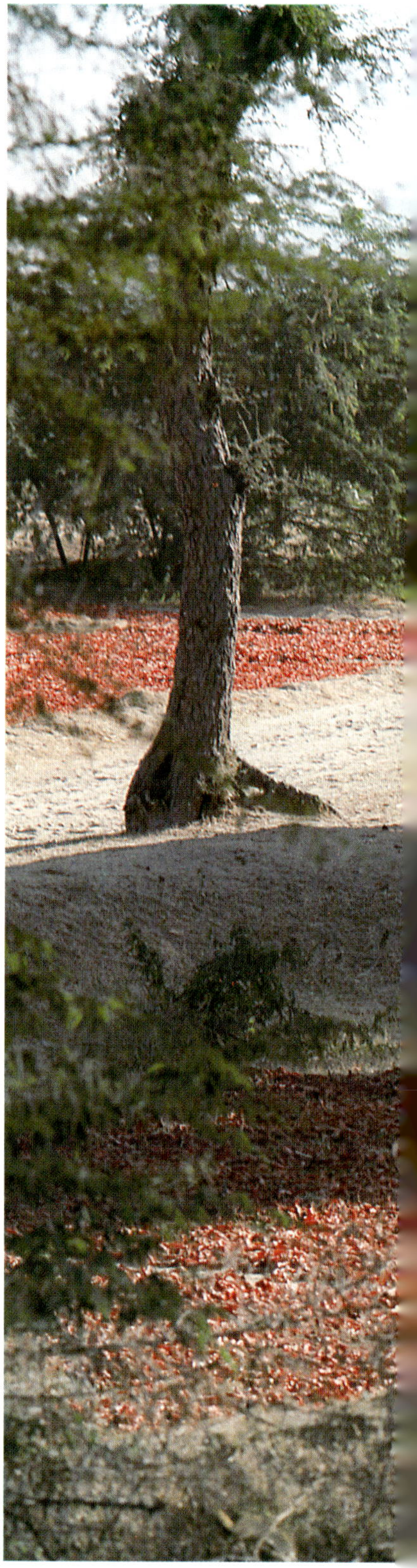

Einige Kräuter sind unter bestimmten Umständen gefährlich. Bitte im Glossar die warnenden Hinweise nachlesen.

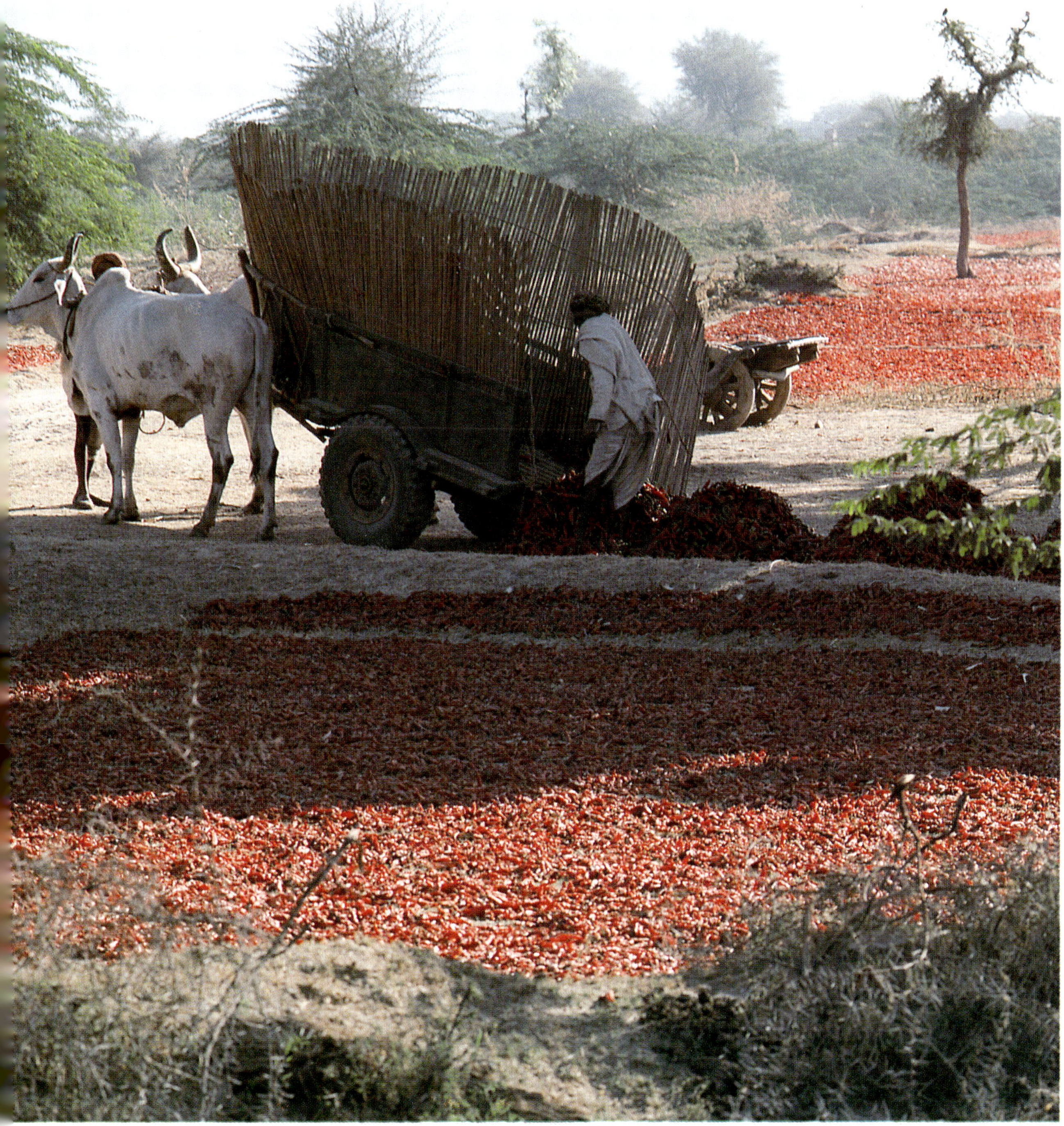

Zum Trocknen ausgebreitete Chillies in Rajastahn, Indien

Der Wert von Küchenkräutern und Gewürzen

Bei uns neigt man dazu, Kräuter als Extrazugaben zu betrachten, die unseren Speisen »Pfiff« geben und den Eßgenuß steigern. Sie leisten aber bei weitem mehr: Sie regen den Appetit an, verbessern die Verdauung und machen unsere Nahrung haltbar. In vielen Ländern sind sie noch immer wichtige Hüter der Gesundheit, wie einst überall, als es noch keine chemischen Konservierungsmittel und Kühlschränke gab.
Die wichtigsten Wirkstoffe verdauungsfördernder Kräuter sind ihre ätherischen Öle. Sie regen die Magensaftsekretion an, verhindern blähungserzeugende Gärungs- und Fäulnisprozesse im Darm und beruhigen das Verdauungssystem. Wer nach einer Mahlzeit zu Engelwurz oder Bohnenkraut greift, beugt Blähungen vor, Fenchel oder Kardamom reinigen den Atem. Einige Kräuter enthalten auch belebende und adstringierende Bitterstoffe, die den Appetit anregen und geschwächten Menschen gute Dienste leisten – hier haben Majoran und Rosmarin eine lange Tradition. Andere enthalten Tannine, die Verdauungsstörungen vorbeugen, Sekretine (zum Beispiel in Brennesseln), die die Bauchspeicheldrüse unterstützen, oder organische Säuren, die die Fettverdauung erleichtern. Am besten läßt sich das alles mit frisch gepflückten Kräutern erreichen, aber auch richtig getrocknete sind noch wirksam (siehe Seite 272). Die antibakteriellen und konservierenden Eigenschaften von Kräutern und Gewürzen macht man sich für Essig, Öl, Eingelegtes, Wein und alle länger gelagerten Lebensmittel zunutze, in denen die ätherischen Öle langsam freigesetzt werden. Und wer regelmäßig gewisse Mengen an Kräutern ißt, vor allem in frischen Salaten und großzügig über den Teller gestreut, kann seinen Speisezettel um zahlreiche Vitamine, Mineralstoffe und Spurenelemente bereichern. Hagebutten haben beispielsweise den 20fachen Vitamin-C-Gehalt von Orangen, Löwenzahnblätter strotzen vor Vitamin A, Petersilie und Blasentang sind calciumreich und enthalten auch viele Vitamine.

Nährstoffe

Der Tabelle rechts können Sie die Wirkstoffe einiger wichtiger Küchenkräuter entnehmen. Löwenzahn und Lauchhederich sind beispielsweise reich an Vitamin A, das unter anderem die Sehkraft stärkt und Knochen und Zähne kräftigt. Wegwarte und Knoblauch sind gute Kaliumlieferanten, während Beinwell einen hohen Gehalt an Vitamin B_{12} besitzt, das in den meisten Gemüsesorten fehlt und das eine wichtige Rolle im Zellstoffwechsel spielt. Blasentang, Brunnenkresse und Petersilie stellen beträchtliche Mengen an Calcium bereit, unabdingbar für gesunde Knochen und Zähne, für die Blutgerinnung und für das Funktionieren der Muskulatur. Das Vitamin C der Hagebutten ist wertvoller Bestandteil von Hagebuttensirup.

Wie Essen gesund macht

Viele Küchenkräuter sind auch Heilkräuter. Knoblauch besitzt zahlreiche gesundheitliche Vorzüge (siehe Seite 80), und keine Ernährungsform sollte auf ihn verzichten. Er wirkt innerlich reinigend und sorgt mit für einen niedrigen Cholesterinspiegel; außerdem kann er auch Erkältungen und Grippe abwehren helfen. Einige Küchenkräuter und -gewürze sind gut für den Mundraum: Zimt kräftigt das Zahnfleisch, Salbei heilt mit seiner adstringierenden und antiseptischen Wirkung Mundgeschwüre ab. Antiseptisch oder antibiotisch wirken noch viele andere Kräuter, von der Pfefferminze bis zur Gewürznelke. Außerdem sind zahlreiche Nahrungspflanzen zugleich Heilmittel. So beruhigt Hafer das Nervensystem, Möhren unterstützen die Leberfunktion, Reiswasser ist reich an Vitamin B und hilft bei Brechdurchfall. Nahrung als Heilmittel einzusetzen ist eine wichtige Therapieform der Kräuterheilkunde, die Spezialdiäten für viele Erkrankungen empfiehlt, von der Erkältung bis zur Arthritis.

Pflanze (Blätter)	**Nährstoff**	**Menge in 100 g**
Beinwell	Protein Vitamin A Vitamin B_{12}	35 g nicht bekannt nicht bekannt
Blasentang	Calcium Eisen Jod Vitamin B_1 Vitamin B_2 Vitamin B_{12}	1 g nicht bekannt nicht bekannt nicht bekannt nicht bekannt nicht bekannt
Brennessel	Calcium Eisen Vitamin A Vitamin C	nicht bekannt nicht bekannt nicht bekannt nicht bekannt
Brunnenkresse	Calcium Folsäure Vitamin A Vitamin B_2 Vitamin C	220 mg 200 mg 4900 I.E.* 0,16 mg 80 mg
Lauchhederich	Vitamin A Vitamin B_2 Vitamin C	7000 I.E. 0,22 mg 95 mg
Petersilie	Calcium Eisen Kalium Kupfer Vitamin A Vitamin C	330 mg 8 mg 1080 mg 0,5 mg 1165 I.E. 150 mg
Wegwarte	Folsäure Kalium	50 mg 180 mg

Pflanze (Früchte)	**Nährstoff**	**Menge in 100 g**
Hagebutten	Vitamin C	295 mg
Himbeeren	Calcium Vitamin C	41 mg 25 mg
Holunderbeeren	Vitamin A Vitamin C	600 I.E. 35 mg
Paprikaschoten	Folsäure Vitamin C	10 mg 130 mg
Sonnenblumenkerne	Vitamin B_1 Vitamin B_2 Vitamin B_6	2 mg 5,5 mg 1 mg

Pflanze (Wurzel)	**Nährstoff**	**Menge in 100 g**
Knoblauch	Kalium Vitamin C	530 mg 15 mg

* I.E. = Internationale Einheiten

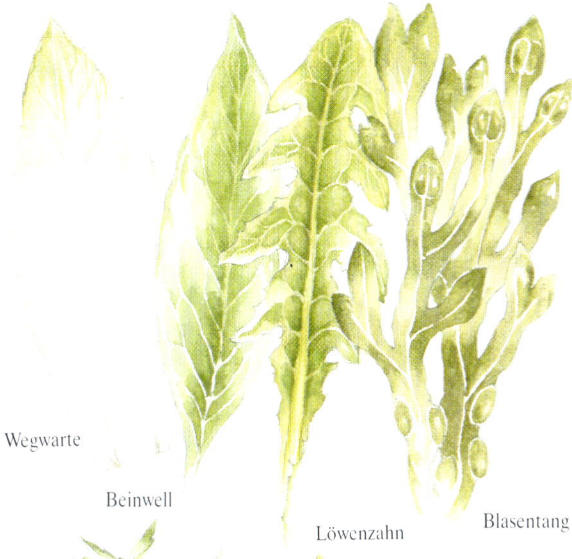

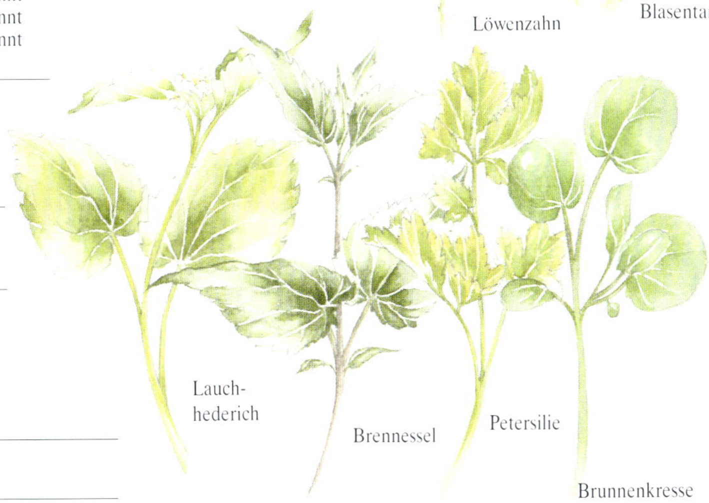

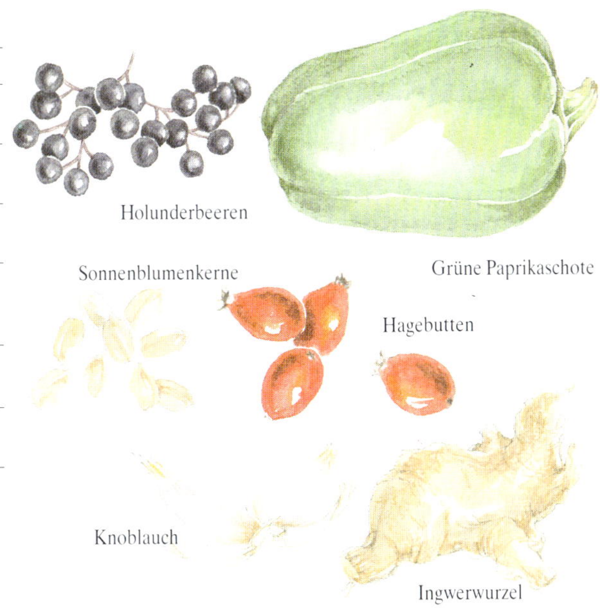

Gesunde Ernährungsformen

Die verschiedenen Kulturvölker der Welt haben eine ungeheure Vielfalt an Ernährungstraditionen entwickelt, jede mit ihrer eigenen Philosophie und dem Anspruch, die gesündeste zu sein. Von China bis Italien gelten jedoch dieselben Prinzipien: Grundlage der Ernährung ist ein kohlenhydratreiches Grundnahrungsmittel wie Reis oder Weizen, das durch eine wohlüberlegte Auswahl an Gemüse, Obst und Ölen ergänzt wird. Fleisch, Fisch oder Eier kommen vielerorts nur recht selten auf den Tisch und bleiben vor allem festlichen Anlässen vorbehalten. Dafür sind Kräuter großgeschrieben: Sie machen das Essen schmackhaft, regen die Verdauung an und sorgen für Ausgeglichenheit und Abwechslung in der Ernährung. In den reichen Industriegesellschaften dagegen stehen Fleisch, Fisch und Eier ganz oben auf dem Speiseplan, vollwertige Nahrungsmittel und Kohlenhydrate aber weit unten – wir essen zuviel und unausgewogen. Gesunde Ernährungsformen werden zwar in verwirrender Zahl angepriesen, aber oft herrscht traurige Unkenntnis über die Kräuter und Gewürze, die diese gesündere Kost erst schmackhaft und verdaulich machen. Wir stellen hier einige Beispiele vollwertiger Kost mit den passenden Kräutern und Gewürzen vor.

Natürliche Ernährung

Pflanzliche Nahrungsmittel sind sehr abwechslungsreich, Fleisch ist für die Ernährung unnötig und zuviel gesättigte Fette sind schädlich – daher leben heute viele Menschen vegetarisch, auch aus anderen Motiven, die über die persönliche Gesundheit weit hinausgehen. Die bereits überstrapazierten Ressourcen der Erde werden besser genutzt, wenn pflanzliches Eiweiß direkt für den Menschen produziert und nicht erst an Tiere verfüttert wird. Auch humanitäre Gründe sprechen dafür, Produkte aus der gängigen Schlachthofpraxis und Massentierhaltung abzulehnen. Neben strengen Vegetariern gibt es viele Menschen, die ihren Fleischkonsum stark einschränken. Für sie alle sind Kräuter ein Genuß – frisch in Salaten, in Brühen und Reis- oder Hülsenfruchtgerichten oder üppig und fantasievoll kombiniert in einer »grünen Küche«. Für welche Ernährungsform Sie sich auch entscheiden – an ein paar »gesunde« Regeln sollten Sie sich halten. Erstes und oberstes Gebot: Essen Sie alle Nahrungsmittel naturbelassen oder nur so wenig wie möglich verarbeitet – ganz belassen, frisch, roh oder nur wenig gekocht und frei von chemischen Zusätzen. Solche Produkte haben einen höheren Nährwert, mehr Energie und noch alle Ballaststoffe, die das Verdauungssystem gesund erhalten. Frisch gepflückte, naturgemäß angebaute Kräuter schmecken einfach köstlich und sorgen dafür, daß die geballte Naturkost nicht schwer im Magen liegt.

Die zweite Grundregel für gesunde Ernährung lautet: Nehmen Sie nicht zu viele den Körper belastende Nahrungsmittel zu sich, also gesättigte Fette in Fleisch, Butter, Sahne und Käse, außerdem Kaffee, schwarzen Tee, Zucker und Salz. Oliven, Mais, Sonnenblumen und viele andere Pflanzen liefern Öle, die die gesättigten Fette ersetzen können; statt mit Salz läßt sich auch mit Kräutern wunderbar würzen, die darüber hinaus als erfrischender Tee Kaffee und schwarzen Tee ersetzen; Obst ist viel gesünder als Zucker. Und schließlich: Essen Sie nicht zuviel; essen Sie nie, wenn Sie keinen Hunger haben.

Ballaststoffreiche Kost

Naturbelassenes wie Vollgetreide, Gemüse und Obst liefert die Ballaststoffe. Weiterverarbeitete Lebensmittel zu meiden heißt auch, weniger Zucker und gesättigte Fette zu essen. Gehen Sie bei Hülsenfrüchten verschwenderisch mit Kräutern und Gewürzen um – das hilft gegen Blähungen! Mischen Sie rohes Gemüse mit frischem Löwenzahn, Koriander und Kapuzinerkresse zu ungewöhnlichen Salaten. Auch mageres Fleisch und Fisch, mit Kräutern verfeinert, können einbezogen werden. Ihrer Gesundheit kommt der geringe Fettanteil und der hohe Gehalt an Vitaminen und Mineralstoffen dieser Kost zugute.

Beispiel für einen Tagesplan

Frühstück
Selbstgemachtes Müsli ohne Zucker, mit Trockenobst

Mittagessen
Gebackene Kartoffeln mit fettarmem Frischkäse, Schnittlauch und Petersilie
Knackiger Krautsalat

Abendessen
Chilli con carne mit Knoblauch und Paprikaschoten, Naturreis, grüner Salat mit frischen Kräutern
Frisches Obst

Getränke
Gemüsesäfte (z. B. Möhrensaft)
Naturbelassene Obstsäfte

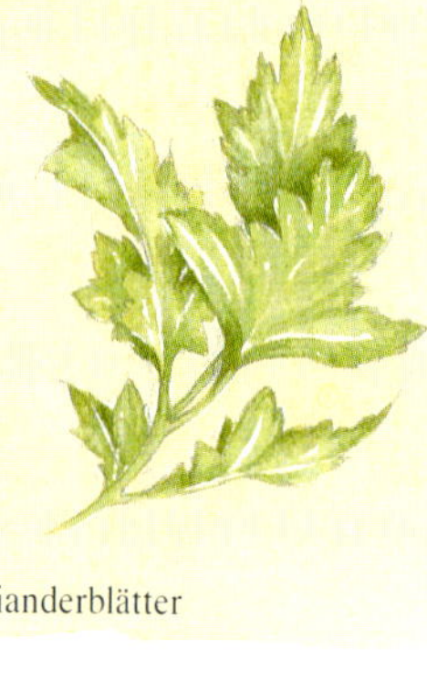

Korianderblätter

Reformkost

Sie eignet sich für alle, die ihr Allgemeinbefinden verbessern wollen. Im Mittelpunkt stehen frisches Obst, Gemüse und Rohkostsalate. Alles sollte möglichst naturbelassen bleiben, mit vielen frischen Kräutern als Würze, Vitaminspender und zur Verdauungsförderung. Tierische Fette und Salz und Zucker sind stark eingeschränkt, aber Fisch ist erlaubt. Diese Kost steigert die Vitalität, reinigt den Körper und hilft bei Verstopfung. Nüsse, Samen und Joghurt sind gesunde Beigaben zu Salaten. Kräutertees wie Pfefferminz- oder Kamillentee bieten gesunde Alternativen zu Kaffee, schwarzem Tee und Alkohol.

Beispiel für einen Tagesplan

Frühstück
Frischer Obstsalat mit Weizenkeimen und Joghurt

Mittagessen
Paprikaschoten, gefüllt mit Walnüssen, Brotbröseln und Champignons
Tomatensalat mit Basilikum

Abendessen
Pochierter Lachs mit Sauerampfersauce und kurz gedünstetem Gemüse
Tofu-Dessert

Getränke
Obstsäfte
Kräutertees
Getreidekaffee

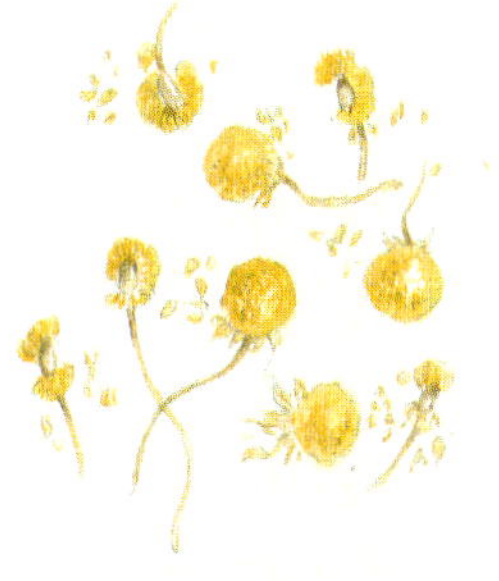

Getrocknete Kamillenblüten

Südindische Kost

Seit Jahrhunderten dienen in Indien Gewürze wie Kurkuma, Nelken, Zimt, Pfeffer, Ingwer und Koriander zur Haltbarmachung von Lebensmitteln. Dies ist in einem Klima mit drückender Sommerhitze und hoher Luftfeuchtigkeit unumgänglich. Auch frische und getrocknete Kräuter bereichern vegetarische Gerichte in einem Land, wo sich viele Menschen kein Fleisch leisten können oder es aus religiösen Gründen ablehnen. Fenchel und Kardamom fördern die Verdauung, frischer Koriander ist reich an Vitamin A. Paans (in Betelnußblätter verpackte Verdauungshappen) aus verschiedenen Gewürzen runden die Mahlzeit ab.

Beispiel für einen Tagesplan

Frühstück
Frische Mango, Reiskuchen mit Senfkörnern, Joghurt

Mittagessen
Chapattis und gewürzter Dal (Linsenbrei)
Samosas (Pasteten, mit Lammhack und Kartoffeln gefüllt)
Möhrensalat nach Gujerat-Art

Abendessen
Tandoori-Hähnchen mit Reis
Würziger Spinat mit Ingwer und Koriander
Mandelcreme mit Safran und Kardamom

Getränke
Lassi (Joghurtgetränk)
Frische Limettenlimonade mit Minze

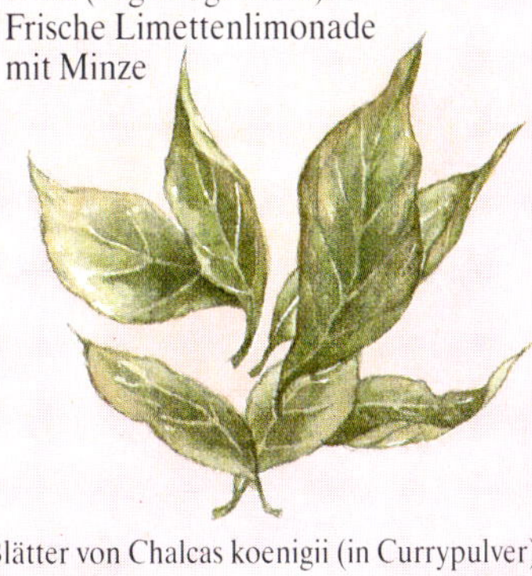

Blätter von Chalcas koenigii (in Currypulver)

Makrobiotische Kost

Hinter der Makrobiotik steht die Philosophie, in der Nahrung Harmonie zwischen Yin und Yang zu schaffen – entgegengesetzte Kräfte, die sich aber ergänzen. Yin-Pflanzen sind allgemein kühlend, wachsen oberirdisch im Frühling und Sommer und sind meist aromatisch. Yang-Pflanzen sind allgemein erwärmend, weniger aromatisch und reifen später, oft unterirdisch. Naturbelassener Reis ist das reinste, ausgeglichenste Nahrungsmittel; Vollgetreide nimmt in dieser Kost großen Raum ein. Kräuter sind meist Yin; Schnittlauch, Petersilie, Ingwer und Senf werden großzügig verwendet. Starke, salzige Aromen sind Yang.

Beispiel für einen Tagesplan

Frühstück
Tofu-»Rührei« oder Haferflockenbrei

Mittagessen
Pochierte Scholle mit Shoyu (Sojasauce) und Ingwer
Naturreis
Gurken-Algen-Salat
Gedünsteter Apfel

Abendessen
Misosuppe
Sauerteigbrot
Reis mit gerösteten Kürbissamen und gedämpftem grünem Gemüse

Getränke
Bancha-Tee, Mu-Tee
Apfel- oder Gemüsesäfte

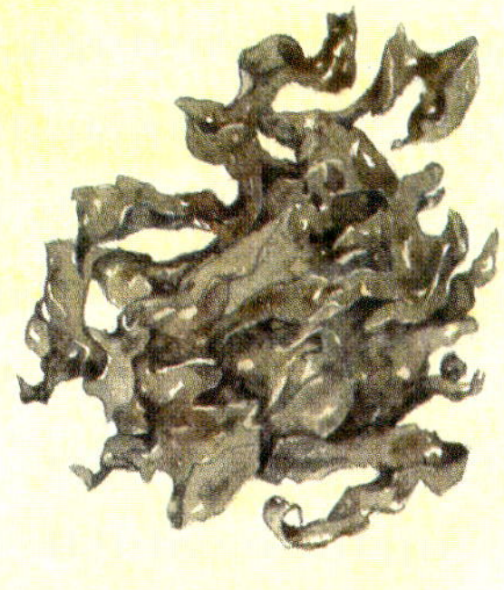

Rotalgen

Kräuter und Gewürze in der Küche

Unerfahrene sollten mit Kräutern und Gewürzen erst einmal vorsichtig umgehen. Jede Würzpflanze hat ihr ureigenes Aroma und paßt zu ganz bestimmten Speisen. Schmecken Sie zunächst nur mit einer Würzzutat ab, bis Sie herausfinden, wie sich der natürliche Geschmack der Speisen unterstreichen läßt, ohne ihn zu übertönen. Einfach für Anfänger sind auch bewährte Würzmischungen wie das Bouquet garni, die Fines herbes (siehe unten) oder die Herbes de Provence. Für das Bouquet garni nimmt man die ganzen Kräuter samt Stengel, sonst nur die Blätter. Solche Mischungen geben einem Gericht ein abgerundetes Aroma. Gewürzmischungen sind oft charakteristisch für die Küche bestimmter Länder – Garam masala zum Beispiel schmeckt eindeutig »indisch« (siehe rechts). Chillipulver mit seinen scharfen Zutaten ist spezifisch mexikanisch. Ein typisch chinesisches Aroma können Sie mit dem Fünf-Gewürz-Pulver erzielen (siehe rechts). Gewürze erleichtern auch die Kombination unterschiedlicher Geschmacksrichtungen: Süß-Pikantes, beispielsweise Fleisch mit Früchten, geht eine harmonischere Verbindung ein, wenn Sie das Gericht mit Gewürzen abrunden.

Wenn Ihnen die Eigenheiten der einzelnen Würzpflanzen vertraut sind, können Sie selbst zwei oder mehr davon kombinieren. Die Variationen sind unendlich, die sich durch Kräuter und Gewürze, frische oder getrocknete, ganze oder gemahlene ergeben, und Experimentierfreudige werden überraschende Möglichkeiten entdecken. Hier und auf den folgenden Seiten finden Sie einige Kostproben, die Sie dazu anregen wollen, einen aromatischen, abwechslungsreichen Kochstil zu entwickeln.

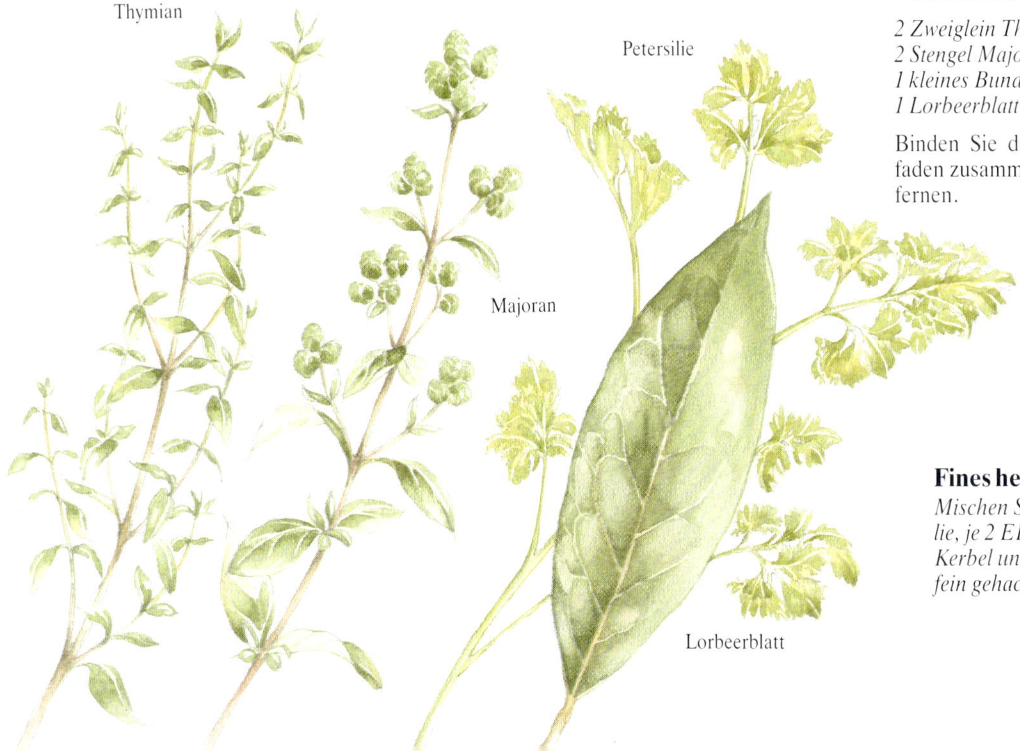

Würzen mit frischen Kräutern

Bestimmte Verbindungen sind geradezu klassisch: Basilikum ist *das* Würzkraut für Tomaten, Fenchel harmoniert mit Fisch, Rosmarin mit Lamm. Auch passen manche Kräuter besonders gut zusammen. Die klassische Frischkräutermischung Fines herbes enthält Petersilie, Schnittlauch, Kerbel und Estragon und schmeckt hervorragend in Eierspeisen. Eine weitere gelungene Verbindung ist das Bouquet garni (siehe unten). Es läßt sich je nach Verwendungszweck abwandeln, beispielsweise durch Fenchel, wenn Sie Fisch zubereiten. Kräuter sind vielseitig, und Sie können viele Kombinationen ausprobieren.

Auch gibt es unzählige Möglichkeiten, wie man das Kräuteraroma zur Entfaltung bringt. Probieren Sie Kräuter doch einmal in Marinaden für Fleisch, Geflügel und Fisch. Das würzt und konserviert zugleich, und aus der Marinade wird anschließend eine köstliche Sauce. Geben Sie Kräuter ins Kochwasser für Eier: Sie

Bouquet garni

Der klassische Kräuterstrauß kennt viele Varianten. Hier das Grundrezept:

2 Zweiglein Thymian
2 Stengel Majoran
1 kleines Bund Petersilie
1 Lorbeerblatt

Binden Sie die Kräuter mit Baumwollfaden zusammen. Nach dem Kochen entfernen.

Fines herbes

Mischen Sie 4 EL frische Petersilie, je 2 EL Schnittlauch und Kerbel und 2 TL Estragon, alles fein gehackt. Sofort verwenden.

nehmen das Aroma durch die Schale auf. Auch das Einlegen von Kräutern in Essig ist eine hervorragende Möglichkeit. Ein feineres, leichteres Aroma erhalten Sie, wenn sie dem Essig Rosenblätter, Veilchen oder Holunderblüten zufügen. Kräuteressig schmeckt in Salatdressings, Suppen und Marinaden (siehe Seite 180–81). Nützlich sind frische Kräuter auch in Mayonnaise (178–79); wenn Sie dann noch Knoblauch zufügen, haben Sie Aioli, die klassische französische Mayonnaise zu Fisch, Suppen oder Käsecroûtons. Weitere klassische Kräuterbeilagen sind Kräuterbutter, Kräuterweichkäse und Kräuterfüllungen.

Frische Kräuter sind hübsche Garnierungen. Streuen Sie sie über gedämpftes Gemüse – probieren Sie Erbsen mit Pfefferminze, Spinat mit Ingwer. Ein kulinarischer Höhepunkt sind verschwenderische Mengen frisch gepflückter Kräuter in Obstsalaten, Fruchtschalen und grünen Salaten – eine aromatische Symphonie. Oder reichen Sie frische Kräuter wie Pfefferminze, Koriander oder Kapuzinerkresse auf Extratellern zu Fleisch oder Fisch. Sie hinterlassen im Mund einen frischen Geschmack und fördern die Verdauung.

Auch in köstlichen Desserts, Sorbets oder Eis haben Kräuter ihren Platz, sogar in Milchshakes: Schlagen Sie doch einmal Holunderblüten, Zitronenmelisse oder Wohlriechende Süßdolde unter einen Himbeer-, Erdbeer- oder Honigmilchshake. Manche Kräuter eignen sich beim Käsemachen als Ersatz für Lab: Mit dem Echten Labkraut können Sie Milch zur Gerinnung bringen. Das ist besonders für Vegetarier interessant.

Frische Kräuter zerkleinern

Hacken Sie frische Kräuter mit einem schweren, scharfen Küchenmesser auf einem Holzbrett. Speziell für Kräuter gedacht sind Hackmesser mit kleiner Klinge und einem in der Mitte angebrachten Griff oder Wiegemesser mit zwei Griffen.

Würzen mit ganzen Gewürzen

Gewürze, die getrockneten Samen bestimmter Pflanzen, werden seit Jahrhunderten in den verschiedensten regionalen Küchen verwendet. Wo das Klima feucht und heiß ist, sind Gewürze wegen ihrer konservierenden Eigenschaften unerläßlich; viele Speisen erhalten durch sie willkommene Würze und Farbe.

Größere Gewürze wie Zimtstangen, Vanilleschoten und Piment können Sie ganz belassen in Brühen, Suppen und Essig geben und die Flüssigkeiten anschließend durchseihen. Kleinere Gewürzkörner wie Dillsamen, Mutterkümmel, Kümmel und Fenchel bleiben im fertig gegarten Gericht.

Für viele Gerichte braucht man gemahlene oder geriebene Gewürze. Beim Mahlen wird das Aroma freigesetzt, und die Gewürze lassen sich mit den Speisen gut vermengen. Es lohnt sich, Gewürze wie Kardamom, Koriander, Piment, Wacholder, Muskat und Pfeffer als ganze Körner zu kaufen und nach Bedarf zu mahlen. Zimt, Macisblüte, Chillies, Nelken, Kümmel, Ingwer, Senfkörner und Kurkuma lassen sich schlecht zu Hause mahlen; bewahren Sie sie in dunklen, luftdicht verschlossenen Gläsern auf. Runde, harte Gewürzkörner wie Pfeffer, Piment und Senf mahlt man am besten in Pfeffermühlen; im Mörser zerstoßen, werden sie gröber. Der Mörser ist bei weicheren Gewürzen wie Wacholderbeeren nützlich. Muskat kann man auf dem feinen Teil einer Küchenreibe reiben.

Gemahlene Gewürze passen zu Eintöpfen, Schmorgerichten, Saucen, Chutneys, Kuchen und Keksen. Gerichte wie Hummous und Dips sollten Sie nicht mit scharfem, sondern mit edelsüßem Paprikapulver überstreuen. Fertige Gewürzmischungen wie Currypulver sind zwar praktisch, aber es lohnt sich, selbst eigene Mischungen herzustellen – man schmeckt den Unterschied! Ein gutes Currypulver besteht aus gleichen Teilen Koriander, Kurkuma, Ingwer, Pfeffer, schwarzen Senfkörnern, Nelken und Fenchelsamen, die mit ein bis zwei getrockneten Chillies zusammen gemahlen werden. Für chinesische Gerichte mahlen Sie sich Ihr eigenes Fünf-Gewürz-Pulver aus Sternanis, Szechuanpfeffer, Fenchelsamen, Nelken und Zimt.

Garam masala

Die Zutaten für Garam masala (rechts) ergeben ein mildes Gewürz, das man am besten am Ende der Kochzeit zufügt. Es verfeinert viele herbere Currymischungen.

1 EL Kardamomsamen
1 TL schwarzer Mutterkümmel
1 TL schwarze Pfefferkörner
1 TL Nelken
1 EL Macisblüte
5 cm Zimtstange

Die Gewürze werden zu einem feinen Pulver vermahlen.

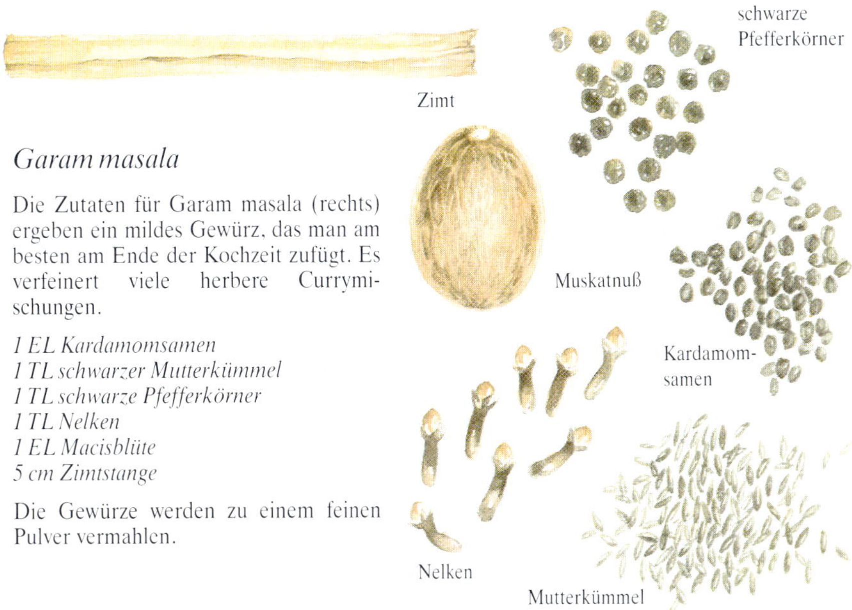

Kräuter in Salaten

Frühlingssalate waren seit jeher wichtige Vitaminlieferanten, und Kräuter können Salate schmackhafter und gehaltvoller machen. Viele Pflanzen mit großen Blättern, wie Löwenzahn und Brunnenkresse, sind selbst ausgezeichnete Salate, weitere Kräuterzutaten sorgen für Abwechslung. Auch Blüten, vom samtweichen Stiefmütterchen bis zum kräftig schmeckenden Lavendel, bereichern Salate mit ihren hübschen Farben, ihrer besonderen Beschaffenheit und ihrem Aroma.

Salate und Salatwürzkräuter

Einige bekannte Salatpflanzen wie Brunnenkresse und Fenchel *(Foeniculum vulgare)* sind gleichzeitig auch Heilkräuter. Dazu haben sie einen hohen Nährwert: Fenchel fördert die Verdauung, Brunnenkresse liefert reichlich Vitamine und Mineralstoffe. Unter den anderen üblichen Blattsalaten versorgt uns der Spinat mit viel Eisen und Vitamin A.

Im Kräutergarten lassen sich viele wertvolle Salatpflanzen ziehen. Löwenzahnblätter sind hervorragende Vitamin-, Eisen- und Mineralstofflieferanten. Sie schmecken leicht bitter, was sich beim Blanchieren so gut wie verliert. Viele Kräuter schmecken ähnlich wie andere übliche Salatzutaten; sie können diese Zutaten ersetzen oder unterstreichen. Zitronenstrauchblätter oder Zitronenmelisse haben ein erfrischendes Zitronenaroma; Bohnenkraut und Winterbohnenkraut schmecken nach Pfeffer; Pimpinelle und Borretsch erinnern an Gurken, die Blätter und Stengel von Liebstöckel an Sellerie.

Nehmen Sie auch Kräuter mit stärkerem Aroma in kleineren Mengen für Salate, vor allem, wenn Sie sich auf die üblichen Blattsalate wie Kopfsalat oder Brunnenkresse beschränken. Rosmarin schmeckt besonders intensiv und ist sparsam zu verwenden; Petersilie liefert viele Nährstoffe; Minze ist ein Muß für viele Salate aus dem Mittelmeer- und arabischen Raum; mit frischem Koriander würzt man häufig in Indien. Schnittlauch ist eine mildere Alternative zu Zwiebeln.

Blüten

Eine Möglichkeit, Salate auch fürs Auge attraktiv zu machen, sind Blüten. Sie haben meist keinen großen Nährwert, bieten aber einen hübschen Anblick. Ringelblumenblüten haben einen feinen, leicht pfefferartigen Geschmack, der jedoch nicht so stark ist wie bei Kapuzinerkresse. Von den Duftblüten können Sie Rosen, Lavendel und Veilchenblüten in Salate geben. Rosenblätter haben ein sanftes, süßes Aroma, auch Veilchen sind süß, aber etwas würziger, und Lavendel schmeckt sehr intensiv – verwenden Sie ihn maßvoll. Stiefmütterchen sind vor allem beliebt, weil sie so weich sind, und Borretschblüten haben einen köstlich erfrischenden Gurkengeschmack, ähnlich wie die Blätter. Waldmeisterblütenzweige sind hübsch und duften nach Vanille, wenn man sie leicht erwärmt.

Löwenzahnsalat mit Speck

Dieser herzhafte Frühlingssalat ergibt mit Vollkornbrot eine leichte Mahlzeit. Brunnenkresse und Löwenzahn sind reich an Vitamin C und Eisen; man schätzt sie seit Jahrhunderten als blutreinigende Kräuter für die Frühjahrsentschlackungskur.

1 kleiner Kopfsalat
120 g Radieschen
90 g Brunnenkresse
60 g junge Löwenzahnblätter
4 Frühlingszwiebeln
4 EL gehackte Petersilie
frisch gemahlener schwarzer Pfeffer
120 g magerer Rückenspeck
2 EL Olivenöl, 2 EL Apfelessig

Den Kopfsalat in Streifen, die Radieschen in Scheiben schneiden; Kresse, Löwenzahn und Zwiebeln grob hacken. In einer Salatschüssel mit der Petersilie vermengen, Pfeffer darübermahlen. Den Speck fein würfeln. Das Olivenöl bei Mittelhitze heiß werden lassen und den Speck darin unter häufigem Wenden anbräunen. Die Pfanne vom Herd nehmen, den Essig zufügen und schwenken. Die Specksauce heiß unter den Salat mischen, sofort servieren.

Chinakohl-Sprossen-Salat

Alle Sprossen und Keimlinge haben einen hohen Gehalt an Vitaminen und Mineralstoffen. Kleinere Keimlinge streut man als Garnierung über Suppen und Hauptgerichte, größere brät man als Pfannengemüse oder macht daraus Salate.

½ großer Kopf Chinakohl
125 g Bohnensprossen
1 EL Tahin (Sesampaste)
3 EL Sesamöl
2 EL Apfelessig
1 EL Tamari (Sojasauce)
1 EL Tomatenmark
2 EL Sesam

Den Chinakohl in Streifen schneiden und mit den Bohnensprossen in eine Schüssel geben. Tahin in ein Schälchen geben, nach und nach das Sesamöl unterschlagen. Essig, Tamari und Tomatenmark einrühren, das Dressing unter den Salat ziehen. Den Sesam ohne Öl in eine schwere Pfanne geben und bei Mittelhitze unter Rühren anbräunen. Auf einem Teller abkühlen lassen, dann über den Salat streuen.

Reissalat mit Ringelblumen

Ringelblumen verschönern viele Sommersalate und geben ihr feines Aroma dazu. Dieser Reissalat paßt zu kalten Gemüsegerichten.

225 g Langkorn-Naturreis
575 ml Wasser
½ TL Meersalz
½ TL Kurkuma
900 g frische Erbsen (ungepalt gewogen)
1 Stengel Pfefferminze
125 ml Buttermilch
4 EL Olivenöl
2 EL gehackte Pfefferminze
Blütenblätter von 4 Ringelblumen

Den Reis mit Wasser, Salz und Kurkuma in einen Topf geben und langsam zum Kochen bringen. Zugedeckt etwa 40 Minuten leise köcheln lassen, bis der Reis weich und alles Wasser aufgesogen ist. Unter kaltem Wasser abspülen und gut abtropfen lassen. Die Erbsen palen. Mit der Pfefferminze 15 Minuten dämpfen, dabei einmal umrühren. Unter den Reis mengen. Buttermilch und Olivenöl verschlagen und unter den noch warmen Reis ziehen. Den Salat erkalten lassen. Kurz vor dem Servieren die gehackte Minze und die abgezupften Blütenblätter unterheben; ein paar zurückbehaltene Blütenblätter darüberstreuen.

Persischer Bulgursalat

Dieses alte Rezept stammt von den Reisenden auf der Seidenstraße. Die meisten Zutaten konnten sie unterwegs sammeln und den Salat so vorbereiten, daß er abends fertig war. Man servierte ihn auf frischen Weinblättern.

6 getrocknete Aprikosen
Saft von 1½ Zitronen
90 g Bulgurweizen
2 Frühlingszwiebeln, fein gehackt
90 g Petersilie, gehackt
45 g Pfefferminze, gehackt
5 EL Olivenöl
Salz, Pfeffer
12 junge frische Weinblätter

Aprikosen klein würfeln und im Zitronensaft einweichen. Den Bulgur mit kaltem Wasser bedecken und 15 Minuten einweichen. In einem Sieb gut abtropfen lassen, in eine Schüssel geben, Zitronensaft mit Aprikosen, Zwiebeln, Petersilie, Minze und Öl untermischen. Mit Salz und Pfeffer abschmecken. 2 Stunden ziehen lassen. Zum Servieren löffelweise auf die Weinblätter geben und aufrollen.

Warmer Kichererbsensalat

Dieser Salat schmeckt als warme Mahlzeit oder auch kalt; mit schwarzen Oliven und gehackten hartgekochten Eiern wird er noch gehaltvoller.

225 g Kichererbsen
150 ml Olivenöl
3 Knoblauchzehen, zerdrückt
2 Lorbeerblätter
1 Zweiglein Rosmarin
1 TL Origano
Saft von 1 Zitrone
1 kleine rote Zwiebel, in dünnen Scheiben
Salz, Pfeffer
Salatblätter zum Servieren

Die Kichererbsen mit kochendem Wasser übergießen, 2 Stunden einweichen, abgießen. Mit 75 ml Olivenöl in einen Topf geben und knapp mit Wasser bedecken. Knoblauch, Lorbeer und Rosmarin zufügen, 10 Minuten kräftig kochen. Dann 2 Stunden leise köcheln lassen, bis die Kichererbsen weich sind. Abtropfen lassen, noch heiß mit den restlichen Zutaten vermengen. Salzen und pfeffern, auf Salatblättern anrichten.

Würziger Auberginensalat

Köstlich harmonieren hier scharfe und würzige, süße und saure Zutaten, abgerundet durch den Joghurt. Die Bitterstoffe der Auberginen lassen sich durch Salz teilweise herausziehen. Dann saugen die Auberginen auch nicht so viel Öl auf.

550 g Auberginen
Saft von ½ Zitrone
Salz
3 EL Öl
1 TL Sesamöl
30 g Ingwerwurzel, fein gerieben
1 Knoblauchzehe, fein gehackt
¼ TL Fünf-Gewürz-Pulver
2 Frühlingszwiebeln, fein gehackt
2 Chillies (nach Belieben)
½ TL Zucker
120 ml Wasser
1 EL Reisessig
2 EL chinesischer Reiswein
150 ml dicker griechischer Joghurt oder Sauerrahm
1 EL Schnittlauchröllchen
1 Prise Cayennepfeffer

Die Auberginen in 2 cm große Würfel schneiden, mit Zitronensaft beträufeln, in ein Sieb geben, gut einsalzen und 30 Minuten ziehen lassen. Mit kaltem Wasser abspülen, gut abtropfen lassen. Öl und Sesamöl erhitzen, die Auberginen darin 3–4 Minuten anbraten, dabei einmal wenden. Aus der Pfanne in ein Sieb geben, das abtropfende Öl auffangen und zurück in die Pfanne gießen. Ingwer, Knoblauch, Fünf-Gewürz-Pulver, Frühlingszwiebeln und Chillies 2 Minuten bei Mittelhitze anrösten. Zucker, Wasser, Essig und Reiswein einrühren. Die Auberginen zufügen und noch so lange köcheln lassen, bis sie weich sind und die Flüssigkeit aufgesogen haben. Abkühlen lassen, den Joghurt unterziehen, mit Schnittlauch und Cayennepfeffer bestreuen.

Menüs aus der Kräuterküche

Die Rezepte auf den folgenden Seiten zeigen ein paar der vielfältigen Möglichkeiten, wie Sie Suppen, Vorspeisen, Hauptgerichte und Desserts mit Kräutern aromatisch und wertvoller machen können. Oft sind Kräuter sogar die Hauptzutat, so daß ihr Aroma und Nährwert voll zur Geltung kommen. Es werden auch Vorschläge gemacht, wie sich ein Rezept mit anderen Kräutern abwandeln läßt. Wenn Sie ein Gericht süßen oder geschmacklich unterstreichen wollen, sollten Sie probeweise Zucker und Salz ganz beiseite lassen und statt dessen zu Kräutern oder Gewürzen greifen. Die Wohlriechende Süßdolde und Zimt sind beachtliche pflanzliche Süßmacher. Die Tabelle auf Seite 184–85 gibt weitere gute Kombinationsmöglichkeiten von Kräutern mit bestimmten Speisen.
Neben den vielen Kräutern, mit denen Sie Aroma in Ihre Küche bringen können, gibt es zahlreiche fertige Würzzubereitungen pflanzlicher Herkunft, die wertvolle Dienste leisten. Grundlage vieler Würzen sind Sojabohnen, die sehr viel Protein, Vitamine (vor allem Vitamin A und die Vitamine des B-Komplexes) und zahlreiche Spurenelemente enthalten. Auch aus Sesam, Vanilleschoten und Senfkörnern werden nützliche Würzmittel hergestellt. Die meisten dieser Würzen bestehen aus gesunden Zutaten, und Sie dürfen ruhig großzügig damit umgehen. Aber einige, vor allem Miso und Sojasauce, enthalten viel Salz und sollten daher nur sparsam verwendet werden.

Zu den Rezepten
Die Rezepte sind für 4 Personen berechnet. Nur Getränke und Eingemachtes ergeben größere Mengen, die gut aufbewahrt werden können.

Würzmittel auf Pflanzenbasis
Die Tabelle (unten) gibt eine Anzahl gängiger pflanzlicher Würzmittel, ihre Zutaten sowie ihre Verwendungsmöglichkeiten an. Einige sind sehr geschmacksintensiv, zum Beispiel Sojasauce, Tamari, Miso und Hefeextrakt. Eine besonders feine Senfsorte ist der französische Dijon-Senf.

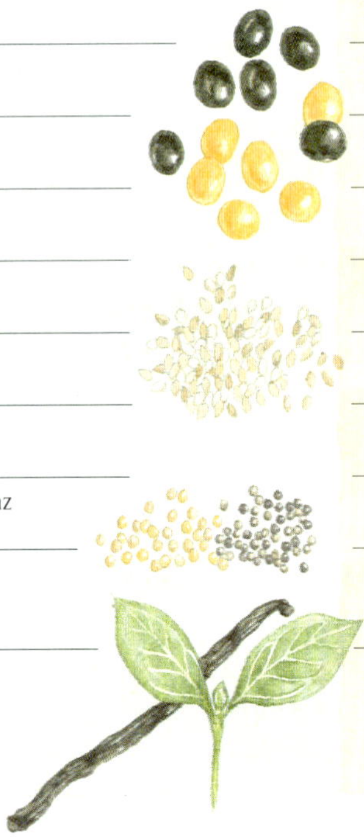

Würzmittel	Zutaten	Verwendung
Miso	Fermentierte Sojabohnenpaste; die helleren Sorten enthalten weniger Salz	Saucen, Suppen, Eintöpfe, pikanter Aufstrich
Sojasauce	Fermentierte Sojabohnen, Reis, Gerste oder Weizen, Salz; auf Zusätze achten	Asiatische Gerichte; statt Salz
Tamari	Sojasauce ohne Weizen	Wie Sojasauce; für glutenfreie Diät geeignet
Gomasio	Geröstete Sesamkörner, mit Salz zu Pulver zerstoßen	Salzersatz; natriumarm
Tahin	Paste aus gemahlenem Sesam, hell oder dunkel, mit Salz	Arabische Gerichte, Hummous, Saucen, Salatdressings, pikanter Aufstrich
Hefeextrakt	Hefe; hoher Vitamin B- und Salzgehalt	Pikanter Aufstrich, Suppen, Eintöpfe; sparsam verwenden
Senf	Senfkörner, Essig, Gewürze, Estragon (oft in französischem Senf)	Saucen, Marinaden, Dressings, Mayonnaise, zu Fleisch
Vanilleessenz	Destillat aus Vanilleschoten	Süße Gerichte und Saucen, Obst, Eis, Bonbons und Konfekt
Pesto	Paste aus frischem Basilikum, Olivenöl, Knoblauch, Pinienkernen, Parmesan, Zitrone	Klassische Zutat der Mittelmeerküche; Sauce für Pasta, in Suppen, Gemüse- und Salatdressings

Liebstöckelsuppe

Liebstöckel verleiht dieser Suppe einen klaren, leicht scharfen Geschmack, der an Sellerie und Koriander erinnert. Die meisten Blattkräuter eignen sich für dieses Suppenrezept (siehe Variation).

4 EL Olivenöl
4 Scheiben altbackenes Brot
1 Bund frischer Liebstöckel, gehackt
1 Knoblauchzehe, gehackt
½ kleines Bund Petersilie, gehackt
90 g Butter
1200 ml Hühnerbrühe
2 Eier, 1 Eigelb
Salz, Pfeffer,

Das Olivenöl über das Brot träufeln, das Brot grillen, bis es gebräunt ist. Liebstöckel, Knoblauch und Petersilie in der Butter andünsten, bis sie gerade weich werden. Mit heißer Brühe aufgießen, 2 Minuten simmern. Eier und Eigelb mit Salz und Pfeffer verschlagen. In 4 angewärmte Suppenteller jeweils 1 Brotscheibe legen. Die Suppe zum Kochen bringen, langsam die Eier hineingießen und dabei mit einem Holzlöffel vorsichtig rühren, so daß sich Eierflocken bilden. Abschmecken und über die Brotscheiben gießen.

Variation Liebstöckel durch Basilikum ersetzen und 60 g Parmesan unter die Eier schlagen. Oder Spinat, Sauerampfer oder Brennesseln nehmen und die Suppe 3 Minuten länger simmern lassen.

Sauerampfersuppe

Der Sauerampfer gibt dieser Suppe einen angenehm säuerlichen Geschmack. Sie ist eine gute, sättigende Wintervorspeise, vor allem, wenn Sie Croûtons dazu reichen.

1 kleine Zwiebel, gehackt
2 Knoblauchzehen, gehackt und zerdrückt
2 Bund Sauerampfer, Blätter in feine Streifen geschnitten
Butter, Muskatnuß
2 mittelgroße Kartoffeln, klein geschnitten
1200 ml helle Brühe
reichlich Salz, Pfeffer
75 ml süße Sahne

Zwiebel, Knoblauch und Sauerampfer in Butter andünsten, Muskatnuß darüberreiben und umrühren. Kartoffeln und Brühe zufügen, kräftig salzen und pfeffern. Wenn die Kartoffeln weich sind, die Suppe in den Mixer geben und glatt pürieren. Zurück in den Topf gießen und heiß werden lassen. In eine angewärmte Suppenterrine füllen, mit Sahne übergießen und servieren.

Pilze in Zitronen-Kräuterbutter

Zitronensaft unterstreicht den frischen Geschmack von Zitronenmelisse, Fenchel und Dill. Serviert mit Zitronenschnitzen und Baguette, sind die Pilze eine gute Vorspeise.

Je 30 g Petersilie und Zitronenmelisse, gehackt, je 15 g Dill, Fenchel und Zitronenthymian, gehackt
4 Frühlingszwiebeln, fein gehackt
Salz und reichlich schwarzer Pfeffer
Saft von ½ Zitrone
250 g gesalzene Butter
16 große Pilze mit flachem oder rundem Hut
60 g Weißbrotbrösel
60 g Parmesan

Den Backofen auf 180 °C (Gas Stufe 4) bzw. den Grill vorheizen. Kräuter, Frühlingszwiebeln, Gewürze und Zitronensaft mit der Butter vermengen. Von den Pilzen die Stiele abdrehen, die Hüte mit der Kräuterbutter füllen. Brotbrösel und Parmesan darüberstreuen. 10–15 Minuten im Ofen überbacken oder grillen.

Currypilze

Mit Zitronenspalten und Brot servieren.

1 Knoblauchzehe, fein gehackt
2 EL gehackter Koriander
je 1 TL gemahlener Koriander, Mutterkümmel, Bockshornklee, Paprikapulver edelsüß
je ½ TL gemahlene Chillies, Piment, schwarzer Pfeffer, Kurkuma
250 g gesalzene Butter
16 große Pilze mit flachem oder rundem Hut

Alle Würzzutaten mit der Butter vermengen. Weiter vorgehen wie bei Pilze in Zitronen-Kräuterbutter.

Sechs-Kräuter-Soufflé

Servieren Sie das Soufflé als Mittag- oder Abendessen oder als Vorspeise. Beim Backen den Ofen nie öffnen!

60 g Butter
60 g Mehl
300 ml Milch
225 g geriebener Cheddar, Emmentaler, Gouda oder Edamer
30 g geriebener Parmesan
5 Eier, getrennt
5 Eigelb
je 15 g Dill, Minze, Basilikum, Petersilie, Schnittlauch
2 Salbeiblätter, fein gehackt
Salz, Pfeffer

Den Backofen auf 180 °C (Gas Stufe 4) vorheizen. Eine 1,5 l fassende Soufflé-form buttern. Die Butter in einem Topf zerlassen, das Mehl einrühren, bis es einen Klumpen bildet, und 1 Minute durchschlagen. Die Hitze herunterschalten, langsam die Milch mit einem Holzlöffel einrühren und so lange schlagen, bis keine Klümpchen mehr da sind. Vom Herd nehmen, den Käse unterrühren. Etwas abkühlen lassen, dann die Eigelbe unterschlagen, bis die Sauce glatt und glänzend ist. Die Kräuter zufügen, salzen und pfeffern. Die Eiweiße sehr steif schlagen, ein Drittel mit einem Metallöffel unter die Käsemasse heben, dann den Rest. In die Souffléform füllen, die nur zu zwei Dritteln gefüllt sein darf. 15 Minuten backen, bis das Soufflé aufgegangen und goldbraun ist. Sofort servieren.

Variationen Anstelle des Cheddars Salbei-Derby nehmen und je 30 g feingehackten Dill, Estragon, Petersilie und Schnittlauch. In einzelnen Portionsförmchen backen.

Als Portionsförmchen Zwiebeln nehmen: Pro Person 1 große Zwiebel schälen und den Boden abflachen. Oben ⅓ abschneiden, die Zwiebel mit einem scharfen Messer aushöhlen. In kochendem Wasser 3 Minuten blanchieren, trocknen lassen. Innen buttern, mit der Soufflémasse füllen und backen.

Wildpflanzen als Nahrungsmittel

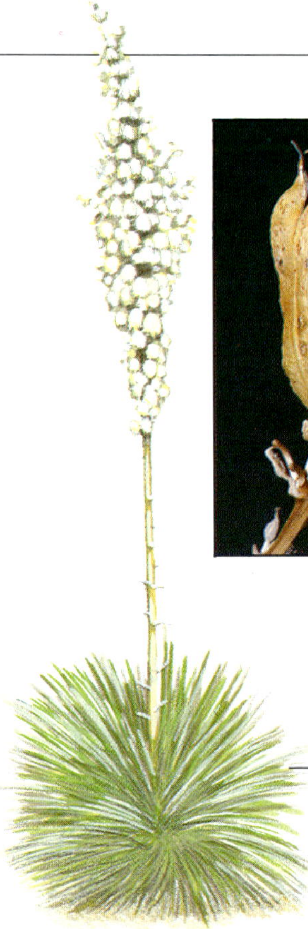

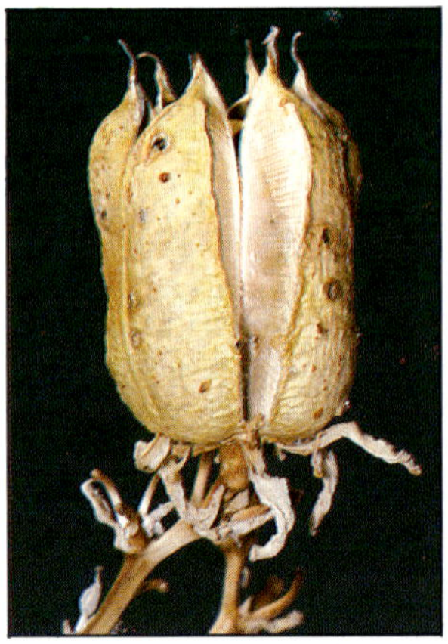

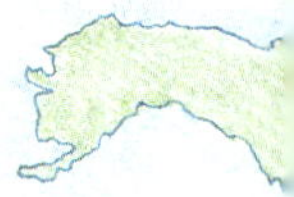

Die verlockenden Obst- und Gemüsepyramiden eines modernen Supermarkts lassen uns leicht vergessen, daß viele dieser sauberen, glänzenden, in verschwenderischer Fülle angebotenen, zum Teil exotischen Früchte irgendwo wild als »Unkraut« wachsen. Jede Gemüsepflanze war einst eine Wildpflanze, wenn sie heute auch oft bis zur Unkenntlichkeit hochgezüchtet ist: Selbst die schlankste Zucchini stammt vom anspruchslosen Kürbis ab; unsere Erdbeere hat Vorfahren aus drei Kontinenten, und Knoblauch wird schon so lange angebaut und züchterisch verändert, daß sich der ursprüngliche wilde Ahn unmöglich mehr aufspüren läßt. In der Dritten Welt sind wilde Grünpflanzen für eine vitamin- und mineralstoffreiche, ausgewogene Ernährung immer noch wichtig. Zwei große Pflanzenfamilien werden auch heute noch ausschließlich als Wildformen genutzt: Palmen, die Früchte, Öl und Sago liefern, und Algen, die als Salat, Gemüse und Suppen zubereitet werden.

Auch in gemäßigten Breiten werden noch unveredelte Wildpflanzen und nie kultivierte Arten in großem Stil gesammelt: Waldpilze in Rußland und Osteuropa, Beeren im französischen Zentralmassiv, Frühlingskräuter in Italien. Und in den letzten 20 Jahren entdeckten das industrialisierte Amerika und Europa ein neues Freizeitvergnügen: Streifzüge durch die Natur, um eßbare Wildpflanzen zu sammeln. Das mag zum Teil modische Schwärmerei für das »Ursprüngliche« sein, zum Teil aber auch tiefer gehende Neugier, wie unsere Nahrung wohl einst war, bevor sie veredelt, verfälscht und auf moderne Ansprüche zurechtgeschneidert wurde.

Dabei stieß man auf einige Überraschungen: ungewöhnliche Genüsse und den hohen Nährwert, den sich Wildpflanzen bewahrt haben. Mit 14000 I.E. pro 100 g hat Löwenzahn fast doppelt soviel Vitamin A wie Spinat (8100 I.E.), der wichtigste Lieferant unter den konventionellen Gemüsesorten für dieses Vitamin. Brombeeren sind reich an Ballaststoffen, Hagebutten an Vitamin C. Wildgemüse haben genetische Vorzüge, die bei der Züchtung meist verlorengehen: Sie sind grundsätzlich widerstandsfähiger gegen Krankheiten und Klimaeinflüsse; oft ist ihre Blüte- und Erntezeit länger und ihr Formenreichtum in fast allen Merkmalen größer. Kulturpflanzen werden immer spezialisierter und anfälliger, deshalb sind Züchter immer stärker darauf angewiesen, das genetische Material mit Hilfe der wilden Vorfahren zu verbessern. Die kleinen gelben Tomaten aus Südamerika wurden kürzlich wieder eingezüchtet, um Geschmack und Nährwert zu erhöhen; eine größere Widerstandsfähigkeit gegen das Welkwerden steuerte die peruanische Wildtomate bei. Durch das Einkreuzen wilder Artischocken aus den arabischen Ländern erreichte man einen Höhenwuchs, der maschinelle Ernteverfahren erleichtert. Versuche sind im Gange, wie sich die Widerstandsfähigkeit wilder Kohlsorten gegen Schädlinge nutzen läßt.

Der große potentielle Wert von Wildpflanzen für den Menschen, sei es als direkte Nahrungsquelle, als Viehfutter oder zur Verbesserung von Kulturpflanzen, läßt sich am besten einschätzen, wenn man sich vor Augen hält, daß 95 Prozent des gesamten Nahrungsbedarfs auf der Erde gegenwärtig von lediglich 30 Arten gedeckt werden und daß ganze drei Viertel unserer Nahrung von nur acht Pflanzen stammen.

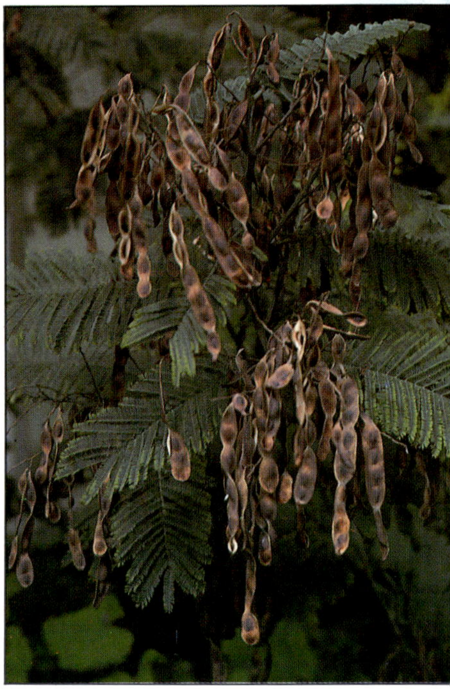

Yuccapalme

Yuccapalmen (Yucca-Arten) *sind wie andere Wüstenpflanzen unabhängig vom Jahreszeitenwechsel. Wenn Regen die richtigen Bedingungen schafft, treiben sie Blätter und Blüten. Wenn der Regen aufhört, fallen die Blätter ab – und kommen womöglich erst zehn Jahre später wieder hervor. Die weißen Blütenblätter und das reife Fruchtfleisch der länglichen Früchte sind roh oder gekocht eßbar.*

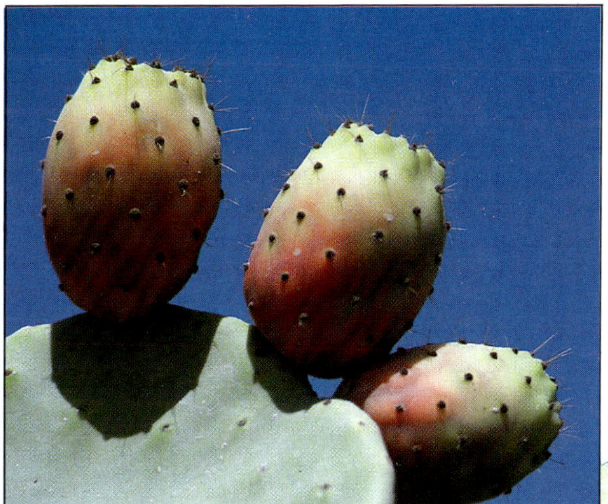

Feigenkaktus

Die Heimat des Feigenkaktus (Opuntia-Arten) *ist Nordamerika, aber er wurde in viele Trokkengebiete »ausgebürgert«. In Australien überwucherte er 24 Millionen Hektar und mußte ausgerottet werden. Die geschälten Kaktusfeigen kann man roh essen, die jungen Blätter werden gekocht, die Samen geröstet und zu Mehl vermahlen; die Stämme enthalten Wasser.*

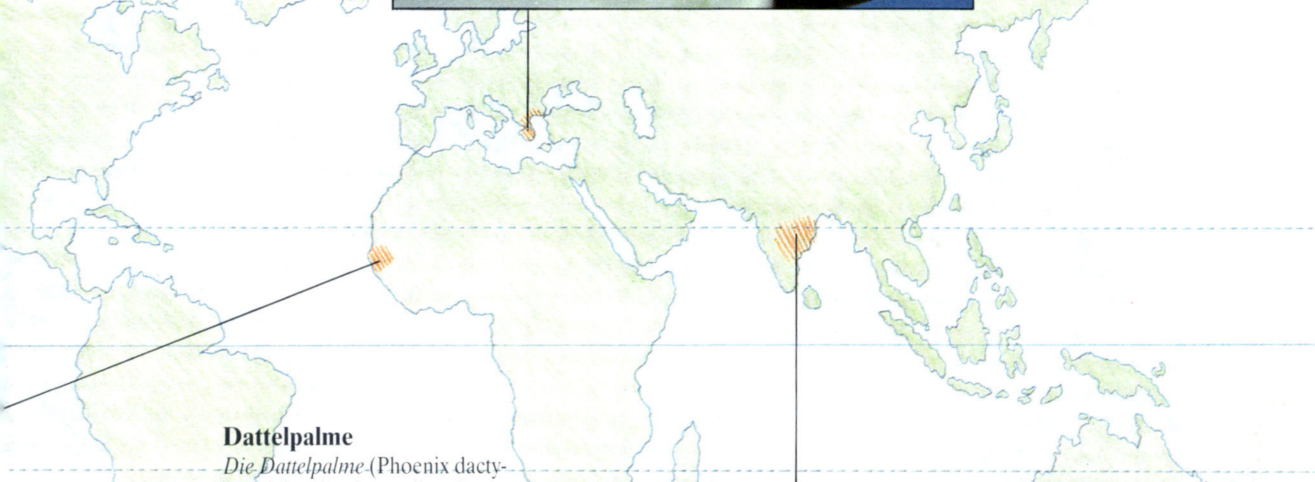

Dattelpalme

Die Dattelpalme (Phoenix dactylifera) *hat die glanzvollste Geschichte aller Palmenarten. Über 800 Verwendungsmöglichkeiten sind bekannt. Die jungen Blätter sind gekocht eßbar, die Früchte roh, und der eingedickte Stammsaft ist reich an Zucker.*

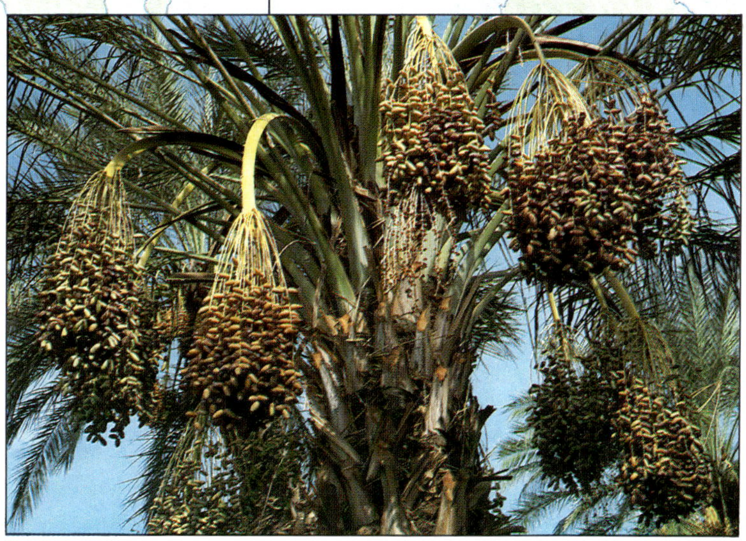

Akazie

Akazien (Acacia-Arten) *wachsen in großer Zahl von Afrika bis Nordaustralien. Sie können große Trockenheit vertragen und sind daher nützlich in Savannen und Wüstenbuschwerk, wo sie die Bodenfruchtbarkeit verbessern. Die jungen Blätter und Triebe kann man kochen, die Samen rösten, und wenn man die Wurzeln anzapft, erhält man Wasser.*

Makrele mit Fenchel

Fenchel und Orangensaft nehmen dem Fisch den Fettgeschmack; die Pfefferminze gibt dem Gericht ein kräftig frisches Aroma.

2 Fenchelknollen
Saft und Schale von 1 unbehandelten Orange
8 Makrelen- oder Heringsfilets
1 Orange, geschält und in Scheiben geschnitten
1 Glas Weißwein oder Limettensaft
1 EL frischer Origano
Salz, Pfeffer
1 EL gehackte frische Pfefferminze

Den Fenchel längs halbieren, in Salzwasser 10 Minuten köcheln lassen, in 1 cm dicke Scheiben schneiden. Die Orangenschale abreiben. Den Fisch entgräten. Makrele, Fenchel und Orange schichtweise in eine Auflaufform füllen. Weißwein und Orangensaft darübergießen. Orangenschale, Origano, Salz und Pfeffer zufügen. Im Ofen bei 180 °C (Gas Stufe 4) 15–20 Minuten garen. Den Fisch auf einer vorgewärmten Platte anrichten, die Sauce in einem Topf reduzieren, abschmecken und darüber gießen. Mit Minze überstreuen.

Seebarbe in Johannisbeerblättern, im Salzbett gegart

Das Salz kristallisiert und siegelt das Aroma des Fisches ein. Dazu paßt grüner Salat.

4 mittelgroße Seebarben
1 Bund Brunnenkresse
1 Bund Schnittlauch
1 Bund Petersilie
1 Bund Brennesseln, nur junge Blätter
10 Sauerampferblätter
1 Kopf Römischer Salat
180 g Butter
große Blätter von Schwarzen Johannisbeersträuchern zum Einwickeln der Fische
1 kg grobes Meersalz
½ Glas trockener Weißwein
8 Safranfädchen
30 g Mehl

Die Fische schuppen und ausnehmen. Die Mittelgräte, aber nicht den Kopf entfernen. Die Kräuter und den Salat grob hacken und die Hälfte davon in 90 g Butter ein paar Minuten andünsten. Die Fische damit füllen, in Johannisbeerblätter einwickeln, die Blattzipfel gut feststecken. ⅓ des Salzes in eine gußeiserne Form schütten, die Fische darauflegen, mit dem restlichen Salz bedecken. Im Ofen bei 220 °C (Gas Stufe 7) 15–20 Minuten garen.
Für die Sauce 60 g Butter zerlassen, die restlichen Kräuter darin andünsten. Weißwein und Safran zufügen, zum Kochen bringen. Das Mehl mit der restlichen Butter verkneten und die Sauce damit andicken. Die Salzkruste zerstoßen, die Fische auswickeln. Fische und Sauce getrennt servieren.

Hähnchenrouladen mit Wildkräutern und Himbeeren

Die säuerliche Frische der Himbeerfüllung schafft ein Gegengewicht zur üppigen Sahnesauce.

Je 15 g frischer wilder Thymian, Majoran, Wasserminze
125 g frische junge Himbeerblätter, sehr fein gehackt
Butter
30 g Weißbrotbrösel
175 g Rahmfrischkäse oder Crème fraîche
225 g Himbeeren
Schale und Saft von ½ unbehandelten Zitrone
1 Prise Muskat
1 Ei
4 ausgebeinte Hähnchenbrüste
4 Scheiben roher Schinken
Öl, Butter
1 kleine Zwiebel, 1 Möhre, 1 Selleriestange, grob gehackt
1 Glas trockener Weißwein
150 ml Hühnerbrühe
Salz, Pfeffer
1 Lorbeerblatt

Kräuter und Himbeerblätter in Butter andünsten, bis sie weich werden, vom Herd nehmen. Weißbrotbrösel, 50 g Rahmfrischkäse, 110 g Himbeeren, Zitronenschale und -saft, Muskat und Ei zufügen. Die Füllung soll gut gebunden sein. Die Hähnchenbrüste zwischen 2 Plastikfolien flachklopfen. Auf jede Brust 1 Schinkenscheibe legen, 1 EL Füllung auf ein Ende geben, aufrollen und feststecken. Die Rouladen in Öl und Butter mit Zwiebel, Möhre und Selleriestange etwa 5 Minuten leicht anbraten. Den Weißwein zugießen, etwas einkochen lassen. Brühe, Salz und Pfeffer zufügen, 10–15 Minuten köcheln lassen, bis das Fleisch gar ist (nicht zu lange, sonst wird es trocken). Die Rouladen herausnehmen, auf einer vorgewärmten Platte anrichten, das Gemüse eventuell als Beilage servieren. Die Brühe einkochen, die Himbeeren einrühren, vom Herd nehmen. Noch so viel Rahmfrischkäse oder Crème fraîche unterrühren, daß eine sahnige Sauce entsteht, und abschmecken.

Variation Statt 4 Hähnchenbrüste 1 Putenbrust nehmen, länger garen und in Scheiben servieren.

Holunderblütencreme

Ein zarter Frühsommertraum!

450 ml Milch
2 schöne Holunderblütendolden
3 große Eier, getrennt
18 g Gelatinepulver
60 g Zucker
150 ml süße Sahne oder Crème double
150 ml Holunderwein oder fruchtiger Weißwein
Saft und Schale von ½ unbehandelten Zitrone

Die Milch mit den Blüten erhitzen und abseihen. In einer großen Schüssel die Milch mit Eigelben, Gelatine, Zucker und Sahne verschlagen. Im Wasserbad unter Rühren bis zur Konsistenz von Sahne leicht andicken lassen. Wein, Zitronensaft und -schale unterrühren und erkalten lassen. Die Eiweiße steif schlagen und mit einem Metallöffel unterziehen. In eine ausgespülte, abgetropfte Form füllen und im Kühlschrank erstarren lassen. Dazu schmeckt Stachelbeerkompott.

Variation Für eine Holunderbeercreme nimmt man statt der Blüten die Beeren von 2 Dolden. In 150 ml Orangensaft köcheln lassen, den Saft abseihen, süßen und mit Zitronensaft und -schale wie oben zu der angedickten Milch geben.

Käsekuchen mit Rosenpelargonien

Dieser schnelle, nicht gebackene Käsekuchen erhält durch Kräuter ein apartes, frisches Aroma, zum Beispiel durch die Blätter von Rosen- oder Zitronenpelargonien. Ein köstliches Sommerdessert!

225 g Butterkekse
90 g Butter
225 g körniger Frischkäse
225 g Rahmfrischkäse
Saft und abgeriebene Schale von ½ unbehandelten Zitrone
1 Ei
150 ml griechischer Joghurt oder Sauerrahm, glatt gerührt
3 EL Zucker
8 mittelgroße Rosenpelargonienblätter, fein gehackt
18 g Gelatinepulver
2 EL heißes Wasser

Die Kekse in einer Plastiktüte zu Bröseln walzen. Die Butter zerlassen, die Brösel damit verrühren. In eine 22 cm große Springform drücken. Den körnigen Frischkäse durch ein Sieb streichen, mit Rahmfrischkäse, Zitronensaft und -schale, Eigelb, Joghurt und Zucker zu einer glatten Creme verschlagen. Die Pelargonienblätter unterziehen. Die Gelatine im Wasser auflösen und untermischen. Die Masse in die Springform gießen, im Kühlschrank fest werden lassen.

Variation Gut schmeckt auch ein Holunderbeeraroma. Die Beeren von 2 Dolden in 3 EL Wasser dünsten und zuckern. Die Hälfte des Safts unter die Käsemasse rühren, den Rest mit 1 TL Gelatine verrühren und als Guß über dem Kuchen verteilen.

Ringelblumen-Käsekuchen

Die Ringelblumen geben diesem goldgelben Kuchen einen vollen, köstlichen Geschmack. Wenn die Blüten nicht viele Blättchen haben, brauchen Sie vielleicht mehr, als angegeben.

Blütenblätter von 4 Ringelblumen oder 6 EL getrocknete Ringelblumenblüten

Teigboden
60 g Margarine
60 g Mehl
2 TL Backpulver
60 g Zucker
1 Ei, verquirlt
8 Safranfädchen, in 2 EL heißem Wasser eingeweicht

Füllung
90 g Butter
60 g Zucker
1 Prise Zimt
2 Eier, getrennt
60 g Mehl
350 g Rahmfrischkäse, mit 300 ml süßer Sahne oder Crème double glattgerührt
Schale und Saft von ½ unbehandelten Zitrone
Puderzucker zum Bestäuben

Backofen auf 190 °C (Gas Stufe 5) vorheizen. Wenig Wasser erhitzen, die Blütenblätter darin einige Sekunden blanchieren, abtropfen lassen. Die Margarine weich rühren, gesiebtes Mehl und Backpulver einarbeiten, Zucker, Ei und Safran mit Einweichwasser unterkneten. In eine 22 cm große, gefettete Springform füllen, 15 Minuten backen. Den Teigboden in der Form erkalten lassen. Butter, Zucker und Zimt verrühren, Eigelbe und Blütenblätter unterschlagen, bis die Masse leicht und schaumig ist. Das Mehl unterrühren, dann Käsemasse, Zitronenschale und -saft. Die Eiweiße steif schlagen und unterheben, die Füllung auf dem Teigboden verteilen. 85 Minuten bei 170 °C (Gas Stufe 3) backen. Erst nach dem Erkalten aus der Form lösen und mit Puderzucker bestäuben.

Hollerkücherl

Sie sind eine köstliche kleine Mahlzeit oder Vorspeise. Probieren Sie das Rezept auch mit anderen Kräuterblüten aus, z. B. mit Majoranblüten.

20 frische Holunderblütendolden
1 Ei, getrennt
1 EL Wasser
1 EL Öl
125 ml Milch
1 Prise Salz
abgeriebene Schale von 1 unbehandelten Zitrone
abgeriebene Schale von ½ unbehandelten Orange
100 g Mehl, durchgesiebt
Öl zum Fritieren
Zucker
Zitronenrädchen

Das Eigelb mit Wasser, Öl, Milch, Salz, Zitronen- und Orangenschale gut verrühren. Das Mehl einrühren, 1½ Stunden quellen lassen. Das Eiweiß steif schlagen und mit einem Metallöffel unter den Teig ziehen. Die Blüten in den Teig tauchen und in heißem Öl goldbraun fritieren. Auf Küchenkrepp entfetten, mit Zucker bestreuen, mit Zitronenrädchen servieren.

Variation Die Kücherl schmecken auch pikant: Statt Orangenschale 1 EL Parmesan zum Teig geben, Kücherl nicht zuckern.

Kräuter in würzigen Beigaben

Viele Gerichte gewinnen durch eine würzige Kräuterbeigabe auf Butter-, Frischkäse- oder Mayonnaisebasis; auch in Mehl und Paniermischungen lassen sich Kräuter unterbringen. Etwas Kräuterbutter verfeinert gekochte oder gedämpfte Gemüse und gebackene Kartoffeln und ist eine klassische Beigabe zu gebackenem Fisch oder gegrilltem Fleisch. Mit weicher Kräuterbutter können Sie Brotscheiben oder Kanapees bestreichen.
Kräuter und Käse gehören seit Jahrhunderten zusammen. Im Mittelalter brachte man mit Brennesseln und Labkraut Milch zum Gerinnen, wenn man kein Lab hatte. Und Kräuter machten den Käse haltbar. Heute schätzt man Kräuter in Käse mehr als aromatische Zutat. Vor allem Rahmfrischkäse, Quark und körniger Frischkäse, die sonst eher fad schmecken, gewinnen dadurch. Am einfachsten rührt man feingehackte frische Kräuter (und eventuell eine zerdrückte Knoblauchzehe) unter weichen Käse, den man mit etwas Sahne oder Joghurt geschmeidiger machen kann.
Salatdressings, raffiniert mit Kräutern gewürzt, können auch einen einfachen Salat verblüffend aufwerten, nicht zuletzt was den Nährwert betrifft. Grundlage kann Öl, Mayonnaise, Sahne oder – für Kalorienbewußte – Joghurt sein. Im Mixer wird das Dressing glatt und herrlich grün. Auch als Zusatz in Mehl kommen Kräuter in vielen Gerichten hervorragend zur Geltung.

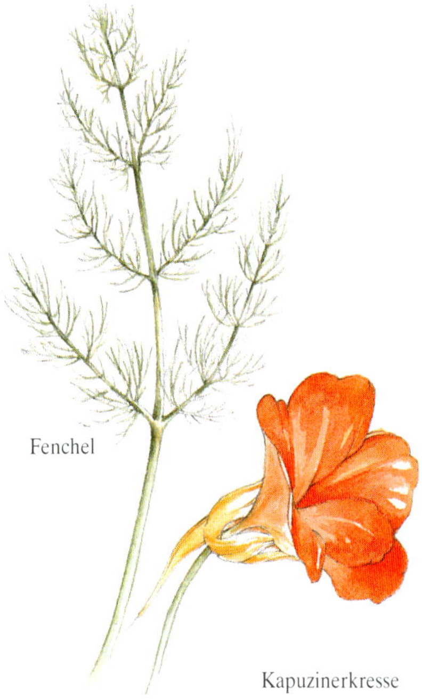

Kräuterbutter

Dazu schlägt man einfach feingehackte, frische Kräuter unter weiche Butter. Andere geeignete Zutaten sind zerdrückte Knoblauchzehen, abgeriebene Schale von unbehandelten Zitronen oder Orangen, ein paar Tropfen Zitronen- oder Orangensaft, gemahlene Senfkörner, Pfeffer oder Cayennepfeffer. Sie können ein einzelnes Kraut oder eine Kräuterkombination wählen. Die klassische Kräuterbutter »Maître d'Hôtel« wird nur mit Petersilie, Zitronensaft, Pfeffer und gelegentlich noch mit Knoblauch gewürzt. Unsere Variante schmeckt ausgezeichnet zu fettem Fisch wie Forelle oder Makrele.

125 g Butter
2 EL feingehackte Petersilie
1 EL Schnittlauchröllchen
½ EL feingehackte Pfefferminze
½ TL gemahlene Senfkörner
1 EL Zitronensaft

Die Butter weich rühren, Kräuter und Senfpulver unterschlagen. Den Zitronensaft tropfenweise zufügen, dabei stets kräftig weiterschlagen. Auf Pergamentpapier oder Alufolie geben und mit einem breitklingigen Messer zu einer Rolle formen. Die Butter in das Papier einrollen, im Kühlschrank mindestens 2 Stunden erhärten lassen. Zum Servieren die Butter mit einem scharfen Messer in Scheiben schneiden. Hübsch sieht es aus, wenn Sie die Scheiben mit einem kleinen Keksförmchen sauber ausstechen.

Variation »Süße« Gewürze, wie Zimt oder Muskat, ergeben eine Gewürzbutter für heißen Toast, Tee- oder Früchtekuchen, Hefezopf usw. Auch etwas Honig oder Rohzucker kann eingearbeitet werden.

Kräuterkäse und Dips

Sage-Derby, ein klassischer englischer Käse, beweist, wie gut Salbei und Käse miteinander harmonieren. Viele andere Käsesorten lassen sich durch Kräuter verfeinern. Geriebenen Hartkäse, mit Kräutern vermischt, können Sie eintopfen, mit etwas Alkohol besprengen und mit Butterschmalz versiegeln. Oder legen Sie kleine Ziegenkäse, Crottins genannt, in ein Glas mit Öl, Kräuterzweigen und schwarzen Pfefferkörnern. Luftdicht verschließen – nach 2–3 Wochen ist der Käse vom Kräuteraroma durchzogen.
In den arabischen Ländern wird aus abgetropftem Joghurt ein Weichkäse gemacht, zu Kugeln gerollt, in Paprika gewälzt und ebenfalls in Öl und Kräuter eingelegt; so ist er als Labna oder Labneh bekannt. Man kann auch schon dem Joghurt feingehackte Kräuter untermischen.
Für Kräuterdips verdünnen Sie einen weichen Kräuterkäse mit saurer Sahne oder Joghurt. Etwas Mayonnaise oder Zitronensaft runden das Aroma ab.

Sommerlicher Kräuterquark

Auf Tomaten- oder Gurkenscheiben oder als Brotaufstrich servieren.

125 g Quark
2 EL saure Sahne
1 EL gehackter Fenchel
1 EL gehackte Zitronenmelisse
2 EL gehackte Petersilie
1 Knoblauchzehe, zerdrückt (nach Belieben)

Quark und saure Sahne glatt rühren, die Kräuter unterschlagen. Eine appetitliche Vorspeise erhält man, wenn man den Kräuterquark mit der Sterntülle auf Tomaten- oder Gurkenscheiben spritzt und mit Kapuzinerkresseblüten garniert. Oder man füllt ihn in kleine Portionsförmchen, garniert mit Kapuzinerkresseblüten oder zarten Fenchelblättchen und reicht dazu dünnen Vollkorntoast oder Knäckebrot.

Variation Ein Kräuterdip wird daraus, wenn Sie noch 4 EL saure Sahne unterrühren; darin stippt man rohe Gemüsestückchen. Gut geeignet als Vorspeise oder fürs kalte Buffet.

Kräutermayonnaise mit Thunfisch

Außer zu Thunfisch schmeckt diese Mayonnaise auch zu vielen anderen Gerichten, vor allem zu pochiertem oder gebackenem Fisch oder als Dressing für Weißen Bohnensalat. Als Vorspeise, leichtes Mittag- oder Abendessen servieren.

1 Eigelb
½ TL gemahlene Senfkörner
frisch gemahlener weißer Pfeffer
125 ml Sonnenblumenöl
Saft von ½ Zitrone
4 Sauerampferblätter
2 EL Schnittlauchröllchen
2 EL gehackter Kerbel
2 hartgekochte Eier
200 g Thunfisch (Dose)
4 Kapern

Eigelb mit Senf und Pfeffer in einer Schüssel verrühren. Tropfenweise 2 EL Sonnenblumenöl unterschlagen, dann teelöffelweise den Zitronensaft. Nach und nach das restliche Öl unterschlagen. Die Mittelrippen der Sauerampferblätter entfernen. Mayonnaise, Sauerampfer, Schnittlauch und Kerbel in den Mixer geben und zu einer glatten, grünen Sauce mischen. Die Eier längs halbieren. Mit der Schnittfläche nach unten auf einem Teller anrichten. Den Thunfisch abtropfen und zerpflücken; jedes Ei mit einem Thunfischring umlegen. Die Kräutermayonnaise nur über die Eier löffeln. Jedes Ei mit 1 Kaper garnieren.

Küken mit Kräuterkruste

Geflügel bekommt ein zartes Aroma, wenn man es in einer Kräuter-Mehl-Mischung wälzt und dazu noch mit Kräutern füllt; die Haut wird wunderbar knusprig.

60 g Vollkornmehl
1 TL im Mörser fein zerriebener getrockneter Thymian
1 TL fein zerriebener getrockneter Majoran
1 unbehandelte Zitrone
frisch gemahlener schwarzer Pfeffer
4 Küken zu je 400–600 g (oder 2 Hähnchen)
2 TL getrockneter Thymian
2 TL getrockneter Majoran
1 Ei, verquirlt
60 g Butter

Den Backofen auf 200 °C (Gas Stufe 6) vorheizen. Das Mehl in eine Schüssel geben, zerriebene Kräuter, abgeriebene Schale von ½ Zitrone und Pfeffer untermischen. Die Küken mit je ½ TL der getrockneten Kräuter sowie 1 Zitronenscheibe füllen und zusammenbinden. Mit dem verquirlten Ei einpinseln und in ¾ des Kräutermehls wälzen. Die Butter in eine feuerfeste Form geben, im Ofen zerlassen. Die Küken in die Form legen, mit Butter beschöpfen, 30 Minuten backen. Wieder mit Butter beschöpfen, das restliche Kräutermehl darüberstreuen. Noch 15 Minuten weitergaren, bis sie goldbraun und knusprig sind. Dazu passen am besten gebackene Kartoffeln und Salat.

Berbere

Diese scharfwürzige Paste stammt aus Äthiopien. Man stippt darin rohes Rindfleisch und verwendet sie auch sonst zum Würzen.

1 TL Ingwerpulver
½ TL gemahlener Kardamom
½ TL gemahlener Koriander
½ TL gemahlener Bockshornklee
½ TL frisch geriebene Muskatnuß
¼ TL gemahlene Nelken
¼ TL gemahlener Zimt
¼ TL gemahlener Piment
2 EL feingehackte Zwiebeln
6 Knoblauchzehen, fein gehackt
2 EL feines Meersalz
3 EL trockener Rotwein
225 g Paprikapulver edelsüß
2 EL Chillipulver
½ TL frisch gemahlener schwarzer Pfeffer
350 ml Wasser
2 EL Erdnußöl

Ingwer, Kardamom, Koriander, Bockshornklee, Muskat, Nelken, Zimt und Piment in eine große, schwere Pfanne geben. Bei schwacher Hitze 2 Minuten unter Rühren erwärmen. Vom Herd nehmen, 10 Minuten abkühlen lassen. Mit Zwiebeln, Knoblauch, 1 EL Salz und Wein in den Mixer geben und zu einer glatten Paste verarbeiten. Paprika, Chilli, Pfeffer und restliches Salz vermischen. In einer Pfanne 2 Minuten bei schwacher Hitze unter Rühren anrösten. Nach und nach das Wasser zugießen und die Gewürzpaste untermischen. Bei sehr schwacher Hitze 15 Minuten unter ständigem Rühren simmern lassen. Die Paste in ein Glas füllen und auf Zimmertemperatur abkühlen lassen. Das Öl darübergießen, luftdicht verschließen. Berbere hält sich im Kühlschrank bis zu 6 Monate.

Kräuter in Essig und Öl, Gelee und Chutney

Kräuter und Gewürze in Essig- und Ölflaschen sind ein Blickfang fürs Auge und schmecken köstlich – außerdem lassen sie sich so hervorragend konservieren. Sowohl Kräuter als auch Gewürze werden ganz belassen, damit sie verlockend aussehen.

Verschiedene Sorten Kräuteressig gehören zur Grundausrüstung eines guten Kochs. Mit der doppelten Menge Oliven- oder Sonnenblumenöl gemixt, werden leckere Salatdressings daraus. Würzen Sie damit auch Saucen und Bratfonds, verwenden Sie sie zum Einmachen und zum Anrühren von Senf. 2 Eßlöffel Kräuteressig im Fischsud oder im Kochwasser für Fleisch verfeinern ungemein. Für Kräuteressig eignen sich fast alle Kräuter, am beliebtesten sind Knoblauch, Pfefferminze, Estragon, Thymian, Basilikum, Fenchel, Dill und Rosmarin. An Gewürzen nimmt man getrocknete Chillies, angequetschte, aber noch ganze Korianderkörner, Dill, Fenchelkörner und Kümmel. Auch fertige Einmachgewürzmischungen mit Senfkörnern, Pfeffer, Nelken und Chillies bieten sich an.

Gewürze und Kräuter machen Eingemachtes nicht nur aromatisch, sondern auch haltbarer, das gilt für Chutneys und Gelees ebenso wie für sauer eingelegte Mixed Pickles oder Gemüse.

Gewürzessig

Da nur ganze Gewürze verwendet werden, bleibt dieser Essig klar.

0,5 l-Flasche Weißweinessig
6 getrocknete Chillies oder
2 EL angequetschte Gewürzkörner, z. B. Koriander

Der Gewürzessig wird genauso zubereitet wie der Kräuteressig (unten links), aber nach dem 2wöchigen Ziehen wird er durchgeseiht, und man fügt keine neuen Gewürze mehr hinzu.

Variation Folgendes Schnellrezept ergibt einen rasch gebrauchsfertigen Gewürzessig: Gewürze und Essig in einer zugedeckten Schüssel in ein kaltes Wasserbad setzen. Das Wasser zum Kochen bringen, die Schüssel herausnehmen, etwa 2 Stunden erkalten lassen.

Kräuteressig

Wählen Sie für dieses Rezept eines der oben aufgelisteten Kräuter.

0,5 l-Flasche Weißweinessig
2 × 2 große Kräuterstengel Ihrer Wahl
oder 2 × 2 Knoblauchzehen, geschält

Etwas Essig aus der Flasche abgießen. 2 Kräuterstengel hineinschieben. Eventuell mit dem abgegossenen Essig auffüllen. Die Flasche gut verschließen, auf einem sonnigen Fensterbrett 2 Wochen stehen lassen. Dann die Kräuterstengel durch 2 frische ersetzen. Der Essig ist jetzt gebrauchsfertig. Luftdicht versiegelt hält er sich 2 Jahre.

Variation Zitronenessig erhalten Sie, wenn Sie statt Kräutern ½ feingehackte unbehandelte Zitrone (samt Schale und Kernen) einlegen.

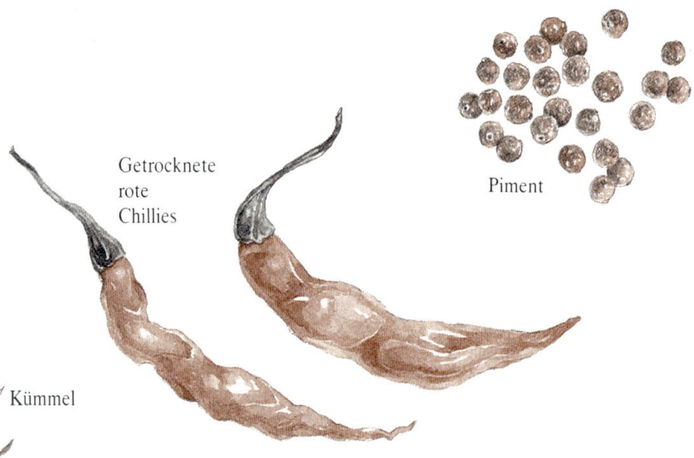

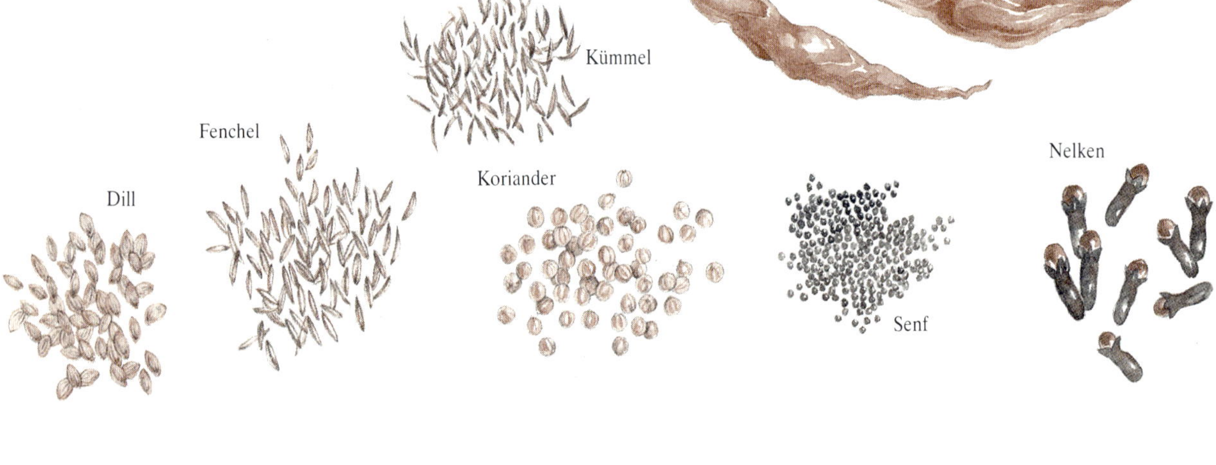

Öle mit Kräutern und Gewürzen

Sie sind ideal für Salatdressings, aber auch zum Braten und Pfannenrühren. Am besten passen Basilikum, Dill, Fenchel, Knoblauch, Majoran, Rosmarin und Thymian. An Gewürzen eignen sich getrocknete Chillies, Koriander, Dill-, Fenchel- und Senfkörner. Nehmen Sie ein mildes Öl guter Qualität.

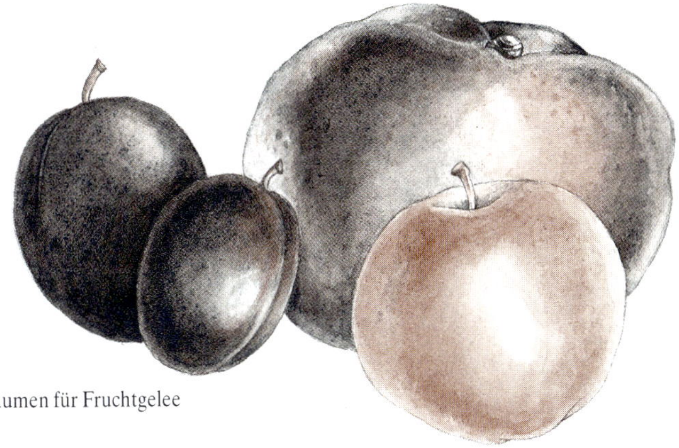

Äpfel und Pflaumen für Fruchtgelee

Aromatisiertes Öl

Suchen Sie sich eines der oben aufgelisteten Kräuter oder Gewürze aus.

0,5 l-Flasche Oliven- oder Sonnenblumenöl
2 × 2 Kräuterstengel oder
4 Knoblauchzehen oder
6 ganze getrocknete Chillies oder
2 EL ganze Gewürzkörner

Gießen Sie aus der Flasche etwas Öl ab. Geben Sie 2 Kräuterstengel oder sämtliche Knoblauchzehen oder Gewürzkörner hinein. Falls nötig, mit dem abgegossenen Öl auffüllen. Auf einem sonnigen Fensterbrett 2 Wochen ziehen lassen. Die Kräuterstengel auswechseln, die Gewürze können entfernt werden oder im Öl bleiben. Das Öl ist jetzt gebrauchsfertig und hält sich 3 Monate.

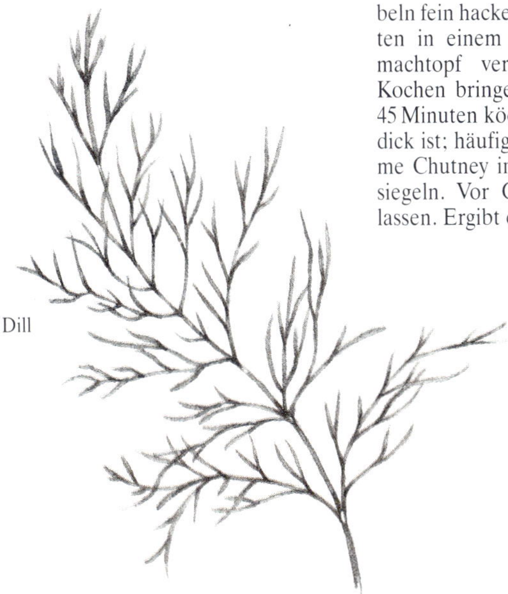

Dill

Zuckerfreies Chutney

Chutneys und andere süßsaure Würzsaucen sind meist dick und trüb, mit großen Mengen gemahlener Gewürze zur Aromatisierung und Konservierung. Die lange Kochzeit macht den Geschmack mild und weich. Unser Chutney ist dick und dunkel.

900 g Kochäpfel
900 g Datteln
450 g Zwiebeln
175 g Rosinen
125 g Apfel-Birnen-Kraut
1 TL Meersalz
1 TL Cayennepfeffer
½ TL gemahlene Nelken
½ TL geriebene Muskatnuß
½ TL gemahlener Zimt
575 ml Apfelessig

Die Äpfel schälen, das Kernhaus entfernen und zerkleinern. Datteln und Zwiebeln fein hacken. Mit allen anderen Zutaten in einem großen Koch- oder Einmachtopf vermischen. Langsam zum Kochen bringen und ohne Deckel etwa 45 Minuten köcheln lassen, bis die Masse dick ist; häufig umrühren. Das noch warme Chutney in Gläser abfüllen und versiegeln. Vor Gebrauch 1 Monat ruhen lassen. Ergibt etwa 6 450 g-Gläser.

Fruchtgelee mit Minze

Kräuter wie Pfefferminze oder Thymian machen Fruchtgelees zu einer süßen Würzsauce, die gut zu kaltem Fleisch oder Braten auf Nußbasis paßt.

900 g dunkle Kochzwetschgen
1,8 kg Tafeläpfel
450 g Kochäpfel
1,8 kg Pflaumen
1,15 l Wasser
400 g Rohzucker auf ½ l durchgeseihte Flüssigkeit
40 g Pfefferminzblätter

Das Obst waschen. Die Zwetschgen entsteinen. Die Äpfel samt Kernhaus zerkleinern. Die Pflaumen ringsum einschlitzen. Obst mit Wasser in einen großen Koch- oder Einmachtopf geben. Zum Kochen bringen, etwa 1½–2 Stunden leise köcheln lassen, bis die Früchte weich sind. Während des Kochvorgangs möglichst viele Pflaumensteine abschöpfen. Alles durch ein Tuch abseihen, die Flüssigkeit abmessen und in den gesäuberten Topf zurückgießen. Den Zucker abwiegen, im Ofen bei schwacher Hitze 5 Minuten erwärmen. Den Fruchtsaft zum Kochen bringen, den Zucker einrühren und unter Rühren auflösen. So lange kochen, bis der Saft zu gelieren beginnt. Den Topf vom Herd nehmen, und wenn das Gelee lauwarm ist, die Pfefferminze gleichmäßig unterrühren. Das Gelee in Gläser füllen, mit Wachspapier abdekken. Ganz erkalten lassen und mit Zellophan oder Deckeln luftdicht verschließen. Ergibt etwa 3 450 g-Gläser.

Getränke mit Kräutern

Kräutertees wurden getrunken, lange bevor man den schwarzen Tee aus Indien und China kannte. Sie werden genauso einfach zubereitet und tun zusätzlich der Gesundheit etwas Gutes. Ihr größter Vorteil ist, daß sie kein Koffein enthalten. Schon Mitte des 18. Jahrhunderts warnte Jonas Hanway, daß übertriebener Teegenuß »die Nerven schädigt und verschiedene Störungen hervorruft, wie Zittern, Lähmungen, Blähungen, Anfälle etc.«, und Landärzte empfahlen, lieber Tee aus Melisse, Salbei und Brombeerblättern zu trinken. Nur wenige folgten diesem Rat, heute jedoch ist uns bewußter, wie gefährlich das Koffein in Tee und Kaffee ist. Das Angebot an Kräutertee in Reformhäusern und Supermärkten ist groß, und Sie können auch leicht Ihren eigenen Tee aus getrockneten Kräuterblättern kochen. Jeder kennt die beruhigende und entspannende Wirkung von Kamillentee. Entspannend sind auch Goldmelisse, Dill, Fenchel, Ringelblume, Zitronenmelisse, Rosmarin und Waldmeister. Pfefferminztee bringt die Lebensgeister wieder in Schwung und hilft bei Verdauungsstörungen. Auch Borretsch, Majoran, Rainfarn, Thymian und Salbei ergeben ausgezeichnete belebende Tees.

Die Herstellung von Kräuterwein und -bier ist eine kompliziertere Prozedur, die sich aber lohnt, weil es dabei ganz neue Gaumenfreuden zu entdecken gibt. Kräuter dienen entweder als Ausgangsmaterial, oder man gibt sie an fertigen Wein oder Bier und macht diese Getränke dadurch zu aromatischen Gesundheitsspendern. Früher setzte man während des Gärvorgangs die gekelterten Traubenkräuter zu; Wermut wird heute noch so hergestellt. Auch Schnäpse lassen sich mit Kräutern würzen; das ungewöhnlichste Beispiel ist wohl der koreanische Ginseng-Wodka. Am einfachsten aber läßt man Kräuter kurz vor dem Trinken in Wein ziehen, wie bei Punsch und Glühwein.

Wein mit Kräutern und Gewürzen

Werden fertige alkoholische Getränke mit Kräutern gewürzt, braucht man keine speziellen Geräte. Anders beim Rezept für Zitronenmelissenwein und Löwenzahnbier: Hier benötigen Sie Gärgefäße und Gärverschlüsse, große Ballonflaschen, Tücher zum Abseihen, einen Plastikschlauch zum Abfüllen, Flaschen und Korken. Das alles finden Sie in manchen Apotheken, Drogerien, Gartencentern und Haushaltswarengeschäften oder in Spezialläden. Gefäße aus Eisen, Kupfer, Zink, Messing oder Aluminium sind ungeeignet, da sie Metallrückstände in Wein und Bier hinterlassen. Nehmen Sie statt dessen Glas-, Edelstahl- oder Emailgefäße.

Kräuter für die Bowle
Waldmeister und Borretsch passen wunderbar zu Sommerbowlen. Lassen Sie die Kräuter ein wenig anwelken, dann verstärkt sich das Aroma.

Kräutertees

Nehmen Sie 2 TL getrocknete Kräuter pro (große) Tasse. Brühen Sie sie in einer Kanne mit kochendem Wasser auf und lassen Sie den Tee zugedeckt 2–3 Minuten ziehen. Das Zudecken ist besonders wichtig, wenn der Tee medizinischen Zwecken dienen soll – sonst verflüchtigen sich wertvolle Wirkstoffe mit dem Dampf. Den Tee durch ein Sieb in die Tasse gießen. Nach Belieben können Sie mit etwas Honig süßen.

Frühstückstee

30 g Hagebuttenpulver
30 g getrocknete Hibiskusblüten
15 g getrocknete Zitronenmelisse
15 g getrocknete Pfefferminze
7 g getrocknete Spierstaudenblüten

Alles mischen und in einer lichtundurchlässigen Dose luftdicht aufbewahren. Tee wie links beschrieben zubereiten.

Beruhigungstee

30 g getrocknete Kamillenblüten
15 g getrocknete Lindenblüten
7 g getrocknete Zitronenstrauchblätter
7 g getrocknete Rosenblüten

Mischen, aufbewahren und zubereiten wie oben.

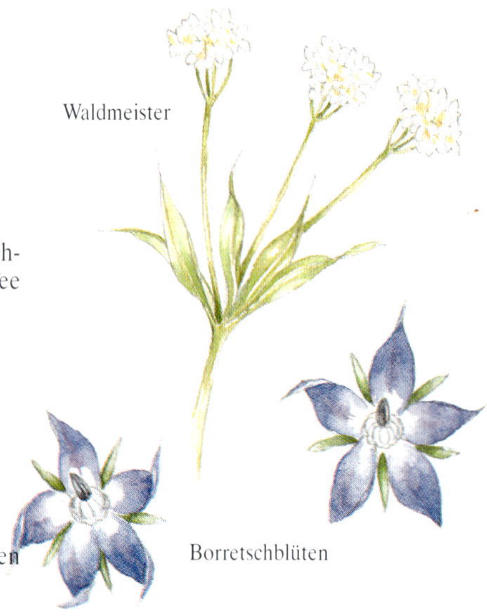

Heißer Metpunsch

Für diesen ungewöhnlichen, sehr aromatischen Punsch wird anstelle des üblichen Rotweins Met verwendet, der ausgezeichnet mit den süßen Gewürzen harmoniert.

1 Flasche Met
575 ml trockener Apfelwein (Cidre)
575 ml Apfelsaft
2 unbehandelte Orangen
12 Nelken
12 cm Zimtstange
etwa 60 g Honig (nach Belieben)

Met, Apfelwein und Apfelsaft in einen Topf gießen. Die ungeschälten Orangen in dicke Scheiben schneiden, mit den Nelken spicken. Mit dem Zimt in den Topf geben. Den Honig unterrühren, bis knapp unter den Siedepunkt erhitzen und 20 Minuten bei dieser Temperatur ziehen lassen. In angewärmten Bechern oder dicken Gläsern heiß servieren.

Sommerbowle

Der Waldmeister verleiht dieser Bowle einen duftigen, vanilleartigen Geschmack. Die Beeren färben sie rosa, und das Ginger-Ale macht sie prickelndfrisch. Waldmeister und Borretsch sollen »das Gemüt aufheitern«.

6 frische Waldmeisterstengel
1 Flasche guter trockender Weißwein
275 ml Orangensaft
125 g Erdbeeren oder Himbeeren
200 ml Ginger-Ale, gut gekühlt
90 ml Weinbrand
20 Borretschblüten

Den Waldmeister 1 Stunde leicht anwelken lassen, damit sich das Vanillearoma richtig entfaltet. In eine Schüssel geben, mit Wein und Saft übergießen. 1 Stunde ziehen lassen. Das Obst waschen, große Erdbeeren vierteln, die Himbeeren ganz lassen. Die Beeren in einen Bowlenkrug geben, die Weinmischung durch ein Sieb darübergießen. Mit Folie luftdicht abdecken, 30 Minuten kalt stellen. Das Ginger-Ale und den Weinbrand dazugießen. Borretschblüten daraufstreuen und die Bowle rasch in hohen Gläsern servieren, damit das Ginger-Ale nicht schal wird.

Zitronenmelissenwein

Dieser Dessertwein ist süß, zart duftend und goldgelb.

575 ml frische Zitronenmelissenblätter
900 g Rosinen
4,5 l Wasser
1,25 kg Zucker
Weinhefe (Menge laut Gebrauchsanweisung)
Hefenährsalze
1 KD-Tablette (Kaliumdisulfid)

Die Melissenblätter fein hacken. Die Rosinen hacken oder durch den Wolf drehen. Beides in ein Gärgefäß geben. Das Wasser zum Kochen bringen und darübergießen. Zugedeckt 10 Tage ziehen lassen, täglich umrühren. Dann den Zukker in ein zweites Gärgefäß schütten. Die Flüssigkeit aus dem ersten Gefäß durch ein Tuch darübergießen. Hefe und Nährsalze zufügen, zugedeckt an einem warmen Ort 2 Wochen gären lassen. Den Wein durch ein Tuch seihen und in eine Ballonflasche umfüllen, den Gärverschluß anbringen. Nach Abschluß der Gärung in eine andere Ballonflasche umfüllen. Die zerstoßene KD-Tablette unterrühren, noch 1 Woche stehen lassen, dann auf Flaschen ziehen. Vor dem Öffnen mindestens 3 Monate reifen lassen.

Kräuterbier

Bevor Hopfen zur Hauptzutat von Bier wurde, würzte man es mit Kräutern, die jeweils an Ort und Stelle wuchsen. Dieselben Kräuter wurden zusammen mit Gewürzen auch in die Fässer mit dem frisch gebrauten Bier gegeben, um es schmackhaft, gesund und haltbar zu machen. Marienblatt, Katzenminze, Spierstaude, Odermennig, Salbei, Klette und Löwenzahn zählten zu den verwendeten Kräutern. Man nahm an, daß diese Biere die gesundheitsfördernden Eigenschaften der in ihnen enthaltenen Kräuter besaßen. So sollte Klettenbier das Blut reinigen und Brennesselbier Gicht- und Rheumaschmerzen lindern. Heute werden beim Brauen viele heilwirksame Inhaltstoffe zerstört.

Löwenzahnbier

Kräuterbiere wie dieses, das Brennesseln, Löwenzahn und Klette enthält, sind leicht herzustellen. Sie schmecken meist leichter und milder wie normales Hopfenbier und sind daher ein ideales Sommergetränk. Auch sind sie gesünder wie herkömmliches Bier, da sie nur natürliche Zutaten enthalten.

450 g junge Brennesseln
120 g Löwenzahnblätter
120 g frische Klettenwurzel, in Scheiben geschnitten, oder
60 g getrocknete Klettenwurzel
15 g Ingwerwurzel, zerquetscht
2 unbehandelte Zitronen
4,6 l Wasser
450 g plus 4 TL Rohzucker
30 g Weinstein
Bierhefe (Menge laut Gebrauchsanweisung)

Brennesseln, Löwenzahnblätter, Klettenwurzel, Ingwer und dünn abgeschälte Zitronenschale in einen großen Topf geben. Das Wasser zugießen, zum Kochen bringen, 30 Minuten köcheln lassen. Zitronensaft, 450 g Zucker und Weinstein in einen großen Behälter geben. Den Kräutersud durch ein Sieb darübergießen, die Kräuter gut ausdrücken. Den Zucker dazugeben, unter Rühren auflösen. Handwarm abkühlen lassen. Die Hefe einstreuen und das Bier zugedeckt an einem warmen Ort 3 Tage gären lassen. Auf Flaschen ziehen; pro Flasche ½ TL Zucker zugeben. Die Flaschen erschütterungsfrei etwa 1 Woche ruhen lassen, bis das Bier klar ist.

Richtig würzen

Die folgenden Tabellen informieren in Kurzfassung über 54 der nützlichsten und beliebtesten Küchenkräuter und -gewürze. Sie geben an, mit welchen Teilen der jeweiligen Pflanze man würzt, ob man Kräuter frisch oder getrocknet verwendet, bzw. Gewürze gemahlen oder im ganzen. Daneben wird aufgelistet, wozu die Würzzutaten passen. Neben den klassischen Kombinationen wie Pfefferminze zu Lamm oder Basilikum zu Tomaten finden Sie viele weitere Würzvorschläge, auch zur Verwendung von Kräutern für Käse, süße Saucen, Bowlen, Mixed Pickles und zum Einmachen.

Gewürz	Verwendung
Cayennepfeffer	Fisch, Meeresfrüchte; arabische und kreolische Küche; Eier, Käse
Chillies Ganz oder gemahlen	Frisch in Currys; südamerikanische Küche; getrocknet und ganz in Pickles; gemahlen in Chillipulver, Currys
Dill Ganz	Fisch; Brot; in Apfel-Pies und Kuchen; Eintöpfe und Suppen; Mixed Pickles
Fenchel Ganz oder gemahlen	Beim Backen; zu fettem Fisch und Fleisch; zum Kauen zur Reinigung des Atems
Ingwer Frisch ganz; getrocknet ganz oder gemahlen	Gerieben in Currys; getrocknet, ganz und zerquetscht in Pickles und Glühwein; zu Obst; beim Backen
Kardamom Ganz oder gemahlen	Garam masala; Hülsenfrüchte; Hähnchen; Kuchen, Kekse, Waffeln; Kaffee oder Kakaogetränke
Koriander Ganz oder gemahlen	Garam masala, Currys; für Pickles, in Öl eingelegte Oliven; Ratatouille; Reisgerichte
Kümmel Ganz	Brot, Kuchen, Kekse; Suppen, Eintöpfe; Kohl, Rote Bete; mit Zucker überzogen für Konfekt
Kurkuma Gemahlen	Garam masala, Currys; Reis, Getreidegerichte; Fisch; Pickles; zum Färben von indischen Gerichten und Getränken
Liebstöckel Ganz oder gemahlen	Gemahlene Samen als aromatischer Ersatz für Pfeffer (auch zum Aromatisieren von Arzneimitteln)
Macisblüte Gemahlen	Allgemein als Würzmittel; das Aroma paßt zu vielen süßen und pikanten Gerichten (siehe Muskat)

Gewürz	Verwendung
Mohn Weiße oder blaue Sorte Ganz	In Currys; zum Bestreuen von Brot, in Kuchen
Muskat Frisch gerieben	Süße Puddings, Obstgerichte; Saucen; grünes Gemüse; Hackbraten; Nußgerichte; Eier
Mutterkümmel Ganz	Garam masala, Currys; Reis und Getreidegerichte; Käse; Brot, Kuchen, Feingebäck
Nelken Ganz oder gemahlen	Brühen; gekochtes Fleisch, Braten, Schinkenbraten; Äpfel; Glühwein; Garam masala
Paprika Gemahlen	Gulasch, Suppen, Hülsenfrüchte; Fisch, Schalentiere; Currys, arabische Gerichte; Dressings
Pfeffer Ganz oder frisch gemahlen	Ganz für Pickles, Brühen, gekochtes Fleisch, pochierten Fisch; gemahlen in allen pikanten Gerichten
Piment Ganz oder gemahlen	Pickles und Eingemachtes; Pökelfleisch; Fisch; süße Kuchen, Kürbis-Pie; heißer Punsch
Safran Ganz	Zum Gelbfärben von Speisen, vor allem für Reisgerichte, Kuchen und auch einige Liköre
Senf Weiß oder schwarz Ganz oder gemahlen	Zum Einmachen; Marinaden, Schmorfleisch; Gebäck; gewürztes Mehl zum Panieren; Saucen, Suppen, Dressings
Wacholderbeeren Ganz; vor Gebrauch anquetschen	Fettes Fleisch; Wild, Pasteten; Kohl; für Gewürzmischungen und Gewürzbutter
Zimt Ganz in Stangen oder gemahlen	Glühwein; Puddings; süße gebackene Speisen; gedünstetes Obst; pikante Reisgerichte

Kraut	Verwendung
Basilikum Blätter Frisch oder getrocknet	Für Pesto; frische oder gekochte Tomaten; beliebt in der Mittelmeerküche
Beinwell Blätter Frisch oder getrocknet	Frische Blätter fritiert oder als Gemüsebeilage; fein gehackt in heller Sauce; als Tee
Bohnenkraut Blätter Frisch oder getrocknet	Bohnen; Kohl, Blumenkohl; in Mehl und Semmelbröseln zum Panieren; fettes Fleisch; Eier
Borretsch Blätter, Blüten Frisch	Blätter in Bowlen und Suppen; ganze Blätter fritiert; Blüten in Bowlen und Salaten
Dill Blätter Frisch oder getrocknet	Für Pickles und Essig; Salate und Dressings; Weichkäse; Fisch
Engelwurz Blätter, Stengel, Wurzel Frisch	Blätter fein gehackt für Obstdesserts und Fisch; Stengel und Wurzel kandiert
Estragon Blätter, ganze Stengel Frisch oder getrocknet	Salate; Eier; Hähnchen, Lamm; Essig, Saucen, Kräuterbutter; Fisch
Fenchel Blätter, Stengel, Knollen Frisch	Fisch; Hähnchen; Schweinefleisch; ganze Knollen gegart beim Brotbacken oder unter gegrilltem und gebratenem Fleisch
Hopfen Triebe, Blüten Frisch	Junge Triebe und männliche Blüten in Salaten; weibliche Blüten (Zapfen) in Bier
Kamille Blüten Getrocknet	Als Tee; zum Brauen mancher Biersorten
Kerbel Blätter Frisch	Suppen, Eintöpfe; Salate; Eiergerichte, vor allem Omeletts
Knoblauch Zehen Frisch	Dressings; Eintöpfe, Schmorfleisch; Knoblauchbutter, Dips, Pasteten; Suppen; in Brot
Koriander Blätter Frisch	Salate; Garnierung für Currys; in Chutneys, arabischen Saucen
Liebstöckel Blätter, Stengel Frisch	Brühen, Suppen, Eintöpfe; Hähnchen, Schinken, Fisch; Stengel kandiert
Lorbeer Blätter Frisch oder getrocknet	Im Bouquet garni; Suppen, Brühen, Eintöpfe
Majoran Blätter Frisch oder getrocknet	Im Bouquet garni; für viele pikante Fleisch- und Gemüsegerichte; Puddings; Bier
Meerrettich Wurzel Frisch	In Saucen und Essig; vor allem zu Rindfleisch, aber auch zu Geflügel, Fisch und Kartoffeln
Origano Blätter Frisch oder getrocknet	Für viele pikante Fleisch- und Gemüsegerichte; Füllungen; Nudelgerichte
Petersilie Blätter Frisch	Als Garnitur für alle pikanten Gerichte; Kräuterbutter; Saucen; Salate; im Bouquet garni
Pfefferminze Blätter Frisch oder getrocknet	Zu Lamm; Saucen und würzige Beigaben; Sommergemüse, Obst; in Getränken, als Tee
Pimpinelle Junge Blättchen Frisch	Salate, Weichkäse, Füllungen; Bowlen, Cocktails
Ringelblume Ganze Blütenköpfe, Blütenblätter; frisch	Ganze Blütenköpfe in Suppen, Eintöpfen; Blütenblätter in Getreidegerichten, Weichkäse; Butter; Salate
Rosmarin Blätter, ganze Zweige Frisch oder getrocknet	Lamm, Schweinefleisch, Geflügel; Honig; Obstgelees, Fruchtsäfte und Bowlen
Salbei Blätter Frisch oder getrocknet	Fettes Fleisch; Füllungen, Saucen; Wurst; Aal; Käse; als Tee; in Apfelsaft, heißer Milch
Schnittlauch Blätter, Blüten Frisch	Salate; Suppen; Kräuterbutter, Weichkäse; Eiergerichte; gegrilltes Fleisch
Süßholzstrauch (Lakritze) Wurzel Getrocknet	Als Süßungsmittel (vor allem für Arzneimittel); in Konfekt und Süßwaren
Thymian Blätter, ganze Zweige Frisch oder getrocknet	Alle pikanten Gerichte; im Bouquet garni; für Eingemachtes; zitronen- und orangenduftende Sorten für Obst
Waldmeister Blätter, Blüten Frisch oder getrocknet	Als Tee; als Gewürz für Wein und Bowlen
Wegwarte Blätter, Wurzel Frisch oder getrocknet	Blätter in Salaten; Wurzel geröstet als Kaffee-Ersatz; frische Wurzel gebacken als Gemüse
Wohlriechende Süßdolde Blätter Frisch	Zum Süßen für saures Obst; in Salaten, Butter
Zitronenmelisse Blätter Frisch oder getrocknet	In Bowlen, Kräuterbier, als Tee; süße Saucen; Fisch; Pilze; Weichkäse
Zitronenstrauch Blätter Frisch oder getrocknet	Als Zitronenaroma in Kuchen und Obstspeisen; getrocknete Blätter als Tee

KAPITEL 5

Mit Kräutern heilen

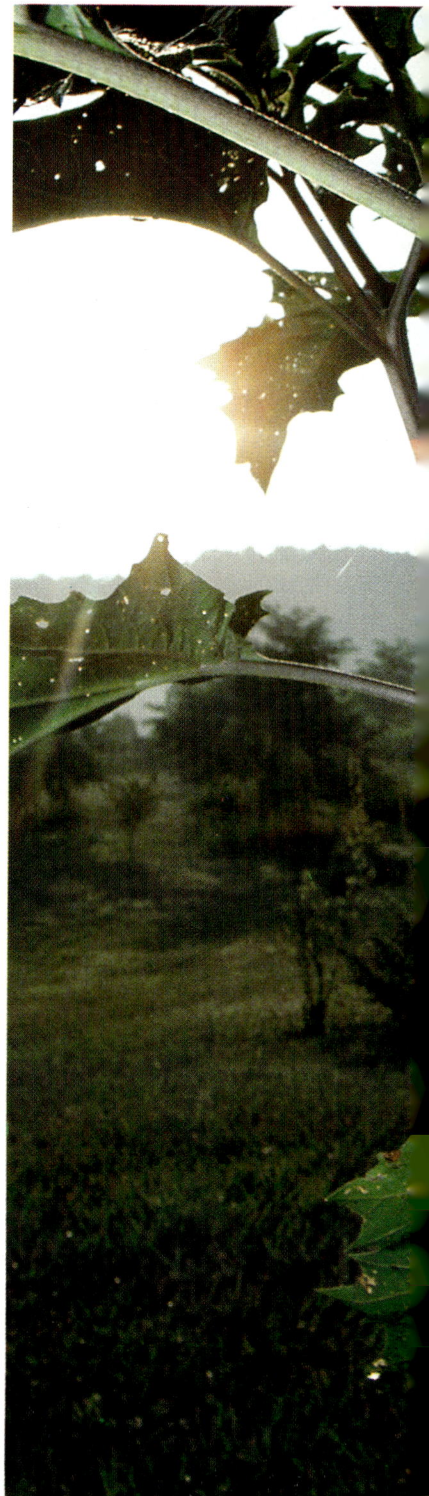

In diesem Kapitel zeigen wir Ihnen, wie die häufigsten Erkrankungen mit pflanzlichen Mitteln behandelt werden können. Es ist nach Anwendungsgebieten wie Herz und Kreislauf, Atmungsorgane, Nervensystem usw. eingeteilt. Sie sollten es in Verbindung mit dem Glossar (siehe Seite 26–128) benutzen. Dort sind die wichtigsten bei uns gebräuchlichen Heil- und Küchenkräuter beschrieben, ihre Wirkstoffe ebenso wie traditionelle und medizinische Anwendungsformen. Dennoch läßt dieser Reichtum an Information über die einzelnen Heilmittel und ihre therapeutische Anwendung einen sehr wichtigen Punkt außer acht – daß es nämlich bei der Naturheilkunde in hohem Maße um Ganzheitlichkeit geht, denn eben dadurch unterscheidet sie sich von der Schulmedizin.
Der Begriff Ganzheitlichkeit (Holismus) wurde 1926 von J. C. Smuts geprägt. Damit soll ausgedrückt werden, daß alle Daseinsformen der Welt danach streben, ein Ganzes zu sein. Die Naturheilkunde ist in zweifacher Hinsicht ganzheitlich: Erstens sind pflanzliche Arzneien an sich schon im wesentlichen ganzheitlich, und zweitens ist die Behandlung des Patienten ganzheitlich, das heißt, der Heilkundige berücksichtigt den ganzen Menschen, statt ihm nur etwas gegen eine bestimmte Krankheit zu verschreiben. Man kann das einzelne Heilkraut zwar nach seinen chemischen Inhaltsstoffen und der bekannten pharmakologischen Wirkung einstufen; Kräuterheilkundige wissen aber aus Erfahrung, daß die ganze Pflanze mehr ist als nur die Summe ihrer Bestandteile. Diese Sicht steht im Gegensatz zu der des medizinischen Wissenschaftlers, dessen Ziel es stets ist, aus der ganzen Pflanze einzelne chemische Stoffe zu isolieren und zu extrahieren, diese pharmakologisch wirksamen Bestandteile zu standardisieren und im Labor synthetisch herzustellen, ohne daß die Abweichungen der Natur weiter berücksichtigt würden. Der moderne Kräuterheilkundige weiß die Erkenntnisse der chemischen Forschung natürlich sehr wohl zu schätzen, denn oft wird dadurch die traditionelle Anwendung erklärt und nachgewiesen; manchmal ergeben sich auch neue Anwendungsformen oder Schwierigkeiten, die bisher nicht bekannt waren. Kräuterheilkundige schwärmen geradezu vom komplexen chemischen Aufbau auch der einfachsten Pflanze, denn sie wissen, daß ihre Heilkraft in der Vielfalt der chemischen Wirkstoffe liegt. Und gerade das ist es, was die Kräuterheilkunde so sicher macht.

Manche Kräuter sind unter bestimmten Umständen gefährlich. Vor der Anwendung die Hinweise im Glossar lesen.

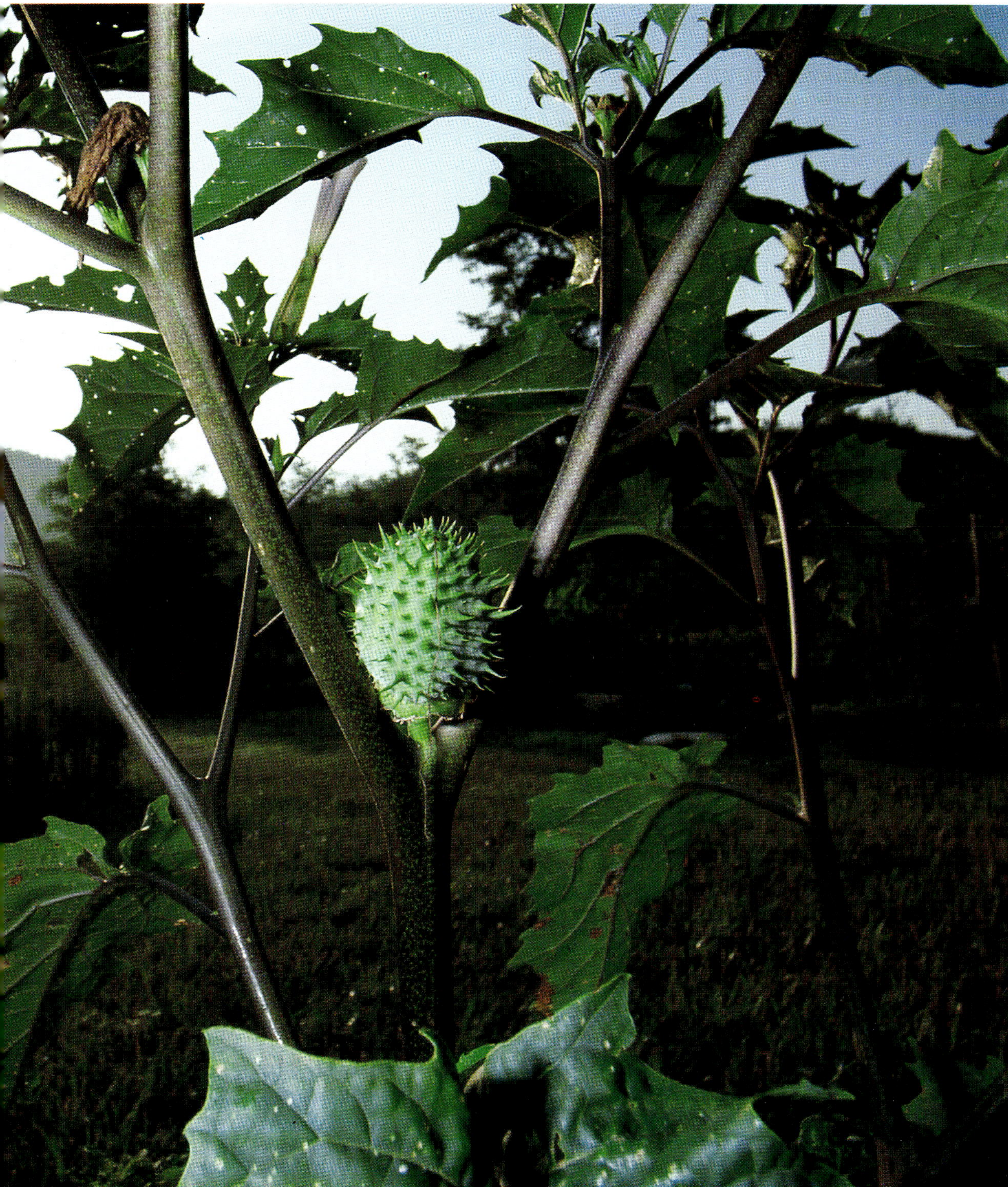

Der Stechapfel, eine hochwirksame Arzneipflanze

Die natürliche Ausgewogenheit der Pflanzenheilkunde

Die Naturwissenschaftler unterschätzen oft die Tatsache, daß Mensch und Pflanzen sich Seite an Seite entwickelt haben und die menschlichen Organe sich folglich in vielen Tausenden von Jahren der Biochemie von Pflanzen angepaßt haben, im Gegensatz zu den starken modernen Arzneien. Manche scheinbar weniger wichtigen Bestandteile einer Pflanze haben zum Beispiel einen sogenannten synergistischen Effekt, wodurch die Aufnahme von pflanzlichen Wirkstoffen im Körper erleichtert wird. Das trifft besonders für Pflanzen wie Petersilie, Brunnenkresse, Brennesseln und Hagebutten zu, die reich an Vitamin C sind. Sie enthalten auch größere Mengen Eisen, das in Verbindung mit Vitamin C vom Körper viel besser aufgenommen wird. Außerdem enthalten viele an Vitamin C reiche Pflanzen gelbliche Bioflavonoide wie Rutin und Hesperidin, die die biologische Wirksamkeit von Vitamin C erhöhen. Diese natürlichen Zusammenhänge kommen in der Pflanzenheilkunde zum Tragen.
Manche Inhaltsstoffe dämpfen die Wirkung anderer starker chemischer Wirkstoffe einer Pflanze und schützen so vor möglicherweise schädlichen Nebenwirkungen; dies ist bei vielen Arzneipflanzen zu beobachten. Das chinesische Heilkraut Ma Huang *(Ephedra sinica)* enthält das Alkaloid Ephedrin, das eine Zeitlang daraus isoliert und von der Pharmaindustrie als Asthmamittel auf den Markt gebracht wurde. Nachdem es häufig verabreicht wurde, stellte sich bald heraus, daß diese Einzeldroge die gefährliche Nebenwirkung hatte, den Blutdruck stark zu erhöhen. Das Ergebnis war, daß es heute kaum mehr zur Behandlung von Asthma eingesetzt wird. Die Pflanze enthält aber noch etwa sechs verwandte Alkaloide, von denen eines, das Pseudoephedrin, die Herztätigkeit sogar verlangsamt und den Blutdruck senkt. Diese Heilpflanze wird in China schon seit Tausenden von Jahren angewendet, ohne daß sich unerwünschte Nebenwirkungen gezeigt hätten.
Ähnliches geschah mit der Pflanze *Rauwolfia serpentina*, einer seit Jahrtausenden in der altindischen Ayurveda-Medizin geschätzten Pflanze. Sie wird erstmals in der »Charaka Samhita« erwähnt, einer medizinischen Abhandlung, die um das Jahr 1000 v. Chr. entstand. Man extrahierte daraus das Alkaloid Reserpin, das als neue Wunderdroge zur Behandlung von Bluthochdruck galt. Schon bald aber häuften sich alarmierende Berichte von Ärzten, die ihren Patienten dieses Medikament regelmäßig verschrieben hatten und nun erlebten, daß diese plötzlich akute manisch-depressive Zustände bekamen. Heute wird Reserpin wegen dieser gefährlichen Nebenwirkung praktisch nicht mehr verabreicht. Dennoch ist ein Tee aus der ganzen Pflanze ein berühmtes indisches Volksheilmittel bei Wahnsinn und Hysterie. Generationen indischer Babys bekamen ihn als leichtes Sedativ zu trinken, und auch Mahatma Gandhi trank ihn regelmäßig wegen der beruhigenden Wirkung. Die Pflanze enthält neben Reserpin noch mehr als 160 andere Alkaloide, von denen einige die Wirkung des Reserpin neutralisieren oder dämpfen.
Diese Beispiele zeigen, daß in den meisten Kräutern, die wir verwenden, ein Sicherheitsfaktor eingebaut ist; sie sind ja von zahllosen Generationen im Laufe der Jahrhunderte ausprobiert worden. Jeder Kulturkreis hat seine eigene

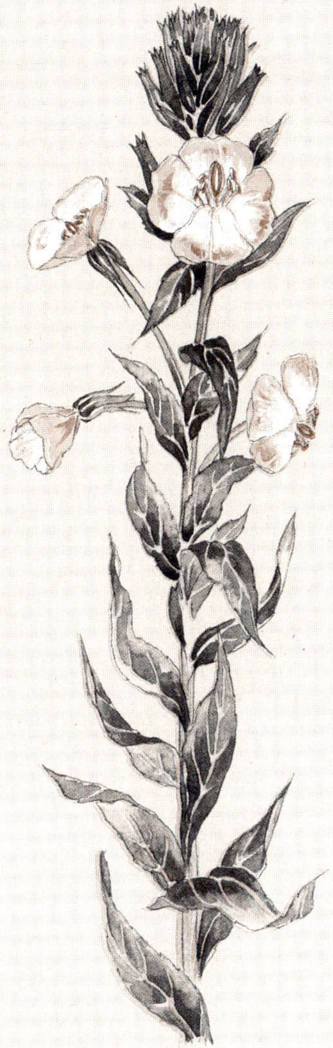

Nachtkerze
Das ätherische Öl dieser bemerkenswerten Pflanze – Gegenstand zahlreicher wissenschaftlicher Studien (siehe Seite 89) – ist bei vielen Krankheiten hilfreich, von PMS bis zu Polyarthritis und Hyperaktivität bei Kindern.

Kräutertradition. Die frühesten schriftlichen Berichte über Kräuter finden sich auf der Ebers-Papyrusrolle, die etwa um das Jahr 1500 v. Chr. entstand. Wir wissen aber auch, daß es schon um 3000 v. Chr. im Alten Ägypten offizielle Schulen Kräuterkundiger gab. Eines der ältesten chinesischen Kräuterbücher, das heute noch in Gebrauch ist, wurde angeblich von dem legendären Kaiser Shen Nong verfaßt, der bis etwa 2700 v. Chr. regierte. Das »Shen Nong Pen Cao« (das Arzneibuch Shen Nongs) wurde aber wahrscheinlich von verschiedenen Autoren im 1. Jahrhundert v. Chr. geschrieben. Später entstanden die großen griechischen Kräuterbücher von Dioskurides und Galen, die jahrhundertelang die maßgeblichen medizinischen Werke in Europa waren. Auf dem Buch von Dioskurides, »De Materia Medica« basiert auch das berühmte holländische Kräuterbuch von Deodens und das des Engländers John Gerard, des Arztes von James I. »De Materia Medica« wurde noch im 19. Jahrhundert in der Türkei als Lehrbuch für angehende Mediziner verwendet. Wie sich doch die Zeiten ändern: Heute ist ein medizinisches Lehrbuch schon zwei oder drei Jahre nach Erscheinen veraltet.

Die adaptogene Wirkung

Die natürliche Ausgewogenheit der Arzneipflanzen wirkt mit den lebenserhaltenden, sich im Gleichgewicht befindlichen Körperfunktionen zusammen. Chinesischer Ginseng *(Panax ginseng)* zum Beispiel enthält verschiedene Saponine (hormonartige Substanzen), von denen manche beruhigend wirken und andere wiederum anregend, so daß Ginseng insgesamt eine adaptogene Wirkung hat, das heißt, man kann Belastungen damit besser verkraften. Weißdornbeeren haben eine ähnliche Wirkung: Sie senken hohen Blutdruck und steigern zu niedrigen.

Die Kunst des Kräuerheilkundigen liegt nun teilweise darin, diese natürlichen Vorgänge weiterzuführen und verschiedene Pflanzen so zu einer Arznei zusammenzustellen, daß sie für den Patienten verträglicher ist. Ingwer und Süßholz zum Beispiel sind oft in pflanzlichen Arzneimitteln enthalten; andere Inhaltsstoffe, die für das Verdauungssystem vielleicht zu stark wären, werden damit gemischt. Abführmittel wie Senna oder Cascara, die kolikartige Schmerzen auslösen können, wenn man sie allein nimmt, werden normalerweise mit aromatischen Kräutern wie Minze, Kardamom oder Ingwer gemischt, um das zu verhindern. Zwei oder mehr Kräuter in einer einzigen Arznei können eine anscheinend entgegengesetzte Wirkung haben. Einem unter Angstzuständen leidenden Patienten werden vielleicht beruhigende Kräuter wie Hopfen und Baldrian verschrieben, die durch ein nervenstärkendes Mittel wie Damiana ergänzt werden, um dem überbelasteten Nervensystem das genau richtige Maß an Unterstützung zu geben. Mit der Zusammenstellung individueller Arzneimittel ist es wie beim Kochen, wo die einzelnen Zutaten gegeneinander abgewogen werden, damit ein wohlschmeckendes und gut verträgliches Gericht daraus wird.

Grüne Medizin

Die meisten unserer modernen Arzneimittel sind vollsynthetische, im Labor hergestellte chemische Substanzen. Dennoch waren vor einiger Zeit nicht weniger als 80 Prozent der im Britischen Arzneibuch aufgeführten Heilmittel pflanzlichen Ursprungs (wie Aspirin), und bei 30 Prozent ist das immer noch der Fall (wie Digitalis).

In der Dritten Welt jedoch werden drei Viertel der Patienten mit pflanzlichen Mitteln behandelt, die »frisch vom Strauch« kommen, also nicht weiterverarbeitet oder synthetisiert sind. Die großen Vorteile dieser Mittel: sie sind billig, leicht verfügbar und haben keine Nebenwirkungen. Eine Synthese aus Grundstoffen ist oft wünschenswert (besonders dort, wo die Pflanze nicht heimisch ist), um die Wirksamkeit zu erhöhen und zu vermeiden, daß zuviel Pflanzen gesammelt werden. Allerdings macht die Unmenge verschiedener Arzneipflanzen – es sind schätzungsweise 6000 plus viele andere, deren Gebrauch örtlich begrenzt ist und die botanisch vielleicht nicht einmal erfaßt sind – eine systematische wissenschaftliche Untersuchung zu einer beängstigenden Aufgabe. Abgesehen von der dazu in der UdSSR geleisteten Arbeit (deren Umfang bei uns nicht vollständig bekannt ist) sind nur ein paar hundert Pflanzen auf ihr medizinisches Potential hin untersucht worden.

Von den schätzungsweise 750000 bis 1,5 Millionen Pflanzen auf der Erde sind nur etwa 300000 wirklich benannt und beschrieben worden; noch weniger wurden daraufhin untersucht, ob sie sich als Nahrungsmittel, für medizinische Zwecke oder als Rohstoff eignen. Heute, da die grünen Regionen der Erde zerstört werden, verschwinden nicht nur – für immer – die Pflanzen und nehmen ihr Geheimnis mit, sondern auch die Eingeborenen, die sie kannten.

Einen Weg, wie man kostenintensive und zeitraubende Feldarbeit auf ein Minimum beschränken könnte, schlugen einige amerikanische Botaniker vor etwa zehn Jahren vor, die den enormen Wert von Herbarien erkannt hatten. In gut zweitausend botanischen Gärten und Museen rund um den Globus gibt es Exemplare nahezu aller 750000 Pflanzenarten, die bisher beschrieben wurden. Diese Sammlungen sind in den vergangenen zweihundert Jahren angelegt worden, und auf der Karteikarte zu jeder Pflanze ist oft vermerkt, woher sie kommt, welche Namen sie dort noch hatte, was man über sie wußte und wie man sie verwendete. Diese Notizen können die Auswahl von Material für Versuche wesentlich beschleunigen.

Allein schon eine Überprüfung der 2,5 Millionen Exemplare der Sammlungen der Harvard Universität lieferte vielversprechende Informationen über 5000 Arten, von denen man bisher nicht gewußt hatte, ob sie irgendwelche nützlichen Stoffe enthielten. Manchmal kann man auch an winzigen Bruchstücken getrockneter Exemplare Stichproben auf bestimmte chemische Stoffe vornehmen. So wichtig diese Zeitersparnis auch sein mag, es ist nach wie vor notwendig, die lebenden Pflanzen aufzuspüren und sie auszuwerten. Ein aktuelles Beispiel dafür ist die in Australien heimische Moreton-Bay-Kastanie *(Castanospermum australe)*, die gegenwärtig erforscht wird. Die chemischen Inhaltsstoffe dieses Baumes werden von Wissenschaftlern analysiert in der Hoffnung, ein Mittel zur Behandlung von AIDS zu finden. Die in den Herbarien vorliegenden Informationen machen lebende Pflanzen nicht etwa überflüssig, sie sind ein zwingender Beweis dafür, warum der Zerstörung unserer Pflanzenwelt Einhalt geboten werden muß.

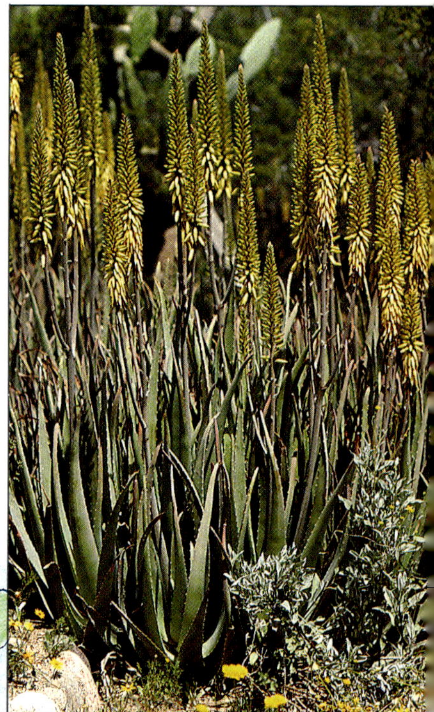

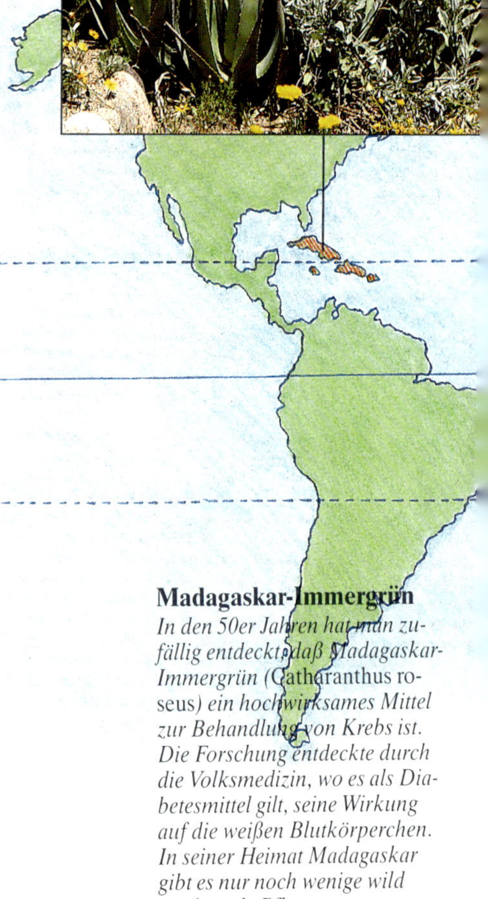

Madagaskar-Immergrün
*In den 50er Jahren hat man zufällig entdeckt, daß Madagaskar-Immergrün (*Catharanthus roseus*) ein hochwirksames Mittel zur Behandlung von Krebs ist. Die Forschung entdeckte durch die Volksmedizin, wo es als Diabetesmittel gilt, seine Wirkung auf die weißen Blutkörperchen. In seiner Heimat Madagaskar gibt es nur noch wenige wild wachsende Pflanzen.*

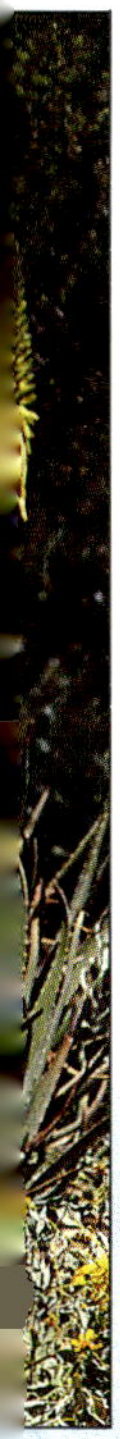

Aloe vera

Der Saft der Pflanze ist inzwischen ein bekanntes Mittel zur Beruhigung entzündeter, verbrannter und gereizter Haut. Sie wird in der Karibik und in Afrika kommerziell angebaut. Sie stammt von der Insel Sokotra am Horn von Afrika und wurde von den Alten Griechen als Abführmittel geschätzt; sie versuchten wegen dieser Pflanze die Insel zu erobern. Andere, nur auf Sokotra heimische Pflanzen drohen jetzt ausgerottet zu werden, bevor man ihre medizinische Wirkung erforscht hat.

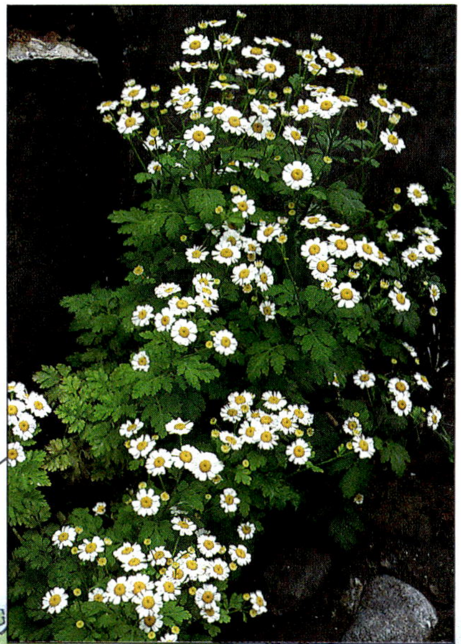

Mutterkraut

*Mutterkraut (*Chrysanthemum parthenium*) ist ein altes Heilmittel, das durch die moderne Forschung in der Medizin größte Bedeutung erlangt hat. Bei Ende der 70er Jahre durchgeführten klinischen Versuchen ergab sich in überdurchschnittlich vielen Fällen von Migräne eine Besserung; auch über nützliche »Nebenwirkungen« wie Linderung von Depressionen, Übelkeit und Gelenkschmerzen wird berichtet. Mutterkraut wächst sowohl in Europa wie in den USA.*

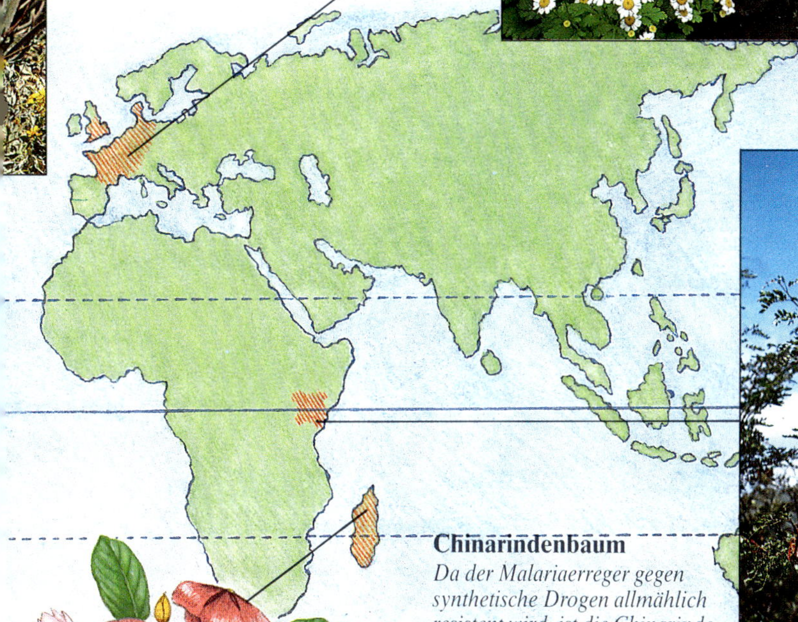

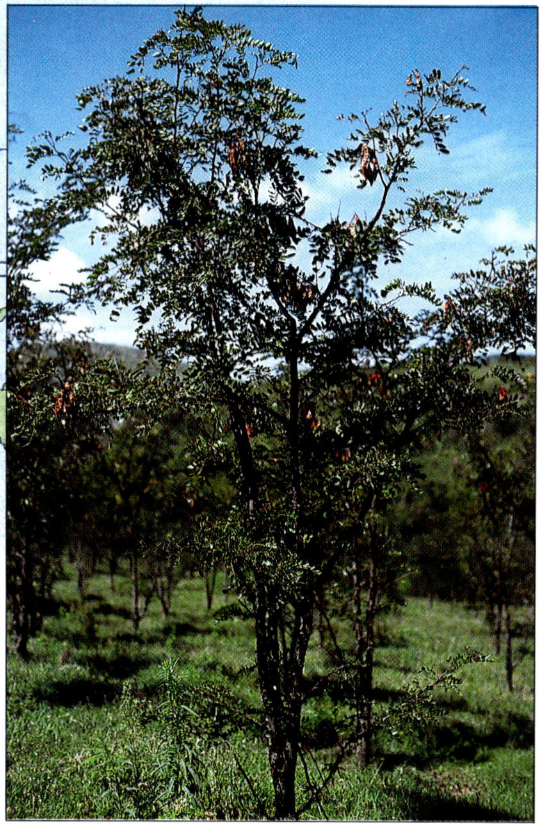

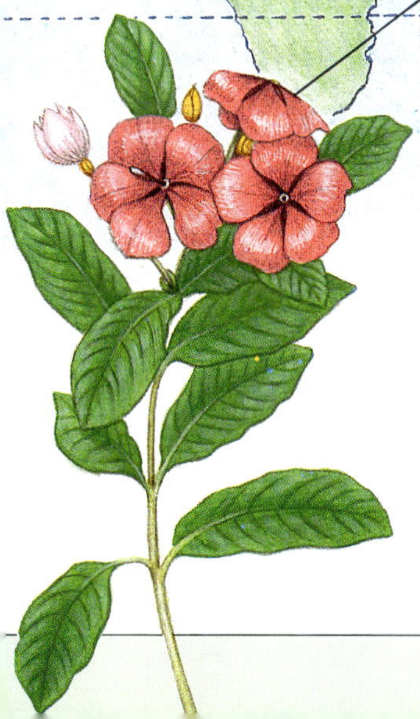

Chinarindenbaum

*Da der Malariaerreger gegen synthetische Drogen allmählich resistent wird, ist die Chinarinde (*Cinchona officinalis*) heute wieder das einzig wirksame Malariamittel. Die pulverisierte Rinde dieses in Südamerika heimischen Baumes kam erstmals im 17. Jahrhundert nach Europa, als Malaria weltweit die häufigste Todesursache war. Die meiste Chinarinde kommt nach wie vor aus dem Andenraum, da der Anbau in Europa zugunsten der synthetischen Drogen sehr eingeschränkt wurde.*

Die Ganzheitlichkeit der Pflanzenheilkunde

Auch die Art der Behandlung eines Patienten mit pflanzlichen Mitteln ist ganzheitlich. All die traditionellen Schulen der Kräuterheilkunde haben eines gemeinsam: sie betrachten Krankheit als eine Störung des Gleichgewichts oder eine Disharmonie des ganzen Menschen. Krankheit wird nicht als etwas gesehen, dem man sich entgegenstellt, das man angreift oder ausmerzt. Der Kräuterheilkundige versucht vielmehr, die dahinterliegende Störung zu erfassen und damit die Krankheit selbst zu heilen. Dies ist nicht der richtige Ort für ausführliche Beschreibungen der verschiedenen Schulen der Kräuterheilkunde. Um aber kurz darauf einzugehen: Die chinesische Medizin betrachtet Krankheit als eine Disharmonie der beiden universellen Kräfte Yin und Yang; die chinesischen Kräuter werden danach eingeteilt, ob sie Yin oder Yang bzw. kalt oder heiß sind. Nach diesem Schema ist Ingwer zum Beispiel heiß, Rhabarber aber kalt. Chinesische Kräuterheilkundige folgen hierin noch immer den Empfehlungen im »Lehrbuch des Gelben Kaisers« (»Nei Jing«), das um das 1. Jahrhundert v. Chr. verfaßt wurde. Darin heißt es, daß »heiße Krankheiten gekühlt und kalte erwärmt werden müssen«. Auch die Ayurveda-Medizin teilt Kräuter in ähnlicher Weise nach ihrer Temperatur ein. Beide Schulen lehren, daß der Geschmack eines Krauts (bitter, salzig, süß, sauer, scharf oder stechend) nicht zufällig ist, sondern auf seine Eigenschaften hindeutet, eine Abwandlung der Signaturenlehre (siehe Seite 17), die in der westlichen Pflanzenheilkunde eine so wichtige Rolle spielte. Die Ayurveda-Medizin lehrt, daß Kräuter das Gleichgewicht der drei Grundtypen Vata (Luft oder Wind), Pitta (Feuer oder Galle) und Kapha (Wasser oder Schleim) beeinflussen können, die in der richtigen Proportion die Gesundheit ausmachen. Dieselben Grundsätze galten in der westlichen traditionellen Kräuterheilkunde, in der Kräuter auf ähnliche Weise nach Temperatur und hormonellen Kriterien eingeteilt wurden. Auch moderne Kräuterheilkundige versuchen, Gleichgewicht und Harmonie im Körper wiederherzustellen. Manche folgen dabei den Vorstellungen von Kräuterheilkundigen, die im vergangenen Jahrhundert in den USA entwickelt wurden; sie sahen in der Krankheit eine Folge zu sehr entspannter oder zu sehr angespannter Gewebe und Organe und behandelten sie dementsprechend mit adstringierenden, beruhigenden oder anregenden Kräutern.

Für Kräuterheilkundige jeder Richtung aber steht die Körper, Seele und Geist innewohnende Weisheit an erster Stelle. Die Naturheilkunde basiert auf dem Prinzip, daß der menschliche Organismus die Fähigkeit hat, sich selbst zu schützen, zu regulieren, sich anzupassen und zu heilen. Diese natürliche Weisheit wird oft als Lebenskraft *(vis medicatrix naturae)* bezeichnet. Die Fähigkeit, trotz starker äußerer Einflüsse, die das Gleichgewicht zu stören drohen, einen gleichmäßigen inneren Zustand aufrechtzuerhalten, nennt man Homöostase. Während des Gesprächs mit dem Patienten versucht der Kräuterheilkundige herauszufinden, in welcher Hinsicht die Lebenskraft beeinträchtigt oder geschwächt ist. Diese Beurteilung, bei der auch Diagnosemethoden, Ausrüstung und klinische Tests der Schulmedizin hinzugezogen werden, sowie die ausführliche Befragung des Patienten über seine Krankengeschichte, Ernährung und Lebensführung können den Kräuterheilkundigen in dem einen

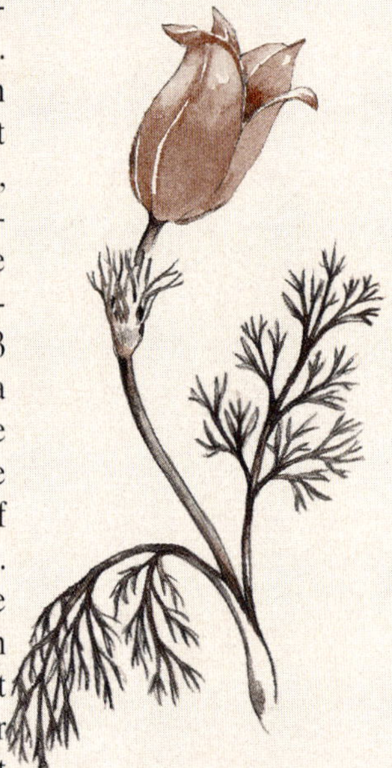

Küchenschelle
Diese in der Kräuterheilkunde und Homöopathie (als Pulsatilla) sehr geschätzte Pflanze ist besonders hilfreich bei der Behandlung von Frauenleiden. Sie wird bei nervösen Spannungen, gynäkologischen Problemen und, wegen ihrer antibakteriellen Wirkung, bei Hautinfektionen eingesetzt.

Fall folgern lassen, daß das Nervensystem Unterstützung braucht, während es bei anderen Patienten vielleicht der Kreislauf oder das Immunsystem ist. Nur wenn die ganze Krankengeschichte des Patienten erfaßt wird, zu der sorgfältige Beobachtung und Beurteilung aller Aspekte gehören, wird das Bild deutlich. Der Kräuterheilkundige interpretiert die Symptome als Ausdruck der Anstrengungen der Lebenskraft, den Körper wieder gesund zu machen, und versucht, diese Anstrengungen zu unterstützen, statt zu unterdrücken. Die sanfte, harmonisierende Wirkung der Pflanzen, die die nötigen Spurenelemente, Vitamine und medizinisch wirksamen Substanzen liefern, ist dafür ideal.

Rezepte und Dosierungen

Manche der pflanzlichen Rezepte in diesem Kapitel sind zur Selbsthilfe gedacht; Sie können also im Falle der Erkrankung sich selbst und Ihre Familie mit Tees aus Kräuteraufgüssen und -abkochungen, Kompressen usw. behandeln. Wird hierfür mehr als ein Kraut benötigt, sind jeweils die entsprechenden Mengen in Teilen angegeben, damit Sie die richtigen Mischungen herstellen können. Man braucht im allgemeinen mindestens 30 g eines Krautes, so daß eine kleine Handvoll ein geeignetes Maß für einen Teil ist. Wie man Aufgüsse und Abkochungen herstellt, ist auf Seite 135 beschrieben. Das Verhältnis von Kraut zu Wasser ist: 30 g getrocknetes Kraut auf 500 ml Wasser für *Aufguß A*, 1 TL getrocknetes Kraut auf 1 Tasse Wasser für *Aufguß B*, 15 g getrocknetes Kraut auf 500 ml Wasser für *Aufguß C*. Für eine *Abkochung* nehmen Sie 30 g getrocknete Wurzel oder Rinde auf gut 500 ml Wasser. Für *Aufguß/Abkochung* kochen Sie zuerst Wurzel oder Rinde ab, gießen die Flüssigkeit dann über das getrocknete Kraut und lassen 15 Minuten ziehen. Sofern nicht anders angegeben, trinken Sie 3mal täglich 1 Tasse möglichst heiß.
Bei äußerlicher Anwendung *ätherischer Öle* lautet das Verhältnis: 2 Tropfen ätherisches Öl auf 1 TL (5 ml) Pflanzenöl. Zur Herstellung von *Kompressen, Umschlägen* oder einer *Tinktur* nehmen Sie die Rezepte auf Seite 135. Bei Erkrankungen, die mit einer Tinktur behandelt werden, nehmen Sie 3mal täglich 1 TL nach den Mahlzeiten.
Hinweis Sehen Sie bitte im Glossar nach, ob es für die jeweilige Pflanze warnende Hinweise (ACHTUNG) gibt, besonders wenn Sie andere Medikamente einnehmen, in den Wechseljahren oder schwanger sind oder wenn auch nur der Verdacht auf Schwangerschaft besteht. Wenn Sie sich bei der Diagnose oder Behandlung aber unsicher sind, sollten Sie so schnell wie möglich einen Arzt konsultieren.

Die Atmungsorgane

Wir teilen die Luft, die wir atmen, mit allen anderen Lebewesen, und jeder Atemzug ist eine Bestätigung für die Einheit und Verbundenheit jeden Lebens. Die Luft ist ein Geschenk; wir müssen weder danach suchen noch den Boden dafür bestellen. Durch die wunderbare Alchimie der Pflanzen wird Sonnenenergie von den grünen Blättern aufgenommen, werden Wasser und Kohlendioxyd in Kohlenhydrate umgewandelt und so Sauerstoff in der Luft freigesetzt.

Unsere Atmungsorgane haben sich im Laufe von Jahrmillionen perfekt darauf eingerichtet, der Luft den Sauerstoff zu entnehmen. Ohne Essen können wir viele Tage auskommen, ohne Wasser nur ein paar Tage, ohne Sauerstoff sterben wir innerhalb weniger Minuten, weil der Körper ihn nicht speichert. Unsere Zellen brauchen ihn ständig, um Kohlenhydrate zu verbrennen und uns so die nötige Lebensenergie zu liefern. Dieser Verbrauch des Sauerstoffs in den Zellen, bei dem Kohlendioxid als Abfallprodukt anfällt, wird als *innere Atmung* bezeichnet. Da die meisten der Milliarden von Zellen im Körper liegen und keinen Zugang zur Luft haben, brauchen wir die Atmungsorgane und den Blutkreislauf, damit sie ständig mit Sauerstoff versorgt werden. Der Vorgang des Einatmens von Sauerstoff und des Ausatmens von Kohlendioxid über die Atmungsorgane – bestehend aus Nase, Rachen, Kehlkopf, Trachea (Luftröhre) und Lunge – wird als *äußere Atmung* bezeichnet.

Die Lunge funktioniert wie ein Blasebalg. Beim Einatmen heben die Muskeln zwischen den Rippen und die des Zwerchfells den Brustkorb an, das Zwerchfell senkt sich, die Luft fließt durch Nase und Luftröhre und füllt die Lunge. Beim Ausatmen entspannen sich Brusthöhle und Zwerchfell, die Lunge entleert sich, Kohlendioxid und Wasser werden nach außen abgegeben. Die Lunge selbst besteht aus Millionen mikroskopisch kleiner Bläschen, Alveolen genannt, die von einem Kapillarnetz umsponnen sind. Die Oberfläche aller Alveolen zusammen ist ungeheuer groß, etwa das 30fache der Haut, so daß sich dort ein Maximum an Sauerstoff verteilen und in die Blutgefäße gelangen kann. Das Kohlendioxid verläßt sie auf dem umgekehrten Weg.

Bei normaler Atmung in Ruhe wird etwa 15mal in der Minute eingeatmet, die Lunge eines Erwachsenen faßt ungefähr drei Liter Luft. Durch verstärkte Atmung kann dieses Volumen jedoch verdoppelt werden, und bei körperlicher Anstrengung wird sehr viel mehr Luft eingeatmet, etwa 15mal soviel wie bei Ruhe. Diese wenigen Fakten und Zahlen unterstreichen die Wichtigkeit von regelmäßiger sportlicher Betätigung und Atemübungen, wenn man gesund bleiben will.

In der traditionellen chinesischen Medizin hat die Lunge die Funktion, das Chi oder die Lebensenergie des Körpers zu kontrollieren. Die Chinesen glauben, daß diese Lebensenergie, »Ur-Chi« genannt, direkt mit der eingeatmeten Luft aufgenommen wird. Vielleicht ist das der Grund, warum Atemübungen und rituelle Gesänge bei vielen spirituellen Praktiken in Asien wie der Zen-Meditation und dem Yoga eine zentrale Rolle spielen; auch bei traditionellen Therapien wie der alten chinesischen Heilkunst Chi Gong ist das der Fall. Auch die moderne Medizin hat erkannt, wie wichtig das richtige Atmen für die Gesundheit ist. Übungen mit vertiefter Atmung sind ein

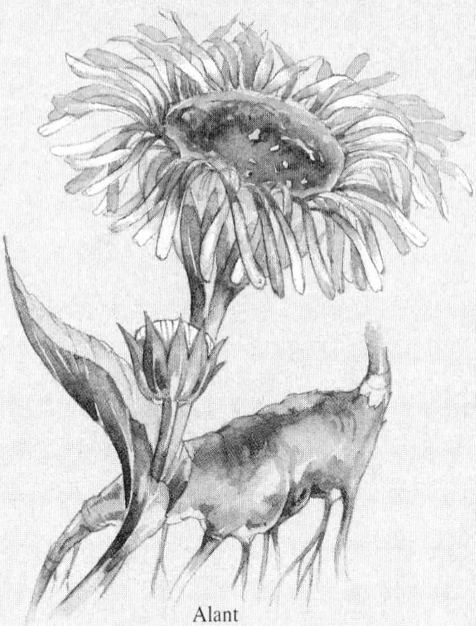

Alant

Expektorantia

Expektorantia lösen übermäßigen Schleim in der Lunge und stärken manchmal die Atmungsorgane insgesamt. Anregende Mittel wie Alant, Kanadische Blutwurzel und Andorn reizen die Bronchialschleimhaut, so daß der Schleim abgehustet wird. Entspannende Mittel wie Huflattich und Beinwell lindern Bronchialkrämpfe und lockern zähe Schleimabsonderungen.

Einhüllmittel

Die in Einhüllmitteln enthaltene gummiartige Substanz, der Pflanzenschleim, beruhigt gereizte und entzündete Bronchien und wirkt deshalb hustenlindernd. Viele dieser Mittel wirken in mehrfacher Hinsicht; Süßholz zum Beispiel ist entzündungshemmend, krampf- und auswurflösend und beruhigt die Bronchien.

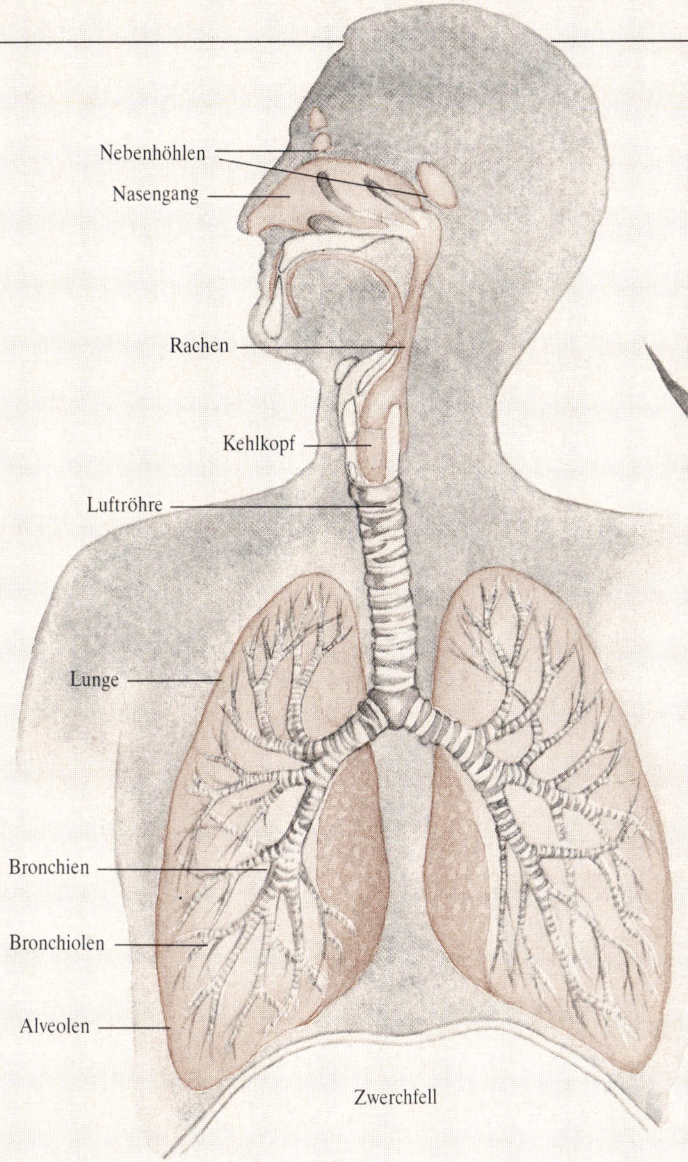

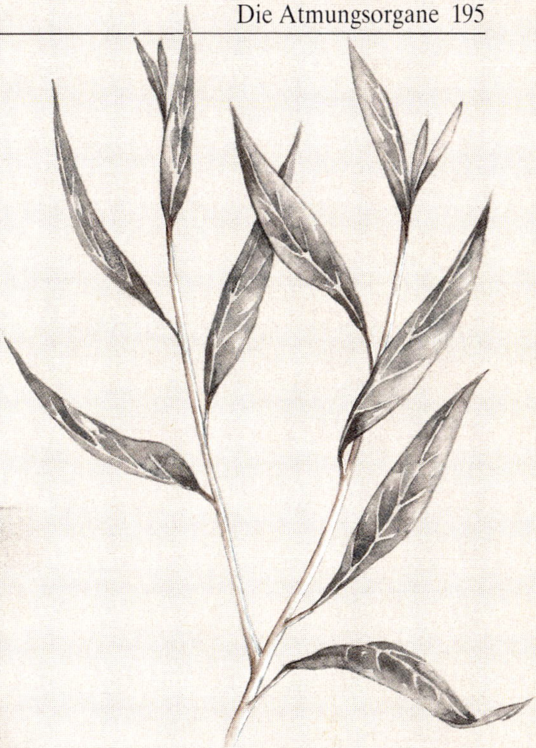

Eukalyptus

Antibiotika

Viele Kräuter mit ätherischen Ölen, wie Eukalyptus, wirken antibiotisch und bekämpfen Infektionen der Lunge. Diese ätherischen Öle strömen durch die Lunge und werden wieder ausgeatmet. Daher sind Dampfinhalationen mit solchen Kräutern oder den verdünnten Ölen bei Lungenkrankheiten sehr wirksam.

Süßholz

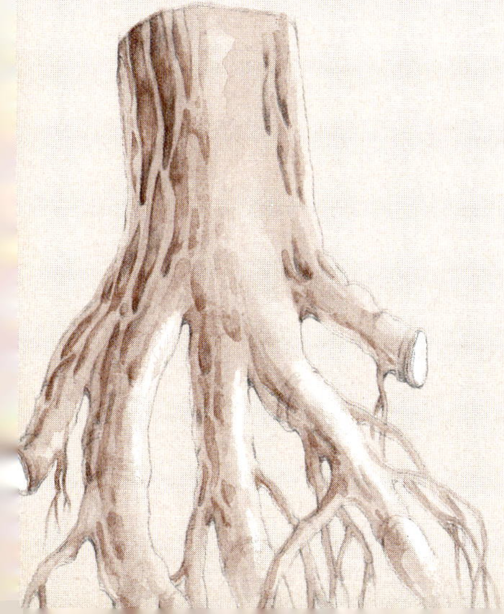

wichtiger Bestandteil von Entspannungstechniken, um Streß abzubauen. Werdende Mütter werden heute regelmäßig darin unterwiesen, weil damit die Gebärmutterkontraktionen bei der Geburt unterstützt und Schmerzen unter Kontrolle gehalten werden können. Auch der Wert des Singens ist inzwischen weitgehend anerkannt. Dr. M. Judson, der für das »New England Journal of Medicine« schreibt, empfiehlt Asthmatikern, regelmäßig zu singen, denn dabei werden etwa 90 Prozent der Vitalkapazität der Lunge genutzt, was Asthmaanfällen vorbeugt.

Und schließlich sollten wir auch nicht vergessen, daß die Lunge ein wichtiges Organ zur Ausscheidung von Abfallprodukten ist. Flaches Atmen, Rauchen und Einatmen verunreinigter Luft belasten nicht nur die Lunge, sondern auch andere Ausscheidungsorgane wie Nieren, Darm und Haut, ebenso wie Herz und Kreislauf. Luftverschmutzung und Rauchen nehmen uns die frische Luft, die lebenswichtig ist und auf die wir ein Recht haben.

Erkrankungen

Erkältung

Jeder von uns kennt die Symptome der Erkältung aus eigener Erfahrung; leider hat die moderne Medizin noch kein Mittel dagegen gefunden. Sie wird von einem Virus verursacht, das sich innen an die Wirtszellen legt. Deshalb kommen Antibiotika, die Bakterien außerhalb der Zellen abtöten, nicht an diese Viren heran. Da Kräuterheilkundige aber den ganzen Menschen behandeln und weniger die Krankheit allein, können sie Erkältungen wirksam bekämpfen. Hier werden Kräuter genannt, die das Immunsystem stärken, das feindliche Viren und Bakterien abwehrt. Wer oft erkältet ist, ist in seiner Vitalität und der Immunreaktion geschwächt, was an zu vielen Belastungen oder unregelmäßiger Ernährung liegen kann. Die Vitalität kann mit pflanzlichen Heilmitteln gestärkt werden, vorausgesetzt natürlich, man ändert Lebensführung und Ernährung.

Trinken Sie bei den ersten Anzeichen von Frösteln und/oder Halsentzündung einen *Aufguß* aus den folgenden Küchenkräutern: 30 g frischer Ingwer, in Scheiben geschnitten, 1 Zimtstange, in kleine Stücke gebrochen, 1 TL Korianderkörner, 3 Nelken, 1 Zitronenscheibe, 500 ml Wasser. Die Zutaten ins Wasser geben, zum Kochen bringen, 15 Minuten köcheln lassen und dann abseihen. Alle 2 Stunden 1 Tasse hiervon heiß trinken. Mit echtem Honig nach Geschmack süßen.

Ein weiteres Mittel gegen Erkältung ist ein *Aufguß* (B, siehe Seite 193) aus Holunderblüten, Pfefferminze und Ysop zu gleichen Teilen. Auch Fußbäder sind sehr wirksam. Dazu 1 EL Senfpulver in 2 l heißem Wasser auflösen. Die Füße darin 2mal täglich 10 Minuten baden. Dabei auch den Kopf bedecken, um die Körperwärme noch zu erhöhen.

Um Nase und Hals frei zu machen, sollten Sie es mit folgender Dampfinhalation versuchen. Insgesamt 8 Tropfen Lavendel-, Eukalyptus- oder Thymianöl (einzeln oder gemischt) in eine Schüssel geben und 500 ml kochendes Wasser darübergießen. Den Kopf mit einem Handtuch bedecken und inhalieren.

Hinweis Bei Kindern die halbe Menge ätherisches Öl nehmen, Kleinkinder damit überhaupt nicht behandeln.

Sie können auch industriell hergestellte Kräutermittel (gemischte Essenzen) nehmen. 1 TL davon in 1 Tasse heißes Wasser geben.

Zur Vorbeugung und Behandlung von Erkältungen sollte man Knoblauch, Zwiebeln, Brunnenkresse und Cayennepfeffer in die Ernährung einbeziehen und 1–3 g Vitamin C pro Tag nehmen.

Sinusitis und Katarrh

Sinusitis ist die Entzündung der vier lufthaltigen Hohlräume des Gesichts. Sie tritt meist in akuter oder chronischer Form nach einer Erkältung auf. Die Nebenhöhlen sind, wie der Nasengang, mit Schleimhäuten ausgekleidet, die auf eine Infektion mit Schleimabsonderung reagieren, wodurch eindringende Bakterien unschädlich gemacht werden. Die chronische Sinusitis entsteht dann, wenn einer oder mehrere Abflüsse der Nebenhöhlen in die Nase blockiert sind. Sie kann dumpfe Schmerzen im ganzen Gesicht, an den Schläfen und um die Augen oder sogar Kopfschmerzen verursachen, die schlimmer werden, wenn man sich bückt. Sind die Oberkieferhöhlen über den Wangen infiziert, kann es zu Zahnschmerzen kommen. Wenn die Schleimhäute der Nebenhöhlen geschwollen sind, können die mikroskopisch kleinen Härchen oder Zilien ihre Funktion nicht mehr erfüllen, nämlich Schleim und Bakterien aus den Nebenhöhlen und dem Nasengang abzutransportieren. Die Schleimhäute der Nebenhöhlen können dann ständig geschwollen sein und dazu beitragen, daß der Schleim nicht abfließen kann.

Man kann diese Probleme mit pflanzlichen Mitteln sowohl indirekt wie auch direkt angehen. Beim indirekten Weg wird die Erkrankung der oberen Atemwege in Zusammenhang mit dem ganzen Menschen gesehen. Die übermäßige Schleimproduktion kann manchmal ein verzweifelter Versuch des Körpers sein, Abfallprodukte loszuwerden, die von Darm, Nieren und Haut nicht richtig ausgeschieden werden. In solchen Fällen verschreibt der Kräuterheilkundige entweder ein verdauungsförderndes Mittel, um die Darmtätigkeit anzuregen, oder ein harntreibendes Kraut, um die Nieren bei der Ausscheidung von zurückgehaltener Flüssigkeit und Abfallprodukten zu unterstützen, oder schweißtreibende Mittel, die die Ausscheidung über die Haut anregen.

Sehr wichtig ist auch eine Diät, die die Schleimproduktion reduziert (siehe Seite 199). Besonders ein zwei- oder dreitägiges Obstfasten hilft sehr viel, um ein von toxischen Substanzen verstopftes und überlastetes Organ zu reinigen. Heißes Zitronenwasser lindert einen Katarrh ebenso wie Knoblauch, Zwiebeln und Meerrettich (die frische Wurzel in Apfelessig oder Zitronensaft reiben und jeden Tag ein bißchen davon essen). Es empfiehlt sich auch, Senf oder aromatische Kräuter wie Origano an die Speisen zu geben. Die zusätzliche Einnahme von Zink und Vitamin C stärkt ebenfalls die Widerstandskraft des Körpers gegen Infektionen.

Manchmal können auch seelische Faktoren wie unterdrückte Trauer zu einer Blockierung der oberen Atemwege führen. In solchen Fällen kann oft ein kräftiger Schrei diese blockierte Energie freisetzen und somit einen chronischen Katarrh der oberen Atemwege lindern.

Beim direkten Weg werden Kräuter eingesetzt, die besonders die oberen Atemwege beeinflussen. Es sind dies allgemein vier Arten. Kräuter wie Minze, Eukalyptus, Thymian, Kiefer, Ysop, Lavendel und Rosmarin sind reich an ätherischen Ölen, die von Natur aus nach oben steigen. Sie eignen sich deshalb hervorragend zur Behandlung von Erkrankungen im oberen Teil des Körpers. Diese Öle haben antibiotische Wirkung, töten Infektionsträger ab und lösen verfestigten Schleim – öffnen also die Nasen- und Nebenhöhlengänge.

Die zweite Gruppe sind adstringierende Kräuter, die zur Behandlung von Katarrh und Sinusitis eingesetzt werden können. Kräuter wie Odermennig, Goldrute, Gagelstrauchrinde, Augentrost und Holunderblüten enthalten Tannine, die die Schleimhäute kräftigen und übermäßiges Sekret austrocknen. Eine dritte Guppe bilden Kräuter wie Sonnenhut, Indigo und Knoblauch. Sie haben antibiotische Wirkung und bekämpfen Infektionen der oberen Atemwege. Die vierte Gruppe umfaßt beruhigende Einhüllmittel wie den Echten Eibisch und die Wollblume, die die Reizung der Schleimhäute lindern. Ein Kraut, die Kanadische Gelbwurzel, ist nirgends einzuordnen. Sie hat auf alle Schleimhäute im Körper eine heilsame Wirkung, darf aber nur in kleinen Dosen angewendet werden. Trinken Sie bei Sinusitis und Katarrh einen *Aufguß/Abkochung* (A, siehe Seite 193) von je 1 Teil Sonnenhut, Goldrute, Ysop, Holunderblüten, Augentrost und Pfefferminze und ¼ Teil Kanadische Gelbwurzel. Wenn das Nasensekret flüssig und klar ist, geben Sie 2 Scheiben Ingwer dazu. Die Dampfinhalation ist eine der wirksamsten Methoden zur Behandlung von Katarrh oder Sinusitis der oberen Atemwege. Sie können dazu Präparate im Handel kaufen oder Ihre eigene Mischung herstellen: 30 ml Tinctura Benzoes composita, 2,5 ml Eukalyptusöl, 6 Tropfen Pfefferminzöl, 5 Tropfen Lavendelöl und 5 Tropfen Kiefernöl in eine Flasche geben und gut schütteln. 1 TL davon in eine Schüssel geben und mit 500 ml kochendem Wasser übergießen. Über Kopf und Schüssel ein Handtuch decken und inhalieren. Auch Senf-Fußbäder (siehe Erkältung) können viel helfen. Man kann den Nasengang auch mit 6 TL frischem Rote-Bete-Saft, verdünnt in der gleichen Menge Wasser, durchspülen. Das sieht vielleicht wie Nasenbluten aus, hilft aber bei Katarrh.

Halsentzündung

Eine Halsentzündung ist mit pflanzlichen Mitteln sehr gut zu behandeln. Gurgeln mit einem *Aufguß/Abkochung* (B, siehe Seite 193) aus einem oder mehreren adstringierenden Kräutern bringt Linderung. Dazu zählen Brombeer- und Himbeerblätter, Holunderblüten, Schlangenknöterich- und Tormentillwurzel oder Eichenrinde.

Besonders hilfreich ist ein Gurgelmittel aus Salbei, Apfelessig und Honig. Einen *Aufguß* (B, siehe Seite 193) herstellen, abkühlen lassen, abseihen und je 1 TL Apfelessig und Honig darunterrühren. 4–5mal täglich damit gurgeln. Ein wirksames Gurgelmittel ist auch 1 TL Myrrhe*tinktur*, Mekkabalsam oder Kanadische Gelbwurzel, in warmem Wasser verrührt. Süßholz und Echter Eibisch, die beide lindernd wirken, kann man in jedes Gurgelmittel dazugeben. Sind keine Kräuter zur Hand, kann man mit Zitronensaft oder Apfelessig, mit heißem Wasser verdünnt, gurgeln. Auch Gurgeln mit Salzwasser hilft; man darf es aber nicht schlucken, weil man sonst erbricht.

Mandelentzündung

Strenggenommen versteht man unter »Mandel« jede Ansammlung von Lymphgefäßen im Körper. Im allgemeinen bezeichnet man damit aber das lymphatische Gewebe hinter der Zunge. Dort werden, wie in allen anderen Lymphgefäßen, Lymphozyten produziert, die den Körper vor Infektionen schützen. Sie sollten nur dann operativ entfernt werden, wenn sie duch wiederholte Infektionen in ihrer Funktion stark beeinträchtigt sind.

Bei wiederholter Mandelentzündung muß geprüft werden, wie der Körper insgesamt mit Infektionen fertig wird. Bei geschwollenen und entzündeten Mandeln helfen die bei Halsentzündung genannten Gurgelmittel. Gut ist auch ein *Aufguß/Abkochung* (A, siehe Seite 193) aus 1 Teil Sonnenhut, ½ Teil Thymian und ¼ Teil Kanadische Gelbwurzel. Hat ein Kind Fieber und entzündete Mandeln, sollten Sie einen Arzt aufsuchen.

Laryngitis

Unter Laryngitis versteht man die Entzündung des Kehlkopfs oder der Stimmbänder. Diese Infektion kann zu Heiserkeit oder völligem Stimmverlust führen. In diesem Fall sollte man möglichst wenig sprechen und eine Dampfinhalation, wie bei Sinusitis und Katarrh beschrieben, machen. Auch Gurgeln mit Salbei und Apfelessig hilft. Dauert eine solche Entzündung länger als ein paar Tage, sollte man unbedingt einen Facharzt aufsuchen, damit sie sich nicht ausweitet.

Husten

Husten ist eine Reflexreaktion (in der chinesischen Medizin wird er als »rebellisches Lungen-Chi« bezeichnet) auf alles, was die Luftwege blockiert. Meist handelt es sich dabei um Schleim, der von der Schleimhaut der Atemwege abgesondert wird. Durch diese Schleimsekretion werden die Atemwege vor Reizstoffen geschützt, feindliche Bakterien und Viren werden festgehalten und ausgespült.

Das Ziel der pflanzlichen Behandlung von Husten ist, Bakterien abzutöten, den Schleim zu lösen und abzustoßen und die Lungenfunktion wiederherzustellen. Häufiger Husten und Erkältung sind ein Zeichen dafür, daß Kräuter zur Stärkung des Immunsystems (siehe Erkältung) angezeigt sind. Von hustenunterdrückenden Mitteln ist abzuraten. Am wirksamsten sind einhüllende Kräuter wie der Echte Eibisch, die den Hustenreiz lindern, auswurflösende Kräuter wie Huflattich und antibiotisch wirkende Kräuter wie Ysop und Thymian, die Bakterien abtöten.

Hält der Husten länger als ein paar Tage an oder zeigt die Behandlung keine Wirkung, sollte man einen Arzt aufsuchen, denn dann könnte eine ernstere organische Erkrankung vorliegen.

Als einfaches Hustenmittel empfiehlt sich, eine große Zwiebel in Ringe zu schneiden, mit flüssigem echten Honig zu bedecken und das Ganze über Nacht ziehen zu lassen. Am Morgen abseihen. Die Mischung aus Honig und Zwiebelsaft ist ein einfaches Hustenelixier. Der in Hustenmitteln oft verwendete Honig hat antibiotische und auswurflösende Wirkung. 4–5mal täglich 1 EL dieser Mischung nehmen.

Ein wirksames Hustenmittel ist auch ein *Aufguß/Abkochung* (A, siehe Seite 193) aus je 1 Teil Huflattichblüten, Eibischblättern, Ysop und je ½ Teil Süßholzwurzel und Anissamen. Den Aufguß 10 Minuten köcheln lassen und abseihen. Mit Honig süßen (nicht bei Darmgärungen oder Diabetes) und 3–4mal täglich 1 Tasse der heißen Flüssigkeit trinken, bis der Husten nachläßt.

Bronchitis

Bronchitis ist eine akute oder chronische Entzündung der Schleimhaut, mit der die Bronchien ausgekleidet sind, durch die die Atemluft von der Luftröhre (Trachea) in die Lunge gelangt. Chronische Bronchitis ist eine ernste Krankheit, die zu einem frühen Tod führen kann. Die damit oft einhergehende Lungenerweiterung ist eine Schädigung der elastischen Wände der säckchenähnlichen Alveolen in der Lunge. Sie entsteht durch ständiges Husten, mit dem der Körper versucht, Bakterien und Schleim zu entfernen, die die angeschwollenen Bronchien blockieren. Mikroskopisch kleine, als Zilien bezeichnete Härchen, die die Wände der Atemwege auskleiden, befördern Staub- und Rußpartikel und Bakterien nach außen. Bei chronischer Bronchitis können die Zilien diese Funktion nicht mehr erfüllen, weil ständig zäher Schleim abgesondert wird. Verschlimmert wird dies durch Rauchen und, bis zu einem gewissen Grad, auch durch Alkohol. Eine Behandlung mit pflanzlichen Mitteln ist praktisch sinnlos, wenn der Patient weiter raucht.

Der Kräuterheilkundige behandelt Bronchitis, wie den einfachen Husten auch, mit einer Kombination von auswurflösenden Kräutern wie Meerzwiebel, Andorn, Huflattich, Senegawurzel, Alant und Kanadische Blutwurzel und solchen, die lindernd und schleimhautschützend wirken wie Wollblume, Beinwell, Echter Eibisch, Leinsamen, Süßholz, Veilchenblätter und Isländisches Moos. Dazu kommen noch antibiotisch wirkende Kräuter wie Eukalyptus. 1 oder 2 Kräuter aus jeder Gruppe zu gleichen Teilen in 500 ml Wasser aufkochen, 15 Minuten köcheln lassen und abseihen.

Zur Behandlung akuter Bronchitis mischt man schweißtreibende Kräuter wie Schafgarbe, Holunderblüten und Ysop mit auswurflösenden wie Andorn und Huflattich. Wenn sich viel weißlicher Auswurf löst und die Bronchitis bei kaltem oder feuchtem Wetter schlimmer wird, 1 Ingwerwurzel (in Scheiben geschnitten) oder eine gute Prise Cayennepfeffer dazugeben. Ist der Schleim grün (was auf eine Infektion hindeutet), Knoblauchhonig als natürliches Antibiotikum verwenden. Dazu 4 Knoblauchzehen (in Scheiben geschnitten) mit 100 ml flüssigem echtem Honig übergießen, über Nacht stehenlassen und abseihen. Mehrmals täglich 1 TL Knoblauchhonig einnehmen.

Auch Thymian, Kiefer und Eukalyptus wirken antibiotisch und sind gut für den Brustbereich. Für eine Dampfinhalation je 2 Tropfen des ätherischen Öls dieser 3 Kräuter mit 500 ml kochendem Wasser übergießen. 1 TL Benzoetinktur hinzufügen und den Dampf inhalieren.

Asthma

Bei Asthma verengen sich die Bronchiolen manchmal krampfartig, so daß der Betroffene Schwierigkeiten mit dem Ausatmen hat, was sich in Atemnot und Keuchen äußert.

Viele Asthmatiker sind allergisch gegen Hausstaub, Tierhaare oder verschiedene Nahrungsmittel; auch Ekzeme kommen vor. Oft gab es in der Familie schon Asthmatiker. Aufregung oder Erschöpfung können einen Asthmaanfall auslösen.

Zur Entspannung der Bronchien und Schleimlösung können verschiedene Kräuter verwendet werden. Lobelie, Ephedra und Stechapfel dürfen nur laut Anweisung eines geschulten Heilkundigen, Apothekers oder Arztes verabreicht werden, andere Kräuter wie Grindelia, Pillenwolfsmilchkraut, Sonnentau, Huflattich und Drachenkraut sind allgemein erhältlich. Auch das Nervensystem stärkende Kräuter wie Giftlattich, Hopfen, Kamille, Lindenblüten und Helmkraut sollte man dazunehmen. Süßholz sollte bei einem Asthmamittel nicht fehlen, denn es wirkt lindernd und auswurflösend. Außerdem stärkt es die Nebennierendrüsen, die ein natürliches Cortison produzieren, das Streß und allergischen Reaktionen entgegenwirkt. Auch Borretsch beruhigt die Atemwege und soll außerdem die Funktion der Nebennieren unterstützen. Machen Sie zur Linderung von Asthma einen *Aufguß* (A, siehe Seite 193) aus einem oder mehreren dieser Kräuter, jeweils zu gleichen Telen.

Zwischen Lunge und Emotionen besteht ganz deutlich eine Verbindung – man denke nur an Lachen oder Weinen. Wenn ein Asthmatiker Schwierigkeiten hat, seine Gefühle auszudrücken, dann wäre es gut herauszufinden, warum das so ist. Die Bach-Blütentherapie (siehe Seite 235) kann hier hilfreich sein. Regelmäßig praktiziertes tiefes Atmen kann den Zugang zu den Gefühlen vertiefen und Asthma lindern helfen. Auch regelmäßiges Gehen, Schwimmen, Yoga, T'ai Chi und Entspannungstechniken können den Atemvorgang vertiefen und entspannen.

Der Asthmatiker solle seine Ernährung dahingehend überprüfen, ob er gehen irgendein Nahrungsmittel allergisch ist. Es könnte sich auszahlen, eine Zeitlang Eier, Weizen, Gluten (ist in Weizen, Hafer, Gerste und Roggen) und Milchprodukte wegzulassen. Asthma setzt oft früh bei Kindern ein, die nicht gestillt worden sind. Ein weiteres Problem sind Alkohol (Wein und Bier) und konservierte Früchte, die oft Schwefeldioxid enthalten. Viele Asthmatiker reagieren schon auf die geringe Menge von fünf Teilen Schwefeldioxid pro Million.

Das Ohr

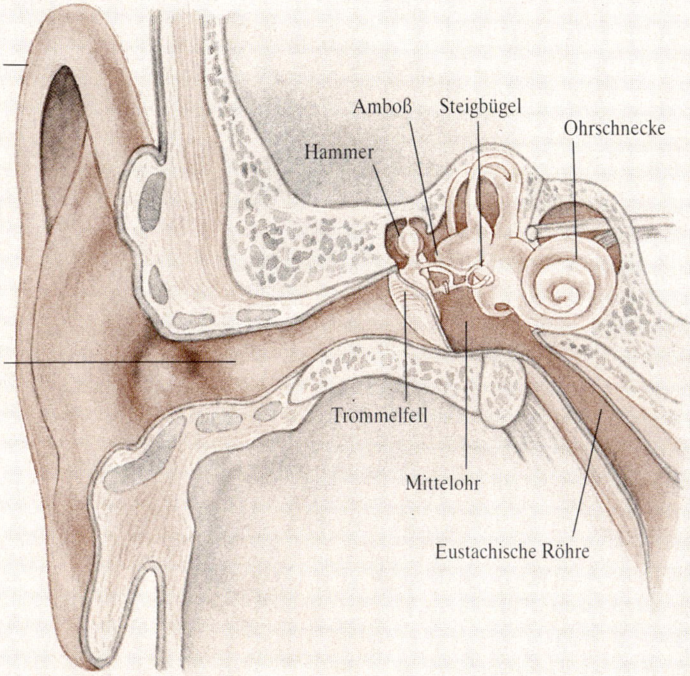

Das Ohr besteht aus drei Teilen, die sehr kompliziert aufgebaut sind – dem äußeren Ohr, dem Mittelohr und dem Innenohr. Das äußere Ohr wird von der trichterförmigen Ohrmuschel und dem Gehörgang gebildet, der am Trommelfell endet. Die im inneren Teil des Gehörgangs befindlichen Drüsen sondern das Ohrenschmalz ab, das Staub und Bakterien festhält und beseitigt. Hinter dem Trommelfell liegt das Mittelohr mit drei als Hammer, Amboß und Steigbügel bezeichneten Knochen. Sie leiten Schwingungen vom Trommelfell zum Innenohr weiter. Im Innenohr liegt die Ohrschnecke mit dem Cortischen Organ, das eigentliche Gehörsinnesorgan. Die Schwingungen, die es vom äußeren und Mittelohr erreichen, werden in elektrische Impulse übersetzt und dem Gehirn übermittelt. Die halbrunden Gänge des Innenohrs liefern dem Gehirn auch Informationen über Gleichgewicht und Orientierung.

Ohr, Nase und Hals sind durch die Eustachische Röhre verbunden, weshalb einer Ohrinfektion oft Erkältung und Halsentzündung vorausgehen. Erkrankungen des äußeren und Mittelohrs kann man mit pflanzlichen Mitteln sehr wirksam behandeln, die des Innenohrs nur sehr begrenzt. Wir können aber viel dafür tun, daß unser Gehör bis ins hohe Alter erhalten bleibt – wenn wir es vermeiden, uns längere Zeit lauten Mißtönen auszusetzen und stattdessen schöne Musik hören oder den Tönen der Natur lauschen.

Erkrankungen

Ohrenschmerzen sind ein beunruhigendes Symptom, und man sollte zum Arzt gehen, denn sie kündigen meist eine Mittelohrentzündung an. Ist es tatsächlich eine ernste Erkrankung, können vielleicht nur Antibiotika helfen. Deren regelmäßige Einnahme kann aber die Ohren schädigen, und außerdem wird damit nicht die Ursache des Problems behandelt.

Wenn Ihr Kind an Ohrenschmerzen leidet, müssen unbedingt seine Abwehrkräfte gegen Infektionen gestärkt werden, am besten durch eine Vollwerternährung mit viel vitaminreichem Obst und Gemüse und zusätzlichen Gaben von Vitamin C und Zink während der Wintermonate. Nahrungsmittel aus gereinigten Kohlenhydraten und Milchprodukte, die die Schleimbildung fördern, sind zu meiden.

Ohrentropfen aus Kräutern mit antibiotischer Wirkung und ätherischen Ölen können einem zu Ohrenentzündung neigenden Kind immer dann gegeben werden, wenn es sich erkältet hat. Allerdings müssen die Trommelfelle völlig intakt sein. Wenn man nicht sicher ist, sollte dies der Hausarzt oder Kräuterheilkundige überprüfen. Bei Ohrenschmerzen hilft eine Arznei aus je 20 Tropfen Tinktur der Kanadischen Gelbwurzel und Eukalyptusöl, 10 Tropfen Küchenschellentinktur, 5 Tropfen Myrrhetinktur und 30 ml Mandelöl. Das Ganze gut schütteln und 3mal täglich 2 Tropfen ins Ohr geben.

Wahlweise kann man auch Knoblauch- oder Wollblumenöl tropfenweise anwenden. Man gibt dazu möglichst viele Wollblumenblüten in eine Flasche Olivenöl und läßt sie 1 Monat lang auf einem sonnigen Fenstersims stehen. Dann das Öl auspressen und in einer dunklen Flasche aufbewahren.

Zusätzlich kann man einen *Aufguß* (B, siehe Seite 193) aus je 1 Teil Minze, Ysop und Kamille, 2 Teilen Sonnenhut und je ½ Teil Kanadische Gelbwurzel und getrocknete Wollblume herstellen. Um das Risiko einer Ohrinfektion zu verringern, verreibt man mit Oliven- oder Mandelöl verdünntes Lavendelöl auf dem knöchernen Vorsprung hinter dem Ohr, vor dem Ohr und hinten im Nacken.

Das Verdauungssystem

Mitten durch unseren Körper geht der Verdauungstrakt, eine hohle Röhre von etwa sechs bis sieben Meter Länge. Er ist mit einer Schleimhaut ausgekleidet, die an verschiedenen Stellen Verdauungssäfte zum Aufspalten der Nahrung absondert, damit der Körper sie aufnehmen kann. Lebenswichtige Verdauungssäfte liefern auch Leber, Gallenblase (Galle) und Bauchspeicheldrüse.

Beim Essen wird die Nahrung teilweise durch das Kauen und den Speichel zerkleinert und gelangt durch die Speiseröhre in den Magen. Sie wird durch die Magensäfte weiter aufgespalten und kommt in den Dünndarm. Hier wird sie mit verschiedenen Verdauungsenzymen und Galle aus der Gallenblase vermischt. Ein Teil davon geht in den Blutkreislauf und wird von der Pfortader in die Leber transportiert, der unverdauliche Teil wandert in den Dickdarm, wo Wasser und Elektrolyten wie Natrium extrahiert werden. Der verbleibende Teil geht in den Mastdarm und wird ausgeschieden.

Der Verdauungstrakt ist von Muskeln umgeben, und zwar sowohl von Längs- wie von ringförmigen Muskeln. Durch das Zusammenziehen des ringförmigen Muskels entstehen wellenähnliche Bewegungen, die man als Peristaltik bezeichnet. Durch sie werden Nahrung und Flüssigkeiten im Verdauungstrakt weiterbefördert. Zieht sich der Längsmuskel zusammen, wird der Kanal größer und die Nahrung kann länger an einer bestimmten Stelle des Verdauungstrakts bleiben. Beim gesunden Menschen sind die beiden Pole von Entspannung und Bewegung – veranschaulicht durch diese Muskelbewegungen – ausgewogen, so daß Nahrung und Flüssigkeiten gerade lange genug dort verbleiben, um optimal verdaut zu werden und es mindestens einmal pro Tag zum Stuhlgang kommt. Die Ausscheidung ist eine lebenswichtige Funktion des Verdauungstrakts, denn der Darm muß die Rückstände von Nahrung und Getränken ausscheiden und außerdem den Körper von Abfallprodukten des Stoffwechsels befreien. Funktioniert die Ausscheidung nicht richtig, werden Giftstoffe angesammelt.

Für die Gesunderhaltung des Grimmdarms und für eine regelmäßige Peristaltik und Entleerung sorgt eine ballaststoffreiche Ernährung, die die rhythmischen Kontraktionen fördert. Auch das Nervensystem spielt bei der Verdauung eine Rolle. Beim Essen schickt das sympathische Nervensystem mit seinem Hormon Noradrenalin mehr Blut in das Verdauungssystem. Bei körperlicher Anstrengung oder Streß wird umgekehrt Blut aus dem Darmtrakt abgezogen und die Verdauung eingeschränkt, um Muskeln und Gehirn damit zu versorgen. Das Nervensystem regelt auch die Absonderung von Salzsäure im Magen. Bei Streß jedoch lösen die Meldungen des Gehirns direkt über den Vagusnerv eine erhöhte Säurebildung im Magen aus, was zu Gastritis oder Magengeschwüren führen kann. Der Kräuterheilkundige behandelt Verdauungsprobleme deshalb oft mit Kräutern, die entspannend auf das Nervensystem und gleichzeitig direkt auf die Verdauung einwirken.

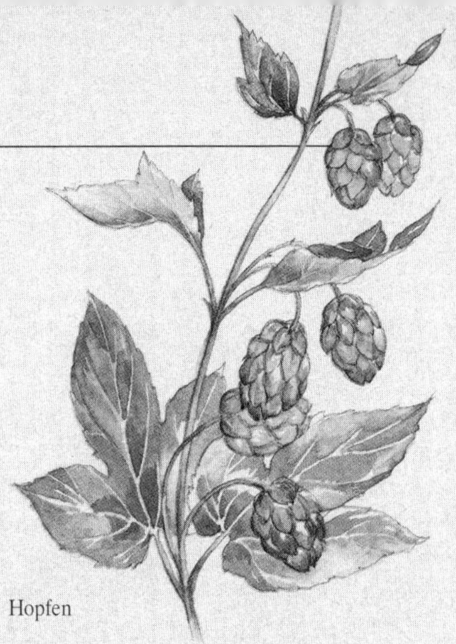

Hopfen

Beruhigende Kräuter

Kräuter wie Hopfen und Kamille wirken auf zwei Ebenen. Sie entspannen einen überaktiven, verkrampften Magen-Darm-Trakt und beruhigen das Zentralnervensystem, wirken also Angst und Streß entgegen.

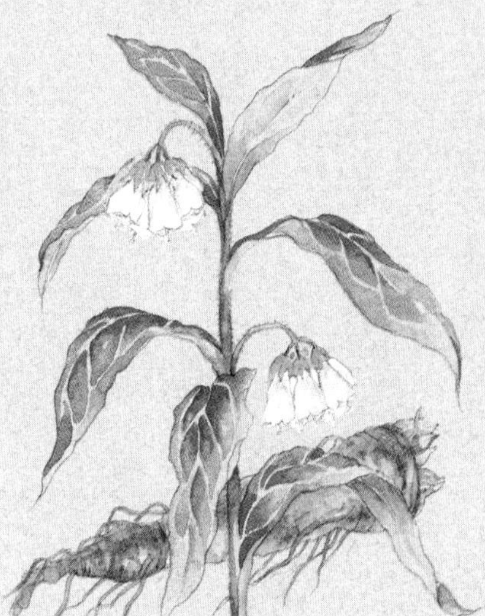

Beinwell

Schleimhautschützende Kräuter

Schleimhautschützende Kräuter wie Beinwell, Echter Eibisch, Ulme und Süßholz lindern Entzündungen und Schmerzen. Es hat sich erwiesen, daß Beinwell eine hormonartige Substanz verringert, die zur Entzündung der Magenschleimhaut führt.

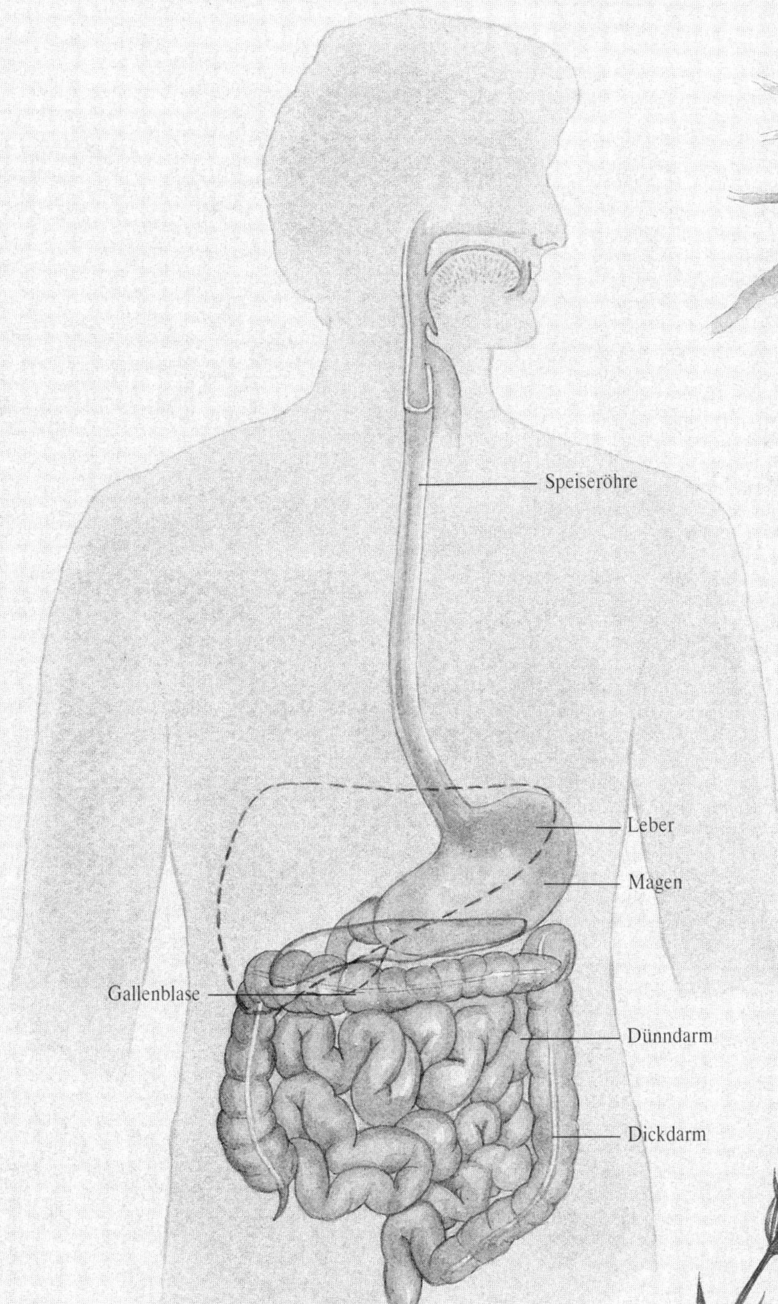

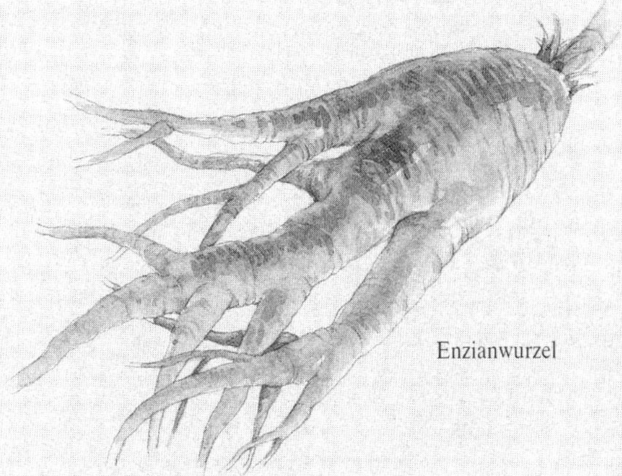
Enzianwurzel

Stärkende Kräuter
Bittere Kräuter wie Enzian und Engelwurz sind die Grundlage vieler alkoholischer Aperitifs, die vor dem Essen getrunken werden, um Appetit, Verdauung und Aufnahme der Nährstoffe zu fördern. Solche bitteren Kräuter beleben das Verdauungssystem.

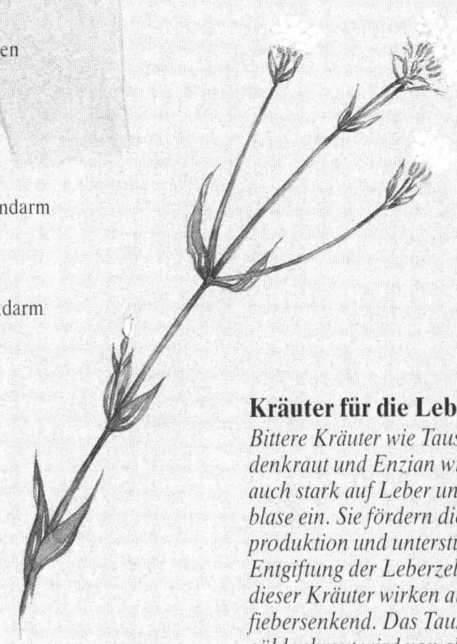
Echtes Tausendgüldenkraut

Kräuter für die Leber
Bittere Kräuter wie Tausendgüldenkraut und Enzian wirken auch stark auf Leber und Gallenblase ein. Sie fördern die Gallenproduktion und unterstützen die Entgiftung der Leberzellen. Viele dieser Kräuter wirken auch fiebersenkend. Das Tausendgüldenkraut wird von altersher zur Behandlung von Gicht eingesetzt.

Erkrankungen

Zahnfleischentzündung

Zahnfleischentzündung entsteht durch mangelnde Mundhygiene und/oder falsche Ernährung. Durch ballaststoffreiche Nahrung werden die Zähne gereinigt und das Zahnfleisch gekräftigt. Ein Apfel täglich erspart dem Zahnarzt viel Arbeit! Bei Zahnfleischbluten oder -entzündung spült man den Mund am besten mit 1 TL Myrrhe*tinktur* (siehe Seite 135), verdünnt in 1 Tasse Wasser, oder einem *Aufguß* (B, siehe Seite 193) aus Salbei oder Ringelblume. Man kann auch noch 2 Tropfen Thymianöl dazugeben. Außerdem sollte man das Zahnfleisch einmal täglich mit 1 TL Eukalyptusöl, verdünnt in 6 TL Pflanzenöl, massieren. Es ist auch sinnvoll, zusätzliches Vitamin C zu sich zu nehmen.

Verdauungsstörungen

Die Ursache von Verdauungsstörungen sind meist schlechte Eßgewohnheiten. Ißt man unregelmäßig, zu viel, zu schnell oder das Falsche oder ist man beim Essen sehr aufgeregt, kann das zu Blähungen, Völlegefühl, dumpfen Magenschmerzen oder Sodbrennen führen. Der Arzt verschreibt in solchen Fällen oft Mittel, die die Magensäure binden. Leider wird der Magen dadurch angeregt, noch mehr Säure zu produzieren, so daß die Verdauung einsetzt. Kräuter sind hier die bessere Lösung. *Aufgüsse* (B, siehe Seite 193) aus Fenchel, Minze, Dill, Kamille, Anissamen oder Zitronenmelisse sind aromatisch und lindern Blähungen. Man trinkt sie gewöhnlich nach der Mahlzeit. Bittere *Abkochungen* (siehe Seite 193) aus Enzian- oder Löwenzahnwurzel, vor dem Essen eingenommen, regen den Appetit, die Verdauungssäfte und die Darmtätigkeit an. Bei nervlicher Anspannung sind *Aufgüsse* (B, siehe Seite 193) aus Kamille und Zitronenmelisse oder Hopfen zu empfehlen.

Gastritis und Magengeschwüre

Gastritis (Entzündung der Magenschleimhaut) und Geschwüre im Magen oder Zwölffingerdarm sind im wesentlichen ähnliche Leiden, allerdings sind Geschwüre ernsterer Natur. Die Ursachen für diese beiden Erkrankungen können die gleichen sein wie bei den Verdauungsstörungen. Sehr wichtig bei der Behandlung ist, die Ernährung umzustellen, regelmäßig zu essen und Streß möglichst zu vermeiden. Bei Gastritis ist ein *Aufguß/Abkochung* (A, siehe Seite 193) aus 1 Teil Spierstaude, je ½ Teil Enzian und Kanadischer Gelbwurzel und je 2 Teilen Beinwell und Echtem Eibisch zu empfehlen.

Geschwüre im Magen oder Zwölffingerdarm sind gut mit einem *Aufguß/Abkochung* (A, siehe Seite 193) aus je 1 Teil Süßholz, Kanadischer Gelbwurzel, Ringelblume und Kamille und je 2 Teilen Beinwell und Echtem Eibisch zu behandeln.

Sehr hilfreich ist auch die getrocknete, pulverisierte innere Rinde der Ulme (Apotheke). Man mischt das Pulver mit Wasser oder Milch und ißt ein paar Teelöffel von dem Brei, wenn man Magenschmerzen hat. Er bildet im Magen eine Schutzschicht gegen zuviel Magensäure.

Im allgemeinen sollte man wenig und dafür öfter essen. Alle Nahrungsmittel und Getränke wie Alkohol, Gebratenes, eingelegtes Gemüse, Gewürze, Tee und Kaffee, die den Magen reizen könnten, sind zu meiden. Auch coffeinfreier Kaffee regt den Magen an.

Durchfall und Verstopfung

Bei jeder plötzlich eintretenden Veränderung der Verdauung, die länger als zwei oder drei Tage dauert, sollte man einen Arzt aufsuchen.

Durchfall wird meist durch eine Infektion oder Reizung eines Teils des Verdauungstrakts ausgelöst, zum Beispiel Magen-Darm-Katarrh; oft kommen Übelkeit und Erbrechen hinzu. In diesem Fall sind Erbrechen und Durchfall natürliche Mechanismen, um den Körper von Giftstoffen zu befreien. Man sollte den Dingen ihren Lauf lassen und ausgeschiedene Flüssigkeit und Elektrolyten ersetzen, indem man in warmem Wasser verrührten Honig zu sich nimmt. Besonders Kleinkinder werden bei Durchfall oder Erbrechen schnell ohnmächtig, wenn der Verlust an Wasser und Elektrolyten nicht ausgeglichen wird.

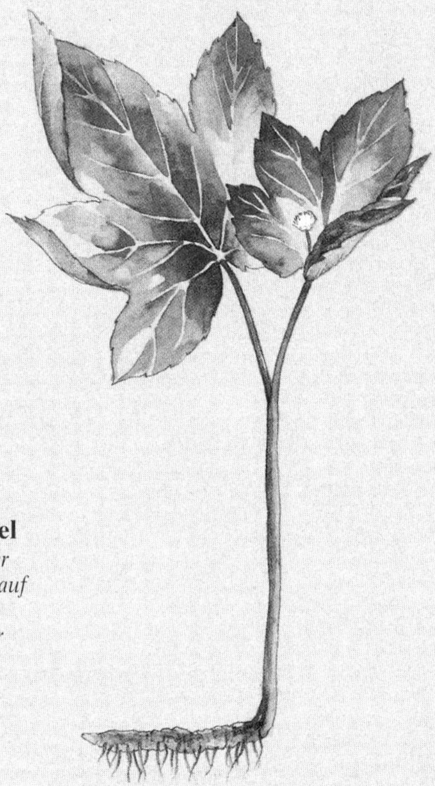

Kanadische Gelbwurzel
Diese Wurzel ist wegen ihrer stark belebenden Wirkung auf die Schleimhäute bei vielen Verdauungsproblemen sehr hilfreich.

Bitte im Glossar die warnenden Hinweise (»Achtung«) bei den einzelnen Kräutern nachlesen. Im Zweifelsfall einen Kräuterheilkundigen konsultieren.

Läßt der Durchfall nicht nach, macht man eine Mischung aus 1 TL adstringierender Kräuter wie Odermennig und Tormentill mit einer Prise Ingwer- und Zimtpulver. Knoblauch und Sonnenhut kann man als natürliche Antibiotika zu sich nehmen. Bei Durchfall sollte man kalte Getränke und Nahrungsmittel meiden, da die Darmtätigkeit durch Wärme gefördert wird. Übelkeit ist gut mit Gewürzen wie Ingwer, Kardamom, Zimt und Koriander zu behandeln. Auch mit Ulmentabletten (Apotheke) sollte man es versuchen.

Verstopfung ist meist das Ergebnis falscher Ernährung und mangelnder Bewegung. Vom längeren Gebrauch natürlicher Abführmittel wie Senna ist abzuraten, da sich der Darm daran gewöhnt. Es gibt, grob gesprochen, zwei Arten von Verstopfung: entweder ist die Muskeltätigkeit zu schwach, oder die Darmtätigkeit wird durch Nervosität und Muskelanspannung behindert. Im ersten Fall kann man durch regelmäßige Bewegung, Bauchmassagen und Kräuter nachhelfen, die Muskeltonus und -aktivität steigern. Auch eine ballaststoffreiche Ernährung ist hier wichtig. Außerdem hilft ein *Aufguß/Abkochung* (A, siehe Seite 193) aus je 1 Teil Süßholz, Damiana, Himbeerblätter, Kanadischer Gelbwurzel, Rhabarberwurzel und Ingwer sowie 2 Teilen Löwenzahnwurzel.

Beim zu sehr angespannten Darm ist ein *Aufguß/Abkochung* (A, siehe Seite 193) aus entspannenden Kräutern zu empfehlen. Man nehme dazu je 1 Teil Kamille, Ingwer, Baldrian, Pfefferminze und je 2 Teile Süßholz, Yamswurzel und Löwenzahnwurzel. Auch Entspannungsübungen können helfen, die zugrundeliegende Spannung zu verringern.

In beiden Fällen sollte man Flohsamen einnehmen, wobei die schwarzen besser wirken als die weißen. Dazu 2 TL Samen in 1 Tasse warmem Wasser verrühren, 5 Minuten stehenlassen, noch einmal umrühren und hinunterschlucken. Man kann das Ganze auch mit etwas Zitronen- oder Grapefruitsaft und Honig schmackhafter machen, der außerdem auch als Gleitmittel wirkt. 1–3mal täglich 1 Tasse davon einnehmen. Die Samen sind ein wirksames, mildes, ballaststoffreiches Abführmittel.

Darmreizung und Dickdarmentzündung

Charakteristisch für die Dickdarmentzündung sind abwechselndes, akutes Auftreten von Durchfall und Verstopfung. In schweren Fällen finden sich Schleim und Blut im Stuhl. Ähnlich, jedoch weniger ernst, ist die Darmreizung. Hier treten Durchfall oder Verstopfung und Blähungen meist ohne Anzeichen einer organischen Erkrankung auf.

Die Wurzel des Problems kann die Unverträglichkeit von Nahrungsmitteln sein. Nach einer im »Lancet« veröffentlichten Studie lag bei zwei Drittel der Patienten mit Darmreizung eine solche Unverträglichkeit vor. Sobald diese Nahrungsmittel (und Genußgifte) weggelassen wurden, besserte sich die Erkrankung. Problematisch sein können Kaffee, starker Tee, Alkohol, Zigaretten, Milchprodukte, Eier und vielleicht sogar Gluten, der in Getreide wie Weizen, Hafer, Gerste und Roggen enthalten ist. Darauf sollte man probeweise eine Zeitlang verzichten, am besten aber nach Rücksprache mit dem Arzt. Darmreizung und Dickdarmreizung können mit pflanzlichen Mitteln sehr gut behandelt werden. Wenn Sie unter schwerer Dickdarmentzündung leiden und im Stuhl Schleim oder Blut festgestellt haben, sollten Sie etwa 1 Woche lang eine *Abkochung* (siehe Seite 193) aus Eibisch- und Beinwellwurzeln zu gleichen Teilen trinken.

Anschließend trinken Sie einen *Aufguß/Abkochung* (A, siehe Seite 193) aus je 1 Teil Yamswurzel, Kanadischer Gelbwurzel und Kamille, je 2 Teilen Odermennig und Geflecktem Storchenschnabel, 3 Teilen Echtem Eibisch und ½ Teil Kalmuswurzel, bis sich die Erkrankung bessert.

Würmer

Würmer sind ein häufiges Problem bei Kindern, besonders wenn man Haustiere hat. Es gibt drei Arten von Würmern, die den menschlichen Körper befallen können: Fadenwürmer, Spulwürmer und Bandwürmer. Letztere sind gefährliche Parasiten, die ärztliche Behandlung erfordern. Die ersten beiden Arten jedoch kann man selbst mit pflanzlichen Mitteln behandeln. Die etwa 1 cm langen Fadenwürmer sind die bei den Kindern am häufigsten vorkommenden Parasiten. Sie leben im Dick- und Mastdarm und verursachen Afterjucken. Weitere Symptome können sein: unruhiger Schlaf mit schlimmen Träumen, Zähneknirschen im Schlaf, Verstopfung oder Durchfall, schlechter Atem, Augenringe, Nasenbohren und gesteigerter Appetit. Das Kind kann auch sehr reizbar sein.

Spulwürmer können bis zu 25 cm lang sein. Zwei oder drei können jederzeit im Darmtrakt leben. Die Symptome sind ähnlich wie bei Fadenwürmern, hinzu kommen noch Leibschmerzen. Manchmal kommt ein Spulwurm beim Erbrechen zum Vorschein.

Bei Verdacht auf Wurmbefall sollte man möglichst vieles essen, was Würmer nicht mögen, zum Beispiel rohe Zwiebeln und Knoblauch. Man nimmt eine halbe Stunde vor dem Frühstück 1 oder 2 gehackte Knoblauchzehen mit 1 EL Honig ein oder kocht sie in etwas Milch. Kürbis- oder Melonensamen kann man gemahlen oder ganz unter Frühstücksflocken mischen. Gut helfen auch rohe Möhren im Salat, Granatäpfel oder das Kauen von Knoblauchzehen. Ebenso kann man etwas Cayennepfeffer in das Essen geben und Ulmentabletten nehmen (Apotheke). Viel Fenchel-, Anissamen- oder Minzetee trinken. Zucker und gereinigte Kohlenhydrate sollten gemieden, dagegen viel frisches Obst und Gemüse gegessen werden.

Typische wurmabtreibende Kräuter sind die der Gattung Artemisia, nämlich Wermut, Stabwurz und Rainfarn, ebenso bittere Kräuter wie Glatte Chelone (gut gegen Fadenwürmer), Echtes Tausendgüldenkraut, Enzian, Hopfen und die aromatische Poleiminze.

Wenn ein Kind oder ein anderes Familienmitglied Würmer hat, sollte man die ganze Familie und natürlich auch die Haustiere behandeln.

Kinder mögen die bitteren wurmabtreibenden Kräuter natürlich nicht gern schlucken. Ein einfaches Hilfsmittel ist, Stabwurz- oder Rainfarnblätter in der Kaffeemühle zu mahlen und dem Kind 1 TL davon zu geben, am besten in etwas Süßem wie Honig oder Melasse verrührt.

Das folgende Rezept für ein bitteres Wurmmittel kommt aus Frankreich. Es ist für Erwachsene gedacht, jedoch nicht für schwangere oder stillende Frauen geeignet. Je 10 g Wermut-, Stabwurz- und Rainfarnblätter, Minze- und Enzianwurzel in 1 l Wasser geben und zum Kochen bringen. 5 Minuten köcheln und 10 Minuten ziehen lassen. 1 Woche lang 1 Tasse davon auf leeren Magen vor dem Frühstück und vor dem Zubettgehen trinken. Wenn nötig, die Wurmkur im folgenden Monat wiederholen. Den Stuhl auf Würmer untersuchen, denn sie sollten während dieser Zeit abgehen.
Nach französischem Volksglauben ist die Wurmkur am wirksamsten bei zunehmendem Mond, kurz vor Vollmond. Die Würmer sollen dann am leichtesten auszutreiben sein.

Divertikulose

Ein Divertikel (Ausstülpung) liegt vor, wenn ein Teil der Schleimhaut, die den Darm auskleidet, aus der Muskelwand herausragt. Solche Ausbuchtungen entstehen dort, wo Arterien die Darmwand durchdringen oder wo sie zwischen den Muskelfasern etwas dünner ist. Divertikel können sich zwar überall im Verdauungstrakt bilden, treten aber meist am Ende des Dickdarms auf. Die Divertikulose äußert sich in krampfartigen Schmerzern, meist auf der linken Seite des Unterleibs, und Verdauungsstörungen. Wenn Nahrung in diesen Ausbuchtungen steckenbleibt und diese sich entzünden, spricht man von Divertikulitis. Die Symptome können dann viel stärker sein, eventuell hat man auch eine erhöhte Temperatur.
Etwa 25 % aller Männer und Frauen über fünfzig Jahre haben Divertikel. Meist steht mangelnde Bewegung und ballaststoffarme Ernährung dahinter.
Ballaststoffreiche Nahrung wie Vollkornprodukte und Gemüse ist sehr wichtig, um das Verdauungssystem gesund zu erhalten. Ohne sie müssen die Muskeln des Grimmdarms viel mehr arbeiten, um den Stuhl durch den Darm zu befördern. Im Laufe der Jahre werden die Muskeln dann immer schlaffer.
Flohsamen sind ein wirksames Mittel zur Behandlung von Divertikeln (siehe Verstopfung). Auch ein *Aufguß/Abkochung* (A, siehe Seite 193) aus je 1 Teil Süßholz, Kamille, Pfefferminze und Ingwer, je 2 Teilen Wollblume und Yamswurzel und ½ Teil Kalmuswurzel ist sehr hilfreich.

Bitte im Glossar die warnenden Hinweise (»Achtung«) bei den einzelnen Kräutern nachlesen. Im Zweifelsfall einen Kräuterheilkundigen konsultieren.

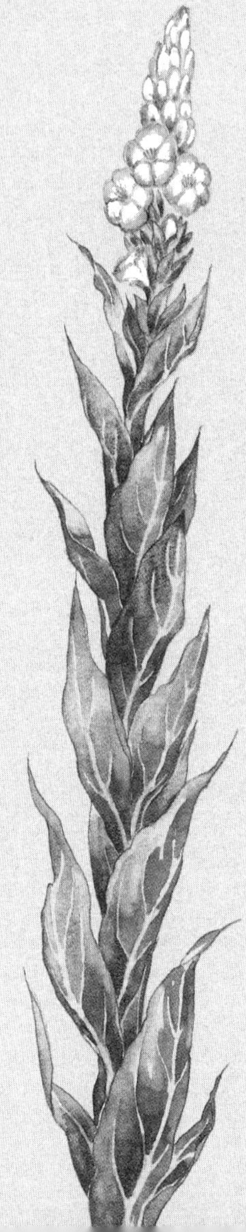

Leber und Gallenblase

Die Leber ist das größte Körperorgan. Sie ist für den Körper eine Art Lagerhaus und chemische Fabrik und ist deshalb lebenswichtig, wenn man gesund bleiben und Krankheiten überwinden will. Durch sie strömt sehr viel Blut (etwa 1,5 l pro Minute). Die Leberarterie bringt ständig frisches, sauerstoffreiches Blut zu den Leberzellen, damit sie ihre Arbeit tun können. Außerdem bringt die Pfortader alle Verdauungsprodukte zur Leber, die sie durchfiltert und Substanzen wie Glucose und Fructose als Glykogen speichert (gleiches geschieht in den Muskeln). So hilft die Leber den Blutzuckerspiegel zu regulieren. Über die Pfortader bekommt die Leber auch bei der Verdauung abgespaltene Proteine als Aminosäuren und Fette als Fettsäuren, die sie für die Verwertung im Körper umwandelt. Ebenso wichtig ist die Fähigkeit der Leber, die für die Blutgerinnung zuständigen Proteine Fibrinogen und Prothrombin herzustellen. Sie sorgt auch für die Entgiftung von Drogen oder Alkohol, deaktiviert Hormone wie Östrogene und Steroide und löst abgestorbene Blutzellen auf.

Wollblume
In Verbindung mit anderen Kräutern kann die Wollblume bei der Behandlung von Divertikulose hilfreich sein.

Gleichzeitig stellt die Leber das fettlösliche Vitamin A her und lagert die Vitamine B 12, D und K sowie Eisen ein. Und nicht zuletzt produziert sie Lebergalle, bei Erwachsenen etwa 1 l täglich. Sie wird etwa zehnmal konzentriert und dann in der Gallenblase gespeichert, bis wir ein fettreiches Essen zu uns nehmen. Dann zieht sich die Gallenblase zusammen und schickt Galle in den Zwölffingerdarm, um die Fettverdauung zu unterstützen.

Mittel für die Leber

Die Leber spielt bei der Reinigung des Körpers eine zentrale Rolle. Daher reagiert sie auch sensibel, wenn man zur Behandlung chronischer Krankheiten, bei der ihre Funktionen reguliert werden sollen, in die Arzneien ein oder zwei Kräuter gibt, die auf die Leber einwirken. Das Kräuterbuch »Materia medica« nennt viele pflanzliche Mittel für die Leber wie Löwenzahnwurzel, Berberitze, Boldo, Schneeflockenstaruch, Enzian und Echtes Tausendgüldenkraut. Im Frühjahr sollte man *Aufgüsse* (B, siehe Seite 193) aus zwei oder mehreren dieser Kräuter trinken – als leberstärkendes Mittel zur Unterstützung beim Verarbeiten schwerer Wintermahlzeiten. Wer über längere Zeit hinweg chemische Arzneimittel eingenommen hat, sollte auf jeden Fall ein Programm zur Reinigung der Leber machen.

Ein gutes Mittel zur Regulierung der Leber ist ein *Aufguß/Abkochung* (C, siehe Seite 193) aus je 1 Teil Berberitzenrinde, Mahonienwurzel, Enzian, Rosmarin, Artischockenblätter, Süßholz und Ingwer, 2 Teilen Yamswurzel und 3 Teilen Löwenzahnwuzel.

Entzündung der Gallenblase und Gallensteine

Gallensteine bilden sich bei zu hoher Gallenkonzentration, besonders von Cholesterol. Wenn sie im Gallengang steckenbleiben, können sie starke, kolikartige Schmerzen auslösen und sogar zu Gelbsucht führen. Normalerweise ist jede Entzündung oder Infektion der Gallenblase eine Folge von Gallensteinen.

Bei Entzündung der Gallenblase nimmt man einen *Aufguß/Abkochung* (A, siehe Seite 193) aus je 1 Teil Löwenzahn, Mahonienwurzel, Rinde des Schneeflockenstrauchs und Pfaffenhütchen sowie 2 Teilen Echtem Eibisch zu sich, bis die Beschwerden nachlassen.

Gallensteine kann man auch sehr wirksam mit bitteren Kräutern wie Löwenzahn, Mahonie, Schöllkraut und Pfaffenhütchen behandeln, die man mit entspannenden und beruhigenden Kräutern wie Kamille, Gemeiner Schneeball, Echter Eibisch und Ulme kombiniert. Das Ausscheiden von Gallensteinen kann man außerdem mit Zitronensaft und Olivenöl beschleunigen.

Hinweis Die Behandlung dieser Erkrankungen sollte unter Aufsicht eines geschulten Kräuterheilkundigen erfolgen.

Artischocke
Die Artischocke ist ein mildes Lebertonikum, fördert die Verdauung und ist gut gegen Verstopfung.

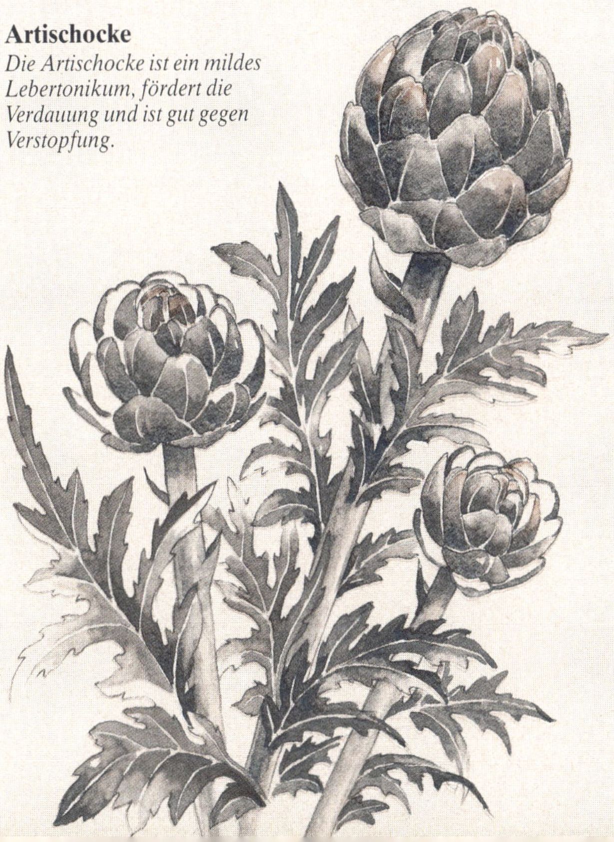

Herz und Kreislauf

Das Herz ist eine äußerst kräftige Pumpe aus Muskeln, das »Maschinenhaus« des Blutkreislaufs, das das Blut durch den ganzen Körper transportiert. Es schlägt jede Minute etwa 70mal und pumpt ständig etwa sieben Liter Blut durch den Körper. Es kann seine Leistung bei Bedarf aber enorm steigern, wie bei körperlicher Anstrengung. Bei uns wird das Herz meist mit Liebe in Verbindung gebracht, in der chinesischen Medizin wird es als Sitz des Geistes (oder Shen) und des Bewußtseins betrachtet.

Die Arteien, die das Blut vom Herzen wegtransportieren, sind die »Autobahnen«, auf denen alle für Wachstum, Erneuerung und Erhaltung der Körperzellen wichtigen Nährstoffe transportiert werden. Sie sind sehr stark verzweigt, teilen sich schließlich in Millionen von mikroskopisch kleinen Kapillaren, die das Körpergewebe durchziehen, ausgenommen die Knorpel und das durchsichtige Augengewebe. Die Kapillaren sind die lebenswichtige Verbindung zwischen Arterien und Venen, denn durch ihre durchlässigen Wände erfolgt der Austausch zwischen Nährstoffen und Abfallprodukten.

Das Blut verläßt die linke Seite des Herzens und fließt durch die Arterien, die es in die Körpergewebe und -organe tragen. Sauerstoffarmes, mit Kohlendioxid angereichertes Blut fließt daraus ab und gelangt durch die Venen wieder in die rechte Seite des Herzens. Die rechte Herzseite pumpt dieses sauerstoffarme Blut über die Lungenschlagader zur Lunge, wo der Austausch von Kohlendioxid und Sauerstoff erfolgt. Das wieder mit Sauerstoff angereicherte Blut fließt nun zurück zur linken Herzseite und tritt wieder in den Kreislauf ein. Auf diesem Weg nimmt das Blut Nährstoffe aus der Leber und dem Darm mit, Abfallstoffe werden von den Nieren herausgefiltert.

Der Transport von Sauerstoff und Kohlendioxid zwischen Lunge und Körpergewebe hängt nicht nur vom Zustand des Herzens, der Arterien und Venen ab, sondern auch davon, wie gesund das Blut selbst ist. Es besteht aus roten und weißen Blutkörperchen, die in einer als Plasma bezeichneten Flüssigkeit schwimmen. Das Plasma macht etwa die Hälfte des Blutvolumens aus und besteht aus Salz, Protein, Glucose und anderen Substanzen, die in Wasser gelöst sind. Die roten Blutkörperchen, die fast die andere Hälfte des Blutvolumens ausmachen, transportieren Sauerstoff von der Lunge in das Körpergewebe. Die weißen Blutkörperchen sind ein Teil des Abwehrsystems des Körpers und werden bei einer Infektion bis zu viermal mehr.

In den Industrieländern mit ihrem hohen Lebensstandard sterben mehr als 50 Prozent der Menschen an Herzkrankheiten, Schlaganfällen und hohem Blutdruck, und davon geht mindestens die Hälfte auf das Konto von Erkrankungen der Herzkranzgefäße. England hält bei den Herzkrankheiten einen traurigen Weltrekord. Die meisten dieser Todesfälle wären vermeidbar, denn sie sind die Folge von zu wenig Bewegung, einer falschen Ernährung mit zu viel Fett und Zucker, Rauchen und zu viel Streß. Die Naturheilkunde kann bei Herz- und Kreislauferkrankungen in vielerlei Hinsicht hilfreich sein; am besten wäre es aber, sie von Anfang an zu vermeiden (siehe rechts).

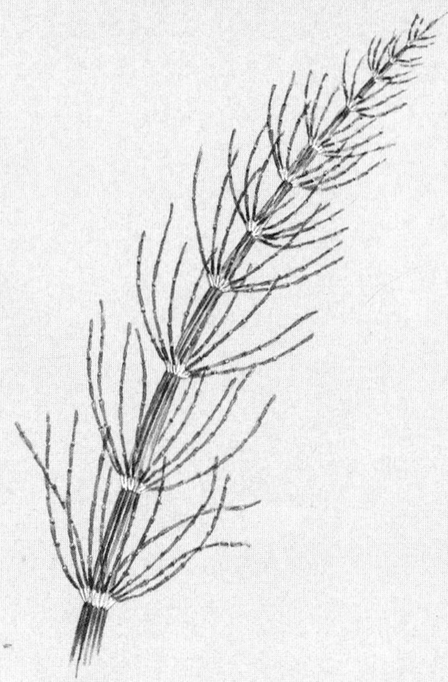

Schachtelhalm
Die im Schachtelhalm enthaltene Kieselsäure stärkt die Venenwände. Durch die adstringierende Wirkung werden Krampfadern gestrafft. Man verwendet ihn am besten frisch (8–12 Stunden kalt ansetzen!). Die Kieselsäure fördert die Aufnahme und Verwertung von Calcium und schützt vor Fettablagerungen in den Arterien.

Herz- und Keislauferkrankungen vorbeugen

Sport

Sie sollten regelmäßig zwei- bis dreimal in der Woche Sport treiben. Am besten sind Ausdauersportarten, bei denen Herz und Lunge gleichmäßig (weder zu wenig noch zu viel) beansprucht werden, ebenso größere Muskelpartien wie die der Beine. Dadurch werden die Blutgefäße größer und elastischer, der Herzmuskel wird gekräftigt. Auch Blutdruck und Ruhepuls fallen. Sportlich bisher nicht Akive sollten sich nicht zu viel zumuten.

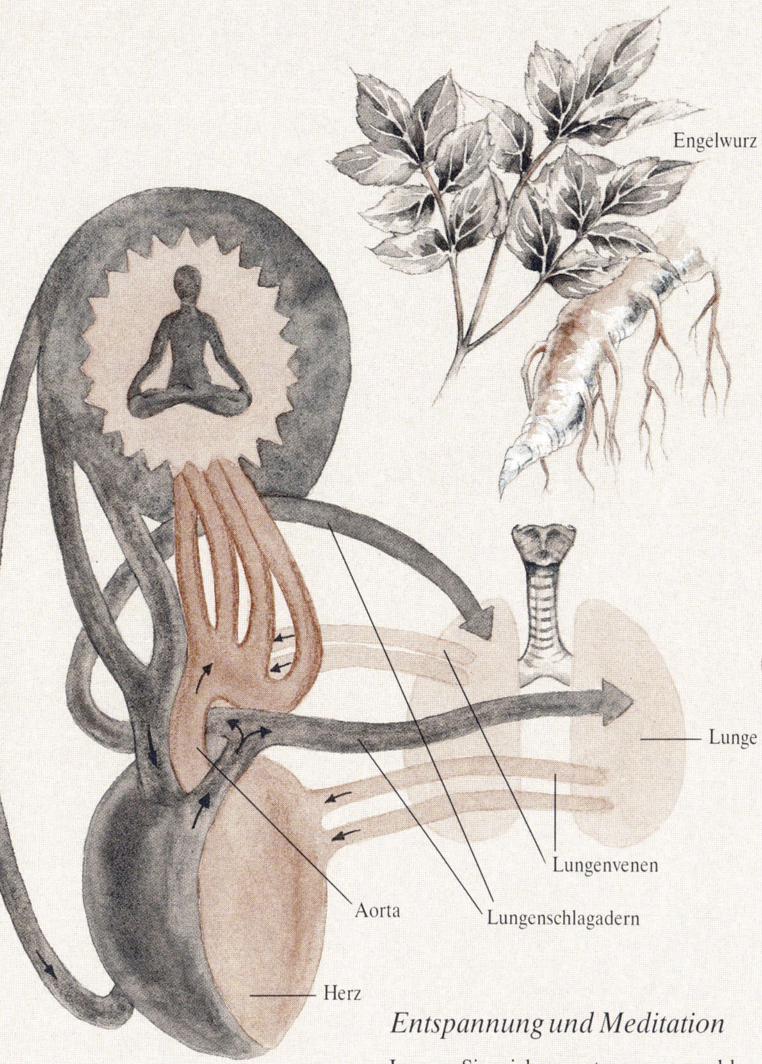

Kreislaufmittel

Engelwurz, Wacholder und Cayennepfeffer regen den Kreislauf an und werden deshalb in der Kräuterheilkunde oft zur Behandlung von kalten Händen und Füßen, Frostbeulen und sogar ernsteren Kreislaufstörungen eingesetzt. Cayennepfeffer ist auch ein gutes Herzstimulans.

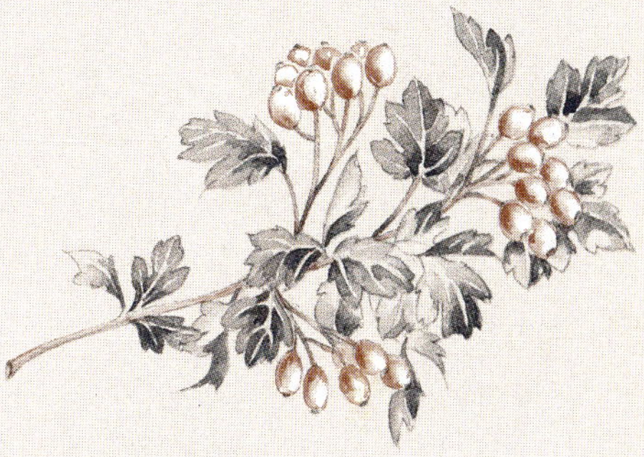

Weißdorn

Weißdorn ist ein Beispiel dafür, wie Pflanzen die Vitalität des Körpers stärken. Er senkt hohen und erhöht niedrigen Blutdruck und ist ein mildes Herztonikum.

Ernährung

Die Nahrung sollte ballaststoffreich sein und wenig tierische Fette enthalten. Gesättigte tierische Fette können zu Fettablagerungen in den Arterien führen und den Blutkreislauf behindern. Sind die Herzkrankheiten davon betroffen, kann es zu Angina pectoris oder einen Herzanfall kommen. Zu viel Zucker und gereinigte Kohlenhydrate wie in Gebäck und Kuchen sind zu vermeiden. Salz, tierische Fette und cholesterinreiche Nahrungsmittel (dazu gehören rote Fleischsorten, Milchprodukte und Eier) sind auf ein Minimum zu beschränken.

Entspannung und Meditation

Lernen Sie, sich zu entspannen, und beginnen Sie mit Meditation. In modernen Herzkliniken wird den Patienten gezeigt, wie sie übermäßigen Streß mit Entspannung und Meditation vermeiden können. Forschungen haben gezeigt, daß es zwei Grundcharaktere gibt, die als Typ A und B bezeichnet werden. Menschen des Typs A haben viel Energie und neigen dazu, sich für unentbehrlich zu halten. Es fällt ihnen schwer, bei der Arbeit das richtige Maß zu finden. Sie reagieren ärgerlich auf alles, was sich ihnen in den Weg zu stellen scheint. Der Typ B ist viel »zurückgenommener« und kann sich nach der Arbeit entspannen. Jüngste Ergebnisse haben gezeigt, daß das Risiko, eine Herzkrankheit zu entwickeln, bei Typ A um 31% größer ist als bei Typ B.

Rauchen und Alkohol

Wenn Sie Ihr Herz gesund erhalten wollen, sollten Sie mit dem Rauchen aufhören und nur wenig Alkohol trinken. Durch Nikotin ziehen sich die Arterien zusammen, der Blutkreislauf wird behindert; das Kohlenmonoxid im Tabakrauch reduziert den Sauerstoffgehalt des Blutes. Übermäßiger Alkohol trägt zur Speicherung von Körperfett bei. In den USA, wo das Gesundheitsbewußtsein stetig zunimmt, sind Herzerkrankungen als Todesursache um mehr als 25% zurückgegangen.

Erkrankungen

Angina

Angina, was im Griechischen Schmerz bedeutet, ist die allgemein gebräuchliche Abkürzung für Angina pectoris, eine sehr ernstzunehmende Verengung der Herzkranzgefäße. Sie ist manchmal mit Schmerzen in einer oder beiden Schultern und den Armen verbunden, die auch in den Rücken oder Kiefer ausstrahlen können. Schmerz und Engegefühl werden normalerweise bei körperlicher Anstrengung stärker, bei Ruhe bessern sie sich. Auch durch Ärger, Angst, Aufregung, ja sogar durch eine Mahlzeit oder kaltes Wetter kann ein Anfall ausgelöst werden.

Die Symptome werden dadurch verursacht, daß das Herz unzureichend mit Blut versorgt wird, was meist auf einer Erkrankung der Herzkranzarterien beruht – die bei uns häufigste Todesursache. Obwohl das Herz der lebenswichtige Muskel überhaupt ist, ist es mit relativ wenig Blutgefäßen ausgestattet, denn es gibt nur zwei Herzkranzarterien. Wer fett ißt, sich nicht viel bewegt und längere Zeit unter Streß steht, neigt besonders zu Fettablagerungen an den Arterienwänden (sie werden Plaques genannt) mit unterschiedlicher Zusammensetzung. Dadurch wiederum beginnt sich in der Arterienwand Fasergewebe zu bilden, was die Arterienöffnung verkleinert. Erkrankungen sind bei Männern häufiger als bei Frauen vor der Menopause, und es gibt eine familiäre Veranlagung dazu. Ein erhöhtes Risiko besteht bei hohem Cholesterinspiegel im Blut, hohem Blutdruck, bei Rauchern oder Menschen, die in Gegenden mit weichem Wasser leben.

Wenn eines oder mehrere Symptome für Angina vorliegen, ist *unbedingt* der Arzt aufzusuchen. Pflanzliche Heilmittel können auf lange Sicht einen wichtigen Beitrag dazu leisten, daß der Cholesterinspiegel sinkt und die Herzkranzarterien geöffnet werden, damit das Herz besser mit Blut versorgt wird. Zu diesen Mitteln, die von einem geschulten Kräuterheilkundigen verordnet werden müssen, gehören Weißdorn, Maiglöckchen, Lindenblüten, Mistel, Herzgespann, Gemeiner Schneeball und Rosmarin. Auch die chinesische Heilpflanze Pseudoginseng ist dafür bekannt, Angina zu bessern. Mit entspannenden Kräutern wie Baldrian und Zitronenmelisse kann man das Nervensystem beruhigen. Zitronenmelisse wurde im Mittelalter oft für Stärkungsmittel verwendet, die man als Arznei für das Herz nahm. Der im 17. Jahrhundert lebende englische Chronist John Evelyn schrieb, daß »in Wein gelegte Melisse dem Kopf wohltut, Melancholie und Traurigkeit vertreibt«.

Zur Vorbeugung gegen Angina sollte man die Ratschläge für Ernährung und sportliche Betätigung auf Seite 211 befolgen. Insbesondere sollte man viel Knoblauch, Zwiebeln und Lauch essen, die den Cholesterinspiegel und Blutdruck senken.

Arteriosklerose

Unter Arteriosklerose (Arterienverkalkung) versteht man die Verdickung der Arterienwände, was die natürliche Folge des Alterungsprozesses ist. Der Begriff Atherosklerose, oft statt Arteriosklerose verwendet, bezeichnet jedoch den Vorgang, daß Fett in die Arterienwände eindringt, was zwangsläufig zur Arteriosklerose führt. Dieser Verhärtungsprozeß kann noch weiter gehen und zur Verkalkung der Arterienwände führen, was sogar tödlich sein kann. Wenn davon die zu den Nieren führenden Arterien betroffen sind, kann es zum Blutdruckanstieg kommen. Sind es die zum Gehirn führenden, kann Altersschwäche die Folge sein. Die Atherosklerose der Herzarterien kann zu Angina pectoris oder sogar zu Herzversagen führen. Dadurch kann auch die »Schaufensterkrankheit« oder intermittierendes Hinken ausgelöst werden, wo eine schlechte Blutzirkulation in den Beinen auch nach einem nur kurzen Spaziergang zu starken Beinkrämpfen führen kann.

Verschiedene Faktoren wie chronischer Bluthochdruck, Diabetes und Störungen der Schilddrüsenfunktion begünstigen die Arteriosklerose. Auch Rauchen, zu hoher Konsum von Alkohol, tierischen Fetten, gereinigten Kohlenhydraten oder sogar von Tee und Kaffee können eine Rolle spielen. Eine überwiegend sitzende Lebensweise und Übergewicht tragen ebenfalls zu dem Problem bei.

Wenn Sie unter Arteriosklerose leiden, sollten Sie alle tierischen Fette durch Pflanzenöle und Margarine ersetzen. Jüngste Studien haben auch gezeigt, daß die an EPA und DHA reichen Fischöle, die Vorstufen von Prostaglandine genannten Hormonen sind, das Blut verdünnen können. Sojalezithin in Verbindung mit Vitamin B_6 kann dies unterstützen. Durch Vitamin C mit Bioflavonoiden und zusätzlichem Vitamin E kann man die Krankheit ebenfalls bekämpfen. Günstig sind auch die folgenden Nahrungsmittel: Äpfel, Zitronen, Artischokken, Heidelbeeren, Kohl, Möhren, Kirschen, Lauch, Zwiebeln, Algen, Roggen, Brunnenkresse, Sojabohnen, Sonnenblumenkerne und Walnüsse. Roher Knoblauch wirkt auf die Mitmenschen zwar nicht sehr anziehend, verringert die Fettablagerungen in den Arterien aber sehr wirksam.

Gefäßerweiternde Kräuter wie Weißdorn, Lindenblüten, Schafgarbe und Mistel können sehr hilfreich sein. Man sollte es auch mit einem *Aufguß* (B, siehe Seite 193) aus Birkenblättern, Salbei, Schachtelhalm, Frauenmantel oder Spierstaude versuchen. Gut ist auch 1 TL Tinktur von San-Qi-Ginseng *(Panax notoginseng)*, denn dadurch wird der Cholesterinspiegel im Blut merklich gesenkt.

Krampfadern und Hämorrhoiden

Im Gegensatz zu den Arterien haben die Venen keine besondere Pumpe wie das Herz, die dafür sorgt, daß genug Blut durch sie fließt. Durch das in die Gewebe strömende arterielle Blut entsteht zwar ein gewisser Druck, die Venen sind aber größtenteils vom Druck kontrahierender Muskeln – besonders der Beinmuskeln – abhängig, um das Blut durch die Ventile in den Venen ins Herz zurückzubefördern. Da die tiefliegenden Venen oft um die Arterien herumgewickelt sind, bekommen sie von einem starken arteriellen Blutstrom etwas ab. Die an der Oberfläche liegenden Venen werden aber nicht wie die tieferliegenden von Muskel- oder Bindegewebe gestützt und schwel-

len daher leicht an oder verdrehen sich, weil ihre Wände ziemlich dünn sind.
Tiefes Atmen und Muskelkontraktionen unterstützen den gesunden Rücklauf des Blutes durch die Venen zum Herzen. Beim Einatmen wird das Blut praktisch in den Brustkorb eingesaugt. Wenn Sie unter Krampfadern leiden, sollten Sie tief und »durch den Bauch« atmen.
Krampfadern können zwar vererblich sein, werden aber meist durch mangelnde Bewegung, langes Stehen, Schwangerschaft, enge Kleidung, Verstopfung oder Übergewicht begünstigt. Krampfadern treten meist an den Beinen auf, entstehen aber auch an den Hoden – wo man sie als Varikozele bezeichnet – und im Mastdarm oder am After, wo sie als Hämorrhoiden bezeichnet werden. Krampfadern machen sich meist als Schwellungen oder Knoten unter der Haut bemerkbar. Das davon betroffene Gewebe kann schmerzen oder anschwellen und ist oft wärmer als das restliche Gewebe.
Neben tiefer Atmung ist auch regelmäßiger Sport wichtig dafür, daß venöses Blut zum Herzen gelangt. Man sollte auch nicht zu lange stehen und nicht die Beine übereinanderschlagen. Auch Schreibtischberufe können sich negativ auswirken, besonders bei Hämorrhoiden. Wir verbringen etwa ein Drittel unseres Lebens im Bett; wer unter Krampfadern leidet, sollte die Beine höher lagern als den Kopf. Die Schwerkraft sorgt dann dafür, daß das venöse Blut in der Nacht richtig fließt. Am Morgen die betreffenden Venen mit kaltem Wasser abspritzen. Das strafft das Gewebe und unterstützt den Rückfluß des venösen Blutes. Auch mit elastischen Stützstrümpfen kann man dem Anschwellen vorbeugen.
Viele Kräuter sind bei Krampfadern hilfreich, zum Beispiel Schachtelhalm und Knöterich, die viel Kieselsäure enthalten und das Bindegewebe stärken, das die Venen stützt. Am besten bereitet man aus den frischen Kräutern einen *Aufguß* (A, siehe Seite 193) zu, die man erst im Wasser verrührt, um eine kolloidale Lösung herzustellen. Auch Brennesseln liefern viel Kieselsäure; man kann die jungen Triebe als Gemüse oder in Suppen essen. Bioflavonoide (besonders Rutin) enthaltende Kräuter wie Weißdorn, Schafgarbe, Hirtentäschelkraut (das auch adstringierend wirkt) und Buchweizen stärken die Venenwände. Man kann sie als *Aufguß* (B, siehe Seite 193) zu sich nehmen. Die ebenfalls viel Rutin enthaltende Gartenraute kann man äußerlich als kalte *Kompresse* (siehe Seite 135) auf die betroffenen Venen auflegen (sofort aufhören, wenn sich ein Hautausschlag zeigt). Man kann statt der Gartenraute auch Johanniskraut nehmen.
Sehr gut wirkt bei Krampfadern auch die Roßkastanie, die adstringierende Tannine, Flavonoide und Saponine enthält, die die Venenwände weniger durchlässig machen. Man kann sie äußerlich als *Kompresse* (siehe Seite 135) anwenden; bei innerlicher Anwendung sollte man einen Fachmann fragen. Ein anderes adstringierendes Kraut, das einen hohen Prozentsatz an Tanninen enthält, ist Hamamelis; man verwendet es äußerlich als kalte *Kompresse* (siehe Seite 135). Bei entzündeten Venen kann eine Hamamelis*abkochung* (siehe Seite 193) hilfreich sein. Wenn sie abgekühlt ist, die Flüssigkeit ins Gefrierfach geben. Die Eiswürfel in ein Tuch hüllen, zerkleinern und auf die erkrankte Stelle legen. Steinklee kann man innerlich als *Aufguß* (B, siehe Seite 193) nehmen. Die darin enthaltenen Cumarine sind entzündungshemmend und fördern den Abfluß von Lymphe, verringern somit den Venendruck.
Ein hervorragendes Mittel zur innerlichen Anwendung ist auch eine *Abkochung* (siehe Seite 193) aus 15 g Kanadischer Collinsonie in 500 ml Wasser; es hilft bei Krampfadern und bei Hämorrhoiden. Auch die Kanadische Gelbwurzel unterstützt den Rückfluß venösen Blutes und die Pfortader, denn sie verringert den Druck auf die Venen in den Beinen. Nehmen Sie dieses Kraut aber nie zu sich, wenn Sie unter hohem Blutdruck leiden oder schwanger sind. Äußerlich können Ringelblumen*kompressen* (siehe Seite 135) oder -salben lindern und heilen; auch eine Arnika*kompresse* (siehe Seite 135) kann schmerzlindernd wirken. Bei Hämorrhoiden örtlich eine Salbe aus Scharbockskraut anwenden oder die Stelle mit einer Hamamelis*abkochung* (siehe Seite 193) waschen.

Krampfadergeschwüre

Wenn sich Krampfadern verschlimmern, wird der Abfluß aus dem Gewebe gestaut und verursacht Hautjucken (variköse Ekzeme). Noch schlimmer ist es, wenn die Haut aufbricht und sich zu einem Geschwür entwickelt. Krampfadergeschwüre heilen langsam und bedürfen ärztlicher Betreuung. *Umschläge* (siehe Seite 135) aus Beinwell mit Honig oder Ringelblumenblüten können hier hilfreich sein. Zur Verbesserung des venösen Blutflusses siehe Krampfadern. Zur Unterstützung des Lymphsystems und zur Vorbeugung gegen Infektionen sind für den innerlichen Gebrauch Kräuter wie Ringelblume, Klebkraut und Sonnenhut zu empfehlen.

Hoher Blutdruck

In den meisten Fällen ist die Ursache des hohen Blutdrucks nicht bekannt; man nennt das »essentielle Hypertonie«. Auf jeden Fall sollte man sich bei erhöhtem Blutdruck ärztlich untersuchen lassen, denn er könnte auf eine Nieren- oder Herzerkrankung hindeuten.
Die Hauptursachen von hohem Blutdruck sind Streß und Arterienverkalkung; beides kann vermieden werden. Streß kann man mit Entspannungstechniken und Meditation abbauen, tiefsitzende Ängste im Gespräch mit einem Psychotherapeuten verarbeiten. Auch die Ernährung kann zur Blutdrucksenkung wesentlich beitragen. Laut kürzlich in Deutschland durchgeführten medizinischen Untersuchungen haben Vegetarier ein dünneres, weniger zähflüssiges Blut als Fleischesser. Mehrere andere Studien haben gezeigt, daß der Blutdruck durch fleischlose Ernährung und regelmäßigen Sport merklich gesenkt werden kann.
Wer unter hohem Blutdruck leidet, sollte sich also vorwiegend von frischem Gemüse, Vollkornprodukten und Obst ernähren und kein Fleisch mehr essen. Vor allem sollte man jeden Tag eine halbe frische Knoblauchzehe essen, die man entweder ganz mit einem Stückchen Brot hinunterschluckt oder kleingehackt in die Salatsoße gibt. Auch Sellerie wirkt blutdrucksenkend. Koffein, das Streß und

Anspannung steigert, ist zu meiden. Statt Tee oder Kaffee trinkt man Wasser, Traubensaft (der ebenfalls blutdrucksenkende Wirkung hat) und einen *Aufguß* (A, siehe Seite 193) aus Weißdornbeeren, Schafgarbe und Lindenblüten zu gleichen Teilen. Bei nervlicher Anspannung oder Kopfschmerzen gibt man 2 TL feingehackte Baldrianwurzel dazu. Auch die regelmäßige Einnahme von Rutintabletten kann helfen. Buchweizen ist reich an Rutin; man kann verschiedene Gerichte daraus zubereiten oder regelmäßig einen Tee daraus trinken.

Bei hohem Blutdruck ist es wichtig, überschüssige Körperflüssigkeit abzuführen. Dazu sollte man im Frühjahr und Sommer viel frische Löwenzahnblätter im Salat essen. Sie sind ein gutes harntreibendes Mittel und außerdem reich an Kalium. Harntreibend wirkt auch ein *Aufguß* (A, siehe Seite 193) aus den seidigen Fäden der Maiskolben; er soll auch den Blutdruck senken. Natürlich sollte man möglichst wenig Salz nehmen, denn es hält die Flüssigkeit im Körper. In den ersten drei Monaten dieser Behandlung sollte man keinen Alkohol trinken. Das Gewicht läßt sich durch regelmäßigen Sport reduzieren. Sie werden es sich durch diese Maßnahmen wahrscheinlich ersparen, den Rest Ihres Lebens Medikamente einnehmen zu müssen.

Niedriger Blutdruck

Niedriger Blutdruck ist nur dann ein Problem, wenn er mit Kreislaufstörungen, Schwindel, Ohnmachtsanfällen und allgemeiner Schwäche verbunden ist, und erfordert eine ganzheitliche Behandlung. Den Kreislauf belebende Kräuter wie Ingwer, Meerrettich, Cayennepfeffer und Engelwurz kann man mit *Aufgüssen* (B, siehe Seite 193) aus Weißdorn und Chinesischer Engelwurz (Dang Gui) kombinieren. Das blühende Kraut des Besenginsters wird von Kräuterheilkundigen speziell zur Behandlung von chronisch niedrigem Blutdruck verwendet.

Kreislaufstörungen und Frostbeulen

Zur Behandlung von Kreislaufstörungen bieten sich belebende Kräuter wie Gelbholz, Engelwurz und Ingwer in Verbindung mit solchen an, die die Gefäße stärken und erweitern, wie Schafgarbe, Weißdorn und Roßkastanie. Auch Buchweizentee und Rutintabletten können hilfreich sein. Hand- und Fußbäder in einer *Abkochung* (siehe Seite 193) aus 60 g frischem Ingwer, in Scheiben geschnitten, und 3 Zimtstangen auf 2 l Wasser sind ebenfalls zu empfehlen. Dazu gibt man noch 250 g Bittersalz (Magnesiumsulfat-Kristalle). Die Hände morgens, die Füße abends 8 Minuten darin baden. Man kann das Badewasser 4–5mal benützen, muß es aber jedes Mal wieder erhitzen.

Auf Frostbeulen trägt man Zitronensaft, Salbe mit Cayennepfeffer, Myrrhe- oder Arnikatinktur auf. Warm anziehen!

Anämie

Anämie ist die Folge einer aufgrund Hämoglobinmangels erniedrigten Sauerstoffkapazität des Blutes. Das kann zu Symptomen wie starke Blässe, Atemlosigkeit bei körperlicher Anstrengung, Erschöpfung, Schlaflosigkeit, Schwindel- und Ohnmachtsanfälle, zu geistiger Verwirrung und einer verminderten Widerstandsfähigkeit gegen Infektionen führen. Eine Anämie kann viele Ursachen haben, und man darf nicht nur davon ausgehen, daß sie auf einem Eisenmangel beruht. Auch ein Mangel an Folsäure, Vitamin B_{12} und/oder Protein kann vorliegen. Vitamin B_{12} kann zwar in der Nahrung enthalten sein, durch eine Stoffwechselstörung vom Körper aber möglicherweise nicht aufgenommen werden. Ein Mangel an Vitamin B_{12} führt zu perniziöser Anämie. Am häufigsten entsteht Anämie aber durch Blutverlust, sei es durch sehr starke oder lange Menstruation oder durch innere Blutungen bei Hämorrhoiden oder Geschwüren im Magen-Darm-Trakt. Auch eine Unterfunktion der Schilddrüse oder angeborene Blutkrankheiten wie Thalassämie können die Ursache sein. Frauen, und besonders schwangere, sind für Anämie anfälliger als Männer. Ein gewisses Risiko besteht auch bei Armen und älteren Menschen.

Es ist also von größter Wichtigkeit, daß zuerst die genaue Ursache der Anämie festgestellt wird, bevor eine Behandlung begonnen werden kann.

Gemüse, Obst und Kräuter wie Petersilie, Brennesseln, Brunnenkresse, schwarze Johannisbeeren, Erdbeeren und Hagebutten sind gute Eisenlieferanten. Es fällt auf, daß viele der Pflanzen, die Eisen enthalten, auch reich an Vitamin C sind, wodurch die Aufnahme des Eisens im Körper gefördert wird. Wir haben hier wieder ein Beispiel für die natürliche Ausgewogenheit in Nahrungsmitteln und Kräutern. Bei Eisenmangel sind *Abkochungen* (siehe Seite 193) aus Enzian, Krausem Ampfer, Löwenzahn, Brennesseln und Echtem Tausendgüldenkraut zu empfehlen. Dadurch wird das Eisen im Magen-Darm-Trakt besser

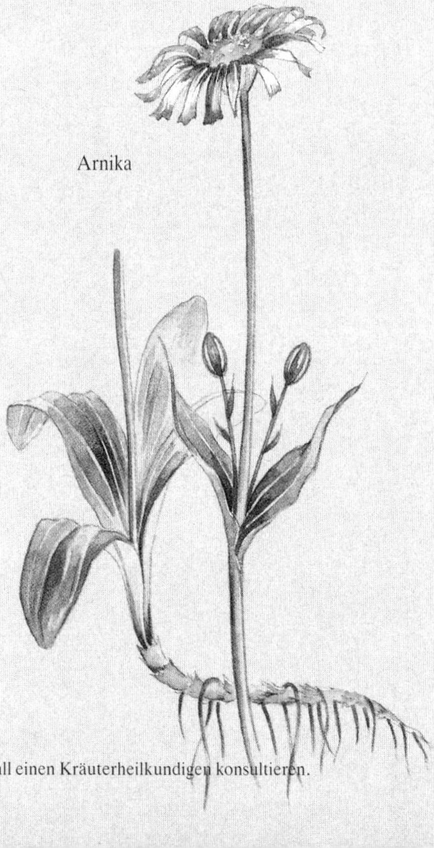

Arnika

aufgenommen und der Körper allgemein gestärkt. Erhöhter Bedarf an Folsäure besteht bei Frauen, die die Anti-Baby-Pille nehmen, bei regelmäßigem Alkoholkonsum, bei Einnahme verschiedener Medikamente sowie während der Schwangerschaft. Hauptlieferanten sind Hefe, Weizenkeime, frische Nüsse, Leber und grünes Gemüse.

Krämpfe

Krämpfe können die Folge eines gestörten Salzhaushalts (entweder zu wenig oder zu viel) oder von Calciummangel sein. Weitere Faktoren können sein: ständiger Streß, was zu chronisch verspannten Muskeln führen kann, schlechte Durchblutung der Arterien oder Venen oder einfach Erschöpfung. Einer wirksamen Behandlung muß eine exakte Diagnose vorausgehen.
Wenn man einen Krampf hat, sollte man das betroffene Glied möglichst strecken und die Gelenke bewegen. Die schmerzende Stelle mit wärmenden und entspannenden ätherischen Ölen massieren, die die Durchblutung anregen, zum Beispiel Kamillen-, Lavendel- oder Rosmarinöl, in etwas Olivenöl verdünnt (siehe Seite 193). Auch eine heiße *Kompresse* (siehe Seite 135) aus Gemeinem Schneeball ist hilfreich; die erwähnten Öle können die Wirkung noch steigern. Eine heiße Ingwerkompresse regt die Durchblutung ebenfalls an. Chronisch schlechte Durchblutung läßt sich mit Ingwer- und Senf-*Fußbädern* (siehe Seite 196) verbessern. Bei Streß helfen nervenstärkende Kräuter wie Hafer und Helmkraut. Calciummangel kann man durch Sesamsamen und Sesampaste (Tahin) ausgleichen, auch durch Tees aus Schachtelhalm, Beinwell oder Brennesseln und durch Kelptabletten. Das Elektrolytgleichgewicht läßt sich wiederherstellen, wenn man vor dem Zubettgehen je 1 TL Apfelessig und echten Honig, in 1 Tasse heißem Wasser verrührt, zu sich nimmt. Sellerie liefert natürliche Salze und Kalium. Ein Tee aus Engelwurz oder Gelbholz verbessert die Durchblutung allgemein, ebenso wie Cayennepfeffer als zusätzliches Gewürz im Essen. Zur Behandlung von Krampfadern siehe Seite 208–9. Auch Vitaminmangel kann eine Rolle spielen. Bei chronischen Krämpfen sollte man – je nach Mangel – zusätzlich Vitamin B oder E zu sich nehmen. Ärzte verschreiben zur symptomatischen Behandlung von Gefäßkrämpfen, z.B. bei Kopfschmerzen, die vom Nacken zur Stirn ziehen, Chininsulfat. Manchmal hilft auch, Tonic-Water zu trinken, das etwas Chinin enthält.

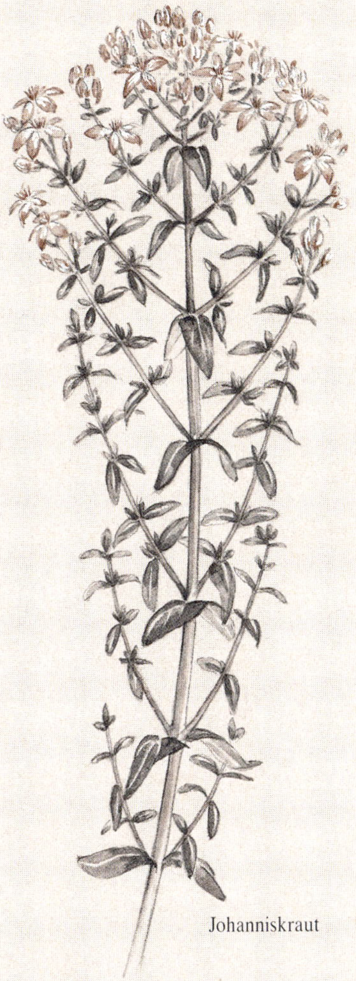

Johanniskraut

Das Knochen-Muskel-System

Wir neigen dazu, unsere Körperform als etwas Naturgegebenes hinzunehmen. Dennoch werden Muskeln und Knochen, die ja unser Erscheinungsbild größtenteils ausmachen, ständig erneuert. Der Zustand unseres Knochen-Muskel-Systems wird nicht nur dadurch beeinflußt, wie wir von ihm Gebrauch machen – durch Haltung, Gang und Bewegung –, sondern auch durch Ernährung und Stoffwechsel, dadurch, wie gut wir Nahrung aufnehmen und ausscheiden.

Das Skelett, bestehend aus Knochen und Knorpeln, stützt und schützt den Körper. Zusammen mit den Muskeln ermöglicht es uns zu gehen. Im Knochenmark werden die roten Blutkörperchen gebildet, die Knochen selbst lagern wichtige Elemente wie Calcium, Phosphor und Natrium ein.

Die Stärke unserer Knochen hängt größtenteils davon ab, wie sehr wir sie beanspruchen. Je mehr Gewicht sie tragen und je mehr sie sich beugen müssen, um so aktiver sind die Knochenbildungszellen. Ständig beanspruchte Knochen werden dicht und stark, nicht benützte, wie etwa in Gips gelegte, werden porös und schwächer. Es ist inzwischen medizinisch nachgewiesen, daß Ausdauersportarten den Alterungsprozeß der Knochen, bei dem sie an Kalk verlieren und brüchig werden, verlangsamen oder sogar zum Stillstand bringen können.

Muskeln ermöglichen uns nicht nur Bewegungen, sie stützen auch die Körperhaltung und sorgen zu einem großen Teil fü die Körperwärme. Wie die Knochen werden auch die Muskeln größer und stärker, wenn sie regelmäßig beansprucht werden. Umgekehrt lagert sich bei Menschen, die sich wenig bewegen, Fett in den Muskelfasern ab. Bei den meisten Menschen machen Muskeln fast die Hälfte des Körpergewichts aus. Wenn man also lernt, seine Muskeln zu entspannen, entspannt man damit praktisch den ganzen Köper. Zur Durchführung einer Bewegung müssen sich manche Muskeln entspannen, andere zusammenziehen. Mit anderen Worten, die Muskelentspannung ist genauso wichtig, wie sie anzuspannen. Viele Gesundheitsprobleme und Abnützungserscheinungen der Knochen und Muskeln entstehen dadurch, daß wir unfähig sind, uns zu entspannen.

Chronische Muskelanspannung beruht oft auf Gefühlen, die innerlich verdrängt statt geäußert worden sind. Emotionale Anspannung drückt sich oft in Muskelkontraktionen aus. Wer an Arthritis, Muskelrheumatismus oder Hexenschuß leidet, sollte überlegen, inwieweit innere Anspannung damit zu tun haben kann und wie er lernen kann, sich zu entspannen.

Viele Erkrankungen des Knochen-Muskel-Systems sprechen schnell auf manuelle Heilverfahren wie Chirotherapie und Osteopathie oder auf Massagen, Shiatsu, Rolfing und Akupunktur an. Chronische Fehlhaltungen können mit Methoden wie der Alexander-Technik korrigiert werden. Manche Erkrankungen wie Arthritis sind aber direkt auf unzureichende Versorgung oder schlechten Abfluß des Gewebes, zu sehr entspannte oder angespannte Muskeln zurückzuführen. Hier kommen verschiedene pflanzliche Heilmittel voll zur Geltung.

Umstimmende Kräuter

Wenn sich Giftstoffe im Gewebe ansammeln, setzt der Kräuterheilkundige umstimmende Kräuter wie Klette, Schwertlilie, Sonnenhut, Krausen Ampfer, Sarsaparille, Kermesbeere, Braunwurz und Brennesseln ein, die das Gewebe davon befreien. Damit diese Abfallstoffe wirklich ausgeschieden werden, kombiniert man die umstimmenden Kräuter mit harntreibenden.

Zur Entspannung oder Stärkung

Manche Erkrankungen sprechen gut auf Kräuter wie Schneeball, Baldrian, Mistel, Helmkraut oder Frauenschuh an, die Nerven und Muskeln entspannen oder stärken.

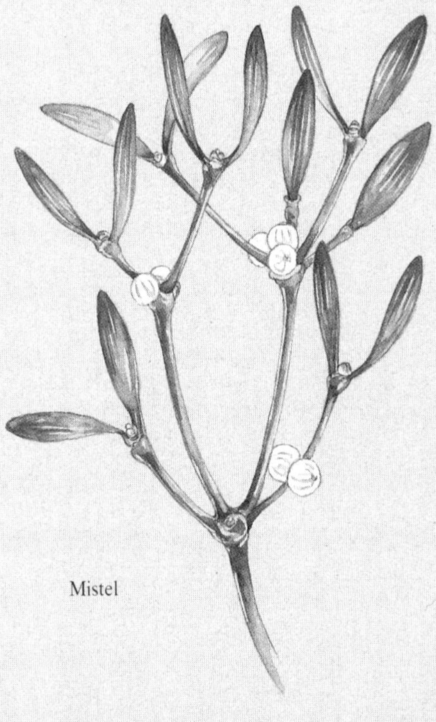

Mistel

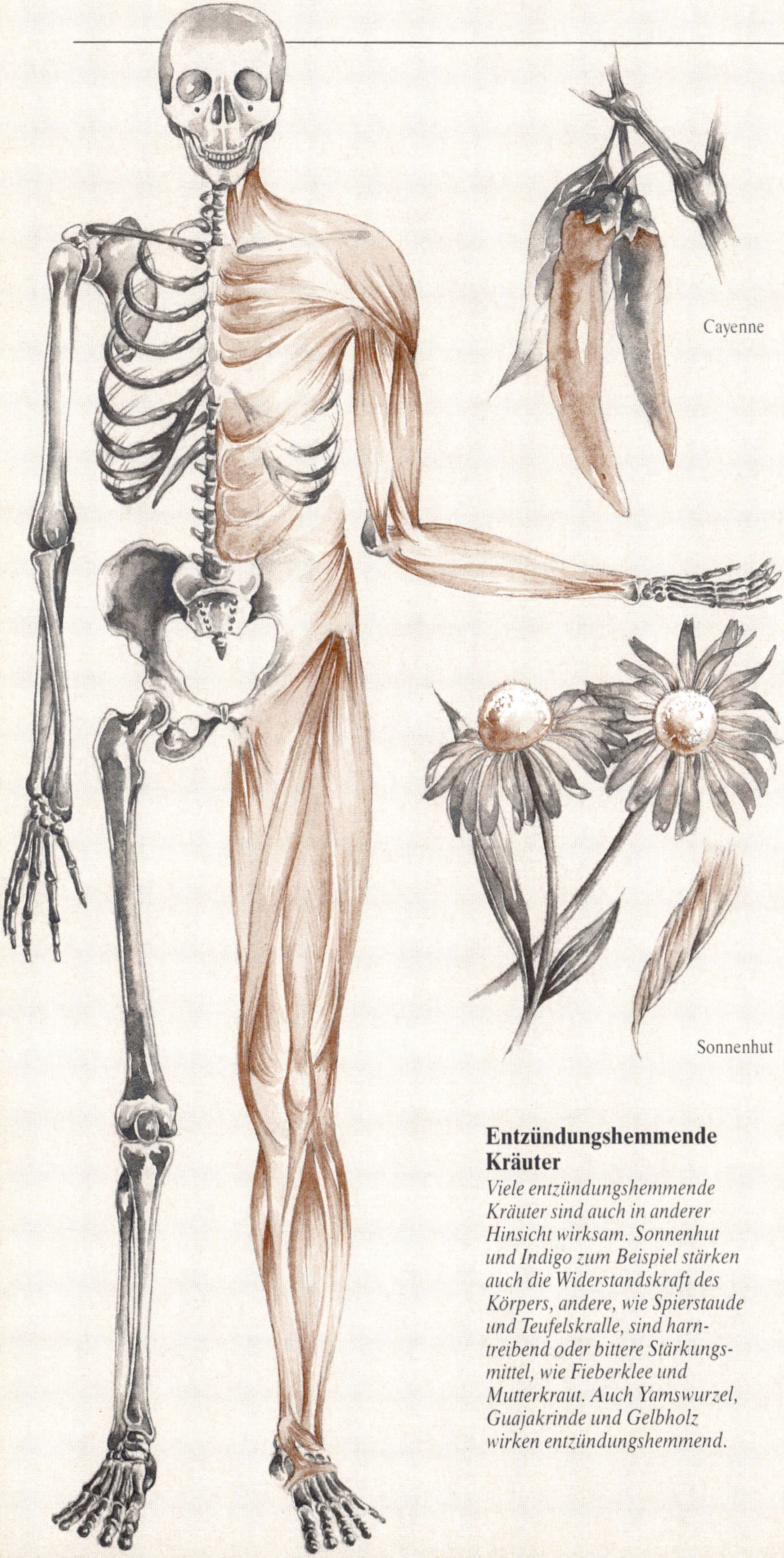

Cayenne

Kreislaufmittel

Zur Anregung des Kreislaufs geben Kräuterheilkundige oft Gelbholz, Ingwer, Cayennepfeffer, Engelwurz und Gagelstrauch. Senf- oder Kapsikumpflaster oder Umschläge mit Kohlblättern sorgen für Gegenstimulierung und verbessern so die Durchblutung an den Stellen, wo sie aufgetragen werden.

Kräuter für die Knochen

Bei Erkrankungen wie Osteoarthritis geben Kräuterheilkundige zum Beispiel Beinwell oder Schachtelhalm, die reich an Kieselsäure sind. Kieselsäure ist sehr wichtig für die Knochenbildung, für Stärke und Elastizität der Knorpel. Kelp und Luzerne liefern viele Vitamine und Spurenelemente, die für die Erneuerung von Muskeln und Knochen gebraucht werden.

Sonnenhut

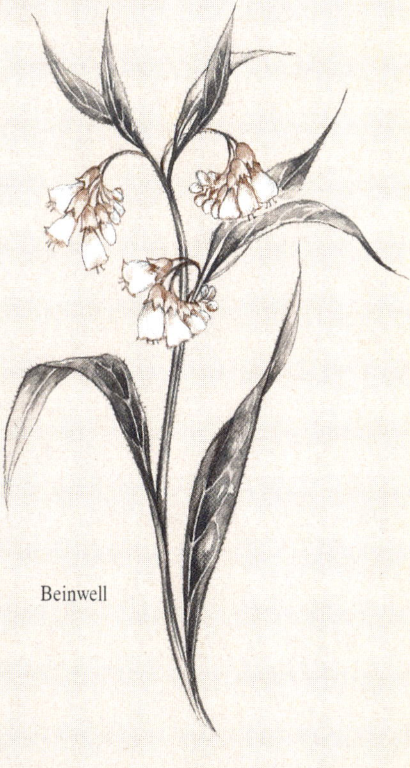

Beinwell

Entzündungshemmende Kräuter

Viele entzündungshemmende Kräuter sind auch in anderer Hinsicht wirksam. Sonnenhut und Indigo zum Beispiel stärken auch die Widerstandskraft des Körpers, andere, wie Spierstaude und Teufelskralle, sind harntreibend oder bittere Stärkungsmittel, wie Fieberklee und Mutterkraut. Auch Yamswurzel, Guajakrinde und Gelbholz wirken entzündungshemmend.

Erkrankungen

Arthritis

Unter Arthritis versteht man die Entzündung der Gelenke; Rheuma ist eine unklare Bezeichnung dafür. Es gibt viele verschiedene Formen der Arthritis, und deshalb muß vor Beginn der Behandlung geklärt werden, welche vorliegt. Die häufigsten sind Osteoarthritis (manchmal auch als Osteoarthrosis bezeichnet) und progressiv chronische Polyarthritis. Sie sind zwar beide schmerzhaft und führen zu Versteifung und Verfall der Gelenke, sind aber zwei ganz verschiedene Krankheiten.

Die Osteoarthritis entsteht meist durch eine Gelenksverletzung, zum Beispiel beim Sport, oder durch allgemeine Abnützung. In manchen Fällen wird sie durch starkes Übergewicht beschleunigt, weil es die Gelenke zusätzlich belastet. Die Bildung knochiger Knötchen (Heberden-Knoten genannt) am letzten Fingergelenk ist oft der erste Hinweis auf diese Krankheit.

Bei Männern tritt die Osteoarthritis meist vor dem 45. Lebensjahr auf, bei Frauen eher später. Nach der Menopause fällt der Östrogenspiegel, wodurch die Wirkung des Nebenschilddrüsenhormons, das zum Calciumabbau in den Knochen führt, stärker spürbar wird. Manche Frauen verlieren deshalb im Schlaf mehr Calcium, als sie während des Tages mit der Nahrung zu sich nehmen. Es muß aber nicht zu diesem Calciumverlust (Osteoporose genannt) kommen, wenn man sich richtig ernährt, regelmäßig Sport treibt und ein erfülltes Leben führt.

Die progressiv chronische Polyarthritis gehört zu den autoimmunen Erkrankungen, bei denen das Immunsystem des Körpers durcheinandergerät und das eigene Gewebe angreift. In diesem Fall ist ein »aus der Reihe tanzender« Antikörper im Blut verantwortlich für Entzündung, Anschwellen, Schmerzen und Versteifung der Gelenke. Im Gegensatz zur Osteoarthritis kann die Polyarthritis bei vielen Gelenken auftreten; oft kommt es zu einem symmetrischen Anschwellen desselben Gelenks in beiden Körperhälften. Schwellung und Schmerzen können von Gelenk zu Gelenk »springen«, manchmal hat der Patient auch erhöhte Temperatur. Bei manchen Menschen tauchen direkt unter der Hautoberfläche an bestimmten Stellen Knötchen auf – zum Beispiel unter dem Ellbogen. Die Polyarthritis ist eine chronische Krankheit, die sich oft verschlimmert und dann wieder nachläßt. Frauen sind davon dreimal häufiger als Männer betroffen, und die Krankheit kann in jedem Alter auftreten. Bei Kindern wird sie als Stillkrankheit bezeichnet. Es ist statistisch erwiesen, daß Menschen, in deren Familie es einen Fall von Polyarthritis gibt, ein viermal höheres Risiko haben, diese Krankheit auch zu bekommen.

Eine andere Form der Arthritis ist die Gicht. Die qualvollen Schmerzen werden durch die Ablagerung tausender harnsaurer Salzkristalle in den Gelenken ausgelöst, besonders im großen Zeh. Gicht ist meist erblich, denn dahinter steht eine ererbte Purinstoffwechselstörung. Bei kürzlich an der Universität von Oxford durchgeführten Untersuchungen zum Magnetfeld des menschlichen Körpers wurde die interessante Entdeckung gemacht, daß viele Gichtkranke auch Fruchtzucker (Fructose) nicht umwandeln können. Die direkte Folge davon ist ein erhöhter Harnsäurespiegel. Obst und Wein, besonders süße wie Portwein, enthalten viel Fructose; auch Haushaltszukker wird in Fructose und Glucose aufgespalten. Wer an Gicht leidet, sollte diese Nahrungsmittel auf jeden Fall meiden. Auch zuviel Essen, Streß und Trauma können diese Krankheit auslösen. Streß verstärkt den Abbau von Körperzellen, wodurch sich der Harnsäurespiegel erhöht. Manche Medikamente wie harntreibende Mittel können ebenfalls Anfälle auslösen.

Das Prinzip der Kräuterheilkunde ist auch hier, den Patienten und nicht die Krankheit zu behandeln. Der Fachmann muß die speziellen Störungen, die beim Patienten vorliegen, abwägen – geistig-seelische, hormonelle, ernährungsbedingte, in Kreislauf- oder Nervensystem vorhandene und andere. Erst dann kann eine pflanzliche Arznei gegeben werden, die »maßgeschneidert« ist statt »von der Stange«.

Eine Umstellung der Ernährung ist bei der Behandlung aller Formen von Arthritis wichtig. Wenn Knochen und Knorpel wiederhergestellt werden sollen, müssen unbedingt alle Vitamine, Spurenelemente und anderen benötigten Nährstoffe in der Nahrung enthalten sein. Deshalb ist eine ausgewogene, vollwertige Ernährung erforderlich. Wie bei der Gicht verschlimmern manche Nahrungsmittel

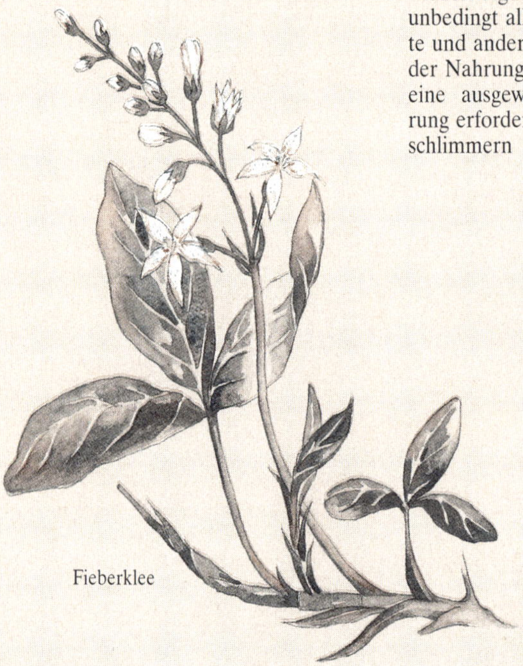

Fieberklee

auch die Arthritis. Dazu gehören rotes Fleisch und Schweinefleisch, Zitrusfrüchte und saure Früchte wie Pflaumen, Rhabarber, Stachelbeeren, Erdbeeren, rote und schwarze Johannisbeeren. In Essig eingelegtes Gemüse und Malzessig sollte man auch meiden, ebenso wie Spinat, der wie Rhabarber Oxalsäure enthält, die zu Gelenkschmerzen führen kann. Anregende Getränke wie Kaffee oder starken Tee sollte man durch Kräutertees oder Mineralwasser ersetzen.
Wer an Polyarthritis leidet, sollte überprüfen lassen, ob eine Empfindlichkeit oder Allergien gegen bestimmte Nahrungsmittel vorliegen, die das Immunsystem durcheinanderbringen könnten. Alle Arthritispatienten, insbesondere Frauen nach der Menopause, sollten viel Calcium zu sich nehmen. Sofern keine Allergie gegen Milchprodukte vorliegt, kann man eine ausreichende Versorgung mit Calcium dadurch sichern, daß man abends eine Tasse warme Milch trinkt und außerdem viel grünes Blattgemüse und etwas Sesampaste (Tahin) zu sich nimmt.
Da die Polyarthritis bei Frauen, besonders nach der Menopause, häufiger vorkommt als bei Männern, werden oft Kräuter verschrieben, die das hormonelle Gleichgewicht wiederherstellen, wie Yamswurzel, Wanzenkraut, Sarsaparille und Süßholz; sie haben auch eine gewisse entzündungshemmende Wirkung.
Entzündungshemmende Kräuter (siehe Seite 213) wie Fieberklee sind bei allen Formen von Arthritis zu empfehlen. Bei Entzündung trinkt man 3mal täglich 6 Wochen lang eine *Abkochung* (siehe Seite 193) aus Teufelskralle. Bei Gicht ist ein *Aufguß/Abkochung* (A, siehe Seite 193) aus je 1 Teil Klettenwurzel, Sonnenhut, Birkenblättern, Echtem Tausendgüldenkraut und Teufelskralle und ½ Teil Selleriesamen hilfreich. Umstimmende und harntreibende Kräuter tragen ebenfalls dazu bei, die im Gewebe über viele Jahre hinweg angesammelten Abfall- und Giftstoffe zu beseitigen. Zur Behandlung von Polyarthritis wird der Kräuterheilkundige vielleicht auch Süßholz und Yamswurzel verschreiben, um die Nebennierendrüsen zu unterstützen, die ein natürliches entzündungshemmendes Hormon produzieren.
Arthritis kann auch durch chronische Angst- oder Spannungszustände ausgelöst werden. Hier können Kräuter wie der Gemeine Schneeball, Frauenschuh, Hafer, Helmkraut und Eisenkraut helfen, die entspannen und die Nerven stärken. Sie wirken auch schmerzlindernd.
Mit äußerlichen Mitteln wie Kapsikumpflaster oder *Umschlägen* mit Kohl und Beinwell (siehe Seite 135) kann die Durchblutung angeregt und die Heilung gefördert werden. Man kann die entzündeten Gelenke auch sanft mit anregenden *ätherischen Ölen* wie Minzenöl, Thymian-, Rosmarin- und Eukalyptusöl einreiben (siehe Seite 193), die man mit Pflanzenöl verdünnt. Bei schlechter Durchblutung helfen belebende Kräuter wie Gelbholz und Ingwer.

Rückenschmerzen und Ischias

Vor der Behandlung muß die Ursache der Rückenschmerzen festgestellt werden. Sie können auf Haltungsfehler, Muskelspannung, Infektion der Nieren oder der Harnwege, gynäkologische Probleme oder eine Erkrankung der Knochen wie Arthritis zurückzuführen sein. Man sollte nicht außer acht lassen, daß auch ein Tumor vorliegen könnte.
Wer unter Rückenschmerzen leidet, sollte es vermeiden, schwere Dinge zu heben, lange Zeit zu stehen, hochhackige Schuhe zu tragen oder Schultertaschen umzuhängen.
In vielen Fällen ist eine osteopathische oder chiropraktische Behandlung hilfreich; meist können auch ein ausgebildeter Physiotherapeut oder ein Akupunkteur helfen. Haltungsfehler können auch mit der Alexander- oder Feldenkrais-Technik oder durch Yoga behoben werden. Pflanzliche Arzneien können wertvolle Hilfsmittel, manchmal auch ein Anfang der Behandlung überhaupt sein. Um verkrampfte Muskeln zu stimulieren und zu entspannen und »verlegte« Knochen wieder »an ihren Platz zu bringen«, sollte man sich den Rücken massieren lassen, entweder mit einem *Massageöl* oder einem *Einreibemittel* (siehe Seite 134). Sie sollten entspannende ätherische Öle wie Lavendel-, Kamillen- oder Geraniumöl enthalten oder Extrakte aus Gemeinem Schneeball oder Cayennepfeffer. Traditionelle Mittel gegen Rückenschmerzen sind Kräuterpflaster, die diese Extrakte und andere Kräuter enthalten. Schmerzen des Rückenmarknervs kann man durch Einreiben der betreffenden Stelle mit Johanniskrautöl behandeln. Wintergrünöl wirkt schmerzlindernd und entzündungshemmend und kann auch bei Ischias und Rückenschmerzen angewendet werden. Bei Nierenschwäche und Schmerzen im unteren Teil des Rückens ist ein *Aufguß* (A, siehe Seite 193) aus gleichen Teilen von Bärentraube, Maisbart und Schachtelhalm sowie ½ Teil Frauenschuh zu empfehlen.

Das Harnwegssystem

Das Harnwegssystem besteht aus Nieren, Harnleiter und Blase. Seine Hauptfunktion ist, Urin zu produzieren und auszuscheiden und so den Wasser- und Chemiehaushalt des Körpers zu regeln. Die Nieren gehören zu den wichtigsten Körperorganen; ohne ihre ständige harte Arbeit würden wir von unseren eigenen Abfallprodukten vergiftet werden. In der traditionellen chinesischen Medizin sind die Nieren der Sitz der Lebensenergie, des sogenannten Nieren-Jiing, das über ein langes Leben und Gesundheit bestimmt. Nach chinesischer Anschauung sind die Nieren auch für das physiologische Gleichgewicht des Körpers oder die Homöostase verantwortlich, was die harmonische Ausgewogenheit zwischen Yin und Yang bedeutet.

Jede Niere besteht aus etwa einer Million winzig kleiner Einheiten, Nephronen genannt. Das Blut gelangt über die Arterien in die Nieren, wird dort gefiltert und zur Ausscheidung als Urin in die Harnleiter befördert; wertvolle Substanzen wie Glucose und Aminosäuren werden wieder aufgenommen und gehen über die Venen in den Blutkreislauf zurück. Die Bedeutung der Nieren liegt sowohl in der Reabsorption als auch in dem, was sie als Urin ausscheiden. Etwa 90 Prozent des Wassers und fast alle Nährstoffe werden reabsorbiert. Abfallprodukte wie Harnstoff, der durch die Aufspaltung von Protein entsteht, gehen in den Urin und werden so aus dem Körper ausgeschieden. Der Urin wird vom Nierenbecken durch die Harnleiter in die Blase geleitet, wo er verbleibt, bis es zur Blasenentleerung durch die Harnröhre kommt. Ein gesunder Erwachsener verliert etwa zweieinhalb Liter Flüssigkeit pro Tag. Ungefähr eineinhalb Liter davon werden als Urin ausgeschieden, die restliche Menge ist Feuchtigkeitsverlust durch den Darm, Schweiß und Atmung. Diese Zahlen betonen, wie wichtig das Harnwegssystem bei der Ausscheidung von Abfall- und Giftstoffen ist.

Neben der Regulierung des Wasser- und Salzhaushaltes sorgen spezielle Nierenzellen auch für die Überwachung des Säure- und Alkaligleichgewichts im Körper. Durch das Hormon Renin können die Nieren auch den Blutdruck überwachen und anheben. Dieses Hormon veranlaßt auf komplexen Bahnen die Arterien, sich zusammenzuziehen, und erhöht so den Blutdruck. Erhöhter Blutdruck kann also ein Zeichen für eine Nierenerkrankung sein. Außerdem wird in den Nieren Erythropoietin produziert, das das Knochenmark zur Bildung roter Blutkörperchen anregt.

Kräuter für das Harnwegssystem sind nicht nur für diesen Bereich hilfreich, sie unterstützen auch den Reinigungsmechanismus des Körpers im allgemeinen. Man sollte nie eine Reinigung des Körpers mit Kräutern durchführen, wenn die Nieren nicht richtig funktionieren. Bei Anwendung tiefenwirksamer Kräuter, die die Ausscheidung von Abfallstoffen fördern, kann es sehr schnell zu einer Krise kommen, wenn die Nierenfunktion unzureichend ist. Man sollte mit milden, harntreibenden Mitteln beginnen, die die Nieren stärken und die Ausscheidung von Abfallprodukten im Urin fördern.

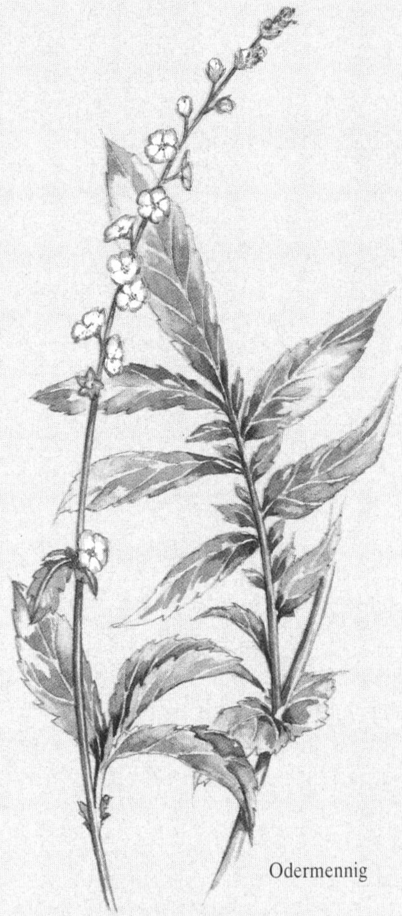

Odermennig

Adstringierende Diuretika

Viele Kräuter wirken harntreibend, erfüllen aber auch noch ergänzende Funktionen. Adstringierende Diuretika wie Odermennig und Schachtelhalm stillen Blutungen der Harnwege (ein Symptom, das immer ärztlich untersucht werden muß).

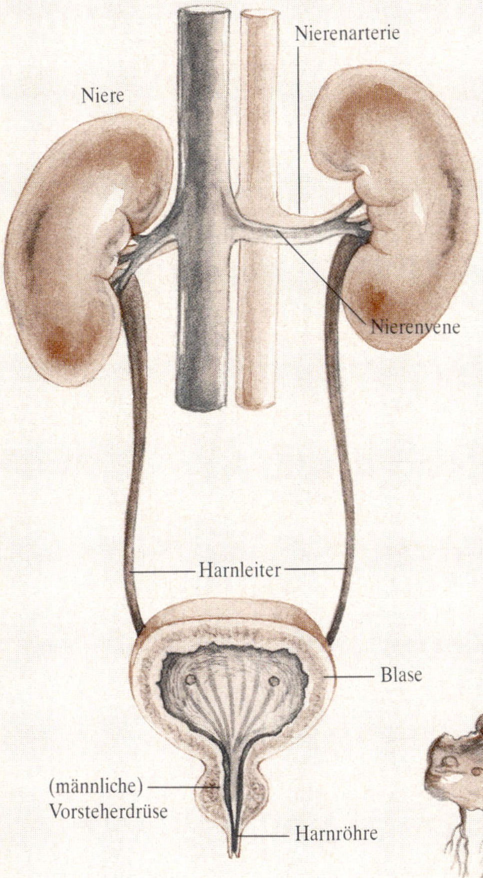

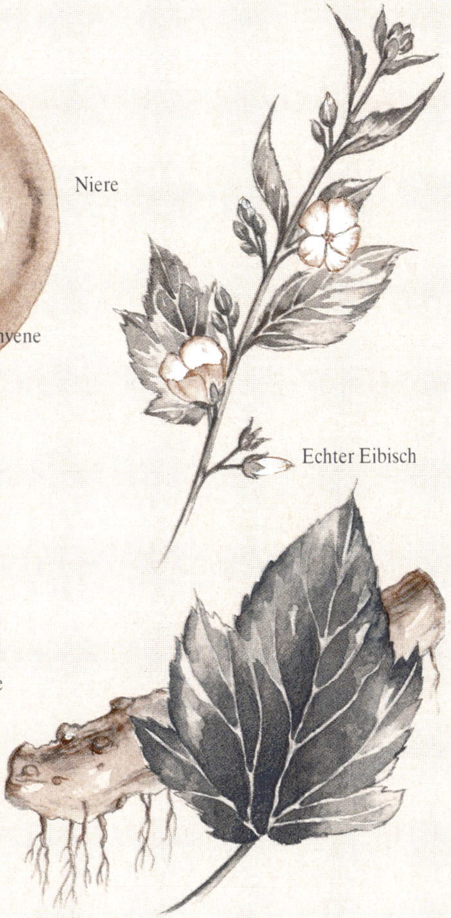

Echter Eibisch

Wie harntreibende Kräuter wirken

Manche pflanzlichen Mittel wie Maiglöckchen und Besenginster erhöhen das Herzminutenvolumen, wodurch die Nierentätigkeit verstärkt wird. Andere enthalten Substanzen, die von den Nierenkanälchen nicht wieder absorbiert werden können, zum Beispiel das Mannitol in der Quecke und die ätherischen Öle in Wacholder und Bukkostrauch. Durch die Osmose kommt es dann zu verstärktem Harnfluß. Kräuter mit ätherischen Ölen töten zwar Keime in den Harnwegen ab, können aber bei einer Nieren- oder Harnwegsinfektion die Entzündung verstärken, wenn sie, wie der Wacholder, starke ätherische Öle enthalten. Das Koffein in Kaffee, Tee und Coca-Cola sowie die Substanzen Theobromin und Theophyllin im Tee erweitern die Blutgefäße in den Nieren und wirken deshalb harntreibend.

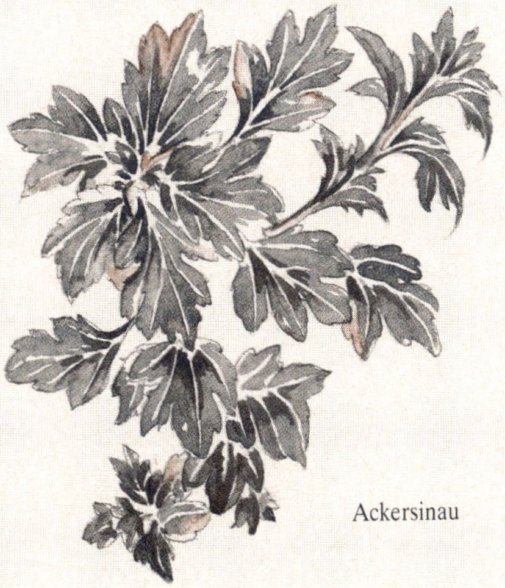

Ackersinau

Weitere Wirkungen

Kräuter wie Ackersinau oder Wasserdost fördern nicht nur den Harnfluß, sondern auch die Ausscheidung von Steinen und Grieß im Harntrakt. Andere harntreibende Mittel wie Eibisch, Maisbart und Quecke wirken schleimhautschützend und lindernd und sind deshalb gut zur Behandlung von Entzündungen der Harnwege geeignet.

Erkrankungen

Blasenentzündung

Wer unter Blasenentzündung leidet, kennt nur zu gut die Symptome von Harnbrennen, dumpfen Schmerzen im Unterleib und häufigem Drang zum Wasserlassen. Der Urin kann trüb sein, weil er Eiter und Blut enthält, oder auch unangenehm riechen.

Eine Blasenentzündung kann in jedem Alter auftreten und ist bei Frauen zwanzigmal häufiger als bei Männern. Das liegt daran, daß die Harnröhre bei Frauen viel kürzer ist und deshalb Infektionen leichter in die Blase vordringen können. Solche »aufsteigenden« Infektionen äußern sich normalerweise durch ein unangenehmes Gefühl am Harnröhrenausgang, und die Erkrankung schreitet fort, wenn die Entzündung weiter nach oben geht. Die Entzündung wird gewöhnlich von stabförmigen Kolibakterien *(Escherichia coli)* verursacht. Diese Bakterien sind normalerweise auch im Darmtrakt vorhanden und können beim Stuhlgang zum Harnröhrenausgang befördert werden. Seltener ist es, daß eine Infektion des Blutkreislaufs oder der Nieren in die Blase gelangt. Diese »absteigenden« Infektionen kündigen sich meist durch Rücken- und Kopfschmerzen, Müdigkeit und Schmerzen im Unterleib an.

Wer öfter an Blasenentzündung leidet, kann mit ein paar sinnvollen Maßnahmen vorbeugen. So sollte man nach jedem Stuhlgang sowie morgens und abends den Damm (den Bereich zwischen Harnröhre und After) mit einem Extrawaschlappen waschen. Verwenden Sie keine Puder, Cremes, antiseptischen Mittel oder Vaginaldeodorants, denn sie können das empfindliche Gewebe in diesem Bereich reizen. Tragen Sie jeden Tag frische baumwollene Unterwäsche, und waschen Sie sie mit Seifenpulver statt mit den üblichen Waschmitteln. Ziehen Sie möglichst keine Strumpfhosen an, denn sie verhindern die Luftzirkulation.

Frauen können sich vor Blasenentzündung schützen, wenn sie wöchentlich eine Spülung mit kaltem Wasser und 2 TL Lavendelöl machen. Auch Tampons können die empfindliche Vaginalschleimhaut reizen.

Um die Infektion zu bekämpfen, die die Blasenentzündung verursacht, muß man dafür sorgen, daß der Urin saurer oder alkalischer wird. Er wird alkalischer, wenn man bei Beginn der Erkrankung 2mal täglich 1 TL Natron, in etwas Wasser aufgelöst, zu sich nimmt; diesen Rat sollten Sie jedoch nicht bei Herzbeschwerden befolgen. Um den Urin im alkalischen Bereich zu halten, sollte man sich vegetarisch ernähren und saure Lebensmittel wie Essig, in Essig eingelegtes Gemüse, Rhabarber und Stachelbeeren meiden.

Eine Blasenentzündung kann auch durch Geschlechtsverkehr entstehen, wenn die Vaginalschleimhaut verletzt ist. Gleitcreme oder Beinwellsalbe können das Verletzungsrisiko verringern. Innerhalb von 15 Minuten nach dem Geschlechtsverkehr sollte man Wasser lassen und sich dann waschen, und zwar mit 1 TL Hamamelis- oder Ringelblumen*tinktur* (siehe Seite 135), in Wasser verdünnt. Mit dem Urin werden alle Keime ausgespült, die während des Geschlechtsverkehrs in die Blase eingedrungen sind. Männer sollten sich vor dem Geschlechtsverkehr waschen, besonders wenn sie nicht beschnitten sind. Bei Blasenentzündung sollte man möglichst viel ruhen; lindernd wirkt auch eine heiße Wärmflasche, in ein Handtuch gewickelt. Damit die Entzündung zurückgeht, sollte man viel Wasser und 4–5mal täglich einen *Aufguß/Abkochung* (A, siehe Seite 193) aus je 1 Teil Echtem Eibisch, Maisbart, Quecke, Schachtelhalm und Bärentraube und ½ Teil Bukkostrauch-Blätter trinken.

Zur Linderung der Beschwerden im Harntrakt sollte man es mit Gerstenwasser versuchen. Dazu 100 g ganze Gerste in etwas Wasser kochen und abseihen. Nun 500 ml frisches Wasser über die gereinigte Gerste gießen und 15 g gut gewaschene Zitronenschale dazugeben. Das Ganze köcheln lassen, bis die Gerste weich ist, vom Herd nehmen und abkühlen lassen, bis das Wasser lauwarm ist. Abgießen und, mit etwas Honig gesüßt, mehrmals täglich 1 Tasse trinken.

Nierensteine und Nierengrieß

Warum sich Nierensteine oder Grieß (die kleineren Ablagerungen) bilden, ist manchmal nicht klar, jedoch scheinen die folgenden Faktoren dazu beizutragen.

Durch eine Infektion im Harntrakt können Zelltrümmer zu einem »Herd« werden, um den herum sich Kristalle bilden. Der Urin wird durch die Einwirkung von Bakterien alkalischer, was zur Ablagerung von Phosphaten und schließlich zur Bildung von Calciumphosphatsteinen führt.

Durch starkes Schwitzen oder geringe Flüssigkeitsaufnahme kann der Urin konzentrierter werden, die Harnsalze verfestigen sich und bilden Steine. Wer Steine hat, sollte täglich 2–3 l Flüssigkeit trinken, davon ½ l abends, damit auch nachts Urin ausgeschieden wird. Man sollte so viel trinken, daß man in 24 Stunden mindestens 1½ l Urin ausscheidet.

Auch zuviel Harnsäure – wie bei Gicht – und erhöhte Calciumabsonderung der Nieren kann zu Steinen führen, wenn sich das Calcium im Urin nicht ausreichend löst. Bei sehr langer Bettlägerigkeit oder ständigem Mangel an Bewegung kann mehr Calcium aus den Knochen ins Blut gelangen und so den Calciumspiegel im Urin erhöhen. Steroide können ebenfalls den Calciumspiegel in Blut und Urin erhöhen. Und schließlich können auch eine ererbte Veranlagung und Übergewicht die Bildung von Nierensteinen begünstigen.

Es gibt drei verschiedene Arten von Nierensteinen: Harnsäuresteine, Calciumoxalat- und Calciumphosphatsteine. Wenn man Grieß im Urin findet, sollte man ihn vom Arzt untersuchen lassen. Sobald festgestellt ist, welche Art von Steinen es ist, kann man entsprechend behandeln. Sind es Harnsäuresteine, ist der Urin sauer. Den Säuregehalt kann man mit pH-Wert-Teststreifen feststellen, die es in jeder Apotheke gibt. Damit sich diese Steine auflösen, sollte man alkalische Lebensmittel essen wie Kartoffeln, Gemüse und Obst (keine Zitrusfrüchte). Die Aufnahme von Protein sollte verringert werden, weil dadurch der Harnsäurespiegel eher steigt. Besonders Leber, Nieren, Bries, Fischrogen,

Sardinen und Sprotten sind zu meiden. Trinken sollte man vorzugsweise alkalisierendes Mineralwasser.
Bestehen die Steine aus Calciumoxalat, sollte man alle Nahrungsmittel meiden, die Oxalate enthalten, wie Spinat, Rhabarber, Rote Bete, Petersilie, Sauerampfer und Schokolade. Wer zur Bildung von Oxalatsteinen neigt, scheidet of zu viel Calcium im Urin aus, das zusammen mit Oxalsäure die Steine bildet. Dann sollte man auch wenig Milchprodukte zu sich nehmen, die viel Calcium enthalten. Magnesiumreiches Mineralwasser kann die Löslichkeit des Calciums verbessern. Vitamin B_6 und Folsäure sollen die Bildung von Calcium im Körper einschränken.
Calciumphosphatsteine entstehen meist bei Infektionen im Harntrakt; in diesem Fall ist der Urin alkalisch. Man sollte Nahrungsmittel wie Fleisch, Fisch und Eier zu sich nehmen, um ihn saurer zu machen, wenn der Arzt bestätigt, daß es sich um diese Art von Steinen handelt. Auch hier sind Milchprodukte zu meiden.
Um Steine aller Art aufzulösen und auszuspülen, empfiehlt sich ein *Aufguß/Abkochung* (A, siehe Seite 193) aus je 1 Teil Strauchhortensie, Ackersinau, Aufrechtem Glaskraut, Quecke, Maisbart und Klebkraut sowie je 2 Teilen Wasserdost und Eibischwurzel.

Prostataleiden

Die Prostata (Vorsteherdrüse) ist ein Anhangsorgan der männlichen Geschlechtsorgane. Sie ist normalerweise kastaniengroß und kann, wenn sie entzündet oder vergrößert ist, auf die Harnröhre drükken, die durch sie hindurchgeht. Auch der Blasenausgang kann blockiert und die Harnentleerung so erschwert werden. Es kommt dann zum sogenannten Harnträufeln, zu Harndrang und häufiger Harnentleerung, besonders nachts. Das Urinieren kann schmerzhaft sein. In der Blase zurückbleibender Harn kann sich infizieren und eine Blasenentzündung auslösen, durch Druck nach hinten kann es zu einer Niereninfektion kommen. Der hohe Harnstoffgehalt des Blutes kann manchmal zu geistiger Verwirrung führen.
Es gibt drei Arten von Prostataleiden: Prostatitis, gutartige Vergrößerung der Prostata und Prostatakrebs. Prostatitis ist die Entzündung der Vorsteherdrüse durch eine Harnwegsinfektion, eine Geschlechtskrankheit oder eine Infektion im Blut. Die Hauptsymptome sind Schmerzen beim Urinieren, in der Leistengegend oder im Rücken. Auch Fieber kann auftreten. Man sollte bei solchen Beschwerden zum Arzt gehen; sie lassen sich aber auch durch einen *Aufguß/Abkochung* (A, siehe Seite 193) aus je 1 Teil Bärentraube, Goldrute, Wasserdost und Quecke sowie je 2 Teilen Sonnenhut und Schachtelhalm lindern.
Die gutartige Vergrößerung der Prostata ist sehr häufig; in Nordamerika und Europa leidet die Hälfte aller Männer über 60 Jahren daran. Sie scheint teilweise durch sitzende Arbeit und verzögerte Harnentleerung ausgelöst zu werden. Manchmal besteht jedoch ein Zusammenhang mit der altersbedingten Veränderung der relativen Mengen an Östrogen und Androgen. Bei allen Prostataproblemen ist eine rektale Untersuchung durch einen Facharzt erforderlich, manchmal auch ein Blut- oder Urintest. Bei einer Vergrößerung der Prostata kann eine langfristige Behandlung mit pflanzlichen Mitteln hilfreich sein. Manche wirken direkt auf die Prostata ein, andere unterstützen das Hormongleichgewicht.
Bei Vergrößerung der Prostata sollte man jeden Tag eine Handvoll Kürbissamen essen. Sie enthalten einen den männlichen Hormonen ähnlichen Stoff und Zink, was beides für die Prostata gut ist. Auch zusätzliches Vitamin E und Zink können helfen. Man sollte sich viel bewegen und Kräutersitzbäder mit einem starken *Aufguß* (siehe Seite 193) aus Schachtelhalm, Wacholder, Quecke und Bärentraube zu gleichen Teilen nehmen. Auf je ½ l Wasser nimmt man 60 ml Aufguß. Manche Kräuter wirken direkt auf die Prostata ein, andere unterstützen das Hormongleichgewicht. Bei hormonellen Problemen empfiehlt sich ein *Aufguß/Abkochung* (siehe Seite 193) aus je 1 Teil Sarsaparille, Wurzel des Falschen Einkorn, Damiana, Strauchhortensie und Goldrute sowie je 2 Teilen Sabal und Quecke.
In manchen Fällen von Prostatavergrößerung oder -entzündung kann Krebs vorliegen. Diese Tatsache unterstreicht die Notwendigkeit, sich von einem Facharzt gründlich untersuchen zu lassen.

Bettnässen (Enuresis)

Kinder nässen aus seelischen Gründen ein; sie sind vielleicht durch die Geburt eines Geschwisterchens, einen Schulwechsel oder Streitigkeiten der Eltern verunsichert. In diesen Fällen braucht das Kind Liebe und Bestärkung. Manchmal ist die Blasenkontrolle unzureichend. Hier hilft ein *Aufguß* (B, siehe Seite 193) aus Schachtelhalm, Johanniskraut, Maisbart, Hafer und Zitronenmelisse zu gleichen Teilen. Man sollte dem Kind 3mal täglich ½ Tasse davon zu trinken geben, das letzte Mal 1 gute Stunde vor dem Schlafengehen. Danach sollte es nicht mehr trinken. Verabreichen Sie auch 500–1000 mg Nachtkerzenöl täglich. Kürbissamen und Weizenkeime sollten zusätzlich gegessen werden. Mit kleinen Belohnungen kann man psychologische Sperren beseitigen. Für jede »trockene« Nacht darf das Kind z.B. einen roten Stern im Kalender machen, eine ganze Woche ohne Bettnässen bekommt einen goldenen. Vor dem Zubettgehen am Ende des Rückgrats Johanniskrautöl einmassieren.

Nierenerkrankung

Da die Nieren ein lebenswichtiges Organ sind, ist bei Verdacht auf eine Nierenerkrankung von Selbstmedikation abzuraten. Man sollte sich auf jeden Fall von einem Facharzt untersuchen lassen.

Die weiblichen Fortpflanzungsorgane

Frauen haben schon immer pflanzliche Arzneien verwendet, um die Menstruation zu regulieren, die Geburt zu erleichtern, Menstruations- und Geburtsschmerzen zu lindern. Ihre Wirkung wurde inzwischen durch moderne wissenschaftliche Analysen bestätigt, denn viele der hierfür verwendeten Kräuter enthalten Sterin-Saponine, die menschlichen Hormonen sehr ähnlich sind. Extrakte aus der Yamswurzel lieferten zum Beispiel lange Jahre das Rohmaterial zur Herstellung der Anti-Baby-Pille (siehe Seite 56). Die Indianerfrauen Nordamerikas kannten schon vor Jahrhunderten die Wirkung der Yamswurzel auf die Fortpflanzungsorgane; sie nahmen sie, um Menstruationskrämpfe zu lindern und einer Fehlgeburt vorzubeugen.

Da die weiblichen Fortpflanzungsorgane komplizierter sind als die männlichen, ist hier öfter die milde Unterstützung mit pflanzlichen Arzneien erforderlich. Die Fortpflanzungsorgane arbeiten nach einem Zyklus von etwa 28 Tagen. Während der ersten Zyklushälfte bereitet sich die Gebärmutter auf eine Schwangerschaft vor, um etwa um den 14. Tag des Zyklus eine befruchtete Eizelle (Ovum) aus einem der Eierstöcke aufzunehmen. Zur Schwangerschaft kommt es jedoch nur dann, wenn die Eizelle auf ihrem Weg zur Gebärmutter befruchtet wird. In den Tagen vor dem Eisprung vermehren sich die Zellen der Gebärmutterschleimhaut (Endometrium), sie wird dicker. Dies setzt sich auch nach dem Eisprung fort, bis die Schleimhaut etwa 6 mm dick ist. Sie ist von vielen Blutgefäßen durchzogen, die sich zusammenziehen, wenn die Eizelle nicht befruchtet wird. Dadurch wird die Versorgung der Schleimhaut mit Blut unterbrochen, und sie wird während der etwa 5 Tage dauernden Menstruation abgestoßen. Nach der Menstruation beginnt der Zyklus von neuem.

Der weibliche Zyklus wird von Hormonen gesteuert – chemischen Boten, die von der Hirnanhangdrüse und den Eierstöcken freigesetzt werden. Nach der Menstruation ist der Spiegel des Hormons Progesteron niedrig. Die Hirnanhangdrüse gibt das Follikelreifungshormon (HVL) ab, das die Entwicklung der Eizelle anregt. Es sorgt außerdem dafür, daß das Graaf-Follikel, die äußere Hülle der Eizelle, das Hormon Östrogen freisetzt. Das Östrogen läßt die Gebärmutterschleimhaut dicker werden. Um den 9. Zyklustag gibt die Hirnanhangdrüse ein anderes Hormon ins Blut ab, das luteinisierende Hormon (LH). Durch seine Einwirkung platzt das reife Follikel auf, und die reife Eizelle wird ausgestoßen; diesen Vorgang nennt man Eisprung (Ovulation). Es sorgt auch für die Bildung des Gelbkörpers (Corpus luteum) nach dem Eisprung. Dieser gibt Progesteron ab, das mit dem Östrogen zusammen die Gebärmutterschleimhaut auf die Aufnahme der befruchteten Eizelle vorbereitet. Kommt es nicht zur Befruchtung, hört um den 25. Tag die Ausschüttung von Progesteron und Östrogen auf, der Spiegel dieser Hormone im Blut sinkt drastisch ab. Da ihr keine weiblichen Hormone mehr zugeführt werden, bildet sich die Gebärmutterschleimhaut zurück und wird bei der Menstruation abgestoßen. Jetzt wirkt der niedrige Progesteronspiegel wieder als Rückkoppelungsmechanismus, der die Hirnanhangdrüse zur Ausschüttung des Follikelreifungshormons anregt.

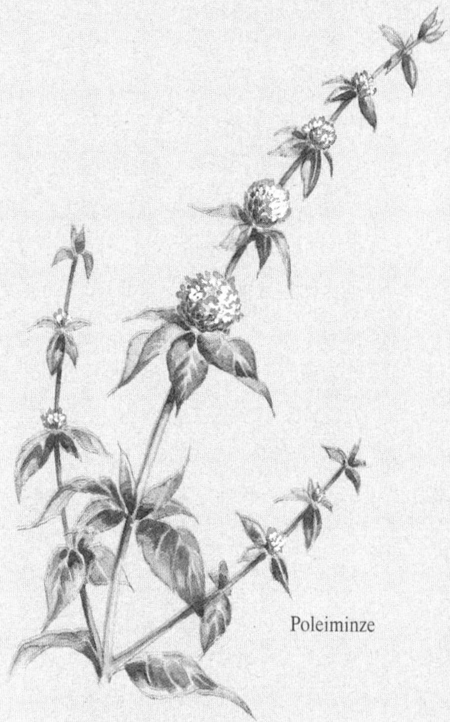

Poleiminze

Poleiminze wird von jeher als menstruationsauslösendes Mittel angewendet. Sie wird nur gegeben, wenn eine Schwangerschaft ausgeschlossen ist. Die Anwendung sollte ärztlich überwacht werden, denn es gab eine Anzahl von Todesfällen unter Frauen, die mit dem Öl eine Abtreibung versuchten.

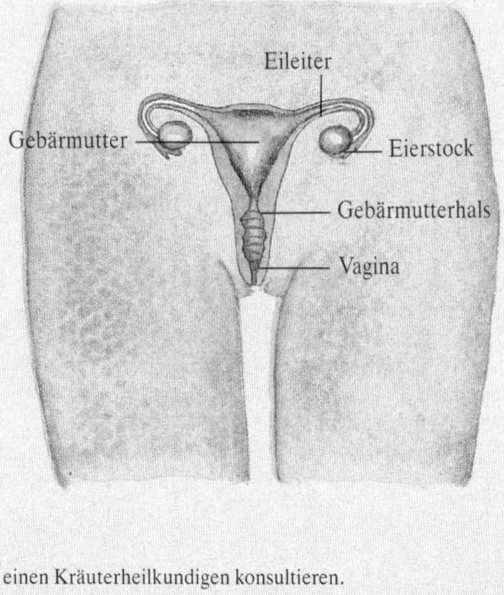

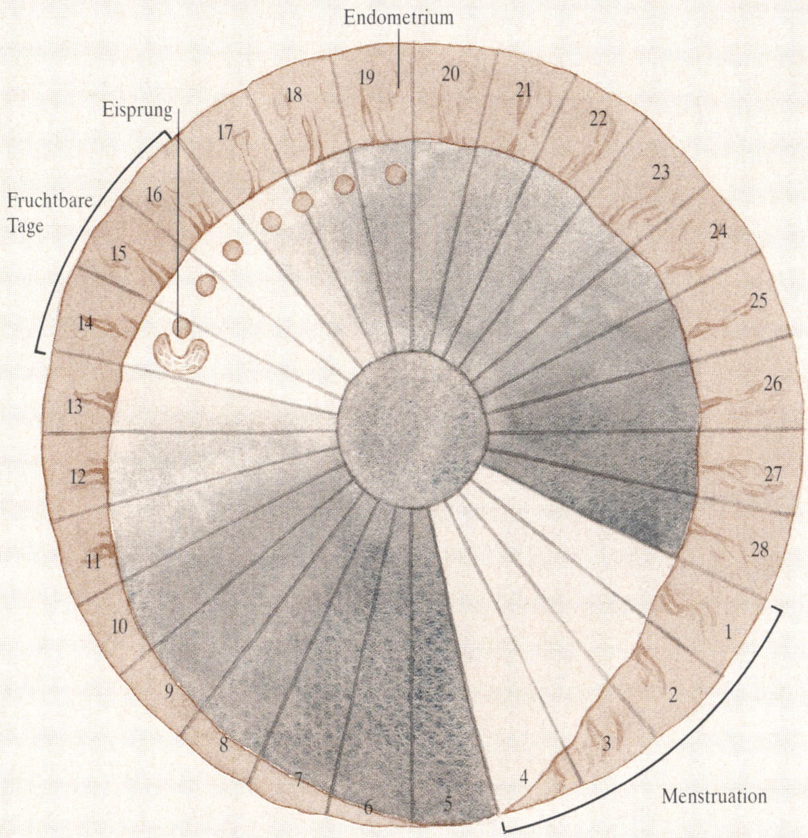

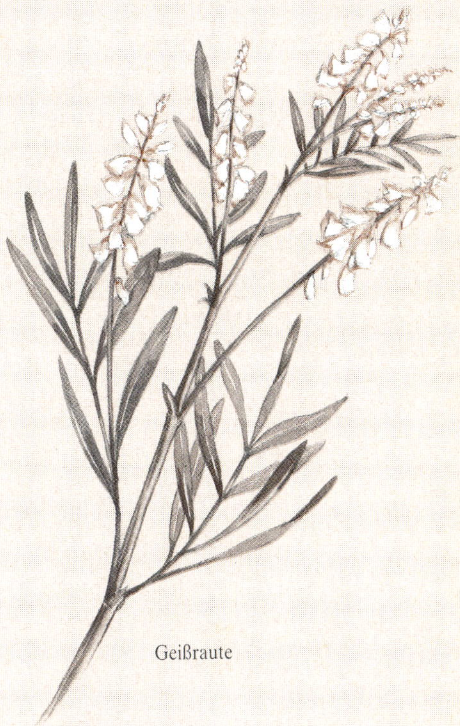
Geißraute

Milchtreibende Mittel

Viele Kräuter haben ähnliche Eigenschaften wie Hormone. Einige, wie die Geißraute, sind schon immer zur Förderung der Milchbildung eingesetzt worden. Durch sie nimmt nicht nur die Menge, sondern auch die Qualität der Milch zu. Manche dieser Kräuter, wie Fenchel und Anissamen, enthalten ätherische Öle, die über die Muttermilch in verdünnter Form an das Baby weitergegeben werden, was wiederum seine Verdauung fördert.

Storchenschnabel

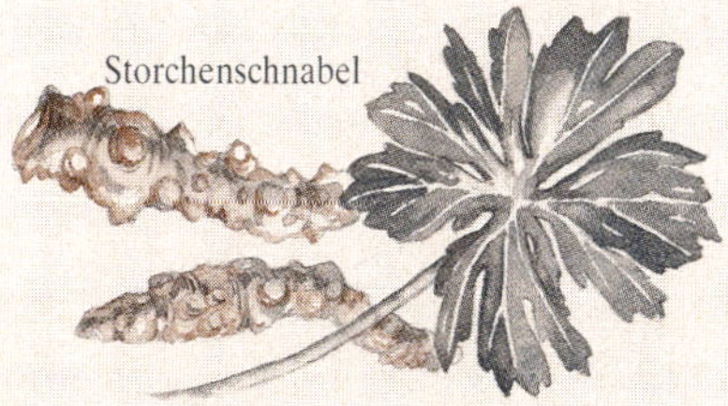

Adstringierende Kräuter

Durch ihre adstringierend wirkenden Tannine sind Kräuter wie Storchenschnabel und Himbeerblätter vielseitig einsetzbar. Sie kräftigen die Schleimhäute und Muskeln der Fortpflanzungsorgane, vermindern Ausfluß und zu starke Blutungen. (Bei solchen Symptomen sollte man immer einen Arzt aufsuchen.)

Erkrankungen

Prämenstruelles Syndrom (PMS)

Die pflanzliche Behandlung von PMS zielt darauf ab, das hormonelle Ungleichgewicht zu korrigieren. Besonders ein Mittel, das Nachtkerzenöl, wird bei PMS mit sehr großem Erfolg eingesetzt, vor allem bei Anschwellen der Brüste. Das Öl liefert Gammalinolsäure (GLS), aus der der Körper das hormonähnliche Prostaglandin PGE 1 herstellen kann. Die empfohlene Dosis ist 3000 mg pro Tag, über einen Zeitraum von 10 Tagen vor der Menstruation einzunehmen. Die positive Wirkung kann durch die zusätzliche Einnahme von Vitamin B_6 und E, Calcium und Zink gesteigert werden.

Untersuchungen der Universität Göttingen haben ergeben, daß Mönchspfeffer anscheinend die Hirnanhangdrüse zur Ausschüttung von Hormonen anregt, und diese wiederum den Gelbkörper zur Bildung von Progesteron und Östrogen. Kräuterheilkundige empfehlen, mehrere Monate lang vor dem Frühstück ½ TL der *Tinktur* (siehe Seite 193) einzunehmen. Sehr hilfreich ist auch Falsches Einkorn, das hormonähnliche Saponine enthält. Täglich 2–3 Tassen einer *Abkochung* (siehe Seite 193) der Wurzel trinken.

Auch einzelne Symptome können gezielt behandelt werden. Bei Kopfschmerzen trinkt man 2–3mal täglich einen *Aufguß* (C, siehe Seite 193) aus je 1 Teil Kamille, Küchenschelle und Baldrian sowie 2 Teilen Helmkraut und Eisenkraut. Bei Flüssigkeitsretention ist ein *Aufguß* (A, siehe Seite 193) aus Maisbart zu empfehlen; den Salzverbrauch einschränken.

Kräuterheilkundige unterscheiden zwei Formen von Menstruationsschmerzen. In dem einen Fall ist die Menstruation zu stark (sthenisch), und die heftigen Krämpfe lassen nach, sobald der Blutfluß einsetzt. Das Blut weist manchmal dunkelrote oder bläulich-rote Klümpchen auf. Andererseits kann sie auch zu schwach (asthenisch) sein. Hier treten die Schmerzen während oder nach der Menstruation auf; es fließt wenig, meist blaßrotes Blut. Wer plötzlich unter Menstruationsbeschwerden leidet, sollte sich vom Gynäkologen untersuchen lassen. Die Behandlung dieser beiden Formen von Menstruationsschmerzen mit pflanzlichen Mitteln unterscheidet sich ganz wesentlich.

Bei der sthenischen Form verschreiben Kräuterheilkundige meist eine Mischung aus Küchenschelle, Frauenschuh, Kamille, Frauenwurzel, Gemeinem Schneeball, Amerikanischem Schneeball, Yamswurzel und Herzgespann.

Bei zu schwacher Menstruation wird eine Mischung aus Gelbholz, Chinesischer Engelwurz, Falschem Einkorn, Herzgespann, Eisenkraut und Borretsch genommen.

Bei Krämpfen kann ein *Aufguß* (A, siehe Seite 193) aus je 1 Teil Gemeinem Schneeball, Kamille und Yamswurzel und ½ Teil Gelbholz helfen.

Sehr starke oder verlängerte Menstruation (Menorrhagie)

Wer längere Zeit sehr starke Blutungen hat, sollte zum Gynäkologen gehen, denn es könnte eine ernste Erkrankung dahinterstecken; es kann aber auch nur an einem Intrauterinpessar liegen. Wenn es keine organische Ursache gibt, wird der Kräuterheilkundige Mittel verschreiben, die tonisierend und adstringierend auf die Gebärmutter wirken und so die Blutung zum Stillstand bringen. Hierfür eignen sich Kräuter wie Odermennig, Waldlilie, Weiße Taubnessel, Hirtentäschelkraut, Storchenschnabel und Himbeerblätter.

Ausbleiben der Menstruation (Amenorrhoe)

Bei Ausbleiben der Menstruation liegt entweder eine Schwangerschaft vor, oder es könnten – ab einem Alter von 38 Jahren – bereits die Wechseljahre (Menopause) eingesetzt haben. Ist beides nicht der Fall, können milde Kräuterarzneien das regelmäßige Eintreten der Menstruation fördern. Kräuterheilkundige nehmen in solchen Fällen Falsches Einkorn, Poleiminze, Herzgespann, Frauenwurzel, Chinesische Engelwurz, Beifuß, Zimt und Ingwer.

Drohende Fehlgeburt

Wer meint, daß es zu einer Fehlgeburt kommen könnte, sollte den Gynäkologen bzw. den Arzt für Geburtshilfe aufsuchen. Wenn der Fetus zu schwach entwickelt ist, kann mit pflanzlichen Mitteln nichts gegen eine Fehlgeburt getan werden. Ist er durch eine Schwäche der Mutter bedroht, kann die Schwangerschaft mit Kräutern unterstützt werden. Die Kräuterheilkunde verwendet hierfür Yamswurzel, Falsches Einkorn und Amerikanischen Schneeball.

Geburt

Während der letzten drei Schwangerschaftsmonate ist ein Kräutertee zu empfehlen, der die Gebärmutter kräftigt und die Geburt erleichtert, und zwar ein *Aufguß* (B, siehe Seite 193) aus Himbeerblättern.

Wenn die Wehen zu schwach sind, kann man während der Geburt versuchen, schlückchenweise einen *Aufguß* (B, siehe Seite 193) aus Frauenwurzel oder Wanzenkraut zu trinken, der die Gebärmutterkontraktionen verstärkt. Sprechen Sie vor der Geburt mit Ihrem Arzt oder der Hebamme darüber.

Stillen

Viele Probleme beim Stillen ergeben sich daraus, daß das Baby nicht richtig angelegt wird.

Zur Behandlung wunder oder rissiger Brustwarzen empfiehlt sich eine Salbe mit Beinwell, Ringelblume oder Vogelmiere. Man kann auch einen *Umschlag* (siehe Seite 135) mit kleingehackter Gurke oder frisch gesammelter Vogelmiere machen.

Zur Anregung des Milchflusses trinkt man einen *Aufguß* (B, siehe Seite 193) aus einem der folgenden Kräuter: Eisenkraut, Borretsch, Geißraute, Kardobenediktenkraut, Dill, Fenchel, Anissamen, Mönchspfeffer oder Himbeerblätter.

Damit der Milchfluß aufhört, trinkt man einen stärkeren *Aufguß* aus 2 TL Salbei auf 1 Tasse kochendem Wasser.

Wechseljahre (Menopause)

Mit den Wechseljahren endet das gebärfähige Alter der Frau. Sie beginnen normalerweise etwa um das 50. Lebensjahr. In den Eierstöcken reifen dann keine Eizellen mehr heran, die Menstruation hört auf.

Viele Frauen haben in diesem Lebensabschnitt wenig oder keine Beschwerden. Man kann sie weitgehend vermeiden, wenn man regelmäßig Sport treibt, sich ausgewogen und mit vollwertigen Nahrungsmitteln ernährt und ein glückliches, erfülltes Leben führt mit der Unterstützung eines verständnisvollen Partners. Manche Frauen haben jedoch gesundheitliche Probleme, die mit dem Sinken des Progesteron- und Östrogenspiegels zusammenhängen. Zu diesen Symptomen gehören »fliegende Hitze«, Depressionen, Herzklopfen und Austrocknen des natürlichen Scheidensekrets, was zu Schmerzen beim Geschlechtsverkehr führt. Die übliche Antwort der Schulmedizin ist eine Hormonersatztherapie. Es lohnt sich aber zu versuchen, das Hormongleichgewicht mit einer Kräutermischung wiederherzustellen, statt auf diese Therapie zurückzugreifen.

Um das Hormongleichgewicht wiederherzustellen, empfiehlt sich eine *Abkochung* (siehe Seite 193) aus je 1 Teil Falschem Einkorn, Wanzenkraut, Frauenwurzel, Mönchspfeffer, Kardobenediktenkraut, Yamswurzel sowie ½ Teil Süßholz.

»Fliegende Hitze« kann man durch einen *Aufguß* (B, siehe Seite 193) aus je 1 TL Salbei und Herzgespann in Grenzen halten. Auch Vitamin E (etwa 400 I.E. täglich) kann helfen.

In die Scheide kann man eine Mischung aus Vitamin-E-Öl und Beinwellsalbe einbringen.

Bei Depressionen in den Wechseljahren ist ein *Aufguß* (B, siehe Seite 193) aus einem der folgenden Kräuter zu empfehlen: Hafer, Johanniskraut, Eisenkraut, Borretsch, Zitronenmelisse, Herzgespann, Rosmarin oder Helmkraut.

Bei Herzklopfen kann ein *Aufguß* (B, siehe Seite 193) aus Baldrian, Zitronenmelisse, Weißdorn und Herzgespann zu gleichen Teilen hilfreich sein.

Soor

Soor ist eine Infektion mit *Candida albicans*, einem Hefepilz, der in uns allen vorhanden ist. Das Problem entsteht erst dann, wenn er außer Kontrolle gerät und Mund, Rachen, Darmtrakt, Genitalien und Harnwege infiziert. Er kann sogar in den Blutkreislauf und andere Körpergewebe eindringen. Wenn man zuläßt, daß er sich vermehrt, kann dies zu einer Vielzahl von körperlichen und sogar geistigen Symptomen führen, denn er produziert manchmal die giftige Substanz Azetaldehyd.

Da *Candida albicans* an warmen und feuchten Körperstellen besonders gut gedeiht, kann es bei Frauen häufig zu diesem Pilzbefall in der Scheide kommen, vor allem während der Schwangerschaft.

Soor in der Scheide macht sich durch heftiges Jucken, Empfindlichkeit und einen dicken weißlichen Ausfluß bemerkbar. Ein Pilzbefall im Verdauungstrakt kann zu Unterleibsblutungen, Schmerzen und Durchfall führen. Soor in Mund oder Rachen kann geschwollene Drüsen, einen wunden Hals, Mund oder Zunge zur Folge haben.

Besonders anfällig für Soor sind auch Diabetiker, bei denen überhöhter Blutzuckerspiegel und Zucker im Harn dem Candida-Pilz ideale Bedingungen zur Vermehrung schaffen. Es werden immer mehr Menschen von diesem Pilz befallen, was wahrscheinlich teilweise am häufigen Gebrauch von Antibiotika und Steroiden liegt. Sie schalten andere natürliche Hefepilze aus, die den Candida-Pilz unter Kontrolle halten, und schwächen in gewisser Weise das Immunsystem, das ihn bekämpfen könnte. Auch wer keine Antibiotika nimmt, kann sie sozusagen »aus zweiter Hand« bekommen, nämlich durch Fleisch, das Rückstände an Antibiotika enthält.

Ein weiterer Faktor bei den explosionsartig zunehmenden Gesundheitsproblemen durch *Candida albicans* ist falsche Ernährung. Als vorbeugende und lindernde Maßnahme bei Soor empfiehlt sich, Zucker, süße Nahrungsmittel und Getränke, Kuchen und gereinigte Stärke in jeder Form zu meiden. Es ist auch sehr wichtig, eine Zeitlang nichts zu essen und zu trinken, was Hefesporen enthält oder einem Gärprozeß unterzogen wurde. Dazu gehören Pilze, Essig, Sojasauce, Käse (Quark in manchen Fällen ausgenommen), Trockenobst, Malzprodukte und Alkohol. Mit Sauerteig oder Hefe hergestelltes Brot sollte durch ungesäuertes ersetzt werden.

Mit manchen Lebensmitteln kann man den Pilz in Grenzen halten. Kaltgepreßtes Olivenöl zum Beispiel enthält Ölsäure, die die Vermehrung von Hefepilzen hemmt. Zur Vorbeugung und Behandlung von Soor sind auch Knoblauch und ungesüßter Joghurt mit lebenden Kulturen zu empfehlen. Für den Körper günstige Hefe ist in Präparaten mit Milchsäurebazillen enthalten, die man in der Apotheke bekommt.

Gegen Pilzinfektionen wirksame Heilkräuter sind Ringelblume, Kanadische Gelbwurzel, Rosmarin, Ysop, Thymian und Fenchel. Man kann sie als *Aufguß* (B, siehe Seite 193) oder *Abkochung* zubereiten.

Bei Soor in der Scheide gibt man in den Aufguß oder in die Abkochung noch ein paar Tropfen ätherisches Öl von Thymian, Oregano, Ysop oder Zimt und macht damit eine Spülung der äußeren Geschlechtsteile oder einen feuchten Umschlag, um Jucken oder Brennen zu lindern. Man sollte keine Strumpf- oder Unterhosen aus synthetischem Material tragen, denn damit hat der Pilz ideale Bedingungen für die Vermehrung. Auch Kamillensitzbäder oder Salzbäder können helfen. Für das Kamillensitzbad macht man einen *Aufguß* (A, siehe Seite 193), gibt ihn nach dem Abkühlen ins Wasser, das ebenfalls kühl sein sollte, und setzt sich einige Minuten hinein. Man kann auf die wunden Stellen auch ungesüßten Joghurt mit lebenden Kulturen auftragen. Bei Soor in Mund und Rachen sind Mundwässer mit adstringierenden Kräutern wie Hamamelis, Schlangenknöterich oder Salbei zu empfehlen. Man stellt einen *Aufguß* (B, siehe Seite 193) her, läßt ihn abkühlen und gibt jeder Tasse 2 Tropfen Thymianöl zu. Man kann auch 1 TL Myrrhe- oder Ringelblumen*tinktur* (siehe Seite 135), in 1 Tasse Wasser verdünnt, nehmen. Mundspülen oder Gurgeln mit reinem Zitronensaft, mit der gleichen Menge Wasser verdünnt, ist ebenfalls hilfreich.

Das Nervensystem

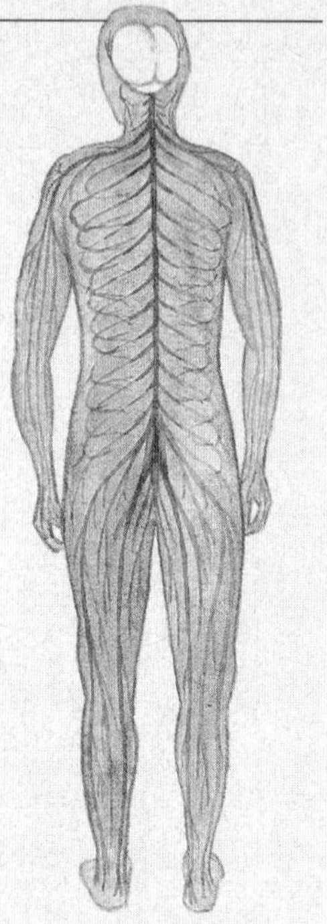

Man ist sich heute darin einig, daß Krankheiten sowohl aus der Seele (oder Psyche) als auch vom Körper (oder Soma) her kommen. Psychische Probleme können sich körperlich ausdrücken, umgekehrt können körperliche Leiden auch Auswirkungen auf die Psyche haben. Nirgendwo werden die vielfältigen Zusammenhänge der menschlichen Struktur und die wechselseitige Beziehung von Seele und Körper so deutlich wie beim Nervensystem.

Das Nervensystem besteht aus Nervenzellen, Neuronen genannt, die aus einem Zellkörper und einem langen Fortsatz, als Axon bezeichnet, zusammengesetzt sind. Was wir Nerven nennen, sind eigentlich Bündel dieser faserigen Fortsätze. Manche Axone sind sehr lang, gehen zum Beispiel vom Rückenmark bis zu den Füßen. Die Nervenzellen können sich gegenseitig Botschaften übermitteln, wodurch wir die Informationen der Außenwelt verarbeiten und unsere innere Welt darauf einstellen können.

Die beiden Hauptteile sind das Zentralnervensystem, das Gehirn und Rükkenmark umfaßt, und das periphere Nervensystem, zu dem das Umwelt- oder animale Nervensystem und das vegetative (autonome) Nervensystem gehören. Das animale Nervensystem wiederum umfaßt 43 Paar peripherer Nerven, die vom Zentralnervensystem ausgehen. Es gibt zwei Arten von peripheren Nerven: afferente oder Sinnesnerven, die Informationen der Sinne an Rückenmark und Gehirn weiterleiten, und efferente oder motorische Nerven, die Anweisungen des Gehirns an den Körper weitergeben. Gehirn und Rückenmark erhalten, verarbeiten und handeln aufgrund von Informationen, die sie vom peripheren Nervensystem bekommen.

Das vegetative Nervensystem steuert reflexhafte Vorgänge wie Verdauung, Atmung und Blutkreislauf. Es besteht aus dem sympathischen und dem parasympathischen Nervensystem. Zum sympathischen Nervensystem gehören Nerven, die im Brustbereich vom Rückenmark ausgehen. Das parasympathische Nervensystem besteht aus zwei Gruppen von Nerven: die eine geht von der Schädelregion aus, die andere vom Ende des Rückgrats, der Kreuzgegend. Das sympathische Nervensystem bereitet uns auf das Handeln angesichts einer Gefahr vor, auf die »Kampf- oder Flucht«-Reaktion. Wenn wir eine Gefahr spüren, unterstützt das sympathische Nervensystem die Körperfunktionen, die für die Muskelaktivität wichtig sind, und verringert die, die in diesem Fall hinderlich sind. So wird die Verdauung reduziert, und der Speichelfluß hört auf, was zu einem trockenen Mund führt; die Haut wird blaß, weil das Blut in die Muskeln abgezogen wird; die Schweißdrüsen sondern verstärkt Schweiß ab, um den Körper abzukühlen; Herzschlag und Atmung werden schneller und die Pupillen größer, damit man besser sieht. Das parasympathische System sorgt wieder für das Gleichgewicht der Funktionen, wenn der kritische Punkt überwunden ist; es verlangsamt Atmung und Herzschlag und entspannt die Muskeln. Heutzutage werden diese körperlichen Reaktionen oft völlig unnötig von Belastung und Anspannung durch das moderne Leben ausgelöst. Glücklicherweise gibt es in der Pflanzenheilkunde viele Mittel, um das Nervensystem zu unterstützen und diesem Streß zu begegnen.

Die Kräuterkategorien

Zur Behandlung von Nervenleiden gibt es zwei Hauptgruppen von Kräutern – entspannende und aufbauende. Anregende Kräuter sind in der Anwendung begrenzter, denn übermäßiger Gebrauch belastet das Nervensystem.

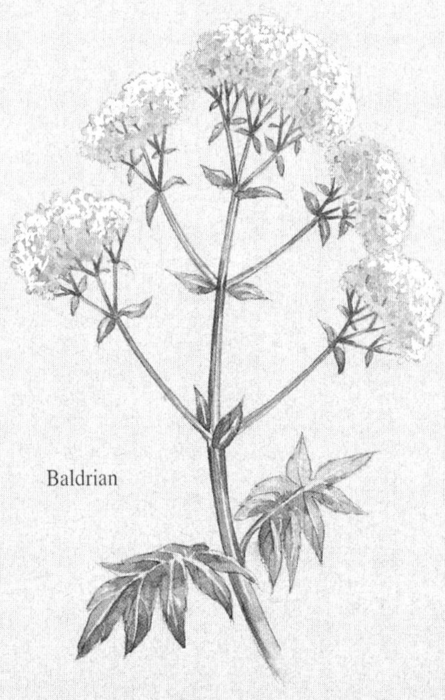

Baldrian

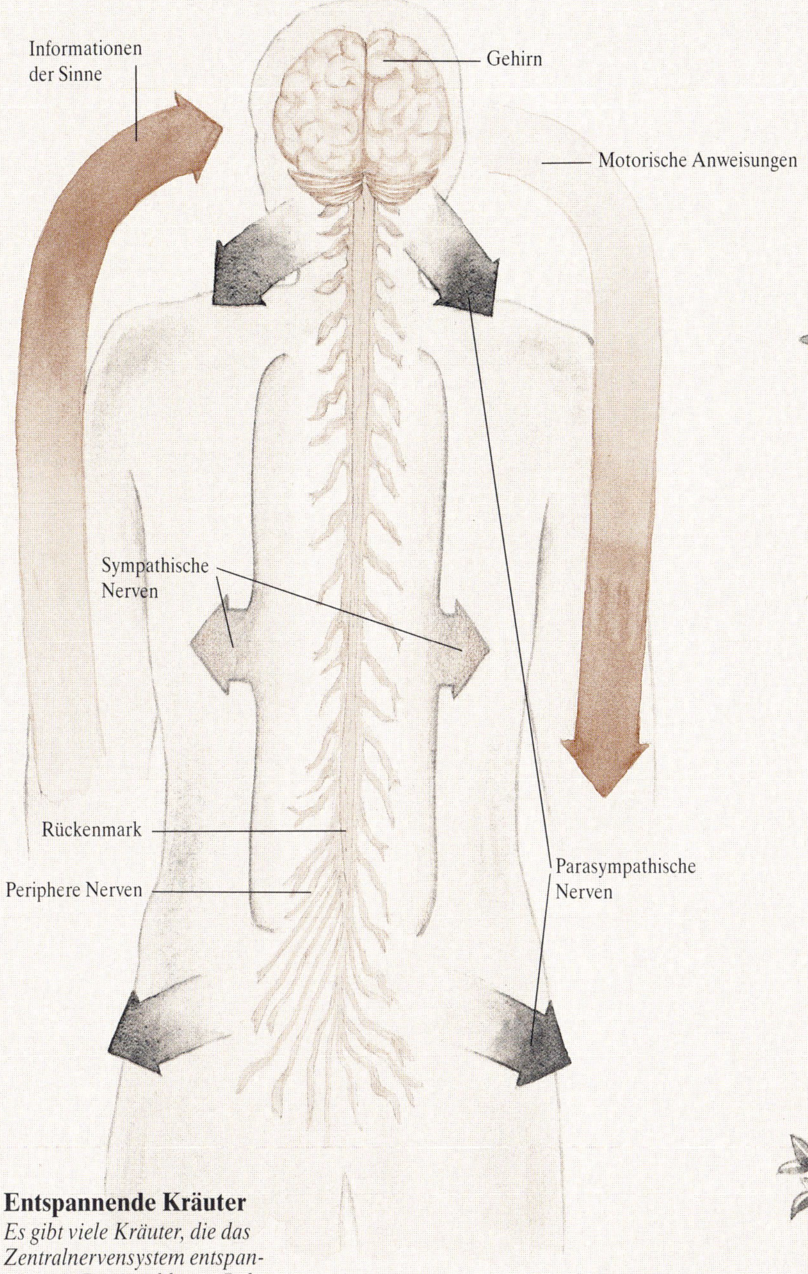

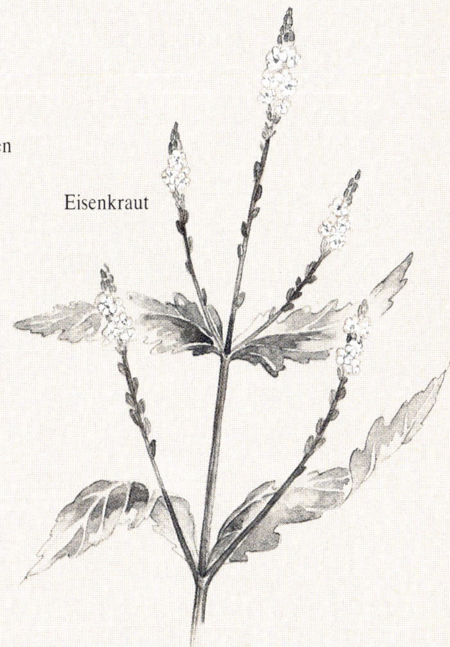

Aufbaumittel

Dazu zählen Eisenkraut, Helmkraut, Hafer und Ginseng. Aufbaumittel wie diese sind besonders hilfreich, wenn das Nervensystem geschwächt oder angegriffen ist, zum Beispiel nach langer Krankheit.

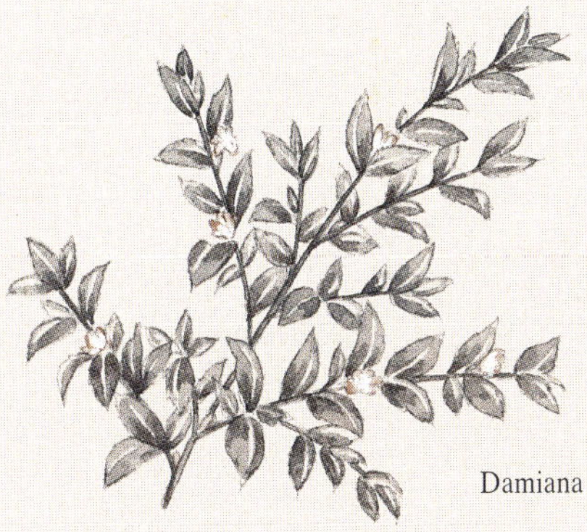

Entspannende Kräuter

Es gibt viele Kräuter, die das Zentralnervensystem entspannen, wie Passionsblume, Baldrian, Schneeball, Hopfen und Kamille. Die beiden letztgenannten wirken örtlich auch entspannend auf einen verkrampften Verdauungstrakt ein. Kräuter mit ätherischen Ölen können das limbische System im Gehirn über die Geruchsorgane direkt beeinflussen – was die Wirksamkeit der Aromatherapie erklärt.

Anregende Kräuter

Kaffee, Tee und Coca-Cola enthalten Koffein, das das Zentralnervensystem anregt. Auch bei Damiana ist das der Fall. Solche anregenden Mittel sollten jedoch nicht über längere Zeit genommen werden, da sonst die Energiereserven des Körpers schnell verbraucht werden, was zur Erschöpfung führt.

Erkrankungen

Migräne und Kopfschmerzen

Unter Migräne versteht man starke, meist einseitige Kopfschmerzen, die sich manchmal durch Sehstörungen ankündigen und oft von Übelkeit, Erbrechen und Lichtempfindlichkeit begleitet sind. Solche Kopfschmerzen scheinen dann aufzutreten, wenn sich Arterien im Gehirn zuerst zusammenziehen und dann erschlaffen. Wenn die Migräne am stärksten ist, sind im Gesicht und auf der Kopfhaut manchmal angeschwollene Arterien zu sehen, die oft auch druckempfindlich sind.

Migräne ist mit einer Kombination aus diätetischen Maßnahmen, Kräutern und Entspannungstechniken sehr gut zu behandeln. Migränekranke sind oft Perfektionisten, die hohe Anforderungen an sich stellen und lernen müssen, ein »geruhsameres« Leben zu führen.

Bei manchen Frauen tritt Migräne während der Menstruation auf. In diesen Fällen ist meist das Hormongleichgewicht gestört (siehe Seite 220).

Wer an Migräne leidet, sollte zur Vorbeugung 1mal täglich 1 frisches Blatt Mutterkraut (siehe Seite 47) zwischen 2 Scheiben Brot essen. Außerdem ist ein *Aufguß* (A, siehe Seite 193) aus je 1 Teil Kamille, Weißdorn, Hopfen und Pfefferminze, je 2 Teilen Betonie und Helmkraut und ½ Teil Küchenschelle zu empfehlen. Für diesen Tee kann man auch zusätzlich Lindenblüten, Baldrian, Rosmarin und Eisenkraut nehmen.

Auch lokal angewendete Mittel können viel helfen. Man verrührt 10 Tropfen Rosmarin- oder Lavendelöl mit 6 TL Pflanzenöl und reibt die betreffende Stelle damit sanft ein. Es tut auch gut, feuchte Minzeblätter auf die Schläfen zu legen. Bei Übelkeit und Kopfschmerzen kann auch ein *Aufguß* (A, siehe Seite 193) aus Pfefferminze oder Kamille helfen.

Von bestimmten Lebensmitteln weiß man, daß sie bei vielen Migränekranken einen Anfall auslösen können. Man sollte also die folgenden Lebensmittel meiden und beobachten, ob eine Verbesserung eintritt: Kaffee, Tee, Kakao, Schokolade, Hefeextrakt, Orangen, Bananen, Hartkäse, Alkohol, Sahne und in Essig eingelegtes Gemüse. Außerdem sollte man möglichst wenig Fleisch essen und regelmäßig Entspannungsübungen machen. Am Wochenende sollte man nicht später als üblich aufstehen, denn auch das kann manchmal einen Migräneanfall auslösen.

Schlafstörungen

Die Lebensqualität wird vielleicht durch nichts mehr beeinträchtigt als durch unzureichenden Schlaf. Für Schlafstörungen gibt es viele Gründe. Im Alter braucht man normalerweise weniger Schlaf, und diese zusätzlichen freien Stunden kann man sinnvoll nutzen, wenn man sich gut fühlt und eine Beschäftigung hat. Auch wenn man einen Mittagsschlaf hält, braucht man nachts weniger Schlaf. Manchmal sind Schlafstörungen auf bestimmte Leiden wie Gelenkschmerzen oder Verdauungsprobleme zurückzuführen. Schwere Abendmahlzeiten oder coffeinhaltige Getränke vor dem Zubettgehen sollte man natürlich vermeiden. Viel häufiger aber beruhen Schlafstörungen auf tagsüber angestauter Spannung. Entspannung, Meditation und regelmäßiger Sport können helfen, um das überlastete Nervensystem zu beruhigen.

Unabhängig von der Ursache der Schlafstörung sollte man auf jeden Fall vermeiden, Schlaftabletten zu nehmen, denn sie können langfristig zu Gesundheitsschäden führen. Sie machen abhängig, und viele Menschen leiden unter Entzugserscheinungen, wenn sie davon loskommen wollen.

Pflanzliche Mittel sind eine sichere und nicht abhängig machende Alternative zu Schlaftabletten. Man kann zum Beispiel einen *Aufguß* (B, siehe Seite 193) aus 1 TL Kamille oder Lindenblüten auf 1 Tasse kochendem Wasser trinken. Zu empfehlen ist auch ein *Aufguß* aus 2 TL der folgenden Kräutermischung auf 1 Tasse kochendem Wasser: je 2 Teile Passionsblume und Helmkraut, je 1 Teil Baldrian und Hopfen und ½ Teil Süßholz. Man trinkt diesen Tee vor dem Zubettgehen.

Auch ein entspannendes Kräuterbad hilft. Man füllt dazu ein Baumwollsäckchen mit Lavendelkraut und hängt es um den Heißwasserhahn, so daß das heiße Wasser darüberläuft. Bevor man ins Bad steigt, gibt man noch einen abgeseihten Aufguß aus Lavendel dazu, um die Wirkung zu steigern. Man muß nur aufpassen, daß man nicht in der Badewanne einschläft!

Schlaffördernd wirkt auch eine Mischung aus 2 TL Apfelessig und 1 TL Honig, in 1 Tasse heißem Wasser verrührt. Möglicherweise haben das Calcium und andere Spurenelemente dieser Mischung eine beruhigende Wirkung, die zum Schlaf verhilft.

Ginseng
Ginseng enthält Substanzen, die die Nerven sowohl beruhigen wie anregen.

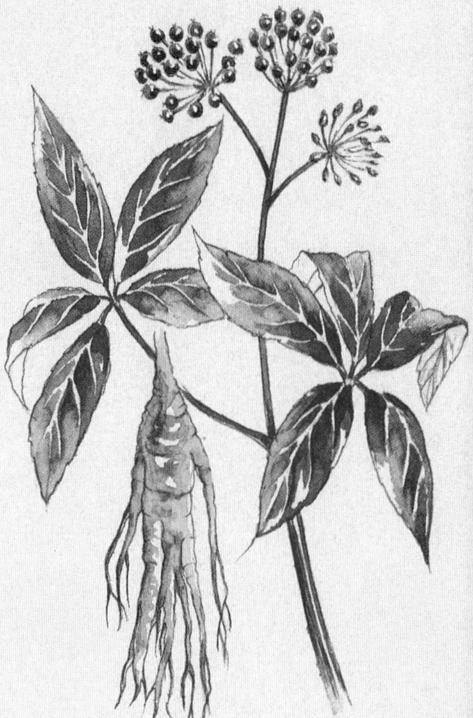

Bitte im Glossar die warnenden Hinweise (»Achtung«) bei den einzelnen Kräutern nachlesen. Im Zweifelsfall einen Kräuterheilkundigen konsultieren.

Angstzustände

Chronische Angstzustände sind oft eine Reaktion auf Streß und können zu großen gesundheitlichen Problemen führen. Der Lebensstil des 20. Jahrhunderts versetzt das sympathische Nervensystem in einen Alarmzustand – den »Kampf- oder Flucht«-Mechanismus –, ohne daß es ein Ventil dafür gibt. Deshalb wird Angst auch als »verdünnte Furcht« bezeichnet. Hier sind Kräuter angezeigt, die das zentrale und sympathische Nervensystem stärken und entspannen. Zur Beruhigung eines überlasteten Nervensystems eignen sich *Aufgüsse* (siehe Seite 193) aus Kräutern wie Kamille, Lindenblüten, Hopfen, Baldrian und Frauenschuh, die alle entspannend wirken. Gleiches gilt für *Aufgüsse* (B, siehe Seite 193) aus Eisenkraut, Helmkraut und Hafer. Streß kann man auch durch Massage mit *ätherischen Ölen* (siehe Seite 193) wie Lavendel- oder Rosenöl und Neroli verringern. Auch mit der Bach-Blütentherapie (siehe Seite 235) sollte man es versuchen. Meditation, Entspannung und Gespräche mit einem Psychotherapeuten können sehr viel dazu beitragen, Angstzustände zu lindern.

Depressionen

Wer an Depressionen leidet, sollte Antidepressiva meiden und es statt dessen mit anderen Mitteln versuchen.
Pflanzliche Arzneien können sehr viel dazu beitragen, der körperlichen Erschöpfung und Schwäche, die oft dahintersteht, entgegenzuwirken. Manche Kräuter haben sich außerdem den wohlverdienten Ruf erworben, stimmungsaufhellend zu wirken.
Zu den Kräutern, die das Nervensystem stärken, gehören Hafer, Ginseng (als Kapseln oder Tabletten in der Apotheke erhältlich), Damiana, Eisenkraut, Helmkraut und Betonie. Stimmungsaufhellend wirken insbesondere Zitronenmelisse, Rosmarin, Johanniskraut und Borretsch. Man kann sie gut als *Aufguß* (B, siehe Seite 193) zubereiten. Auch *ätherische Öle* (siehe Seite 193) wie Bergamottöl, Orangen-, Zitronen-, Rosen- und Jasminöl und Neroli kann man bei Depressionen als heilende Massageöle wirksam einsetzen.
Regelmäßige Gespräche mit einem Psychotherapeuten können dabei helfen, die Ursachen der Depressionen besser zu verstehen und ein positives Selbstbild aufzubauen, das in diesem Zustand fehlt. Auch regelmäßiger Sport ist ein gutes Mittel gegen Depressionen, denn dadurch wird die Bildung stimmungsaufhellender Hormone, der Endorphine, gefördert.
Die beste »Nahrung« für das Nervensystem ist eine vollwertige Ernährung, die alle Nährstoffe liefert. Auch die an Vitamin B reiche Bierhefe kann hilfreich sein (aber nur bei einem gesunden Darm!), ebenso wie die Bach-Blütentherapie (siehe Seite 235).

Neuralgie (Nervenschmerz)

Der vom Nervenschmerz betroffene Körperteil schreit oft nach Nährstoffen, und deshalb muß man alle physiologischen Faktoren, die für die Gesundheit wichtig sind, in Betracht ziehen. Eine rein symptomatische Behandlung, die nur darauf abzielt, den Schmerz zu beseitigen, ist keine Lösung.
Der Kräuterheilkundige stellt fest, ob die betreffende Körperstelle zu sehr angespannt oder zu sehr entspannt und schlaff ist. Wenn sie zu sehr angespannt ist, verschreibt er entspannende Kräuter wie Gemeinen Schneeball, Baldrian, Hopfen, Giftlattich und Frauenschuh.
Auch eine lokale Behandlung mit *Kompressen* (siehe Seite 135) mit diesen Kräutern oder Lobelienpflaster, die allerdings nur ein geschulter Fachmann verordnen sollte, können helfen. Wenn der Tonus an der schmerzenden Stelle zu gering ist, verschreibt der Kräuterheilkundige wahrscheinlich Johanniskraut, Hafer, Damiana, Helmkraut und Eisenkraut. Ingwer, Engelwurz und Weißdorn verbessern die Versorgung mit arteriellem Blut, und Ingwer*kompressen* (siehe Seite 135) sind hilfreich, wenn der betreffende Bereich kalt und schlaff ist. Die Lymph- und Venendrainage kann durch Klebkraut und Ringelblume verbessert werden. Johanniskrautöl, äußerlich angewendet, ist bei Nervenschmerzen und besonders bei Ischias sehr wirksam. Bei Nervenschmerzen helfen auch Kräuterbäder und heiße oder kalte *Kompressen* (siehe Seite 135) aus den vorher erwähnten Kräutern. In jedem Fall muß aber festgestellt werden, was die Ursache ist.

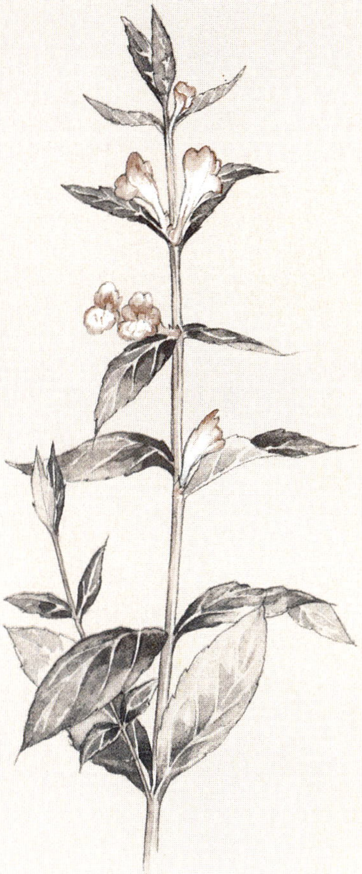

Helmkraut
Helmkraut wirkt kräftigend, beruhigend und krampflösend, stärkt und stützt das Nervensystem. Viele Nervenleiden wie Migräne, Depressionen, Angst, Schlaflosigkeit und Neuralgie werden damit erfolgreich behandelt.

Das Auge

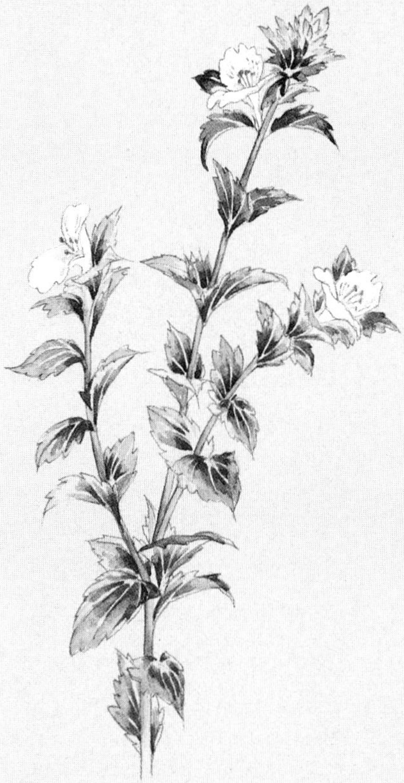

Augentrost
Culpeper hat mit seiner Bemerkung zum Augentrost vielleicht etwas übertrieben, nämlich daß »das Kraut die Hälfte der Brillenmacher ruinieren würde, wenn man es mehr anwenden würde«. Das Kraut ist aber zweifellos ein ausgezeichnetes Mittel bei Augenleiden. Man kann es sowohl äußerlich als Kompresse oder Waschung wie innerlich in Form von Tee oder Tinktur anwenden.

Licht ist lebenswichtig, und unsere Augen sind die direkte Verbindung dazu. Wenn Licht auf das Auge trifft, wird es von der Linse gebündelt und gelangt dann zu den empfindlichen Sinneszellen der Netzhaut im Augenhintergrund. Dort werden die elektromagnetischen Wellen des Lichts in Nervenimpulse umgewandelt und über den Sehnerv dem Gehirn übermittelt, wo sie zu Bildern zusammengesetzt werden. Licht ist für unser seelisches und körperliches Wohlbefinden von größter Wichtigkeit. Kürzlich durchgeführte Untersuchungen haben gezeigt, daß eine bestimmte Art von Depressionen auf Lichtmangel zurückzuführen ist; sie tritt besonders in den dunklen Wintermonaten der nördlichen Hemisphäre auf. Man hat auch entdeckt, daß Tränen winzige Mengen an Endorphinen enthalten, die wie Opiate eine beruhigende Wirkung haben und zu unserem Wohlbefinden beitragen. Diese Erkenntnisse bestätigen nur, was schon immer bekannt war, nämlich daß die Augen der Spiegel unserer Seele sind. Der Kräuterheilkundige schaut zuerst auf die Augen des Patienten, um festzustellen, ob er auf dem Wege der Besserung ist. Wir benützen unsere Augen, sobald wir sie aufschlagen, schenken ihnen aber kaum Beachtung, solange sie gut funktionieren. Sie richtig zu benützen ist aber sehr wichtig, wenn wir uns die Sehkraft erhalten wollen. Im Yoga ist der Wert von Augenübungen seit Jahrtausenden bekannt. Auch im China von heute beginnen die Schulkinder den Tag mit Augenübungen, und wir wären gut beraten, es ihnen gleich zu tun. Benetzen Sie gleich nach dem Aufstehen die Augen mit kaltem Wasser. Setzen Sie sich dann hin, und rollen Sie die Augen nach rechts und nach links. Anschließend schauen Sie, ohne den Kopf zu bewegen, nach unten und oben, links und rechts, geradeaus, schräg nach oben und unten. Legen Sie dann die gewölbten Hände auf die geschlossenen Augen und stellen sich etwa 30 Sekunden lang vor, daß Sie auf tiefschwarzen Samt blicken. Das tut den Augen ausgesprochen gut. Trainieren Sie die Augenmuskeln durch Veränderung der Sichtweite. Schauen Sie auf einen Bleistift, den Sie sich vor die Nase halten, und dann aus dem Fenster hinaus ins Weite. Das ist eine sehr gute Übung für Städter und Leute, die den ganzen Tag am Bildschirm arbeiten und oft gar nicht mehr wissen, wie wohltuend der Blick in die Ferne ist. Schließlich sollten Sie auch mehrmals täglich den Dingen Ihrer Umgebung »Farbe und Form geben«, denn Sehen ist nicht unbedingt das gleiche wie Hinschauen. Nehmen Sie Farbe und Form aller Dinge bewußt wahr. Sie werden überrascht sein, wieviel lebendiger die Welt dadurch wird.

Erkrankungen der außenliegenden Bereiche des Auges wie Augenlider und Bindehaut – die durchsichtige Membran über dem Augapfel – sind mit pflanzlichen Mitteln sehr gut zu behandeln. Bei ernsteren Erkrankungen des inneren Auges oder des Sehnervs wie Grüner Star, Regenbogenhautentzündung, Netzhautablösung, Grauer Star und anderen Ursachen für Erblindung ist es schon wesentlich schwieriger. Das heißt aber nicht, daß in manchen Fällen nicht doch eine Verbesserung erreicht werden kann, wenn der allgemeine Gesundheitszustand gebessert wird.

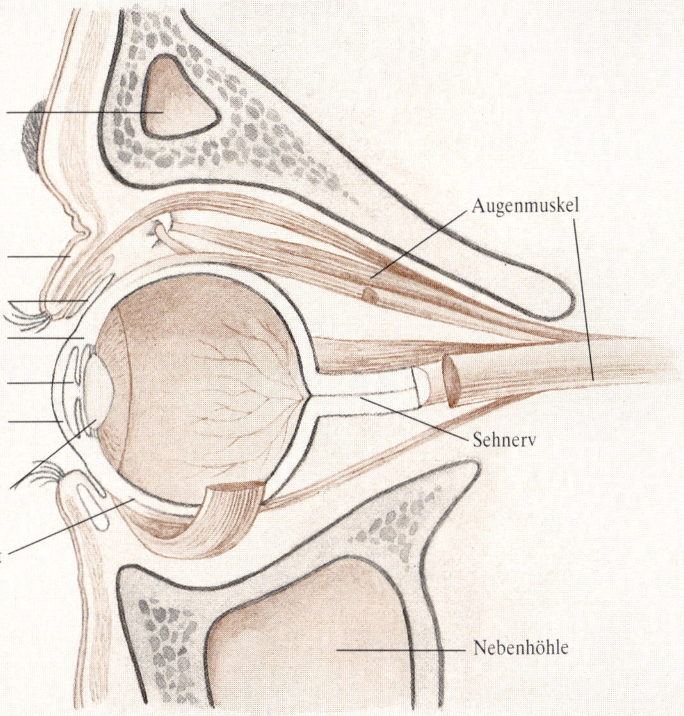

Erkrankungen

Bindehaut- und Lidentzündung

Die Bindehaut, eine Schleimhaut, bedeckt den größten Teil des Augapfels und die Innenseite der Augenlider. Eine akute Bindehautentzündung wird meist durch eine bakterielle oder Virusinfektion verursacht, kann aber auch durch eine allergische Reaktion wie Heuschnupfen ausgelöst werden. Die chronische Entzündung kann auf einer Infektion oder der starken Luftverschmutzung in den Städten beruhen. Manchmal sind auch ältere Menschen davon betroffen, wenn die Bindehaut allmählich trockener wird. Eine Form der von Viren verursachten Bindehautentzündung, die Ägyptische Augenkrankheit oder Trachom, tritt vorwiegend in der Dritten Welt auf und kann zur Erblindung führen. Die Lidentzündung entsteht durch Infektion.

Beide Erkrankungen lassen sich gut mit Augenbädern aus Augentrost und Ringelblumenblüten behandeln (siehe »Müde, überanstrengte Augen«). Eine schwache *Abkochung* (siehe Seite 193) mit Kanadischer Gelbwurzel ist ein ebenfalls wirksames Mittel. Man kocht ½ TL der Wurzel in 350 ml destilliertem Wasser.

Für das Augenbad kann man auch 20 Tropfen Augentrost*tinktur* (siehe Seite 193) mit 4 EL Rosenwasser mischen. Die Flüssigkeit muß vor der Anwendung sterilisiert werden, und man behandelt jedes Auge mit einer neuen Lösung.

Wenn ein Kind entzündete Augen hat (Lidentzündung), sollte es oft seine Hände waschen und nicht die Augen reiben, denn das kann zu einer Infektion führen. Auch ein kalter *Umschlag* (siehe Seite 135) aus dem Fruchtfleisch gebackener oder geschmorter Äpfel oder ein Augenbad mit gewöhnlichem Tee sind hilfreich.

Müde, überanstrengte Augen

Wenn die Augen schnell ermüden, sollte man nicht bei Neonlicht oder in rauchigen Räumen arbeiten und abends Lesen, Fernsehen und Autofahren vermeiden.

Müden Augen tut ein steriler *Aufguß* (B, siehe Seite 193) aus Augentrost und destilliertem Wasser gut. Man läßt die Flüssigkeit abkühlen und bereitet für jedes Augenbad einen neuen Aufguß zu. Auch für jedes Auge eine frische Lösung nehmen, damit die Infektion nicht übertragen wird. Auch Augentrosttee kann man trinken; hierfür ist kein destilliertes Wasser nötig. Für die Aufgüsse kann man statt Augentrost auch Holunderblüten, die Blütenblätter der Ringelblume, Wegerich- und Himbeerblätter, Kornblume, Fenchelsamen oder einfach reines Rosenwasser verwenden, das man in der Apotheke bekommt.

Sehr erholsam und beruhigend ist auch, auf die geschlossenen Lider je 1 frische Gurkenscheibe zu legen und sich in einem abgedunkelten Raum 15 Minuten auszuruhen; nach 5 bis 10 Minuten neue Scheiben auflegen. Man sollte auch viel Vitamin A (Möhren enthalten eine Vorstufe des Vitamin A und sind für die Augen besonders gut), B und C essen. Zur Linderung von Schwellungen im Augenbereich sind *Kompressen* (siehe Seite 135) mit geriebenen rohen Kartoffeln zu empfehlen. Schwellungen unter den Augen können auch auf unzureichende Nierentätigkeit zurückzuführen sein, deshalb hilft hier oft ein *Aufguß* (B, siehe Seite 193) aus Maisbart oder Quecke.

Gerstenkörner

Unter Gerstenkörnern versteht man die Entzündung der kleinen Drüsen am Wimpernansatz, die eine Gleitflüssigkeit absondern. Diese Infektion ist meist ein Zeichen für allgemeine Erschöpfung. Hier helfen *Kompressen* (siehe Seite 135) mit angewärmter frischer Petersilie oder den Blütenblättern der Ringelblume, die man direkt auf die betreffende Stelle legt. Man sollte auch blutreinigende Kräuter wie Knoblauch, Sonnenhut und Klette zu sich nehmen.

Die Haut

Die elastische Haut ist für das darunterliegende Gewebe und die Organe ein perfekter Schutz vor körperlichen oder chemischen Schäden, vor den zerstörerischen Auswirkungen gefährlicher Bakterien oder von zuviel Sonnenlicht. Sie verhindert auch den Verlust kostbarer Körperflüssigkeit. Weniger offensichtlich ist, daß die Haut ein aktives, lebenswichtiges Organ ist und daß wir nur weiterleben können, wenn ihre Funktion nicht zu stark beeinträchtigt ist. Die Wärmeregulierung zum Beispiel erfolgt hauptsächlich über die Haut. Wenn der Körper erkaltet, ziehen sich die Blutgefäße der Lederhaut (der Hautschicht unter der Oberhaut) zusammen und halten so die Wärme im Körper zurück. Gleichzeitig können winzige Muskeln in der Lederhaut Frösteln erzeugen, was die Körpertemperatur erhöht. Ist der Körper überhitzt, dehnen sich die Blutgefäße der Lederhaut aus, und es gelangt mehr Blut an die Körperoberfläche, wo es Wärme nach außen abgeben kann. Wenn der Körper noch mehr abgekühlt werden muß, sondern die Schweißdrüsen an der Hautoberfläche Schweiß ab, der den Körper beim Verdampfen abkühlt.

Die Haut eines Erwachsenen hat mehrere Millionen Schweißdrüsen. Wir schwitzen jeden Tag einen halben Liter Schweiß aus; wenn wir sportlich sehr aktiv sind oder die Außentemperatur sehr hoch ist, können es bis zu neun Liter sein. Die Schweißdrüsen erfüllen auch oft die Funktion der Nieren, indem sie überflüssigen Stickstoff, Wasser, Mineralsalze und andere toxische Substanzen ausscheiden. Deshalb wird die Haut auch manchmal als »dritte Niere« bezeichnet. Wenn die Nieren nicht richtig arbeiten, sind die Schweißdrüsen um so mehr gefordert. Umgekehrt ist es ebenso. In der Kräuterheilkunde werden schweißtreibende Kräuter wie Katzenminze, Schafgarbe oder Holunderblüten schon immer sehr geschätzt, weil sie den Körper von toxischen Substanzen befreien. Schweiß sorgt nicht für die Beseitigung von Abfallstoffen, sondern bildet auch einen schützenden Säuremantel auf der Haut, um schädliche Bakterien abzuhalten.

Die Haut ist auch ein Sinnesorgan, das viele mikroskopisch kleine Nervenenden enthält, die wie Antennen funktionieren und dem Gehirn Informationen über Wärme, Kälte, Berührung, Druck und Schmerz liefern. Die Haut ist unsere Kontaktstelle zur Außenwelt, und wenn wir mit unserer Umgebung Probleme haben – entweder körperlich, aufgrund von Luftverschmutzung, oder seelisch –, können sich daraus Hautkrankheiten entwickeln. Man sollte nicht außer acht lassen, daß sich die Oberhaut beim Embryo aus demselben Bereich wie das Nervensystem entwickelt.

Die Haut spiegelt unser Befinden wider, und deshalb muß bei Hautkrankheiten der Allgemeinzustand des Betroffenen berücksichtigt werden. Äußerlich aufgetragene Salben haben langfristig wahrscheinlich keine durchgreifende Wirkung. Es ist sogar wahrscheinlicher, daß durch Unterdrückung der Symptome mehr Schaden angerichtet wird, denn die Haut bringt von Natur aus Probleme an die Oberfläche, die sonst auf tieferer Ebene zu Erkrankungen führen würden.

Bitte im Glossar die warnenden Hinweise (»Achtung«) bei den einzelnen Kräutern nachlesen.
Im Zweifelsfall einen Kräuterheilkundigen konsultieren.

Erkrankungen

Akne

Unter Akne versteht man die chronische Entzündung der Talgdrüsen, die sich durch Mitesser, Knötchen, Pusteln und Zysten äußert. Akne ist bei Heranwachsenden sehr häufig und verschwindet oft spontan, wenn sie über Zwanzig sind. Davon betroffen sind die Stellen, wo die Talgdrüsen von Natur aus groß sind, nämlich das Gesicht, die Brust, der Rükken und manchmal die Oberarme. Die Talgdrüsen produzieren eine ölartige Substanz, den Talg, der normalerweise für die Geschmeidigkeit der Haut sorgt. Akne hat etwas mit der Bildung der Geschlechtshormone zu tun. Wenn – wie zum Beispiel in der Pubertät – sehr viele produziert werden, wird der Talg dicker und mehr. Talg kommt über die Haarfollikel an die Oberfläche. Manchmal bilden sich die Follikel und die Gänge zurück, aber die Talgdrüsen setzen ihre Produktion unvermindert fort. Dann wird zuviel Talg gebildet und der Follikel verstopft.

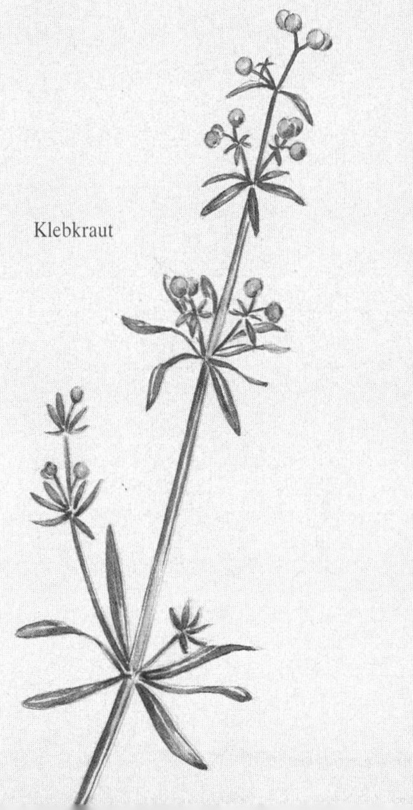

Klebkraut

Das sichtbare Ende dieses Pfropfens verändert die Farbe und wird zum Mitesser. Knötchen sind erhabene rote Flecken, die auf einer Entzündung von blockierten Talgdrüsenausgängen beruhen. Pusteln entstehen, wenn sich die Infektion weiterentwickelt; Zysten sind Infektionen unter der Haut. Durch *Corynebakterien* verursachte Akne hat Zweitinfektionen zur Folge, die schließlich zu Narbenbildung führen. Akne wird durch bestimmte Medikamente wie Jodide, Corticosteroide, Androgene und manche Mittel für Epilepsie möglicherweise verstärkt.

Um Akne zu vermeiden, sollte man sich vorwiegend von frischem Gemüse und Obst ernähren. Gereinigte Kohlenhydrate, Zucker, Gebratenes und tierische Fette einschließlich Käse und Butter sollten gemieden werden, kaltgepreßte Pflanzenöle sind hingegen sehr zu empfehlen. Durch Schokolade, Süßigkeiten, Kartoffelchips und andere »schnelle Mahlzeiten« wird die Haut nur schlechter. Kaffee und Alkohol sollte man ebenso meiden wie Schalentiere und Kelp, die viel Jod enthalten. Eine ballaststoffreiche Ernährung sorgt für regelmäßige Darmtätigkeit und somit auch für die Ausscheidung toxischer Stoffe.

Wissenschaftler haben festgestellt, daß Vitamin A bei Akne sehr gut hilft, und man sollte deshalb jeden Tag 1 oder 2 Gläser Möhrensaft trinken. Wer einen Entsafter hat, kann mit den Möhren auch Kohl, Äpfel und Rote Bete auspressen, um die positive Wirkung auf die Haut noch zu steigern. Damit das in der Leber gespeicherte Vitamin A ins Blut abgegeben wird, braucht der Körper Zink. Wer an Akne leidet, sollte täglich 15 mg Zink zu sich nehmen oder Kürbissamen essen, die reich an Zink sind. Sehr zu empfehlen sind auch Nachtkerzenöl und Vitamintabletten mit Hagebutte, die zusätzliches Vitamin C liefern und so Hautinfektionen vorbeugen. Die an Vitamin E reichen Weizenkeime können helfen, die Hormonproduktion auszugleichen. Vitamin E allein oder in Verbindung mit Beinwell unterstützt das Abheilen der Hautnarben, wenn die Entzündung abgeklungen ist.

Außerdem sind auch *Aufgüsse* und *Abkochungen* (C, siehe Seite 193) aus blutreinigenden Kräutern wie Löwenzahn, Brennesseln, Krauser Ampfer, Klette, Klebkraut, Mahonie und Buntfarbiger Schwertlilie zu empfehlen. Zur Bekämpfung von Hautinfektionen nimmt man pflanzliche Antibiotika wie Sonnenhut und Indigo. Bei manchen Frauen wird Akne kurz vor der Menstruation schlimmer, wenn der Östrogenspiegel fällt und Androgene überwiegen. Die Überproduktion männlicher Geschlechtshormone (Androgene) ist auch bei pubertierenden Jungen ein Problem. In diesem Fall sind *Aufgüsse* (C, siehe Seite 193) aus einer Kräutermischung mit Falschem Einkorn, Salbei, Yamswurzel und Chinesischer Engelwurz hilfreich.

Da bei Akne die Follikel mit Talg verstopft sind, empfiehlt sich ein Gesichtsdampfbad, um die Poren zu öffnen. Man übergießt dazu je 1 EL Lavendel, Kamille, Holunderblüten, Lindenblüten, Schafgarbe oder Frauenmantel mit 500 ml kochendem Wasser. Nach etwa 8 Minuten haben sich die Poren so weit geöffnet, daß sich die Mitesser mit einem sauberen Wattebausch leicht entfernen lassen.

Fette Haut reinigt man mit einer Mischung aus frischem Zitronensaft und Rosen-, Holunderblüten- oder destilliertem Hamameliswasser zu gleichen Teilen. Auch Waschungen mit Zitronensaft und Hafermehl, in Wasser verrührt, mit warmer Milch oder Joghurt sind zu empfehlen. Diese äußerlichen Anwendungen sind aber nur sinnvoll, wenn die Akne auch von innen behandelt wird.

Warzen

Warzen entstehen durch ein Virus, das leicht ansteckend ist und durch direkten Kontakt übertragen wird. Warzen im Genitalbereich zum Beispiel können durch Geschlechtsverkehr übertragen werden. Warzen an den Fußsohlen werden auch Verrucas genannt, was der allgemeine medizinische Begriff für Warzen ist, gleich an welcher Stelle des Körpers. Wer Warzen hat, sollte seine Vitalität insgesamt stärken (siehe Ekzeme). Früher wurden auf dem Land die Warzen oft »weggezaubert«. Warum sollte man es nicht auch mit diesen alten »Zaubermitteln« versuchen und zum Beispiel die Warze 10 Tage mit Löwenzahnsaft bestreichen. Oder man wäscht sie ebenfalls 10 Tage lang jeden Tag mit 1 TL Thuja-Tinktur, in 1 Tasse Wasser verdünnt. Man kann auch die Schale von 2 unbehandelten Zitronen 10 Tage in Apfelessig weich werden lassen und dann die Warzen damit bestreichen. Auch Zwiebeln und Knoblauch können helfen. Man gibt 1 zerdrückte Knoblauchzehe auf die Warze und schützt die sie umgebende Haut mit einem Pflaster, damit sich keine Blasen bilden. Oder man höhlt ½ Zwiebel in der Mitte aus, gibt Meersalz hinein und bestreicht die Warze täglich mit dem austretenden Zwiebelsaft.

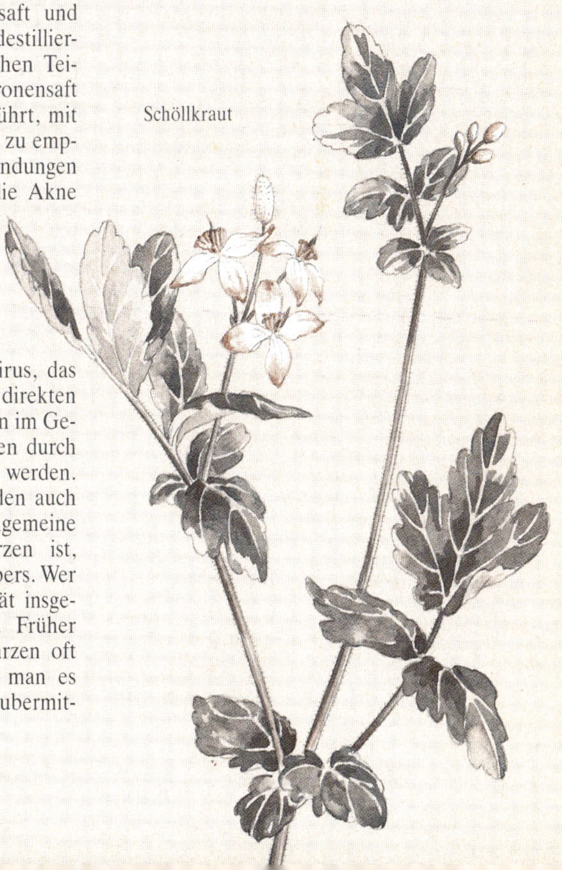

Schöllkraut

Furunkel und Karbunkel

Unter Furunkel versteht man die eitrige Entzündung eines Haarbalgs oder einer Schnittwunde durch eine Staphylokokken-Infektion; mehrere beieinanderliegende Furunkel werden als Karbunkel bezeichnet. Wer immer wieder unter solchen Infektionen leidet, sollte Ernährung und Lebensführung ändern, um die Widerstandskraft des Körpers zu stärken. Es sollte festgestellt werden, ob es einen Eiterherd im Körper gibt – vielleicht einen Zahnabszeß –, der sich negativ auswirkt. Zu empfehlen sind *Aufgüsse* (A, siehe Seite 193) aus Kräutern wie Sonnenhut, die das Immunsystem stärken, zusammen mit entzündungshemmenden Kräutern wie Indigo, Myrrhe, Klette, Veilchen, Löwenzahnwurzel, Knoblauch und Thymian. Durch einen heißen Zugumschlag geht der Furunkel auf, so daß das Eiter abfließen kann. Sehr wirksam ist ein Umschlag aus Ulmenpulver, mit Wasser zu einer Paste verrührt. Wegen der antibakteriellen Wirkung gibt man noch ein paar Tropfen Lavendel- oder Eukalyptusöl ins Wasser.

Psoriasis

Psoriasis ist eine relativ häufige Hautkrankheit, unter der bis zu 4 Prozent der Bevölkerung leiden. Kennzeichnend sind trockene, silberweiße Schuppen, die sich oft an den Gliedmaßen und auf der Kopfhaut bilden. Die Haut darunter ist rosa oder rot und juckt oft. Die Krankheitsursache ist unbekannt, das unmittelbare Problem ist eine starke Überproduktion von Epithelzellen an der Hautoberfläche. Die äußere Hautschicht schält sich zu schnell und legt so die ungeschützte tiefere Schicht frei. Es besteht ein Zusammenhang zwischen Psoriasis, Arthritis und Veränderungen der Nägel. Oft ist Psoriasis in der Familie schon aufgetreten; sie wird manchmal stärker und dann wieder schwächer.
Charakteristisch für die Psoriasis ist die Überaktivität der äußeren Hautschicht. Viele Betroffene muten sich zuviel zu, sind rastlos und überaktiv, was sich in der Haut widerspiegelt. Oft tritt Psoriasis erstmals nach einem schweren Schock auf, der eine Störung der Nebennierenhormone zur Folge hat. Wer an Psoriasis leidet, sollte unbedingt versuchen, das Übermaß an Streß durch regelmäßigen Sport, Entspannungstechniken und Meditation abzubauen. Psoriasis läßt sich recht gut mit Kräutern behandeln, die das Nervensystem entspannen und stärken, wie zum Beispiel Helmkraut, Eisenkraut, Hafer, Passionsblume, Kamille und Hopfen. Süßholz unterstützt die Funktion der Nebennieren, und auch ein Mittel der Bach-Blütentherapie (Stern von Bethlehem) kann hilfreich sein.
Gegen die Trockenheit der Haut sollte man *Aufgüsse* (C, siehe Seite 193) aus Kräutern trinken, die das Blut anreichern. Dazu zählen Sarsaparille (auch gut für das Hormongleichgewicht), Mahonie, Klette, Stillingie, Krauser Ampfer, Wiesenklee, Brennesseln und Buntfarbige Schwertlilie. Auch Chinesische Engelwurz (Dang Gui) ist ein gutes Blutstärkungsmittel.
Da sich die Haut bei Psoriasis so schnell ablöst, kann dadurch in schweren Fällen der Kreislauf belastet werden, was schließlich die Herzfunktion beeinträchtigt. Hier sind Kräuter wie Weißdorn und Herzgespann hilfreich, die Herz und Kreislauf stärken. Arzneien, die die Durchblutung der peripheren Gefäße fördern, wie schweißtreibende und Kreislaufmittel, sollten jedoch nicht angewendet werden. Ebenso ist Alkohol, der die peripheren Blutgefäße erweitert, strikt zu meiden.
Gegen die trockene Haut kann man auch äußerlich etwas tun, zum Beispiel Lavendelöl, gemischt mit Olivenöl, oder Lavendel- oder Bergamottöl, zu gleichen Teilen mit Johanniskraut- und Beinwellöl gemischt, auftragen. Auch Beinwellsalbe und Cadeöl können manchmal helfen. Psoriasis der Kopfhaut spricht gut auf Steinkohlenteer-Shampoos an.
Man sollte keinesfalls Seifen verwenden, die die Haut austrocknen. Bäder mit Schafgarbe – man stellt einen *Aufguß* (siehe Seite 135) aus 60 g Schafgarbe auf 1 l Wasser her und gibt ihn ins Badewasser – oder Meersalz können manchmal helfen. Psoriasis tritt meist an Körperstellen auf, an die kein Licht kommt, und wird im Winter stärker. Sonnenbäder – in Maßen – können also auch helfen.

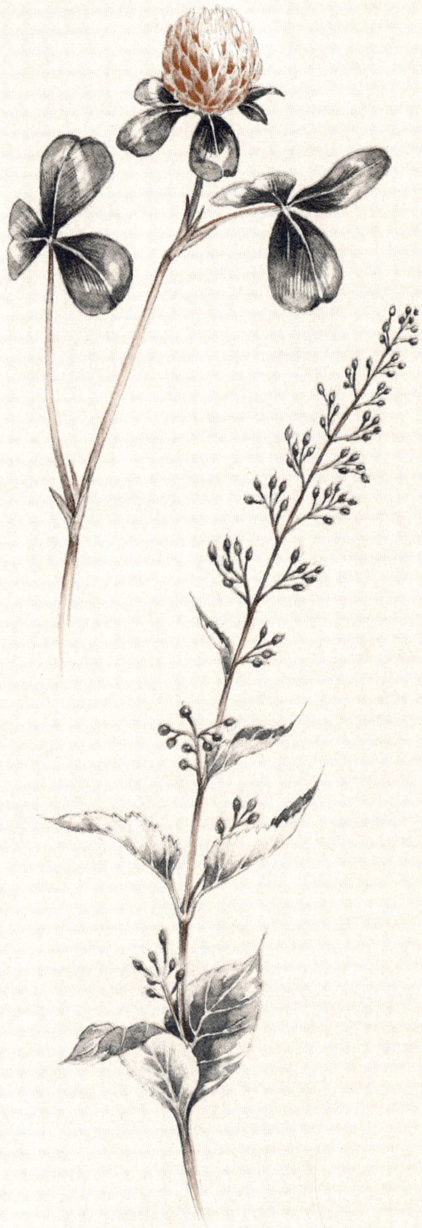

Wiesenklee und Braunwurz
Diese beiden Kräuter helfen gut bei Hautkrankheiten, denn sie befreien Gewebe und Blut von Giftstoffen. Sie lindern Jucken und Entzündung bei Ekzemen und Psoriasis, wenn sie einige Wochen lang regelmäßig angewendet werden.

Wenn die Haut sich ständig schält, gehen viele Nährstoffe verloren. Bei Psoriasis sollte man deshalb zusätzlich Vitamine und Mineralstoffe zu sich nehmen, um diesen Verlust auszugleichen. Auch sollte man 2mal täglich 1 Glas frischen Möhrensaft trinken. Kelptabletten liefern ebenfalls wertvolle Spurenelemente und Mineralstoffe. Im »International Medical Digest« vom 30. April 1965 wird ausgeführt, wie russische Mediziner Psoriasis mit Vitamin B_{12}, C und Folsäure erfolgreich behandeln. Dem »New York Journal of Medicine« vom 15. November 1980 zufolge ist in der von Psoriasis befallenen Haut abnorm viel Cholesterin festzustellen. 155 Patienten wurden mit Lezithin behandelt, und bei 118 (76%) konnte die Krankheit unter Kontrolle gebracht oder gebessert werden. Lezithin, das Reinigungsmittel der Natur, entfernt Fettablagerungen wie Cholesterin aus dem Gewebe. Man sollte also Soja- und Sonnenblumenöl verwenden, die viel Lezithin enthalten.

Ekzeme

Ekzeme sind nicht ansteckende, entzündliche Hautkrankheiten. Charakteristisch für Ekzeme ist ein meist trockener, manchmal auch nässender, in jedem Fall juckender schmerzhafter Hautausschlag. Die Ursachen können so vielfältig sein, daß es Detektivarbeit und viel Geduld erfordert, die beste Behandlung zu finden.

Eine häufig auftretende Form ist die Kontaktdermatitis. Sie wird durch Kontakt mit einem Reizstoff verursacht, der entweder die Hautoberfläche schädigt oder tiefer in sie eindringt und eine allergische Reaktion auslöst. Zur Vorbeugung und Behandlung dieser Ekzemart sollte jeder Kontakt mit scharfen oder ätzenden Chemikalien gemieden werden. Reinigungs- und Waschmittel können hautreizende Rückstände in der Kleidung hinterlassen; auch Make-up, Gesichtscremes und Nagellacke enthalten manchmal hautfeindliche Stoffe. Häufige chemische Allergene sind Nickel und Chrom, die oft in Schmuck, Gürtelschnallen und Lederwaren enthalten sind. Manche Menschen reagieren allergisch auf Gummi, so daß Schutzhandschuhe die Sache nur noch schlimmer machen. Häufig sind auch Hausstaubmilben schuld; dieses Problem kann man mit gut zu reinigenden Teppichen und Matratzen in den Griff bekommen. Wolle und Nylon können die Haut ebenfalls reizen; man sollte deshalb nur Baumwollkleidung tragen und Kinder mit Ekzemen keine Plüschtiere mit ins Bett nehmen lassen. Und schließlich können auch Tierhaare Hautausschläge auslösen.

Oft werden Ekzeme auch durch Ernährungsmängel verursacht, und die Haut heilt sehr schnell, wenn dem Mangel abgeholfen wird. Ekzeme bei Kleinkindern können zum Beispiel auf einem Mangel an Gammalinolsäure (GLS) beruhen, die in der Muttermilch, jedoch nicht in der Kuhmilch enthalten ist. In solchen Fällen hilft eine tägliche Dosis von 1500 bis 3000 mg Nachtkerzenöl. In der Küche sollte man kaltgepreßte Pflanzenöle wie Sonnenblumen- oder Distelöl verwenden. Auch Vitamin A, B, C und E sind wichtig für eine gesunde Haut. Mit einem Glas Möhrensaft täglich bekommt man ausreichend Beta-Carotin, eine Vorstufe des Vitamin A. Trockene, schuppige Haut bessert sich manchmal auch durch zusätzliches Vitamin B_6. Kelp liefert die nötigen Spurenelemente und Mineralstoffe. Wer ein Ekzem hat, sollte Fritiertes, Alkohol sowie Nahrungsmittel und Getränke meiden, die Zucker und künstliche Farb- und Geschmacksstoffe enthalten. Empfehlenswert ist eine Vollwertkost mit viel frischem Gemüse und Obst.

Manchmal ist auch eine Empfindlichkeit gegen bestimmte Nahrungsmittel die Ursache von Ekzemen. Wenn dieser Verdacht besteht, sollte man vier Wochen lang verschiedene Gruppen von Nahrungsmitteln ganz weglassen und sehen, ob sich die Haut bessert. Problematisch sind oft Milchprodukte, Eier, Weizen, Tomaten, Orangen, Hefeextrakt, Schweinefleisch, Schokolade, Fisch (besonders Schalentiere), Paprikaschoten und Auberginen. Durch Obst, das viel natürliche Salizylate enthält, wie Erdbeeren, kann die Erkrankung wieder aufflackern.

Ein bei älteren Menschen häufiges Ekzem wird durch Arterienverkalkung verursacht, weil die Haut nicht mehr ausreichend mit Blut versorgt wird. Andererseits kann es bei Abflußstörungen der Venen zu einer Stauung kommen, die zu einem varikösen Ekzem führt (siehe Seite 206–11).

Ekzeme werden in der Pflanzenheilkunde vor allem innerlich behandelt. Hilfreich sind *Aufgüsse* und *Abkochungen* (B, siehe Seite 193) aus Krausem Ampfer, Klette, Wiesenklee, Braunwurz, Erdrauch, Wildem Stiefmütterchen, Sonnenhut und Brennesseln, die Blut und Haut gleichzeitig stärken und kühlen. Zu empfehlen ist die Kombination mit *Aufgüssen* (B, siehe Seite 193) aus Kräutern wie Hafer, Helmkraut und Eisenkraut, die für das Nervensystem gut sind. Zur Unterstützung der Nebennierenfunktion kann man Süßholz und Borretsch dazugeben. Schlüsselblume sollte man meiden, denn sie kann eine allergische Reaktion auslösen.

Gleichzeitig kann man das Ekzem auch äußerlich behandeln. Um trockener Haut Fett zuzuführen, bietet sich das *ätherische Öl* (siehe Seite 193) von Lavendel oder Kamille an, gemischt mit Mandel- oder Olivenöl, außerdem Nachtkerzen- oder Jojobaöl und Vitamin E. In manchen Fällen hilft auch Cadeöl sehr gut. Gut für die Haut ist, wenn man Hafermehl ins Badewasser gibt und hautschonende Seifen verwendet. Manche Ekzeme bessern sich auch, wenn man Bittersalz (Magnesiumsulfat) oder Meersalz ins Badewasser gibt. Damit die Entzündung abklingt, macht man *Umschläge* (siehe Seite 135) mit Brunnenkresse, Beinwellwurzeln oder -blättern oder Vogelmiere, mit feingemahlenem Hafermehl gemischt. Auch ein Umschlag mit Huflattichblättern beruhigt die Haut. Bei Hautjucken hilft eine *Kompresse* (siehe Seite 135) mit einem kalten *Aufguß* (B, siehe Seite 193) aus Wegerich- oder Ampferblättern. Eine wasserhaltige Creme mit ein paar Tropfen Kamillenöl ergibt eine lindernde Salbe.

Kräuter für die Hausapotheke

Die besten Kräuter für medizinische Zwecke sind die, die man selbst mit biologisch-organischen Methoden (siehe Seite 242–79) gezogen hat. Wenn man sie richtig anbaut und erntet, bleiben ihre Wirkstoffe erhalten und sie sind – im Gegensatz zu den mit modernen Methoden unter Verwendung von Kunstdüngern kommerziell angebauten Pflanzen – frei von Rückständen. Einige im Handel erhältliche Kräuterpräparate sind aber medizinisch so wertvoll, daß man immer einen kleinen Vorrat davon zu Hause haben sollte. Das gilt besonders für solche, die man für die Erste Hilfe braucht, denn sie müssen ja gleich zur Hand sein.

Man sollte sich mit den wichtigsten Kräutern für die Erste Hilfe vertraut machen, damit man bei kleineren Problemen sofort reagieren kann. Mit Kräuterarzneien lassen sich viele Mißgeschicke wie Wespenstiche, kleinere Brandwunden oder ein verstauchter Fuß schnell und wirksam behandeln.

Auf der gegenüberliegenden Seite sind diese Kräuterarzneien im einzelnen behandelt. Das sind einerseits Kräuter, die die Wundheilung fördern (wie Ringelblume, Hamamelis und Arnika), und andererseits solche mit antiseptischen Eigenschaften (wie Nelken-, Eukalyptus- und Lavendelöl), die für die Bekämpfung von Infektionen unentbehrlich sind. Außerdem gibt es wirksame Mittel zur Beruhigung der Nerven, für Schockzustände und bei Schlaflosigkeit (einschließlich der Arzneien der Bach-Blütentherapie).

Es empfiehlt sich, außer den auf der gegenüberliegenden Seite genannten Kräutern und Arzneien auch solche bereitzuhalten, die bei Beschwerden wie Erkältung, Grippe und Magenverstimmung helfen, denn es ist immer am besten, eine Erkrankung sofort zu behandeln. Zu den wichtigsten zählen gemischte Essenzen für Erkältung, Kamille zur Entspannung und Zitronenmelisse bei Schlaflosigkeit.

Neben den Kräutern und Kräuterpräparaten sollte auch stets die Grundausstattung einer Hausapotheke zur Hand sein: Schere, Verbandmull, sterile Gaze, Watte und wasserdichte Pflaster. Außerdem gibt es einige nicht pflanzliche Mittel, die für die Erste Hilfe in Verbindung mit Kräuterarzneien wichtig sind. Mit doppeltkohlensaurem Natrium (Natron) kann man eine kühlende Paste für Brandwunden und Insektenstiche herstellen. Pfeilwurz- oder Talkumpulver, gemischt mit gemahlenem Cayennepfeffer, ist hilfreich bei Frostbeulen (siehe Seite 238). Apfelessig ist ein guter Ersatz für Aloe vera, wenn durch Giftsumach verursachte Hautausschläge zu behandeln sind (siehe Seite 238).

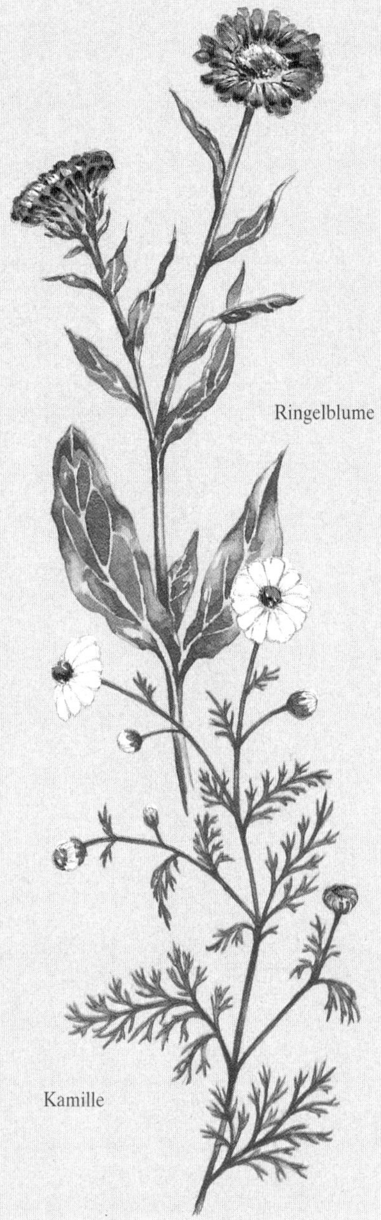

Erste-Hilfe-Kräuter
Ringelblume und Kamille gehören in jede Hausapotheke. Ringelblume ist gut bei Schnittwunden und Abszessen, Kamille bei Schlaflosigkeit.

Ringelblume

Bei kleinen Schnittwunden und Lippenherpes hilft am besten das unter der Bezeichnung Calendulatinktur erhältliche Mittel. Auch Calendulasalbe fördert die Heilung, ebenso wie ein Aufguß aus Ringelblumenblüten, der auch bei Sonnenbrand lindernd wirkt.

Hamamelis

Hamamelis ist wegen seiner adstringierenden und blutstillenden Wirkung eines der wichtigsten Mittel für die Erste Hilfe. Das Destillat (Hamameliswasser) sollte man im Kühlschrank aufbewahren. Man kann es für Kompressen bei kleineren Brandwunden und Verstauchungen nehmen oder bei Insektenstichen, Nasenbluten und Schnittwunden direkt auf die Haut auftragen.

Johanniskraut

Das Öl ist ein gutes Mittel für Verbrennungen und kleinere Wunden. Als Kompresse fördert es die Heilung tiefer gehender Schnittwunden.

Aloe vera

Am besten zieht man die Pflanze auf einem sonnigen Fensterbrett, damit man sich ihre Heilkraft immer zunutze machen kann. Bei Sonnenbrand oder Hautausschlag durch Giftsumach kann man dann immer ein Blatt abreißen und mit dem Fruchtfleisch die Haut einreiben. Wenn man die Pflanze nicht bekommen kann, sollte man sich Cremes und Salben besorgen, die Gel aus Aloe vera enthalten. Die Qualität ist jedoch unterschiedlich; manche sind verfälscht oder enthalten scharfe Lösungsmittel, mit denen das Gel extrahiert wurde. Man sollte sich im Zweifelsfall von einem Kräuterheilkundigen beraten lassen.

Beinwell

Als Salbe oder Aufguß fördert Beinwell die Heilung von Quetschungen und Schnittwunden sowie die Narbenbildung.

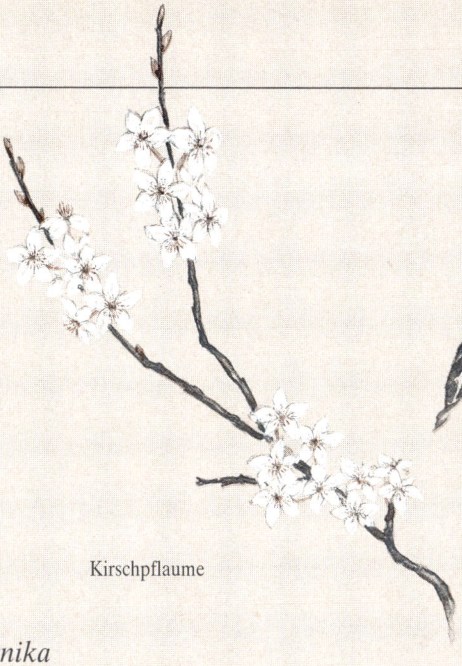

Kirschpflaume

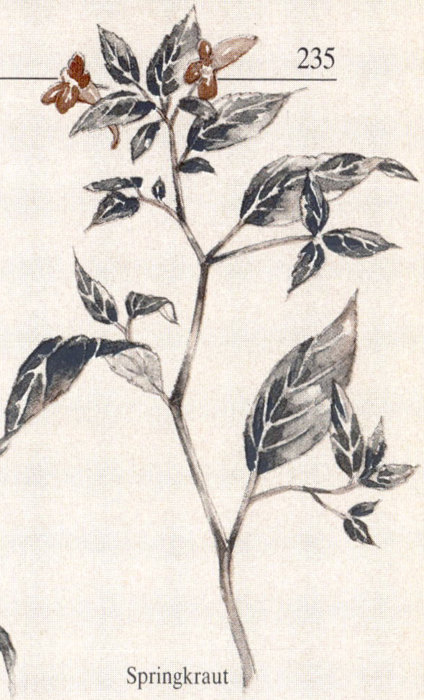

Springkraut

Arnika

Diese Pflanze wird in der Kräuterheilkunde und Homöopathie sehr geschätzt zur Behandlung von Quetschungen und Verstauchungen, wenn die Haut selbst nicht verletzt ist. Sie ist auch in Form von Tinkturen und Salben erhältlich.

Ulme

Aus diesem Baum werden verschiedene Präparate hergestellt. Ulmenrindenbrei ist gut für die Verdauung (siehe Seite 202), für die Hausapotheke am wichtigsten ist aber Ulmenpulver. Man nimmt es für Zugumschläge, um Splitter und Furunkel herauszuziehen.

Gewürznelke

Nelkenöl ist ein traditionelles Heilmittel gegen Zahnschmerzen. Wegen seiner antiseptischen Wirkung kann man es auch gut für die Behandlung von Schnittwunden verwenden.

Eukalyptusöl

Dieses antiseptisch wirkende Öl wird in der Aromatherapie verwendet und auch in der Kräuterheilkunde, speziell bei Schnittwunden und Furunkeln. Bei Erkältung und Husten ist es ein gutes Inhalationsmittel.

Gemischte Essenz

Enthält u.a. Holunderblüten und Pfefferminze und ist deshalb ein gutes Mittel bei Erkältung und Grippe.

Lavendelöl

Dieses Öl spielt sowohl in der Aromatherapie als auch in der Kräuterheilkunde eine wichtige Rolle, wo es wegen seiner antiseptischen, antibakteriellen und wundheilenden Eigenschaften geschätzt wird (siehe Seite 150–51).

Kamille

Man sollte immer einen Vorrat an getrockneter Kamille für Beruhigungstees bei Schlaflosigkeit haben. Auch bei anderen Beschwerden ist sie hilfreich (siehe Seite 49).

Zitronenmelisse

Dieses Kraut ist besonders zu empfehlen für Kinder, bei Magenverstimmung und anderen Beschwerden, bei denen Entspannung wichtig ist (siehe Seite 68).

Notfalltropfen

Diese Arznei setzt sich aus fünf Mitteln der von Dr. Edward Bach entwickelten Blütentherapie zusammen und wird sehr häufig von Kräuterheilkundigen, Homöopathen und anderen Naturheilkundigen angewendet. Es sind meist Extrakte aus Blüten oder Knospen. Man weiß zwar nicht genau, wie die Bach-Blütentherapie wirkt, viele Heilkundige und Patienten berichten aber über große Erfolge, insbesondere bei psychischen Problemen. Dieses Mittel ist vor allem bei Schockzuständen hilfreich.

Erste Hilfe

Wie und mit welchen Kräutern die häufigsten Beschwerden sofort zu behandeln sind, ist in der folgenden Tabelle beschrieben. Man sollte zuerst die warnenden Hinweise in der ersten Spalte lesen, dann die Anweisungen der zweiten in die Tat umsetzen und schließlich aus der dritten Spalte die Kräuterarznei wählen. Wenn in den warnenden Hinweisen auf eine möglicherweise ernste oder chronische Erkrankung verwiesen wird, sollte man rasch einen Arzt konsultieren. Ebenso sollte man einen geschulten Kräuterheilkundigen aufsuchen, wenn sich die Beschwerden trotz der Behandlung nicht bessern.

Erkrankung	Erste Hilfe	Behandlung mit Kräutern
Verstauchung und Quetschung Eine Verstauchung ist die Folge von Überdehnung oder Zerrung von Bändern an Gelenken, meist am Handgelenk oder den Fußknöcheln. ACHTUNG Bei schweren Quetschungen können ernste innere Blutungen auftreten. In solchen Fällen ist die Hilfe eines Arztes unabdingbar.	Das verstauchte Gelenk bandagieren. Bei Verdacht auf Bruch einen Arzt hinzuziehen. Wer oft Quetschungen hat, leidet möglicherweise unter Vitamin-C-Mangel, den man mit Rutin-Tabletten beheben kann.	Quetschungen und Verstauchungen sprechen gut auf Kompressen mit Hamamelis, Beinwell und Arnika an. Für eine Arnikakompresse verdünnt man ½ TL Arnikatinktur mit 500 ml Wasser und wäscht damit den verstauchten oder gequetschten Bereich. Das Gänseblümchen *(Bellis perennis)* gehört zur gleichen Familie wie Arnika, und deshalb kann man auch einen Gänseblümchenaufguß für Kompressen bei Quetschungen verwenden. Eisbeutel helfen ebenfalls; dazu kann man zum Beispiel auch Hamameliswasser gefrieren. Wenn nichts anderes zur Hand ist, bindet man ein Kohlblatt über die gequetschte oder schmerzende Stelle.
Kleinere Schnittwunden ACHTUNG Falls Infektionsgefahr – zum Beispiel durch Tetanusbazillen – besteht, sofort einen Arzt aufsuchen.	Um die Blutung zu stoppen, einige Minuten Druck ausüben. Wenn die Schnittstellen auseinanderklaffen, mit den Fingern fest zusammendrücken. Die Wunde mit einem sterilen Pflaster abdecken und verbinden. Wenn es nur eine geringfügige Schnittwunde ist, heilt sie schneller, wenn man sie nicht verbindet.	Man kann Schnittwunden in einem Aufguß aus Ringelblumenblüten oder verdünnter Tinktur (Calendula) baden. Auch mit einem Wattebausch auf die Wunde aufgebrachtes Hamameliswasser ist hilfreich. Es wirkt blutstillend und fördert die Heilung. Antiseptisch und heilend wirken Nelken-, Lavendel- oder Eukalyptusöl, die man mit einem Wattebausch aufträgt. Bei tieferen Schnittwunden macht man Johanniskrautkompressen oder trägt Johanniskrautöl auf. Narben heilen schneller ab, wenn man jeden Tag Beinwellsalbe oder Öl mit Vitamin E aufträgt.

Erkrankung	Erste Hilfe	Behandlung mit Kräutern
Kleinere Verbrennungen und Verbrühungen Falls nur ein kleiner Bereich und nur die äußere Hautschicht betroffen ist, kann man gut selbst behandeln. Bei Verbrennungen durch elektrische Geräte sollte man einen Arzt aufsuchen. ACHTUNG Blasen nicht aufstechen! Wenn eine Brandwunde stärker schmerzt oder sich infiziert, einen Arzt aufsuchen.	Die verbrannte Stelle mindestens 10 Minuten, oder bis der Schmerz nachgelassen hat, in kaltes (aber nicht eiskaltes) Wasser halten. Man kann auch eine kalte Kompresse machen. Wenn die Schmerzen nachgelassen haben, die Stelle locker mit einem sauberen, trockenen Verband umwickeln. Keine Materialien verwenden, die auf der verbrannten Haut kleben könnten. Bei Verletzungen durch Chemikalien die Kleidung entfernen und die betroffene Stelle unter fließendem Wasser waschen.	Auf die verbrannte Stelle Lavendelöl – 6 Tropfen mit 6 TL Olivenöl verdünnt – oder Johanniskrautöl auftragen. Oder ein Blatt der Aloe vera nehmen, die man leicht daheim auf einem sonnigen Fensterbrett ziehen kann. Man kann auch eine Kompresse aus Verbandmull mit Hamameliswasser machen, die man nicht zu fest um die Verbrennung bindet. Wirksam ist auch eine Kompresse mit abgekühltem Beinwellaufguß. Beinwellsalbe ist ebenfalls hilfreich.
Nasenbluten ACHTUNG Nasenbluten nach einem Schlag auf den Kopf kann ein Zeichen für eine Schädelverletzung sein. Sofort einen Arzt holen.	Den weichen Teil der Nase mit Daumen und Zeigefinger etwa 10 Minuten fest greifen. Wenn es aufgehört hat zu bluten, nicht schneuzen, denn dadurch könnte sich das Blutgerinnsel lösen und das Nasenbluten wieder einsetzen.	Mit einem Wattebausch Hamameliswasser in den Nasengang einbringen. Man kann auch ein Schafgarbenblatt zerdrükken und vorsichtig in das entsprechende Nasenloch einführen, allerdings nicht zu weit. Außerdem eine kalte Kompresse im Nacken machen.
Ohnmacht und Schock ACHTUNG Ein seelischer Schock unterscheidet sich beträchtlich von einem »medizinischen Schock«, der durch eine ernste Verletzung ausgelöst wird und sofortiger ärztlicher Hilfe bedarf. Wenn jemand nach einigen Minuten immer noch nicht zu Bewußtsein gekommen ist, bringt man ihn in die sogenannte Rettungslage und holt sofort einen Arzt.	Wenn jemand ohnmächtig wird, setzt man ihn so hin, daß der Kopf zwischen den Knien ist. Wenn die Ohnmacht gerade eingetreten ist, legt man die Beine hoch, so daß sie höher liegen als der Kopf, damit das Blut zum Gehirn zurückfließen kann. Kommt der Betreffende wieder zu Bewußtsein, gibt man ihm Wasser in kleinen Schlucken zu trinken. Alle eng anliegenden Kleidungsstücke lockern und dem Betroffenen so viel Luft wie möglich zuführen.	Ein hervorragendes Mittel sind die Notfalltropfen der Bach-Blütentherapie, die man auch bei bewußtlosen Patienten anwenden kann. Man trägt 1 oder 2 Tropfen auf den Puls auf. Wenn das Bewußtsein wiedererlangt wurde, 4 Tropfen in 1 Glas Wasser rühren und langsam trinken lassen; wahlweise auch 1 Glas Wasser mit höchstens 5 Tropfen Arnikatinktur.
Splitter ACHTUNG Splitter nicht »herausbohren«, aber auch nicht einfach steckenlassen, denn sie könnten vereitern. Unbedingt zum Arzt gehen, wenn sie groß sind, vor allem bei Glassplittern.	Die Haut um die betreffende Stelle behutsam mit einem antiseptischen Mittel reinigen und versuchen, den Splitter mit einer Pinzette herauszuziehen. Gelingt das nicht, die Spitze einer Nähnadel durch Erhitzen in einer Flamme sterilisieren, abkühlen lassen und den Splitter vorsichtig herausholen.	Sogar festsitzende Splitter lassen sich durch einen Umschlag mit Ulmenpulver schnell und leicht herausziehen.

Erkrankung	Erste Hilfe	Behandlung mit Kräutern
Sonnenbrand ACHTUNG Großflächiger Sonnenbrand muß vom Arzt behandelt werden.		Am besten trägt man auf die betroffenen Stellen den Saft von Aloe vera auf. Heilsam ist auch eine Kompresse mit frischem Gurkensaft oder Ringelblumenaufguß. Wenn das nicht hilft, frischen, ungesüßten Naturjoghurt mit lebenden Kulturen oder doppeltkohlensaures Natrium auftragen.
Bisse und Stiche Anders als bei Wespen bleibt der Stachel von Bienen in der Haut zurück. ACHTUNG Bienen- und Wespenstiche können für manche Menschen gefährlich sein. In solchen Fällen sofort einen Arzt aufsuchen. Um Insekten abzuhalten, reibt man die Haut mit in etwas Olivenöl verdünntem Zitronell- oder Lavendelöl ein.	Bienenstachel mit einer Pinzette entfernen, die man in einer Flamme sterilisiert hat (nicht die Giftdrüse packen). Den Stachel immer parallel zur Haut herausholen. Statt mit einer Pinzette kann man ihn auch mit einer Nadel »herausbürsten«. Um die Schmerzen zu lindern, hält man die Stichstelle unter kaltes Wasser.	Bienenstiche kann man mit einer Paste aus doppeltkohlensaurem Natrium »auswaschen«, die man auf die Einstichstelle aufträgt. Bei Wespen- und Mückenstichen hilft auch, wenn man Zitronensaft, Hamamelis, Apfelessig oder zerdrückte Wegerichblätter aufträgt, ebenso ein paar Zwiebelscheiben oder etwas Zwiebelsaft. Die Beschwerden nach Insektenstichen lindert Lavendel- oder Zimtöl, mit dem man die Stichstelle einreibt.
Kontakt mit Giftsumach ACHTUNG Nicht kratzen, dadurch wird das Gift nur verteilt!	Die Haut so schnell wie möglich ganz gründlich mit Haushaltsseife und Wasser waschen.	Den Saft von Blättern der Aloe vera auf die Stelle auftragen oder sie in Apfelessig baden.
Frostbeulen	Warme Kleidung tragen und regelmäßig Sport treiben, um die Durchblutung zu verbessern.	Gemahlenen Cayennepfeffer mit Talkum- oder Pfeilwurzpulver mischen und die Füße damit einpudern, bevor man Strümpfe oder Socken anzieht. Heiße Fußbäder mit 20 g Ingwer, 2 Zimtstangen und 1 EL Magnesiumsulfatkristallen machen. Das Wasser kann man 4 oder 5 Tage verwenden.
Zahnschmerzen ACHTUNG Das hier erwähnte Mittel ist kein Ersatz für ärztliche Behandlung. Bei Zahnschmerzen auf jeden Fall zum Zahnarzt gehen.	Keinen Alkohl trinken, dadurch werden die Schmerzen nur schlimmer.	Wenn die Schmerzen von einem Loch im Zahn verursacht werden, einen mit Nelkenöl getränkten Wattebausch auf die Stelle halten.

Erkrankung	Erste Hilfe	Behandlung mit Kräutern
Durchfall	Bei einer Infektion im Darmtrakt befreit sich der Körper durch Durchfall von Giftstoffen. Man sollte nichts dagegen tun, sondern nur regelmäßig in warmem Wasser verrührten Honig trinken, um den Flüssigkeits- und Elektrolytverlust auszugleichen. Das ist besonders wichtig bei Kindern, die sonst bei Durchfall und Erbrechen leicht ohnmächtig werden können. Bei starkem Durchfall auch den Kochsalzverlust ausgleichen! Kalte Getränke und Nahrungsmittel sind zu meiden.	Bei länger andauerndem Durchfall 1 TL adstringierende Kräuter wie Odermennig oder Tormentill mit einer Prise Ingwer- und Zimtpulver einnehmen. Als natürliche Antibiotika kann man Knoblauch und Sonnenhut anwenden.
Ohrenschmerzen ACHTUNG Ohrenschmerzen können auf eine Mittelohrinfektion hindeuten, besonders bei Kindern; deshalb auf jeden Fall einen Arzt aufsuchen.	Eine Wärmflasche mit warmem Wasser mit einem Tuch bedecken und an das Ohr halten.	Es gibt eine ganze Reihe von Kräuterarzneien für Ohrenschmerzen. Meist sind es Tropfen mit ätherischen Ölen und Extrakten antibiotisch wirkender Kräuter. Mehr dazu auf Seite 199.
Reisekrankheit Störung des Gleichgewichtsorgans im Mittelohr, weil das Gehirn unterschiedliche Informationen von den Augen (die melden, daß sich nichts bewegt) und den Ohren (die melden, daß sich doch etwas bewegt) bekommt.	Bei Reisekrankheit auf einem Schiff an Deck gehen und zum Horizont schauen. Das Gehirn bekommt so von den Augen die Bestätigung, daß eine Bewegung stattfindet. Im Auto nicht lesen, sondern aus dem Fenster sehen.	Ein Stück frische Ingwerwurzel oder kandierte Ingwerstengel kauen.
Heuschnupfen Heuschnupfen wird durch eine Allergie gegen Weizen- und Graspollen verursacht.	In der kritischen Zeit möglichst wenig Lebensmittel essen, in denen Weizen enthalten ist. Man sollte auch eine Zeitlang auf Milchprodukte verzichten und sehen, ob sich die Beschwerden bessern. Es empfiehlt sich auch, zusätzliches Vitamin C und Zink mit der Nahrung aufzunehmen.	Gut wirken Tees aus einem der folgenden Kräuter (1 TL auf 1 Tasse Wasser): Holunderblüten, Minze, Augentrost, Sonnenhut, Pillenwolfsmilchkraut, Goldrute oder Betonie. Auch Brennesseltabletten können helfen. Zum Inhalieren: 30 ml Tinctura Benzoes composita mit 2,5 ml Eukalyptusöl, 6 Tropfen Pfefferminzöl sowie je 5 Tropfen Lavendel- und Kiefernöl in eine Flasche geben und gut schütteln. 1 TL davon in eine Schüssel geben, mit 500 ml kochendem Wasser aufgießen und mit einem Handtuch über dem Kopf inhalieren.

Erkrankung	Erste Hilfe	Behandlung mit Kräutern
Lippenherpes (Herpes simplex) Lippenherpes wird von einem Virus ähnlich den Windpockenerregern verursacht. In anderer Form kann es Herpes im Genitalbereich oder Gürtelrose (Herpes zoster) auslösen.	Die Abwehrkräfte durch viel Vitamin-C-reiches Obst und Gemüse stärken. Nahrungsmittel wie Erdnüsse und Schokolade meiden. Sie sind reich an der Aminosäure Arginin, die mit ein Auslöser für Lippenherpes sein kann. Zusätzliche Aufnahme der Aminosäure L-Lysin soll vorbeugend wirken.	Tees aus Klette, Krausem Ampfer und Löwenzahnwurzel trinken und das Immunsystem durch Mischungen aus diesen Kräutern mit Sonnenhut, Tragant und Süßholz stärken. Äußerlich: auf die Bläschen verdünnte Tinktur von Myrrhe, Ringelblume oder Kanadischer Gelbwurzel auftragen.
Furunkel und Karbunkel Ein Furunkel ist eine eitrige Entzündung eines Haarbalgs oder einer Schnittwunde durch Infektion. Mehrere beieinanderliegende Furunkel werden als Karbunkel bezeichnet.	Wer immer wieder daran leidet, sollte Ernährung und Lebensweise umstellen, um die Widerstandskraft des Körpers zu stärken. Es ist festzustellen, ob es einen Eiterherd im Körper gibt – einen Zahnabszeß oder vereiterte Mandeln –, der sich negativ auswirkt.	Das Immunsystem stärkende Kräuter, wie Sonnenhut und Tragant, mit solchen Kräutern kombinieren, die Infektionen bekämpfen,wie Indigo, Myrrhe, Klette, Veilchen, Löwenzahnwurzel, Knoblauch und Thymian. Mit einem heißen Umschlag läßt sich der Furunkel herausziehen, so daß der Eiter abfließt. Ulmenpulver mit heißem Wasser zu einer Paste verrühren und, der antibakteriellen Wirkung wegen, ein paar Tropfen Lavendel- oder Eukalyptusöl ins Wasser geben.
Hühneraugen Hühneraugen sind verhärtete Stellen auf oder zwischen den Zehen. Sie werden fast immer durch Druck oder Reibung schlecht passender Schuhe verursacht. In schlimmen Fällen sollte man zum Fußpfleger gehen.	Gut passende Schuhe tragen und nach Möglichkeit jeden Tag eine Zeitlang barfuß laufen.	Auf die verhärteten Stellen täglich frischen Zitronensaft oder Calendulasalbe auftragen.
Entzündeter Fußballen Hier ist das Gelenk des großen Zehs entzündet und geschwollen, so daß er manchmal gegen die anderen Zehen drückt. Hauptursache sind schlecht passende Schuhe.	Nur gut passende Schuhe tragen.	Einen Umschlag aus Beinwellblättern oder Ringelblumenblüten um das betroffene Gelenk legen oder jeden Tag ein Fußbad mit einem Aufguß aus Beinwellblättern, Ringelblumenblüten, Kamille und Spierstaude machen. Man kann den Fußballen auch täglich mit frischem Zitronensaft bestreichen.

Dritter Teil

Kräuter selber ziehen

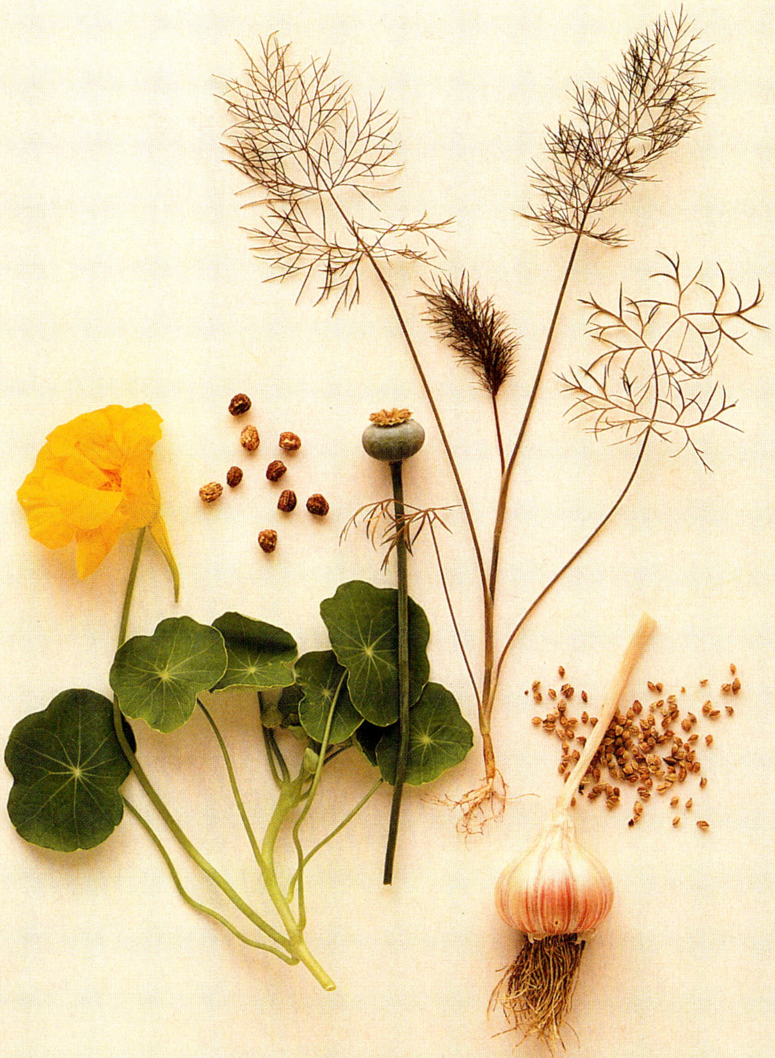

Kapitel 6

Der Kräutergarten

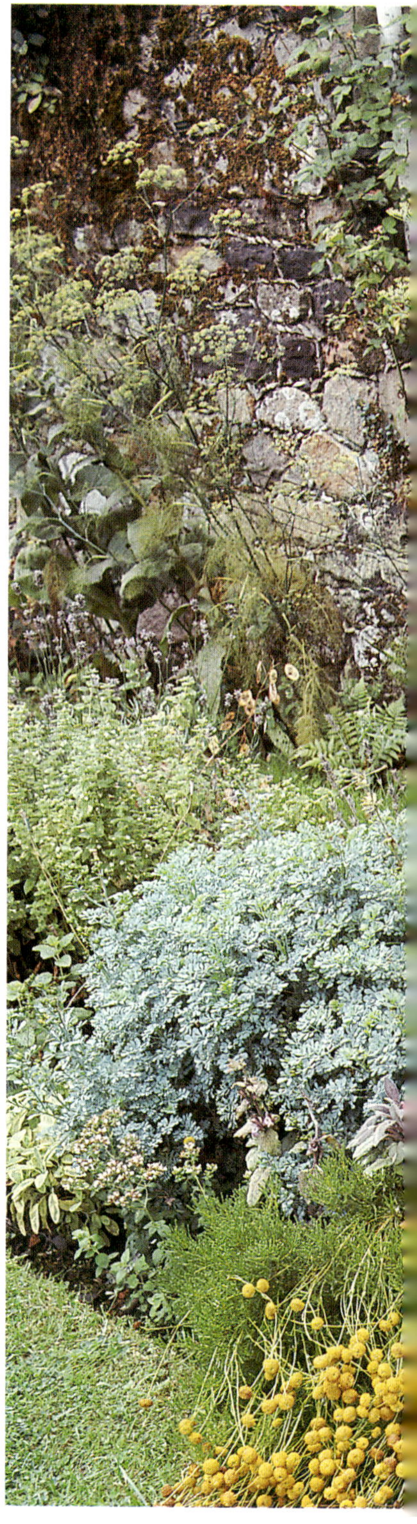

Wer Kräuter höchster Qualität zur Verfügung haben möchte, zieht sie am besten selbst. Zum Glück sind Kräuter recht einfach zu kultivieren. Manche, wie Löwenzahn, wachsen als »Unkraut«, andere, wie Pfefferminze, sind kaum zu bremsen, sobald sie einmal Fuß gefaßt haben. Und Kräuter brauchen nicht viel Platz – viele wachsen im Blumenkasten oder in Töpfen auf einem sonnigen Fensterbrett, und manche können Sie sogar als Zimmerpflanzen halten. Der Schwerpunkt in diesem Kapitel liegt auf Kräutern, die sich in nördlichen Breiten wohl fühlen. Zwar sind die meisten Nutzkräuter winterharte Pflanzen, manche allerdings, zum Beispiel der Lorbeer, müssen vor Frost geschützt werden. Außerdem werden Sie einige exotische Heilpflanzen finden, zum Beispiel die Aloe, die als frische Pflanzen so wertvolle Heilkräfte besitzen, daß es sich lohnt, sie im Gewächshaus oder auf einer sonnigen Fensterbank zu kultivieren. Nützlich ist ein Frühbeet, in dem Sie die Setzlinge, die Sie im Haus vorgezogen haben, allmählich für die draußen herrschenden Bedingungen abhärten können.

Kräuter baut man am besten biologisch an und sorgt mit Naturprodukten für die Bodengesundheit. Das hat mehrere Vorteile. Erstens wird die Fruchtbarkeit nur mit natürlichem Dünger und Kompost verbessert, so daß der Boden »sauber« bleibt, frei von chemischen Schadstoffen, die in die Pflanzen übergehen können. Bei Kräutern ist das besonders wichtig, da solche Schadstoffe in die Biochemie der Pflanze eingreifen und womöglich ihre Wirkung auf den Körper beeinträchtigen. Zweitens entsteht ein gesunder Boden, was wiederum zu gesundem, kräftigem Pflanzenwuchs führt. Und drittens spart man sich mit dieser Methode Zeit und Mühe; Umgraben und Unkraut jäten zum Beispiel bleiben auf ein Minimum beschränkt.

Kräuter tun nicht nur der Gesundheit des Gärtners Gutes, sondern auch dem Garten. Viele aromatische Kräuter ziehen Bienen und andere bestäubende Insekten an; andere, vor allem auf Lehmböden beheimatete Kräuter bilden große, kräftige Wurzeln aus, die den Boden auflockern. Das wird jeder Gärtner leicht selbst beobachten. Andere Wirkungen sind weniger offensichtlich und nicht so einfach nachprüfbar. So sollen viele Kräuter bestimmte Schädlinge fernhalten oder andere Pflanzen günstig beeinflussen, die in ihrer Nachbarschaft angesiedelt werden. Das sollte man bei der Planung des Gartens im Auge behalten. So ist es möglicherweise vorteilhaft, Kräuter und Gemüse zusammen zu pflanzen und nicht alle Kräuter in ein eigenes Beet zu setzen. Rosmarin zum Beispiel soll die Möhrenfliege vertreiben, Ysop regt die Weinrebe zu größerem Ertrag an.

Nicht alle Kräuter sind im Gebrauch unbedenklich. Schlagen Sie bitte vor dem Anpflanzen im Glossar nach.

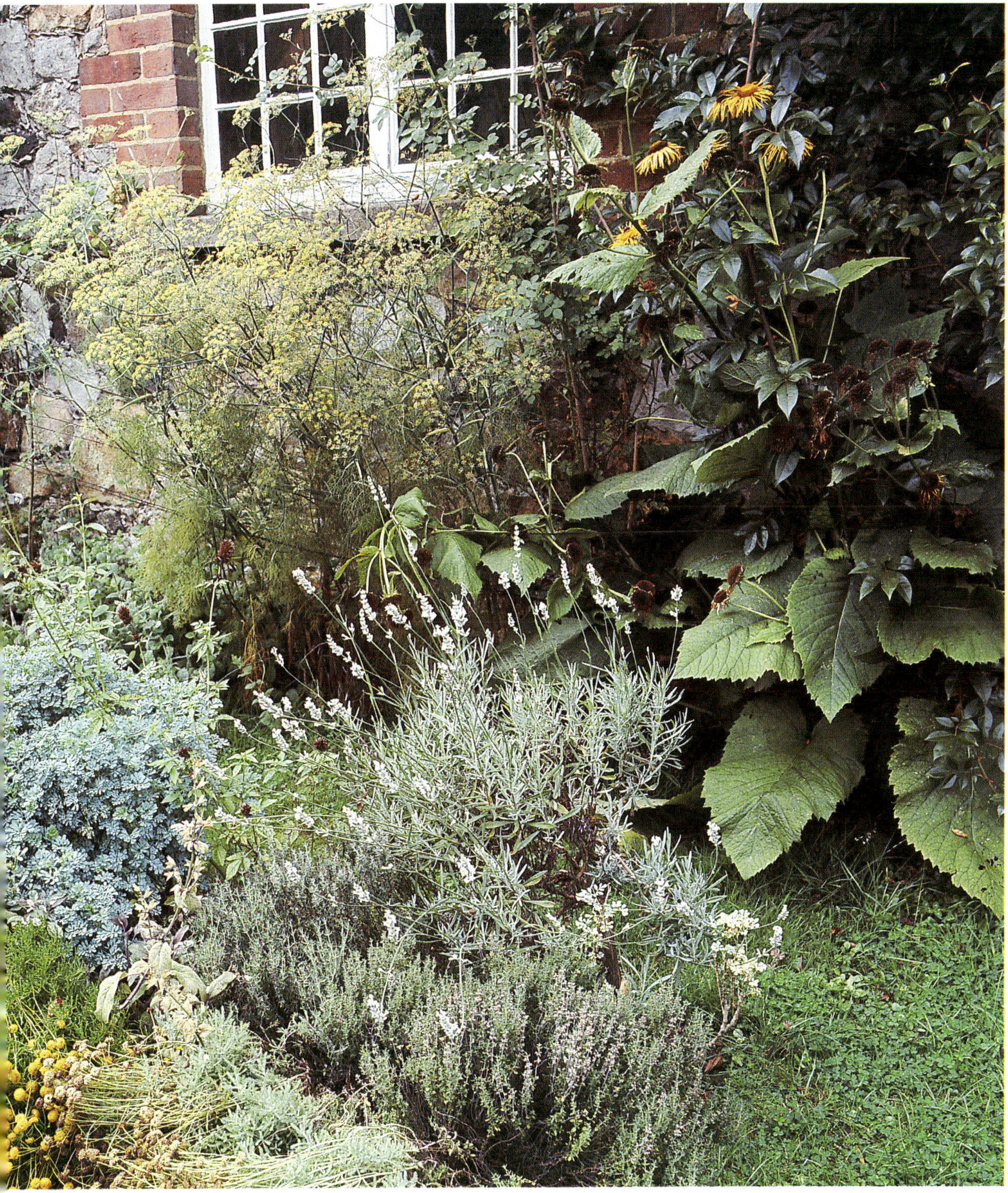

Buntes Nebeneinander von Heil- und Küchenkräutern

Ökosystem Garten

Alle Lebensformen sind voneinander abhängig. Pflanzen, ob sie nun wild oder im Garten wachsen, sind keine Ausnahme. Zusätzlich zu ihren Grundansprüchen – Sonne, Luft, Wasser und Boden – benötigen sie die Hilfe lebender Organismen jeder Größenordnung, um ihren Lebenszyklus zu vollenden: Insekten übernehmen bei vielen Arten die Bestäubung (siehe Seite 12); Vögel und andere Tiere helfen bei der Verbreitung der Samen; Bodenorganismen tragen zur Verfügbarkeit der notwendigen Nährstoffe bei, und alle diese Lebewesen wiederum brauchen Pflanzen als Nahrung oder Unterschlupf. Ihr Garten bietet Ihnen die Chance, diese Lebensvorgänge zu unterstützen und ein eigenes, gesundes Ökosystem zu schaffen.

Gartenpflanzen bilden einen Grenzbereich zwischen Natur und von Menschenhand Geschaffenem. Durch die Pflege des Bodens läßt sich das Ökosystem Garten am stärksten beeinflussen, und die beste Pflege besteht in der biologischen Anbaumethode, der Verwendung von einfachem, natürlichem Kompost und Dünger, welche die Wachstumszyklen unterstützen. Die Pflanzen geben ja selbst dem Boden in Form eines ständigen Regens von Blättern, Zweigen und Blüten Nährstoffe zurück. Durch Kompostieren gelangt die Substanz abgestorbener Pflanzen zurück in die Erde, so daß der Kreislauf wieder von neuem beginnen kann. Mit Kompost düngen bedeutet mehr als unmittelbares Einbringen von Nährstoffen. Der Boden wird dadurch auch lockerer und luftdurchlässiger – günstige Bedingungen für die meisten Pflanzenwurzeln und für ein Heer von bodenverbessernden Organismen. Der bekannteste von ihnen ist der Regenwurm. Er lockert den Boden weiter auf und reichert ihn an; sein Kot enthält ein Vielfaches von dem im Erdreich vorhandenen, verfügbaren Stickstoff, Phosphor und Kalium. Kompostwirtschaft vermehrt auch die Zahl der Mikroorganismen, die im Boden gebundene Nährstoffe für die Pflanzen aufschließen.

Ebenfalls fördern lassen sich diese Organismen durch die Pflanzung von Schmetterlingsblütlern (Leguminosen), zum Beispiel Klee, die besonders gute Wirtspflanzen sind. Schmetterlingsblütler beherbergen an ihren Wurzeln Knöllchenbakterien, die Stickstoff für andere Pflanzen verfügbar machen. Zum Teil in ihren Wurzeln, zum Teil im Boden leben auch *Mycorrhiza* (Pilzwurzeln), die aus den Pflanzen Kohlenhydrate aufnehmen und dafür andere Nährstoffe abgeben, die die Pflanzen zur Eiweißsynthese brauchen. Alle Bodenorganismen benötigen zum Gedeihen organische Substanz. Wird dem Boden ständig chemischer Dünger zugeführt, können in ihm nicht mehr genügend den Pflanzenwuchs fördernde Bakterien und Pilze leben; die Folgen sind ein »toter« Boden und Pflanzen, die auf chemischen Dünger angewiesen sind. Nur mit einem intakten Bodenleben kann das Ökosystem Garten funktionieren.

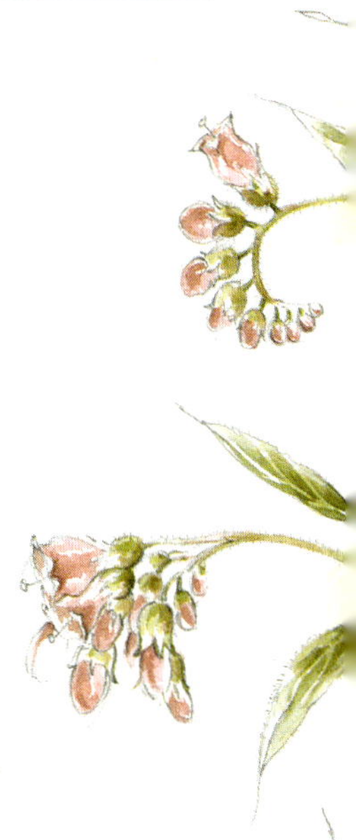

Beinwell
Er gehört zu den nützlichsten Pflanzen, die sich im Garten ziehen lassen. In fruchtbaren Böden gedeiht er prächtig und kann sogar durch Selbstaussaat wuchern.

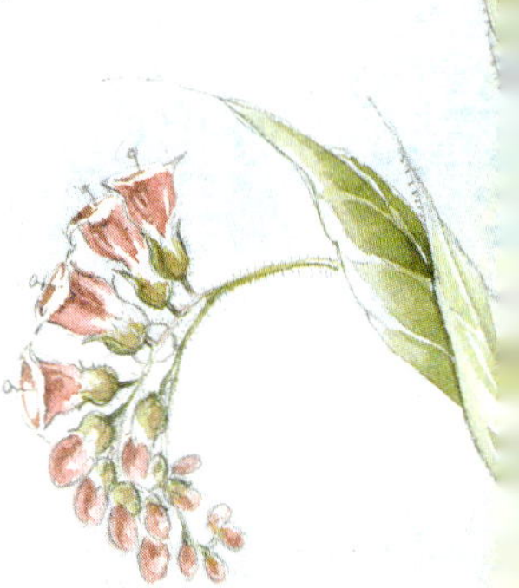

Gesunder Boden
Die oberste Rotteschicht besteht aus organischem Material – verrottenden pflanzlichen und tierischen Überresten –, das dem Boden seine Fruchtbarkeit gibt. Darunter liegt die dunkle Humusschicht, in der die Pflanzen hauptsächlich wurzeln. Daran schließt sich die Mineralschicht oder der Unterboden mit Sand, Gestein, Kalk oder Lehm an.

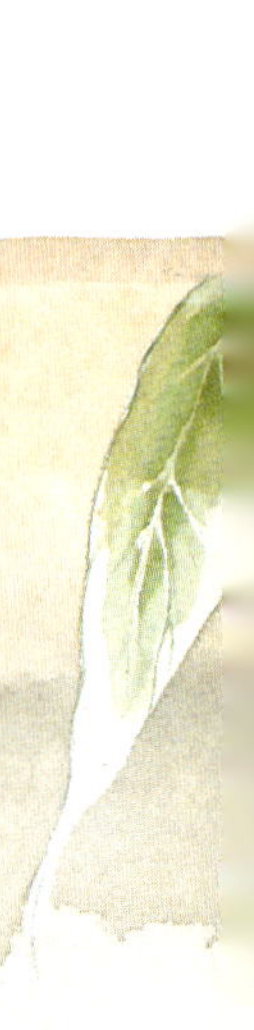

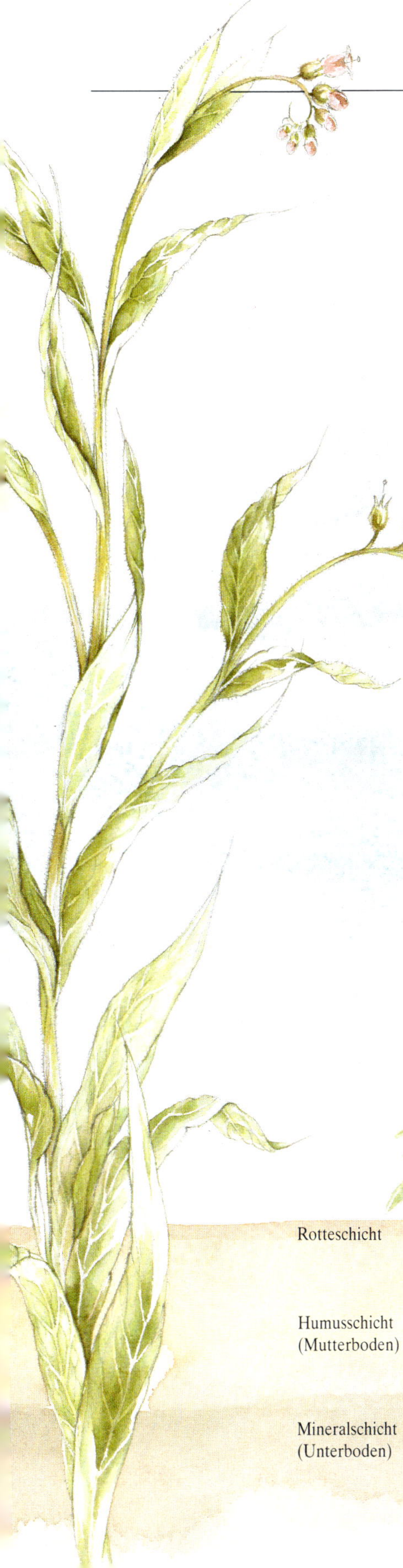

Nährstoffzyklen und unsere Gesundheit

Weit über den Garten hinaus reicht die Bedeutung des Kreislaufs, in dem verrottende Blätter Bodenorganismen nähren, welche wiederum der wachsenden Pflanze Nährstoffe bereitstellen. Biologisch angebaute Pflanzen sind grundsätzlich gesünder als chemisch gedüngte. Das heißt, daß selten Chemikalien nötig sind; Schädlinge und Krankheiten bekommt man mit natürlichen Methoden in den Griff (siehe Seite 267). Im Unterschied zu chemisch gedüngten Pflanzen sind biologisch angebaute Kräuter und Gemüse nicht durch Pestizide beeinträchtigt. Sie sind gesünder für den Gärtner wie auch für das Ökosystem Garten.

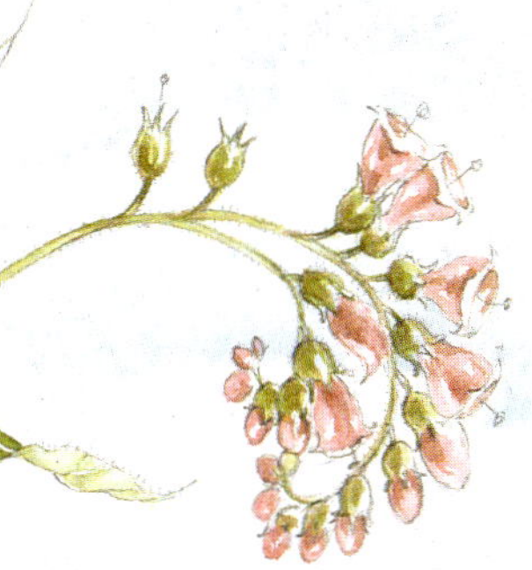

Kompost

Damit pflanzlicher Abfall wirksam in Humus überführt werden kann, sind drei Dinge wichtig: eine gute Belüftung, damit sich die Bodenorganismen vermehren und der Kompost erhitzt, was Unkrautsamen und Krankheitserreger abtötet, organischer Stickstoffzusatz (oder Kompoststarter) und Feuchtigkeit.

Gute Nachbarschaft

Werden bestimmte Pflanzenarten nebeneinander gepflanzt, kann das für beide Seiten Vorteile bringen (siehe Seite 268–69).

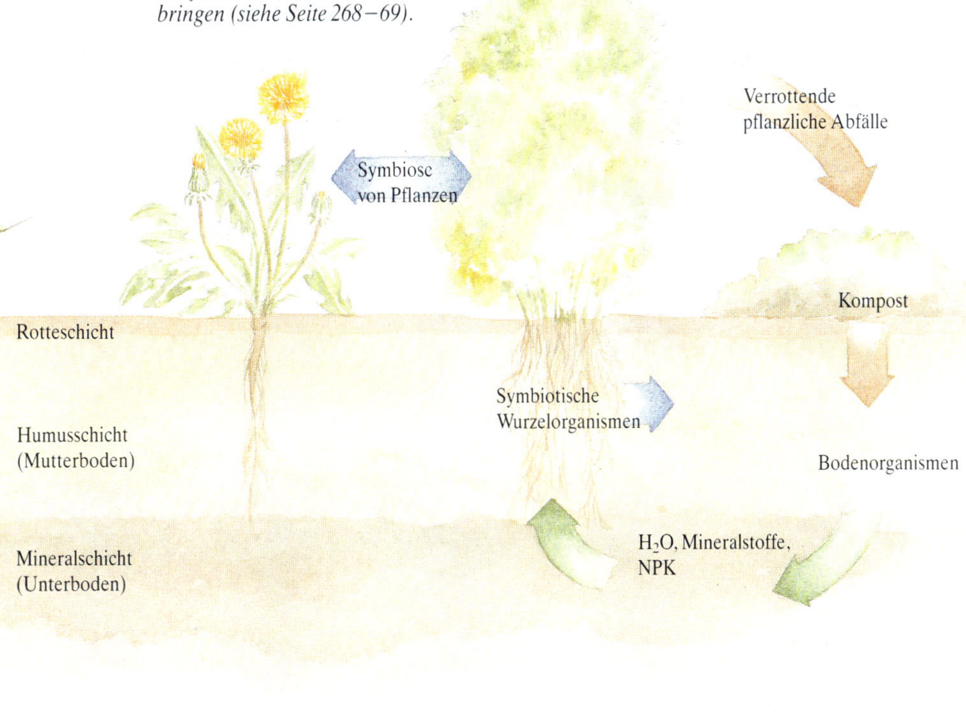

Lebendiger Boden

Im Boden liegt das Geheimnis für gesunde Pflanzen. Eine der obersten Regeln des Biogärtners lautet, den Boden in seinem Garten optimal zu nutzen. Das heißt, die richtigen Pflanzen in den für sie geeigneten Boden zu setzen (siehe Seite 248–49) und den Boden durch Düngen so zu pflegen, daß er reiche Ernten bringt (siehe Seite 264–65). Der Boden ist eine Anhäufung unterschiedlicher Partikel verschiedener Größe, zwischen denen – im sogenannten Porenraum – lebensspendende Luft und Wasser vorhanden sind. Für uns bedeutet der Boden hauptsächlich kompakte Masse, gebildet aus der Gesamtheit der Partikel; für die Pflanzenwurzeln sind Größe und Menge der dazwischenliegenden Poren wichtiger – hier können sie das Erdreich durchdringen und ihm Nährstoffe entziehen.

Böden werden nach der Korngröße ihrer Partikel unterschieden, die von den winzigen Tonpartikeln (unter 0,002 mm Durchmesser) bis zu den gröberen Sandkörnern (bis zu 2 mm Durchmesser) reicht. Aber Sie brauchen die Partikel Ihres Bodens nicht nachzumessen, um herauszufinden, mit welchen Bodentypen Sie es zu tun haben. In der Praxis ist das erste, was Sie wissen müssen, wie leicht der Boden zu lockern ist und wieviele Nährstoffe er ungefähr enthält. Viel läßt sich bereits erkennen, wenn Sie Ihren Boden kritisch betrachten, mit der Grabegabel hineinstechen, ihn zwischen den Fingern zerkrümeln. Ist er schwer und schwierig zu bearbeiten oder bröckelig und leicht umzugraben? Ist er dunkel und üppig oder hell und sandig? Noch mehr sehen Sie, wenn Sie ein Loch graben: nämlich wie wasserdurchlässig der Boden ist, wie dick die Humusschicht ist und wie tief die Wurzeln ins Erdreich eindringen können. Ist der Mutterboden dunkel, enthält er wahrscheinlich viel Humus, der für erfolgreiches Gärtnern so wichtig ist. Hellerer Mutterboden ist ärmer an Nährstoffen. Ist die Erde krümelig, dann besitzt sie eine stabile, durchlässige Struktur, so daß sich das Wasser nicht staut, die Luft gut zirkuliert und sich der Boden rasch erwärmt. Tonböden dagegen, bei denen die Partikel zu großen Klumpen verkleben, sind von Staunässe bedroht und müssen gelockert und durchlüftet werden. Pflanzen, die von Natur aus in solchen schweren Böden gedeihen (siehe Seite 248), haben ein kräftig entwickeltes Wurzelsystem, das zur Lockerung des Bodens beiträgt.

Wenn Sie Genaueres über Ihren Boden erfahren möchten, schütteln Sie in einem Schraubglas etwas Erde mit Wasser auf. Die Bestandteile trennen sich dann, und Sie können sehen, um welchen Bodentyp es sich handelt (siehe rechts). Da der Boden im Garten nicht überall gleich beschaffen sein muß, sollten Sie mehrere Proben nehmen.

Auch der pH-Wert des Bodens ist zu berücksichtigen. Saurer Boden braucht vielleicht Kalk oder enthält zuviel gelöstes oder besser verfügbares Aluminium oder Mangan; oder die Pflanzenwurzeln können essentielle Nährstoffe wie Phosphor nicht mehr richtig absorbieren. Alkalischer Boden kann durch Dung- oder Kompostgaben neutralisiert werden. Den Säuregrad Ihres Bodens können Sie durch im Handel erhältliche Tests oder einfach mit Lackmuspapier aus der Apotheke prüfen (siehe rechts).

Sobald Sie festgestellt haben, wie der Boden in Ihrem Garten beschaffen ist, können Sie die Pflanzenauswahl so gut wie möglich darauf abstimmen oder den Boden, wo nötig, verändern.

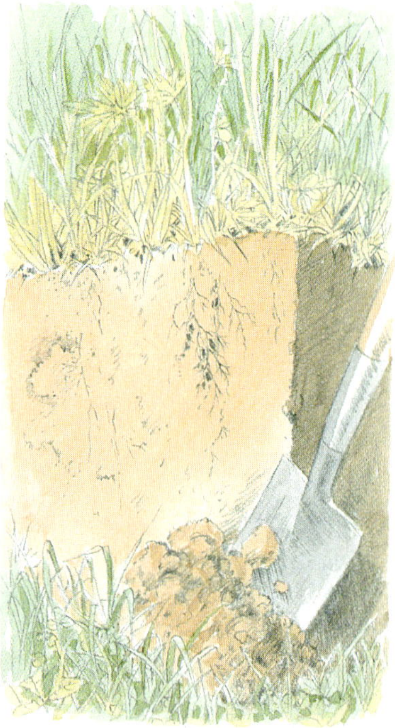

Das Bodenprofil

Graben Sie nach dem Regen ein 30–45 cm tiefes Loch an einer mit Pflanzen bewachsenen Stelle. Wie dick ist die Humusschicht, was für eine Mineralschicht liegt darunter? Ist das Regenwasser abgesickert, oder ist das Erdreich über dem Unterboden ganz vollgesogen? Wie tief sind die Wurzeln vorgedrungen? Wenn sie weit in den Mutterboden hineinreichen, werden Ihre Kräuter hier wahrscheinlich gut gedeihen; sonst muß der Boden eventuell durch Kompost oder Ansäen tief wurzelnder Pflanzen verbessert werden.

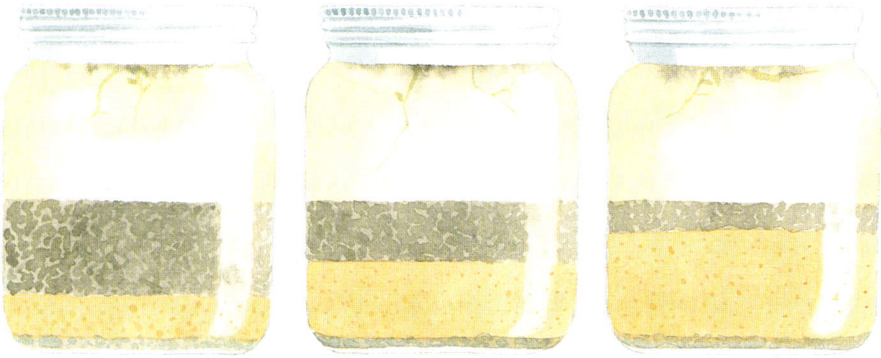

Tonboden (schwerer Boden)

Sandiger Lehmboden (mittlerer Boden)

Sandboden (leichter Boden)

Einfache Bodenprobe

Geben Sie etwas Erde in ein Schraubglas, gießen Sie Wasser darauf und schütteln Sie das Ganze gut durch. Wenn sich die Partikel gesetzt haben, erkennen Sie die verschiedenen Schichten von Steinen, Sand und Tonpartikeln; pflanzliches Material treibt oben. Ein guter Boden ist reich an organischen Substanzen und hat ein ausgewogenes Verhältnis von Sand und Ton.

Der pH-Wert des Bodens

Besondere Beachtung verdient der Säuregrad des Bodens. Er wird auf der pH-Skala gemessen, deren Werte von 1 bis 14 reichen. Der pH-Wert saurer Böden liegt unter 7, neutraler Boden hat den pH-Wert 7, alkalische Böden liegen darüber. Neutraler Boden ist ideal, die meisten Kräuter aber gedeihen bei allen pH-Werten zwischen 6,5 und 7,5. Zum Messen gibt es verschiedene Bodentests und Prüfmethoden, darunter auch die einfachen Streifen von pH-Testpapier, die sehr einfach in der Anwendung sind. Aber das Ergebnis kann täuschen. Der Säuregrad muß nicht überall im Garten gleich sein. Außerdem wird er durch bestimmte Pflanzen wie Glockenblumen beeinflußt, und wahrscheinlich werden Sie auch selbst den pH-Wert durch die Substanzen, die Sie in Ihren Garten einbringen, ändern. Kalk erhöht den pH-Wert und verringert damit den Säuregrad, organische Dünger haben die gegenteilige Tendenz. Aber auch andere Substanzen wirken sich auf den pH-Wert aus. Hochmoortorf ist nährstoffarm und sauer, Niedermoortorf dagegen ist kalkhaltig und besitzt einen neutralen bis schwach alkalischen pH-Wert.

0	Sauer
1	
2	
3	
	pH 3.5 Hochmoortorf
4	
	pH 4.5 Sandboden
5	
	pH 5.5 Grober Lehmboden
6	
	pH 6.5 Schwerer Tonboden
7	pH 7 Neutraler Boden, Niedermoortorf
8	
	pH 8.5 Feiner Lehmboden
9	
10	
11	
12	
13	
14	Alkalisch

Auf eher sauren Böden gedeihen:

Krauser Ampfer *(Rumex crispus)*
Schildampfer *(Rumex scutatus)*
Arnika *(Arnica montana)*
Fingerhut *(Digitalis purpurea)*
Heidekraut (*Erica*-Arten)
Poleiminze *(Mentha pulegium)*
Waldheckenkirsche *(Lonicera periclymenum)*
Waldsauerklee *(Oxalis acetosella)*
Wohlriechende Süßdolde *(Myrrhis odorata)*

Auf eher alkalischen Böden gedeihen:

Echtes Tausendgüldenkraut *(Centaurium erythraea)*
Holunder *(Sambucus nigra)*
Küchenschelle *(Anemone pulsatilla)*
Lungenkraut *(Pulmonaria officinalis)*
Maiglöckchen *(Convallaria majalis)*
Pimpinelle *(Sanguisorba minor)*
Rose (*Rosa*-Arten)
Salomonsiegel *(Polygonatum-Arten)*
Schafgarbe *(Achillea millefolium)*
Schlüsselblume *(Primula veris)*
Thymian *(Thymus vulgaris)*
Vogelmiere *(Stellaria media)*
Wacholder *(Juniperus communis)*
Wegwarte *(Cichorium intybus)*
Wermut *(Artemisia absinthium)*

Bodenarten und Kräuter

Kräuter sind »tolerante« Pflanzen, die meist verschiedene Bodenbedingungen vertragen. Die besten Ernten erhalten Sie aber, wenn Sie den jeweils artgemäßen Bodentyp für die Kräuter schaffen. Die wichtigsten Bodenarten sind hier vorgestellt.

Kalkboden

Boden über Kalkgestein ist leicht, gut wasserdurchlässig und meist auch kalkreich und alkalisch, mit einem pH-Wert bis zu 8. Der Nährstoffgehalt läßt sich durch Kompost verbessern, der pH-Wert aber nur schwer senken. Falls Sie es mit Kalkboden zu tun haben und einige Ihrer Kräuter nur kümmerlich wachsen, können Sie ein Hochbeet mit »saurerem« Milieu anlegen (siehe Seite 252–53). Pflanzen aus hochgelegenen Kalkregionen haben oft ein starkes, tiefreichendes Wurzelwerk, das Wasser und Mineralsalze von weit unten hervorholt. Manche allerdings besitzen kürzere, dickere Wurzeln.

Sandboden

Stark sandhaltiger Boden ist meist sehr wasserdurchlässig und wenig fruchtbar, da die Nährstoffe mit dem Wasser weggespült werden. Der pH-Wert liegt oft etwas unter dem Normalbereich. Für Gemüse und die meisten Gartenpflanzen ist dieser Boden zu karg; zusätzlich zur Bodenverbesserung durch Kompost müssen Sie eventuell mit Jauche düngen. Aber viele Kräuter aus dem Mittelmeerraum werden hier gut gedeihen.

Lehmboden

Er ist nährstoffreich und besitzt ein ausgeglichenes Verhältnis von Ton, Sand und Schwemmpartikeln. Manche Lehmböden sind im Winter und Frühling sehr naß und schwer zu bearbeiten; Sie können die Dränage meist schon verbessern, indem Sie in regelmäßigen Abständen mit einer Gabel tief in den Boden einstechen. Gut dränierter Lehmboden ist ideal für Kräuter. Das Wasser erreicht die Wurzeln gut, gleichzeitig ist der Boden auch luftdurchlässig genug, damit die Wurzeln weiter in die Tiefe vordringen und den Boden noch weiter aufschließen können. Die meisten Kräuter werden hier gut wachsen, wenn sie nicht gerade sumpfigen oder sandigen Boden brauchen. Unten sind einige »Lehmspezialisten« aufgelistet.

Feuchter, humoser Lehmboden

Dieser das ganze Jahr über feuchte, fruchtbare Boden ist reich an organischer Substanz, aber wenig wasserdurchlässig. Die Dränage läßt sich verbessern, wenn Sie den Boden mit der Gabel durcharbeiten und tiefwurzelnde Pflanzen ansäen, die den Boden aufbrechen. Der Kräutergärtner schätzt diesen Boden sehr, da er von vielen Kräutern bevorzugt wird, auch solchen, die auf schweren Böden beheimatet sind.

Tonboden

Er besteht überwiegend aus winzigen Partikeln, die sich zu einer dichten Masse verbinden. Der Boden bäckt bei Hitze hart zusammen und ist bei Regen schwer und klebrig. Wenn Sie die oberste Schicht gut mit Kompost auflockern, wird der Boden durchlässiger und einfacher zu bearbeiten. Auf Tonboden gedeihen Tiefwurzler gut, die den schweren Boden aufbrechen, beispielsweise die Klette. Außer den unten aufgelisteten vertragen viele weitere Kräuter tonigen Boden.

Sumpfboden

Er ist immer naß, entweder wegen schlechter Dränage oder hohem Grundwasserspiegel, so daß das Wasser nicht abfließen kann. Einige Kräuter sind auf diesem Boden beheimatet. Sie haben meist ein üppig entfaltetes, grünes Blattwerk und nutzen so den hohen Nährstoffgehalt, der meist in diesem Bodentyp herrscht.

Was wächst auf welchem Boden

Kalkboden
Bohnenkraut, Herzgespann, Katzenminze, Küchenschelle, Lavendel, Lungenkraut, Maiglöckchen, Majoran, Origano, Pimpinelle, Rosmarin, Wacholder, Wegwarte, Ysop.

Sandboden
Anis, Arnika, Borretsch, Estragon, Fenchel, Fingerhut, Knollige Seidenpflanze, Koriander, Lavendel, Luzerne, Möhre, Mutterkümmel, Nachtkerze, Origano, Kamille, Tausendgüldenkraut, Thymian, Winterbohnenkraut.

Lehmboden
Basilikum, Betonie, Dill, Fenchel, Fingerhut, Frauenmantel, Gartenraute, Huflattich, Kanadische Blutwurzel, Katzenminze, Kerbel, Klette, Koriander, Kümmel, Liebstöckel, Lorbeer, Petersilie, Rainfarn, Rosmarin, Salbei, Schnittlauch, Thymian.

Feuchter, humoser Lehmboden
Alant, Baldrian, Beinwell, Engelwurz, Frauenmantel, Goldmelisse, Helmkraut, Minze-Arten, Petersilie, Schildampfer, Seifenkraut, Spierstaude, Veilchen, Wohlriechende Süßdolde, Zitronenmelisse.

Tonboden
Beinwell, Goldmelisse, Huflattich, Klette, Minze-Arten, Scharbockskraut, Wermut.

Sumpfboden
Baldrian, Echter Eibisch, Fieberklee, Helmkraut, Kalmus, Kanadische Gelbwurzel, Schachtelhalm, Schwertlilie, Spierstaude, Wasserandorn.

Kräuter passen sich an

Je leichter und trockener der Boden, desto kleiner die Pflanzen. Die typische Pflanze hochgelegter Kalkböden hat eine kurze, dicke Wurzel und feingliedrige Blätter, z. B. die Küchenschelle. Arnika, die auf humusreichen Sandböden wächst, hat breitere Blätter. Die gekrümmte Wurzel schickt weite Ausläufer aus, um Wasser aufzunehmen, bevor es versickert. Frauenmantel entwikkelt in Lehmböden ein größeres Wurzelsystem und dichteres Blattwerk. Spierstaude, Klette und Engelwurz wachsen groß und üppig auf fruchtbaren Sumpf-, Ton- und feuchten Lehmböden.

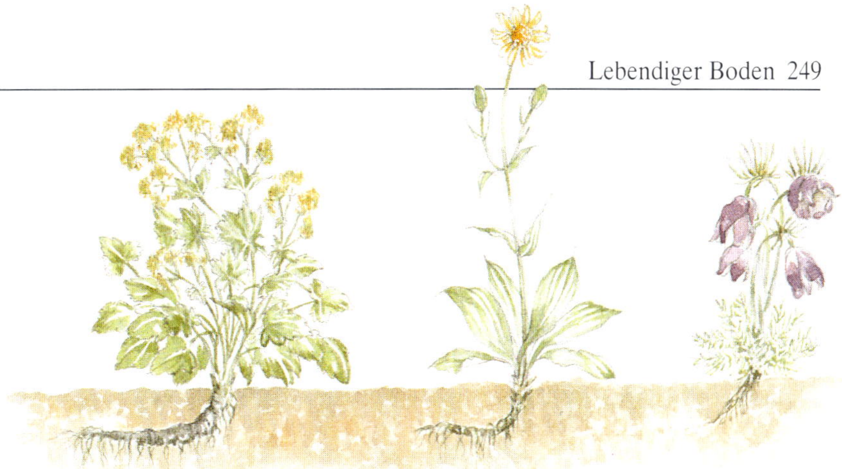

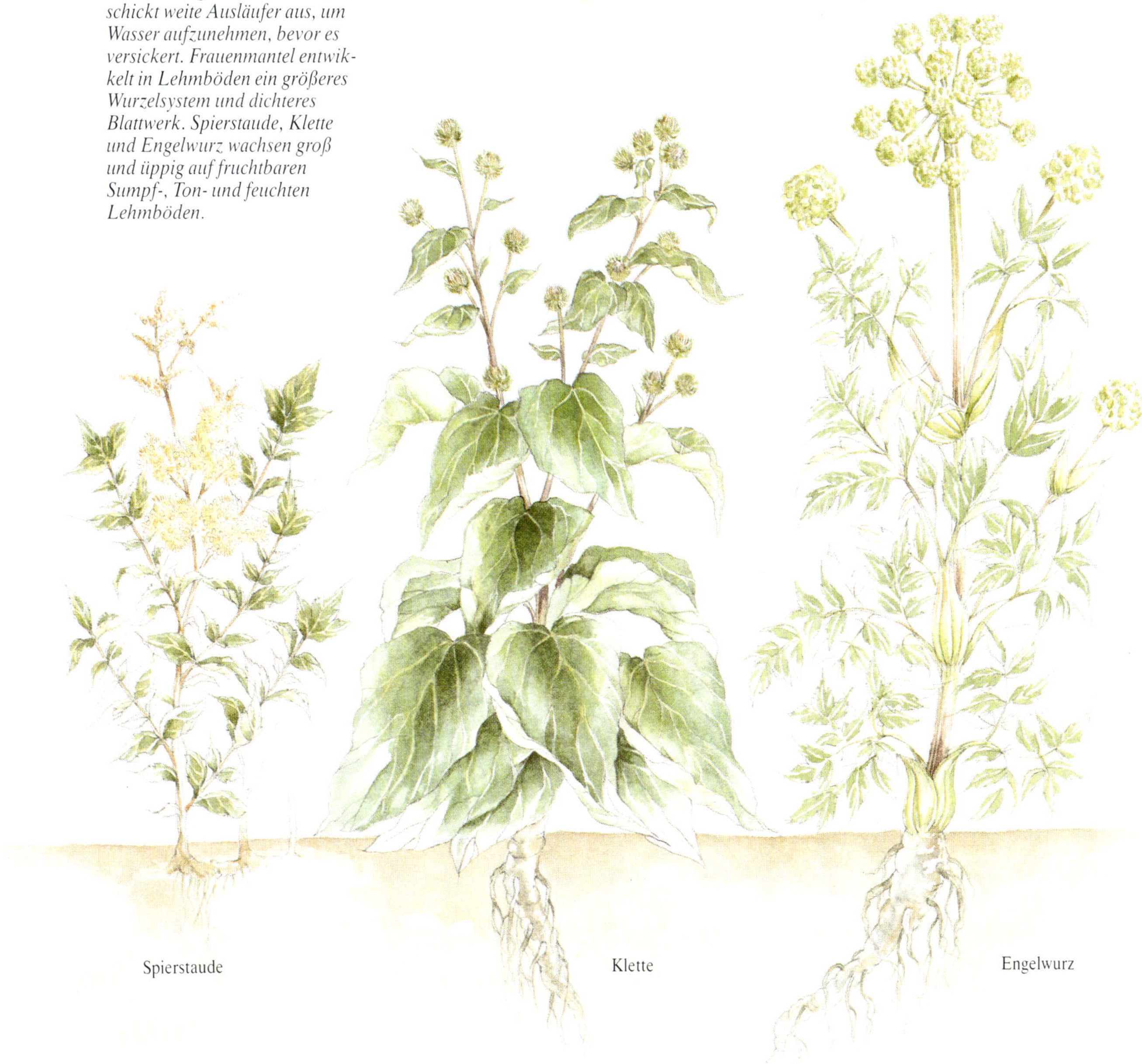

Der Standort

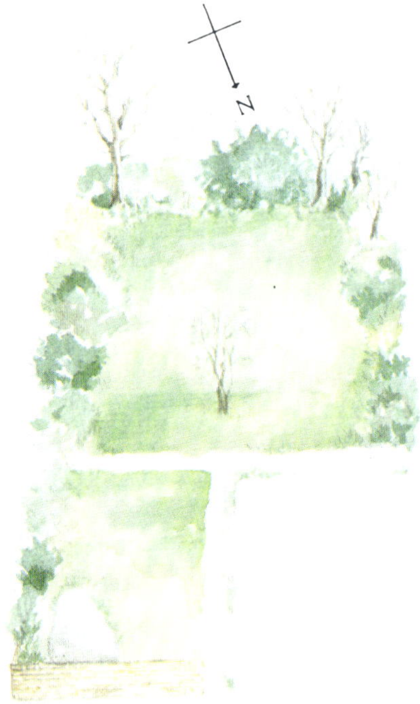

Bevor Sie Kräuter pflanzen, sollten Sie sich eine genauere Übersicht Ihres Gartens verschaffen. Zeichnen Sie einen einfachen Plan, tragen Sie die Nord-Süd-Achse und die beschatteten Zonen ein – diese unterteilen Sie in leicht (oder wechselnd) schattig, halbschattig und ständig schattig. Tragen Sie dann Details wie Böschungen und Senken, Hecken, Bäume und schützende Abtrennungen ein, eventuell auch Unterschiede im Bodentyp (siehe Seite 246–47). Ihr Plan zeigt Ihnen nun, wo Sie die verschiedenen Kräuter am besten ansiedeln und wo Anlagen wie ein Steingarten oder ein Hochbeet ihren Platz finden könnten.

Kräuter sind Wildpflanzen, deshalb ist es sinnvoll, ihren natürlichen Bedingungen möglichst nahezukommen. Kräuter stammen aus den verschiedensten Gegenden der ganzen Welt und stellen deshalb unterschiedliche Standortansprüche. Viele unserer beliebtesten Küchenkräuter sind in trockenen, sonnigen Gegenden wie dem Mittelmeerraum beheimatet. Im allgemeinen haben diese Pflanzen kleine Blätter, z.B. Rosmarin und Majoran. Kräuter aus gemäßigten Klimazonen entwickeln größere, fleischigere Blätter. Innerhalb dieser großen Pflanzengruppen herrschen individuelle Vorlieben – für kühlen Schatten, Feuchtgebiete oder gut wasserdurchlässigen Boden. Aber Kräuter sind anpassungsfähig, und viele werden auch außerhalb ihres naturgemäßen Standorts gut gedeihen. Als praktische Lösung bietet sich an, an einem sonnigen Platz das Hauptbeet für die Kräuter anzulegen und an anderen Stellen Kräuter zu pflanzen, die besondere Bedingungen brauchen. Die meisten Waldpflanzen wachsen auch im freien Gelände, mögen aber im Sommer nicht in der prallen Hitze schmoren. Siedeln Sie sie in der Nähe von Sträuchern an oder hinter einem schützenden Spalier aus einjährigen Pflanzen, z.B. Gartenwicken, falls sich kein geeigneter Schattenplatz findet. Kräuter aus Sumpfgebieten wachsen auch in feuchtem Boden, der im Sommer nicht austrocknet.

Andere gute Standorte für Kräuter sind Schutt- und Kiesstellen oder Südhänge (für Kräuter, die keine Staunässe mögen, sowie für Mittelmeerkräuter); auf schattigen Böschungen fühlen sich viele Waldkräuter wohl. Ist Ihr Garten groß und ungeschützt, müssen Sie Stellen meiden, die eisigen Nord- und Ostwinden ausgesetzt sind – hier gehen Pflanzen wie Rosmarin und Lavendel ein.

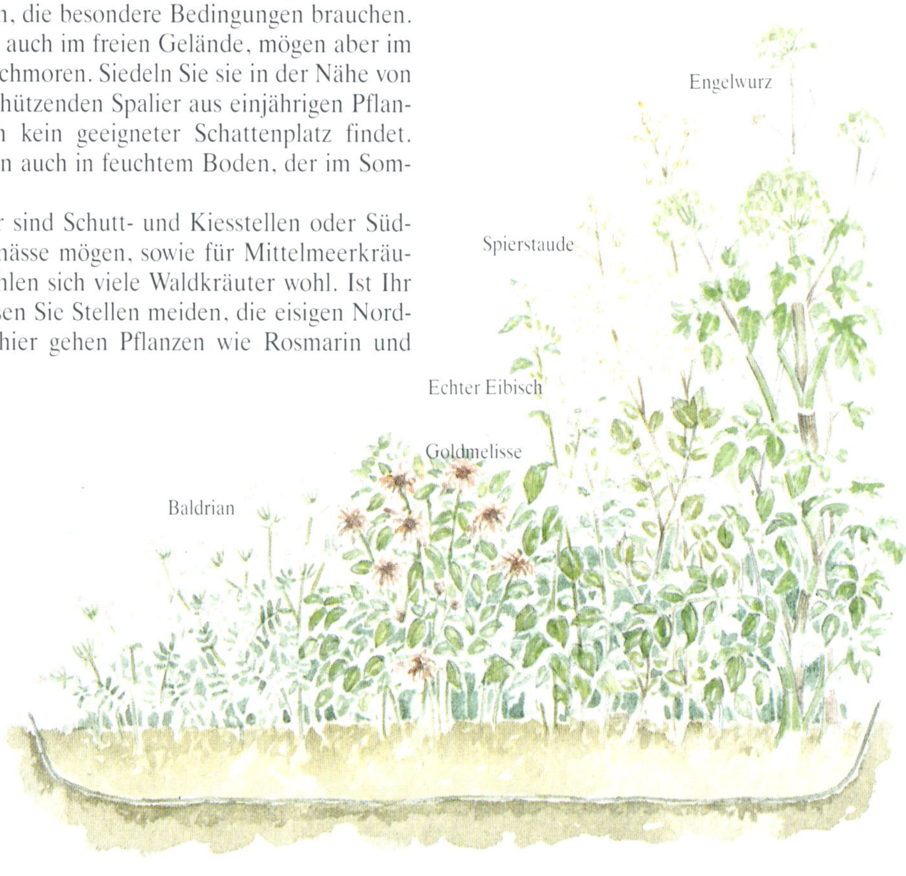

Feuchtbeet

In Ihrem Garten entsteht ein »Feuchtbiotop«, wenn Sie den Boden in 30–45 cm Tiefe mit einer Plastikfolie abdichten. Bohren Sie Löcher hinein, damit das Wasser langsam versickern kann, und lassen Sie aus einem Schlauch ständig Wasser in das Beet tropfen. Pflanzen Sie hier Goldmelisse, Echten Eibisch, Spierstauden, Engelwurz und Baldrian an.

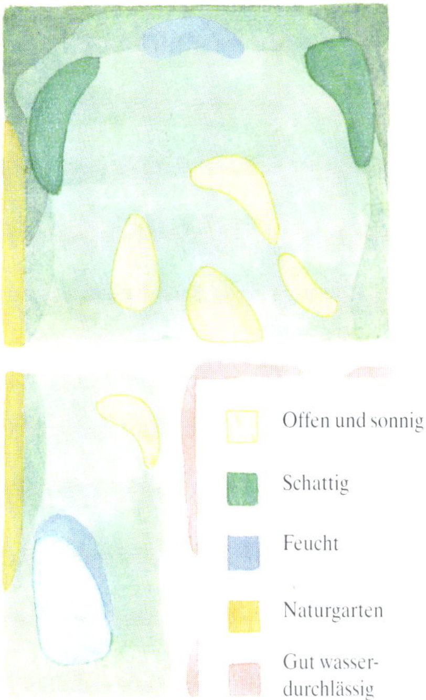

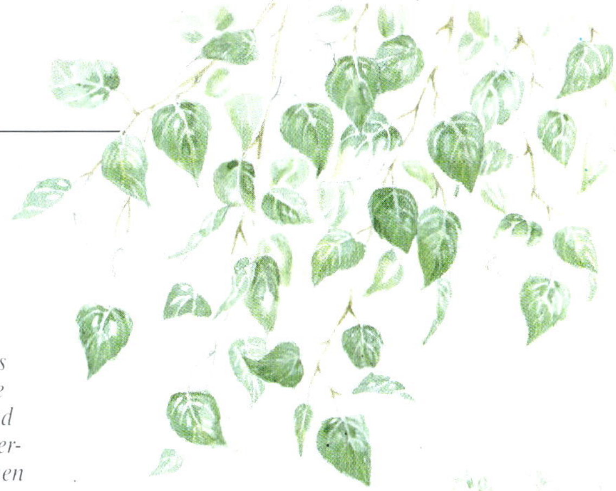

Planung der Beete

Zeichnen Sie die wichtigsten Charakteristika Ihres Gartens auf einen Plan, markieren Sie sonnige, schattige, feuchte und gut entwässerte Bereiche. So erkennen Sie die besten Plätzchen für Ihre Kräuter. Im Beispiel links eignet sich für das Hauptbeet eine der Sonnenzonen, am Teich herrschen ideale Bedingungen für ein Feuchtbeet, und in einer Schattenzone bei den Bäumen fühlen sich Waldkräuter wohl. Die Sonne liebenden Mittelmeerkräuter kommen in eines der Südbeete am Haus; links bei den Sträuchern ließe sich ein Naturgartenbereich anlegen.

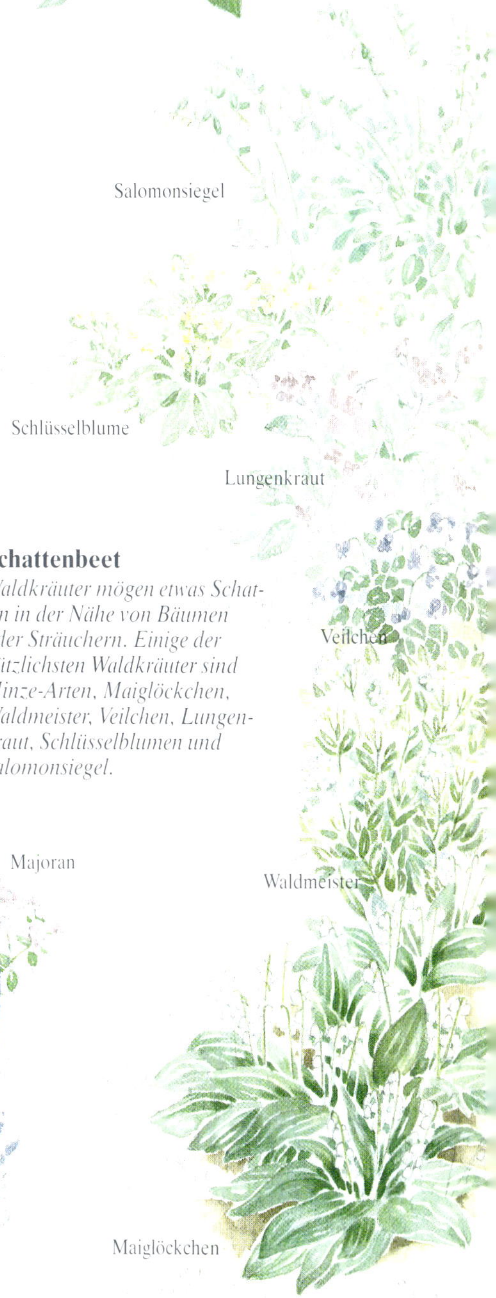

Schattenbeet

Waldkräuter mögen etwas Schatten in der Nähe von Bäumen oder Sträuchern. Einige der nützlichsten Waldkräuter sind Minze-Arten, Maiglöckchen, Waldmeister, Veilchen, Lungenkraut, Schlüsselblumen und Salomonsiegel.

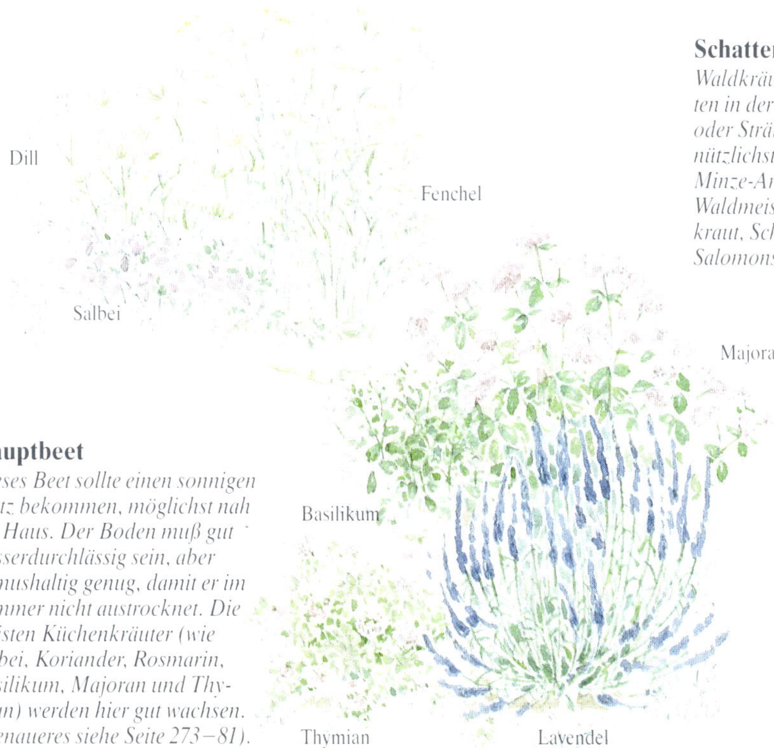

Hauptbeet

Dieses Beet sollte einen sonnigen Platz bekommen, möglichst nah am Haus. Der Boden muß gut wasserdurchlässig sein, aber humushaltig genug, damit er im Sommer nicht austrocknet. Die meisten Küchenkräuter (wie Salbei, Koriander, Rosmarin, Basilikum, Majoran und Thymian) werden hier gut wachsen. (Genaueres siehe Seite 273–81).

Steingärten/Erhöhte Beete

Von Grund auf neu angelegte Beete schaffen kontrollierte Bedingungen für das Kräuterwachstum. Hier können Sie hochwertigere Erde einbringen und die Dränage verbessern. Ein sonniger, gut dränierter Steingarten ist beispielsweise ein idealer Platz für viele Kräuter, vor allem Mittelmeerkräuter wie Rosmarin, Salbei und Origano. Ein erhöhtes Beet mit Mauereinfassung bietet in den Ritzen und Lücken Unterschlupf für Alpenpflanzen und Kriechgewächse; größere Pflanzen kommen ins Beet selbst, Waldkräuter in den Schatten hochwüchsiger Arten.

Bei schwerem Boden legen Sie Ihren Steingarten direkt auf dem vorhandenen Erdreich an. Bei leichterem Boden können Sie eine bis 30 cm tiefe Grube ausheben, so daß das fertige Beet etwa auf gleicher Höhe ist wie die Umgebung. Bringen Sie erst eine 15 cm dicke Schotterschicht auf, darauf eine 8 cm dicke Kiesschicht und anschließend eine 8 cm dicke Erdschicht, die aus 3 Teilen Humusboden, 2 Teilen Torf und 1½ Teilen feinem Splitt oder scharfkörnigem Sand besteht. Mit hübschen Steinen oder alten roten Ziegeln abschließen.

Kräuter im Kies

Ein Kiesbeet eignet sich gut als Herberge für Kräuter, doch müssen Sie dabei für guten Wasserabzug sorgen. Heben Sie den Boden 30 cm tief aus, und füllen Sie den Graben mit einer 15 cm dicken Schotterschicht, dann mit einer Schicht umgedrehter Grassoden. Darauf kommt eine 5–7 cm dicke Schicht der für Steingärten angegebenen Erdmischung. Füllen Sie nun den Graben mit Kies oder Splitt auf. Kräuter aus trockenen, südlichen Zonen werden hier gut gedeihen und sich meist selbst aussäen: Fenchel, kriechender und buschiger Thymian, Bohnenkraut und Winterbohnenkraut, Salbei, Rosmarin, Majoran, Origano, Lavendel, Ringelblumen, Borretsch, Estragon, Kardobenediktenkraut, Kamille, Ysop, Andorn, Katzenminze, Muskatellersalbei und Schnittlauch.

Rasen und Bodendecker

Viele Kräuter sind ausgezeichnete, attraktive Bodendecker, einige eignen sich als duftender »Rasenteppich«. Alle rükken dem Unkraut zu Leibe, da sie dafür sorgen, daß wenig Licht zum Boden vordringt und Sämlinge keine Chance haben; allerdings werden sich einige Unkräuter, wie Disteln, Sauerampfer und Ackerwinde, dennoch durchsetzen. Ein weiterer großer Vorzug bodenbedeckender Kräuter ist der Schutzeffekt im Winter: Der Boden wird vor Frost und Erosion bei schweren Regenfällen geschützt. Im Sommer trocknet der Boden nicht aus und ist nicht der prallen Sonnenhitze ausgesetzt. Nicht alle bodendeckenden Kräuter wachsen niedrig – Zitronenmelisse und Majoran etwa bilden im Winter einen niedrigen Blätterteppich, werden aber im Sommer bis zu 60 cm hoch. Andere, relativ große Pflanzen, die aber gut als Bodendecker eingesetzt werden können, sind die Zwergform von Beinwell *(Symphytum grandiflorum)*, der sich rasch ausbreitet und hübsche, hängende Blüten in Rot- und Cremetönen hat, sowie das Echte Labkraut. Pflanzen Sie in Schattenbereiche und unter große Bäume doch auch einmal Veilchen, Wald-

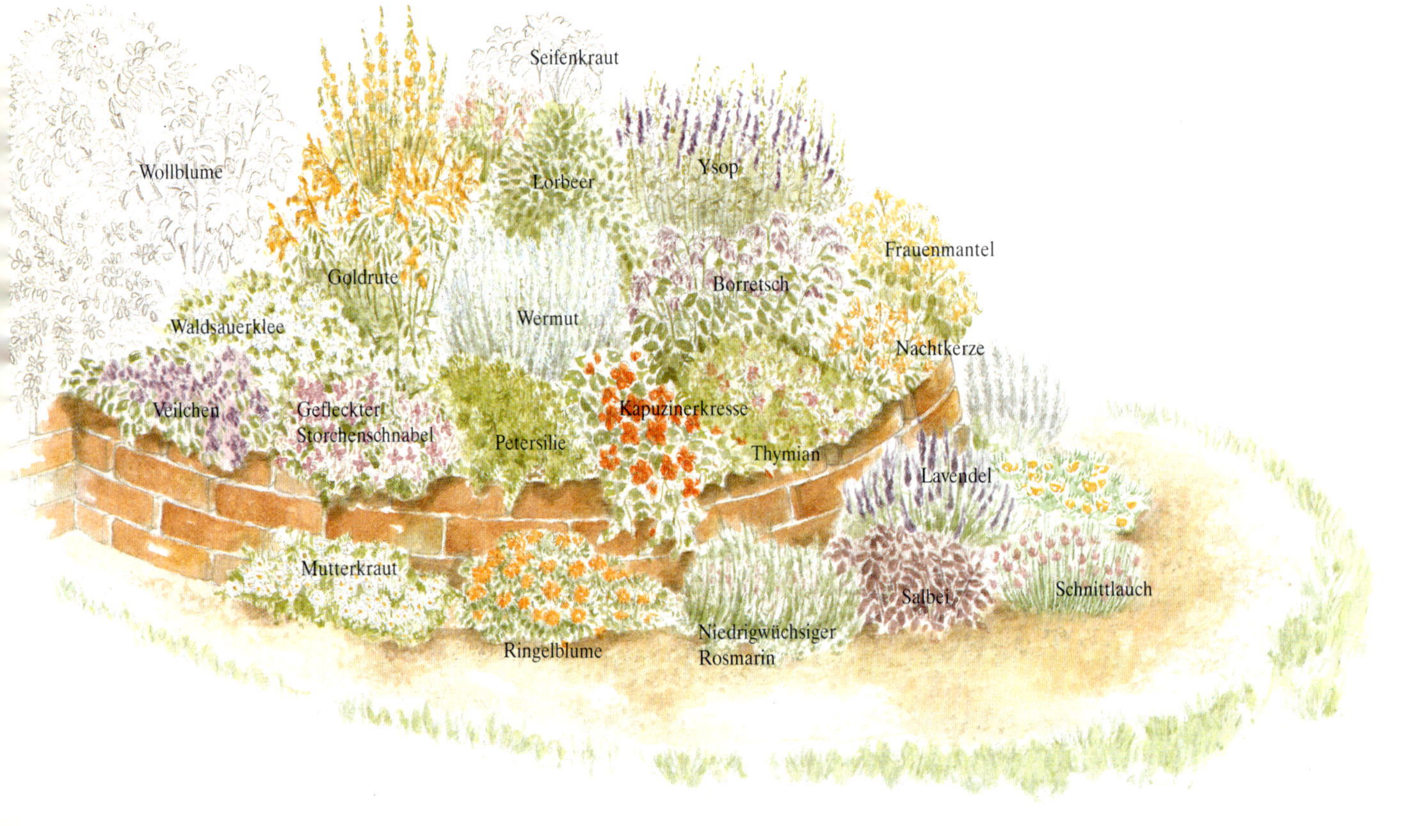

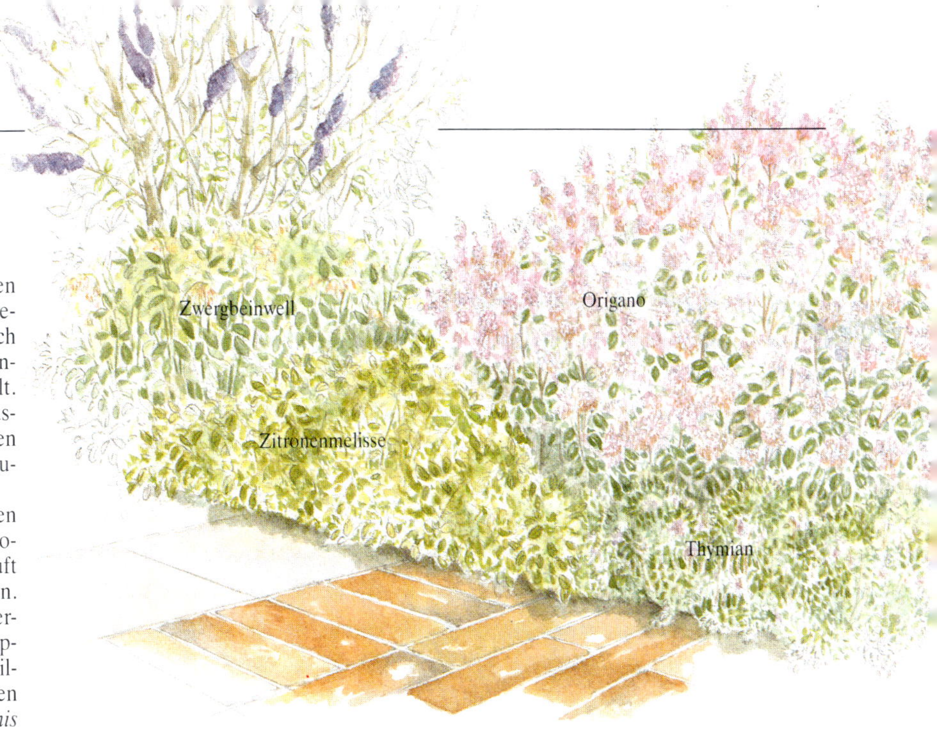

meister, Gundelrebe, Walderdbeeren und Lungenkraut. Vorher sollten Sie jedoch alles Unkraut ausjäten, damit sich die neuen Bodendecker ausbreiten können, bevor sich Unkraut entwickelt. Achten Sie darauf, alle Wurzeln herauszureißen, vor allem bei tiefwurzelnden und weite Ausläufer bildenden Unkräutern (siehe Seite 266–67).
Für sonnigen, gut wasserdurchlässigen Boden können Sie unter zahlreichen Bodendeckern wählen, die herrlichen Duft verströmen und farbenprächtig blühen. Es gibt verschiedene Arten von polsterbildendem Thymian, der duftende Teppiche ergibt. Geeignet ist auch die Kamille *(Anthemis nobilis)*, die Sie kurz halten sollten. Die nicht blühende Art *Anthemis nobilis treneague* braucht nicht geschnitten zu werden und hat wie die blühende Art Blätter, die nach Äpfeln duften. Poleiminze ist ein kräftig grüner Bodendekker, und wilder weißer Klee zieht im Frühsommer die Bienen an. Auch Schafgarbe ist als Rasenteppich geeignet, wenn Sie sie kurz halten.

Ein Hochbeet anlegen

Bauen Sie eine etwa 30 cm hohe Beeteinfassung. Die Mauern können aus Steinen, alten Ziegeln oder sogar Baumstämmen bestehen; lassen Sie Lücken für Mauerpflanzen. Eine 8 cm dicke Bodenschicht aus Steinen oder Schutt sorgt für guten Wasserabzug. Füllen Sie das Beet mit derselben Erdmischung auf, wie für den Steingarten angegeben (siehe linke Seite).

Kräuter in Gefäßen

Viele Kräuter lassen sich auch in Gefäßen ziehen. Bei der Wahl der Gefäße sind Ihnen keine Grenzen gesetzt, obwohl solche aus Naturmaterialien wie Tontöpfe, Holztröge, halbierte Holzfässer oder Steintröge am hübschesten aussehen. Wichtig sind Abzugslöcher im Boden. Geben Sie erst einmal eine Schicht Steine oder Tonscherben hinein, damit das Wasser gut abläuft. Bei großen Gefäßen folgt nun eine Schicht umgedrehter Grassoden oder anderes sperriges, organisches Material. Zum Schluß füllen Sie den Behälter mit einer Mischung aus Garten- und Blumenerde auf. (Stark torfhaltige Mischungen trocknen zu schnell aus.)
Da die Pflanzenkübel vom Rest des Gartens isoliert sind, brauchen sie besondere Behandlung. Gießen Sie nicht zuviel: Warten Sie, bis die Erde sich oben ziemlich trocken anfühlt. Bei kleinen Töpfen gießen Sie in den Untersetzer; die Pflanze nimmt das Wasser innerhalb weniger Minuten auf, falls sie es benötigt. Auch für Düngung muß gesorgt werden. Nach einigen Monaten sollten Sie Ihren Kübelpflanzen regelmäßig organischen Dünger geben (siehe Seite 264–65).
Manche Kräuter, die stark wuchern, bekommen ihr eigenes Gefäß, z.B. Minze-Arten, Fenchel, Russischer Estragon, Engelwurz, Liebstöckel, Sauerampfer, Goldmelisse und Wermut. Zwergsträucher wie Rosmarin, Salbei, Lavendel, Zitronensträucher, Lorbeer und Zypressenkraut pflanzt man ebenfalls besser getrennt. Säen Sie die einjährigen Kräuter in einen eigenen Behälter, und reservieren Sie eine andere Wanne oder einen Trog für eine bunte Küchenkräutermischung.

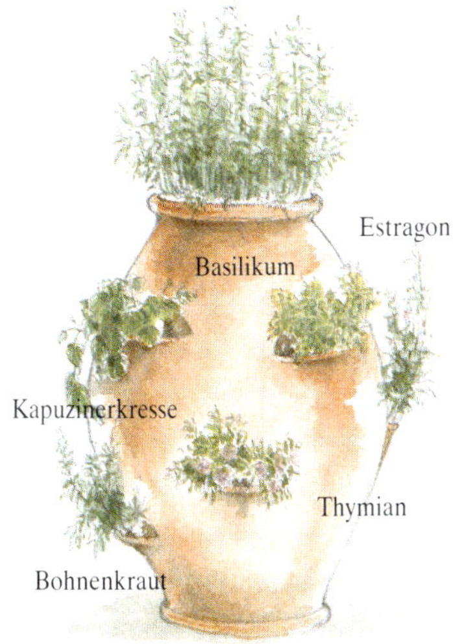

Ornamentale Kräutergärten

Ein nach formalen Prinzipien angelegter Kräutergarten wirkt zwar weniger »natürlich«, hat aber mehrere Vorzüge. Kleine Beete dicht an den Wegen erleichtern die Pflege und Ernte. Aus Beeten, Wegen und Hecken lassen sich wunderschöne Muster gestalten. Und der formale Plan erlaubt gleichzeitig, jeder Pflanze ihre eigene »ökologische Nische« einzuräumen – schattige und sonnige, geschützte und offenere Plätzchen.

Einige der dekorativsten Pläne für ornamentale Gärten sind sehr einfach. Tradition hat die Anlage symmetrischer Beete um einen Mittelpunkt wie eine Vogeltränke oder ein gestutztes Lorbeerbäumchen herum. Grundriß ist entweder ein geviertteltes Quadrat oder ein Kreis, dessen Beete speichenförmig angeordnet sind. Innerhalb dieses Plans können Sie Pflanzen verschiedener Höhe, Struktur und Farbe vermischt anpflanzen – nutzen Sie dabei vorteilhafte Nachbarschaftsbeziehungen (siehe Seite 268–69). Eine andere Wirkung erreichen Sie, wenn Sie jedes Beet mit einem bestimmten Kräutertyp bepflanzen, etwa eines mit teppichbildendem Thymian, ein anderes mit graublättrigen Kräutern usw.

Attraktiv kann auch ein Schachbrettmuster aus Pflastersteinen und einzelnen Kräuterarten sein; hier ist jede Pflanze leicht zugänglich. Für welchen Plan Sie sich auch entscheiden – reservieren Sie immer ein paar Beete für die Aussaat einjähriger Kräuter wie Borretsch, Ringelblumen, Dill und Basilikum.

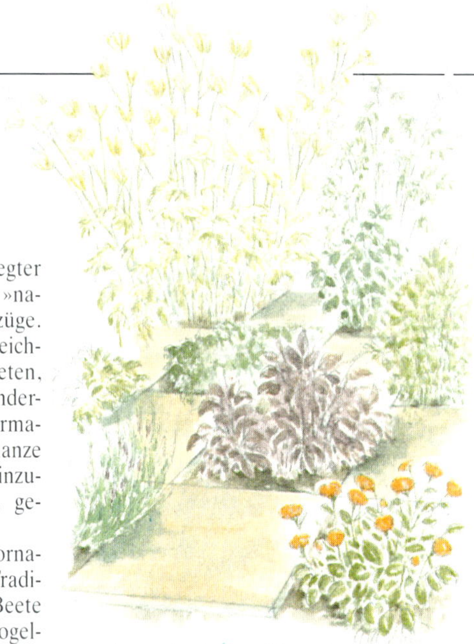

Kräuter im Schachbrettmuster

Die meisten Platten sind 30–60 cm groß und in vielen Formen erhältlich. Pflanzen Sie einen Windschutz aus den größeren Arten.

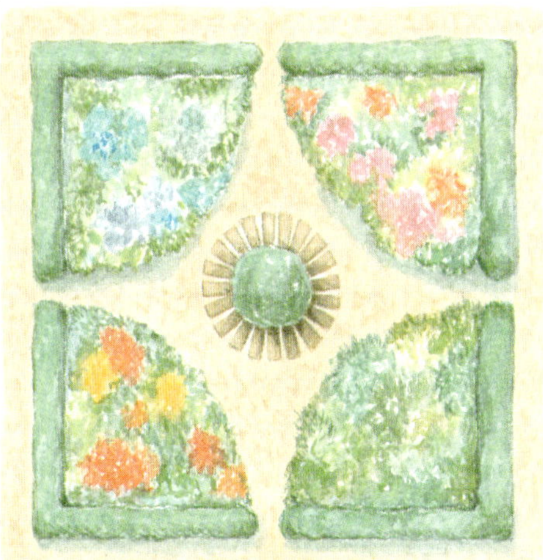

Symmetrische Gärten

Die Beete sollen groß genug sein, um alle gewünschten Kräuter zu beherbergen, aber nicht so groß, daß Sie sie von den Wegen aus nicht mehr leicht erreichen können. Als saubere Beeteinfassung eignet sich Zypressenkraut oder Buchs – meiden Sie wuchernde Heckenpflanzen wie Liguster. Kies ist ein einfacher Wegbelag, in dem auch viele Kräuter wurzeln und sich aussäen. Die Wege sollten frei von Unkraut gehalten werden.

Die Wahl der Kräuter

Diese Listen helfen bei der Gartenplanung. Die Kräuter sind rechts nach ihren Farben geordnet, unten nach Duft und Eignung als Bienen- oder Schmetterlingsweide.

Schmetterlings- und Bienenweide

Andorn *(Marrubium vulgare)*
Anis *(Pimpinella anisum)**
Baldrian *(Valeriana officinalis)**
Basilikum *(Ocimum basilicum)*
Beinwell *(Symphytum officinale)*
Besenginster *(Cytisus sciparius)*
Betonie *(Stachys officinalis)*
Borretsch *(Borago officinalis)*
Braunelle *(Prunella vulgaris)*
Echter Eibisch *(Althaea officinalis)*
Fenchel *(Foeniculum vulgare)**
Goldmelisse *(Monarda didyma)*
Huflattich *(Tussilago farfara)*
Katzenminze *(Nepeta cataria)*
Klette *(Arctium lappa)*
Lavendel *(Lavandula officinalis)**
Löwenzahn *(Taraxacum officinale)*
Majoran (*Origanum*-Arten)
Minze (*Mentha*-Arten)
Nachtkerze (*Oenothera*-Arten)
Pfefferminze *(Mentha piperita)**
Rosmarin *(Rosmarinus officinalis)**
Salbei *(Salvia officinalis)**
Schafgarbe *(Achillea officinalis)**
Schnittlauch *(Allium schoenoprasum)**
Spierstaude *(Filipendula ulmaria)**
Thymian *(Thymus vulgaris)**
Wegwarte *(Cichorium intybus)*
Wiesenklee *(Trifolium pratense)*
Ysop *(Hyssopus officinalis)*
Zitronenmelisse *(Melissa officinalis)**

Duftkräuter

Ananassalbei (*Salvia*-Art)
Bohnenkraut (*Satureia*-Arten)
Dill *(Anethum graveolens)*
Französischer Estragon *(Artemisia dracunculus)*
Kamille *(Anthemis nobilis)*
Kerbel *(Anthriscus cerefolium)*
Petersilie *(Petroselinum crispum)*
Rainfarn *(Tanacetum vulgare)*
Rose *(Rosa centifolia)*
Veilchen *(Viola odorata)*
Wermut *(Artemisia absinthium)*
Zitronenstrauch *(Aloysia triphylla)*
sowie die Kräuter oben mit *

Graue Blätter

Andorn *(Marrubium vulgare)*
Artischocke *(Cynara scolymus)*
Beifuß *(Artemisia vulgaris)*
Echter Eibisch *(Althaea officinalis)*
Eukalyptus *(Eucalyptus*-Arten)
Katzenminze *(Nepeta cataria)*
Lavendel *(Lavandula*-Arten)
Marienblatt *(Chrysanthemum balsamita)*
Muskatellersalbei *(Salvia sclarea)*
Salbei *(Salvia officinalis)*
Schlafmohn *(Papaver somniferum)*
Thymian *(Thymus vulgaris)*
Wermut *(Artemisia absinthium)*

Immergrüne Blätter

Andorn *(Marrubium vulgare)*
Gartenraute *(Ruta graveolens)*
Kerbel *(Anthriscus cerefolium)*
Lavendel *(Lavandula officinalis)*
Lorbeer *(Laurus nobilis)*
Petersilie *(Petroselinum crispum)*
Poleiminze *(Mentha pulegium)*
Rosmarin *(Rosmarinus officinalis)*
Salbei *(Salvia officinalis)*
Thymian *(Thymus*-Arten)
Wacholder *(Juniperus communis)*
Wermut *(Artemisia absinthium)*
Winterbohnenkraut *(Satureia montana)*
Zitronenmelisse *(Melissa officinalis)*

Buntfarbige Blätter

Apfelminze (gefleckt)
Beinwell (gefleckt)
Zitronenstrauch (golden)
Lungenkraut (gefleckt)
Pelargonien (gefleckt, duftend)
Thymian (silbern und golden)
Salbei (golden und dreifarbig)

Andere Farben

Silbern umrandeter Alpenfrauenmantel *(Alchemilla alpina)*
Blaue/graue Gartenraute *(Ruta graveolens)*
Roter Salbei *(Salvia officinalis)*
Silbrige Stranddistel *(Eryngium maritinum)*

Weiße Blüten

Anis *(Pimpinella anisum)*
Basilikum *(Ocimum basilicum)*
Kamille *(Anthemis nobilis)*
Kanadische Blutwurzel *(Sanguinaria canadensis)*
Kerbel *(Anthriscus cerefolium)*
Kümmel *(Carum carvi)*
Lauchhederich *(Alliaria petiolata)*
Maiglöckchen *(Convallaria majalis)*
Majoran *(Origanum majorana)*
Möhre *(Daucus carota)*
Mutterkraut *(Chrysanthemum parthenium)*
Salomonsiegel *(Polygonatum multiflorum)*
Schafgarbe *(Achillea millefolium)*
Waldmeister *(Asperula odorata)*
Waldsauerklee *(Oxalis acetosella)*
Weißer Klee *(Trifolium repens)*
Weißer Lavendel *(Lavandula*-Art)
Winterbohnenkraut *(Satureia montana)*
Wohlriechende Süßdolde *(Myrrhis odorata)*
Ysop *(Hyssopus officinalis)*

Rosa Blüten

Baldrian *(Valeriana officinalis)*
Echte Bergminze *(Calamintha officinalis)*
Echter Eibisch *(Althaea officinalis)*
Echtes Tausendgüldenkraut *(Erythraea centaurium)*
Fingerhut *(Digitalis purpurea)*
Herzgespann *(Leonurus cardiaca)*
Koriander *(Coriandrum sativum)*
Mutterkümmel *(Cuminum cyminum)*
Origano *(Origanum vulgare)*
Rosa Lavendel *(Lavandula*-Art)
Rosa Ysop *(Hyssopus officinalis)*
Rosen (Hundsrose, Weinrose) *(Rosa*-Arten)
Seifenkraut *(Saponaria officinalis)*
Stockrose *(Althaea rosea)*
Thymian *(Thymus vulgaris)*
Wasserdost *(Eupatorium purpureum)*
Wiesenklee *(Trifolium pratense)*

Gelbe Blüten

Alant *(Inula helenium)*
Arnika *(Arnica montana)*
Besenginster *(Cytisus scoparius)*
Dill *(Anethum graveolens)*
Fenchel *(Foeniculum vulgare)*
Huflattich *(Tussilago farfara)*
Kardobenediktenkraut *(Cnicus benedictus)*
Löwenzahn *(Taraxacum officinale)*
Nachtkerze *(Oenothera biennis)*
Nelkenwurz *(Geum urbanum)*
Odermennig *(Agrimonia eupatoria)*
Rainfarn *(Tanacetum vulgare)*
Ringelblume (orange) *(Calendula officinalis)*
Saflor *(Carthamus tinctorius)*
Schlüsselblume *(Primula veris)*
Schöllkraut *(Chelidonium majus/Ranunculus ficaria)*
Schwertlilie *(Iris pseudacorus)*
Sonnenblume *(Helanthus annuus)*
Stengellose Schlüsselblume *(Primula vulgaris)*
Tormentill *(Potentilla tormentilla)*
Wollblume *(Verbascum thapsus)*

Blaue Blüten

Blauer Lavendel *(Lavandula*-Art)
Borretsch *(Borago officinalis)*
Feldrittersporn *(Delphinium consolida)*
Gemeine Akelei *(Aquilegia vulgaris)*
Lein *(Linum usitatissimum)*
Rosmarin *(Rosmarinus officinalis)*
Stranddistel *(Eryngium maritinum)*
Wegwarte *(Cichorium intybus)*
Ysop *(Hyssopus officinalis)*

Violette Blüten

Aufgeblasene Lobelie *(Lobelia inflata)*
Beinwell *(Symphytum officinale)*
Betonie *(Stachys officinalis)*
Eisenkraut *(Verbena officinalis)*
Gemeine Braunelle *(Prunella vulgaris)*
Goldmelisse *(Monarda didyma)*
Helmkraut *(Scutellaria laterifolia)*
Klette *(Arctium lappa)*
Küchenschelle *(Anemone pulsatilla)*
Lavendel *(Lavandula*-Arten)
Minze-Arten *(Mentha*-Arten)
Muskatellersalbei *(Salvia sclarea)*
Poleiminze *(Mentha pulegium)*
Salbei *(Salvia officinalis)*
Schlafmohn *(Papaver somniferum)*
Schnittlauch *(Allium schoenoprasum)*
Sonnenhut *(Echinacea angustifolia)*
Stiefmütterchen *(Viola tricolor)*
Stinkandorn *(Ballota nigra)*
Veilchen *(Viola odorata)*
Waldziest *(Stachys sylvatica)*
Ysop *(Hyssopus officinalis)*

Rote Blüten

Klatschmohn *(Papayer rhoeados)*
Knollige Seidenpflanze *(Asclepias tuberosa)*
Rote Melisse *(Monarda*-Art)
Roter Baldrian *(Valeriana*-Art)
Roter Wiesenklee *(Trifolium pratense)*

Kräuteranbau als Erwerbszweig

In den warmen Mittelmeerländern werden Kräuter schon seit Jahrhunderten kommerziell angebaut. Durch den Abbau der Überproduktion von Getreide und Rindfleisch wird auch im nördlicheren Europa landwirtschaftliche Fläche frei; als Reaktion gegen die Intensivbewirtschaftung mit ihrer Vergeudung natürlicher Ressourcen und ihrer Abhängigkeit vom Chemikalieneinsatz gewinnen der biologische Landbau und die Kultivierung von Kräutern als Alternative immer stärkere Bedeutung. Nachtkerze, Mutterkraut und Leinsamen zählen zu den ersten, die das Getreide auf den Feldern ablösen.

Andernorts heißt die Alternative Jojoba: Anfang der 80er Jahre, als man den hohen Wert von Jojobaöl als Maschinenschmiermittel und in der Kosmetik entdeckte, wurden bedeutende Pflanzungen angelegt. In Kalifornien trat Jojoba an die Stelle traditioneller Feldfrüchte; außerdem gedeiht der Strauch in Trockengebieten, wo wenige andere Pflanzen überleben (siehe rechts). In Malaysia und Indonesien baut man die Sagopalme an; sie braucht 15 Jahre bis zur Reife und wird kurz vor der Blüte geerntet. Ein Baum liefert 270–360 kg Stärke, die als Sago exportiert oder von den Einheimischen für Brot, Kuchen und Brei verbraucht wird; die Markrückstände werden geröstet oder an Schweine verfüttert. In Europa wird die Sonnenblume verbreitet kultiviert – eine weitere wichtige Ölfrucht.

Wie Pilze aus dem Boden schossen außerdem Gärtnereien, die Wildkräuter und Samen verkaufen – nicht nur an Privatpersonen, sondern, vor allem in England, auch an lokale Behörden, die Kräutergärten in öffentlichen Parks anlegen. Die Idee solcher »Gemeindegärten« ist nicht ganz neu. Im Botanischen Garten von Madrid gibt es den alten Brauch, daß jeder, der vor elf Uhr vormittags Heilkräuter anfordert, sie kostenlos erhält. In London wurde 1673 der »Chelsea Physic Garden« (Arzneigarten) eigens dafür eingerichtet, daß Apothekerlehrlinge ihre Handelsware kennenlernen und selbst anbauen konnten. Neueren Datums ist ein öffentlicher Garten in Ashram Acres (Mittelengland), in dem Gemüse und Kräuter von den Anwohnern biologisch angebaut werden. Der Erfolg ist so groß, daß in der Nähe ein ähnliches Projekt für Langzeitarbeitslose entsteht.

Dringlicher ist es, in ärmeren Ländern die breitgefächerte Anlage von Kräutergärten zu unterstützen. In Vietnam fördert man Familien, die etwa ein Dutzend der 58 anerkannten »Hausapothekenkräuter« in ihren Gärten ziehen; die Kräuter werden an Ort und Stelle verwendet oder von der Regierung aufgekauft, dienen damit der regionalen Gesundheitsversorgung und bessern das Einkommen auf. Ähnlich werden in Bangladesch, Madagaskar, Ruanda und Thailand pflanzliche Arzneimittel vor Ort hergestellt.

Eine Folge des kommerzialisierten Kräuteranbaus ist die an den herkömmlichen Feldfrüchten so klar ablesbare Tendenz, die Wildpflanzen züchterisch zu verändern. Die Kultursonnenblume hat größere Blütenköpfe, größere Blätter und dickere Stengel als ihre wilde Ahnin. Die Urformen unserer Kulturpflaumen haben kleine Früchte und sind stachelig – zwei Makel für den Handel. Auch die Tendenz zum Mineraldünger sollte sich nicht durchsetzen, da die Pflanzen dadurch mit Schadstoffen belastet werden können. In dieser Hinsicht gibt es kaum Unterschiede zwischen biologischem Gemüseanbau und kommerziellem Kräuteranbau.

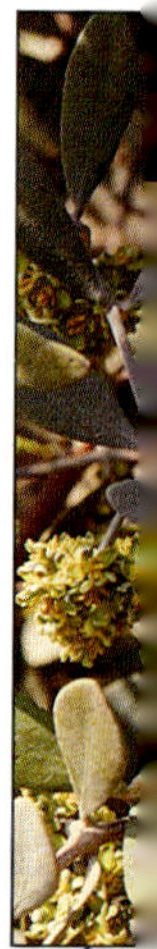

Jojoba
*Der Jojobastrauch (*Simmondsia chinensis*) ist eine wertvolle Ertragspflanze mit doppeltem Nutzen: Er kann die Versteppung trockenen Graslands aufhalten, und die Samen liefern ein hochwertiges Öl, das in Shampoos, für Maschinen und als Ersatz für Pottwalöl verwendet wird. In den USA sind jetzt 16000 Hektar Halbwüste damit bepflanzt. Die Gefahr droht jedoch, daß durch die kommerzielle Nutzung Wüsten-Ökosysteme zerstört werden.*

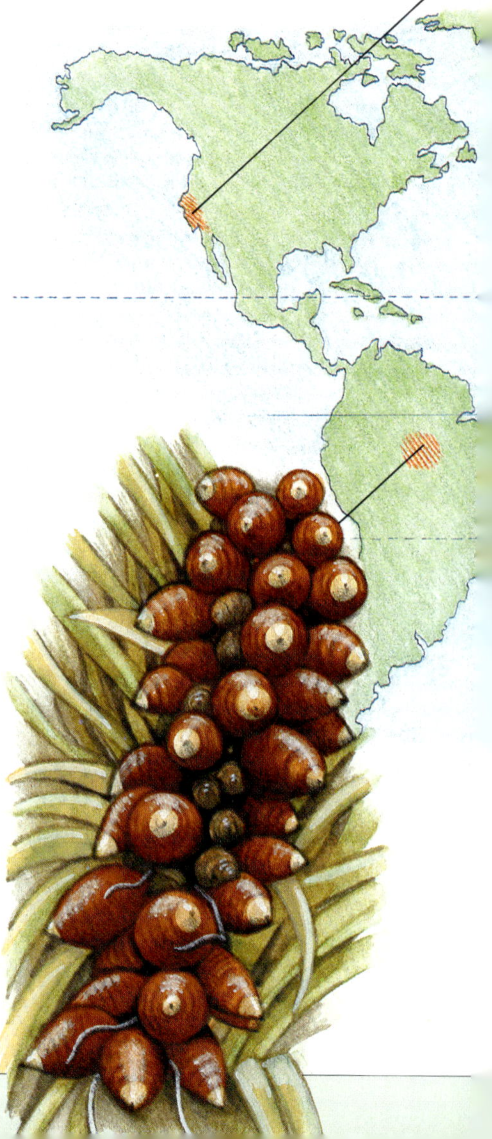

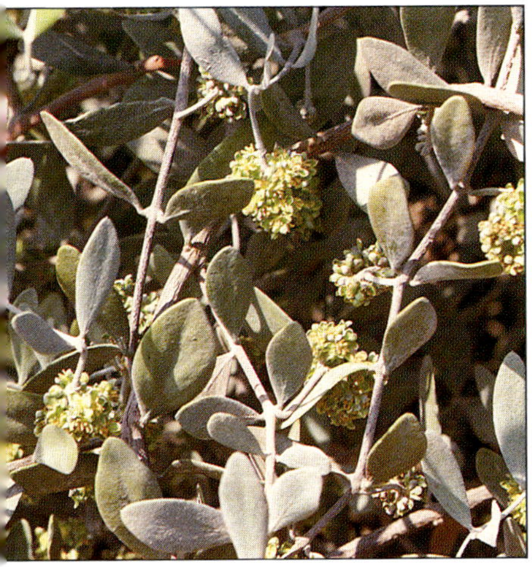

Borretsch

*Hoffnungen, die sich an die Zukunft des Borretsch (*Borago officinalis*) als Feldfrucht knüpften, sind kürzlich enttäuscht worden: In den frühen 80er Jahren entdeckte man, daß Borretsch mehr Gammalinolsäure (GLS) enthält als Nachtkerzenöl. Aber zu den Problemen mit dem Anbau kam ein dramatischer Preissturz, als sich herausstellte, daß das Fruchtmark der Schwarzen Johannisbeere, ein Abfallprodukt, weit billiger noch mehr GLS liefert.*

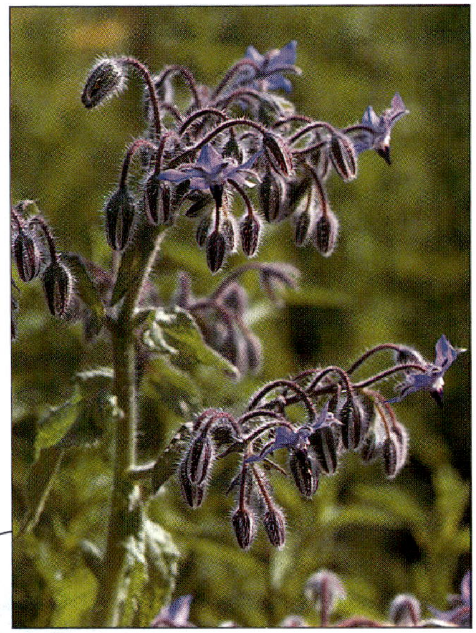

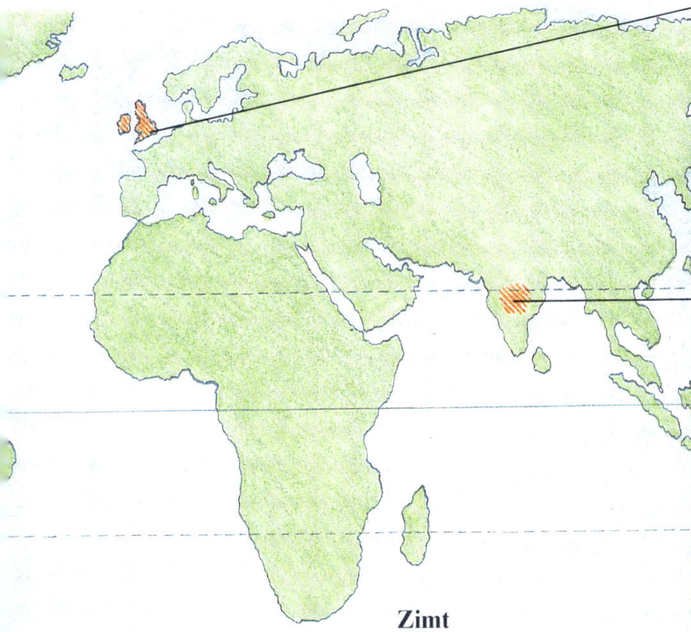

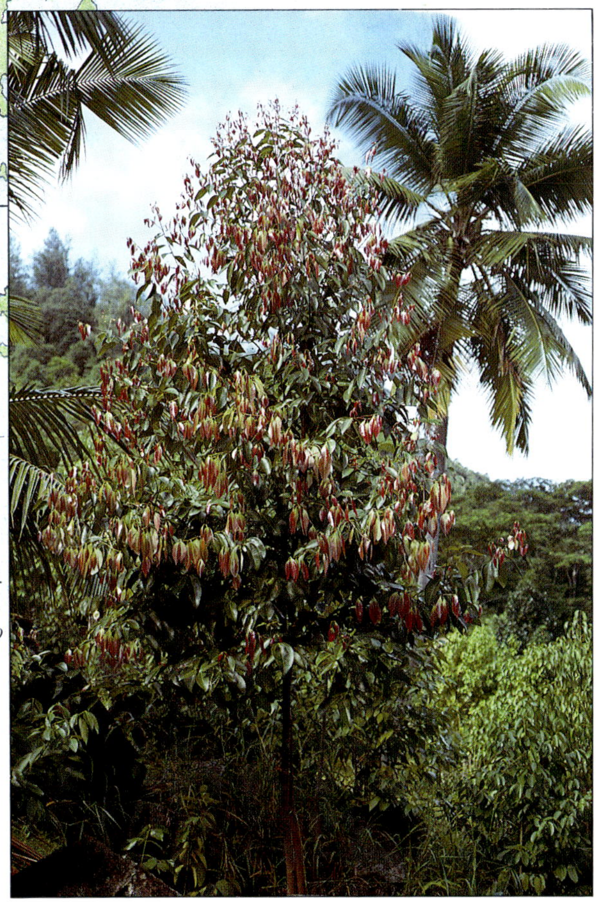

Babassupalme

*Diese Palme (*Orbignya speciosa*) ist in ihrer Heimat Brasilien ein wirtschaftlicher Renner geworden, der in Seifen, Kosmetika und Nahrungsmitteln das Kokosöl ablöst. Auch könnte sie in Zukunft erschöpftes Weideland wieder fruchtbarer machen. Jeder Baum bringt jährlich einen Ertrag von 100 kg Nüssen, die zu Öl, Methanol, Holzkohle, Rinderkuchen und Schweinefutter verarbeitet werden.*

Zimt

*Eines der ältesten Gewürze der Menschheit, der Zimt (*Cinnamomum zeylanicum*), ist in Sri Lanka und Südindien beheimatet, wo von wilden, sich selbst vermehrenden Sträuchern immer noch mehr getrocknete Rinde gewonnen wird als von kultivierten Pflanzen. Pro Jahr werden mehrere Tausend Tonnen produziert, vor allem in Sri Lanka. Zimt liefert auch der südostchinesische Strauch* Cinnamomum cassia, *der zur selben Gattung gehört.*

Samen und Aussaat

Jeder Same, sei er auch noch so klein, birgt eine ungeheure Lebenskraft. Diese Kraft zu entfesseln und Pflanzen aus Samen selbst zu ziehen ist für den Gärtner eine der schönsten Erfahrungen. Sobald die Blüten bestäubt sind, entwickeln sich die Samen; die Blütenblätter, die ihre Aufgabe als Insektenlockmittel erfüllt haben, fallen ab, so daß die Samen oder die schwellenden Samenkapseln zum Vorschein kommen. Allmählich verlieren die Samen ihren hohen Feuchtigkeitsgehalt, werden schließlich braun und fühlen sich trocken an. Im Reifestadium zeigt sich die ganze Vielfalt der Samenformen und -größen bei den verschiedenen Arten (siehe Seite 260–61). Jetzt ist der Zeitpunkt zur Verbreitung – oder Ernte – der Samen da.

Es hat mehrere Vorteile, Pflanzen aus Samen zu ziehen, anstatt Jungpflanzen zu kaufen. Samen sind billiger, und Spezialsämereien für Kräuter bieten eine viel größere Artenauswahl an. Bei den meisten Kräutern gelingt das Aussäen gut; nur wenige eignen sich nicht dafür, wie die silbrig gefleckten Thymianarten sowie purpur- und goldfarbener Salbei. Auch Französischer Estragon entwickelt keine Samen. Minze läßt sich am besten durch Stecklinge vermehren (siehe Seite 262–63).

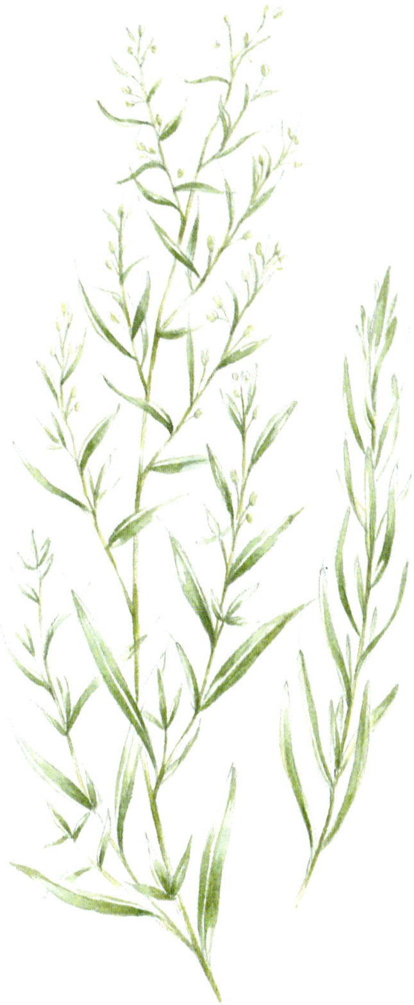

Estragon
Französischer Estragon (Artemisia dracunculus) *bildet keine Samen aus, schmeckt aber besser und feiner als sein Verwandter, der Russische Estragon* (A. dracunculoides), *der eine Samenfülle produziert. Französischer Estragon wird durch Stecklinge oder Wurzelteilung vermehrt (siehe Seite 262–63).*

Keimen mit Erfolg

Die meisten Samen brauchen vier Dinge, um keimen zu können: Feuchtigkeit, Luft und Licht im richtigen Maß, dazu die richtige Temperatur. Außerdem ist bei manchen Wildsamen eine lange Ruheperiode »programmiert«, die durch bestimmte Eingriffe abgekürzt werden kann (siehe rechts).

Feuchtigkeit Sie wird durch die Erde zugeführt, daher darf die Oberfläche nicht austrocknen, vor allem nicht bei sehr kleinen Samen. Am besten deckt man die Saatschalen mit Glas oder durchsichtiger Plastikfolie ab und vermeidet direkte Sonneneinstrahlung. Sobald die Samen keimen, entfernen Sie die Abdeckung.

Luft Ein gut gepflegter Boden oder gut durchlüfteter Kompost sorgt für ausreichende Sauerstoffzufuhr. Ideal zum Keimen ist eine Reifekompost-Torfmischung. Säen Sie nicht in verdichteten Boden oder Boden mit Staunässe, da hier die zarten Wurzeln der Jungpflanzen keine Luft bekommen. Wenn Sie im Freiland auf Tonböden oder schlecht entwässerten Böden aussäen, sollten Sie die Erde zuvor so gut wie möglich lockern.

Licht Es ist für die meisten Kräutersamen lebensnotwendig; säen Sie also nicht zu tief. Licht dringt durch eine dünne Erddecke hindurch; sehr kleine Samen sollten Sie jedoch direkt auf die Oberfläche streuen. Sonst halten Sie sich an folgende Faustregel: Je größer die Samen, desto weniger Licht brauchen sie; dreimal so tief unter der Erde wie ihr Samendurchmesser sind sie gut aufgehoben.

Temperatur Viele Samen von Pflanzen, die in Europa und Nordamerika heimisch sind, keimen bei wenigen Grad über dem Gefrierpunkt. Eine Ausnahme ist die Petersilie, die es wesentlich wärmer liebt. Einige Samen aus dem Mittelmeergebiet und heißeren Zonen, vor allem Rosmarin, brauchen Temperaturen von mindestens 15–21 °C; Lavendel jedoch keimt am besten, wenn es kühl ist.

Samenruhe

Wann Samen keimen, hängt oft davon ab, ob sie vorher eine Ruheperiode durchlaufen. Die Samenruhe ist ein Mechanismus, der sicherstellt, daß die Samen auch nach einem längeren Zeitraum zum bestmöglichen Zeitpunkt keimen (meist im Frühjahr), um in der Wildnis zu überleben. Einige Samen, zum Beispiel die einiger Doldengewächse, keimen erst nach einer Kälteperiode. Eine Möglichkeit, hier das Keimen zu beschleunigen, ist die sogenannte Vernalisation, bei der die Samen einige Zeit gekühlt werden.
Andere Arten wie Lorbeer oder Maiglöckchen keimen, wenn die Samen ganz frisch sind; nach dem Trocknen stellt sich allerdings Samenruhe ein. Harte Samen, wie sie etwa bei den Hülsenfrüchtlern zu finden sind, keimen schneller, wenn man sie mit Sandpapier abreibt, wobei die Außenhülle der Samen »angekratzt« wird.

Selbstaussaat

Dies ist im Garten ein sehr natürlicher Vorgang – die meisten Pflanzen säen sich selbst aus, wenn Sie die Samen nicht sammeln oder die Samenstände stehenlassen. Einige Arten wuchern geradezu, wie Alant, Ringelblume, Kümmel, Herzgespann und Frauenmantel. Bei den richtigen Bedingungen keimen die Samen, falls man sie nicht daran hindert, und die so entstandenen Pflanzen sind kräftiger und gesünder als die in Saatschalen vorgezogenen und dann ausgepflanzten. Die Sämlinge erscheinen zwar nicht immer dann, wenn man es wünscht, aber Sie können die Pflanzen ja später versetzen oder Ihren Garten ein wenig »verwildern« lassen, was zu schönen Zufallskombinationen von Pflanzen und Farben führen kann. Läßt man Selbstaussaat zu, glückt vielleicht eine interessante Kreuzung. Die meisten Lavendelzierarten (und viele andere Gartenpflanzen) sind Abkömmlinge solcher Zufallshybriden, die von aufmerksamen Gärtnern ausgesondert wurden.

Aussaat im Freiland

Kleine Samen zieht man zwar besser in der Saatschale im Haus vor, aber größere Samen können Sie direkt ins Freiland säen. Die beste Zeit für die Aussaat ist bei jeder Art verschieden (siehe Seite 274–79), im allgemeinen sät man einjährige und ausdauernde Pflanzen aber im Frühjahr. Die steigenden Temperaturen und die länger werdenden Tage sind für den Keimvorgang günstig. Kerbel und Koriander sind einjährige Pflanzen, die Sie schon im Herbst säen können. Sie können überwintern und haben dann im Frühling einen frühen Start. Zweijährige Pflanzen sät man am besten im Spätsommer und läßt sie überwintern. Im Herbst sät man Samen von Pflanzen aus gemäßigten Klimazonen, da sie vielleicht Frost brauchen, der die Samenhülle aufbricht und das Signal zur Beendigung der Samenruhe gibt. Frost bekommt der Engelwurz und ist für die Wohlriechende Süßdolde unerläßlich. Bei der Aussaat im Freien sollten Sie immer genau die Saatstelle markieren. Schreiben Sie auf das Etikett den Pflanzennamen und das Datum der Aussaat.
Vögel können bei der Aussaat im Freien zum Problem werden. Ein Netz von quer über das Beet gespannten, an Pflöcken festgebundenen Fäden schützt das Saatgut.

Sonderbehandlung

Einige Samen brauchen besondere Aufmerksamkeit. Maiglöckchen z.B. vertragen keine Störung im Wurzelbereich, bis sie 2–3 Jahre alt sind. Stecken Sie die Samen rings um den Rand eines 13 cm großen Topfs herum in die Erde, damit sie sich entwickeln können, ohne pikiert (vereinzelt) werden zu müssen. Nach jeder Saison sterben die oberirdischen Teile ab, und es entwickelt sich ein großer Wurzelstock.

Keimbedingungen		**Pflanzen**
Temperatur	15–21 °C	Die meisten Pflanzen aus südlichen Ländern (siehe unten, Samenruhe)
	13 °C oder weniger	Die meisten Pflanzen aus Nordeuropa und Nordamerika
	4–10 °C	Lavendel
	21 °C	Petersilie
	27–32 °C	Rosmarin
	Vertragen keine Wärme	Wacholder, Salat, Lavendel, Seifenkraut
Samenruhe	Bis zu mehreren Monaten vor dem Keimen	Getrocknete Lorbeersamen und Maiglöckchensamen, siehe auch unten
Vernalisation	Notwendig	Arnika, Engelwurz (alte Samen), Waldmeister, Veilchen, Wacholder, Küchenschelle, Rosen, Weißdorn
	Hilfreich	Odermennig, Schwertlilie, Kanadische Blutwurzel
Frost	Zwei Fröste mit einer warmen Periode dazwischen	Samen von Bäumen und Sträuchern, vor allem Weißdorn, die schwer keimen
Licht	Lichtkeimer sind	Berberitze, Birke, Chillies, Fingerhut, Hamamelis, Heidekraut, Kamille, Lobelie, Mohn, Pfingstrose, Schafgarbe, Schlüsselblume, Thymian, Winterbohnenkraut

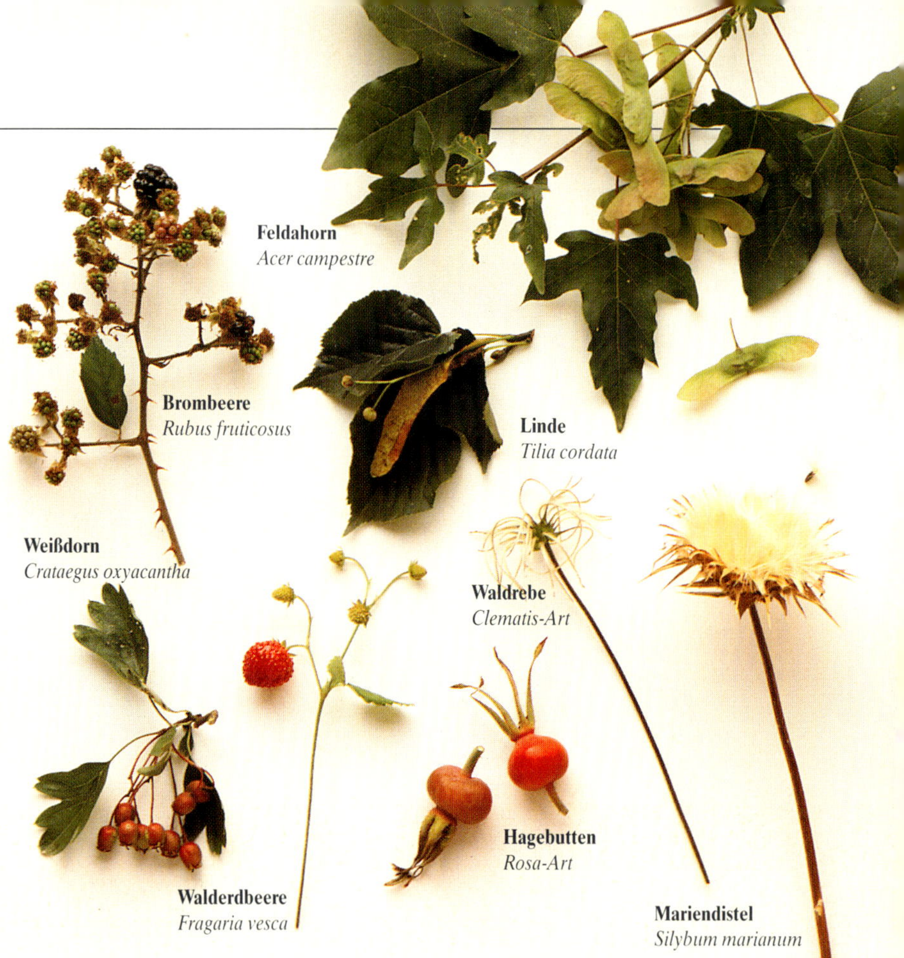

Arten von Samen

Kräuter, die aus den verschiedensten Teilen der Welt stammen, haben viele verschiedene Überlebensstrategien entwickelt. Nirgends wird das deutlicher als an den Samen. Legen Sie eine Samenauswahl auf ein weißes Blatt Papier, und Sie sehen einen wunderbaren Reichtum an Formen voller Schönheit, die sich in ihrer speziellen Umgebung erfolgreich behaupten. Einige Samen haben sehr zähe Schalen (oft glatt und hart, manchmal gerippt), so daß sie jahrelang im Boden überdauern können, ohne zu keimen oder zu faulen. Andere sind weich und ölig und keimen rascher. Auch die Verbreitungsmechanismen sind höchst unterschiedlich: Einige Samen haben Haken und Stacheln, mit denen sie sich an vorbeiziehenden Tieren anheften, andere lassen sich mit Hilfe ihrer Fallschirmchen weit vom Wind mittragen. Eine Samenart verbreitet sich besonders weit: Früchte, die von Tieren verzehrt und verdaut werden, was auch den Keimvorgang fördert.

Verbreitung durch Wind

Die Samen vieler Kräuter werden durch den Wind verbreitet. Ein typisches Beispiel ist der Löwenzahn, der als vertraute »Pusteblume« Samen mit winzigen Fallschirmen ausbildet. Er gehört zur Familie der Korbblütler, von denen viele ähnliche Samen haben, die der Wind mit sich trägt. Auch die meisten Distelarten haben federleichte Samen, die sich hervorragend verbreiten, weshalb sie so schwer aus dem Garten zu vertreiben sind. Auch einige Bäume entwickeln Samen, die sich auf den Wind als Transportmittel spezialisiert haben: Ahorn, Platane und Esche haben geflügelte Samen; die Schwarzpappel hängt ihren Samen baumwollähnliche Flusen an, mit deren Hilfe sie manchmal kilometerweit vom Wind verweht werden. Einige Pflanzen wie der Schachtelhalm haben winzige, staubähnliche Samen, die sich ebenfalls sehr gut durch den Wind verbreiten.

Verbreitung durch Wasser

Viele Samen von Pflanzen, die am Meer oder an Flußufern wachsen, können im Wasser überleben. Wasserpflanzensamen keimen im Wasser selbst, sie brauchen keinen Kontakt mit dem Boden. Oft werden sie von Ebbe und Flut oder von Strömungen über weite Strecken befördert und landen schließlich im Uferschlamm oder an einem Strand, wo sie Wurzeln schlagen. Die meisten Süßwasserpflanzen entwickeln leicht Wurzelableger, so daß die Samen für ihr Überleben weniger wichtig sind als bei anderen Pflanzen.

Samen im »Schleudersitz«

Einige Pflanzen besitzen Schleudermechanismen, die die Samen in alle Richtungen katapultieren, etwa manche Storchschnabel- und Kohlgewächse. Einige Schmetterlingsblütler wie die Wicken haben lange Schoten, die im unreifen Zustand die Samen fest umschließen; trocknen die Schoten, platzen sie und stoßen die Samen heftig heraus.

Freier Fall

Die meisten Samen fallen einfach nach dem Gesetz der Schwerkraft aus ihren Hüllen heraus. Das heißt nicht, daß sie alle neben die Pflanze fallen. Viele Pflanzen sind hochwüchsig, zum Beispiel der Fingerhut, die Braunwurz und der Blutweiderich. Diese hohen Pflanzen schwanken im Wind, so daß ihre Samen recht weit verstreut werden. Mohnarten wie der Schlafmohn haben eine harte Samenkapsel mit Hunderten winziger harter Samen. Sie fallen heraus, wenn die Pflanze abstirbt und die Stengel umkippen. Würden alle Samen gleichzeitig keimen, wäre das eine Verschwendung an Pflanzensubstanz. Aber die hartschaligen Samen haben einen Mechanismus, der sie zeitlich gestaffelt keimen läßt. Sie können jahrelang im Boden ruhen und auf die perfekten Keimbedingungen warten. Viele Samen der Borretschfamilie bleiben lange im Boden, bis sie eines schönen Frühlings keimen.

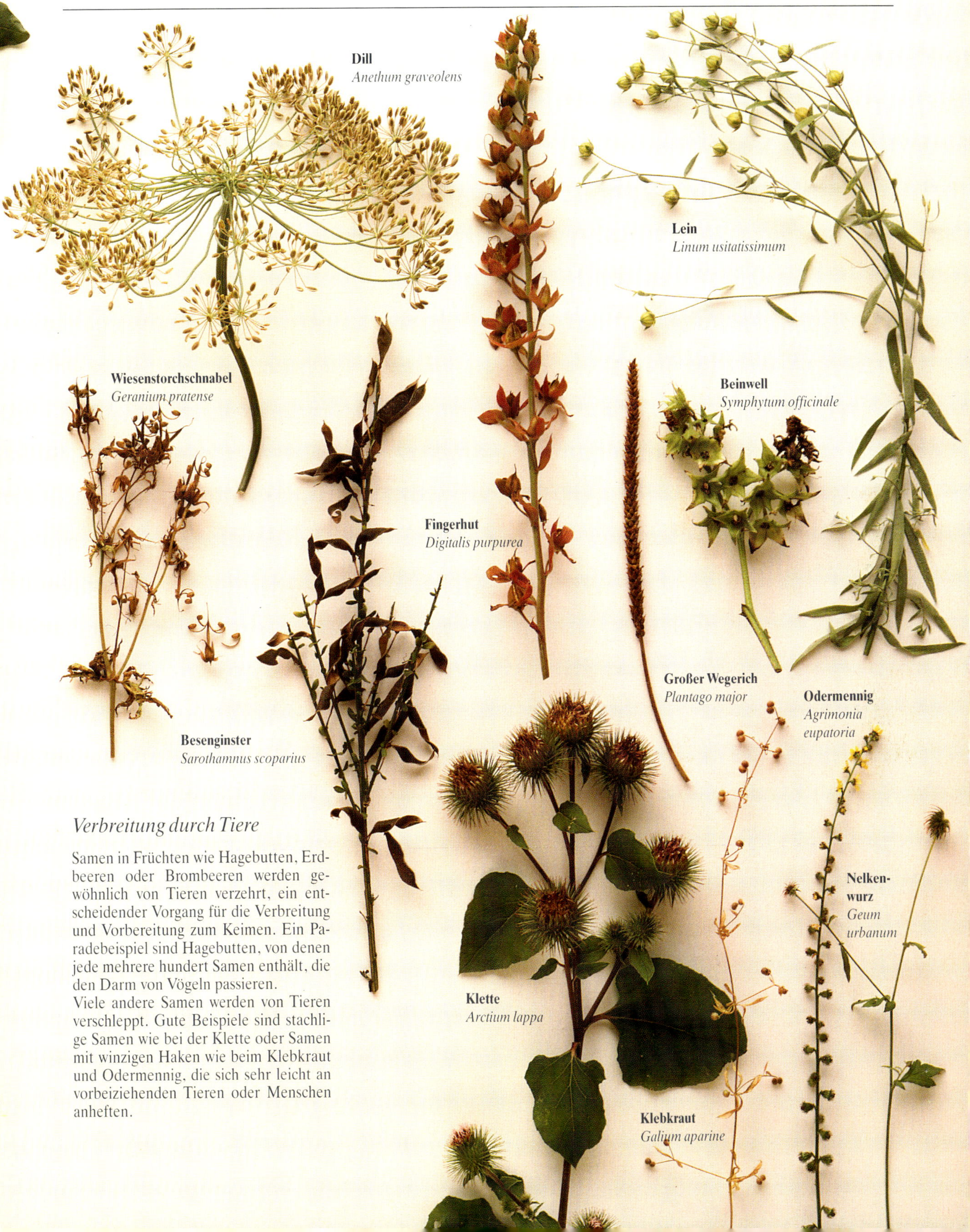

Verbreitung durch Tiere

Samen in Früchten wie Hagebutten, Erdbeeren oder Brombeeren werden gewöhnlich von Tieren verzehrt, ein entscheidender Vorgang für die Verbreitung und Vorbereitung zum Keimen. Ein Paradebeispiel sind Hagebutten, von denen jede mehrere hundert Samen enthält, die den Darm von Vögeln passieren.
Viele andere Samen werden von Tieren verschleppt. Gute Beispiele sind stachlige Samen wie bei der Klette oder Samen mit winzigen Haken wie beim Klebkraut und Odermennig, die sich sehr leicht an vorbeiziehenden Tieren oder Menschen anheften.

Aussaat drinnen

Schon im Spätsommer oder Frühherbst können Sie mit dem Vorziehen der Pflänzchen beginnen. Wählen Sie kleine Saatschalen, die genügend Sämlinge aufnehmen. Füllen Sie die Schalen mit einer Kompost-Torf-Mischung, und bedecken Sie die Samen mit einer Erdschicht, die dreimal so dick ist wie der Samendurchmesser; die kleinsten Samen werden auf die Erde gestreut. Decken Sie die Schalen mit Glas oder durchsichtiger Plastikfolie ab; direkte Sonneneinstrahlung vermeiden. Sobald die Pflänzchen erscheinen, entfernen Sie die Abdeckung und stellen die Schalen an einen helleren Ort (aber nicht in die pralle Sonne). Setzen Sie ein- und zweijährige Kräuter in kleine Töpfe oder in eine Multitopfplatte um. Ausdauernde Stauden vereinzeln Sie in 7,5 cm große Töpfe, wo sie bis zum Auspflanzen weiterwachsen.

So säen Sie richtig

1 Schale bis fingerbreit unter den Rand mit Saaterde füllen, Oberfläche glätten und mit einem Holzstück sanft andrücken. Mit der feinen Gießkannenbrause befeuchten.

2 Samen dünn aussäen. Sehr kleine Samen in die Handfläche schütten, mit Daumen und Zeigefinger der anderen Hand eine »Prise« aufnehmen und gleichmäßig aufstreuen.

3 So dick wie nötig mit fein durchgesiebter Erde überstreuen.

4 Mit genauen Angaben zu Pflanzenart, Pflanzdatum und Herkunft des Saatguts beschriften. Nochmals vorsichtig überbrausen, damit die Erde oben feucht ist. Mit Glas abdecken und bis zum Keimen an einen schattigen, geschützten Ort stellen.

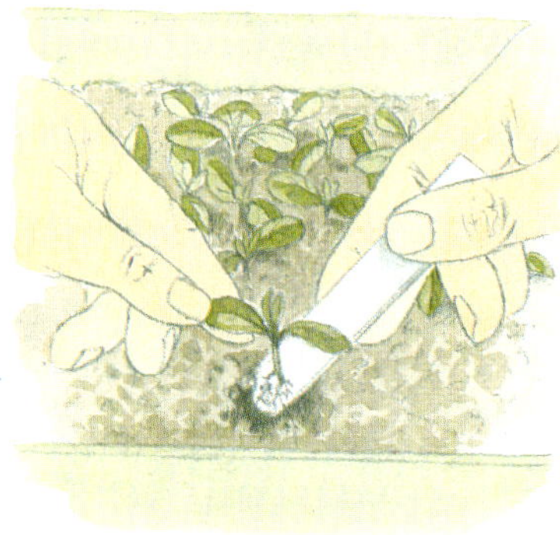

Jungpflanzen vereinzeln
Wenn sich die ersten richtigen Blätter entwickelt haben, lösen Sie die Pflänzchen mit einem Messer sanft aus der Erde; fassen Sie dabei die Blätter vorsichtig mit Daumen und Zeigefinger.

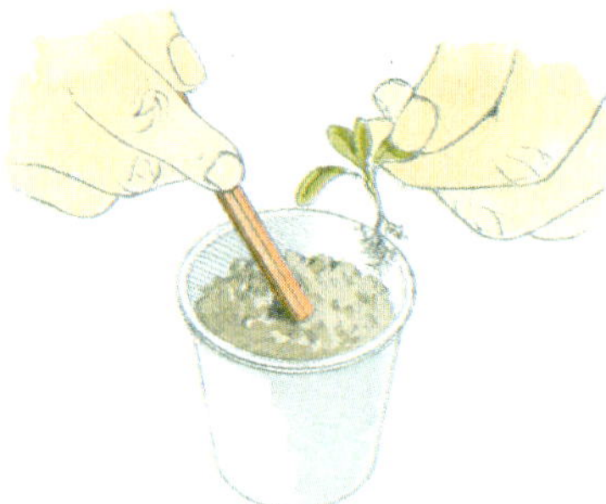

Jungpflanzen eintopfen
Pflanzen Sie die Sämlinge in einen kleinen Topf mit kompostreicher Gartenerde um. Hier bleiben sie, bis sich das Wurzelwerk so weit entwickelt hat, daß es aus dem Abzugsloch herauswächst. Vor dem endgültigen Aussetzen ins Freie müssen Sie die Jungpflanzen abhärten. Schützen Sie sie draußen die ersten 2–3 Wochen nachts und bei schlechtem Wetter mit einer Abdeckung. Ein Frühbeet mit Deckel, der tagsüber geöffnet werden kann, ist zum Abhärten ideal.

Andere Vermehrungsmethoden

Pflanzen, die sich nicht aus Samen ziehen lassen, können Sie durch Stecklinge oder Wurzelteilung vermehren.

Für Stecklinge schneiden Sie einfach ein kurzes Stengelstück mit Blättern unterhalb einer Blattachsel ab, stecken es in geeignete Anzuchterde und halten die Blätter feucht. Die meisten strauchartigen Kräuter wie Thymian, Salbei, Ysop, Majoran, Origano, Rosmarin, Lavendel und Winterbohnenkraut lassen sich leicht durch Stecklinge vermehren, die von den jungen Schößlingen im Spätfrühling oder Frühsommer geschnitten werden. Bei Rosmarin und Lavendel klappt es auch mit reiferen Trieben. Einige Kräuter, wie die wasserliebenden Minzen, wurzeln auch rasch in einem Glas Wasser.

Reife, mehrere Jahre alte Pflanzen lassen sich auch durch Wurzelteilung vermehren. Das geht besonders gut bei Pflanzen mit dicken, fleischigen Wurzeln wie Beinwell, Meerrettich, Alant und Baldrian sowie bei Pflanzen, die lange, bewurzelte Ausläufer bilden, wie Minzen, Waldmeister und Echtes Labkraut.

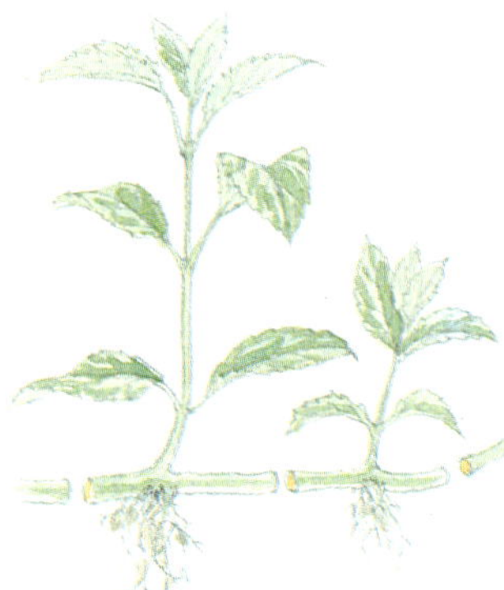

Bewurzelte Ausläufer
Minzen sind einfach zu vermehren: Man braucht nur ihre waagrechten, wurzelbesetzten Ausläufer in Stücke zu schneiden. Auch ein Stengelabschnitt bildet in einem Glas Wasser leicht Wurzeln aus.

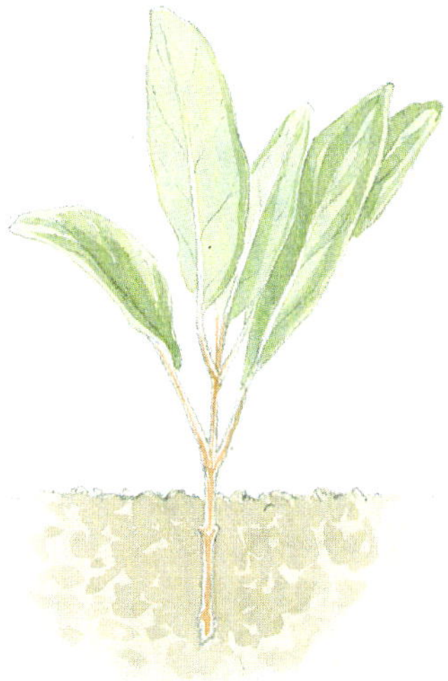

Stecklinge aus jungen Trieben

Nehmen Sie für die Stecklinge nährstoffarme Erde, die gut wasser- und luftdurchlässig ist, zum Beispiel scharfkörnigen Sand, vermischt mit Torf. Schneiden Sie die Stecklinge im Spätfrühling oder Frühsommer, wenn die neuen Schößlinge weich und voller Saft, aber nicht mehr dünn sind. Schneiden Sie knapp unterhalb einer Blattachsel ein 5–10 cm langes Stück ab. Schneiden Sie die untersten Blätter weg, und stecken Sie den Ableger 2–3 cm tief in die Erde.

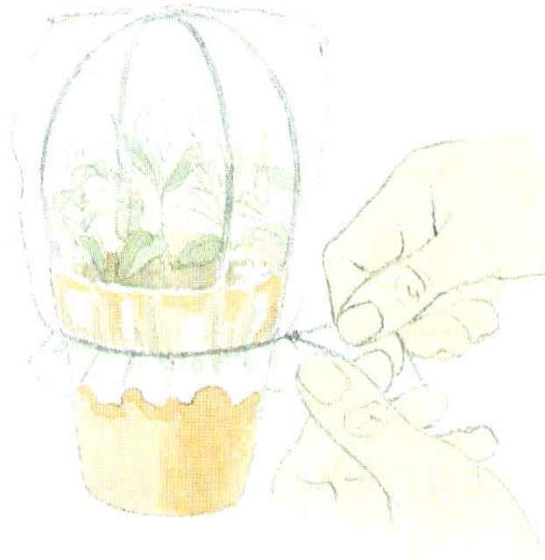

Stecklinge abdecken

Besprühen Sie die Stecklinge mit Wasser, und decken Sie dann den Topf ab, entweder mit einer Plastiktüte über dünnen Drahtreifen, damit das Plastik nicht die Blätter berührt, oder mit einem umgedrehten Marmeladeglas. Die Stecklinge sollen nicht in der prallen Sonne stehen, in der ersten Woche ist bei heißem Wetter sogar tiefer Schatten am besten. Da die Stecklingserde nährstoffarm ist, müssen Sie regelmäßig Blattdünger geben, sobald die Pflänzchen wurzeln.

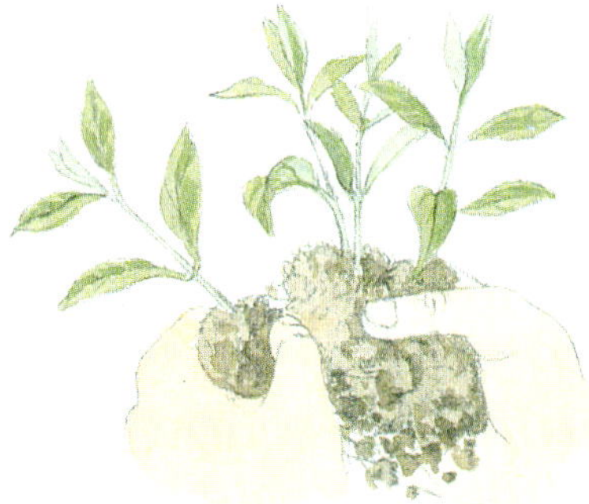

Stecklinge umtopfen

Wenn die Stecklinge gut angewurzelt sind, vereinzelt man sie in kleine Töpfe, die mit Saaterde oder guter Gartenerde gefüllt werden. Vor dem Auspflanzen ins Freie sollten die Stecklinge noch etwas größer werden. Ältere Stecklinge schneidet man gegen Ende der Wachstumsperiode. Oft ist es nützlich, die Schnittstelle mit Bewurzelungshormon zu bestreuen. Gehen Sie genauso vor wie bei Jungholzstecklingen, lassen Sie die Pflanzen aber in einem ungeheizten Gewächshaus oder Wintergarten überwintern. Im Frühling können sie dann nach draußen verpflanzt werden.

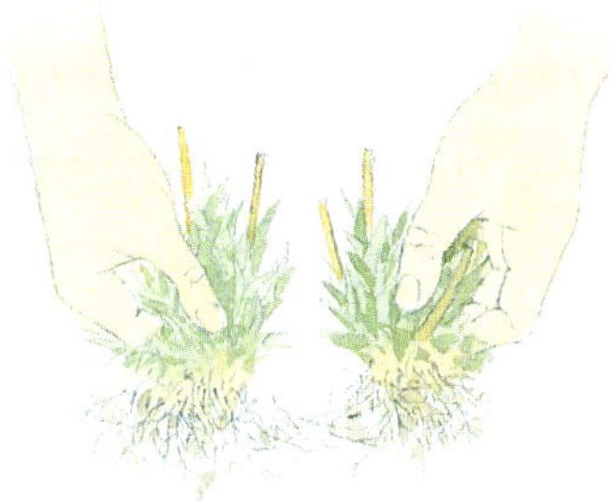

Ausdauernde Pflanzen teilen

Viele zwei Jahre alte oder ältere Stauden können Sie einfach teilen. Trennen Sie den Wurzelballen mit den Fingern oder einem Messer durch, und zwar im Frühling oder im Herbst.

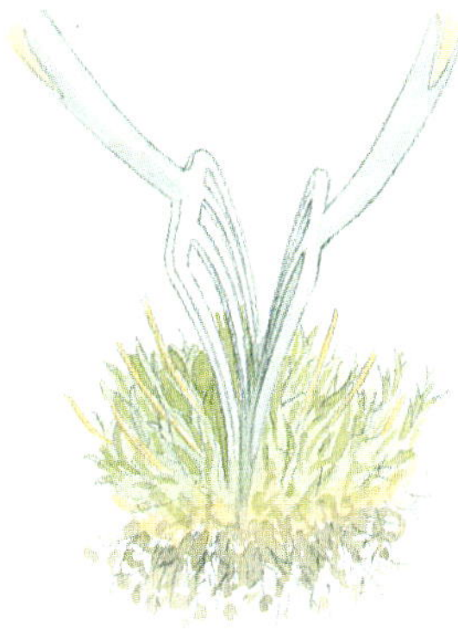

Größere Wurzelballen teilen

Alte Pflanzen mit kräftig entwickeltem Wurzelballen trennt man am besten, indem man zwei Gabeln als Hebel ansetzt und die Wurzeln auseinanderzwängt.

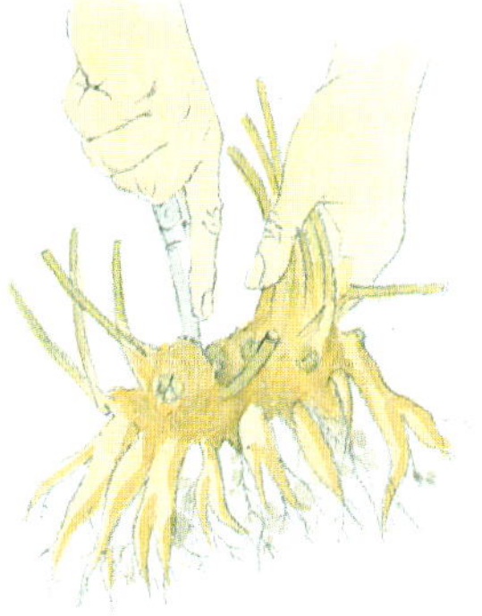

Fleischige Wurzeln teilen

Bei Pflanzen mit fleischigen Wurzeln wie Meerrettich schneidet man zur Vermehrung die Wurzeln vorsichtig in kurze Stücke. Scharfe Messer sorgen für saubere Schnitte.

Biologischer Anbau

Die Grundregel biologischen Landbaus lautet, den Boden zu ernähren und seine Struktur zu verbessern, so daß die Heerscharen von Mikroorganismen die Nährstoffe im Boden in eine lösliche Form umwandeln, die von den Pflanzen aufgenommen werden kann (siehe Seite 244–95). Die meisten Gartenböden enthalten mehr als genug Nährstoffe für Kräuter und für die meisten anderen Pflanzen außer grünem Gemüse, das jedes Jahr zusätzliche Stickstoffdüngung braucht. Die wichtigsten Bodennährstoffe kennt jeder Gärtner: Stickstoff (mit dem chemischen Symbol N), Phosphor (P, als P_2O_5 gebunden) und Kalium (K, als K_2O gebunden), auch kurz NPK. Außerdem braucht der Boden viele weitere Spurenelemente (z. B. Bor, Calcium, Eisen, Kieselsäure, Kupfer, Magnesium, Mangan, Schwefel und Zink). Wer aber einfach chemischen Dünger verstreut, der diese Elemente enthält, unterdrückt den natürlichen Vorgang pflanzlicher Nahrungsaufnahme, überdüngt die Pflanzen womöglich mit einem oder mehreren Nährelementen, so daß andere Nährstoffe dann gar nicht mehr aufgenommen werden können. Das läßt sich vermeiden, wenn Sie den Bodenorganismen die richtigen Lebens- und Vermehrungsbedingungen schaffen. Chemische Dünger können das Gegenteil bewirken. Sie können z. B. nützliche Pilze abtöten, die auf den Pflanzenwurzeln leben und die Pflanze mit ernähren. Das Bodenleben unterstützt man am besten durch den Aufbau der Humusschicht und den Einsatz guten Komposts oder organischer Dünger. Verteilen Sie den Kompost im Herbst auf den Beeten, oder arbeiten Sie ihn im Frühjahr in die oberste Erdschicht ein. Pflanzen und Bodenorganismen ernähren sich dann gegenseitig: Die Pflanzen setzen Eiweiß und Kohlenhydrate frei, die den Bakterien zugute kommen, diese wiederum wandeln unlösliche Nährstoffe in eine lösliche Form um, so daß sie von den Pflanzenwurzeln aufgenommen werden können. Organisch gedüngter Boden fördert auch das Pilzwachstum an den Wurzeln. Bei besonders schwierigen Bedingungen (bei großer Hitze oder Trockenheit oder wenn Sie die Pflanzen in Kübeln ziehen) können Sie den Blättern durch Blattdüngung Nährstoffe zukommen lassen. Das wirkt rasch und ist eine gute Ergänzung der organischen Bodendüngung, aber kein Ersatz dafür.

Wenn Sie Ihren Boden so aufbauen und hegen, wird die oberste Erdschicht Ihres Gartens dunkel, krümelig und fruchtbar werden. Sie sollte immer oben bleiben, wo sie am meisten Nutzen bringt; graben Sie sie nicht unter. Auch wenn Sie schweren, schlecht wasserdurchlässigen Tonboden haben, sollten Sie der Versuchung des Umgrabens widerstehen und den Ton unten lassen. Pflanzenwurzeln können Ton sehr gut durchdringen und aufbrechen, wenn sie ein wenig Beistand erhalten. Am besten und einfachsten sticht man mit einer Gabel in regelmäßigen Abständen in den Boden hinein und rüttelt sie ein wenig hin und her. Dann kann der für das Bodenleben notwendige Sauerstoff eindringen, und Wasser sickert leichter ab. In den trockeneren und luftdurchlässigeren Bereichen können Pflanzenwurzeln wie auch Regenwürmer tiefer in den Unterboden eindringen. Falls Sie einen Garten neu anlegen, lohnt sich das Verlegen von Dränagerohren, um Staunässe im Gartenboden zu vermeiden. Auch ein gut dränierter Steingarten oder ein Hochbeet (siehe Seite 252–53) bieten die Möglichkeit, in einem kleinen Gartenbereich besseren Boden zu schaffen, in dem sich das Wasser nicht stauen kann.

Kompostieren

Kompost nährt den Boden, verbessert seine Struktur und Wasserdurchlässigkeit und verwertet Abfälle, die sonst auf den Müllberg wandern müßten. Geeignet sind alle nicht verholzten Pflanzenteile, organische Küchenabfälle (außer Fleischprodukten, die Ungeziefer anziehen), der Inhalt von Staubsaugerbeuteln, Grasschnitt und die meisten Unkräuter (an deren Wurzeln nicht zuviel Erde haften darf). Im Idealfall erhitzt sich ein Komposthaufen bis auf 90 °C, so daß Krankheitserreger und Unkrautsamen absterben. Aber viele Haufen erreichen diese Temperatur nicht, deshalb sollte man Pflanzen mit Samen besser nicht verwenden, vor allem schwer bekämpfbare Arten wie Disteln und Ampfer.

Kompostbehälter gibt es in vielen Formen und Größen, von kompakten Plastiktonnen und Drahtkörben, die für den kleinen Garten ideal sind, bis zu großen Holzboxen im Anbausystem. Aber alle sind nur Abwandlungen des traditionellen Komposthaufens, und die Kompostbereitung ist stets ähnlich. Der Haufen muß Kontakt mit dem Boden haben. Bauen Sie die unterste Schicht aus dicken Ästen und grobem Material auf, so daß Öffnungen entstehen, durch die Luft in den Kompost eindringt. Darauf legen Sie 20 cm dicke Schichten organischer Abfälle, zwischen die Sie Kompoststarter und Dolomitkalk streuen. Anstelle von fertigem Kompoststarter können Sie Hühner-, Kaninchen- oder Meerschweinchenmist, Algenpräparate, Blut-, Fisch- oder Knochenmehl nehmen. Der Haufen darf ruhig hoch über den Behälter hinausragen; beim Reifen sinkt er stark zusammen. Decken Sie den Haufen mit einem Stück altem Teppich oder Plastikfolie ab, damit Hitze und Feuchtigkeit nicht entweichen.

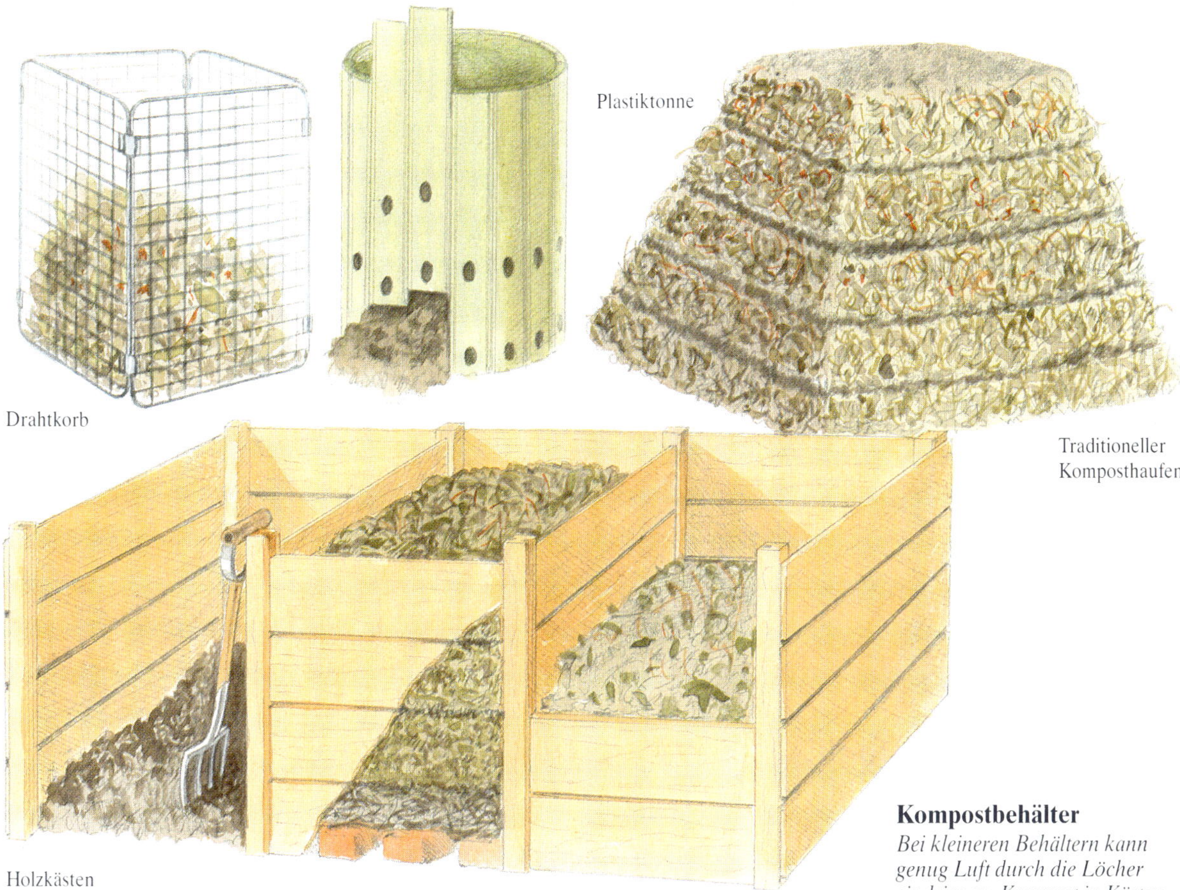

Kompostbehälter
Bei kleineren Behältern kann genug Luft durch die Löcher eindringen. Kompost in Kästen sollte auf Ziegeln ruhen, damit die Luft zirkulieren kann.

Andere organische Dünger

Wenn Sie selbst keinen Kompost machen können oder Ihr Kompost nicht ausreicht, können Sie einen der vielen käuflichen organischen Dünger verwenden. Sie werden in Gartencentern, Gartenfachgeschäften oder im Spezialversand angeboten und sind äußerst hilfreich in der Hauptwachstumsperiode. Der Tabelle können Sie die wichtigsten Nährstoffe der Präparate entnehmen; viele enthalten aber noch zusätzliche Spurenelemente.

Natürliche Dünger	Die wichtigsten Nährstoffe
Blutmehl	Stickstoff
Hornmehl	Langsam abbaubarer Stickstoff, Phosphate
Knochenmehl	Phosphor
Blut-, Fisch- und Knochenmehl	Mischpräparat mit Stickstoff, Phosphor und einer kleinen Menge Kalium
Rohphosphat	Phosphat
Algendünger	Stickstoff, Phosphor und Kalium
Algenkalk	Calcium (50 %), Magnesium, Natrium, zahlreiche Spurenelemente
Flüssiger Algendünger zur Blatt- und Bodendüngung	Kleine Mengen Stickstoff, Phosphor und Kalium; hoher Gehalt an Spurenelementen

Kreatives Unkrautjäten

Wer mulcht (siehe rechts), gibt dem Unkraut nur minimale Chancen. Falls sich in den Kräuterbeeten »Unkräuter« ansiedeln, sollten Sie sie genau untersuchen, bevor Sie sie ausreißen. Vielleicht handelt es sich um Sämlinge winterfester einjähriger oder zweijähriger Pflanzen, die im Herbst erscheinen und sich zu kräftigen Pflanzen für das nächste Jahr entwikkeln. Wachsen sie am falschen Ort, pflanzen Sie sie um, solange das Wetter noch mild und der Boden warm ist, so daß sie vor dem Winter Fuß fassen. Im Frühling werden weitere Sämlinge auftauchen; setzen Sie sie entweder um, solange sie noch klein sind, oder lassen Sie sie an Ort und Stelle und dünnen sie später aus. Manche Pflanzen, wie Stiefmütterchen, kreuzen sich und entwickeln die verschiedensten Blütenfarben. Überläßt man sie sich selbst, säen sie sich aus, bilden eine hübsche Bodendecke und blühen die ganze Saison. Können Sie eine Pflanze nicht identifizieren, nehmen Sie ein Bestimmungsbuch oder das Glossar (Seite 26–128) zu Hilfe – vielleicht ist Ihnen eine nützliche Pflanze »zugeflogen«, die Sie gern kultivieren wollen. Einige besonders aufdringliche Unkräuter aber sollten Sie ausmerzen, sobald Sie sie entdecken. Ackerwinden, Kriechender Hahnenfuß und Ackerkratzdisteln sind drei der gängigsten Unkräuter. Hier heißt es: mit Stumpf und Stiel ausreißen und verbrennen, denn sie tragen auch nicht das geringste zur Verbesserung des Komposts bei.

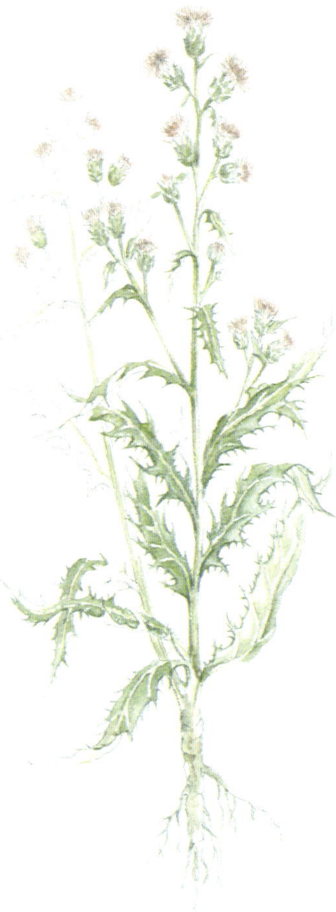

Ackerkratzdistel
Die kräftigen Wurzeln schicken Triebe auch abseits der Stammpflanze hoch. Jede Pflanze sorgfältig mit der Gabel ausheben.

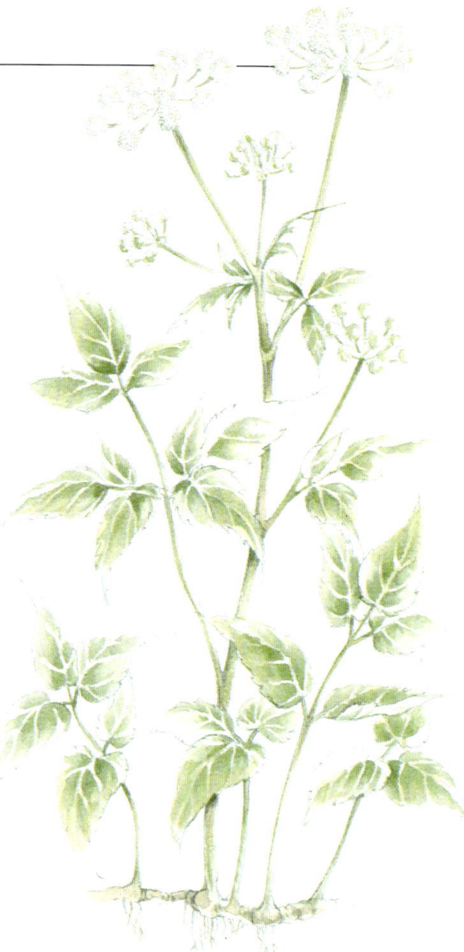

Giersch
Er breitet sich durch kriechende Wurzelausläufer aus und erstickt die Nachbarpflanzen, falls Sie ihn nicht bremsen.

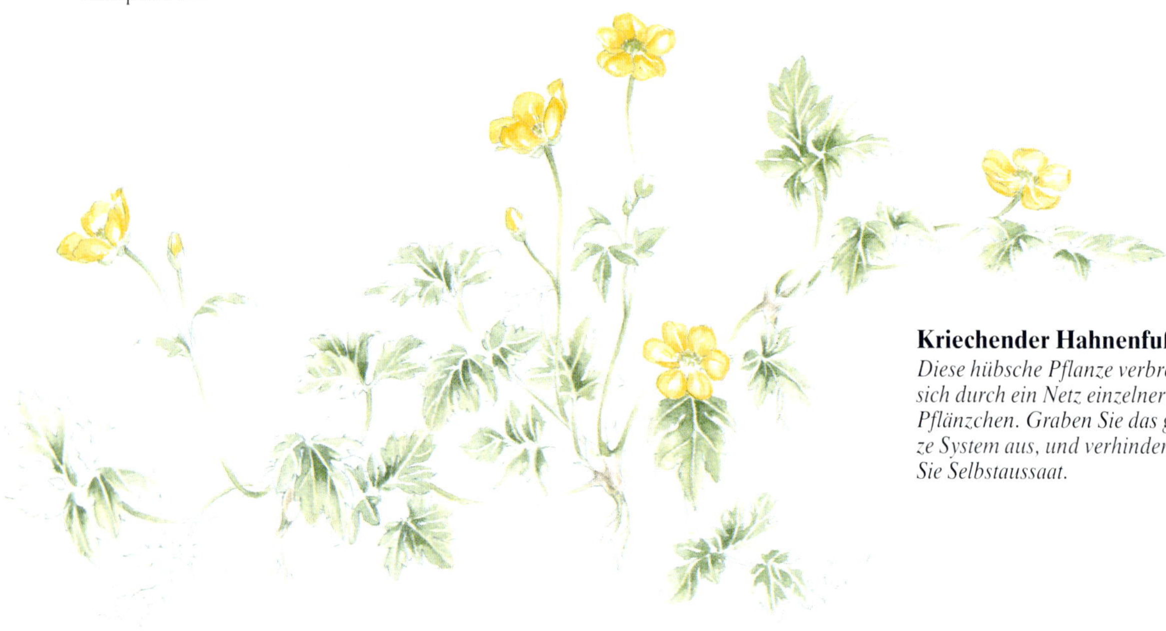

Kriechender Hahnenfuß
Diese hübsche Pflanze verbreitet sich durch ein Netz einzelner Pflänzchen. Graben Sie das ganze System aus, und verhindern Sie Selbstaussaat.

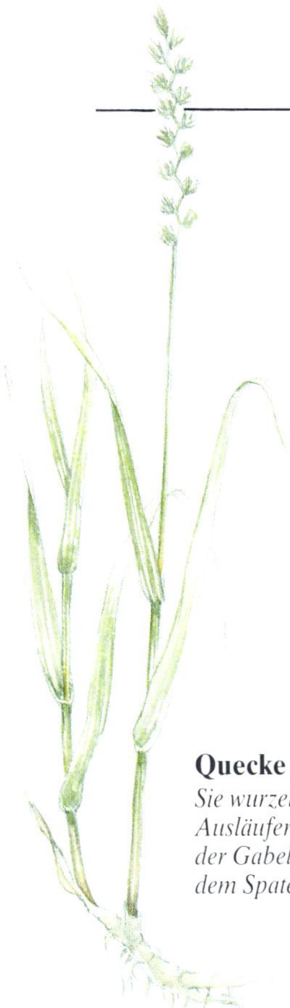

Quecke
Sie wurzelt flach mit kriechenden Ausläufern und läßt sich gut mit der Gabel entfernen. Nicht mit dem Spaten ausgraben.

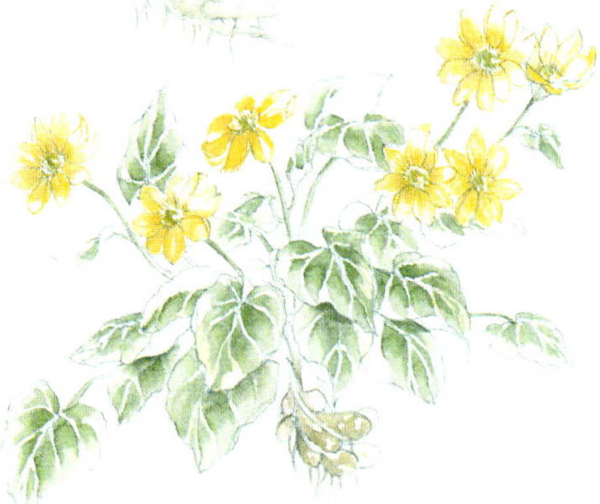

Schöllkraut
Vor allem an feuchten, schattigen Stellen wuchert diese Pflanze, die nützlich ist, solange man sie im Zaum halten kann.

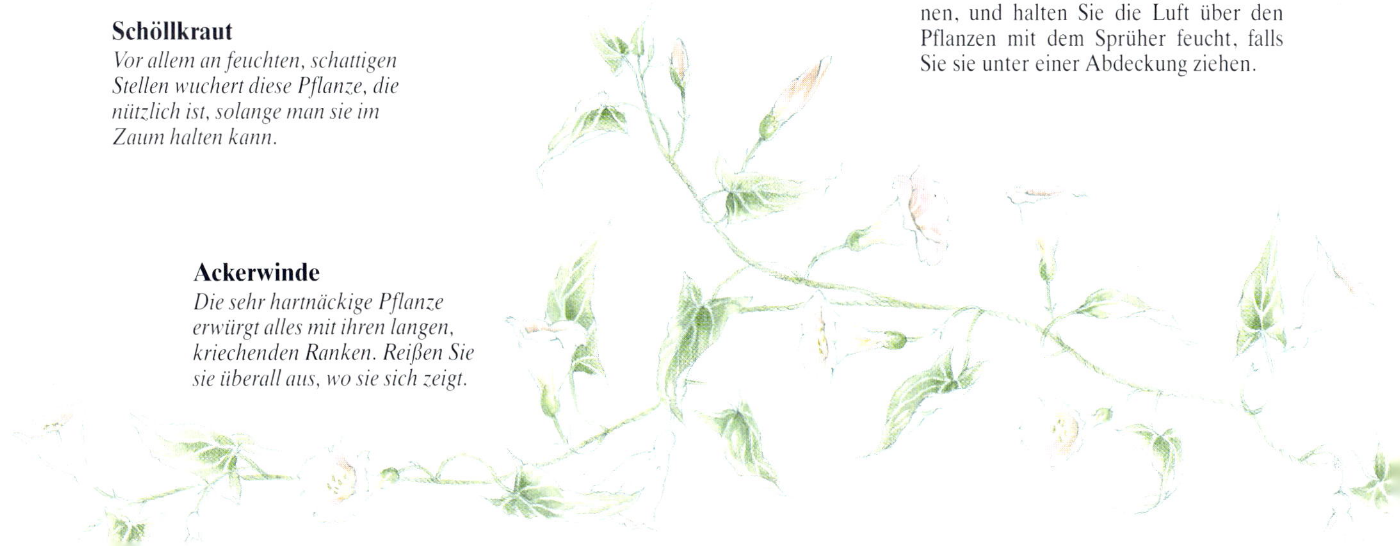

Ackerwinde
Die sehr hartnäckige Pflanze erwürgt alles mit ihren langen, kriechenden Ranken. Reißen Sie sie überall aus, wo sie sich zeigt.

Gründüngung und Mulchen

Eine Grundregel der Bodenpflege fordert, den Boden bedeckt zu halten. Das schützt vor Erosion und hält Unkraut ab. Kompost oder Rindenstückchen sind hervorragender Mulch, aber sogar schwarze Plastikfolie oder Zeitungen unterdrücken Unkraut, verhindern das Auswaschen von Nährstoffen bei Regen und das Zusammenbacken und Austrocknen der Erde bei Hitze. Einen schöneren Anblick und weiteren Nutzen bietet Gründüngung durch rasch wachsende Pflanzen, die auf zweierlei Weise wirken. Entweder entwickeln sie reiches Blattwerk, das den Winter über Nährstoffe speichert; im Frühjahr graben Sie das Ganze um. Oder sie bilden große, kräftige Wurzeln aus, die den Boden lockern und den Winter über Nährstoffe ansammeln. Beide Pflanzentypen reichern den Boden mit wertvoller organischer Substanz an, halten allerdings Anbaufläche besetzt. Drei der besten Gründünger sind Senf, der Unkraut sehr gut verdrängt und reichlich Blätter ausbildet, die dann untergegraben werden können; Buchweizen, der ein kräftiges Wurzelsystem besitzt und außerdem Schwebfliegen und Bienen anzieht; und Futterroggen, der die stärksten Wurzeln besitzt und noch im Oktober ausgesät werden kann. Zu den vor allem im Gemüsegarten nützlichen Gründünger-Leguminosen zählen Klee, Lupinen und Wicken.

Schädlinge und Krankheiten

Beim biologischen Pflanzenbau bleiben Schädlinge und Krankheiten auf ein Minimum beschränkt (Seite 264). Für die meisten Probleme, die dennoch auftreten, gibt es natürliche Lösungen.

Blattläuse vertreiben Sie mit Derrispulver, das Bienen und Schwebfliegenlarven (gefräßige Blattlausvertilger) nicht schadet. Andere natürliche Blattlausgifte sind Pyrethrum (siehe Seite 160), Quassiabrühe (Spritzbrühe aus Quassiaholz) und Schmierseife (bestehend aus Pflanzenölen und Pottasche). Auch ein Aufguß aus Holunderblättern (450 g Blätter auf 3,4 l Wasser) ergibt eine wirkungsvolle Spritzbrühe.

Sammeln Sie Schnecken von Hand ab, wenn sie allabendlich auftauchen. Thymianstauden locken Schnecken von anderen Pflanzen weg, und ein eingegrabenes Glas mit Bier dient als Schneckenfalle.

Minzen werden manchmal von Rost befallen. Er ist schwierig zu beseitigen, es sei denn, man schneidet alle befallenen Teile bis auf den Boden zurück und verbrennt sie. Wirkungsvoll ist auch das Abbrennen der oberirdischen Pflanze und des umgebenden Bodens. Man kann auch die Wurzeln 10 Minuten in 41–46 °C heißes Wasser tauchen und in gesunden Boden wieder einpflanzen.

Lorbeer wird häufig von Spinnmilben und Schildläusen befallen. Besprühen Sie die Blätter regelmäßig mit Derris, wenn die Schädlinge erscheinen.

Mehltau kann für Goldmelisse, Ysop, Thymian und Salbei zum Problem werden. Lassen Sie die Erde nicht austrocknen, und halten Sie die Luft über den Pflanzen mit dem Sprüher feucht, falls Sie sie unter einer Abdeckung ziehen.

Gute Nachbarschaft

»Keine Pflanze ist eine Insel«, und nebeneinanderstehende Arten beeinflussen sich in vieler Hinsicht. Große Pflanzen mit breiten Blättern können weniger robusten Arten Schatten oder Windschutz spenden. Viele Blütenpflanzen ziehen nützliche Insekten an, die Schädlinge vertilgen oder die wichtige Aufgabe der Bestäubung übernehmen – zu den bekanntesten Bienenweiden zählen Borretsch, Ysop, Majoran und Thymian; Schwebfliegen, deren Larven Jagd auf Blattläuse machen, werden von Dill, Fenchel und Buchweizen angelockt. Andere Pflanzen scheiden viel Sekret aus ihren Wurzeln aus, das den umgebenden Boden verändert und von den Wurzeln mancher benachbarter Pflanzen aufgenommen wird. Tiefwurzelnde Pflanzen vertragen das Austrocknen der oberen Erdschicht und schaffen ein günstiges Mikroklima für benachbarte Flachwurzler. Beim Absterben der Tiefwurzler werden auch Mineralstoffe aus dem Unterboden verfügbar. Luzerne ist ein gutes Beispiel für derartige Pflanzen. Buchweizen ist eine weitere Pflanze mit einem nützlichen, weit ausgreifenden Wurzelsystem. Er zieht nicht nur Schwebfliegen an, sondern reichert auch Calcium an und verbessert nährstoffarme Böden, wenn man ihn untergräbt. Seine kräftigen Wurzeln tragen dazu bei, schwere Böden wie Ton aufzubrechen.

Altbewährte Kombinationen

Einige Pflanzennachbarschaften haben bereits Tradition: Der stark riechende Knoblauch soll sich günstig auf Rosen auswirken, Schnittlauch verhindert Sternrußtau bei Rosen, Estragon soll allgemein gut für den Garten sein, Salbei und Rosmarin fördern sich gegenseitig. Manche Duftkräuter sind nützliche Nachbarn für Gemüse. Schädlinge wie die Möhrenfliege orientieren sich am Geruch ihrer »Opfer«, der durch benachbarte aromatische Kräuter überdeckt werden kann. Viele Kräuter halten Insekten ab, wenn man sie neben andere Pflanzen setzt oder einen Aufguß aus ihnen versprüht. Am wirkungsvollsten sind Rainfarn, Poleiminze, Kapuzinerkresse, Brennesseln, Knoblauch, Schnittlauch, Thymian, Ysop, Salbei, Wermut, Lavendel, Stabwurz (siehe auch Seite 160–61).

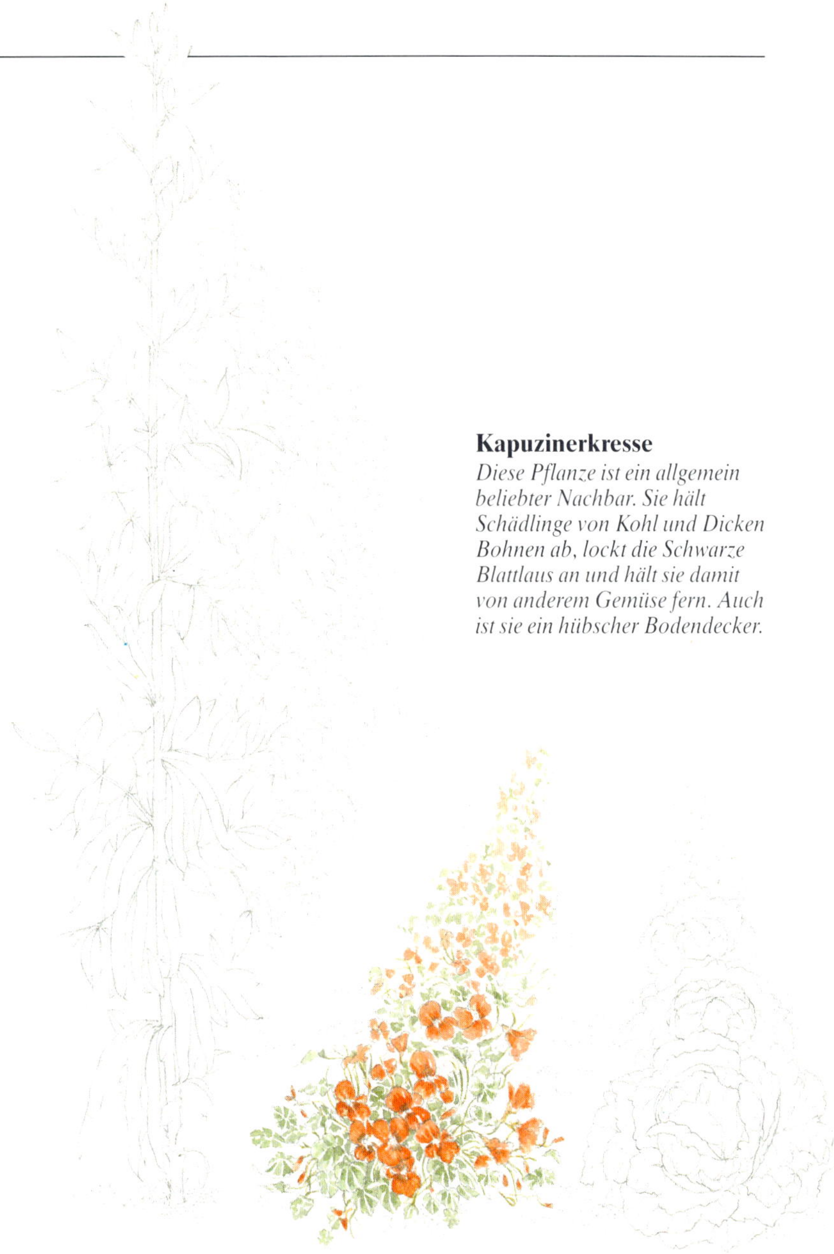

Kapuzinerkresse
Diese Pflanze ist ein allgemein beliebter Nachbar. Sie hält Schädlinge von Kohl und Dicken Bohnen ab, lockt die Schwarze Blattlaus an und hält sie damit von anderem Gemüse fern. Auch ist sie ein hübscher Bodendecker.

Insgesamt gilt, daß intensiv duftende Kräuter – Ysop, Thymian, Salbei, Majoran, Origano, Schnittlauch und Petersilie – zur Gesundheit im Gemüsegarten beitragen. Ihre genaue Wirkung wurde wissenschaftlich noch nicht erforscht, aber viele Gärtner konnten beobachten, daß Gemüse besser gedeiht, wenn diese Kräuter dazwischengepflanzt werden.

Einige Pflanzen vertragen sich nicht mit ihren Nachbarn. Mitglieder der Hahnenfußgewächse *(Ranunculaceae)* sind Starkzehrer, neben denen andere Pflanzen dahinkümmern. Fenchel und Wermut sind ebenfalls schlechte Gesellschafter, und Löwenzahn wirkt aufgrund seiner Äthylenabsonderung wachstumshemmend.

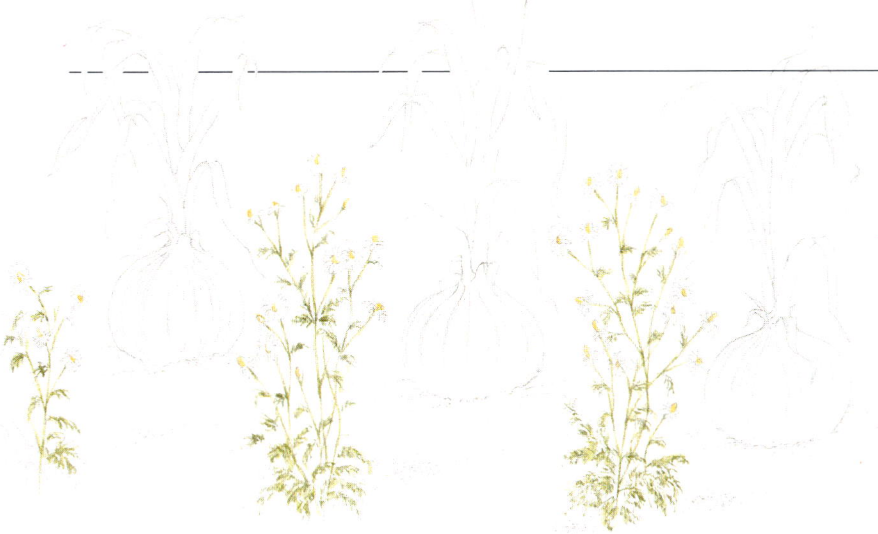

Kamille
Kamille (links) wehrt viele Insekten ab und gilt allgemein als »Pflanzendoktor«.

Schafgarbe
Weniger Nachweise gibt es über den speziellen Nutzen der Schafgarbe (unten); es heißt, sie wirke allgemein wohltuend auf den Garten.

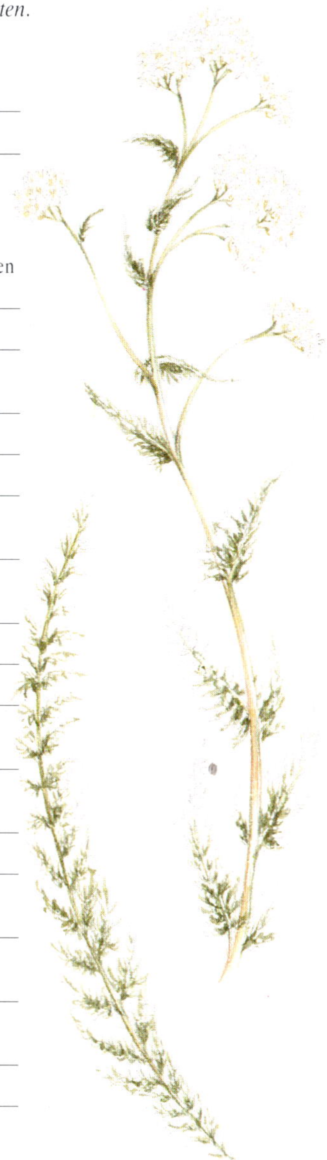

Kraut	Nachbarpflanzen	Wirkung
Poleiminze	Allgemein	Hält Ameisen ab
Kapuzinerkresse	Kohl Apfelbäume Tomaten Dicke Bohnen Allgemein	Hält Weiße Fliegen ab Hält Blutläuse ab Zieht Schwarze Blattläuse an Hält Ameisen ab, hält den Garten gesund
Studentenblume	Tomaten	Hält Weiße Fliegen ab
Schnittlauch	Apfelbäume Rosen	Verhütet Schorf Verhütet Sternrußtau
Knoblauch	Rosen	Allgemein förderlich
Salbei	Kohl	Hält Weiße Fliegen ab
Bohnenkraut	Bohnen	Allgemein förderlich, Bienenweide
Brennessel	Allgemein Engelwurz	Hält Schwarze Blattläuse ab Erhöht den Ölgehalt
Kümmel, Lein, Buchweizen	Allgemein	Lockern schweren Boden auf
Basilikum	Tomaten	Hält Fluginsekten ab
Borretsch	Erdbeeren	Verbessert den Ertrag, Bienenweide
Kamille	Allgemein Zwiebeln	Hält Fluginsekten ab Verbessert den Ertrag
Dill, Fenchel	Allgemein	Ziehen Schwebfliegen an
Koriander	Allgemein Anis	Bienenweide Verbessert den Geschmack
Minze	Allgemein Kohl	Hält Fliegen ab Hält Kohlfliegen ab
Rosmarin	Möhren Salbei	Hält Möhrenfliegen ab Allgemein förderlich
Ysop	Weinreben	Erhöht den Ertrag

Ernte und Aufbewahrung

Der Höhepunkt für den Kräutergärtner kommt mit der Ernte der verwendbaren Pflanzenteile und der Samen für künftige Pflanzungen. Wenn Sie richtig ernten, bleiben die wertvollen Eigenschaften der Pflanzen erhalten. Das heißt, Sie müssen zum Pflücken den richtigen Moment des Tages und natürlich den richtigen Zeitpunkt im Wachstumszyklus abwarten. Wie Kräuter getrocknet werden, können Sie auf Seite 272 nachlesen.

Blätter ernten

Zum Würzen in der Küche können Sie jederzeit einige Kräuterstengel pflücken, solange die Pflanzen grün und gesund sind. Der richtige Erntezeitpunkt ist schwieriger zu treffen, wenn es Ihnen um den Erhalt aller medizinischer Qualitäten Ihrer Kräuter geht. Blätter pflückt man am besten, wenn die Blüten gerade knospen, sich aber noch nicht geöffnet haben. Diese Regel gilt, ob Sie nun ganze Pflanzen oder nur einen Stengel ernten, das Kraut frisch oder getrocknet verwenden wollen. Blätter zum Trocknen schneiden Sie am frühen Morgen, sobald der Tau abgetrocknet ist.

Blüten ernten

Ernten Sie Blüten zur selben Tageszeit wie Blätter, möglichst rasch nach dem Aufblühen. Schütteln Sie von jeder Blüte die möglicherweise darauf sitzenden winzigen Insekten ab.

Wurzeln ernten

Wurzeln bleiben bis zum Ende der Wachstumsperiode im Boden – bis sie alle Nährstoffe für den Winter gespeichert haben. Versuchen Sie, die Wurzeln beim Herausheben nicht zu beschädigen, und werfen Sie alle verletzten Wurzeln weg. Waschen Sie vor dem Trocknen alle Erd- und Schmutzreste mit kaltem Wasser ab, lassen Sie aber dabei die Wurzeln auf keinen Fall im Wasser liegen.

Samen sammeln

Damit Sie erkennen lernen, wann Samen reif für die Ernte sind, sollten Sie sich die verschiedenen Samenstände immer wieder anschauen. Jede Pflanze hat ihre Eigenheiten, aber oft gibt es Ähnlichkeiten zwischen den Mitgliedern bestimmter Pflanzenfamilien.

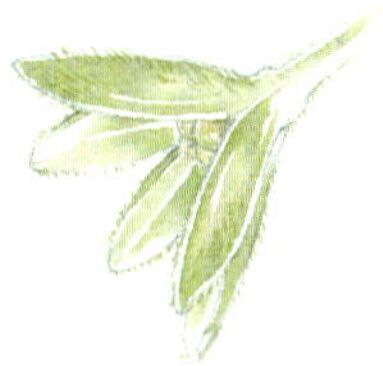

Borretsch

Boraginaceae (Rauhblattgewächse)

Die Samen dieser Familie werden beim Reifen schwarz und fallen sofort auf den Boden. Fangen Sie sie mit einem Stück Mull auf, das Sie über den Stengel binden, oder sammeln Sie jeden Tag ein paar reife Samen ein. Sie können auch einen Stengel abschneiden, bevor alle Samen reif sind, und ihn an einem luftigen, trockenen Ort aufhängen.

Löwenzahn

Compositae (Köpfchenblütler)

Die Samen sind ausgereift, wenn die Blütenköpfe braun sind, trocken aussehen und ihre Blütenblätter verloren haben. Rubbeln Sie die Samen heraus, blasen Sie die Blütenreste vorsichtig weg, oder lassen Sie sie bei den Samen.

Labiatae (Lippenblütler)

Zu dieser Familie zählen die Minze- und Thymian-Arten, die ihre Samen so lange behalten, bis Stengel und Kelchblätter braun geworden sind. Die Samen reifen mehr oder weniger gleichzeitig. Thymiansamen sind so winzig, daß man sie leicht übersieht.

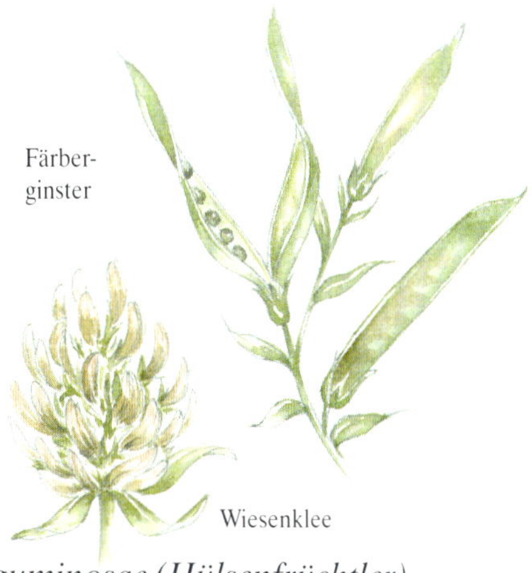

Färberginster

Wiesenklee

Leguminosae (Hülsenfrüchtler)

Die Pflanzen dieser Familie bilden unterschiedliche Samentypen aus. Die Kleesamen stecken beispielsweise in den weichen Kelchröhren, die Sie einsammeln sollten, wenn die Blüte trocken und braun aussieht. Warten Sie nicht zu lange, sonst sind die Samen schon herausgefallen. Bei anderen Mitgliedern dieser Familie, wie Erbsen, Wicken, Färberginster, sind die Samen in Hülsen eingeschlossen.

Papaveraceae (Mohngewächse)

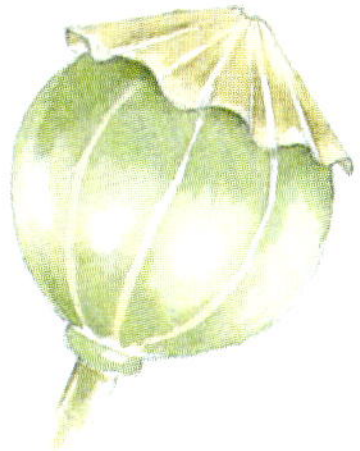

Schlafmohn

Halten Sie die großen Samenkapseln, wenn sie reif sind, umgedreht über ein Gefäß, dann rieseln die Samen heraus.

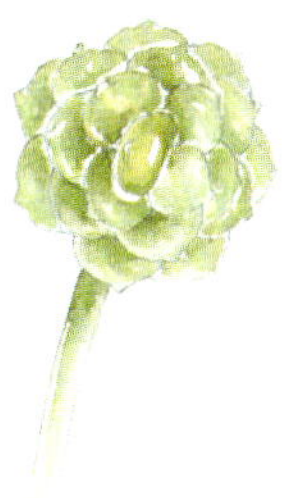

Kriechender Hahnenfuß

Ranunculaceae (Hahnenfußgewächse)

Die frei sichtbaren Samen sitzen auf einem Köpfchen. Lösen Sie sie ab, wenn sie braun sind und trocken aussehen.

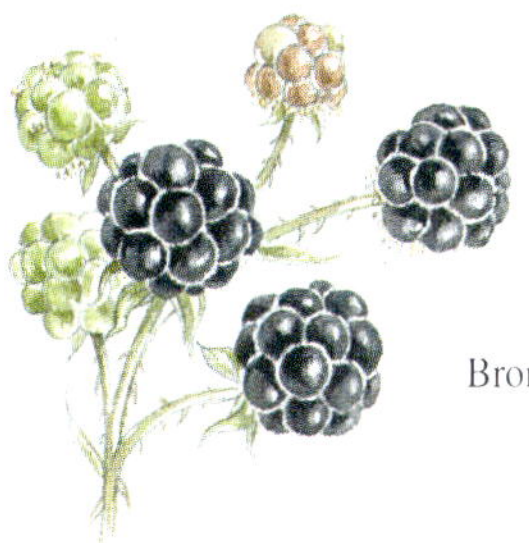

Brombeere

Rosaceae (Rosengewächse)

Diese Familie umfaßt eine Vielfalt an Pflanzen. Manchmal sind die Samen in Hagebutten eingeschlossen, manchmal in Samenkapseln. Alle sind einfach zu sammeln. Hagebutten und Beeren müssen zweimal draußen überwintern, bis sie keimen können.

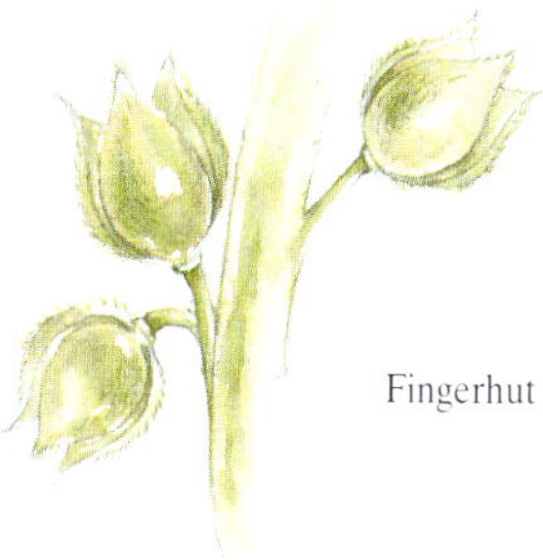

Fingerhut

Scrophulariaceae (Rachenblütler)

Die kleinen Samenkapseln dieser Familie sind problemlos zu sammeln, wenn sie braun und reif sind. Die winzigen Samen rieseln leicht heraus.

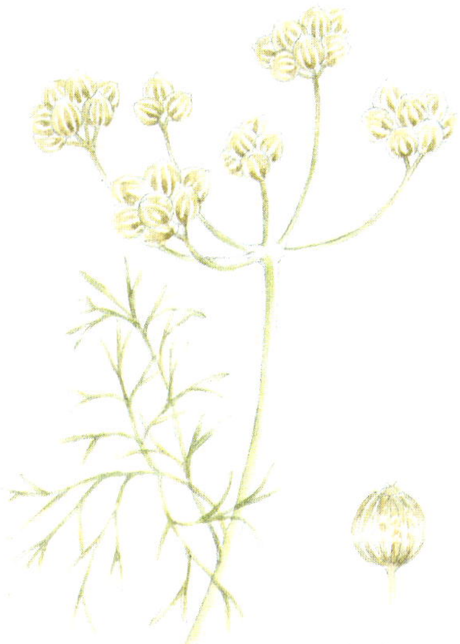

Koriander

Umbelliferae (Doldengewächse)

Pflanzen dieser Familie können Samen in verschwenderischer Fülle ausbilden. Zu den Doldengewächsen gehören auch viele Küchenkräuter wie Engelwurz, Petersilie und Koriander. Die trockenen, meist gefurchten Samen, die für diese Gewächse typisch sind, zeigen sich auf den flachen Dolden, wo man ihr Reifen – meist im August oder September – verfolgen kann. Sie lassen sich abzupfen oder abschütteln, wenn sie reif sind.

Kräuter aufbewahren

Wenn Ihre Kräuter nach dem Trocknungsvorgang ausgekühlt sind, können Sie sie zerkleinern. Machen Sie das an einem gut belüfteten Platz, etwa in der Küche oder in einem Schuppen bei geöffneten Türen und Fenstern. Sortieren Sie die Kräuter aus, die Sie im ganzen aufbewahren: einige Zweige Thymian, Origano, Majoran und Estragon für Bouquet garni (siehe Seite 168–69). Lorbeerblätter für Suppen und Eintöpfe bleiben ganz, wie auch Kamillen- und Wollblumenköpfchen und ähnliche kleine Blüten; die Blütenblätter der Ringelblume können Sie jedoch abzupfen, wenn Sie möchten. Bei den anderen Kräutern streifen Sie die Blätter von den Stengeln ab. Die Stengel werfen Sie weg, die Blätter zerdrücken Sie, nach Sorten getrennt, mit einem Nudelholz. Ein feines Drahtsieb ist für Fiederblättchen wie bei Dill und Fenchel nützlich.

Licht, Hitze und Luft können getrocknete Kräuter schädigen. Verstauen Sie Ihre Kräuter sofort nach dem Trocknen und Zerkleinern in Behälter, damit sie keine Luftfeuchtigkeit anziehen. Luftdichte Schraubgläser aus dunklem Glas sind ideal, da Sie Ihren Bestand dann mit einem Blick erkennen können. Stellen Sie sie an einen kühlen Ort. Gläser aus gewöhnlichem Weißglas gehören in einen dunklen Schrank, da Licht die ätherischen Öle zerstört. Plastikgefäße sind ungeeignet, da sich im Inneren leicht Kondenswasser bildet. Gut sind auch Keramiktöpfe mit luftdicht schließenden Deckeln oder stramm sitzenden Korken, sonstige licht- und luftundurchlässige Behälter und luftdichte Holzkästen.

Etikettieren Sie die Behälter gleich, und notieren Sie auch das Datum. So verwechseln Sie die Sorten nicht, die zum Schluß recht ähnlich aussehen können.

Wenn Sie größere Kräutermengen getrocknet haben, sollten Sie etwas davon in kleinere Gläser für den ständigen Gebrauch abfüllen. Werden große Behälter immer wieder geöffnet, verdirbt der Inhalt leichter.

Samen lagern Sie in Päckchen oder luftdichten Gläsern im Kühlschrank.

Kräuter trocknen

Selbst getrocknete Kräuter sind der abgepackten Fertigware meist weit überlegen. Werden sie richtig getrocknet, bleiben Farbe, Aroma, Geschmack und Heilkräfte weitgehend erhalten. Drei Dinge sind beim Trocknen von Kräutern wichtig: Schatten, Belüftung und ein wenig Wärme. Bei warmem, trockenem Wetter ist das Kräutertrocknen einfach. Ist es jedoch kühl und feucht, braucht man vielleicht eine zusätzliche Wärmequelle.

Wo wird getrocknet

Ein warmer, schattiger, luftiger Ort wie der Speicher oder Schuppen ist ideal zum Aufhängen von gebündelten oder in Papiertüten verstauten Kräutern zum Trocknen. Für kleinere Kräutermengen eignen sich ein gut durchlüfteter Trokkenschrank oder der Backofen bei schwächster Temperatureinstellung und mit leicht geöffneter Tür. Legen Sie die Kräuter auf Tabletts oder Packpapier, und drehen Sie sie häufig um. Falls Sie im Herd trocknen, verteilen Sie die Kräuter auf dem Backblech.

Im Speicher oder Schuppen müssen die Kräuterbündel ein gutes Stück von der Wand entfernt hängen, zum Beispiel an einer Leine oder einem alten Kleiderständer. Sind größere Mengen zu trocknen, lohnt es sich, Trockengestelle zu bauen. Spannen Sie feinen Baumwollstoff oder Netzgewebe über Holzrahmen, und stapeln Sie die Rahmen wie Schubladen in einem Gestell, das an den Seiten offen ist. Wenn Sie genug Platz haben, können Sie die Rahmen auch einfach auf Holzklötze oder Ziegelsteine stellen. Bei kaltem und feuchtem Wetter sorgen Sie mit einem Heizlüfter oder fahrbaren Heizkörper für gleichmäßige Wärme.

Wie lange wird getrocknet

Die Trockenzeit hängt von der Pflanzenart ab und davon, welche Teile Sie verwenden wollen. Blätter sollten so spröde werden, daß sie zwischen den Fingern zerbrechen. Sind die Blätter vor den Stengeln trocken, streifen Sie sie ab und verwahren sie. Stengel und Stiele sind trocken, wenn sie sich nicht mehr biegen lassen, sondern brechen. Blütenblätter sind gebrauchsfertig, wenn sie rascheln, aber nicht zerbröckeln. Rinde und Wurzeln sollten so trocken sein, daß sie beim Brechen knacken oder, wenn sie dicker sind, sich mit einem kleinen Hammer Stückchen abschlagen lassen. Als grobe Faustregel geht man von einer Trockenzeit zwischen drei und sieben Tagen aus; manche Kräuter sind nach fünf Tagen fertig. Trockene Kräuter sollten sehr ähnlich wie die frischen Pflanzen aussehen, riechen und schmecken, aber nur ein Achtel des Frischgewichts wiegen.

Kräuter zum Trocknen vorbereiten

Entfernen Sie Ihre Kräuter nach dem Ernten aus der prallen Sonne. Helles Licht zieht die ätherischen Öle heraus und bleicht die Blätter. Nun sortieren Sie Unkraut und verfärbte Blätter aus. Zum Trocknen läßt man die Blätter am besten am Stengel, außer sehr große Blätter wie bei Borretsch. Zum Schluß bündeln Sie die Kräuter und binden sie mit Schnur oder Faden locker zusammen.

Blüten wie Ringelblumen oder Holunder schneiden Sie zum Trocknen vorsichtig ab. Von Wurzeln und Rinde wischen Sie Erdreste sorgfältig ab. Dann schneiden Sie sie in etwa 2,5 cm große Stücke.

Trockentemperaturen

Kräuter trocknen am besten bei mäßigen und konstanten Temperaturen. Künstlich erzeugte Wärme beschleunigt den Vorgang, sollte aber 34 °C nicht überschreiten. Die ideale Trockentemperatur liegt bei 32–34 °C. Legen Sie die Kräuter zum Trocknen erst aus, wenn der dafür vorgesehene Ort auf diese Temperatur erwärmt ist. Nach ein bis zwei Tagen können Sie bis zum Ende des Trocknungsvorgangs die Temperatur auf 25–27 °C senken. Wesentlich ist, daß die Luft frei zirkulieren kann.

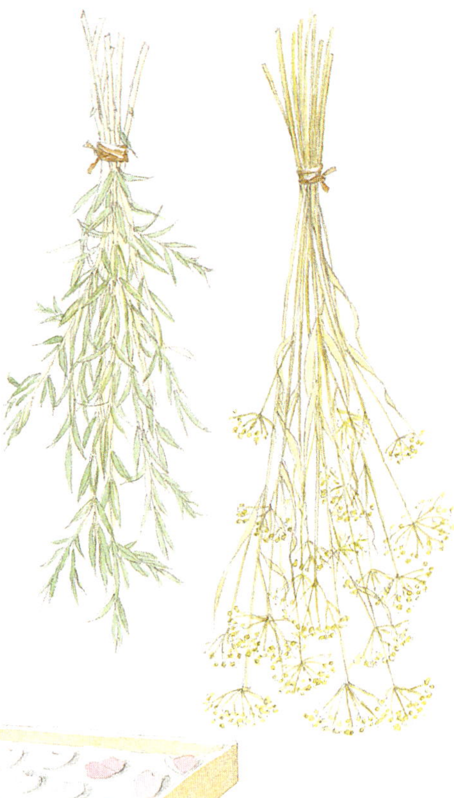

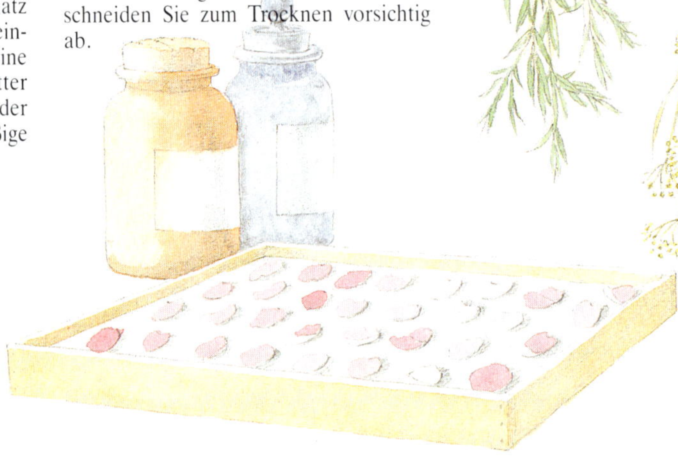

Trockenverfahren
Ob Sie Ihre Kräuter auf Rahmen trocknen oder gebündelt aufhängen, immer ist gute Belüftung wichtig.

Kräuter im Garten

Auf den vorangegangenen Seiten dieses Kapitels wurden die Grundregeln für den Bio-Kräutergarten vorgestellt. Wenn Sie sich daran halten, werden Ihre Kräuter wachsen und gedeihen. Bestimmte Arten stellen aber besondere Ansprüche an Standort und Pflege. Die Tabelle auf den folgenden Seiten enthält Einzelheiten über den Anbau etlicher beliebter Kräuter, die sich sowohl in nördlicheren als auch südlicheren Breiten wohl fühlen. Die Auswahl bietet eine Reihe nützlicher Küchenkräuter, Heilkräuter und Kräuter für andere Zwecke im Haushalt.

Die Tabelle ist nach den lateinischen Pflanzennamen geordnet; es folgen der deutsche Name und die Angabe, ob es sich um ein einjähriges, zweijähriges oder ausdauerndes Kraut handelt. Die weiteren Informationen helfen bei der Gartenplanung: Boden und Standort, ungefähre Größe (so daß Sie wissen, wieviel Platz Sie der Pflanze im Beet einräumen müssen und wo sie am besten steht), Blüten- und Blattfarben, damit Sie auch den dekorativen Aspekt einbeziehen können. Wenn Sie einen Kräutergarten planen, sollten Sie zusätzlich zu dieser Tabelle auch die anderen Listen in diesem Kapitel heranziehen, vor allem über die geeigneten Kräuter für bestimmte Bodentypen (siehe Seite 248–49), über Pflanzen mit besonderen dekorativen Eigenschaften und über Kräuter, die Bienen und Schmetterlinge in den Garten locken (siehe Seite 254–55).

Den Angaben zur Aussaat und Vermehrung entnehmen Sie, welcher Zeitpunkt und welche Methoden für die jeweilige Pflanze am besten sind oder ob sie irgendwelche besonderen Ansprüche stellt – ob Sie sie im Haus in der Saatschale vorziehen sollen oder gleich ins Freie säen können, ob sie hohe Temperaturen zum Keimen braucht, ob die Samen schlecht oder unberechenbar keimen und Sie deshalb lieber auf Stecklinge oder Wurzelteilung zurückgreifen sollten. Viele Kräuter sind sehr geduldig und wachsen auf den verschiedensten Böden und Standorten, deren Bedingungen sie sich anpassen – die wichtigsten Ausnahmen werden in der Tabelle erfaßt.

Einige Pflanzen säen sich besonders gut selbst aus. Auch dies wird in der Tabelle vermerkt, denn Selbstaussaat kann Segen oder Fluch für den Gärtner bedeuten. Meist entstehen dabei besonders kräftige, gesunde Pflanzen, was aber auch heißen kann, daß diese Pflanzen alles andere Wachstum verdrängen, falls man sie nicht daran hindert. Angegeben ist außerdem, wenn sich eine Pflanze besonders rasch ausbreitet. Es ist dann schwierig vorherzusehen, wieviel Raum sie tatsächlich im Garten einnehmen wird; manche Arten wuchern sehr stark, zum Beispiel die Minzen. Diese Pflanzen sind mit Vorsicht zu handhaben, wenn sie nicht Besitz vom ganzen Garten ergreifen sollen – oft pflanzt man sie am besten in eigene Gefäße.

In der letzten Spalte der Tabelle finden Sie alles, was zusätzlich zur jeweiligen Pflanze anzumerken ist, sowie Angaben zu verwandten Arten oder Varietäten, die ähnlich angebaut werden. Hier steht auch, ob Kälte zum Problem werden kann. Die meisten Kräuter sind auch für nördlichere Breiten robust genug, ein paar allerdings (wie Lorbeer und Zitronenstrauch) brauchen Schutz oder einen frostfreien Standort.

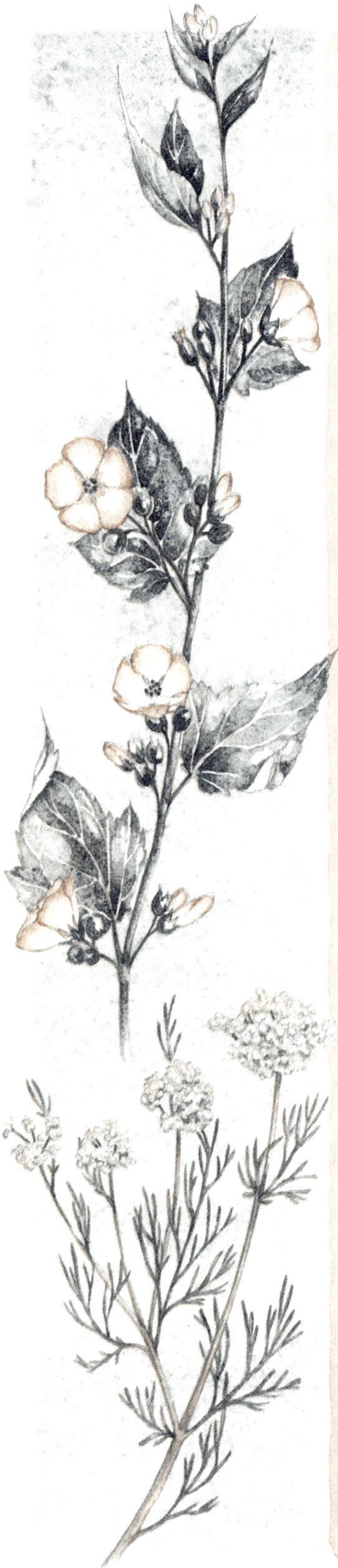

Pflanze	Boden und Standort	Höhe und Breite	Aussaat
Alchemilla vulgaris **Frauenmantel** Ausdauernd	Feuchter Lehm oder Kies über Lehm	50×40 cm	Spätsommer, Saatschale, Selbstaussaat
Allium sativum **Knoblauch** Ausdauernde Knolle	Gut wasserdurchlässig, mittlerer bis hoher Nährstoffgehalt, leicht	Höhe 30 cm	
Althaea officinalis **Echter Eibisch** Ausdauernd	Feucht, nährstoffreich; volle Sonne	100–120×90 cm	Spätes Frühjahr bis Sommer, Saatschale bei 21 °C
Anemone pulsatilla **Küchenschelle** Ausdauernd	Gut wasserdurchlässig, kalkhaltig; Sonne	10–30×20 cm	Frühjahr/Frühsommer, frische Samen, sonst Vernalisation
Anethum graveolens **Dill** Einjährig	Die meisten Böden; volle Sonne	Höhe 2 m	Frühjahr, Freiland
Angelica archangelica **Engelwurz** Zweijährig	Feucht, nährstoffreich; Sonne	150–250×90 cm	Frische Samen: Sommer oder zeitiges Frühjahr, ältere Samen: Herbst
Anthriscus cerefolium **Kerbel** Ein- oder zweijährig	Die meisten feuchtigkeitshaltenden Böden; Sonne, Halbschatten	70×30 cm	Sommer, Freiland, oder im Frühjahr
Artemisia dracunculus **Französischer Estragon** Ausdauernd	Gut wasserdurchlässig, fruchtbar; Sonne	90×60 cm	Bildet keine Samen aus
Asperula odorata **Waldmeister** Ausdauernd	Gut wasserdurchlässig, nährstoffreich; Halbschatten, Schatten	Höhe 25 cm, starker Breitenwuchs	Spätsommer, frische Samen
Borago officinalis **Borretsch** Einjährig	Gut wasserdurchlässig; volle Sonne	60×50 cm	Spätes Frühjahr, Selbstaussaat
Calendula officinalis **Ringelblume** Einjährig	Die meisten Böden; volle Sonne	50×25 cm	Spätes Frühjahr, Freiland, Selbstaussaat
Carum carvi **Kümmel** Zweijährig	Die meisten Böden; Sonne	80×20 cm	August, Freiland, Selbstaussaat
Chelidonium majus **Schöllkraut** Ausdauernd	Gut wasserdurchlässig; Sonne, Halbschatten	30–90×30 cm	Frühjahr oder Spätsommer
Convallaria majalis **Maiglöckchen** Ausdauernd	Feuchter, kalkiger Waldboden oder Halbschatten	Höhe 10–20 cm, starker Breitenwuchs	Frische Samen ins Freiland
Digitalis purpurea **Fingerhut** Zweijährig	Gut wasserdurchlässig, sauer; Sonne oder Halbschatten	Höhe 2 m	Frühjahr, Freiland oder Saatschale, auf Erdoberfläche streuen
Filipendula ulmaria **Spierstaude** Ausdauernd	Feucht, nährstoffreich; Sonne oder Halbschatten	60–90×30 cm	Herbst oder Frühjahr, Freiland

Bitte im Glossar nachschlagen, ob die einzelnen Kräuter in der Anwendung unbedenklich sind.

Vermehrung	Blüten	Blätter	Ernte	Bemerkungen
Wurzelteilung im zeitigen Frühjahr oder Herbst	Grün-gelbe Rispen, Frühsommer	Dekorativ, kräftig grün, rundlich, vielfach gelappt	Blätter, Sommer	Dekorative Zwergart: *A. alpina;* Gartensorte: *A. mollis*
Knollen nach Ernte in Zehen teilen, im Herbst oder Frühjahr pflanzen	Weiß, Spätsommer	Lang, flach, spitz	Blätter, Frühsommer; Knollen, Spätsommer	Viele Sorten erhältlich, mit rosa und lila Schale
Wurzelteilung im Frühjahr und Herbst	Groß, zart, rosa, Spätsommer	Groß, weich, grün bis grau	Blüten, Blätter, Wurzel im Herbst	Dekorativ
Wurzelteilung nach der Blüte	Dunkelviolett, Ostern	Blattrosette nach der Blüte	Blüten, Blätter	Charakteristische, dekorative Samenstände; giftig
	Gelbe Dolden, Sommermitte	Gefiedert, blau bis grün, sehr aromatisch	Blüten, Blätter	Mehrere Arten für Blätter- oder Samenbildung
	Grünlich-weiße, große Kugeldolden, Frühsommer	Groß, hellgrün, nur wenige	Junge Blätter, Samen, Wurzelstock, grüne Stengel	Stattliche, dekorative Pflanze
	Zarte weiße Dolden, Frühjahr bis Sommer	Zart, tief gekerbt, süßlich duftend	Junge Blätter	Bildet im Sommer schnell Samen
Wurzelteilung oder Stecklinge im Frühjahr	Unscheinbar, weiß, Sommer	Klein, schmal, glänzend, grün	Blätter, Frühjahr bis Sommer	Alle paar Jahre teilen und umpflanzen, um das Aroma zu erhalten
Wurzelteilung, im Frühjahr oder Herbst	Weiße Blütensterne, spätes Frühjahr	Dekorative Blattquirle mit 6-teiligen Blättern	Blüten, Blätter	Getrocknete Blätter duften nach frischem Heu
	Leuchtend blau, ab dem Frühsommer	Groß, rauh, behaart	Blüten, Blätter, Wurzel, Sommer	Gute Bienenweide
	Hellorange, gelb, einfach oder gefüllt, Sommer	Grau bis grün	Blüten, wenn aufgeblüht und trocken	
	Weiße Dolden, ab dem Frühsommer	Gefiedert, im ersten Jahr	Reife Samen, Spätsommer oder Herbst	Dekorative Pflanze mit kräftigem Wuchs
Wurzelteilung im Frühjahr	Hellgelb, 4 Blütenblätter, Sommer	Hellgrün bis grau	Blühende Stengel	Saft in hohen Dosen giftig
Wurzelteilung, Herbst	Weiße, duftende Glöckchen, Frühling	Breit, spitz, flach, mittelgrün	Blüten	Giftig
	Hohe Blütenkerze mit lila oder weißen Glocken, Sommermitte	Groß, behaart, grau bis grün	Blätter	Viele Gartensorten erhältlich; giftig
Wurzelteilung, Frühjahr	Cremefarben, an Schaum erinnernd, Spätsommer	Dekorativ, dunkelgrün	Blütenstände und Wurzeln, Herbst	Wächst gut am Rand von Wasser

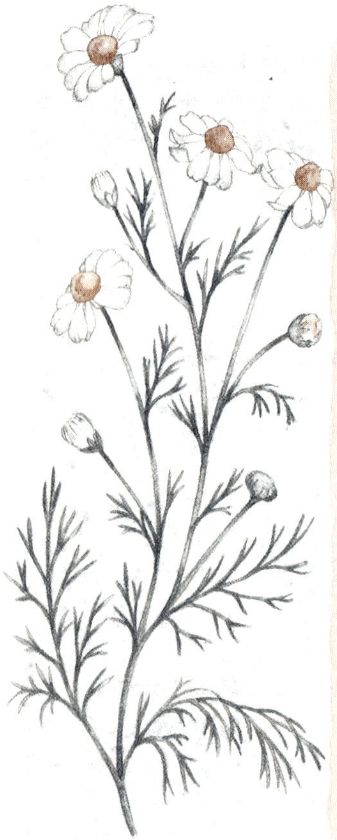

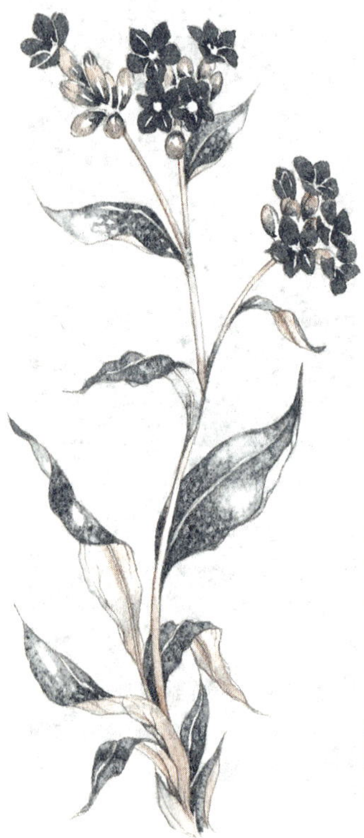

Pflanze	Boden und Standort	Höhe und Breite	Aussaat
Foeniculum vulgare **Fenchel** Ausdauernd	Sehr gut wasserdurchlässig, leicht	200×90 cm	Spätsommer, Freiland
Hyssopus officinalis **Ysop** Ausdauernder Halbstrauch	Trocken, felsig, kalkig; volle Sonne	50×40 cm	Frühjahr
Inula helenium **Alant** Ausdauernd	Feucht, nährstoffreich; Sonne oder Halbschatten	3×1 m	Frühjahr, Selbstaussaat
Laurus nobilis **Lorbeer** Immergrüner Strauch	Nährstoffreich; volle Sonne, windgeschützt	8×4 m	Frische Samen in Töpfe
Lavandula officinalis **Lavendel** Immergrüner Strauch	Gut wasserdurchlässig, nährstoffarm, kalkig; volle Sonne	80×60 cm	Herbst, keine Wärme, oder zeitiges Frühjahr
Levisticum officinale **Liebstöckel** Ausdauernd	Feuchte Böden; Sonne	2×1 m	Frühjahr, Freiland; oder Spätsommer
Lippia citriodora **Zitronenstrauch** Ausdauernd	Gut wasserdurchlässig; sehr geschützt (verträgt Frost schlecht)	2×1 m	Samen nicht erhältlich
Marrubium vulgare **Andorn** Ausdauernd	Gut wasserdurchlässig bis trocken; Sonne	60×50 cm	Spätes Frühjahr, langsames, unzuverlässiges Keimen
Matricaria chamomilla **Kamille** Einjährig	Die meisten Böden, vor allem leichte	60×10 cm	Spätsommer bis Herbst
Melissa officinalis **Zitronenmelisse** Ausdauernd	Feucht, nährstoffreich; Sonne oder Halbschatten	80×60 cm	spätes Frühjahr, langsames Keimen
Mentha piperita **Pfefferminze** Ausdauernd	Feucht, nährstoffreich; Sonne oder Halbschatten	Höhe 30–50 cm, wuchernd	Aus Samen nicht artgetreu
Monarda didyma **Goldmelisse** Ausdauernd	Feucht, nährstoffreich; mittlere bis leichte Böden; etwas Schatten	50–100×30 cm	Frühjahr
Ocimum basilicum **Basilikum** Einjährig, empfindlich	Fruchtbarer Lehmboden; Sonne	25–60×30 cm	Frühjahr, innen, warm; Freiland ab Sommermitte, Sonne, geschützt
Oenothera biennis **Nachtkerze** Zweijährig	Trocken, steinig; volle Sonne	150×60 cm	Spätsommer, Freiland
Origanum majorana **Majoran** Ausdauernd, empfindlich	Gut wasserdurchlässig, nährstoffreich; volle Sonne	25–50×25 cm	Innen mit Wärme, im Juni ins Freiland
Petroselinum crispum **Petersilie** Zweijährig	Feuchtigkeitshaltend, nährstoffreich; Sonne oder Halbschatten	60×40 cm	Frühsommer oder August ins Freiland

Bitte im Glossar nachschlagen, ob die einzelnen Kräuter in der Anwendung unbedenklich sind.

Vermehrung	Blüten	Blätter	Ernte	Bemerkungen
	Große gelbe Dolden, Sommer	Weich, gefiedert, blaugrün, stark aromatisch	Junge Blätter, grüne Stengel, reife Samen	Erhältlich sind auch bronzefarbener, wilder und Knollenfenchel
Stecklinge, spätes Frühjahr, Frühsommer	Kräftig blau, manchmal rosa, weiß oder purpur, Sommer	Dünn, dunkelgrün, aromatisch	Blätter, bevor sich die Blüten öffnen	Ausgezeichnete Bienenweide
Wurzelteilung, Herbst	Groß, hellgelb, Sommer	Untere Blätter sehr groß, hellgrün	Wurzeln, Herbst	Eindrucksvolle Pflanze; starke Selbstaussaat
Stecklinge Ende Juli, Anfang August; besprühen, Wärme von unten	Gelb, cremefarben, spätes Frühjahr	Dunkelgrün, glänzend, aromatisch	Blätter	Wächst gut in Kübeln; falls er erfriert, treibt er neu aus
Jungholzstecklinge, Frühjahr; Altholzstecklinge, Herbst	Blaßlila, Sommermitte	Schmal, grau bis grün	Blüten, Sommermitte bis Spätsommer	Gut als Beeteinfassung; nach der Blüte zurückschneiden
Wurzelteilung, Frühjahr oder Herbst	Grünlich-gelbe Dolden, Sommer	Sehr groß, mittelgrün, aromatisch	Samen, Blätter, Wurzel, Herbst	
Stecklinge, Frühsommer	Klein, blaßlila, Spätsommer	Hellgrün, aromatisch	Blätter	Überwintert draußen nur in sehr geschützter Südlage
Wurzelteilung, Frühjahr; Stecklinge, Sommer	Weiß, ab Sommermitte	Grau bis grün, haarig, gekräuselt, aromatisch, dekorativ	Blätter oder Blütenstengel, vor dem Aufblühen	Dekorative Pflanze mit ungewöhnlichem grauem Blattwerk
	Klein, wie Gänseblümchen, ab Frühsommer	Gefiedert, hellgrün	Blüten, wenn sie voll aufgeblüht sind	
Wurzelteilung, Frühjahr oder Herbst	Klein, weiß bis rosa, Sommer	Brennesselartig, mit Zitronenduft	Blätter, in der Wachstumsperiode	Gute Bienenweide; erhältlich auch als goldgefleckte Sorte
Wurzelteilung in der Wachstumsperiode; Ableger wurzeln in Wasser	Violett auf endständigen Blütenständen; Spätsommer	Glänzend, dunkelgrün bis purpur, stark aromatisch	Blätter und blühende Stengel	Kann überhand nehmen; weiße Sorte weniger aromatisch als schwarze
Wurzelteilung, Frühjahr; Stecklinge, Sommer (wurzeln in Wasser)	Scharlachrot, Sommer	Dunkelgrün mit roter Färbung, stark aromatisch	Blätter und blühende Stengel, Wurzeln im Herbst	Gartensorten mit unterschiedlichen Blütenfarben erhältlich
Stecklinge	Weiß oder rötlich, Sommermitte bis Spätsommer	Zart, kräftig grün, sehr aromatisch	Blätter nach Bedarf, Stengel vor der Blüte	Viele Sorten, auch eine dekorative Art mit purpurfarbenen Blättern
	Groß, hellgelb, auf Kolben, stark duftend, Sommermitte bis -ende	Lang, spitz, glänzend	Blüten, Samen, Wurzel	Viele weitere Sorten, manche mit großen Blüten
	Weiß bis rosa, gebündelte Blütenstände, Spätsommer	Ins Graue spielend, würzig duftend	Blätter, blühende Stengel	Überwintert an frostfreiem Standort
	Klein, grüngelb, Sommer	Dunkelgrün, kraus	Blätter, Samen, Wurzel	Selbstaussaat zulassen; weitere glatte und großblättrige Arten

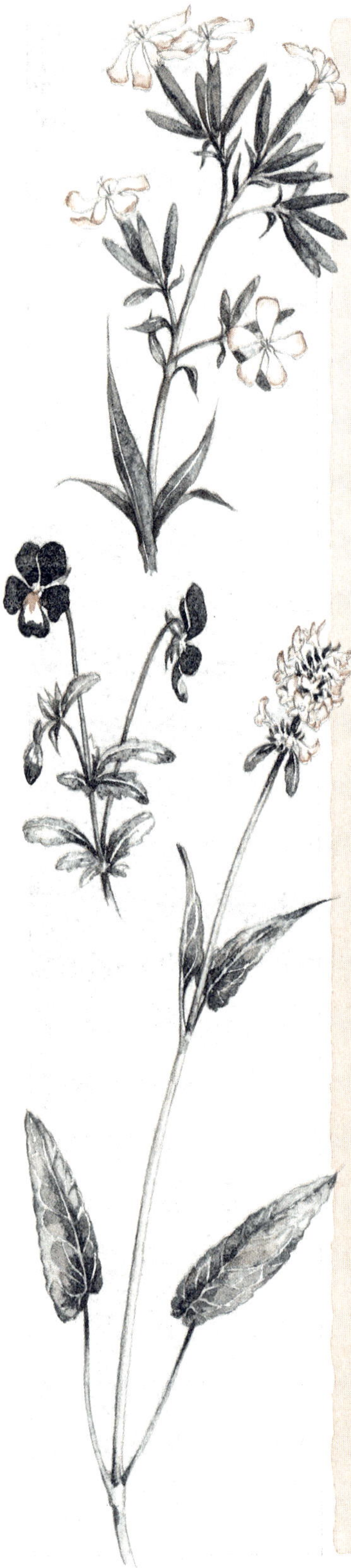

Pflanze	Boden und Standort	Höhe und Breite	Aussaat
Primula veris **Schlüsselblume** Ausdauernd	Ton oder Kalk, Wiese; Sonne	25×20 cm	Herbst oder sobald reif, Freiland oder Saatschale, die im Frost steht
Pulmonaria officinalis **Lungenkraut** Ausdauernd	Ton oder Lehm, kalkiger Waldboden; etwas Schatten	30×35 cm	Herbst, langsames Keimen
Rosmarinus officinalis **Rosmarin** Ausdauernder Strauch	Gut wasserdurchlässig, kalkig; volle Sonne, windgeschützt	Höhe 170 cm	Saatschale bei 23–26 °C
Rumex scutatus **Schildampfer** Ausdauernd	Feuchtigkeitshaltend, fruchtbar	40×40 cm, wuchernd	Frühjahr oder Spätsommer
Ruta graveolens **Gartenraute** Ausdauernder Halbstrauch	Gut wasserdurchlässig, kalkig; volle Sonne	60×40 cm	Spätes Frühjahr, Saatschale
Salvia officinalis **Salbei** Ausdauernder Strauch	Gut wasserdurchlässig, kalkig; volle Sonne	30–60×50 cm	Spätes Frühjahr bis Frühsommer
Saponaria officinalis **Seifenkraut** Ausdauernd	Feuchter Lehm; volle Sonne	40×60 cm	Spätsommer, Keimen im Frühjahr
Sarothamnus scoparius **Besenginster** Ausdauernder Strauch	Gut wasserdurchlässig, leicht, leicht sauer; Sonne oder Halbschatten	3×2 m	Spätsommer oder Frühjahr, unberechenbares Keimen
Scutellaria lateriflora **Helmkraut** Ausdauernd	Feuchtigkeitshaltende Böden; Sonne oder Halbschatten	Höhe 60 cm, starker Breitenwuchs	Frühjahr
Stachys officinalis **Betonie** Ausdauernd	Nährstoffreich, feucht; Sonne oder Halbschatten	10–60×30 cm	Herbst oder Frühjahr
Symphytum officinale **Beinwell** Ausdauernd	Nährstoffreich, feuchtigkeitshaltend; Sonne	100×80 cm	Frühjahr oder Sommer, schlechtes Keimen
Tanacetum vulgare **Rainfarn** Ausdauernd	Nährstoffreicher Lehm; Sonne oder Halbschatten	Höhe 120 cm, starker Breitenwuchs	Frühjahr oder Spätsommer
Trigonella foenum-graecum **Bockshornklee** Einjährig	Jeder gute Boden	50×30 cm	Frühjahr, Freiland
Verbascum thapsus **Wollblume** Zweijährig	Gut wasserdurchlässig, nährstoffreich, aber steinig; volle Sonne	Höhe 2 m	Herbst oder Frühjahr, Freiland oder Saatschale
Viola odorata **Veilchen** Ausdauernd	Feucht, nährstoffreich; Schatten, Halbschatten	10–15×10 cm	Herbst, Freiland, sehr unberechenbares Keimen
Viola tricolor **Stiefmütterchen** Einjährig/ausdauernd	Feucht, nährstoffreich; Sonne oder Halbschatten	10–15×20 cm	Frühjahr oder Spätsommer, Freiland

Bitte im Glossar nachschlagen, ob die einzelnen Kräuter in der Anwendung unbedenklich sind.

Vermehrung	Blüten	Blätter	Ernte	Bemerkungen
Wurzelteilung, Herbst	Gelbe Blütentrompete, Frühjahr	Gekräuselt	Blüten, Blätter, Wurzel	
Wurzelteilung nach der Blüte	Rot, purpur, Frühjahr	Oval, spitz zulaufend, mit weißen Flecken	Ganze Pflanzen nach dem Aufblühen	
Stecklinge von nicht blühenden Trieben, ab dem Frühsommer	Blaß- bis tiefblau, spätes Frühjahr	Dünn, ledrig, graugrün, ölhaltig, stark aromatisch	Blätter	Viele dekorative Unterarten und Varietäten erhältlich
Wurzelteilung, Frühjahr oder Herbst	Rötlich, Sommermitte bis Spätsommer	Grün bis grau, rundlich, fleischig	Blätter vor der Blüte	Sauerampfer hat große Blätter
Stecklinge, Frühjahr bis Frühsommer	Klein, gelb, Sommer	Grün bis blau, tief eingekerbt, stark duftend	Blätter	Dekorative Gartensorten erhältlich
Stecklinge, Frühjahr bis Frühsommer	Violett bis blau, auch weiß oder rosa, ab Frühsommer	Weich, graugrün, aromatisch	Blätter	Mit dekorativen roten und goldfarbenen Blättern erhältlich
Wurzelteilung, Frühjahr	Zart rosa, einfach oder gefüllt, Sommermitte bis Spätsommer	Glatt, hellgrün	Blätter, Sommer; Wurzel, Herbst	Wurzelstock breitet sich stark aus
Stecklinge, Sommer	Hellgelb, wie bei Erbsen, Frühjahr	Dunkelgrün, kurz, dünn, hart, spitz	Blühende Triebspitzen	
Wurzelteilung, zeitiges Frühjahr	Klein, blau, Sommer	Klein, gelbgrün	Ganzes Kraut vor der Blüte	
Pflanze teilen, Herbst oder Frühjahr	Purpur bis rot, dichte, endständige Kolben, Sommermitte bis -ende	Dunkelgrün, gezahnt	Blütenstände, Blätter	
Wurzelteilung in der Wachstumsperiode	Cremefarben bis rosa, glockenförmig, ab Frühsommer	Hellgrün, lang, weich, behaart	Blätter, Sommer; Wurzeln, Herbst	Gute Bienenweide; wertvoll für den Kompost und als Viehfutter
Wurzelteilung, Frühjahr oder Herbst	Dolden duftender gelber Knöpfchen, Sommermitte bis Frühherbst	Gefiedert, stark aromatisch	Blätter vor dem Aufblühen der Blüten	
	Weißlich, Sommermitte	Dreiblättrig	Samen und Blätter	Gute Heupflanze in der Landwirtschaft
	Große Kerze mit gelben Blüten, Spätsommer	Grau bis grün, groß, weich, wollig	Blätter und Blüten	Viele weitere, sehr dekorative Sorten erhältlich
durch Ableger, Winter oder zeitiges Frühjahr	Violett, rosa oder weiß, stark duftend, Frühjahr	Dunkelgrün, oval	Blüten, Blätter, Wurzeln	Breitet sich an geeigneten Standorten rasch aus
Stecklinge, Frühjahr oder Sommer	Einfach, violett und gelb, Frühjahr bis Sommer	Spärlich, zerzaust	Blüten, Blätter	Sät sich leicht selbst aus und kreuzt sich

Verzeichnis medizinischer Fachbegriffe

Adstringens Zusammenziehendes Mittel.
Anabole Sterine Aufbauende chemische Verbindungen.
Anaphrodisiakum Mittel, das den Geschlechtstrieb herabsetzt.
Antiseptisch Keimtötend.
Aphrodisiakum Mittel zur Anregung des Geschlechtstriebs.
Bakterizid Keimtötendes Mittel.
Diuretikum Harntreibendes Mittel.
Dyspepsie Verdauungsstörung.
Expektorans Auswurfförderndes Mittel.
Extrahieren Einen Auszug machen.
Fungizid Pilzabtötendes Mittel.
Gastroenteritis Magen-Darm-Entzündung.
Gonorrhöe Tripper; Geschlechtskrankheit.
Hepatitis Leberentzündung.
Kapillaren Kleinste Blutgefäße.
Konvulsionen Schüttelkrämpfe.
Osmose Konzentrationsausgleich zwischen zwei unterschiedlich konzentrierten Lösungen.
Peripher Außen.
Placebo Unwirksames Scheinmedikament.
Placenta Nachgeburt.
Pneumokokken Erreger der Lungenentzündung und anderer Infektionen.
Rhizom Wurzelstock.
Sedativ Beruhigend; nicht einschläfernd wirkend.
Sepsis Blutvergiftung; Krankheitserscheinungen in Folge einer Allgemeininfektion.
Sklerotisch Verkalkt, verhärtet.
Soor Pilzerkrankung.
Spasmolytikum Krampflösendes Mittel.
Spastische Ostipation Krampfartige Stuhlverstopfung.
Staphylokokken Eitererreger.
Streptokokken Eitererregende Bakterien, z. B. von Scharlach, Angina oder Harninfekten.
Tonikum Mittel zur Anregung und Kräftigung des Körpers.
Tonisierend Anregend und kräftigend.
Tonusschwäche Schwäche des Spannungszustands der Gewebe.
Uterus Gebärmutter.
Vagusnerv Hauptnerv des parasympathischen Nervensystems.

Verzeichnis chemischer Fachbegriffe

Ätherische Öle Diese komplexen Verbindungen sind Mischungen aus Kohlenwasserstoffen und Alkoholen. In der Pflanze unterstützen sie oft die Fähigkeit der Blätter, Feuchtigkeit zu speichern. Auf sie sind der charakteristische Geschmack und das Aroma vieler Kräuter zurückzuführen. Sie wirken antiseptisch, gegen Pilzbefall und als Aromaspender, und man nimmt an, daß einige von ihnen dem Körper bei der Bekämpfung von Infektionen helfen.
Alkohole Eine große Gruppe organischer Verbindungen, die oft Bestandteile ätherischer Öle sind. Wachse sind Verbindungen von Alkoholen mit Fettsäuren.
Alkaloide Diese stickstoffhaltigen Verbindungen sind in Pflanzen meist als Gruppen chemischer Substanzen vorhanden. Sie wirken auf den Körper u. a. schmerzlindernd, als Gift und halluzinationserzeugend.
Antrachinone Glykosidverbindungen, die als Färbemittel und Abführmittel zu verwenden sind.
Bitterstoffe Kräuter enthalten eine Reihe chemischer Substanzen mit bitterem Geschmack. Einige sind nützliche Appetitanreger, andere hemmen Entzündungen oder wirken entspannend.
Cumarine Glykosidverbindungen, die die für den Geruch vieler Gräser nach »frischem Heu« verantwortlich sind.
Flavonglykoside Gängige Gruppe pflanzlicher Substanzen, die nach ihrer gelben Farbe benannt werden (lateinisch *flavus*: gelb). Ihre Eigenschaften sind breit gefächert; sie wirken entwässernd, kreislaufanregend und krampflösend.
Glykoside Diese in Pflanzen häufig vorkommenden Substanzen bestehen aus zweiteiligen Molekülen, die zu einem Teil aus Zucker bestehen. Manche haben eine starke Wirkung auf das Herz und sind als »Herzglykoside« bekannt (z. B. das Digitalis des Fingerhuts). Andere wirken stark abführend (z. B. die Antrachinone von Faulbaumrinde, Senna, Rhabarber und Kreuzdorn).
Kohlenhydrate Die wichtigsten pflanzlichen Kohlenhydrate sind die für die Ernährung bedeutenden Zuckerarten und Stärke sowie Zellulose. Polysaccharide sind Zucker, die sich mit anderen Substanzen z. B. zu Pektin und Schleim verbinden, welche die Verdauungswege beruhigen, schützen und entspannen.
Phenol Ein Grundbaustein vieler pflanzlicher Substanzen. Es gibt zahlreiche Phenolverbindungen, z. B. Salicylsäure, die oft mit Zucker ein Glykosid bildet, das antiseptisch wirkt (z. B. in Weide, Schneeball und Spierstaude).
Saponine Schüttelt man diese Glykoside in Wasser, bilden sie einen seifenartigen Schaum. Es gibt zwei große Saponingruppen: die Sterin-Saponine, die ähnlich wie Vorstufen weiblicher Sexualhormone wirken, und die Triterpen-Saponine, die dem Nebennierenhormon ACTH ähneln.
Schleim Gelartige Substanz, die aus langkettigen Zuckermolekülen besteht. Schleime, die auf entzündete Gewebe aufgetragen werden, wirken beruhigend, und sie eignen sich wegen ihrer Konsistenz für die Herstellung mancher Kosmetika.
Tannine Diese Verbindungen reagieren mit Eiweiß und bilden dabei einen lederartigen Überzug auf tierischem Gewebe (wie beim Gerben). Sie fördern die Heilung und machen unempfindlich (wirken reizlindernd), hemmen Entzündungen und stoppen Infektionen.

Quellennachweis

ARALIACEAE

Ginseng **1.** Siehe Berichte in P. Dixon. *Ginseng*. Duckworth. 1976. und S. Fulder. *The Root of Being*. Hutchinson. 1980. **2.** W. Court. *Pulse*. 20. Oktober 1984. **3.** I. I. Brekhman. *Zhen-shen*. Staatsverlag für medizinisches Schrifttum. Leningrad. 1957. Siehe auch W. Petkov. *Panax ginseng, a Response Regulator*. Pharmakologische Fakultät. Sofia. *Pharmazeutische Zeitung, 31*. 1. August 1968. **4.** Fulder. op. cit., S. 122. **5.** R. K. Siegal. *Ginseng Abuse Syndrome; Problems with the Panacea. J. Amer. Med. Assoc., 241*, 1614–15. 1979. **6.** M. McIntyre. *Herbal Medicines*. Bericht der B.H.M.A. an die Arbeitsgruppe »Alternative Therapie« der BMA. Juli 1986. **7.** D. Bensky und A. Gamble. *Chinese Herbal Medicine*. Eastland Press. S. 360. 1980.

BERBERIDACEAE

Berberitze **1.** Martindale. *Extra Pharmacopeia*. 26. Aufl., S. 324. **2.** Siehe *Chem. Abstr., 77*, 135606n. 1972. **3.** Siehe *Chem. Abstr., 81*, 100062n. **4.** Bensky. Gamble. op. cit. S. 111. **5.** Siehe *Chem. Abstr., 86*, 1149746. 1977. **6.** V. Preininger. *The Alkaloids*. Bd. 15. RHF Manske. Academic Press. New York. S. 207. 1975. **7.** *Ind. Med. J., 65*, 683. 1930. **8.** Martindale. op. cit.

BETULACEAE

Birke **1.** H. Leclerc. *Rev. Phytotherap.*, 2. 65. 1938. **2.** A. Ellianowska und F. Kaczmarek. *Herba pol., 11*, 47. 1966. **3.** M. Tissut und P. Rowanel. *Phytochemistry, 19*, 2077. 1980. **4.** R. R. Paris und H. Moyse. *Matière Medicale*. Masson. Paris 1981.

BORAGINACEAE

Beinwell **1.** Times Colour Suppl., April 1981. **2.** I. F. Stanford und I. A. Tavares. *J. Pharm. Pharmacol., 35*, 1983. **3.** T. Furuya und K. Asaki. *Chem. Pharm. Bull. 16 (12)*, 2512–6. 1968. **4.** S. Times Colour Suppl., April 1981. **5.** T. Furuya. op. cit., S. 2515. Auch A. Taylor und N. C. Taylor. *Proc. Soc. Exper. Biol. Med., 114*, 772. 774. 1963. **6.** S. Times Colour Suppl., April 1981. **7.** Ibid.

BURSERACEAE

Myrrhe **1.** BPC. 1973. S. 317. **2.** Martindale. 27. Aufl., S. 252. **3.** Kiangsu – 1167. nach A. Leung. *Encyclopedia of Natural Ingredients*. Wiley. N. York. 1980.

Ontariopappel **1.** L. S. Goodman und Gilman (Hg.). *The Pharmacological Basis of Therapeutics*. 5. Aufl., Macmillan. N. York. 1975. **2.** Martindale. 1977.

CAMPANULACEAE

Aufgeblasene Lobelie **1.** L. S. Goodman und Gilman. op. cit.

CANNABIDACEAE

Hopfen **1.** R. Wohlfart. R. Hansel und H. Schmidt. *Planta medica, 48*, 120. 1983. **2.** Siehe *Chem. Abstr., 72*, 41267x. 1970. **3.** Siehe *Chem. Abstr., 86*, 70045t. 1977. **4.** Bezanger-Beauquesne u. a.. *Plantes Medicinales des Régions Temperées*, S. 78. Maloine. Paris 1980. **5.** R. Hansel und H. H. Wagner. *Arzneim.-Forsch., 17*, 79. 1967. Siehe auch Koch. Wand. Heim G., *Münch. Med. Wsch., 31/32*, 844. 1953.

CAPRIFOLIACEAE

Amerikanischer Schneeball **1.** C. H. Janboe. *J. Med. Chem., 10*, 488. 1967; siehe auch C. H. Janboe u. a.. *Nature, 212*, 837. 1966.

COMPOSITAE

Schafgarbe **1.** Siehe *Chem. Abstr., 67*, 62837v. 1967. **2.** A. Leung. op. cit. S. 327. **3.** Ibid. **4.** A. S. Goroberg und E. C. Mueller. *J. Pharm. Sci., 58*, 938. 1969. **5.** G. Verzan-Petri und Banh-Nhu *Scienta Pharm., 45*, c.24. 1977. **6.** Siehe *Chem. Abstr., 73*, 102048w. 1970.

Klette **1.** K. E. Schulte u. a.. *Arzneim.-Forsch., 17*, 1829. 1967. siehe auch Delaveau P.. *Les Plantes Medicinales*. Bd. 1. Paris. **2.** Siehe *Chem. Abstr., 66*, 1451e. 1967. **3.** J. L. Hartwell. *Lloydia, 31*, 71. 1968.

Arnika **1.** Siehe *Chem. Abstr., 81*, 1309102. 1974.

Wegwarte **1.** *IRCS Medical Science, ab 14*, 212. 1986. **2.** Benoit u. a.. *Lloydia, 39*, 160. 1976. **3.** Balbaa u. a.. *Planta Medica, 24*, 133. 1973. **4.** Siehe *Chem. Abstr., 59*, 5535c. 1963.

Artischocke **1.** Siehe *Chem. Abstr., 67*, 896676. 1967. **2.** W. H. Hammeri u. a.. *Wiener Med. Wochensch., 41*, 601. 1973. **3.** P. Preziosi und B.Loscalzo. *Arch. Int. Pharmacodyn. 117*, 1–2. 63. 1958.

Sonnenhut **1.** E. Koch und H. Haaze. *Arzneimittel Forschung, 2*, 464. 1952. **2.** K. H. Busing. *Arzneimittel Forschung, 2*, 467. 1952. **3.** E. Koch und Vebel. op. cit. *1*, 16. 1953; *Quadriput S.A.*, Ther. Ggw. *115*, 1072. 1976. **4.** A. Stoll u. a.. *Helvetica Chimica Acta, 33*, 6. 1950. **5.** O. Kuhn. *Arzneimittel Forschung, 2*, 467. 1952. **6.** D. Orinda. J. Diederich und A. Wacker. *Arzneimittel Forschung, 23* (3). 1973. **7.** A. Wacker und W. Hilbig. *Planta Medica, 33*, 89–102. 1978. **8.** H. Wagner und A. Proksch. *Zeitschrift für Angewandte Phytotherapie, 2* (5). 166–8. 171. 1981. **9.** F. J. Reith. *Ger. Offen. 2*, 721.014. November 1978. **10.** D. J. Voaden und M. Jacobsen. *Journal of Medicinal Chemistry 15* (6). S. 619–23. 1952.

Wasserhanf **1.** Benoit u. a.. *Lloydia, 39*, 160. 1976. **2.** E. P. Claus. *Pharmacognosy*, 4. Aufl., Lea und Febiger. 1961. **3.** M. D. Midge und A. V. Rao. *Indian J. Chem., 13*, 541. 1975. **4.** K. H. Lee u. a.. *Phytochemistry, 16*, 1068. 1977. **5.** E. O. Arene u. a.. *Lloydia, 41*, 186. 1978. **6.** Z. Rodrigue u. a.. *Phytochemistry, 15*, 1573. 1976. nach A. Leung. op. cit.

Alant **1.** Siehe *Chem. Abstr., 87*, 162117. 1977. **2.** A. Leung. op. cit. **3.** R. Kiesewette und M. Muller. *Pharmazie, 13*, 777. 1958.

Kamille **1.** 1. Martindale. op. cit. **2.** Times Colour Suppl., April 1981. **3.** Martindale. **4.** P. H. List und L. Norhammer. *Hagers Handbuch der Pharmazeutischen Praxis*. Springer-Verlag; nach A. Y. Leung. op. cit. **5.** M. Szalontai u. a.. *Parfum. Kosmet. 58*, 121. 1977. **6, 8, 9, 10.** Times Colour Suppl., April 1981. **7.** Martindale.

Löwenzahn **1.** Martindale. **2.** E. Chabrole u. a.. *C. R. Soc. Biol., 108*, 1100. 1931. **3.** R. Benigni u. a.. *Plante medicinali Invernie Della Betta, 11*, 1593. 1964. **4.** E. Popowska u. a.. *Acta pol Pharm. 32*, 491. 1975. **5.** Siehe Forschungen an der Universität Tigu-Mures in Rumänien und am North East London Polytechnic. 1978. nach Sunday Times Colour Suppl. **6.** Racz-Kotilla u. a.. *Planta Medica, 26*, 212. 1974. **7.** F. Fletcher-Hyde. *Mims 2*, 127–136. 1978.

Huflattich **1.** C. C. J. Culvenor u. a.. *Aust. J. Chem., 29*, 229–30. 1976. **2.** A. Flock u. a.. *Pharmakol. Fak.*, Univ. Uppsala. 1978.

CRUCIFERAE

Schwarzer Senf **1.** K. K. Abdullin. *Zap Dazansk. Vet. Inst., 84*, 75. 1962; nach *Chem. Abstr., 60*, 11843b. 1964. **2.** I. Slavenas. *Chem. Abstr., 58*, 8244c. 1963.

CUPRESSACEAE

Lebensbaum **1.** S. Mills. *Dictionary of Modern Herbalism*. Thorsons. 1985.

EQUISETACEAE

Ackerschachtelhalm **1.** K. Schwatz und D. Milne. *Nature*, 1972. 239. 334. **2.** E. M. Carlisle. *Fed. Proc.*, 1974. 6. 33. 1958. **3.** J. Loeper u. a.. *La Presse Medicale, 74*, 17. 865. 1966. **4.** J. Loeper u. a.. *Atherosclerosis, 33*, 397. 1979. **5.** E. L. Franck Bakke und B. Hillestad. *Med. Nursk Farm. Selsk, 42*, 9. 1980.

ERICACEAE

Bärentraube **1.** Martindale. **2.** D. Fiohne. *Planta Med., 18*, 1. 1970.

FUCACEAE

Blasentang **1.** L. Bezanger-Beauquesne u. a.. *Plantes Medicinales des Régions Temperées*, S. 13. Maloine. 1980.

FUMARIACEAE

Erdrauch **1.** Symposium de phytotherapie Lourmarin. Juni 1981. Berichte des College de Phyto-Aromathérapie et de Medicine de Terrain de Langue Française. **2.** R. Cahen u. a.. *Therapie, 19*, 357. 1964.

GENTIANACEAE

Echtes Tausendgüldenkraut **1.** Siehe *Chem. Abstr., 82*, 7590u. 1975. **2.** *The Merck Index. An Encyclopedia of Chemicals and Drugs*, 9. Aufl., 1976. Merck. Rahway. N. Jersey. **3.** Siehe *Chem. Abstr., 78*, 79634b. 1973. **4.** A. Leung. op. cit.

GRAMINEAE

Quecke **1.** Paris und Moyse. op. cit., *11*, S. 13. **2.** P. H. List und L. Norhammer. *Hagers Handbuch der Pharmazeutischen Praxis*. Bd. 2–5. Springer-Verlag. Berlin. nach A. Leung. op. cit.

HIPPOCASTANACEAE

Roßkastanie **1.** P. Delaveau. *Les Plantes Medicinales*. Paris.

HYPERICACEAE

Johanniskraut **1.** O. Gessner. *Die Gift- und Arzneipflanzen von Mitteleuropa*, 1974. **2.** Martindale. 26. Aufl.

LABIATAE

Ysop **1.** A. Leung. op. cit. **2.** E. C. Harrmann und L. S. Kucera. *Proc. Soc. Exp. Biol. Med., 124*, 874. 1967.

Lavendel **1.** Siehe *Chem. Abstr., 77*, 84292x. 1972. **2.** Siehe *Chem. Abstr., 81*, 58356. 1974.

Herzgespann **1.** P. Schauenberg und F. Paris. *Guide to Medicinal Plants*. Lutterworth. 1977. **2.** Bensky. Gamble. op. cit.

Andorn **1.** List und Norhammer. nach A. Leung. op. cit. **2.** Siehe *Chem. Abstr., 86*, 2355u. 1977. **3.** List und Norhammer. nach A. Leung. op. cit. **4.** wie bei 1. und 3.

Zitronenmelisse **1.** A. M. Debelmas und J. Rochat. *Pl. med. et Phytoth., 1*, 23. 1967. **2.** Howagner u. a.. *Planta Medica, 37*, 9. 1979. **3.** H. B. Forster u. a.. *Planta Medica, 40*, 4. 309. 1980. **4.** A. M. Debelmas und J. Rochat. *Plant. Med. Phytother., 1*, 23. 1967. **5.** H. Wagner und Sprinkmeyer. *Dtsch. Apoth.-Ztg., 113*, 11159. 1973. **6.** Herrmann und Kucera. *Proc. Soc. Exp. Biol. Med., 124*, 865. 1967. **7.** Herrmann und Kucera. ibid., 869.

Pfefferminze **1.** A. Sanyal und K. C. Varma. *Indian J. Microbiol., 9*, 23. 1969. **2.** Herrmann und Kucera. op. cit., 874. **3.** Martindale. op. cit., 1024. **4.** Siehe *Chem. Abstr., 80*, 19365w. 1974. **5.** Siehe *Chem. Abstr., 62*, 3285c. 1965.

Rosmarin **1.** A. Boido u. a., *Studi Sarsan.Sez. 2, 53,* 383, 1975; nach *Chem. Abstr., 88,* 69046d, 1978. **2.** B. G. Rao und S. S. Nigam, *Indian J. Med. Res., 58,* 627, 1970. **3.** Wie Anm. 1. oben. **4.** A. Leung, op. cit.

Salbei **1.** Siehe *Chem. Abstr., 86,* 117603r, 1977. **2.** Siehe *Chem. Abstr., 82,* 167491r, 1975. **3.** H. Leclerc, *Précis de Phytotherapie,* S. 90, Masson, Paris. **4.** J. C. Bourret, *Les Nouveaux Succès de la Medicine par les Plantes,* S. 281, Hachette, Paris 1981.

Thymian **1.** Siehe *Chem. Abstr., 86,* 84201c, 1977. **2.** Siehe *Chem. Abstr., 71,* 58264w, 1969.

LAURACEAE

Lorbeer **1.** Siehe *Chem. Abstr., 69,* 944k, 1968.

LEGUMINOSAE

Tragant **1.** Siehe auch *Medical Tribune Report,* G. Mavglit u. a., University of Texas, M. D. Anderson Hospital and Tumour Institute.

Süßholzstrauch **1.** Martindale, op. cit., 26. Aufl., S. 714. **2.** R. J. Calvert, *Lancet,* i/805, 1954, siehe auch E. J. Ross, *Br. Med. J., ii,* 733, 1970. **3.** A. G. G. Turpie u. a., *Gut, 10,* 299, 1969. Siehe auch E. Schulze u. a., *J. Am. Med. Ass., 155,* 1448, 1954. **4.** M. R. Gibson, *Lloydia, 41,* 4, 348ff., 1978. **5.** C. Van Hulle, *Pharmazie, 25,* 620, 1970.

LILIACEAE

Knoblauch **1.** Siehe E. Block, *The Chemistry of Garlic and Onions, Scientific American,* 1985. **2.** R. C. Jain, *Lancet, 1,* 1240, 1975. Siehe auch A. Bordia u. a., *Atherosclerosis, 21,* 15, 1975. **3.** Martindale, op. cit., 26. Aufl.

Falsches Einkorn **1.** C. L. Butler und C. H. Costello, *J. Am. Pharm. Assoc., 33,* 177, 1944.

Maiglöckchen **1.** F. Fletcher Hyde, *Mims, 2,* 127–136, 1978.

Sarsaparille **1.** A. Leung, op.cit. Siehe auch Bensky und Gamble, op. cit.

Meerzwiebel **1.** A. Leung, op. cit.

LORANTHACEAE

Mistel **1.** S. Rosell und G. Samuelsson, G. *Toxicon, 4,* 107, 1966. **2.** P. N. Nguyen-Luong u. a., *Plantes Med. et Phyt., 13,* 1, 66, 1979. **3.** *BMJ,* 282, 187, 1981. **4.** F. F. Hyot, *Proceedings of the First International Conference on Herbal Medicine JAM.* Siehe auch *JAM* Januar 1984. **5.** F. Vester u. a., *Hoppe-Seyleris Z. Physiol. Chem.,* 349, 125, 495, 1968.

MALVACEAE

Echter Eibisch **1.** P. Delaveau u. a., *Planta Medica, 40,* 49, 1980.

MONIMIACEAE

Boldo **1.** J. Levy u. a., *J. Pharm. Belg., 32,* 1, 13, 1977. **2.** H. Schindler, *Arzneim.-Forsch., 7,* 747, 1957.

MYRIACEAE

Gagelstrauch **1.** B. D. Paul u. a., *J. Pharm. Sci., 63,* 958, 1974.

ONAGRACEAE

Nachtkerze **1.** M. Brush, *Understanding Premenstrual Tension,* Pan, 1984. **2.** S. Wright und J. Burton, *Lancet,* 20. November 1982. **3.** Judy Graham, *Evening Primrose Oil,* Thorsons, 1984. **4.** E. Glen u. a., Highland Psychiatric Research Group, Craig Dunain Hospital, Inverness. **5.** J. Rotrosen u. a., *Life Science, 26,* 1867–76, 1980. **6.** A. C. Campbell und G. C. MacEwan, *British Journal of Dermatology,* 1984. **7.** A. K. Sim und A. P. McGraw, *Thrombosis Research, 10,* 385–397, 1977.

PAPAVERACEAE

Kanadische Blutwurzel **1.** A. Leung, op. cit.

PAPILIONACEAE

Besenginster **1.** Martindale, 26. Aufl.

Bockshornklee **1.** A. Leung, op. cit.

PARMELIACEAE

Isländisch Moos **1.** A. Leung, op. cit.

PASSIFLORACEAE

Passionsblume **1.** J. Lutomski u. a., *Planta Med., 27,* 112, 1975.

PEDALIACEAE

Teufelskralle **1.** B. Zorn, *Zeitschrift für Rheumaforschung,* 1958. **2.** O. Eichler und E. Koch, *Arzneim. Forsch., 20,* 107, 1970. **3.** Erdos u. a., *Planta Medica, 34,* 97, 1978. **4.** W. Zimmermann, *Deutsch. Apoth. Ztg., 116,* 937, 1976. **5.** P. Belaiche, *Phytotherapy,* 21, 22, 1982. **6.** G. Sens-Olive, *Phytotherapy, 1.*

PLANTAGINACEAE

Wegerich **1.** L. Bezanger-Beauquesne u. a., *Plantes Medicinales des Régions Temperées,* S. 347, Paris, 1980.

RANUNCULACEAE

Wanzenkraut **1.** E. Genazzi und L. Sorrentino, *Nature, 194,* 544, 1962. **2.** N. R. Farnsworth und A. B. Segelman, *Tile Till, 57,* 52, 1971.

Kanadische Gelbwurzel **1.** I. K. Genest und D. W. Hughes, *Can. J. Pharm. Sci., 4,* 41, 1969. **2.** V. Preininger, *The Alkaloids,* Bd. 15, Academic Press, N. Y., 1975.

ROSACEAE

Odermennig **1.** Bensky, Gamble op. cit.

Weißdorn **1.** H. P. T. Ammon und M. Handel, *Planta Medica, 43,* 3,209, 1981. **2.** T. Beisin u. a., *Arzneim. Forsch., 5,* 490, 1955. **3.** R. R. Paris und H. Moyse, op. cit., *11,* S. 4111.

Spierstaude **1.** F. Decaux *F. Rev. Phytotherap., 6,* 125, 1942.

RUTACEAE

Gartenraute **1.** D. L. J. Opdyke, *Food Cosmet. Toxicol., 13,* 455, 1975.

Gelbholz **1.** J. Phillipson und L. Anderson, *Pharmaceutical Journal,* 28. Juli 1984. **2.** J. L. Hartwell, *Lloydia, 34,* 103, 1971.

SOLANACEAE

Chillies **1.** Siehe *Chem. Abstr., 78,* 80226b, 1973.

Stechapfel **1.** Martindale, 26. Aufl.

TILIACEAE

Linde **1.** R. Cahen und S. C. R. Aubron, *Soc. Biol., 155,* 1218, 1961. **2.** I. S. Beaulaton und J. Tanbouriech, *J. Soc. Pharm. Montpellier, 20,* 3, 197, 1960.

TROPAEOLACEAE

Kapuzinerkresse **1.** P. Schauenberg und F. Paris, *Guide to Medicinal Plants,* Lutterworth, 1977.

TURNERACEAE

Damiana **1.** E. F. Steinmetz, *Acta Phytother., 7,* 1, 1960.

UMBELLIFERAE

Engelwurz **1.** R. F. Weiss, *Lehrbuch der Phytotherapie, 62,* Hippocrates Verlag, Stuttgart, 1980. **2.** D. L. J. Opdyke, *Food Cosmet. Toxicol., 13 (suppl.),* 713, 1975. **3.** H. Wagner u. a., *Planta Medica, 37,* 9, 1979.

Möhre **1.** A. Leung, op. cit.

Fenchel **1.** H. Wagner u. a., op. cit., *37,* 9, 1979. **2.** F. M. Ramadan u. a., *Chem. Microbiol. Technol. Lebensm., 2,* 51, 1972. **3.** R. R. Paris und H. Moyse, op. cit., *II,* 474.

Petersilie **1.** A. Leung, op. cit.

Anis **1.** A. Leung, op. cit.

URTICACEAE

Brennessel **1.** R. F. Weiss, op. cit., *296.* **2.** R. K. Alier und I. A. Damirov, *Chem. Zentralbl.,* 4437, 1961.

VALERIANACEAE

Baldrian **1.** H. Hendriks u. a., *Planta Medica, 45,* 150, 1982. **2.** E. Cionga, *Pharmazie, 16,* 43, 1961. **3.** A. Leung, op. cit. **4.** R. R. Paris und H. Moyse, op. cit., *III,* 386, 1971. **5.** E. Skramlik, *Pharmazie, 14,* 435, 1959.

VERBENACEAE

Eisenkraut **1.** Otto Gessner, *Die Gift- und Arzneipflanzen von Mitteleuropa,* 1974.

Mönchspfeffer **1.** H. W. Kayser und S. Istanbulluoglu, *Hippokrates, 25,* 717, 1954. **2.** V. Probst und D. A. Roth, *Deutsche Med Wschr.,* 1943, 204. **3.** H. Mohr, *Deutsche Med., Wschr., 79,* 1513, 1954. **4.** H. Attelmann u. a., *Geriatrie, 2,* 239, 1972. **5.** W. Amann, *Selecta, XIX,* 3688, 1977.

VIOLACEAE

Stiefmütterchen **1.** A. Leung, op. cit.

ZINGIBERACEAE

Ingwer **1.** H. Walker, Vermont University, siehe Artikel in *Yorkshire Ev. Press,* 27. Mai 1985.

Register

Kursive Zahlen verweisen auf das Kräuterglossar. Fettgedruckte Zahlen verweisen auf Abbildungen oder Bildtexte. Bei Kräutern mit Sternchen (*) ist Vorsicht anzuraten – lesen Sie bitte vor der Anwendung im Kräuterglossar nach.